实用妇产科
疾病诊断治疗学

（上）

屈苗苗等◎主编

吉林科学技术出版社

图书在版编目（CIP）数据

实用妇产科疾病诊断治疗学/ 屈苗苗，陈晓芳，徐
括琴主编. -- 长春 :吉林科学技术出版社，2016.4
ISBN 978-7-5578-0332-2

Ⅰ．①实… Ⅱ．①屈…②陈…③徐…Ⅲ．①妇产科
病—诊疗 Ⅳ．①R71

中国版本图书馆CIP数据核字(2016)第068504号

实用妇产科疾病诊断治疗学
SHIYONG FUCHANKE JIBING ZHENDUAN ZHILIAOXUE

主　　编　屈苗苗　陈晓芳 徐括琴
出 版 人　李　梁
责任编辑　孟　波　陈绘新
封面设计　长春创意广告图文制作有限责任公司
制　　版　长春创意广告图文制作有限责任公司
开　　本　787mm×1092mm　1/16
字　　数　851千字
印　　张　35
版　　次　2016年4月第1版
印　　次　2017年6月第1版第2次印刷

出　　版　吉林科学技术出版社
发　　行　吉林科学技术出版社
地　　址　长春市人民大街4646号
邮　　编　130021
发行部电话/传真　0431-85635177　85651759　85651628
　　　　　　　　　　　　　　85652585　85635176
储运部电话　0431-86059116
编辑部电话　0431-86037565
网　　址　www.jlstp.net
印　　刷　虎彩印艺股份有限公司

书　　号　ISBN 978-7-5578-0332-2
定　　价　140.00元

编委会

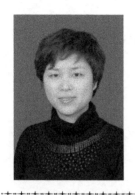

屈苗苗,女,1981年出生,济宁医学院附属医院产科,主治医师,济宁医学院讲师,妇产科硕士研究生,从事妇产科临床工作十余年,具有系统扎实的妇产科理论及丰富的临床工作经验,对妊娠期糖尿病、妊娠期高血压等高危妊娠的筛查,妊娠合并症及妊娠并发症的诊断和处理方面都达到较高水平,具备各种产科急、危、重症病人如子痫、产后出血、羊水栓塞、DIC、妊娠期脂肪肝等病人的抢救技术和成功经验,能娴熟掌握各种剖宫产术。荣获国家专利两项,参编著作1部,在国内杂志发表10余篇论文。

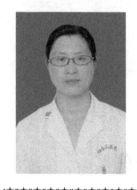

陈晓芳,女,1976年出生,烟台市烟台山医院主治医师。2001年毕业于泰山医学院临床医学系,2012年取得大连医科大学妇产科硕士学位。从事妇产科临床工作15年,尤其擅长产科各种合并症、并发症、高危妊娠的诊治和抢救。发表论文多篇,其中一篇被SCI收录;副主编著作一部《产科危急重症救治学》。

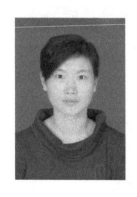

徐括琴,女,42岁,硕士研究生,副主任医师,1996年新乡医学院临床医学系本科毕业。毕业后至南阳市中建七局医院妇产科工作。2002年聘为妇产科主治医师。2005年被聘为中建七局医院妇产科主任。2006年—2009年在贵阳医学院攻读医学硕士学位,研究方向为生殖与内分泌。2006年通过国家英语六级考试。2009年7月至今在郑州大学附属郑州中心医院妇产科工作。2012年获得妇产科副主任医师资格。2014年通过全国高级教师资格考试,获得澍青医专兼职教师资格。发表国家级及核心医学论文近20篇,发表专著一部。业务特长:生殖内分泌、不孕不育及优生遗传咨询。经过近20年的踏实工作与认真学习,潜心专研妇科内分泌及不孕方面的技术,在生殖内分泌疾病、不孕症诊治方面积累了丰富的经验。能系统规范的处理不孕症、多囊卵巢综合症、闭经、高泌乳素血症、功能失调性子宫出血、围绝经期综合征等疾病。对人工授精技术及第一代及第二代试管婴儿技术及相关技术有一定的了解,熟练掌握排卵监测及促排卵技术,积极开展优生遗传咨询、产前筛查、孕期营养、孕期保健等方面的工作。业务能力:熟练掌握了妇产科常见病、多发病及疑难病症的诊治技术,对妇产科急危重病人的抢救及处理积累了大量的经验,知识面广,业务能力强。能熟练完成妇产科常见一、二、三类手术,在上级医师指导下辅助完成妇科的四类手术。

前　　言

随着医学模式的转变和传统医学模式的更新,促使妇产科诊疗技术与手段也取得长足进步。发展日新月异的妇产科学,无论是在理论基础、诊断技术方法还是治疗手段,都在不断与时俱进。这就促使我们妇产科临床医务人员必须不断丰富临床经验,学习并掌握妇产科最新诊疗技术,以更好地帮助患者摆脱病困,提高妇产科的诊治水平。出于以上目的,本编委会特召集具有丰富的妇产科临床经验的医护人员在繁忙的一线临床工作之余认真编写了本书,为广大妇产科临床医护人员提供微薄帮助,以起到共同提高妇产科诊疗水平的目的。

第一篇妇产科概述共分为六章,内容包括:女性生殖系统解剖、女性生殖系统生理、妇科病史及检查、妇产科常用特殊检查、妇产科麻醉以及妇产科围术期管理。第二篇产科疾病共十四章,内容涉及产科相关疾病的诊治,包括:妊娠生理、妊娠诊断、产前检查与孕期保健、妊娠期及哺乳期合理用药、遗传咨询、产前筛查、产前诊断与胎儿干预、正常分娩、正常产褥、妊娠合并症、病理妊娠、妊娠合并性传播疾病、异常分娩、分娩期并发症、异常产褥以及产科疾病护理。第三篇妇科疾病共九章,内容涉及妇科常见疾病的诊治,包括:女性生殖系统炎症、女性生殖系统肿瘤、妊娠滋养细胞疾病、生殖内分泌疾病、子宫内膜异位症和子宫腺肌病、女性生殖器官发育异常、盆底功能障碍性疾病、妇科内镜、不孕症与辅助生育技术。

本书中,临床疾病均给予了细致叙述,包括:病因、病理、临床表现、相关检查及结果、鉴别诊断、治疗、预防以及该病相关进展等。强调本书临床实用性,为广大临床妇产科医护人员起到一定的参考借鉴用途。

为了进一步提高妇产科医务人员诊疗水平,本编委会人员在多年临床经验基础上,参考诸多书籍资料,认真编写了此书,望谨以此书为广大妇产科临床医护人员提供微薄帮助。

本书在编写过程中,借鉴了诸多妇产科相关临床书籍与资料文献,在此表示衷心的感谢。由于本编委会人员均身负妇产科一线临床工作,故编写时间仓促,难免有错误及不足之处,恳请广大读者见谅,并给予批评指正,以更好地总结经验,以起到共同进步、提高妇产科临床诊治水平的目的。

《实用妇产科疾病诊断治疗学》编委会

2016 年 4 月

目　　录

第一篇　妇产科概述

第一章　女性生殖系统解剖

第一节　外生殖器

女性外生殖器(external genitalia)指生殖器官的外露部分,又称为外阴(vulva)。外阴位于两股内侧间,前为耻骨联合,后为会阴。由阴阜、大阴唇、小阴唇、阴蒂和阴道前庭组成(图1—1—1)。

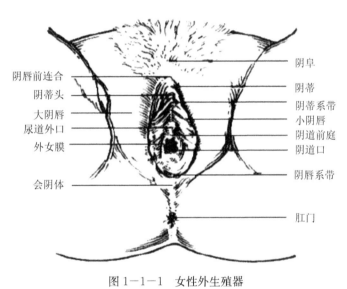

图 1—1—1　女性外生殖器

一、阴阜

阴阜(mons pubis)为耻骨联合前方的皮肤隆起。青春期开始生长呈倒三角形分布的阴毛。阴毛的疏密、粗细、色泽可因人或种族而异。

二、大阴唇

大阴唇(labium majus)为两股内侧一对纵行隆起的皮肤皱襞,自阴阜向后延伸至会阴。大阴唇外侧面为皮肤,有色素沉着和阴毛,内含皮脂腺和汗腺;内侧面湿润似黏膜。皮下为疏松结缔组织和脂肪组织,含丰富的血管、淋巴管和神经,外伤后易形成血肿。

三、小阴唇

小阴唇(labium minus)为位于两侧大阴唇内侧一对薄皮肤皱襞。表面湿润,色褐、无毛,富含神经末梢。两侧小阴唇前端融合并分为前后两叶,前叶形成阴蒂包皮,后叶形成阴蒂系带。大小阴唇后端会合,在正中线形成阴唇系带。

四、阴蒂

阴蒂(clitoris)位于两小阴唇顶端下方,部分被阴蒂包皮围绕,由海绵体构成,在性兴奋时可勃起。阴蒂分为3部分,阴蒂头、阴蒂体和两阴蒂脚。阴蒂头暴露于外阴,富含神经末梢,为性反应器官。

五、阴道前庭

阴道前庭(vaginal vestibule)为菱形区域,前为阴蒂,后为阴唇系带,两侧为小阴唇。在前半部有尿道外口,后半部有阴道口,阴道口与阴唇系带之间有一浅窝,称舟状窝(又称阴道前庭窝),经产妇受分娩影响此窝消失。在此区域内有以下结构。

1. 前庭球(vestibular bulb) 又称球海绵体,位于前庭两侧,由许多弯曲的静脉构成,有勃起性。

2. 前庭大腺(major vestibular gland) 又称巴多林腺(Bartholin gland),约如黄豆粒大小,左右各一,位于大阴唇后部,被球海绵体肌覆盖。每一腺体有一很细的腺管,腺管细长(1~2cm),向内侧开口于阴道前庭后方小阴唇与处女膜之间的沟内。性兴奋时,分泌黏液起润滑作用。正常情况下不能触及此腺,若腺管口闭塞,可形成前庭大腺囊肿或前庭大腺脓肿。

3. 尿道外口(external orifice of urethra) 位于阴蒂头后下方,其后壁上有一对并列腺体,称为尿道旁腺,开口小易有细菌潜伏。

4. 阴道口(vaginal orifice)及处女膜(hymen) 阴道口位于尿道外口后方的前庭后部。其周缘覆有一层较薄黏膜皱襞,称处女膜,内含结缔组织、血管及神经末梢;处女膜中央有孔,孔的形状、大小和膜的厚薄可因人而异。未婚者,处女膜孔一般为圆形或新月形,少数呈筛状或伞状。处女膜孔可因性交或剧烈运动而破裂,并受分娩影响,产后仅留处女膜痕。

(徐括琴)

第二节　内生殖器

女性内生殖器(internal genitalia)位于真骨盆内,包括阴道、子宫、输卵管和卵巢(图1-1-2、图1-1-3)。

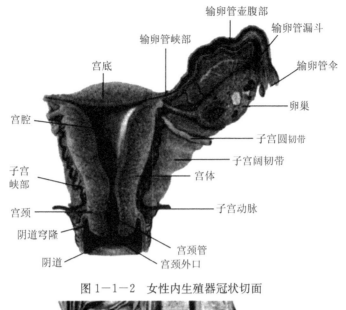

图 1-1-2 女性内生殖器冠状切面

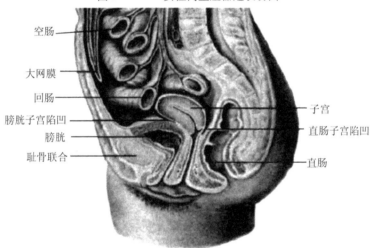

图 1-1-3 女性内生殖器矢状断面观

一、阴道

阴道(vagina)是性交器官,也是月经血排出及胎儿娩出通道。

1.位置和形态 位于真骨盆下部中央,为一上宽下窄的管道,前壁长 7～9cm,与膀胱和尿道相邻;后壁长 10～12cm,与直肠贴近。上端包绕宫颈阴道部,下端开口于阴道前庭后部。宫颈与阴道间的圆周状隐窝称阴道穹隆(vaginal fornix),分前、后、左、右 4 部分,后穹隆最深,与盆腔最低的直肠子宫陷凹紧密相邻,临床上可经此处穿刺或引流。

2.组织结构 阴道壁自内向外由黏膜、肌层和纤维组织膜构成。黏膜层由非角化复层鳞状上皮覆盖,无腺体,有许多横行皱襞,伸展性较大;受性激素影响有周期性变化。肌层由内环和外纵两层平滑肌构成,纤维组织膜与肌层紧密粘贴。阴道壁富有静脉丛,损伤后易出血或形成血肿。

二、子宫

子宫(uterus)是孕育胚胎、胎儿和产生月经的器官。

1. 位置与形态　位于盆腔中央,前为膀胱,后为直肠,下端接阴道,两侧有输卵管和卵巢。宫底位于骨盆入口平面以下,宫颈外口位于坐骨棘水平稍上方。当膀胱空虚时,成人子宫的正常位置呈轻度前倾前屈位,主要靠子宫韧带及骨盆底肌和筋膜的支托作用。任何原因引起的盆底组织结构破坏或功能障碍均可导致子宫脱垂。

子宫是有腔壁厚的肌性器官,呈前后略扁的倒置梨形,重 50～70g,长 7～8cm,宽 4～5cm,厚 2～3cm,容量约 5ml。子宫上部较宽称宫体(corpus uteri),宫体顶部称宫底(fundus uteri),宫底两侧称宫角(cornua uteri)。子宫下部较窄呈圆柱状称宫颈(cervix uteri)。宫体与宫颈之比,女童为 1:2,成年妇女为 2:1,老年妇女为 1:1。宫腔(uterine cavity)呈倒三角形,两侧通输卵管,尖端朝下通宫颈管。宫体与宫颈之间形成最狭窄的部分称子宫峡部(isthmus uteri),非孕时长约 1cm,其上端因解剖上狭窄称解剖学内口;其下端因子宫内膜转变为宫颈黏膜称组织学内口。妊娠期子宫峡部逐渐伸展变长,妊娠末期可达 7～10cm,形成子宫下段,成为软产道的一部分。宫颈内腔呈梭形称宫颈管(cervical canal),成年妇女长 2.5～3.0cm,其下端称宫颈外口,通向阴道。宫颈以阴道为界,分为宫颈阴道上部和宫颈阴道部。未产妇的宫颈外口呈圆形;已产妇受分娩影响形成横裂。

2. 组织结构　宫体和宫颈的组织结构不同。

(1)宫体壁:由内向外分为子宫内膜层、肌层和浆膜层 3 层。

1)子宫内膜:分为 3 层致密层、海绵层和基底层。内膜表面 2/3 为致密层和海绵层,统称功能层,受卵巢性激素影响发生周期变化而脱落。基底层为靠近子宫肌层的 1/3 内膜,不受卵巢性激素影响,不发生周期变化。

2)子宫肌层:较厚,非孕时厚约 0.8cm,由大量平滑肌束和少量弹力纤维组成,分为 3 层内层肌纤维环行排列、中层肌纤维交叉排列、外层肌纤维纵行排列,子宫收缩时压迫血管能有效控制子宫出血。

3)子宫浆膜层:在子宫前面,形成膀胱子宫陷凹;在子宫后面,形成直肠子宫陷凹(recto-uterine pouch),也称道格拉斯(Douglas)陷凹。

(2)宫颈:主要由结缔组织构成,含少量平滑肌纤维、血管及弹力纤维。宫颈管黏膜为单层高柱状上皮,黏膜内腺体分泌碱性黏液,形成黏液栓堵塞宫颈管。黏液栓成分及性状受性激素影响,发生周期性变化。宫颈阴道部由复层鳞状上皮覆盖,表面光滑。宫颈外口柱状上皮与鳞状上皮交接处是宫颈癌的好发部位。

3. 子宫韧带　共有 4 对韧带。

(1)圆韧带(round ligament):由平滑肌和结缔组织构成,全长 10～12cm。起自宫角的前面、输卵管近端的稍下方,在阔韧带前叶的覆盖下向前外侧走行,到达两侧骨盆侧壁后,经腹股沟管止于大阴唇前端,有维持子宫呈前倾位置的作用。

(2)阔韧带(broad ligament):位于子宫两侧呈翼状的双层腹膜皱襞,由覆盖子宫前后壁的腹膜自子宫侧缘向两侧延伸达盆壁而成,能够限制子宫向两侧倾斜。阔韧带有前后两叶,其上缘游离,内 2/3 部包绕输卵管(伞部无腹膜遮盖),外 1/3 部包绕卵巢动静脉,形成骨盆漏斗韧带(infundibulopelvic ligament),又称卵巢悬韧带(suspensory ligament of ovary),内含卵巢动静脉。卵巢内侧与宫角之间的阔韧带称卵巢固有韧带或卵巢韧带。在输卵管以下、卵巢附着处以上的阔韧带称输卵管系膜。在宫体两侧的阔韧带中有丰富的血管、神经、淋巴管及大量疏松结缔组织,称为宫旁组织。子宫动静脉和输尿管均从阔韧带基底部穿过。

(3)主韧带(cardinal ligament):在阔韧带的下部,横行于子宫颈两侧和骨盆侧壁之间。为一对坚韧的平滑肌和结缔组织纤维束,是固定子宫颈位置、防止子宫下垂的主要结构。

(4)宫骶韧带(uterosacral ligament):起自子宫体和子宫颈交界处后面的上侧方,向两侧绕过直肠到达第2、3骶椎前面的筋膜。韧带含平滑肌和结缔组织,短厚有力,向后向上牵引宫颈,维持子宫前倾位置;韧带外覆腹膜,内含平滑肌、结缔组织和支配膀胱的神经,广泛性子宫切除术时,可因切断韧带和损伤神经引起尿潴留。

三、输卵管

输卵管(oviduct,fallopian tube)为一对细长而弯曲的肌性管道,是精子和卵子结合场所及运送受精卵的通道。位于阔韧带上缘内,内侧与子宫角相连通,外端游离呈伞状,与卵巢相近。全长8～14cm。输卵管由内向外分为:①间质部(interstitial portion),潜行在子宫壁内的部分,长约1cm,管腔最窄;②峡部(isthmic portion),细而较直,管腔较窄,长2～3cm;③壶腹部(ampulla portion),管腔宽大且弯曲,壁薄,长5～8cm,内含丰富皱襞,受精常发生于此;④伞部(fimbrial portion)在输卵管最外侧端,长1～1.5cm,开口于腹腔,开口处有许多指状突起,有"拾卵"作用。

输卵管由3层构成:外层为浆膜层,为腹膜的一部分;中层为平滑肌层,该层肌肉的收缩有协助拾卵、运送受精卵及一定程度地阻止经血逆流和宫腔内感染向腹腔内扩散的作用;内层为黏膜层,由单层高柱状上皮覆盖。上皮细胞又分为4种:纤毛细胞(纤毛摆动,能协助运送受精卵)、无纤毛细胞(有分泌作用又称分泌细胞)、楔形细胞(可能是无纤毛细胞的前身)和未分化细胞(又称游走细胞,是上皮的储备细胞)。输卵管肌肉的收缩和黏膜上皮细胞的形态、分泌及纤毛摆动,均受性激素影响而有周期变化。

四、卵巢

卵巢(ovary)为一对扁椭圆形性腺,是产生与排出卵子,并分泌甾体激素的性器官。由外侧的骨盆漏斗韧带(卵巢悬韧带)和内侧的卵巢固有韧带悬于盆壁与子宫之间,借卵巢系膜与阔韧带卵巢大小、形状随年龄而有差异。青春期前卵巢表面光滑;青春期开始排卵后,表面逐渐凹凸不平。育龄期妇女卵巢4cm×3cm×1cm大,重5～6g,灰白色;绝经后卵巢变小变硬,盆腔检查不易触到。卵巢有生殖功能和内分泌作用。卵巢表面无腹膜,由生发上皮覆盖,上皮深面有一层致密纤维组织称卵巢内膜。再往内为卵巢实质,又分为外层的皮质和内层的髓质。皮质是卵巢的主体,由各级发育卵泡、黄体和它们退化形成的残余结构及间质组织组成;髓质由疏松结缔组织及丰富的血管、神经、淋巴管及少量与卵巢韧带相延续的平滑肌纤维构成。

(徐括琴)

第三节　血管、淋巴及神经

女性生殖器官的血管与淋巴管相伴行,各器官间静脉及淋巴管以丛状、网状相吻合。

一、血管及其分支

女性内外生殖器官的血液供应主要来自卵巢动脉、子宫动脉、阴道动脉及阴道内动脉。

1. 动脉

(1)卵巢动脉:自腹主动脉发出。在腹膜后沿腰大肌前行,向外下行至骨盆缘处,跨过输尿管和髂总动脉下段,经骨盆漏斗韧带向内横行,再向后穿过卵巢系膜,分支经卵巢门进入卵巢。卵巢动脉进入卵巢前,尚有分支走行于输卵管系膜内供应输卵管,其末梢在宫角附近与子宫动脉的卵巢支相吻合。

(2)子宫动脉:为髂内动脉前干分支。到达子宫外侧,相当于宫颈内口水平约2cm处,横跨输尿管至子宫侧缘,分上下两支:上支较粗称宫体支,至宫角处又分宫底支(分布子宫底部)、输卵管支(分布于输卵管)及卵巢支(与卵巢动脉末梢吻合);下支较细称宫颈-阴道支(分布于宫颈及阴道上段)。

(3)阴道动脉:为髂内动脉前干分支,分布于阴道中下段前后壁、膀胱顶及膀胱颈。阴道动脉与宫颈-阴道支和阴部内动脉分支相吻合。阴道上段由宫颈-阴道支供应,阴道中段由阴道动脉供应,阴道下段主要由阴部内动脉和痔中动脉供应。

(4)阴部内动脉:为髂内动脉前干终支,分出4支痔下动脉(分布于直肠下段及肛门部)、会阴动脉(分布于会阴浅部)、阴唇动脉(分布于大阴唇、小阴唇)和阴蒂动脉(分布于阴蒂及前庭球)。

2. 静脉　盆腔静脉与同名动脉伴行,但数目比其动脉多。并在相应器官及其周围形成静脉丛,且相互吻合,使盆腔静脉感染容易蔓延。卵巢静脉与同名动脉伴行,右侧汇入下腔静脉,左侧汇入左肾静脉,故左侧盆腔静脉曲张较多见。

二、淋巴分布与生殖器官淋巴的流向(图1-1-4)

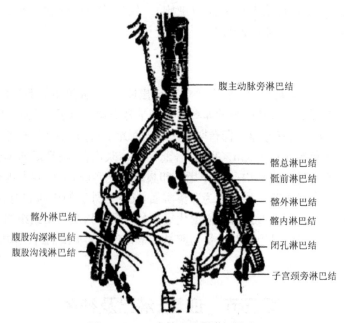

图1-1-4　女性生殖器淋巴流向

女性生殖器官和盆腔有丰富的淋巴系统,淋巴结沿相应血管排列,成群或成串分布,其数目及确切位置变异很大。分为外生殖器淋巴与盆腔淋巴两组。

1. 外生殖器淋巴

（1）腹股沟浅淋巴结：分上下两组。上组收纳外生殖器、阴道下段、会阴及肛门部的淋巴；下组收纳会阴及下肢的淋巴。其输出管大部分汇入腹股沟深淋巴结，少部分汇入髂外淋巴结。

（2）腹股沟深淋巴结：收纳阴蒂、腹股沟浅淋巴，汇入髂外及闭孔等淋巴结。

2. 盆腔淋巴　分为3组：髂淋巴组（由髂内淋巴结、髂外淋巴结及髂总淋巴结组成）、低前淋巴组（位于骶骨前面）和腰淋巴组（也称腹主动脉旁淋巴结，位于腹主动脉旁）。

阴道下段淋巴主要汇入腹股沟浅淋巴结。阴道上段淋巴与宫颈淋巴回流基本相同，大部汇入髂内及闭孔淋巴结，小部汇入髂外淋巴结，经髂总淋巴结汇入腰淋巴结和（或）骶前淋巴结。子宫底、输卵管、卵巢淋巴大部均汇入腰淋巴结，小部分汇入髂内外淋巴结。宫体两侧淋巴沿圆韧带汇入腹股沟浅淋巴结。当内外生殖器官发生感染或癌瘤时，往往沿各部回流的淋巴管扩散或转移。

三、内外生殖器官神经支配

女性内生殖器、外生殖器官由躯体神经和自主神经共同支配。

1. 外生殖器的神经支配　主要由阴部神经支配。由第Ⅱ～Ⅳ骶神经分支组成，含感觉和运动神经纤维，在坐骨结节内侧下方分成3支：会阴神经、阴蒂背神经及肛门神经（又称痔下神经），分布于会阴、阴唇及肛门周围。

2. 内生殖器的神经支配　主要由交感神经和副交感神经支配。交感神经纤维进入盆腔后分为卵巢神经丛（分布于卵巢和输卵管）和骶前神经丛（分布于宫体、宫颈、膀胱上部等）。子宫平滑肌有自主节律活动，完全切除其神经后仍能有节律性收缩，并能完成分娩活动。临床上可见低位截瘫产妇仍能自然分娩。

（徐括琴）

第四节　骨盆

女性骨盆（pelvis）是躯干和下肢之间的骨性连接，是支持躯干和保护盆腔脏器的重要器官，同时又是胎儿娩出时必经的骨性产道，其大小、形状直接影响分娩过程。通常女性骨盆较男性骨盆宽而浅，有利于胎儿的娩出（图1-1-5）。

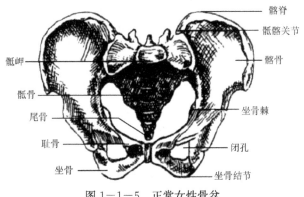

图1-1-5　正常女性骨盆

一、骨盆的组成

1. 骨盆的骨骼　由骶骨(os sacrum)、尾骨(os coccyx)及左右两块髋骨(os coxae)组成。每块髋骨又由髂骨(os ilium)、坐骨(os ischium)和耻骨(os pubis)融合而成;骶骨由 5～6 块骶椎融合而成,上缘明显向前突出称骶岬(promotory),是妇科腹腔镜手术的重要标志之一及产科骨盆内测量对角径的重要据点。尾骨由 4～5 块尾椎合成。

2. 骨盆的关节　包括耻骨联合(public symphysis)、骶髂关节(sacroiliac joint)和骶尾关节(sacrococcygeal joint)。在骨盆的前方两耻骨之间由纤维软骨连接,称为耻骨联合,妊娠期受性激素影响变松动出现轻度分离,有利于胎儿娩出。在骨盆后方,两髂骨与骶骨相接,形成骶髂关节。骶尾关节有一定活动度,分娩时尾骨后移可加大出口前后径。

3. 骨盆的韧带　连接骨盆各部之间的韧带中,有两对重要的韧带,一对是骶骨、尾骨与坐骨结节之间的骶结节韧带(sacrotuberous ligament),另一对是骶骨、尾骨与坐骨棘之间的骶棘韧带(sacrospinous ligament),骶棘韧带宽度即坐骨切迹宽度,是判断中骨盆是否狭窄的重要指标。妊娠期受性激素影响,韧带松弛,有利于分娩。

二、骨盆的分界

以耻骨联合上缘、髂耻缘及骶岬上缘的连线为界,将骨盆分为假骨盆和真骨盆。假骨盆位于骨盆分界线之上,为腹腔的一部分,假骨盆与产道无直接关系,但假骨盆某些径线长短可作为了解真骨盆大小的参考。真骨盆又称小骨盆,是胎儿娩出的骨产道(bony birth canal)。真骨盆有上、下两口,上口为骨盆入口(pelvic inlet),下口为骨盆出口(pelvic outlet),两口之间为骨盆腔(pelvic cavity)。骨盆腔后壁是骶骨和尾骨,两侧为坐骨、坐骨棘和骶棘韧带,前壁为耻骨联合和耻骨支。坐骨棘位于真骨盆中部,肛诊或阴道诊可触及。坐骨棘间径是衡量中骨盆大小的径线,又是分娩过程中衡量胎先露部下降程度的重要标志。耻骨两降支的前部相连构成耻骨弓。骨盆腔前浅后深,其中轴为骨盆轴,分娩时胎儿沿此轴娩出。

三、骨盆的类型

根据骨盆形状(按 Callwell 与 Moloy 分类),分为 4 种类型。

1. 女型(gynecoid type)　为女性正常骨盆,最常见。入口呈横椭圆形,入口横径较前后径稍长。骨盆侧壁直,坐骨棘不突出,耻骨弓较宽,坐骨棘间径≥10cm。我国妇女占 52%～58.9%。

2. 扁平型(platypelloid type)　较常见。入口呈扁椭圆形,入口横径大于前后径。耻骨弓宽,骶骨失去正常弯度,变直向后翘或深弧型,故骨盆浅。我国妇女占 23.2%～29%。

3. 类人猿型(anthropoid type)　入口呈长椭圆形,入口前后径大于横径。骨盆两侧壁稍内聚,坐骨棘较突出,坐骨切迹较宽,耻骨弓较窄,骶骨向后倾斜,故骨盆前部较窄而后部较宽。骶骨往往有 6 节,类人猿型骨盆较其他类型深。我国妇女占 14.2%～18%。

4. 男型(android type)　少见。入口略呈三角形,两侧壁内聚,坐骨棘突出。耻骨弓较窄,坐骨切迹窄呈高弓形,骶骨较直而前倾,致出口后矢状径较短。骨盆腔呈漏斗形,往往造成难产,我国妇女占 1%～3.7%。

上述 4 种骨盆基本类型是理论上的归类,临床所见多是混合型骨盆。

(徐括琴)

第五节　骨盆底

骨盆底(pelvic floor)由多层肌肉和筋膜构成,封闭骨盆出口,承托并保持盆腔脏器(如内生殖器、膀胱及直肠等)于正常位置。骨盆底由外向内分为3层。

一、外层

外层位于外生殖器及会阴皮肤及皮下组织的下面,由会阴浅筋膜及其深面的3对肌肉(球海绵体肌、坐骨海绵体肌、会阴浅横肌)及一括约肌(肛门外括约肌)组成。球海绵体肌收缩时能紧缩阴道又称阴道括约肌。

二、中层

中层为泌尿生殖膈。由上下两层坚韧的筋膜及其间的一对会阴深横肌及尿道括约肌(环绕尿道,控制排尿)组成,其中有尿道和阴道穿过。

三、内层

内层为盆膈(pelvic diaphragm)。是骨盆底最坚韧的一层,由肛提肌及其内面、外面各覆一层筋膜组成。自前向后依次有尿道、阴道和直肠穿过。肛提肌(levator ani muscle)构成骨盆底大部分。每侧肛提肌自前内向后外由耻尾肌、髂尾肌和坐尾肌3部分组成。在骨盆底肌肉中,肛提肌起最重要的支持作用。因肌纤维在阴道和直肠周围交织,有加强肛门和阴道括约肌的作用。

骨盆腔分为前、中、后3部分,当骨盆底组织支持作用减弱时,容易发生相应部位器官松弛、脱垂或功能缺陷。前骨盆腔可发生膀胱和阴道前壁脱垂;中骨盆腔可发生子宫和阴道穹隆脱垂;后骨盆腔可发生直肠和阴道后壁脱垂。可见骨盆底结构和功能出现异常,能影响盆腔脏器的位置与功能,并能引起分娩障碍;分娩又可不同程度地损伤骨盆底。

会阴(perineum)有广义与狭义之分。广义的会阴是指封闭骨盆出口的所有软组织,前起自耻骨联合下缘,后至尾骨尖,两侧为耻骨降支、坐骨升支、坐骨结节和骶结节韧带。狭义的会阴是指位于阴道口和肛门之间的楔形软组织,厚3～4cm,又称为会阴体(perineal body),由表及里为皮肤、皮下脂肪、筋膜、部分肛提肌和会阴中心腱。会阴中心腱由部分肛提肌及其筋膜和会阴浅横肌、会阴深横肌、球海绵体肌及肛门外括约肌的肌腱共同交织而成。会阴伸展性大,妊娠后期会阴组织变软,有利于分娩。分娩时需保护会阴,避免发生裂伤。

(徐括琴)

第六节　邻近器官

女性生殖器官与尿道、膀胱、输尿管、直肠及阑尾相邻(图1-1-6),当女性生殖器官出现病变时,常会累及邻近器官,增加诊断与治疗上的难度,反之亦然。

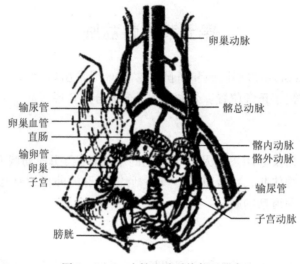

图 1-1-6　女性生殖系统邻近器官

一、尿道

尿道(urethra)为一肌性管道,始于膀胱三角尖端,穿过泌尿生殖膈,终于阴道前庭部的尿道外口,长 4～5cm,直径约 0.6cm。女性尿道短而直,与阴道邻近,容易引起泌尿系统感染。

二、膀胱

膀胱(urinary bladder)为一囊状肌性器官。排空的膀胱位于耻骨联合和子宫之间,膀胱充盈时可凸向盆腔甚至腹腔。膀胱分为顶、底、体和颈 4 部分。前腹壁下部腹膜覆盖膀胱顶,向后移行达子宫前壁,两者之间形成膀胱子宫陷凹。膀胱底部内面有一三角区称为膀胱三角,三角的尖向下为尿道内口,三角底的两侧为输尿管口,膀胱收缩时该三角为等边三角形,每边长约 2.5cm。膀胱底部与子宫颈及阴道前壁相连,其间组织疏松,盆底肌肉及其筋膜受损时,膀胱与尿道可随子宫颈及阴道前壁一并脱出。

三、输尿管

输尿管(ureter)为一对圆索状肌性管道,全长约 30cm,内径最细 3～4mm,最粗 7～8mm。起自肾盂,在腹膜后沿腰大肌前面偏中线侧下行(腰段);在骶髂关节处跨髂外动脉起点的前方进入骨盆腔(盆段),继续沿髂内动脉下行,到达阔韧带基底部向前内方行,在宫颈外侧约 2.0cm 处子宫动脉下方穿过,穿越输尿管隧道进入膀胱。在施行高位结扎卵巢血管、结扎子宫动脉及打开输尿管隧道时,应避免损伤输尿管。输尿管行程和数目可有变异,且可随子宫发育异常连同该侧肾脏一并缺如。在输尿管走行过程中,支配肾、卵巢、子宫及膀胱的血管在其周围分支并相互吻合,形成丰富的血管丛营养输尿管,在盆腔手术时应注意保护输尿管血运,避免因缺血形成输尿管瘘。

四、直肠

直肠(rectum)位于盆腔后部,上接乙状结肠,下接肛管,前为子宫及阴道,后为骶骨,全长 15～20cm。直肠前面与阴道后壁相连,盆底肌肉与筋膜受损伤,常与阴道后壁一并脱出。肛管长 2～3Cm,借会阴体与阴道下段分开,阴道分娩时应保护会阴,避免损伤肛管。

五、阑尾

阑尾(vermiform appendix)为连于盲肠内侧壁的盲端细管,下端有时可达右侧输卵管及卵巢位置,因此,妇女患阑尾炎时有可能累及右侧附件及子宫,应注意鉴别诊断;妊娠期增大子宫能使阑尾向外上方移位,容易延误诊断。阑尾也是黏液性肿瘤最常见的原发部位,故卵巢黏液性癌手术时常规切除阑尾。

(徐括琴)

第二章　女性生殖系统生理

妇女一生各阶段具有不同的生理特征,其中以生殖系统的变化最为显著。女性生殖系统的生理变化与其他系统的功能息息相关,且相互影响。

第一节　妇女一生各阶段的生理特点

女性从胎儿形成到衰老是一个渐进的生理过程,也是下丘脑－垂体－卵巢轴功能发育、成熟和衰退的过程。妇女一生根据其生理特点可分为 7 个阶段,但并无截然界限,可因遗传、环境、营养等因素影响而有个体差异。

一、胎儿期(fetal period)

从精子和卵子结合、新生命开始,直到出生统称为胎儿期。受精卵是由父系和母系来源的 23 对(46 条)染色体组成的新个体,其中 1 对染色体在性发育中起决定性作用,称性染色体(sex chromosome)。性染色体 X 与 Y 决定着胎儿性别,即 XX 合子发育为女性,XY 合子发育为男性。胚胎 6 周后原始性腺开始分化,至胚胎 8～10 周性腺组织才出现卵巢的结构。

二、新生儿期

出生后 4 周内称新生儿期(neonatal period)。女性胎儿在母体内受到胎盘及母体卵巢所产生的女性激素影响,出生的新生儿外阴较丰满,乳房略隆起或少许泌乳。出生后脱离母体环境,血中女性激素水平迅速下降,可出现少量阴道流血。这些生理变化短期内均能自然消退。

三、儿童期

从出生 4 周到 12 岁左右称儿童期(childhood)。儿童早期(8 岁之前)下丘脑－垂体－卵巢轴的功能处于抑制状态,这与下丘脑、垂体对低水平雌激素(≤10pg/ml)的负反馈及中枢性抑制因素高度敏感有关。此期生殖器为幼稚型。阴道狭长,上皮薄,无皱襞,细胞内缺糖原,阴道酸度低,抗感染力弱,容易发生炎症;子宫小,宫颈较长,约占子宫全长的 2/3,子宫肌层亦很薄;输卵管弯曲且很细;卵巢长而窄,卵泡虽能大量自主生长(非促性腺激素依赖性),但仅发育到窦前期即萎缩、退化。子宫、输卵管及卵巢位于腹腔内。在儿童后期(约 8 岁之后),下丘脑促性腺激素释放激素(gonadotropin－releasing hormone,GnRH)抑制状态解除,卵巢内的卵泡受垂体促性腺激素的影响有一定发育并分泌性激素,但仍达不到成熟阶段。卵巢形态逐步变为扁卵圆形。子宫、输卵管及卵巢逐渐向骨盆腔内下降。皮下脂肪在胸、髋、肩部及耻骨前面堆积,乳房亦开始发育,开始显现女性特征。

四、青春期

从月经初潮至生殖器官逐渐发育成熟的时期称青春期(adolescence or puberty)。世界卫生组织(WHO)规定青春期为 10～19 岁。

由于下丘脑与垂体促性腺激素分泌量增加及作用加强,使卵巢发育与性激素分泌逐渐增加,内生殖器、外生殖器进一步发育。阴阜隆起,大阴唇、小阴唇变肥厚并有色素沉着;阴道长度及宽度增加,阴道黏膜变厚并出现皱襞;子宫增大,尤其宫体明显增大,子宫体与宫颈的比例为 2∶1;输卵管变粗,弯曲度减小,黏膜出现许多皱襞与纤毛;卵巢增大,皮质内有不同发育阶段的卵泡,致使卵巢表面稍呈凹凸不平。此时虽已初步具有生育能力,但整个生殖系统的功能尚未完善。

除生殖器官以外,还有其他女性特有的征象,即第二性征(secondary sexual characteristics):音调变高、乳房丰满而隆起、出现阴毛及腋毛分布、骨盆横径发育大于前后径,以及胸、肩部皮下脂肪增多,显现女性特有体态。

月经来潮是青春期开始的一个重要标志。卵巢产生的雌激素足以使子宫内膜增殖,雌激素达到一定水平且有明显波动时,引起子宫内膜脱落即出现月经。由于此时中枢对雌激素的正反馈机制尚未成熟,即使卵泡发育成熟也不能排卵,故月经周期常不规律,经 5～7 年建立规律的周期性排卵后,月经才逐渐正常。

五、性成熟期

性成熟期(sexual maturity)又称生育期,是卵巢生殖功能与内分泌功能最旺盛的时期。一般自 18 岁左右开始,历时约 30 年,此期妇女性功能旺盛,卵巢功能成熟并分泌性激素,已建立规律的周期性排卵。生殖器官各部及乳房在卵巢分泌的性激素作用下发生周期性变化。

六、绝经过渡期

绝经过渡期(menopausal transition period)指从开始出现绝经趋势直至最后一次月经的时期。可始于 40 岁,历时短至 1～2 年,长至 10～20 年。此期卵巢功能逐渐衰退,卵泡数明显减少且易发生卵泡发育不全,因而月经不规律,常为无排卵性月经。最终由于卵巢内卵泡自然耗竭或剩余的卵泡对垂体促性腺激素丧失反应,导致卵巢功能衰竭。月经永久性停止,称绝经(menopause)。我国妇女平均绝经年龄为 49.5 岁,80% 在 44～54 岁。以往一直采用"更年期"一词来形容女性这一特殊生理变更时期。由于更年期定义含糊,1994 年 WHO 提出废除"更年期"这一术语,推荐采用"围绝经期(perimenopausal period)"一词,将其定义为从卵巢功能开始衰退直至绝经后 1 年内的时期。在围绝经期由于卵巢功能逐渐衰退,雌激素水平降低,可出现一些血管舒缩障碍和神经精神症状,表现为潮热、出汗、情绪不稳定、不安、抑郁或烦躁、失眠和头痛等,称为绝经综合征。

七、绝经后期

绝经后期(postmenopausal period)指绝经后的生命时期。一般 60 岁以后妇女机体逐渐老化进入老年期(senility)。此期卵巢功能已完全衰竭,雌激素水平低落,不足以维持女性第二性征,生殖器官进一步萎缩老化。骨代谢失常引起骨质疏松,易发生骨折。

(徐括琴)

第二节 月经及月经期的临床表现

一、月经

月经(menstruation)指伴随卵巢周期性变化而出现的子宫内膜周期性脱落及出血。规律月经的出现是生殖功能成熟的重要标志。月经第一次来潮称月经初潮(menarche)。月经初潮年龄多在 13～14 岁，但可能早在 11 岁或迟至 15 岁。月经初潮早晚主要受遗传因素控制，其他因素如营养、体重亦起着重要作用。近年来，月经初潮年龄有提前趋势。

二、月经血的特征

月经血一般呈暗红色，除血液外，还有子宫内膜碎片、宫颈黏液及脱落的阴道上皮细胞。月经血中含有前列腺素及来自子宫内膜的大量纤维蛋白溶酶。由于纤维蛋白溶酶对纤维蛋白的溶解作用，故月经血不凝，只有出血多的情况下出现血凝块。

三、正常月经的临床表现

正常月经具有周期性。出血的第 1 日为月经周期的开始，两次月经第 1 日的间隔时间称一个月经周期(menstrual cycle)。一般为 21～35 日，平均 28。周期长短因人而异，但每个妇女的月经周期有自己的规律性。每次月经持续时间称经期，一般为 2～8 日，平均 4～6 日。经量为一次月经的总失血量，正常月经量为 20～60ml，超过 80ml 为月经过多。一般月经期无特殊症状，但经期由于盆腔充血及前列腺素的作用，有些妇女出现下腹及腰骶部下坠不适或子宫收缩痛，个别可有膀胱刺激症状(如尿频)、轻度神经系统不稳定症状(如头痛、失眠、精神忧郁、易于激动)、胃肠功能紊乱(如食欲不振、恶心、呕吐、便秘或腹泻)及鼻黏膜出血、皮肤痤疮等，但一般并不严重，不影响妇女的工作和学习。

(徐括琴)

第三节 卵巢功能及周期性变化

在女性一生的不同阶段，卵巢的功能和形态有较大的变化。

一、卵巢的功能

卵巢为女性的生殖内分泌腺，其主要功能为产生卵子并排卵和分泌女性激素，分别称为卵巢的生殖功能和内分泌功能。

二、卵巢的周期性变化

卵泡自胚胎形成后即进入自主发育和闭锁的轨道，此过程不依赖于促性腺激素，其机制尚不清楚。胚胎 16 周至生后 6 个月形成始基卵泡，这是女性的基本生殖单位，也是卵细胞储备的唯一形式。胎儿期的卵泡不断闭锁，出生时约剩 200 万个，儿童期多数卵泡退化，至青春期只剩下约 30 万个。

从青春期开始到绝经前,卵巢在形态和功能上发生周期性变化称为卵巢周期(ovarian cycle)。

1.卵泡发育和成熟 进入青春期后,卵泡由自主发育推进至发育成熟的过程依赖于促性腺激素的刺激。生育期每月发育一批(3～10 个)卵泡,经过募集、选择,其中一般只有一个优势卵泡可达完全成熟,并排出卵子。其余的卵泡发育到一定程度通过细胞凋亡机制而自行退化,称卵泡闭锁。女性一生中一般只有 400～500 个卵泡发育成熟并排卵,仅占总数的 0.1%左右。

根据形态、大小、生长速度和组织学特征,可将卵泡的生长分为以下几个阶段(图 1-2-1)。

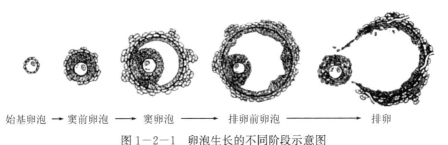

始基卵泡 → 窦前卵泡 → 窦卵泡 → 排卵前卵泡 → 排卵

图 1-2-1 卵泡生长的不同阶段示意图

(1)始基卵泡(primordial follicle):由处于减数分裂双线期的初级卵母细胞被单层梭形前颗粒细胞围绕而形成。

(2)窦前卵泡(preantral follicle):始基卵泡的梭形前颗粒细胞分化为单层立方形细胞之后成为初级卵泡(primary follicle)。与此同时,颗粒细胞合成和分泌黏多糖,在卵子周围形成一透明环形区,称透明带(zona pellucida)。颗粒细胞的胞膜突起可穿过透明带与卵子的胞膜形成缝隙连接,这些胞膜的接触为卵子的信息传递和营养提供了一条通道。最后初级卵泡颗粒细胞的增殖使细胞的层数增至 6～8 层(600 个细胞以下),卵泡增大,形成次级卵泡(secondary follicle)。颗粒细胞内出现卵泡刺激素(follicle-stimulating hormone,FSH)、雌激素(estrogen,E)和雄激素(androgen,A)三种受体,具备了对上述激素的反应性。卵泡基膜附近的梭形细胞形成两层卵泡膜,即卵泡内膜(theca interna)和卵泡外膜(theca externa)。卵泡内膜细胞出现 LH 受体,具备了合成甾体激素的能力。

(3)窦卵泡(antral follicle):在雌激素和 FSH 协同作用下,颗粒细胞间积聚的卵泡液增加,最后融合形成卵泡腔,卵泡增大直径达 $500\mu m$,称为窦卵泡;诱导产生芳香化酶(合成雌激素的关键酶);黄体生成激素(LH)、前列腺素(PG)及催乳激素(PRL)受体的产生。窦卵泡发育的后期,相当于前一卵巢周期的黄体晚期及本周期卵泡早期,血清 FSH 水平及其生物活性增高,超过一定阈值后,卵巢内有一组窦卵泡进入了"生长发育轨道",这种现象称为募集(recruitment)。约在月经周期第 7 日,在募集的发育卵泡群中,FSH 阈值最低的一个卵泡,优先发育称为优势卵泡(dominant follicle),其余的卵泡逐渐退化闭锁,这个现象称为选择(selection)。

(4)排卵前卵泡(preovulatory follicle):为卵泡发育的最后阶段,亦称格拉夫卵泡(Graafian follicle)。卵泡液急骤增加,卵泡腔增大,卵泡体积显著增大,直径可达 18～23mm,卵泡向卵巢表面突出,其结构从外到内依次如下所述。

1)卵泡外膜:为致密的卵巢间质组织,与卵巢间质无明显界限。

2)卵泡内膜:从卵巢皮质层间质细胞衍化而来,细胞呈多边形,较颗粒细胞大,此层含丰富血管。

3)颗粒细胞:无血管存在,其营养来自外围的卵泡内膜,细胞呈立方形。

4)卵泡腔:腔内充满大量清澈的卵泡液和雌激素。

5)卵丘:呈丘状突出于卵泡腔,卵细胞深藏其中。

6)放射冠:直接围绕卵细胞的一层颗粒细胞,呈放射状排列而得名。

7)透明带:在放射冠与卵细胞之间还有一层很薄的透明膜,称透明带。

2.排卵 卵细胞和它周围的卵丘颗粒细胞一起被排出的过程称排卵(ovulation)。排卵前,由于成熟卵泡分泌的雌二醇在循环中达到对下丘脑起正反馈调节作用的峰值($E_2 \geqslant$ 200pg/ml),促使下丘脑 GnRH 的大量释放,继而引起垂体释放促性腺激素,出现 LH/FSH 峰。LH 峰是即将排卵的可靠指标,出现于卵泡破裂前36h。LH 峰使初级卵母细胞完成第一次减数分裂,排出第一极体,成熟为次级卵母细胞。在 LH 峰作用下排卵前卵泡黄素化,产生少量孕酮。LH/FSH 排卵峰与孕酮协同作用,激活卵泡液内蛋白溶酶活性,使卵泡壁隆起尖端部分的胶原消化形成小孔,称排卵孔(stigma)。排卵前卵泡液中前列腺素显著增加,排卵时达高峰。前列腺素可促进卵泡壁释放蛋白溶酶,有助于排卵。排卵时随卵细胞同时排出的还有透明带、放射冠及小部分卵丘内的颗粒细胞。排卵多发生在下次月经来潮前 14 日左右。卵子可由两侧卵巢轮流排出,也可由一侧卵巢连续排出。卵子排出后,经输卵管伞部捡拾、输卵管壁蠕动及输卵管黏膜纤毛活动等协同作用通过输卵管,并被运送到子宫腔。

3.黄体形成及退化 排卵后卵泡液流出,卵泡腔内压下降,卵泡壁塌陷,形成许多皱襞,卵泡壁的卵泡颗粒细胞和内膜细胞向内侵入,周围有结缔组织的卵泡外膜包围,共同形成黄体(corpus luteum)。黄素化后形成颗粒黄体细胞及卵泡膜黄体细胞。黄体细胞的直径由原来的 $12\sim14\mu m$ 增大到 $35\sim50\mu m$。排卵后 7~8 日(相当于月经周期第 22 日左右),黄体体积达最高峰,直径为 1~2cm,外观色黄。

若排出的卵子受精,黄体则在胚胎滋养细胞分泌的人绒毛膜促性腺激素(human chorionic gonadotropin,HCG)作用下增大,转变为妊娠黄体,至妊娠 3 个月末才退化。此后胎盘形成并分泌甾体激素维持妊娠。

若卵子未受精,黄体在排卵后 9~10 日开始退化,黄体退化时黄体细胞逐渐萎缩变小,周围的结缔组织及成纤维细胞侵入黄体,逐渐由结缔组织所代替,组织纤维化,外观色白,称白体(corpus albicans)。正常排卵周期黄体功能限于 14 日,黄体衰退后月经来潮,卵巢中又有新的卵泡发育,开始新的周期。

三、卵巢性激素的合成及分泌

卵巢性激素主要是雌激素(estrogen)和孕激素(progesterone),及少量雄激素(androgen),均为甾体激素(steroid hormone)。卵泡膜细胞为排卵前雌激素的主要来源,黄体细胞在排卵后分泌大量的孕激素及雌激素。雄激素(睾酮)主要由卵巢间质细胞和门细胞产生。

1.甾体激素的基本化学结构 甾体激素属类固醇激素。类固醇激素的基本化学结构为环戊烷多氢菲环。按碳原子的数目分为 3 组:含 21 个碳原子为孕激素,基本结构为孕烷核,如孕酮;含 19 个碳原子为雄激素,基本结构为雄烷核,如睾酮;含 18 个碳原子为雌激素,基本结构为雌烷核,如雌二醇、雌酮、雌三醇。

2. 甾体激素的生物合成过程　卵巢甾体激素生物合成需要多种羟化酶及芳香化酶的作用,它们都属于细胞色素 P450 超基因家族。在 LH 的刺激下,卵泡膜细胞内胆固醇经线粒体内细胞色素 P450 侧链裂解酶催化,形成孕烯醇酮(pregnenolone),这是性激素合成的限速步骤。卵巢雌激素的合成是由卵泡膜细胞与颗粒细胞在 FSH 与 LH 的共同作用下完成的。

3. 甾体激素的代谢　甾体激素主要在肝内代谢。雌二醇的代谢产物为雌酮及其硫酸盐、雌三醇、2-羟雌酮等,主要由肾脏排出;另一部分经胆汁排入肠内可再吸收入肝,即肝肠循环。孕激素的代谢产物为孕二醇,由肾脏排出;睾酮代谢产物为雄酮,主要以葡萄糖醛酸盐的形式经肾脏排出体外。

4. 卵巢性激素分泌的周期性变化

(1)雌激素:在卵泡开始发育时,雌激素分泌量很少;至月经第 7 日卵泡分泌雌激素量迅速增加,于排卵前形成一高峰;排卵后分泌出现暂时下降,约在排卵后 7~8 日黄体成熟时,形成又一高峰,但第二高峰较平坦,峰的均值低于第一高峰。黄体萎缩时,雌激素水平急骤下降,在月经期达最低水平。

(2)孕激素:于排卵后孕激素分泌量开始增加,在排卵后 7~8 日黄体成熟时,分泌量达最高峰,以后逐渐下降,到月经来潮时降至卵泡期水平。

5. 卵巢性激素的生理作用

(1)雌激素的生理作用

1)子宫肌:促进肌细胞的增生和肥大,使肌层变厚;增进血运,促使和维持子宫发育;增加子宫平滑肌对缩宫素的敏感性。

2)子宫内膜:使子宫内膜和间质增生、修复。

3)宫颈:使宫颈口松弛,宫颈黏液分泌增加,性状变稀薄,易拉成丝状。

4)输卵管:促进输卵管肌层发育及上皮的分泌活动,并可加强输卵管肌节律性收缩的振幅。

5)阴道上皮:使阴道上皮细胞增生和角化,使黏膜变厚并增加细胞内糖原含量,维持阴道酸性环境。

6)外生殖器:使阴唇发育、丰满、色素加深。

7)第二性征:促使乳腺管增生,乳头、乳晕着色,促进其他第二性征的发育。

8)卵巢:雌激素对卵巢的卵泡发育是必需的,从原始卵泡发育到成熟卵泡,均起一定的作用;有助于卵巢积储胆固醇。

9)下丘脑、垂体:通过对下丘脑和垂体的正负反馈调节,控制促性腺激素的分泌。

10)代谢作用:促进水钠潴留;促进肝脏高密度脂蛋白合成,抑制低密度脂蛋白合成,降低循环中胆固醇水平;维持和促进骨基质代谢。

(2)孕激素的生理作用:孕激素通常是在雌激素作用的基础上发挥效应的。

1)子宫肌:降低子宫平滑肌兴奋性及其对缩宫素的敏感性,抑制子宫收缩,有利于胚胎及胎儿宫内生长发育。

2)子宫内膜:使增生期子宫内膜转化为分泌期内膜,为受精卵着床做好准备。

3)宫颈:使宫颈口闭合,黏液减少、变稠。

4)输卵管:抑制输卵管肌节律性收缩的振幅。

5)阴道上皮:加快阴道上皮细胞脱落。

6)乳房:在已有雌激素影响的基础上,促进乳腺腺泡发育成熟。

7)下丘脑、垂体:孕激素在月经中期具有增强雌激素对垂体 LH 排卵峰释放的正反馈作用;在黄体期对下丘脑、垂体有负反馈作用,抑制促性腺激素分泌。

8)体温:兴奋下丘脑体温调节中枢,可使基础体温在排卵后升高 0.3~0.5℃。临床上可以此作为判定排卵日期的标志之一。

9)代谢作用:促进水钠排泄。

(3)孕激素与雌激素的协同和拮抗作用:孕激素在雌激素作用的基础上,进一步促使女性生殖器和乳房的发育,为妊娠准备条件,两者有协同作用;另一方面,雌激素和孕激素又有拮抗作用,雌激素促进子宫内膜增生及修复,孕激素则限制子宫内膜增生,并使增生的子宫内膜转化为分泌期。其他拮抗作用表现在子宫收缩、输卵管蠕动、宫颈黏液变化、阴道上皮细胞角化和脱落及钠、水的潴留与排泄等方面。

(4)雄激素的生理作用

1)对女性生殖系统的影响:自青春期开始,雄激素分泌增加,促使阴蒂、阴唇和阴阜的发育,促进阴毛、腋毛的生长。但雄激素过多会对雌激素产生拮抗作用,如减缓子宫及其内膜的生长及增殖,抑制阴道上皮的增生和角化。若长期使用,可出现男性化的表现。

2)对机体代谢功能的影响:雄激素在外周血中不易测出,但作用很强,对机体代谢功能有促进蛋白合成的作用,还可使基础代谢率增加,并刺激骨髓中红细胞的增生。在性成熟期前,促使长骨骨基质生长和钙的保留;性成熟后可导致骨骺的关闭,使生长停止。

四、卵巢分泌的多肽激素

卵巢除分泌甾体激素外,还分泌一些多肽激素、细胞因子和生长因子。如抑制素(inhibin)、激活素(activin)、卵泡抑制素(follistatin,FS)、白细胞介素-1、肿瘤坏死因子 α、胰岛素样生长因子、血管内皮生长因子、表皮生长因子等。

(徐括琴)

第四节　子宫内膜及生殖器其他部位的周期性变化

卵巢周期使女性生殖器发生一系列周期性变化,尤以子宫内膜的周期性变化最为显著。

一、子宫内膜的周期性变化

子宫内膜在结构上分为基底层和功能层,基底层直接与子宫肌层相连,此层不受月经周期中激素变化的影响,在月经期不发生脱落。功能层靠近宫腔,它受卵巢激素的影响呈周期性变化,此层月经期坏死脱落。正常一个月经周期以 28 日为例,其组织形态的周期性改变可分为 3 期。

1.增殖期(proliferative phase)　月经周期第 5~14 日,与卵巢周期中的卵泡期相对应。在卵巢周期的卵泡期雌激素作用下,子宫内膜上皮与间质细胞呈增生状态。增殖期又可分早、中、晚 3 期。

(1)增殖早期:月经周期第 5~7 日。此期内膜薄,仅 1~2mm,腺上皮细胞呈立方形或低柱状。间质较致密,细胞呈星形。间质中的小动脉较直,其壁薄。

(2)增殖中期:月经周期第8～10日。此期内膜腺体数增多、伸长并稍有弯曲;腺上皮细胞增生活跃,细胞呈柱状,开始有分裂象,间质水肿在此期最为明显。

(3)增殖晚期:月经周期第11～14日。此期内膜增厚至3～5mm,表面高低不平,略呈波浪形。上皮细胞呈高柱状,腺上皮仍继续生长,核分裂象增多,腺体更长,形成弯曲状。间质细胞呈星状,并相互结合成网状;组织内水肿明显,小动脉略呈弯曲状,管腔增大。

2.分泌期(secretory phase) 月经周期第15～28日,与卵巢周期中的黄体期相对应。黄体分泌的孕激素、雌激素使增殖期内膜继续增厚,腺体更增长弯曲,出现分泌现象;血管迅速增加,更加弯曲;间质疏松并水肿。此时内膜厚且松软,含有丰富的营养物质,有利于受精卵着床发育。整个分泌期亦分为3期。

(1)分泌早期:月经周期第15～19日。此期内膜腺体更长,弯曲更明显。腺上皮细胞的核下开始出现含糖原的小泡,间质水肿,螺旋小动脉继续增生。

(2)分泌中期:月经周期第20～23日。内膜较前更厚并呈锯齿状。腺体内的分泌上皮细胞顶端胞膜破碎,细胞内的糖原溢入腺体称顶浆分泌。此期间质更加水肿、疏松,螺旋小动脉增生、卷曲。

(3)分泌晚期:月经周期第24～28日。此期为月经来潮前期,相当于黄体退化阶段。该期子宫内膜呈海绵状,厚10mm。内膜腺体开口面向宫腔,有糖原等分泌物溢出,间质更疏松、水肿。表面上皮细胞下的间质分化为肥大的蜕膜样细胞和小圆形的有分叶核及玫瑰红颗粒的内膜颗粒细胞;螺旋小动脉迅速增长,超出内膜厚度,更加弯曲,血管管腔也扩张。

3.月经期 月经周期第1～4日,此时雌激素、孕激素水平下降,使内膜中前列腺素的合成活化。前列腺素能刺激子宫肌层收缩而引起内膜功能层的螺旋小动脉持续痉挛,内膜血流减少。受损缺血的坏死组织面积逐渐扩大。组织变性、坏死,血管壁通透性增加,使血管破裂导致内膜底部血肿形成,促使组织坏死剥脱。变性、坏死的内膜与血液相混而排出,形成月经血。

二、生殖器其他部位的周期性变化

1.阴道黏膜的周期性变化 在月经周期中,随着雌激素、孕激素的变化,可以引起阴道黏膜周期性改变,这种改变在阴道上段更明显。排卵前,阴道上皮在雌激素的影响下,底层细胞增生,逐渐演变为中层与表层细胞,使阴道上皮增厚;表层细胞出现角化,其程度在排卵期最明显。细胞内富有糖原,糖原经寄生在阴道内的阴道杆菌分解而成乳酸,使阴道内保持一定酸度,可以防止致病菌的繁殖。排卵后,在孕激素的作用下,主要为表层细胞脱落。临床上常借助阴道脱落细胞的变化了解体内雌激素水平和有无排卵。

2.宫颈黏液的周期性变化 在卵巢性激素的影响下,宫颈腺细胞分泌的黏液,其物理、化学性质及其分泌量均有明显的周期性改变。月经净后,体内雌激素水平降低,宫颈管分泌的黏液量很少。雌激素可刺激分泌细胞的分泌功能,随着雌激素水平不断提高,至排卵期黏液分泌量增加,黏液稀薄、透明,拉丝度可达10cm以上。若将黏液做涂片检查,干燥后可见羊齿植物叶状结晶,这种结晶在月经周期第6～7日开始出现,到排卵期最为清晰而典型。排卵后,受孕激素影响,黏液分泌量逐渐减少,质地变黏稠而混浊,拉丝度差,易断裂。涂片检查时结晶逐步模糊,至月经周期第22日左右完全消失,而代之以排列成行的椭圆体。依据宫颈黏液的周期性变化,可反映当时的卵巢功能。宫颈黏液中的氯化钠含量,其重量在排卵期为黏液干重的 40%～70%,而在月经前后,仅占黏液干重的 2%～20%。由于黏液是等渗的,氯化钠比例的增加势必导致水分亦相应增加,故排卵期的宫颈黏液稀薄而量多。

3.输卵管的周期性变化　输卵管的周期性变化包括形态和功能两方面,均受到激素调控。在雌激素的作用下,输卵管黏膜上皮纤毛细胞生长,体积增大。雌激素还促进输卵管发育及输卵管肌层的节律性收缩。孕激素则抑制输卵管的节律性收缩振幅。孕激素与雌激素间有许多制约的作用,孕激素可抑制输卵管黏膜上皮纤毛细胞的生长,减低分泌细胞分泌黏液的功能。雌激素、孕激素的协同作用,保证受精卵在输卵管内的正常运行。

(徐括琴)

第五节　月经周期的调节

下丘脑—垂体—卵巢轴(hypothalamic—pituitary—ovarian axis,HFO)是一个完整而协调的神经内分泌系统,它的每个环节均有其独特的神经内分泌功能,并且互相调节、互相影响。它的主要生理功能是控制女性发育、正常月经和性功能,因此又称性腺轴。此外,它还参与机体内环境和物质代谢的调节。

HPO 轴的神经内分泌活动还受到大脑高级中枢调控。在下丘脑促性腺激素释放激素(GnRH)的控制下,腺垂体分泌 FSH 和 LH,卵巢性激素依赖于 FSH 和 LH 的作用,而子宫内膜的周期变化又受卵巢分泌的性激素调控。

一、下丘脑促性腺激素释放激素

下丘脑弓状核神经细胞分泌的 GnRH 是一种十肽激素,直接通过垂体门脉系统输送到腺垂体,调节垂体促性腺激素的合成和分泌。下丘脑是 HPO 的启动中心,GnRH 的分泌受垂体促性腺激素和卵巢性激素的反馈调节,包括起促进作用的正反馈和起抑制作用的负反馈调节。反馈调节包括长反馈、短反馈和超短反馈三种。长反馈指卵巢分泌到循环中的性激素对下丘脑的反馈作用;短反馈是指垂体激素对下丘脑 GnRH 分泌的负反馈调节;超短反馈是指GnRH 对其本身合成的负反馈调节。这些激素反馈信号和来自神经系统高级中枢的神经信号一样,通过多种神经递质,包括去甲肾上腺素、多巴胺、内啡肽、5—羟色胺和褪黑激素等调节 GnRH 的分泌。

二、腺垂体生殖激素

1.促性腺激素　腺垂体的促性腺激素细胞分泌卵泡刺激素(follicle—stimulating hormone,FSH)和黄体生成素(luteinizing hormone,LH)。它们对 GnRH 的脉冲式刺激起反应,自身亦呈脉冲式分泌,并受卵巢性激素和抑制素的调节。FSH 和 LH 均为糖蛋白激素,皆由α与β两个亚单位肽链以共价键结合而成。人类的促甲状腺激素(TSH)和人绒毛膜促性腺激素(HCG)也均由α与β两个亚单位组成。这四种糖蛋内激素的α亚单位中的氨基酸组成及其序列基本相同,它们的免疫反应也基本相同,各激素的特异性均存在于β亚单位。

FSH 是卵泡发育必需的激素,主要生理作用包括:①直接促进窦前卵泡及窦卵泡颗粒细胞增殖与分化,分泌卵泡液,使卵泡生长发育;②激活颗粒细胞芳香化酶,合成与分泌雌二醇;

③在前一周期的黄体晚期及卵泡早期,促使卵巢内窦卵泡群的募集;④促使颗粒细胞合成分泌 IGF 及其受体、抑制素、激活素等物质,并与这些物质协同作用,调节优势卵泡的选择与非优势卵泡的闭锁退化;⑤在卵泡期晚期与雌激素协同,诱导颗粒细胞生成 LH 受体,为排卵及黄素化作准备。

LH 的生理作用包括:①在卵泡期刺激卵泡膜细胞合成雄激素,主要是雄烯二酮,为雌二醇的合成提供底物;②排卵前促使卵母细胞最终成熟及排卵;③在黄体期维持黄体功能,促进孕激素、雌二醇和抑制素 A 的合成与分泌。

2.催乳素(prolactin,PRL) PRL 是由腺垂体的催乳细胞分泌的由 198 个氨基酸组成的多肽激素,具有促进乳汁合成功能。其分泌主要受下丘脑释放入门脉循环的多巴胺(PRL 抑制因子)抑制性调节。促甲状腺激素释放激素(TRH)亦能刺激 PRL 的分泌。由于多巴胺与 GnRH 对同一刺激或抑制作用常同时发生效应,因此,当 GnRH 的分泌受到抑制时,可出现促性腺激素水平下降,而 PRL 水平上升,临床上表现为闭经泌乳综合征。另外,某些甲状腺功能减退的妇女,由于 TRH 升高也可能出现乳汁分泌现象。

三、卵巢性激素的反馈作用

卵巢分泌的雌激素、孕激素对下丘脑和垂体具有反馈调节作用。

1.雌激素 雌激素对下丘脑产生负反馈和正反馈两种作用。在卵泡期早期,一定水平的雌激素负反馈作用于下丘脑,抑制 GnRH 释放,并降低垂体对 GnRH 的反应性,从而实现对垂体促性腺激素脉冲式分泌的抑制。在卵泡期晚期,随着卵泡的发育成熟,当雌激素的分泌达到阈值($\geqslant$200pg/ml)并维持 48h 以上,雌激素即可发挥正反馈作用,刺激 LH 分泌高峰。在黄体期,协同孕激素对下丘脑有负反馈作用。

2.孕激素 在排卵前,低水平的孕激素可增强雌激素对促性腺激素的正反馈作用。在黄体期,高水平的孕激素对促性腺激素的脉冲分泌产生负反馈抑制作用。

四、月经周期的调节机制

1.卵泡期 在一次月经周期的黄体萎缩后,雌激素、孕激素和抑制素 A 水平降至最低,对下丘脑和垂体的抑制解除,下丘脑又开始分泌 GnRH,使垂体 FSH 分泌增加,促进卵泡发育,分泌雌激素,子宫内膜发生增生期变化。随着雌激素逐渐增加,其对下丘脑的负反馈增强,抑制下丘脑 GnRH 的分泌,加之抑制素 B 的作用,使垂体 FSH 分泌减少。随着卵泡逐渐发育,接近成熟时卵泡分泌的雌激素达到 200pg/ml 以上,并持续 48h,即对下丘脑和垂体产生正反馈作用,形成 LH 和 FSH 峰,两者协同作用,促使成熟卵泡排卵。

2.黄体期 排卵后循环中 LH 和 FSH 均急剧下降,黄体形成并逐渐发育成熟。黄体主要分泌孕激素,使子宫内膜发生分泌期变化。排卵后第 7~8 日循环中孕激素达到高峰,雌激素达到又一高峰。由于大量孕激素和雌激素及抑制素 A 的共同负反馈作用,又使垂体 LH 和 FSH 分泌相应减少,黄体开始萎缩,雌激素、孕激素分泌减少,子宫内膜失去性激素支持,发生萎缩、坏死、出血、剥脱,形成月经来潮。雌激素、孕激素和抑制素 A 的减少解除了对下丘脑和垂体的负反馈抑制,FSH 分泌增加,卵泡开始发育,下一月经周期重新开始(图 1-2-2)。

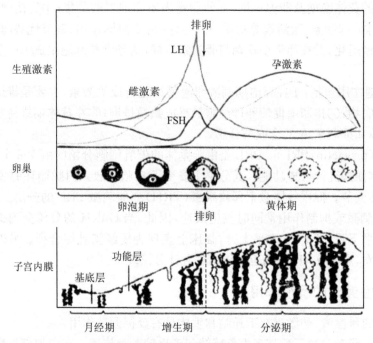

图 1-2-2 卵巢及子宫内膜周期性变化和激素水平关系示意图

下丘脑、垂体与卵巢激素彼此相互依存，又相互制约，调节着正常的月经周期，其他内分泌腺及前列腺素与月经周期的调节密切相关。而所有这些生理活动并非孤立的，均受大脑皮层调控，可见神经系统在月经周期的调节中起重要作用。

（徐括琴）

第六节 其他内分泌腺功能对月经周期的影响

HPO 轴也受其他内分泌腺功能的影响，如甲状腺、肾上腺及胰腺的功能异常，均可导致月经失调，甚至闭经。

一、甲状腺

甲状腺分泌甲状腺素（thyronine，T4）和三碘甲状腺原氨酸（triiodothyronine，T3），参与机体各种物质的新陈代谢，并对组织的分化、生长发育、生殖生理等过程起直接作用。青春期以前发生甲状腺功能减退者可有性发育障碍，使青春期延迟。青春期则出现月经失调，临床表现月经过少、稀发，甚至闭经。患者多合并不孕，自然流产和畸胎发生率增加。甲状腺功能轻度亢进时甲状腺素分泌与释放增加，子宫内膜过度增生，临床表现月经过多、过频，甚至发生功能失调性子宫出血。当甲状腺功能亢进进一步加重时，甲状腺素的分泌、释放及代谢等过程受到抑制，临床表现为月经稀发、月经减少，甚至闭经。

二、肾上腺

肾上腺不仅具有合成和分泌糖皮质激素、盐皮质激素的功能，还能合成和分泌少量雄激素和极微量雌激素、孕激素。肾上腺皮质是女性雄激素的主要来源,包括睾酮、脱氢表雄酮及雄烯二酮。少量雄激素为正常妇女的阴毛、腋毛、肌肉和全身发育所必需。若雄激素分泌过多,可抑制下丘脑分泌 GnRH,并对抗雌激素,使卵巢功能受到抑制而出现闭经,甚至男性化表现。先天性肾上腺皮质增生症(congenital adrenal hyperplasia,CAH)患者由于存在 21-羟化酶缺陷,导致皮质激素合成不足,引起促肾上腺皮质激素(ACTH)代偿性增加,促使肾上腺皮质网状带雄激素分泌过多,临床上导致女性假两性畸形(女性男性化)的表现。此外,肾上腺源性的雄激素过高也是引起多囊卵巢综合征的病因之一。

三、胰腺

胰岛素不仅参与糖代谢,而且对维持正常的卵巢功能有重要影响。胰岛素依赖型糖尿病患者常伴有卵巢功能低下。在胰岛素拮抗的高胰岛素血症患者,过多的胰岛素将促进卵巢产生过多雄激素,从而发生高雄激素血症,导致月经失调,甚至闭经。

(徐括琴)

第三章 妇科病史及检查

病史采集和体格检查是诊断妇科疾病的重要依据，也是妇科临床实践的基本技能。本章除介绍妇科病史的采集和妇科检查方法外，还重点列举常见妇科疾病的鉴别要点。

第一节 妇科病史

妇科病史有不同于其他各科的特点，医务人员不仅要熟悉疾病的基本知识，还要掌握采集病史的基本方法。同时注意采集病史时不要遗漏各项细节内容。

病史内容主要包括：

1. 一般项目　包括患者姓名、年龄、籍贯、职业、民族、婚姻、住址、入院日期、病史记录日期、病史陈述者、可靠程度。若非患者本人陈述，应注明陈述者与患者的关系。

2. 主诉　指促使患者就诊的主要症状（或体征）及持续时间。力求简明扼要，一般不超过20字。要求通过主诉能初步估计疾病诊断的大致范围。妇科临床常见症状包括阴道流血、白带增多、外阴瘙痒、下腹痛、下腹部包块、闭经以及不孕等。

3. 现病史　是病史的主要组成部分，指患者本次疾病的发生、演变及诊疗全过程，应围绕主诉按时间顺序书写。具体包括起病时间、主要症状特点、伴随症状、发病后诊疗情况及结果、与鉴别诊断有关的其他症状，以及精神、睡眠、饮食、体重及大小便等一般情况。

4. 既往史　是指患者过去的健康和患病情况。内容包括以往一般健康状况、疾病史、传染病史、预防接种史、手术外伤史、输血史、药物过敏史。应按全身各系统依次询问以避免遗漏。

5. 月经史　包括初潮年龄、月经周期及经期持续时间、经量、经期伴随症状。经量根据每日更换卫生巾次数描述，经前和经期有无不适，如乳房胀痛、水肿、情绪变化等，有无痛经及疼痛部位、性质、程度及其起止时间。常规询问并记录末次月经（LMP）起始日期、经量和持续时间。绝经后患者应询问其绝经年龄，绝经后有无再现阴道流血、阴道分泌物增多或其他不适。

6. 婚育史　包括婚次、每次结婚年龄，是否近亲结婚及男方健康状况等。记录生育情况如足月产、早产及流产次数以及现存子女数，以4个阿拉伯数字顺序表示。分娩情况包括分娩方式，有无难产史，有无产后大出血或产褥感染史及新生儿出生情况。记录末次分娩或流产日期。记录计划生育措施及其效果。

7. 个人史　个人生活和居住情况，出生地和曾居住地，是否有烟、酒嗜好等。

8. 家族史　家族成员的健康情况，特别是有无遗传性疾病（如血友病、白化病等）、可能与遗传有关的疾病（如癌肿、糖尿病、高血压等）以及传染病（如肝炎、结核等）。

（王慧）

第二节 体格检查

体格检查在病史采集后进行,包括全身检查、腹部检查和盆腔检查,盆腔检查是妇科所特有的检查方法,又称为妇科检查。

一、全身检查

常规测量生命体征包括体温、脉搏、呼吸及血压;检查一般情况包括神志、精神、体态、全身发育、皮肤和毛发分布、身高和体重等;检查内科情况包括浅表淋巴结(尤其是左锁骨上淋巴结和腹股沟淋巴结)、头部器官、颈、乳房(注意其有无分泌乳汁及有无包块)、心、肺、脊柱及四肢。

二、腹部检查

腹部检查应在盆腔检查前进行,其是妇科体格检查的重要组成部分。视诊:腹部外观(隆起、舟状腹或蛙腹),有无瘢痕、静脉曲张、腹壁疝等;触诊:腹部各象限有无压痛、反跳痛、肌紧张,有无包块(部位、大小、质地、活动度等),肝、脾有无增大及压痛;叩诊:注意有无移动性浊音。必要时听诊了解肠鸣音是否活跃。注意腹部检查应按照视、听、叩、触的顺序进行。

三、盆腔检查

检查范围包括外阴、阴道、宫颈、宫体及双侧附件。

(一)检查注意事项

1.医师对患者应做到检查仔细、动作轻柔、态度严肃、语言亲切。

2.除尿失禁患者外,检查前应自行排尿,必要时导尿排空膀胱。大便充盈者应于排便或灌肠后行盆腔检查。

3.置于臀部下面的垫单或纸单应一人一换,以避免感染或交叉感染。

4.取膀胱截石位,患者臀部置于台缘,两手平放于身旁,使腹肌松弛。

5.避免在月经期做盆腔检查。若为阴道异常流血,鉴别诊断需行盆腔检查时,检查前消毒外阴,并使用无菌器械及手套,以防发生感染。

6.对无性生活患者,严禁行阴道窥器检查及双合诊检查,应行直肠—腹部诊。确有检查必要时,应先征得患者及其家属同意后方可进行检查。

7.男医师对患者进行盆腔检查时,应至少有一名女性医护人员在场,以缓解患者紧张心理和避免发生不必要的误会。

8.对疑有子宫或附件病变的腹壁肥厚、高度紧张或未婚患者,若盆腔检查不能满意了解子宫及附件情况时,应行 B 超检查,必要时可在麻醉下进行妇科检查。

(二)检查方法及步骤

1.外阴部检查　观察外阴发育及阴毛分布情况,注意外阴有无皮炎、溃疡、赘生物或肿块、发育畸形等,注意皮肤和黏膜色泽或色素减退及质地变化。分开小阴唇,观察尿道口周围黏膜色泽及有无赘生物,处女膜是否完整;有无会阴后一侧切瘢痕或陈旧性裂伤瘢痕。必要时还应让患者用力向下屏气,观察有无阴道前后壁膨出、子宫脱垂或尿失禁等。

2.阴道窥器检查　无性生活者未经本人及其家属同意,禁用窥器检查。使用阴道窥器检查阴道和宫颈时,应注意阴道窥器的结构特点,要旋转阴道窥器,以免由于阴道窥器两叶的遮盖而造成漏诊。根据阴道口大小和阴道壁松弛程度,选用大小适当的阴道窥器。

(1)检查阴道:观察阴道前后壁和侧壁及穹隆黏膜色泽、皱襞多少,有无溃疡、赘生物或囊肿,以及有无阴道隔或双阴道等先天畸形。注意阴道内分泌物量、性质、色泽,有无臭味。阴道分泌物异常者应做假丝酵母菌、滴虫、线索细胞及淋菌等检查。

(2)检查宫颈:观察宫颈大小、颜色、外口形状,注意有无出血、柱状上皮异位、腺囊肿、息肉、赘生物、撕裂、外翻,宫颈管内有无出血或分泌物。可同时采集宫颈外口鳞一柱交接部或宫颈分泌物标本做宫颈细胞学检查。

3.双合诊　是盆腔检查中最重要的项目。方法是检查者一手的两指或一指放入阴道,另一手在腹部配合检查,称为双合诊(图1-3-1)。其目的在于检查阴道、宫颈、宫体、输卵管、卵巢、宫旁结缔组织以及盆腔内壁有无异常。

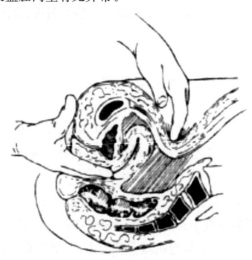

图1-3-1　双合诊(检查子宫)

(1)检查子宫:应了解子宫大小、形状、位置、质地和活动度。多数女性子宫位置一般是前倾前屈位。"倾"指宫体纵轴与身体纵轴的关系。前倾(anteversion)指宫体朝向耻骨,后倾(retroversion)指宫体朝向骶骨。"屈"指宫体与宫颈间的关系。前屈(anteflexion)指两者间的纵轴形成的角度朝向前方,后屈(retroflexion)指两者形成的角度朝向后方。

(2)检查附件:检查双侧子宫附件区有无增厚、压痛或肿块(图1-3-2)。正常卵巢偶可扪及,为约4cm×3cm×1cm的活动块物,触之略有酸胀感。正常输卵管不能扪及。若扪及肿块,应查清其位置、大小、形状、软硬度、活动度、与子宫的关系以及有无压痛等。

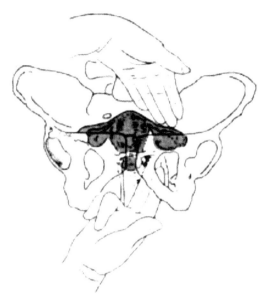

图 1-3-2　双合诊(检查附件)

4.三合诊　即直肠、阴道、腹部联合检查(图 1-3-3),是对双合诊的补充检查。可了解后倾后屈子宫大小,有无子宫后壁、直肠子宫陷凹或宫骶韧带的病变,估计盆腔内病变范围,尤其是了解癌肿与盆壁间的关系,以及扪诊阴道直肠隔、骶骨前方或直肠内有无病变等。

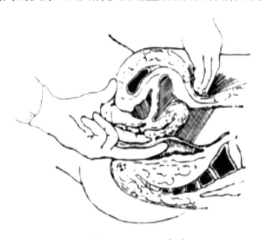

图 1-3-3　三合诊

5.直肠-腹部诊　适用于无性生活史、阴道闭锁或因其他原因不宜行双合诊的患者。

(三)记录

盆腔检查后按解剖部位先后顺序记录检查结果。

1.外阴　发育情况,婚产式(未婚、已婚未产或经产),有异常时应详加描述。

2.阴道　是否通畅,黏膜情况,分泌物量、色、性状以及有无异味。

3.宫颈　大小、硬度,有无柱状上皮异位、炎症、息肉、腺囊肿,有无接触性出血、撕裂、举痛等。

4.宫体　位置、大小、硬度、活动度,有无肿块及压痛等。

5.附件　有无增厚、压痛或肿块。若扪及肿块,记录其位置、大小、硬度,表面光滑与否,活动度,有无压痛以及与子宫及盆壁的关系。左右情况需分别记录。

(王慧)

第三节　常见妇科疾病的鉴别要点

一、阴道流血

为女性生殖器疾病最常见的一种症状,指女性生殖道任何部位,包括宫体、宫颈和阴道发生的出血。绝大多数阴道出血来自宫体,但不论其源自何处,除正常月经外均称"阴道流血"。

1. 临床常见的引起阴道流血的原因

(1)卵巢内分泌功能失调:包括无排卵性和排卵性功能失调性子宫出血两类,均可引起异常阴道流血。另外,月经间期卵泡破裂可导致血雌激素水平短暂下降,引起子宫出血。

(2)与妊娠有关的子宫出血:常见的有妊娠滋养细胞疾病、异位妊娠、流产、产后胎盘部分残留、胎盘息肉及子宫复旧不全等。

(3)生殖器炎症:如阴道炎、宫颈炎及子宫内膜炎等。

(4)生殖器肿瘤:生殖器良性及恶性肿瘤均可导致阴道流血,常见的引起阴道流血的良性肿瘤是子宫肌瘤。另外,分泌雌激素的卵巢肿瘤也可引起阴道流血。其余引起阴道流血的几乎均为恶性肿瘤,包括外阴癌、阴道癌、宫颈癌、子宫内膜癌、绒毛膜癌等。

(5)损伤、异物和外源性性激素:生殖道创伤可引起出血,如外阴、阴道骑跨伤,性交所致处女膜或阴道损伤等。放置宫内节育器可引起部分患者不规律子宫出血。外源性性激素使用不当也可引起不规则子宫出血。

(6)与全身疾病有关的阴道流血:全身疾病如血小板减少性紫癜、再生障碍性贫血、白血病、肝功能损害等可致凝血功能异常,进而引起子宫出血。

2. 阴道流血的临床表现形式

(1)经量增多:主要表现为月经周期基本正常,但月经量多(>80ml)或经期延长,此型流血多与子宫肌瘤有关,其他如子宫腺肌病及放置宫内节育器均可有经量增多的临床表现。

(2)周期不规则的阴道流血:此型阴道流血多为无排卵性功能失调性子宫出血所致,但应注意与早期子宫内膜癌鉴别。外源性性激素应用不当也可致不规则阴道流血。

(3)长期无周期的持续阴道流血:通常考虑生殖道恶性肿瘤,首先应注意排除宫颈癌和子宫内膜癌。

(4)停经后阴道流血:发生于育龄期女性,应首先考虑与妊娠有关的疾病,如异位妊娠、流产、葡萄胎等;若发生于绝经过渡期女性,通常为无排卵性功能失调性子宫出血,但应注意排除生殖道恶性肿瘤。

(5)阴道流血伴白带增多:通常应考虑子宫黏膜下肌瘤伴感染、宫颈癌或子宫内膜癌。

(6)接触性出血:阴道检查或性交后立即出现阴道流血,通常考虑宫颈炎、宫颈息肉、早期宫颈癌或子宫黏膜下肌瘤的可能。

(7)月经间期出血:下次月经来潮前14～15日出现少量阴道流血,偶伴有下腹疼痛和不适,历时3～4日,多考虑排卵期出血。

(8)经前或经后点滴出血:月经前或经后出现持续极少量的阴道红褐色分泌物,可见于排卵性月经失调、放置宫内节育器的不良反应或子宫内膜异位症。

(9)绝经多年后阴道流血：若阴道流血历时2～3日，且量极少，多考虑萎缩性阴道炎或绝经后子宫内膜脱落引起的出血；若阴道流血持续不净或反复出现，且量较多，应注意排除子宫内膜癌。

(10)间歇性阴道血性液体排出：应注意排除输卵管癌。

(11)外伤后阴道流血：流血量可多可少，有明确外伤史，常见于骑跨伤后。

年龄对鉴别阴道流血有重要参考价值。新生女婴出生后数日可因离开母体后雌激素水平骤然下降，子宫内膜脱落，出现少量阴道流血。幼女出现阴道流血，应注意有无性早熟或生殖道恶性肿瘤。青春期少女出现阴道流血，通常为无排卵性功能失调性子宫出血。育龄女性出现阴道流血，应首先考虑与妊娠相关的疾病。绝经过渡期女性出现阴道流血，多为无排卵性功能失调性子宫出血，但应注意排除生殖道恶性肿瘤。

二、异常白带

白带(leucorrhea)是由阴道黏膜渗出物、宫颈管及子宫内膜腺体分泌物等混合而成，其形成与雌激素的作用有关。正常白带呈白色稀糊状或蛋清样，无腥臭味，对女性健康无不良影响，其分泌量、质地受体内雌激素、孕激素水平高低的影响，随月经周期而有量多量少、质稀质稠的周期性变化，称生理性白带。卵巢功能低下时，白带量显著减少；若生殖道出现炎症，特别是阴道炎和宫颈炎或发生癌变时，白带量显著增多，且性状亦有改变，称白带异常。临床常见的有：

1.透明黏性白带　性状与正常白带相似，但分泌量显著增多，应考虑阴道腺病、宫颈高分化腺癌或卵巢功能失调等疾病的可能。

2.灰黄色或黄白色泡沫状稀薄白带　为滴虫性阴道炎的特征，常伴外阴瘙痒。

3.凝乳块状或豆渣样白带　为假丝酵母菌阴道炎的特征，常并发严重外阴瘙痒或灼痛。

4.灰白色匀质鱼腥味白带　分泌量增加伴有鱼腥味，多见于细菌性阴道病，常伴外阴轻度瘙痒。

5.脓性白带　细菌感染所致，白带色黄或黄绿，黏稠，多有臭味。可见于阴道炎、急性宫颈炎及宫颈管炎。脓性白带也见于阴道内异物残留、宫颈癌并发感染或宫腔积脓。

6.血性白带　指白带中混有血液，量多少不一，应考虑宫颈癌、子宫内膜癌、子宫黏膜下肌瘤、放置宫内节育器不良反应或宫颈息肉等。

7.水样白带　间断性排出清澈、黄红色或红色水样白带，应考虑输卵管癌的可能。持续流出淘米水样奇臭白带者，应考虑晚期宫颈癌、阴道癌或子宫黏膜下肌瘤伴感染。

三、下腹痛

下腹部疼痛是妇产科疾病所引起的常见症状之一，多因盆腔器质性或功能性病变所致。应根据下腹痛的性质和特点，考虑各种不同的疾病。因引发下腹痛的除内生殖器疾病以外的情况并不少见，应注意鉴别。

1.起病缓急　下腹痛起病缓慢而逐渐加剧者，通常为内生殖器炎症或恶性肿瘤所致；急骤发病者，应考虑卵巢囊肿蒂扭转或破裂可能；反复隐痛后骤然出现撕裂样剧痛者，应考虑输卵管妊娠破裂型或流产型。

2. 下腹痛部位　下腹正中疼痛多为子宫疾病引起,临床较少见;一侧下腹痛应考虑为该侧子宫附件病变,如异位妊娠、卵巢囊肿蒂扭转或输卵管卵巢急性炎症等;右侧下腹痛还应注意排除急性阑尾炎;双侧下腹痛通常见于盆腔炎性病变;输卵管妊娠破裂、盆腔腹膜炎或卵巢囊肿破裂时,则可导致整个下腹痛甚至全腹疼痛。

3. 下腹痛性质　阵发性绞痛多为子宫或输卵管等空腔器官收缩所致,撕裂性锐痛多为输卵管妊娠或卵巢肿瘤破裂所致,炎症或腹腔内积液多引起持续性钝痛,晚期生殖器官癌肿可引起顽固性难以忍受的下腹疼痛,宫腔内有积血或积脓不能排出常导致下腹坠痛。

4. 下腹痛时间　经期出现腹痛.可能为原发性痛经或子宫内膜异位症所致;在月经周期中间出现一侧下腹隐痛,应考虑为排卵性疼痛;周期性下腹痛但无月经来潮多为经血排出受阻所致,应考虑术后宫腔、宫颈管粘连或先天性生殖道畸形等。与月经周期无关的慢性下腹痛见于子宫内膜异位症、下腹部手术后组织粘连、慢性附件炎、盆腔静脉淤血综合征及生殖道晚期癌肿等。

5. 腹痛放射部位　腹痛放射至肩部,可能为腹腔内出血;放射至腰骶部,可能为宫颈、子宫病变所致;放射至腹股沟及大腿内侧,通常为该侧子宫附件病变所致。

6. 腹痛伴随症状　若同时有停经史,多为妊娠相关疾病;伴恶心、呕吐,应注意有无卵巢囊肿蒂扭转的可能;伴畏寒、发热,通常为盆腔炎症;伴休克症状应考虑腹腔内出血的可能;出现肛门坠胀一般为直肠子宫陷凹积液所致;并发恶液质通常为生殖器晚期癌肿的表现。

四、外阴瘙痒

外阴瘙痒是妇产科常见的由各种不同原因所引起的一种共同的临床症状,多由外阴各种不同病变引起。外阴瘙痒最常发生在阴蒂、小阴唇、会阴及肛门周围,可发生在各年龄组,但多发生在更年期及老年女性。当瘙痒严重时,患者坐卧不安,影响工作、学习和生活。

1. 原因

(1)局部原因:外阴瘙痒最常见的局部原因为外阴阴道假丝酵母菌病和滴虫性阴道炎。细菌性阴道病、萎缩性阴道炎、外阴鳞状上皮增生、寻常疣、疱疹、湿疹、阴虱、疥疮、蛲虫病、药物过敏或化妆品刺激及不良卫生习惯等,也可引起外阴瘙痒。

(2)全身原因:糖尿病、维生素 A 或维生素 B 缺乏、黄疸、重度贫血、妊娠期肝内胆汁淤积症、白血病等。

(3)不明原因:部分患者外阴瘙痒十分严重,但找不到明显的全身或局部原因,目前有学者认为可能与精神或心理方面因素有关。

2. 临床表现

(1)外阴瘙痒部位:多位于大阴唇、小阴唇、阴蒂、会阴或肛周等皮损区。

(2)外阴瘙痒症状与特点:外阴瘙痒通常为阵发性发作,也可为持续性,多在夜间加重。不同疾病和不同个体瘙痒程度有明显个体差异。外阴阴道假丝酵母菌病及滴虫性阴道炎表现为外阴瘙痒及特征性白带异常。外阴鳞状上皮增生表现为外阴奇痒伴有外阴皮肤色素脱失。糖尿病、维生素 A 或维生素 B 缺乏、黄疸、重度贫血、妊娠期肝内胆汁淤积症、白血病等慢性疾病患者出现外阴瘙痒时,仅为全身瘙痒的一部分。

五、下腹部肿块

下腹部肿块是妇科患者就医时的常见主诉。因各种原因而形成的位于或起始于下腹部的成形肿块称为下腹部肿块,其发病原因通常与肿瘤、出血、妊娠、炎症等有关。下腹部肿块多来自于生殖器官,但肠道、泌尿系统的肿块也常在下腹部触及。

1.子宫增大　位于下腹正中且与宫颈相连的肿块,常表现为子宫增大,原因如下:

(1)妊娠子宫:育龄期女性有停经史伴下腹部包块应首先考虑为妊娠子宫。停经后子宫增大超过停经周数者且伴不规则阴道流血者应警惕葡萄胎的可能。

(2)子宫肌瘤:表现为子宫均匀增大,或表面有单个或多个质硬球形隆起。

(3)子宫腺肌病:表现为子宫均匀增大,常不超过手拳大,质硬。通常伴有逐年加剧的痛经、经量增多及经期延长症状。

(4)子宫恶性肿瘤:老年女性子宫增大且伴有不规则阴道流血,应警惕子宫内膜癌。子宫增大迅速伴有腹痛及不规则阴道流血,应想到子宫肉瘤的可能。子宫增大且外形不规则及子宫不规则出血,且有生育史或流产史,特别是有葡萄胎史时,应考虑子宫绒毛膜癌的可能。

(5)子宫畸形:双子宫或残角子宫患者可扪及子宫另一侧有与之相连的包块,两者硬度相似。

(6)宫腔积脓或宫腔阴道积血:宫腔积脓或积液也可使子宫增大,见于子宫内膜癌合并宫腔积脓。处女膜闭锁或阴道无孔横膈引起的经血外流受阻,可导致宫腔及阴道积血。

2.子宫附件肿块　通常子宫附件不能扪及。当子宫附件区扪及肿块时,多属病理现象。临床常见原因如下:

(1)输卵管妊娠:表现为子宫旁大小形状不一的肿块,且多有明显触痛。常伴短期停经、阴道少量流血及下腹痛。

(2)附件炎性肿块:表现为子宫旁肿块,与子宫粘连而分界不清,压痛明显。急性附件炎患者有发热、腹痛症状。慢性附件炎性疾病患者,多有不育及下腹隐痛史。

(3)卵巢非赘生性囊肿:多表现为单侧、可活动的食性包块,通常直径不超过6cm。黄体囊肿可在妊娠早期扪及,葡萄胎患者常并发一侧或双侧卵巢黄素囊肿。卵巢子宫内膜异位囊肿多为与子宫粘连、活动受限且有压痛的囊性包块。

(4)卵巢赘生性肿块:卵巢肿瘤所致下腹痛包块,不论肿块大小,凡其表面光滑、囊性且可活动者多为良性肿瘤;凡肿块为实性,表面不规则,不活动,特别是盆腔内扪及其他结节或伴有胃肠道症状者多为卵巢恶性肿瘤,术后病检可确诊。

3.其他来源的肿块　下腹部肿块也可来自肠道、泌尿道、腹壁等,如结肠癌、粪块嵌顿、阑尾脓肿、腹部手术或感染后继发的肠管粘连、充盈的膀胱或先天异位肾(盆腔肾)、腹壁血肿或脓肿均可形成下腹部包块。故鉴别诊断时,应根据下腹部包块的性质及伴随症状分析病因,注意将非生殖系统来源的肿块考虑进来。

(王慧)

第四章　妇产科常用特殊检查

一、产前筛查和产前诊断常用的检查方法

(一)产前筛查技术

1.非整倍体染色体异常的产前血清学筛查　目的是通过化验孕妇的血液,来判断胎儿患病的危险程度,如结果示高风险,应进行确诊检查。

(1)筛查指标:检测母体空腹状态下血清中妊娠相关血浆蛋白 A(PAPP－A)、游离 B－HCG(早期两项),或甲型胎儿蛋白(AFP)、绒毛促性腺激素(hCG)和游离雌三醇(uE$_3$)(中期三项)的指标。各项指标的单位采用正常孕妇在该孕周的中位数的倍数来表示,结合孕妇预产期、体重、年龄和孕周,计算出危险度,可以查出 60%～70%的唐氏综合征患儿。

(2)检测方法:一般采用放射免疫、酶联免疫、化学发光方法等。早孕期筛查时间为 10～14 周,孕中期为 16～21 周。

2.胎儿畸形超声筛查　指妊娠 18～24 周的系统胎儿超声检查,有条件的医院在妊娠 9～14 周开展胎儿颈项透明层和胎儿鼻骨检查及严重胎儿畸形筛查。

3.无创产前检查技术　孕妇外周血血清中约有 1%～5%的 DNA 来自胎儿,通过对胎儿 DNA 的测序分析,诊断染色体倍数异常和基因突变。在孕妇有染色体异常、多胎等情况下不适用。

(二)染色体病的产前诊断常用技术

染色体疾病的产前诊断主要依靠细胞遗传学方法,获取胎儿细胞和胎儿的染色体仍是重要环节。

1.羊膜腔穿刺术　常在妊娠 16～21 周进行。

2.绒毛穿刺取样　常在妊娠 10～13 周进行。

3.经皮脐血穿刺技术。

4.胎儿组织活检　妊娠早中期,采用胎儿镜下组织活检,可用在一些家庭性遗传病的产前诊断。

5.胚胎植入前诊断　对某些遗传性疾病,可采用体外受精的方法,在胚胎植入前进行遗传学诊断,以减少人工流产率和预防遗传病的目的。

二、羊水检查

羊水检查是经羊膜腔穿刺取羊水进行羊水成分分析的一种出生前诊断方法。目前常用于胎儿肺成熟度判断、宫内感染病原体检测和产前诊断。

(一)适应证

1.判断胎儿肺成熟。

2.妊娠早期孕妇感染风疹、巨细胞病毒等。

3.细胞遗传学检查及先天性代谢异常的产前诊断。

(二)临床应用

1.胎儿肺成熟度检查

(1)卵磷脂与鞘磷脂比值(L/S)测定:肺泡表面活性物质的主要成分为磷脂,羊水 L/S 比值可用于判断胎肺的成熟度。

(2)磷脂酰甘油(phosphatidylglycerol,PG)测定:PG 占肺泡表面活性物质中总磷脂的10%,妊娠 35 周后出现,其测定判断胎儿肺成熟度优于 L/S 比值法。

2.细胞遗传学及先天性代谢异常的检查　多在妊娠 16～21 周进行,用于染色体异常、先天性代谢异常、基因病的产前检查。

3.检测宫内感染。

4.协助诊断胎膜早破　对可疑胎膜早破者,取阴道内液体测 pH 值或玻片光镜下检查。

三、生殖道脱落细胞学检查

女性生殖道脱落上皮细胞包括阴道上段、宫颈阴道部、子宫、输卵管及腹腔的上皮细胞。检查生殖道脱落细胞既可反映体内性激素水平,又可协助诊断生殖道不同部位的恶性肿瘤及观察其治疗效果。

(一)生殖道细胞学检查取材、制片及相关技术

1.涂片种类及标本采集　采集标本前 24 小时内禁性生活、阴道检查、阴道灌洗及用药,取标本的用具必须无菌干燥。

(1)阴道涂片:主要目的是了解卵巢或胎盘功能。有性生活女性在阴道侧壁上 1/3 处取材,对无性生活女性可用消毒棉签蘸生理盐水浸湿后,伸入阴道在其侧壁上 1/3 处取材,在玻片上涂处并固定。

(2)宫颈刮片:宫颈刮片是筛查早期宫颈癌的重要方法,取材应在宫颈外口鳞－柱状上皮交接处。

(3)宫颈管涂片:先将宫颈表面分泌物拭净,将小型刮板进入宫颈管内,轻刮一周做涂片。

(4)宫腔吸片:疑宫腔内有恶性病变时可使用。选择直径 1～5mm 不同型号的塑料管,一端连于干燥消毒的注射器,另一端送入宫腔达宫底部,上下左右转动方向,轻轻抽吸注射器,将吸出物涂片、固定、染色。

2.染色方法　细胞学染色方法很多,如巴氏染色法、邵氏染色法等。

3.辅助诊断技术　可采用免疫细胞化学、原位杂交技术、影像分析等。

(二)正常生殖道脱落细胞的形态特征

1.鳞状上皮细胞

(1)底层细胞:相当于细胞学的深棘层,又分为内底层细胞和外底层细胞。

(2)中层细胞:相当于组织学的浅棘层,是鳞状上皮中最厚的一层。

(3)表层细胞:相当于组织学的表层。

2.柱状上皮细胞　分为宫颈黏膜细胞和子宫内膜细胞。

3.非上皮成分　如吞噬细胞、白细胞、淋巴细胞等。

(三)生殖道脱落细胞在内分泌检查方面的应用

1.成熟指数(maturation index,MI)　计算阴道上皮 3 层细胞百分比。按底/中/表层顺序写出,一般有雌激素影响的涂片基本上无底层细胞;轻度影响者表层细胞<20%;高度影响者表层细胞>60%。

2.致密核细胞指数(karyopyknotic index,KI)　是计算鳞状上皮细胞中表层致密核细胞的百分率。

3.嗜伊红细胞指数(eosinophilic index,EI)　是计算鳞状上皮细胞中表层红染细胞的百分率,用以表示雌激素水平。

4.角化指数(cornification index,CI)　指鳞状上皮细胞中表层嗜伊红致密核细胞的百分率,用以表示雌激素水平。

(四)生殖道脱落细胞涂片用于妇科疾病诊断

1.闭经　阴道涂片检查见有正常周期性变化,提示闭经的原因在子宫及其以下部位。涂片中见中、底层细胞多,表层细胞少,无周期性变化,提示病变在卵巢。涂片表现呈不同程度雌激素低落,提示垂体或下丘脑或全身性疾病引起的闭经。

2.功能失调性子宫出血

(1)无排卵型功血:涂片多显示中至高度雌激素影响。

(2)排卵性月经失调:涂片显示有周期性变化,排卵期出现高雌激素影响。

3.流产

(1)先兆流产:表现为 EI 于早孕期增高,经治疗后 EI 稍下降提示好转。

(2)稽留流产:EI 升高,出现圆形致密核细胞,细胞分散,舟形细胞少,多边形细胞增多。

4.生殖道感染性炎症

(1)细胞性阴道病:常见有乳杆菌、球菌、加德纳菌等。

(2)衣原体性宫颈炎:宫颈涂片上可见化生的细胞质内有球菌样物及嗜碱性包涵体,感染细胞肥大多核。

(3)病毒感染:常见有人乳头瘤病毒和单纯疱疹病毒Ⅱ型。

(五)生殖道脱落细胞用于妇科肿瘤诊断

1.癌细胞特征

(1)细胞核的改变:核增大,核质比例失常,核大小不等,核深染,核分裂异常。

(2)细胞形态改变:细胞大小不等,形态各异,细胞质减少,若变性其内出空泡。

(3)细胞间关系改变:癌细胞可单独或成群出现,排列紊乱。

2.阴道细胞学诊断的报告形式　主要有分级诊断及描述性诊断 2 种。

(1)阴道细胞学巴氏分类法:巴氏Ⅰ级:正常。

巴氏Ⅱ级:炎症。

巴氏Ⅲ级:可疑癌。

巴氏Ⅳ级:高度可疑癌。

巴氏Ⅴ级:癌。

(2)TBS分类法及其描述性诊断内容

1)未见上皮内病变细胞和恶性细胞。

2)上皮细胞异常:包括鳞状上皮细胞异常、腺上皮细胞异常、其他恶性肿瘤。

四、宫颈脱落细胞 HPV DNA 检测

(一)HPV 的生理特性

人乳头瘤病毒(humam papilloma virus,HPV)属乳头多瘤空泡病毒科乳头瘤病毒属,是

一种环状双链 DNA 病毒。它具有高度宿主特异性,适于在温暖潮湿环境生长,主要感染人特异部位皮肤、黏膜的复层鳞状上皮。性接触为其主要传染途径。HPV 有多种基因型,其中 30 多种与生殖道感染相关。根据生物学特征和致癌潜能,分类高危型和低危型。高危型如 HPV16、18、31、33、35、39、45、51、52、56、58、59、66、68 等与癌及癌前病变相关,低危型如 HPV6、11、42、43、44 等与轻度鳞状上皮损伤和泌尿生殖系统疣等相关。

(二)HPV 感染与子宫颈癌及其癌前病变的关系

几乎所有的流行病学资料结合实验室数据都支持高危型 HPV 持续感染是子宫颈癌发生的必要条件。高危型 HPV E6、E7 基因编码的原癌蛋白是导致子宫颈上皮癌变的重要因子。来自世界范围的子宫颈癌组织标本研究发现:检出的所有 HPV 型别中,HPV16 占 50%,HPV18 占 14%,这两型感染很普遍,没有明显地区差异。另外,HFV45 占 8%,HPV31 占 8%,其他型别 HPV 占 23%,它们的感染存在地区差异。HPV 的型别还与子宫颈癌的病理类型相关:鳞癌中 HPV16 感染率约为 56%,腺癌中 HPV18 感染率约为 56%。

(三)HPV 检测方法

1.传统检测方法 主要通过形态学和免疫学方法对 HPV 进行检测。

2.PCR 检测 HPV DNA 可检测核酸杂交阳性标本中的 HPV DNA 片段,不仅可以对 HPV 阳性感染进行确诊,还可能进行 HPV 分型。缺点在于它的高灵敏性,易因样品的交叉污染而导致假阳性结果。

3.杂交捕获 HPV DNA 分析 包括核酸印迹原位杂交、斑点印迹、原位杂交、杂交捕获法等。

4.病理组织学检查 应用组织或细胞在病理切片上和分子探针进行 HPV DNA 杂交,可对 HPV 进行分型检测,但目前国内尚缺乏稳定的探针。

(四)HPV 检测的临床价值

1.与细胞学检查联合或单独使用进行子宫颈癌的初筛,有效减少细胞学检查的假阴性结果。2003 年制定的《子宫颈癌筛查及早诊治指南》建议,有 3 年以上性行为或 21 岁以上有性行为的妇女应每年 1 次细胞学检查,连续 2 次细胞学正常可改至 3 年后复查;连续 2 次 HPV 检测和细胞学正常可延至 5～8 年后复查。

2.可根据 HPV 感染基因型预测受检者患子宫颈癌的风险。如 HPV16 或 18 阳性患者其 AS-CUS 或 LSIL 转变为 CINⅢ的概率远高于其他 HPV 型别阳性或未检出者。

3.对未明确诊断意义的不典型鳞状上皮细胞或腺上皮细胞(ASCUS),应用 HPV 检测可进行有效分流。在这些患者中仅高危型 HPV 检测阳性者需要进一步进行阴道镜及活检,对 HPVDNA 检测为阴性的患者进行严密随诊。

4.对宫颈高度病变手术治疗后的患者,HPV 检测可作为其疗效判断和随访监测的手段,预测期病变恶化或术后复发的风险。术后 6～12 个月检测 HPV 阴性,提示病灶切除干净;若术后 HPV 检测阳性,提示有残余病灶及有复发可能。

五、妇科肿瘤标志物检查

(一)肿瘤相关抗原及胚胎抗原

1.癌抗原 125

(1)检测记法及正常值:癌抗原 125(cancer antigen125,CA125)检测多选用放射免疫法

(RIA)和酶联免疫法。常用血清检测阈值为 35U/ml。

(2)临床意义:是目前应用最广的卵巢上皮性肿瘤标志物,临床上广泛用于鉴别诊断盆腔肿块,检测治疗后病情进展及判断预后等。CA125 水平高低可反映肿瘤大小。如在治疗开始后 CA125 下降 30%,或在 3 个月内 CA125 下降至正常值,则可视为有效。若经治疗后 CA125 水平持续升高或一度降至正常水平后再次升高,复发转移几率明显上升。CA125 对子宫颈腺癌、子宫内膜癌及子宫内膜异位症的诊断也有一定敏感性。

2. NB/70K

(1)检测方法及正常值:多选用单克隆抗体 RIA 法,正常血清检测阈值为 50AU/ml。

(2)临床意义:NB/70K 是用人卵巢癌相关抗原制备出的单克隆抗体,对卵巢上皮性肿瘤敏感性达 70%。实验证明,其与 CA125 的抗原决定簇不同,对黏液性腺瘤也可表达阳性,因此在临床应用中可互补检测,提高肿瘤检出率。

3. 糖链抗原 199

(1)检测方法及正常值:糖链抗原 199(carbohydrate antigen199,CA199)测定方法有单抗或双抗 RIA 法,血清正常值为 37U/ml。

(2)临床意义:CA199 是由直肠癌细胞系相关抗原制备的单克隆抗体,除对消化道肿瘤有标记作用外,对卵巢上皮性肿瘤也有约 50% 的阳性表达,子宫内膜癌及子宫颈腺癌也可阳性。

4. 甲胎蛋白

(1)检测方法及正常值:甲胎蛋白(alpha-fetoprotein,AFP)是由胚胎肝细胞及卵黄囊产生的一种糖蛋白,通常应用 RIA 或 EUSA 检测,血清正常值为 $<2\mu g/L$。

(2)临床意义:AFP 是属于胚胎期的蛋白产物,但在出生后部分器官恶性病变时可以恢复合成 AFP 的能力。在卵巢生殖细胞肿瘤中,相当一部分类型肿瘤 AFP 水平明显升高。如卵巢囊瘤(内胚窦瘤),卵巢胚胎性癌和未成熟畸胎瘤血浆 AFP 水平升高。上述肿瘤患者经手术及化疗后,血浆 AFP 可转阴或消失,若 AFP 持续 1 年保持阴性,患者在长期临床观察中多无复发;若 AFP 升高,即使临床上无症状,也可能有隐性复发或转移,应严密随访,及时治疗。

5. 癌胚抗原

(1)检测方法及正常值:癌胚抗原(carcinoembryonic antigen,CEA)检测方法多采用 RIA 和 EUSA。血浆正常值一般 $<2.5\mu g/L$,当 CEA $>5\mu g/L$ 可视为异常。

(2)临床意义:CEA 属于一种肿瘤胚胎抗原,胎儿胃肠道及胰腺,肝脏有合成 CEA 的能力,出生后血浆中含量甚微。多种妇科恶性肿瘤如子宫颈癌、子宫内膜癌、卵巢上皮性癌、阴道癌及外阴癌等均可表达阳性,因此 CEA 对肿瘤类别无特异性标记功能。

6. 鳞状细胞癌抗原

(1)检测方法及正常值:鳞状细胞癌抗原(squamous cell carcinoma antigen,SCCA)测定方法为 RIA,ELISA 和化学发光方法。正常阈值为 $1.5\mu g/L$。

(2)临床意义:SCCA 是从子宫颈鳞状上皮细胞癌分离制备得到的一种肿瘤糖蛋白相关抗原,共分子量为 48000。70% 以上的子宫颈鳞癌患者血浆 SCCA 升高,对外阴及阴道鳞状上皮细胞癌敏感性为 40%~50%。SCCA 对肿瘤患者有判断预后,监测病情发展的作用。

7. 人睾丸分泌蛋白 4

(1)检测方法及正常值:人睾丸分泌蛋白 4(human epididymis protein4,HE4)可使用标准试剂盒。常用血清检查阈值为 150pmol/L。

（2）临床意义：HE4是继CA125之后被高度认可的以一上皮性卵巢癌肿瘤标志物。HE4在正常卵巢表面上皮中是不表达的,而在浆液性卵巢癌和子宫内膜样卵巢癌中明显高表达。HE4联合CA125在上皮性卵巢癌的早期诊断,病情监测和术后复发监测中及与良性肿瘤的鉴别;诊断中显示出优越的临床价值。

（二）雌激素受体与孕激素受体

1.检测方法及正常值　多采用单克隆抗体组织化学染色定性测定,若从细胞或组织匀浆进行测定,则定量参考阈值ER为20pmol/ml,PR为50pmol/ml。

2.临床意义　激素与受体的结合有专一性强、亲和力高和结合容量低等特点。实验研究表明,ER、PR在大量激素的作用下,可影响妇科肿瘤的发生和发展。多数作者认为卵巢癌的发生与雌激素的过度刺激有关。不同分化的恶性肿瘤,其ER、PR的阳性率也不同。这种变化对子宫内膜癌的发展及转归有较大影响,特别是对指导应用激素治疗具有确定价值。

（三）妇科肿瘤相关的癌基因和肿瘤抑制基因

1.Myc基因　在卵巢恶性肿瘤、宫颈癌和子宫内膜癌等妇科恶性肿瘤可发现有Myc基因的异常表达。Myc基因的过度表达在卵巢肿瘤患者中约占20%,多发生在浆液性肿瘤。而30%的宫颈癌有Myc基因过度表达。表达量可高于正常2～40倍。

2.Ras基因　在宫颈癌、子宫内膜癌和部分卵巢癌患者均发现Ras基因突变;其中K－ras作为判断卵巢恶性肿瘤患者预后的指标之一。宫颈癌Ras基因异常发生率为40%～100%不等,在Ras基因异常的宫颈癌患者中,70%患者同时伴有Myc基因的扩增或过度表达。提示这两种基因共同影响宫颈癌的预后。

3.C－erb B2基因　卵巢癌和子宫内膜癌的发生也与C－erb B2密切相关。二者均有erb B2基因的异常表达,并预示预后不佳。

4.P53基因　P53是当今研究最为广泛的人类肿瘤抑制基因。50%卵巢恶性肿瘤有P53基因的缺陷,在各期卵巢恶性肿瘤中均出现有P53异常突变,这种突变在晚期患者中远远高于早期患者。

六、女性生殖器官活组织检查

（一）活组织检查

1.外阴活组织检查

（1）适应证

1）确定外阴色素减退疾病的类型及排除恶变者。

2）外阴部赘生物或久治不愈的溃疡需明确诊断及排除恶变者。

3）外阴特异性感染,如结核、尖锐湿疣等。

（2）禁忌证

1）外阴急性化脓性感染。

2）月经期。

3）疑恶性黑色素瘤。

（3）方法：取膀胱截石位,常规消毒铺巾,取材部位以0.5%利多卡因做局麻。小赘生物可自蒂部剪下或用活检钳钳取,局部压迫止血,病灶面积大者行部分切除,并送检。

2.阴道活组织检查

(1)适应证:阴道赘生物、阴道溃疡灶。

(2)禁忌证:急性外阴炎、阴道炎、子宫颈炎、盆腔炎。

(3)方法:取膀胱截石位,阴道窥器暴露活检部位并消毒。活检钳咬取可疑部位组织,对表面有坏死的肿物,要取至深层新鲜组织。无菌纱布压迫止血,必要时阴道内放置无菌带尾纱或棉球压迫止血,嘱其24小时后自行取出。

3.宫颈活组织检查

(1)适应证

1)宫颈脱落细胞学涂片检查巴氏Ⅲ级或Ⅲ级以上;巴氏Ⅱ级经抗感染治疗后仍为Ⅱ级;TBS分类鳞状上皮细胞异常LSIL及以上者。

2)阴道镜检查时反复可疑阳性或阳性者。

3)疑有子宫颈癌或慢性特异性炎症,需进一步明确诊断者。

(2)方法

1)取膀胱截石位,阴道窥器暴露宫颈,揩净宫颈黏液及分泌物,局部消毒。

2)用活检钳在宫颈外口鳞一柱状交接处或特殊病变处取材。可疑子宫颈癌者选3、6、9、12点4处取材。临床已明确为子宫颈癌,只为明确病理类型或浸润程度时可做单点取材。在阴道镜指引下定位活检可提高准确性。

4.子宫内膜活组织检查

(1)适应证

1)确定月经失调类型。

2)检查不孕症病因。

3)异常阴道流血或绝经后阴道流血,需排除子宫内膜器质性病变者。

(2)禁忌证

1)急性、亚急性生殖道炎症。

2)可疑妊娠。

3)急性严重全身性疾病。

4)体温>37.5℃者。

(3)采取时间及部位

1)了解卵巢功能通常可在月经期前1~2日取,一般多在月经来潮6小时内取。

2)功能失调性子宫出血者,如疑为子宫内膜增生症,应于月经前1~2日或月经来潮6小时内取材;疑为子宫内膜不规则脱落时,则应于月经第5~7日取材。

3)原发不孕者,应用月经来潮前1~2日取材。如分泌相内膜,提示有排卵;内膜仍呈增生期改变则提示无排卵。

4)疑有子宫内膜结核,应于经前1周或月经来潮6小时内诊刮。术前3日及术后4日每日肌内注射链霉素0.75g及异烟肼0.3g口服,以防结核病灶扩散。

5)疑有子宫内膜癌者随时可取。

(4)方法

1)排尿后取膀胱截位,查明子宫大小及位置。

2)常规消毒铺巾。

3)以宫颈钳夹持宫颈前或后唇,用探针测量宫颈管及宫腔深度。

4)使用专用活检钳,以取到适量子宫内膜组织为标准。如无专用活检钳也可用小刮匙代替。收集组织送检,并注明末次月经时间。

(二)诊断性宫颈锥切术

1.适应证

(1)宫颈刮片细胞学检查多次找到恶性细胞,但宫颈多处活检及分段诊刮病检均未发现癌灶者。

(2)宫颈活检为CINⅢ需确诊,或可疑为早期浸润癌,为明确病变累及程度及决定手术范围者。

2.禁忌证

(1)阴道、宫颈、子宫及盆腔有急性或亚急性炎症。

(2)有血液病等出血倾向。

3.方法

(1)受检者在蛛网膜下隙或硬膜外阻滞麻醉下取膀胱截石位,外阴阴道常规消毒铺巾,导尿。

(2)宫颈钳钳夹宫颈前唇向外牵引,扩张宫颈管并做宫颈管搔刮术。宫颈涂碘在病灶外或碘不着色区外0.5cm处,以尖刀在宫颈表面做环形切口,深约0.2cm,按30°~50°向内做宫颈锥形切除。也可用环形电切除术(LEEP)行锥形切除。

(3)于切除标本12点处做标志后送检。

(4)创面止血用无菌纱布压迫多可奏效。

(5)要行子宫切除者,最好在宫颈锥切术后48小时内进行。若短期内不行子宫切除或无须进一步手术者,应行宫颈成形缝合术或荷包缝合术,术毕探查宫颈管。

4.注意事项　用于诊断者,一般用冷刀,不宜用电刀等。用于治疗者,月经干净后3~7日内施行。术后用抗生素预防感染,术后6周探查宫颈管有无狭窄,术后禁性生活及盆浴2个月。

(三)诊断性刮宫

诊断性刮宫简称为诊刮,是诊断宫腔疾病最常采用的方法。怀疑同时有宫颈管病变时,需对宫颈管及宫腔分别进行诊断性刮宫,简称为分段诊刮。

1.一般诊断性刮宫

(1)适应证

1)子宫异常出血或阴道排液。

2)无排卵性功能失调性子宫出血或怀疑子宫性闭经。

3)不孕症者了解有无排卵。

4)宫腔内有组织残留或功血长期多量出血时。

(2)禁忌证:滴虫、假丝酵母菌感染或细菌感染所致急性阴道炎、急性子宫颈炎,急性或亚急性盆腔炎性疾病。

(3)方法:与子宫内膜活组织检查基本相同。

2.分段诊断性刮宫　先不探查宫腔深度,以免将宫颈管组织带入宫腔混淆诊断。用小刮匙自宫颈内口至外口顺序刮宫颈管一周,将所刮取组织置纱布上,然后刮匙进入宫腔刮取子宫内膜。刮出组织分瓶装、固定、送检。

(1)适应证:绝经后子宫出血或老年患者疑有子宫内膜癌,或需了解宫颈管是否被累及时。

(2)诊刮时注意事项

1)不孕症或功血患者应在月经前或月经来潮 6 小时内刮宫,以判断有无排卵或黄体功能不良。

2)疑子宫内膜结核者,注意刮子宫两角部,因该部位阳性率较高。

3)注意避免过度、反复刮宫。

七、性内分泌激素测定

(一)下丘脑促性腺激素释放激素测定

1.GnRH 刺激试验的临床意义

(1)青春期延迟。

(2)垂体功能减退。

(3)下丘脑功能减退。

(4)卵巢功能不全。

(5)多囊卵巢综合征。

2.氯米芬试验的临床意义

(1)下丘脑病变。

(2)青春期延迟。

(二)垂体促性腺激素测定

1.正常值　见表 1—4—1。

表 1—4—1　血 FSH 及 LH 正常范围(U/L)

测定时期	FSH 正常范围	LH 正常范围
卵泡期、黄体期	1～9	1～12
排卵期	6～26	16～104
绝经期	30～118	16～66

2.临床应用

(1)鉴别闭经原因。

(2)排卵监测。

(3)协助诊断多囊卵巢综合征。

(4)诊断性早熟。

(三)垂体催乳素(PRL)测定

1.正常值　非妊娠期<1.14mmol/L;妊娠早期<3.64mmol/L;妊娠中期<7.28mmol/L;妊娠晚期<18.20mmol/L。

2.临床应用

(1)闭经、不孕及月经失调者,无论有无泌乳,均应测 PRL,以除外高催乳素血症。

(2)垂体催乳素瘤患者 PRL 水平增高。

(3)性早熟、原发性甲状腺功能低下、卵巢早衰、黄体功能欠佳等出现 PRL 水平增高;PRL 水平降低多见于垂体功能减退、单纯性催乳素分泌缺乏症等。

(4)10%～15%的多囊卵巢综合征患者表现为轻度的高催乳素血症。

(四)雌激素测定

1.正常值 见表1－4－2。

表1－4－2 血E2及E1参考值(pmol/L)

测定时间	E2 正常值	E1 正常值	测定时间	E3 正常值
青春前期	18.35～110.10	62.9～162.8	成人(女,非妊娠状态)	<7
卵泡期	92.0～275.0	125～377.4	妊娠24～28周	104～594
排卵期	734.0～2200.0	125～377.4	妊娠29～32周	139～763
黄体期	367.0～1100.0	125～377.4	妊娠32～36周	208～972
绝经后	<100.0	—	妊娠37～40周	278～1215

2.临床应用

(1)监测卵巢功能

1)鉴别闭经原因。

2)诊断有无排卵。

3)监测卵泡发育。

4)诊断女性性早熟。

5)协助诊断多囊卵巢综合征。

(2)监测胎儿－胎盘单位功能:妊娠期E3主要胎儿－胎盘单位产生,测定孕妇尿E3含量反映胎儿胎盘功能状态。

(五)孕激素测定

1.正常值 见表1－4－3。

表1－4－3 血孕酮正常范围(nmol/L)

时期	正常范围	时期	正常范围
卵泡期	<3.2	妊娠中期	159～318
黄体期	9.5～89	妊娠晚期	318～1272
妊娠早期	63.6～95.4	绝经后	<2.2

2.临床应用

(1)排卵监测。

(2)评价黄体功能。

(3)辅助诊断异位妊娠。

(4)辅助诊断先兆流产。

(5)观察胎盘功能。

(6)孕酮替代疗法的监测。

(六)雄激素测定

1.正常值 见表1－4－4。

表1－4－4 血总睾酮正常范围(nmol/L)

测定时间	正常范围	测定时间	正常范围
卵泡期	<1.4	黄体期	<1.7
排卵期	<2.1	绝经期	<1.2

2.临床应用

(1)卵巢男性化肿瘤。

(2)多囊卵巢综合征。

(3)肾上腺皮质增生或肿瘤。

(4)两性畸形。

(5)女性多毛症。

(6)应用雄激素制剂或具有雄激素作用的内分泌药物。

(7)高催乳素血症。

(七)人绒毛膜促性腺激素测定

1.正常值　见表1-4-5。

表1-4-5　不同时期血清 hCG 浓度(U/L)

期别	范围	期别	范围
非妊娠妇女	<3.1	妊娠 40 日	>2000
妊娠 7~10 日	>5.0	滋养细胞疾病	>100000
妊娠 30 日	>100		

2.临床应用

(1)妊娠诊断。

(2)异位妊娠。

(3)妊娠滋养细胞疾病诊断和监测:①葡萄胎;②妊娠滋养细胞肿瘤。

(4)性早熟和肿瘤。

(八)人胎盘生乳素测定

1.正常值　见表1-4-6。

表1-4-6　不同时期血 hPL 正常范围(mg/L)

时期	正常范围	测定时间	正常范围
非孕期	<0.5	妊娠 30 周	2.8~5.8
妊娠 22 周	1.0~3.8	妊娠 40 周	4.8~12.0

2.临床应用

(1)监测胎盘功能。

(2)糖尿病合并妊娠。

(九)口服葡萄糖耐量试验(OGTT)-胰岛素释放试验

1.正常值　见表1-4-7。

表1-4-7　OGTT-胰岛素释放试验结果正常范围

75g 口服葡萄糖耐量试验(OGTT)	血糖水平(mmol/L)	胰岛素释放试验(口服 75g 葡萄糖)	胰岛素水平(mU/L)
空腹	<5.1	空腹	4.2~16.2
1 小时	<10.0	1 小时	41.8~109.8
2 小时	<8.5	2 小时	26.2~89.0
	5.2~43.0	3 小时	

2.结果分析

（1）正常反应。

（2）胰岛素分泌不足空腹胰岛素及口服葡萄糖后胰岛素分泌绝对不足，提示胰岛素 B 细胞功能衰竭或遭到严重破坏。

（3）胰岛素抵抗空腹血糖及胰岛素高于正常值，口服葡萄糖后血糖及胰岛素分泌明显高于正常值。

（4）胰岛素分泌延迟空腹胰岛素水平正常或高于正常，口服葡萄糖后呈迟缓反应，胰岛素分泌高峰延迟，是 2 型糖尿病的特征之一。

3. 临床应用

（1）糖尿病分型。

（2）协助诊断某些妇科疾病。

八、输卵管通畅检查

（一）输卵管通液术

输卵管通液术是检查输卵管是否通畅的一种方法，且具有一定的治疗功效。

1. 适应证

（1）不孕症，男方精液正常，疑有输卵管阻塞者。

（2）检验和评价输卵管绝育术、再通术、成形术的效果。

（3）对输卵管黏膜轻度粘连有疏通作用。

2. 禁忌证

（1）内外生殖器急性炎症或慢性炎症急性或亚急性发作。

（2）月经期或有不规则阴道流血。

（3）可疑妊娠。

（4）严重的全身性疾病，不能耐受手术。

（5）体温高于 37.5℃。

3. 术前准备

（1）月经干净 3～7 日，术前 3 日禁性生活。

（2）术前半小时肌内注射阿托品 0.5mg 解痉。

（3）患者排空膀胱。

4. 方法

（1）患者取膀胱截石位，外阴阴道常规消毒铺巾，双合诊了解子宫位置及大小。

（2）阴道窥器暴露宫颈后，再次消毒阴道穹隆及宫颈，宫颈钳钳夹宫颈前唇，沿宫腔方向置入宫颈导管。

（3）用 Y 型管将宫颈导管与压力表、注射器相连，并使宫颈导管内充满生理盐水或抗生素（庆大霉素 8 万 U、地塞米松 5mg、透明质酸酶 1500U、注射用水 20ml）。排出空气后沿宫腔方向将其置入宫颈内，缓慢推注液体，压力不超过 160mmHg。

（4）术毕取出宫颈导管，再次消毒宫颈、阴道，取出阴道窥器。

5. 结果评定

（1）输卵管通畅：顺利推注 20ml 生理盐水无阻力，压力维持在 60～80mmHg 以下，或开始稍有阻力，随后阻力消失，无液体回流，患者也无不适感。

(2)输卵管阻塞:勉强注入 5ml 生理盐水即感阻力,压力表见压力持续上升而无下降,患者感下腹胀痛,停止推注后液体又回流至注射器内。

(3)输卵管通而不畅:注射液体有阻力,再经加压注入又能推进,说明有轻度粘连已被分离,患者感轻微腹痛。

(二)子宫输卵管造影

子宫输卵管造影是通过导管向宫腔及输卵管注入造影剂,行 X 线透视及摄片,根据造影剂在输卵管及盆腔内的显影情况了解输卵管是否通畅、阻塞部位及宫腔形态。

1.适应证

(1)了解输卵管是否通畅及其形态、阻塞部位。

(2)了解宫腔形态,确定有无子宫畸形及类型,有无宫腔粘连、子宫黏膜下肌瘤、子宫内膜息肉及异物等。

(3)内生殖器结核非活动期。

(4)不明原因的习惯性流产,了解宫颈内口是否松弛,宫颈及子宫有无畸形。

2.禁忌证

(1)内外生殖器急性或亚急性炎症。

(2)严重的全身性疾病,不能耐受手术。

(3)妊娠期、月经期。

(4)产后、流产、刮宫术后 6 周内。

(5)碘过敏者。

3.术前准备

(1)造影时间以月经干净 3~7 日为宜,术前 3 日禁性生活。

(2)做碘过敏试验,阴性者方可造影。

(3)术前半小时肌内注射阿托品 0.5mg,解痉。

(4)术前排空膀胱,便秘者术前行清洁灌肠。

4.方法 步骤(1)、(2)同输卵管通液术。

将造影剂充满宫颈导管,排出空气,沿宫腔方向将其置入宫颈管内,徐徐注入碘化油,在 X 线透视下观察碘化油流经输卵管及宫腔情况并摄片。24 小时后再摄盆腔平片,以观察腹腔内有无游离碘化油。若为泛影葡胺液造影,应在注射后立即摄片,10~20 分钟后第 2 次摄片,观察其流入盆腔情况。

5.结果评定

(1)正常子宫、输卵管:宫腔呈倒三角形,双侧输卵管显影形态柔软,24 小时后摄片盆腔内见散在造影剂。

(2)宫腔异常:患子宫内膜结核时子宫失去原有的倒三角形态,内膜呈锯齿状不平;患子宫黏膜下肌瘤时可见宫腔充盈缺损;子宫畸形时有相应显示。

(3)输卵管异常:输卵管结核显示输卵管形态不规则、僵直或呈串珠状,有时可见钙化点;输卵管积水见输卵管远端呈气囊状扩张;24 小时后盆腔 X 线摄片未见盆腔内散在造影剂,说明输卵管不通;输卵管发育异常,可见过长或过短、异常扩张的输卵管、输卵管憩室等。

6.注意事项

(1)碘化油充盈宫颈导管时必须排尽空气。

（2）注碘化油时用力不可过大，推注不可过快，防止损伤输卵管。

（3）透视下发现造影剂进入异常通道，同时患者出现咳嗽；应警惕发生油栓，立即停止操作，取头低脚高位，严密观察。

（4）造影后2周禁盆浴及性生活，可酌情给予抗生素预防感染。

（5）有时因输卵管痉挛造成输卵管不通的假象，必要时重复进行。

（三）妇科内镜输卵管通畅检查

包括腹腔镜直视下输卵管通液检查、宫腔镜下经输卵管口插管通液检查和腹腔镜联合检查等方法。因内镜手术要求高，不推荐作为常规检查方法。

九、常用穿刺检查

（一）腹腔穿刺检查

1. 经腹壁腹腔穿刺术　通过腹壁穿刺进入腹腔，对被吸出物进行化验或病理检查，以协助诊断。

（1）适应证

1）用于协助诊断腹腔积液的性质。

2）确定靠近腹壁的肿物性质。

3）穿刺放出部分腹腔液，缓解腹胀、呼吸困难等症状，使腹壁松软易于做腹部及盆腔检查。

4）向腹腔内注药行腹腔内化疗。

5）气腹X线造影时，行腹腔穿刺注入二氧化碳气体。

（2）禁忌证

1）疑有腹腔内严重粘连者。

2）疑为巨大卵巢囊肿者。

3）大量腹腔积液伴有严重电解质紊乱者禁大量放腹腔积液。

4）精神异常或不能配合者。

5）中、晚期妊娠者。

6）弥散性血管内凝血者。

（3）方法

1）排空膀胱后，积液较多者取仰卧位；积液较少者取半卧位或侧卧位。取脐与左髂前上棘连线中外1/3交界处为穿刺点，常规消毒铺巾。

2）穿刺一般不需麻醉。

3）7号穿刺针从穿刺点垂直刺入，通过腹膜时有抵抗消失感，拔去针芯，即有液体溢出，连接注射器，按需要抽取足够数量液体，并送化验或病理检查。

4）若需放腹腔积液则接导管，导管另一端连接器皿，放液量及导管放置时间依病情决定。若为查明盆腔内有无肿瘤存在，可放至腹壁变松软易于检查为止。

5）细针穿刺活检常用特制的穿刺针，在超声引导下穿入肿块组织，抽取少量组织送检。

6）穿刺术毕拔出穿刺针，局部敷以无菌纱布。穿刺引流者须缝合伤口并固定导管。

（4）穿刺液性质和结果判断

1）血液

①新鲜血液：放置后迅速凝固，为刺伤血管。

②陈旧性暗红色血液：表明有腹腔内出血。

③小血块或不凝固陈旧性血液：多见于陈旧性宫外孕。

④巧克力色黏稠液体：多为卵巢子宫内膜异位囊肿破裂。

2)脓液：呈黄色、黄绿色、淡巧克力色，质稀薄或脓稠，有臭味，提示盆腹或腹腔内有化脓性病变或脓肿破裂。应行细胞学涂片、细菌培养、药敏试验。必要时行切开引流术。

3)炎性渗出物：呈粉红色、淡黄色混浊液体，提示盆腹腔内有炎症。应行细胞学涂片、细菌培养、药敏试验。

4)腹腔积液：有血性、浆液性、黏液性等。应送常规化验及细胞学检查，必要时检查抗酸杆菌、结核杆菌培养及动物接种。

(5)注意事项

1)术前注意患者生命体征，测量腹围、检查腹部体征。

2)控制针头进入深度，以免刺伤血管及肠管。

3)大量放液时，针头必须固定好，以免针头移动损伤肠管；放液速度不宜过快，不应超过1000ml/h，一次放液量不应超过4000ml，并注意患者血压、脉搏、呼吸等生命体征。若出现休克征象，立即停止放液。

4)向腹腔内注入药物应慎重，很多药物不宜腹腔内注入；行腹腔化疗时，注意毒副作用。

5)术后卧床休息8～12小时，必要时给予抗生素预防感染。

2.经阴道后穹窿穿刺　直肠子宫陷凹是体腔最低的位置。盆、腹腔液体最易积聚于此，通过阴道后穹窿穿刺，吸取标本，可协助明确诊断。

(1)适应证

1)疑有腹腔内出血。

2)疑盆腔内有积液、积脓时。

3)盆腔肿块位于直肠子宫陷凹内，经后穹窿穿刺直接抽吸肿块内容物做涂片或细胞学检查以协助诊断。若怀疑恶性肿瘤需明确诊断时，可行细针穿刺活检。

4)B超引导下行卵巢子宫内膜异位囊肿或输卵管妊娠部位注药治疗。

5)超声介导下可经阴道后穹窿穿刺取卵，用于各种助孕技术。

(2)禁忌证

1)盆腔严重粘连者。

2)疑有肠管与子宫后壁粘连，穿刺易损伤肠管或子宫。

3)异位妊娠准备采用非手术治疗时应避免穿刺，以免引起感染。

(3)方法

1)患者排尿后取膀胱截石位。外阴、阴道常规消毒铺巾，盆腔检查了解子宫、附件情况，注意后穹窿是否膨隆。

2)放阴道窥器暴露宫颈及阴道后穹窿并消毒，宫颈钳钳夹宫颈后唇，向前提拉，充分暴露后穹窿。

3)用腰椎穿刺针或22号长针头接5～10ml注射器，子宫颈后唇与阴道后壁之间，取与宫颈平行稍向后的方向刺入2～3cm。有落空感后抽吸，做到边抽吸边拔出针头。若为肿物，则选择最突出或囊性感最明显部位穿刺。

4)抽吸完毕,拔针。若穿刺点渗血,用无菌纱布填塞压迫止血,待血止后连同阴道窥器取出。

(4)注意事项

1)穿刺方向应是阴道后穹窿中点进针与宫颈管平行的方向,不可过分向前或向后,以免针头刺入宫体或进入肠管。

2)穿刺深度要适当,一般 2～3cm。

3)有条件时,先行 B 型超声检查,协助诊断直肠子宫陷凹有无液体及液体量。

4)抽吸为鲜血,放置 4～5 分钟,血液凝固为血管内血液;若放置 6 分钟以上仍为不凝血,则为腹腔内出血。

5)阴道后穹窿穿刺未抽出血液,不能完全除外宫外孕。

(二)经腹壁羊膜腔穿刺术

1.适应证

(1)治疗

1)胎儿异常或死胎需做羊膜腔内注药引产终止妊娠。

2)胎儿未成熟,因病需终止妊娠,需行羊膜腔内注入地塞米松促胎肺成熟者。

3)胎儿无畸形而羊水过多,需放出适量羊水者。

4)胎儿无畸形而羊水过少,需间断向羊膜腔注入适量生理盐水者。

5)胎儿生长受限,需向羊膜腔内注入氨基酸等者。

6)母儿血型不合需给胎儿输血。

(2)产前诊断:羊水细胞染色体核型分析、基因及基因产物检测。

2.禁忌证

(1)用于羊膜腔内注射药物引产时:①心、肝、肺、肾疾病在活动期或功能严重异常;②各种疾病急性阶段;③有急性生殖道炎症;④术前 24 内 2 次体温在 37.5℃以上。

(2)用于产前诊断时:①孕妇曾有流产征兆;②术前 24 小时内 2 次体温在 37.5℃以上。

3.术前准备

(1)孕周选择:①引产者宜在妊娠 16～26 周;②产前诊断者宜在妊娠 16～22 周。

(2)穿刺部位定位:①手法定位:子宫底下 2～3 横指中线或两侧选择囊性感明显部位穿刺;②B 超定位:穿刺前或穿刺时行胎盘及羊水暗区定位后操作。

(3)中期妊娠引产术前准备:①测血压、脉搏、体温,进行全身检查及妇科检查;②测血、尿常规,出凝血时间,血小板计数和肝功能;③会阴部备皮。

4.方法　排尿后取仰卧位,腹部皮肤常规消毒铺巾。穿刺点行局部浸润麻,用 22 号或 20 号腰穿针垂直刺入腹壁,连感 2 次阻力消失感表示已达羊膜腔。拔出针芯即有羊水溢出,抽取所需羊水或直接注药。将针芯插入穿刺针内后拔针,无菌干纱加压 5 分钟后胶布固定。

5.注意事项

(1)穿刺针应细,穿刺最多不得超过 2 次。

(2)穿刺时尽量避开胎盘,警惕发生羊水栓塞可能。

(3)用有针芯的穿刺针穿刺可避免穿刺针被羊水中有形物质阻塞。

(4)抽出血液,应立即拔出穿刺针并压迫穿刺点,加压包扎。若胎心无明显改变,1 周后再行穿刺。

十、影像检查

(一)超声检查

1.分类 B型超声检查;彩色多普勒超声检查;三维超声影像;超声造影。

2.超声检查在产科领域中的应用

(1)B型超声检查:检测胎儿发育是否正常,有无胎儿畸形,可测定胎盘位置和胎盘成熟度羊水量等,可以鉴别异常妊娠,如葡萄胎、胎儿是否存活、异位妊娠、前置胎盘、胎盘早剥、多胎妊娠等。

(2)彩色多普勒超声检查:可获取母体和胎儿血管的血流超声参数,从而对胎盘功能进行综合评价,判断胎儿宫内慢性缺氧状态。

1)母体血流:子宫动脉血流是评价子宫胎盘血循环的良好指标之一。子宫动脉的阻力指数(RI)、搏动指数(PI)和收缩期/舒张期(S/D)均随孕周的增加而减低,阻力升高提示子宫—胎盘血流灌注不足。此外,还可以测定卵巢和子宫胎盘床血流。

2)胎儿血流:对胎儿脐带、大脑中动脉、主动脉及肾动脉等进行监测。尤其是脐带血流变化是常规检查项目。在正常妊娠期间,脐动脉血流的 HI、PI 和 s/D 与妊娠周数有密切相关性。其阻力升高与胎儿窘迫、胎儿生长受限、子痫前期等相关。

3)胎儿心脏:可以从胚胎时期原始心管一直监测到分娩前的胎儿心脏,通常在妊娠 20～24 周进行检查。

(3)三维超声扫描技术:在观察胎儿外形和脏器结构上较有优势,有助于提高胎儿体表及内脏畸形诊断的准确性。

(4)产科超声检查在产前诊断中的分级及时机选择

1)产科超声检查分为 4 级

Ⅰ级:一般产科超声检查。

Ⅱ级:常规产科超声筛查。

Ⅲ级:系统胎儿超声检查。

Ⅳ级:胎儿特定部位会诊超声检查。

2)产科超声检查时机:①妊娠 11～14 周进行 NT 超声检查;②妊娠 18～24 周时行Ⅱ级和Ⅲ级产科超声检查;③妊娠 30～34 周针对胎儿主要解剖结构进行生长对比观察,胎儿附属物的动态观察及筛查迟发畸形。

3.超声检查在妇科领域中的应用

(1)B型超声检查:可用于子宫肌瘤、子宫腺肌病和腺肌瘤、盆腔炎性疾病、盆腔子宫内膜异位症、卵巢肿瘤、卵泡发育监测、宫内节育器探测、介入超声的应用。

(2)彩色多普勒超声检查:能判断盆腹腔肿瘤的血流动力学及分布,有助于鉴别诊断。

(3)三维超声扫描技术:可较清晰地显示组织或病变的立体结构,有助于盆腔脏器疾病的诊断。

4.超声造影在妇产科疾病诊断中的应用 通过造影形态学和造影前后多普勒信号强度比较和时间—强度曲线分析鉴别卵巢的良恶性肿瘤;输卵管妊娠时超声造影可以鉴别积血块与绒毛组织。此外,子宫肿瘤、胎盘病变、宫腔病变的诊断中有重要作用。

(二)X线检查

借助造影剂 X 线是诊断先天性子宫畸形和输卵管通畅程度常用的检查方法。X 线胸片是诊断妇科恶性肿瘤肺转移的重要方法。

（三）计算机体层扫描（CT）检查

CT 分辨率高，能显示肿瘤的结构特点、周围侵犯及远处转移情况，用于妇科肿瘤治疗方案的制定、预后评估、疗效观察及术后千里复发的诊断，但对卵巢肿瘤定位诊断特异性不如 MRI。

（四）磁共振成像（MRI）检查

MRI 能清晰地显示肿瘤信号与正常组织的差异，故能准确判断肿瘤大小性质及浸润转移情况，广泛用于妇科肿瘤的诊断及术前评估。MRI 在产科也得到应用，能清晰地显示胎儿解剖细节结构，对复杂病理表现或畸形显像良好，目前认为适合 MRI 检查的胎儿需大于妊娠 18 周。

（五）正电子发射体层显像（PET）

PET 是一种通过示踪原理，以显示体内脏器或病变组织生化和代谢信息的影像技术。被用于妇科恶性肿瘤的诊断、鉴别诊断、预后评价及复发诊断等。

（陈晓芳）

第五章　妇产科麻醉

随着舒适化医疗的发展,妇产科对麻醉的需求越来越广泛,涵盖了妇产科手术、门诊的无痛人流、无痛取卵、术后镇痛及分娩镇痛等方面。

第一节　妇科手术的麻醉

随着对两性生理差异了解的增多,越来越多的人关注到女性在疾病发展和围术期处理的药物应用中与男性存在的差异。与过去 10 年相比,人们对性别的看法也逐渐发生改变,但是这种差异是否会最终影响医疗处理,这种差异是否足够大到需要进一步制订针对两性的不同的诊疗指南,尚需要进一步的研究和临床经验来证实。

一、妇科手术麻醉特点

1.为便于盆腔深部和阴道操作,要求麻醉有充分的镇痛和肌肉松弛作用。注意特殊体位,如头低位、截石位对呼吸、循环及血流动力学的影响,预防周围神经和肌肉长时间压迫损伤。

2.妇科患者以中老年妇女为多,常可并存有高血压、心脏病、冠心病、糖尿病、慢性支气管炎等疾病,或继发贫血、低蛋白血症和电解质紊乱,麻醉前应予治疗和纠正。

3.除宫外孕、会阴部外伤、子宫穿孔、卵巢囊肿扭转等手术外,大多数妇科手术属择期手术,麻醉前应做好充分准备。

二、术前访视及评估

妇科手术麻醉前探视的目的是了解患者的详细病史,对患者的情绪、顾虑及恐惧心理应尽量开导,以消除对麻醉手术的影响。应了解手术的目的、方式、范围及涉及的其他组织器官和特殊体位等问题。同时,妇科面临的都是女性患者,其心理及生理特性有别于男性患者,特别是涉及某些手术部位或隐私问题,应引起重视。麻醉医师必须掌握与患者谈话的技巧,避免患者可能敏感的问题,以增进患者对麻醉手术的信心,不能因为性别和隐私问题而增加患者麻醉手术前的焦虑和恐惧。麻醉前应对患者的病情进行全面了解并评估,必要时建议内科医师协同会诊,对并存的疾病进行治疗和纠正。

三、麻醉选择

麻醉方式的具体选择必须结合患者的病情与麻醉者的自身条件、实际经验及设备条件等因素进行全面分析,然后才能确定。各种麻醉药和麻醉方法都有各自的特点、适应证和禁忌证,选用前必须结合病情或手术加以全面考虑。原则上尽量采用简单的麻醉,确有指征时才采用较为复杂的麻醉。

1.全身麻醉　全身麻醉是目前应用最为广泛的麻醉方式,但全身麻醉药物有其自身药理及药动学特点。如应用大剂量阿片类药的麻醉前,必须考虑到麻醉后需要较长时间使用机械呼吸;室性心律失常在氟烷麻醉中较为常见;心动过速在异氟烷麻醉中较为常见。考虑患者的肝肾情况时应同时考虑药物的代谢和对肝肾功能的影响。

2.椎管内麻醉　椎管内麻醉有术后并发症少、应激反应抑制好、对患者影响小等优点,但长期以来人们都认为椎管内麻醉的操作耗时较长,技术不够熟练者尤其如此,且可能发生严重并发症,因此,对其适应证应严格掌握。

3.术后镇痛因素　在充分估计病情的基础上制订麻醉处理方案时,应考虑加用术后刀口镇痛措施或将麻醉方式与术后镇痛进行有效关联。在全身麻醉前先施行标准的区域阻滞麻醉或将区域阻滞麻醉作为全身麻醉的一项组成部分或在区域阻滞麻醉基础上术后继续给予局部麻醉药阻滞,使患者在术后一段时间仍处于基本无痛状态,均可显著增加患者术后的安全性。

四、常见妇科手术的麻醉

1.子宫及附件切除术　该类手术患者多为中、老年人,可能伴有循环或呼吸系统疾病,且因长期失血而常有贫血,各器官因慢性贫血可能有不同程度损害,应重视麻醉前纠正。如血红蛋白低于 70g/L,应作认真处理,待 80g/L 以上方可实施麻醉。该类手术除术前贫血或术中渗血较多者外,多数不需输血。

2.巨大卵巢肿瘤的麻醉　麻醉的难易程度与肿瘤大小有直接关系。巨大肿瘤可引起:①膈肌上升、活动受限,胸廓容积明显缩小,通气量受限,患者长期处于低氧和二氧化碳蓄积状态;又因肺舒张及收缩受限,易并发呼吸道感染和慢性支气管炎。麻醉前应常规检查肺功能及动脉血气分析,必要时行抗感染治疗。②压迫腔静脉、腹主动脉,使回心血量减少,下肢淤血水肿,心脏后负荷增加;又因腔静脉长期受压,逐步形成侧支循环,可使硬膜外间隙血管丛扩张淤血。麻醉前应常规检查心电图、超声心动图,了解心功能代偿程度。硬膜外穿刺、置管等操作时应谨防血管损伤,用药量应减少 1/3~1/2。③压迫胃肠道,可致患者营养不良,消瘦虚弱,继发贫血、低蛋白血症和水、电解质代谢紊乱,麻醉前应尽可能予以纠正。

麻醉方法和药物的选择应根据心肺功能代偿能力全面权衡。凡有呼吸、循环代偿不全而手术切口在脐以下的中等大小肿瘤,可选用连续硬膜外阻滞,操作注意事项见前述。巨大肿瘤促使患者难以平卧者,如属良性囊肿,麻醉前可试行囊肿穿刺缓慢放液,同时经静脉补血浆或羟甲淀粉,然后选用清醒气管内插管,全程施行机械辅助呼吸,避免发生呼吸、循环骤变或其他并发症。

术中探查、放囊内液及搬动肿瘤等操作过程中,要严密监测,放液速度宜慢,搬出肿瘤后应立即做腹部加压,以防止因腹内压骤然消失,右心回血量突然增加,导致前负荷增高而诱发急性肺水肿;另一方面,又可能因为腹主动脉的压迫突然解除,后负荷突然降低而导致血压骤降、心率增快。因此,手术中要准确判断心脏前后负荷的增减,及时调节血容量平衡。麻醉后需待呼吸循环稳定、意识清醒后,再送回术后恢复室。

3.阴式手术(如膀胱阴道瘘修补术)　此手术患者年龄大,常需用截石位、半俯卧位、改良膝肘卧位等特殊体位,麻醉时要重视对呼吸、循环的影响。此外,此手术常需反复多次施行,手术时间长,渗血、出血较多,术前应认真改善全身情况,术中根据失血量及时输血补液。手术以选用连续硬膜外阻滞为安全、简便;如果采用全身麻醉,需行气管内插管、静吸复合麻醉为妥。

4.宫外孕破裂 为常见急症手术,麻醉处理主要取决于失血程度。麻醉前要对患者的失血量和全身状态作出迅速判断,并做好大量输血准备,以便抢救出血性休克。该类患者大多已处于休克状态,休克前期时,估计失血量为 400~600ml;如已达轻度休克,失血量为 800~1200ml;中度休克时失血量为 1200~1600ml;重度休克时失血量为 2000ml 左右。休克前期或轻度休克时应在输血、输液基础上,选用小剂量硬膜外阻滞;中度或重度休克,经综合治疗无好转者,应酌情选用局部麻醉或全身麻醉。诱导时要严防呕吐误吸,麻醉中要根据失血量补充全血、羟甲淀粉和平衡液,并纠正代谢性酸中毒,维护肾功能。麻醉后应继续严密观察,预防感染及心、肺、肾的继发性损害。

5.宫腔镜检查与手术麻醉 宫腔镜能直接检查宫腔形态及宫内病变,可直视,能减少漏诊,并可取材活检,提高诊断准确性。许多妇科疾病可进行宫腔镜手术治疗。

(1)麻醉选择:现代技术可在无麻醉下进行宫腔镜检查活检。宫腔镜下手术,依情可选用全身麻醉或脊椎-硬膜外联合阻滞。

该检查与手术可发生迷走神经紧张综合征,临床表现为恶心、出汗、低血压、心动过缓,严重者可致心搏骤停,宫颈明显狭窄和心动过缓者尤应注意预防。

(2)麻醉管理:除常规监测与输液外,主要应注意膨宫介质的不良反应与可能发生的并发症,如应用生理盐水为介质,要记录出入量,同时要听诊患者双肺呼吸音,防范肺水肿的发生,必要时行血气分析,监测钠浓度。

迷走神经紧张综合征源于敏感的宫颈管受到扩宫刺激传导至 Frankenshauser 神经节、腹下神经丛、腹腔神经丛和右侧迷走神经,而出现临床综合征表现。椎管内麻醉的神经阻滞范围应达 T_{10} 至 S_5,全身麻醉应有一定的深度,阿托品有一定预防和治疗作用。

(3)麻醉后管理:麻醉手术后,应送到麻醉恢复室,常规监测心电图、血压、脉搏、指脉血氧饱和度。以 CO_2 为膨宫介质者,术后可取头低臀高位 10~15min 预防术后肩痛。以晶体液为介质者应注意有无体液超负荷或水中毒问题。待一切生命体征平稳后,方可离开麻醉恢复室。

五、腹腔镜手术的麻醉处理

1.术前评估 腹腔镜手术患者的术前评估主要应判断患者对人工气腹的耐受性。人工气腹的相对禁忌证包括颅内高压、低血容量、脑室腹腔分流术后等,也有钳夹分流导管后行腹腔镜手术的成功报道。心脏病患者应考虑腹内压增高和体位要求对血流动力学的影响,一般对缺血性心脏病的影响程度比对充血性或瓣膜性心脏病小。虽然腹腔镜手术术中的影响大于开腹手术,但术后影响较轻,所以应综合考虑。腹内压增高对肾血流不利,肾功能不全的患者应加强血流动力学管理,并避免应用有肾毒性的麻醉药物。由于术后影响轻,呼吸功能不全的患者应用腹腔镜手术更具优势,但术中管理困难大。术前应选择起效和恢复均较快速的药物以适应腹腔镜手术术后恢复快的特点,术前应用非甾体类药物对减少术后疼痛和镇痛药的应用有好处,可乐定等能减轻术中应激反应。

2.麻醉选择 腹腔镜用于诊断时,可采用局部麻醉。腹腔镜下手术,多选用全身麻醉或硬膜外阻滞。

(1)全身麻醉:腹腔镜手术选用气管内插管控制呼吸的全身麻醉最为常用和安全。麻醉的诱导和维持原则与一般手术的全身麻醉相同。对心血管功能较差的患者应避免应用直接抑制心肌的麻醉药,应选择以扩血管为主的麻醉药,如异氟烷更为有利。丙泊酚的快速清醒特点和较少的术后不良反应使其应用较多。良好的肌肉松弛作用有助于提供更大的手术空间,但尚无证据表明必须加大肌肉松弛药用量以提供比一般开腹手术更深度的肌肉松弛。腹膜牵张会增加迷走神经张力,术前应给予阿托品,术中也要做好随时应用阿托品的准备。

(2)硬膜外阻滞:硬膜外阻滞用于输卵管结扎等妇产科腹腔镜手术有较多报道,但要求患者一般情况好、能合作、人工气腹的腹腔内压力要尽量低、手术技术要求也高,所以,仍不能作为主要的麻醉方法。

3.术中监测 由于人工气腹等因素对呼吸和循环有较大影响,术中和术后必须有相应的有效监测,以及时发现生理功能的紊乱。术中监测主要包括动脉压、心率、心电图、SpO_2、呼气末 CO_2,心血管功能不稳定的患者,需监测中心静脉压和肺动脉压,必要时监测血气,因有心脏或肺疾病的患者呼气末 CO_2 和动脉 CO_2 可能存在较大差异。

4.妇科手术麻醉的并发症

(1)椎管内相关并发症:如神经损伤、感染、硬膜外血肿等,要根据具体情况给予对症处理和治疗。

(2)全身麻醉相关并发症:插管带来的损伤、拔管后喉痉挛、喉头水肿等。

(3)术后恶心、呕吐:腹腔镜手术术后恶心、呕吐的发生率较高,达 $40\% \sim 70\%$,术中应用阿片类药物会增加其发生率,而丙泊酚能减少其发生。

(王忠义)

第二节 产科手术的麻醉

产科麻醉关系到母体和胎儿的安全,风险相对较大。作为麻醉医师,除了要掌握麻醉方面的专业知识和技能外,还应该掌握孕妇妊娠的生理改变、病理产科及麻醉方法和麻醉药物对母体和胎儿的影响等方面的知识,积极预防,尽最大可能保障母婴安全。

一、术前准备及注意事项

大多数产科手术属急症性质,麻醉医师首先应详细了解产程经过,对母胎情况做出全面估计;了解既往病史、药物过敏史及术前进食、进饮情况。产妇一旦呕吐而发生误吸,将给母胎造成致命后果,故必须重视预防。呕吐误吸最好发的阶段为全身麻醉诱导期及镇痛药或镇静药过量或椎管内麻醉阻滞范围过广。麻醉前严格进食至少 6h 有一定预防功效。为此,产妇入院后,对评估有手术可能者尽早开始禁食、禁饮,并予以葡萄糖液静脉滴注维持能量。临产前给予胃酸中和药。对饱胃者,应设法排空胃内容物。如有困难,应避免采用全身麻醉;必须施行者,应首先行清醒气管内插管,充气导管套囊以防止呕吐误吸。对妊娠中毒症、先兆子痫、子痫及引产期产妇或有大出血可能的产妇,麻醉前应总结术前用药情况,包括药物种类、剂量和给药时间,以避免重复用药,并做好新生儿急救及异常出血处理的准备。

二、剖宫产术的麻醉选择

麻醉方法的选择应依据母胎情况、设备条件及麻醉者技术掌握情况而定。

1.局部浸润麻醉 在我国常用,特别适用于饱胃产妇,但不能完全无痛,宫缩仍存在,肌肉不够松弛,使手术操作不便者。局部麻醉药用量过大有引起母胎中毒的可能,特别对子痫或高血压产妇,中毒发生率较高。

2.脊椎麻醉与硬膜外联合阻滞 近年来该法已较普遍地应用于剖宫产手术的麻醉。该法发挥了脊椎麻醉用药量小、潜伏期短、效果确切的优点,又可发挥连续硬膜外阻滞的灵活性,具备可用于术后镇痛的优点。由于硬膜外穿刺针细(26G),前端为笔尖式,对硬脊膜损伤少,故脊椎麻醉后头痛的发生率大大减少。产妇脊椎麻醉用药量为非孕妇的$1/2 \sim 2/3$即可达到满意的神经阻滞平面(T_8至S)。有关脊椎麻醉后一过性血压下降,可采用麻醉超前扩容的方法,先输入平衡液或羟甲淀粉500ml,必要时给予麻黄碱。

3.硬膜外阻滞 为近年来国内外施行剖宫产术的首选麻醉方法。镇痛效果可靠,麻醉平面和血压的控制较容易,控制麻醉平面不超过T_8,宫缩痛可获解除,宫缩无明显抑制,腹壁肌肉松弛,对胎儿呼吸循环无抑制。

硬膜外阻滞用于剖宫产术,穿刺点多选用$S_{2 \sim 3}$或$S_{1 \sim 2}$间隙,向头或向尾侧置管3cm。麻醉药可选用$1.5\% \sim 2\%$利多卡因或0.5%丁哌卡因。

4.全身麻醉 全身麻醉可消除产妇紧张恐惧心理,麻醉诱导迅速,低血压发生率低,能保持良好的通气,适用于精神高度紧张的产妇或合并精神病、腰椎疾病或感染的产妇。其最大缺点为容易呕吐或反流而致误吸,甚至死亡。此外,全身麻醉的操作管理较为复杂,要求麻醉者有较全面的技术水平和设备条件,麻醉用药不当或维持过深麻醉有造成新生儿呼吸循环抑制的危险,难以保证母儿安全,苏醒时更须有专人护理,麻醉后并发症也较硬膜外阻滞多,因此,全身醉麻一般只在硬膜外阻滞或局部浸润麻醉有禁忌时方采用。

目前较通用的全身麻醉方法为:丙泊酚($2 \sim 3mg/kg$)、罗库溴铵($0.5 \sim 1mg/kg$)静脉注射,施行快速诱导插管,继以$2\% \sim 3\%$七氟烷维持浅麻醉,胎儿娩出后停用七氟烷,改为全静脉维持麻醉,辅以阿片类镇痛药物。

三、高危妊娠产科麻醉

妊娠期有某些病理因素,可能危害孕产妇、胎儿、新生儿或导致难产者,称为高危妊娠(high risk prog—nancy)。高危妊娠几乎包括了所有的病理产科,而与麻醉关系密切的高危妊娠,主要为各种妊娠并发症和并存症。

1.前置胎盘与胎盘早剥的麻醉 妊娠晚期出血,又称产前出血,见于前置胎盘、胎盘早剥、前置血管和轮廓状胎盘等。对母体和胎儿的影响主要为产前和产后出血及继发病理性损害、植入性胎盘产后大出血及产褥期感染。产妇失血过多可致胎儿宫内缺氧,甚至死亡。若大量出血或非手术疗法效果不佳,必须紧急终止妊娠。

(1)麻醉前准备:妊娠晚期出血发生出血性休克、孕37周后反复出血或一次性出血量大于200ml、临产后出血较多,均需立即终止妊娠,大部分需行剖宫产。该类患者麻醉前应注意评估循环功能状态和贫血程度。除检查血、尿常规及生物化学检查外,应重视血小板计数、纤维蛋白原定量、凝血酶原时间和凝血酶原激活时间检查,并做弥散性血管内凝血(DIC)过筛试验。警惕DIC和急性肾衰竭的发生,并给予以防治。

胎盘早剥是妊娠期发生凝血障碍最常见的原因,尤其是胎死宫内后,很可能发生DIC与凝血功能障碍。DIC可在发病后几小时内,甚至几分钟内发生,应注意密切监测。

(2)麻醉选择的原则:麻醉处理注意事项有以下几个方面。①全身麻醉诱导注意事项。

产妇气管插管困难或失败的原因为对气管插管困难程度的估计不足,对产妇气道解剖改变,如短颈、下颌短等缺乏处理经验及产妇体位不当等。预防反流误吸,急诊剖宫产均应按饱胃患者处理,胃液反流误吸引起的化学性肺炎后果严重。②做好凝血异常和大出血的处理准备。高危剖宫产应开放两条静脉或行深静脉穿刺置入单腔或双腔导管,监测中心静脉压。③预防急性肾衰竭。记录尿量,如每小时尿量<30ml,应补充血容量,如<17ml/h应考虑有肾衰竭的可能。除给予呋塞米外,应即时检查尿素氮和肌酐,以便于相应处理。④防治 DIC。胎盘早剥时剥离处的坏死组织、胎盘绒毛和蜕膜组织可大量释放组织凝血活酶进入母体循环,激活凝血系统,导致 DIC。麻醉前、中、后应严密监测,积极预防处理。

2.妊娠高血压综合征(妊高征)的麻醉　　妊高征可导致胎盘早剥、胎死宫内、脑出血、肝损害和 HELLP 综合征等,麻醉医师应充分了解,并作为治疗依据。

(1)妊高征合并心力衰竭的麻醉:①麻醉选择。硬膜外阻滞为首选,因为该麻醉方法可降低外围血管阻力和心脏后负荷,改善心功能。全身麻醉应选用对心脏无明显抑制作用的药物,麻醉诱导平稳,预防强烈的应激反应,同时选用药物应避免对胎儿抑制作用。②麻醉管理。麻醉前根据心力衰竭控制程度,给予毛花苷 C 0.2～0.4mg 的维持量,呋塞米 20～40mg 静脉注射以减轻心脏负荷。同时常规吸氧,维护呼吸和循环功能平稳。注意检查肾功能,预防感染,促使病情好转。

(2)重度妊高征的麻醉:①麻醉前准备。a.详细了解治疗用药:包括药物种类和剂量。b.硫酸镁治疗:硫酸镁是重度妊高征的首选药,应常规观察用药后的尿量,有无呼吸抑制,检查膝反射、心率和心电图,有无房室传导阻滞,如有异常应查血镁离子浓度。一旦有中毒表现,应给予钙剂拮抗治疗。c.术前停用降压药:应用 α、β 受体拮抗药;血管紧张素转化酶抑制药应在麻醉前 24～48h 停药。d.了解麻醉前患者 24h 的出血量:便于调控麻醉手术期间的液体平衡。②麻醉选择。终止妊娠是治疗重症妊高征的极重要措施。凡病情严重,特别是平均动脉压(MAP)高于 18.7kPa(140mmHg)、短期内不能经阴道分娩或引产失败、胎盘功能明显低下、胎儿缺氧严重者、子痫抽搐经治疗控制后 2～4h 或不能控制者均为终止妊娠的适应证。妊高征患者心力衰竭和肺水肿治疗好转,麻醉医师均应积极准备,抓住麻醉手术时机尽力配合终止妊娠。临床经常遇到重度妊高征并发心力衰竭、脑出血、胎盘早剥、凝血异常及溶血、肝酶升高、血小板减少,为 HELLP 综合征和急性肾衰竭等表现。麻醉选择的原则应按相关脏器损害的情况而定,依妊高征的病理生理改变及母婴安全的考虑,对无凝血异常、无 DIC、无休克和昏迷的产妇应首选连续硬膜外阻滞。硬膜外阻滞禁忌者,以保障母体安全为主、胎儿安全为次的情况下,考虑选择全身麻醉,有利于受损脏器功能保护,积极治疗原发病,尽快去除病因,使患者转危为安。③麻醉管理。a.麻醉力求平稳;b.维护心、肾、肺功能;c.麻醉的基本监护;d.做好新生儿窒息的抢救准备;e.麻醉手术后送入 ICU 病房,继续予以监护、治疗,直至患者脱离危险期;f.病情允许条件下应给予术后镇痛。

3.多胎妊娠的麻醉

(1)麻醉选择:该类剖宫产术多选用下腹横切口,故连续硬膜外阻滞仍为首选。麻醉对母婴生理功能影响小,镇痛完善,麻醉和术中充分供氧,右髋部抬高 20°,预防和处理好仰卧位低血压综合征。

(2)麻醉管理:麻醉前首先开放静脉,用胶体液适度扩容。监测血压、心率、心电图、脉率、血氧饱和度。

4.妊娠合并心血管疾病的麻醉　在我国,妊娠合并心脏病以风湿性心脏病和先天性心脏病为主,前者约占妊娠合并心脏病中的 28.32%,后者约占 36.16%。动脉硬化性心脏病、二尖瓣脱垂和贫血性心脏病均少见。妊娠期特有围生期心肌病亦少见。妊娠合并心脏病的发生率为 1%～2%,但却是围麻醉手术期死亡的第 2、第 3 位原因。对此要熟悉病理生理变化,选用合适的麻醉方法,同时加强围术期监测。

四、产科麻醉并发症及处理

1.低血压

(1)仰卧综合征:足月产妇处于仰卧位时会出现血压下降、心动过速及股静脉压升高,这是由于妊娠子宫压迫下腔静脉导致静脉回流降低及心排血量降低所致,称为仰卧综合征。

(2)仰卧综合征的处理:①扩容。发生低血压时应积极补充液体,必要时给予升压药物对症处理。②变换体位。硬膜外阻滞下行剖宫产的产妇可能由于交感神经阻断和静脉回流下降而经历低血压,尤其同时存在下腔静脉压迫时。预防主动脉腔静脉压迫很重要,手术台向左侧倾斜 15°～30°或右臀下放置楔形物会缓解大多数孕妇的主动脉腔静脉压迫。③使用血管加压药。仅依靠静脉输液不足以预防硬膜外阻滞后低血压,子宫左倾进一步降低了硬膜外阻滞后低血压的发生率,在此基础上辅用预防性血管加压药取得了最好的效果。麻黄碱可使子宫胎盘血流得以更好地恢复,因此,当硬膜外阻滞后低血压用预扩容和子宫左倾不能解决时,麻黄碱成为血管加压药的选择。近期研究也显示去氧肾上腺素可以降低硬膜外阻滞后低血压和恶心、呕吐的发生率,而没有任何胎儿不良反应。

2.神经并发症

(1)影响因素:①局部麻醉药。②连续硬膜外阻滞术后镇痛。③神经缺血。④麻醉操作。⑤感染等。

(2)处置方法:①分析及定位。如果患者接受区域麻醉后出现神经系统症状时,需要对相关部位进行解剖学定位并分析可能涉及的神经范围。②询问病史。确定神经功能受损是否在接受麻醉或手术之前已经存在,有助于防止将神经损伤的潜在因素归咎于麻醉。③诊断。a.物理诊断:详细的物理诊断包括评估力量、针刺感、精细触觉、位置感及反射。如果怀疑损伤到脊髓,应对腹部的感觉平面加以评估。如果术后第一天发生肌肉萎缩,最可能的原因是术前就存在病变。腰椎间盘突出也可在麻醉后发生,可通过影像学检查加以评估。b.肌电图:肌电图及神经传导检查有助于定位物理诊断中发现的病变。通过某一部位的神经传导丧失提示神经损伤定位于该部位。c.神经影像学检查:常用的神经影像学检查,包括磁共振显像、CT 扫描、骨扫描及极少应用的血管造影术,可有助于定位外周神经病变。④治疗。治疗方法分为非手术治疗及手术治疗。如果进行区域麻醉后发生了严重的神经功能障碍,通过物理诊断、神经影像学检查及电生理检查对病变进行了定位,应当考虑对病变进行手术纠正。物理治疗计划包括力量训练、运动范围锻炼以减少肌肉挛缩与萎缩。应当在事件发生后的 6 周、3 个月及 6 个月重复进行电反应诊断。

（王忠义）

第三节　分娩镇痛

分娩镇痛,是用各种方法使分娩时的疼痛减轻甚至消失。

一、病因

1.分娩疼痛的解剖学基础　进入第一产程后所产生的疼痛,主要是由于子宫肌收缩、子宫韧带及腹膜的牵拉、子宫下段及宫颈的扩张而产生。产程初期仅有 $T_{11}\sim T_{12}$ 神经根介入疼痛的传导,子宫收缩引起的疼痛程度与其持续的时间及子宫腔内的压力强度有关。当子宫收缩时,羊膜腔压力达到 15mmHg 以上,并可使子宫肌壁间的血管闭塞而出现暂时的缺血缺氧,此时产妇会感觉疼痛。疼痛的部位主要表现在下腹部和腰部,有时可向髋部、骶部放射或沿大腿向下传导。随着产程的进展,进入活跃期后 $T_{10}\sim L_1$ 也都介入了传导,疼痛明显加剧。特别是到第一产程的末期,$L_2\sim S_1$ 亦介入疼痛传导。当宫缩时,疼痛最为强烈。进入第二产程后,宫颈扩张的疼痛会逐渐减轻,这是由于宫缩时先露部分下降,并且压迫骨盆底组织而产生的反射性的肛提肌收缩,肛提肌和会阴的拉长、阴道的扩张而产生疼痛。疼痛是由阴部神经传至 $S_1\sim S_3$ 背根。此时,疼痛的减轻是由于产妇不由自主的排便感而掩盖所致。阴道下部的冲动是通过 $S_2\sim S_4$ 骶神经的前支传导,而外阴和会阴部疼痛则经过阴部神经传导。到第三产程时,子宫容积缩小,宫内压力下降,会阴部的牵拉感消失,产妇会突然感到松解,产痛明显减轻。这时,子宫、宫颈及会阴的伤害性传入可通过 Aδ 和 C 纤维传入中枢,使人又产生疼痛的感觉。

2.分娩疼痛的精神因素影响　分娩使孕妇处于一个应激状态,对分娩的恐惧心理可使人体提高对疼痛的敏感,降低大脑皮质及皮质下的痛阈,使由子宫区传入的微弱疼痛刺激信号被感知为剧烈的疼痛,而强烈的刺激则变得不能忍受,加之人体对分娩疼痛的感受程度有明显的不同。

另外,母体的痛阈还与血中的内啡肽水平有关,在高孕酮水平时,可导致内源性内啡肽增加,使孕妇的痛阈值增加。如实行硬膜外阻滞镇痛时,可通过阻断伤害感觉的传入和交感神经的传出而有效地减少儿茶酚胺、内啡肽、促肾上腺皮质激素(ACTH)和皮质醇的释放,从而降低孕妇的应激反应,减少由疼痛引起的心排血量的增加和血压增高,减少孕妇氧的消耗量,以防止母婴发生代谢性酸中毒。

二、分娩镇痛方法

目前,通常使用的分娩镇痛方法有两种:一种方法是药物性的,是应用麻醉药或镇痛药来达到镇痛效果,这就是现在所说的无痛分娩;另一种方法是非药物性的,是通过产前训练、指导子宫收缩时的呼吸等来减轻产痛;分娩时按摩疼痛部位或利用中医针灸等方法,也能在不同程度上缓解分娩时的疼痛,属于非药物性分娩镇痛。

1.非药物性分娩镇痛法

(1)精神预防性无痛分娩法。

(2)催眠术法。

(3)针刺麻醉镇痛法。

(4)经皮电神经刺激法。

(5)无痛分娩仪。

2.药物性分娩镇痛法　有全身麻醉、局部麻醉和吸入麻醉等。现在临床上常用的主要有两种。

(1)椎管内阻滞镇痛:包括硬膜外阻滞和脊椎麻醉－硬膜外联合阻滞等。当孕妇对疼痛的忍耐达到极限时,麻醉医师将低浓度的局部麻醉药注入孕妇的蛛网膜下隙或硬膜外腔。采用间断注药或用输注泵自动持续给药,达到镇痛效果,镇痛可维持到分娩结束。麻醉药的浓度约相当于剖宫产时的1/5,浓度较低,镇痛起效快,可控性强,安全性高。这种无痛分娩法是目前各大医院运用最广泛、效果比较理想的一种。孕妇头脑清醒,能主动配合,积极参与整个分娩过程。

(2)笑气镇痛:笑气即氧化亚氮,是一种吸入性麻醉药。这种气体稍有甜味,分娩镇痛时,按一定比例与氧气混合吸入,对呼吸、循环无明显抑制作用,对子宫、胎儿也无明显影响。吸入混合笑气后,数十秒可产生镇痛作用,停止数分钟后作用消失,可以使孕妇保持清醒状态,很好地配合医师,还能缩短产程。但是在临床上,部分孕妇可能会出现镇痛不全的情况。

三、药物对母儿影响

1.对母体的影响　各种麻醉、镇痛药物对周围血管都有扩张作用,孕妇有发生低血压而致子宫胎盘灌注量减少的危险;药物又有影响平滑肌活动的作用,可引起胃肠蠕动的紊乱,使孕妇出现恶心、呕吐的症状;也会使子宫收缩减弱致产程延长;有些药物影响肾上腺素的分泌功能,可引起子宫不规律的收缩。

2.对胎儿的影响　大多数镇静、镇痛和麻醉药都具有分子量小、高脂溶性、低解离度、与蛋白结合率低及易于扩散的药物特性,转运方式主要是通过被动扩散来完成。当母循环中药物的浓度高时,可被动扩散至胎盘进入胎儿体内直接影响胎儿。

四、椎管内阻滞镇痛的优缺点

1.优点

(1)镇痛效果好,起效快,明显减轻宫缩引起的疼痛感,尤其适合因害怕分娩疼痛而产生恐惧感的孕妇。

(2)孕妇清醒,可以如常进食饮水,能主动配合分娩的全过程,并能自主地掌握镇痛泵。

(3)无运动阻滞,实施后仍可下地行走,自由活动。

(4)随着新的给药方式(PCEA技术)的逐渐成熟和当今在围生期应用最为安全的药物(罗哌卡因)的使用,不但提高了镇痛效果,而且对母婴和产程的影响也接近零。

(5)满足外阴、阴道部伤口缝合手术术中和术后的伤口镇痛。

2.缺点

(1)技术含量高,需要由有麻醉专业技能的麻醉医师进行操作。

(2)椎管内注药镇痛法是有创性的,具有一定的操作技术风险和禁忌证。

五、分娩镇痛的适应证及禁忌证

除了一些产科急症、背部受伤或感染、腰椎畸形或曾经手术、产前出血、休克及凝血方面有问题的孕妇不适合行无痛分娩外,绝大多数孕妇均可使用。有以下情况者尤其适合:特别怕痛的初产妇;宫缩强烈导致严重产痛者;合并妊娠高血压综合征、糖尿病、心脏病、肾病或呼吸道疾病的孕妇。

六、实施分娩镇痛后的母胎监护

1.母体监护

(1)心电监护,开放静脉通道。

(2)定时测体温,观察体温变化。

(3)观察产程进展,根据产科情况处理产程。

2.胎儿监护　持续胎心监护,若胎监异常,则根据产科情况处理。

七、椎管内阻滞镇痛时应注意的问题

1.孕妇出于自愿原则,并由本人在同意书上签字。

2.孕妇产程进入活跃期(目前适应证已较前扩大)。

3.胎儿心率电子监护正常。

4.开放静脉通道,孕妇接心电监护仪。

5.麻醉后孕妇左侧卧位或半卧位,心电监护至少 30min 一次,胎儿心率电子监护正常返回待产室。

6.按正常产程处理,注意宫缩强度。

八、操作流程

分娩镇痛的操作流程见图 1—5—1。

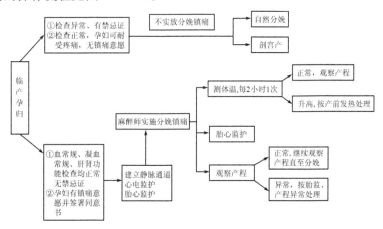

图 1—5—1　分娩镇痛的操作流程

（王忠义）

第六章　妇产科围术期管理

第一节　妇科围术期管理

手术是妇科治疗中最重要的一个环节。除掌握熟练的手术技术外,正确的术前准备和术后处理、标准有效的健康教育、预防和及时消除可能发生的并发症,都是十分重要的。

一、手术前准备及宣教

(一)宫腔镜术前准备

1. 全面检查

(1)通过全面的体格检查,了解患者的生长发育、营养状况及生命体征,包括体温、脉搏、呼吸、血压等。检查心、肺、肝、脾、四肢和神经系统功能有无异常情况,入院时要嘱患者注意保暖,预防感冒。一般化验检查包括血常规、尿常规、粪常规、凝血时间、出血时间,还应参考化验结果和 X 线检查以助判断,如有必要应做超声和 CT 检查。在各项检查之前,对患者宣教好各项检查的注意事项及配合点,以防拖延检查的完成时间。

(2)血红蛋白低于 80g/L,血浆蛋白低于正常值者,应在营养和贫血情况改善后再行手术,应给予高热量、富含铁质的饮食或予以输全血或血浆进行对症治疗。

(3)高风险评估:评估患者有无合并内科疾病,排除风险。

2. 药物管理

(1)导泻药:用于妇科手术前的肠道准备,观察大便的量、性质及次数。

(2)抗生素:术前预防性给药,一般在切皮前 30～60mm 应用,因为绝大多数抗生素可在静脉注射后 30min 达到有效血药浓度;若手术时间超过 4h,可重复给药 1 次,在用药时给患者讲解药物的作用、不良反应及注意事项。

(3)地西泮:镇静药,在术前晚口服,协助患者睡眠,做好防跌倒评估及宣教,按要求记录。

(4)米索前列醇:做宫腔镜检查的患者在术前晚给予米索前列醇放置阴道后穹窿,并告知患者用药后会出现腹痛及阴道出血,如腹痛加剧、阴道出血增多需及时给予处理。

3. 胃肠道准备

(1)手术前晚改为半流质或流质饮食,晚 22:00 时开始禁食。避免进甜食、奶制品及豆制品。

(2)以无渣水样便为标准,术前晚给予生理盐水清洁灌肠。

4. 阴道准备　手术前予阴道灌洗,1 日 2 次。

5. 备血制品　大手术或估计术中出血较多者,术前备适量血制品。有出血倾向者准备新鲜血液。出血性疾病术前补充凝血因子或输新鲜血液。

6. 体温管理　维持正常体温最有效的方法就是预防性保暖。适当增减衣服,严格执行探视陪护制度,有感冒发热者限制探视。环境温度维持在 20～25℃。

7. 皮肤准备

(1)皮肤是细菌感染的主要潜在感染源,因而,手卫生是预防感染最重要的措施。手卫生的五个时刻:清洁或无菌操作前、接触患者前、接触患者后、接触患者体液后、接触患者物品后。当手部有血液或其他体液等肉眼可见的污染时,应用肥皂(皂液)和流动水洗手至少15s;手部没有肉眼可见污染时,可使用速干手消毒剂消毒双手代替洗手。消毒剂对于避免手传播感染非常关键,手术消毒液可以有效降低手前臂的微生物数量,必要时戴双层手套,可以降低经手传播感染的可能性。另外,指甲应剪短、清洁、健康;手、前臂应无伤口,以降低医患血源性传播的概率;除去首饰等佩戴物。

(2)大多数手术部位感染与皮肤有关,患者外阴皮肤准备前应对手术区域皮肤进行评估,有无疣、疹、溃疡、伤口或其他皮肤问题,皮肤准备情况应进行记录。手术前日应洗澡或擦浴,手术区皮肤及四周15cm范围须特别清洁,保证足够的区域以供切口延长。手术区域的毛发应在术前24h内剃除,过早剃除也会增加感染风险。

(二)开腹及腹腔镜术前准备

1.全面检查

(1)全面的体格检查,了解患者的生长发育、营养状况及生命体征,包括体温、脉搏、呼吸、血压等。检查心、肺、肝、脾、四肢和神经系统功能有无异常情况,入院时要嘱患者注意保暖,预防感冒。一般化验检查包括血常规、尿常规、粪常规、凝血时间、出血时间,还应参考化验结果和X线检查以助判断,如有必要应做超声和CT检查。在各项检查之前,对患者宣教好各项检查的注意事项及配合点,以防拖延检查的完成时间。

(2)血红蛋白低于80g/L,血浆蛋白低于正常值者,应在营养和贫血情况改善后再行手术,应给予高热量、富含铁质的饮食或予以输全血或血浆进行对症治疗。

(3)高风险评估:评估患者有无合并内科疾病,排除风险。

2.药物管理

(1)导泻药:用于妇科手术前的肠道准备,观察大便的量、性质及次数。

(2)抗生素:术前预防性给药,一般在切皮前30~60min应用,因为绝大多数抗生素可在静脉注射后30min达到有效血药浓度;若手术时间超过4h,可重复给药1次,在用药时给患者讲解药物的作用、不良反应及注意事项。

(3)地西泮:镇静药,在术前晚口服,协助患者睡眠,做好防跌倒评估及宣教,按要求记录。

3.胃肠道准备

(1)入院后嘱患者避免进食甜食、奶制品、豆制品及油腻食物。手术前1天改为流质饮食,晚22:00时开始禁食。

(2)以无渣水样便为标准,术前晚给予生理盐水清洁灌肠。

4.阴道准备　手术前给予常规阴道灌洗,阴道出血、无性生活史及宫外孕患者禁止灌洗。

5.备血制品　大手术或估计术中出血较多者,术前备适量血制品。有出血倾向者准备新鲜血。出血性疾病术前补充凝血因子或输新鲜血液。

6.体温管理　维持正常体温最有效的方法就是预防性保暖。适当增减衣服,严格执行探视陪护制度,有感冒发热者限制探视。环境温度维持在20~25℃。

7.皮肤准备

(1)皮肤是细菌感染的主要潜在感染源,因而,手卫生是预防感染最重要的措施。手卫生的五个时刻:清洁或无菌操作前、接触患者前、接触患者后、接触患者体液后、接触患者物品后。当手部有血液或其他体液等肉眼可见的污染时,应用肥皂(皂液)和流动水洗手至少15s;

手部没有肉眼可见污染时,可使用速干手消毒剂消毒双手代替洗手。消毒剂对于避免手传播感染非常关键,手术消毒液可以有效降低手前臂的微生物数量,必要时戴双层手套,可以降低经手传播感染的可能性。另外,指甲应剪短、清洁、健康;手、前臂应无伤口,以降低医患血源性传播的概率;除去首饰等佩戴物。

(2)大多数手术部位感染与皮肤有关,患者外阴皮肤准备前应对手术区域皮肤进行评估,有无疣、疹、溃疡、伤口或其他皮肤问题,皮肤准备情况应进行记录。手术前日应洗澡或擦浴,手术区皮肤及四周 15cm 范围须特别清洁,保证足够的区域以供切口延长。手术区域的毛发应在术前 24h 内剃除,过早剃除也会增加感染风险。

(三)阴式手术术前准备

1.全面检查

(1)通过全面的体格检查,了解患者的生长发育、营养状况及生命体征,包括体温、脉搏、呼吸、血压等。检查心、肺、肝、脾、四肢和神经系统功能有无异常情况,入院时要嘱患者注意保暖,预防感冒。一般化验检查包括血常规、尿常规、粪常规、凝血时间、出血时间,还应参考化验结果和 X 线检查以助判断,如有必要应做超声、尿动力学检查和 CT 检查。在各项检查之前,对患者宣教好各项检查的注意事项及配合点,以防拖延检查的完成时间。

(2)血红蛋白低于 80g/L、血浆蛋白低于正常值者,应在营养和贫血情况改善后再行手术,应给予高热量、富含铁质的饮食或予以输全血或血浆,进行对症治疗。

(3)高风险评估:评估患者有无合并内科疾病,排除风险。

2.药物管理

(1)导泻药:用于妇科手术前的肠道准备,观察大便的量、性质及次数。

(2)抗生素:术前预防性给药,一般在切皮前 30~60min 应用,因为绝大多数抗生素可在静脉注射后 30min 达到有效血药浓度;若手术时间超过 4h,可重复给药 1 次,在用药时给患者讲解药物的作用、不良反应及注意事项。

(3)地西泮:镇静药,在术前晚口服,协助患者睡眠,做好防跌倒评估及宣教,按要求记录。

3.胃肠道准备

(1)手术前晚改为半流质或流质饮食,晚 22:00 时开始禁食。避免进食甜食、奶制品及豆制品。

(2)以无渣水样便为标准,术前晚给予生理盐水清洁灌肠。

4.阴道准备

(1)手术前予常规阴道灌洗,1 日 2 次。

(2)阴道壁膨出、子宫脱垂患者,术前给予 1:5000 高锰酸钾溶液坐浴 2/d,注意做好药物健康宣教和防跌倒宣教,注意烫伤和灼伤。

(3)老年患者术前可使用雌三醇软膏阴道局部用药,每日 1~2 次。

5.备血制品 大手术或估计术中出血较多者,术前备适量血制品。有出血倾向者准备新鲜血。出血性疾病术前补充凝血因子或输新鲜血液。

6.体温管理 维持正常体温最有效的方法就是预防性保暖。适当增减衣服,严格执行探视陪护制度,有感冒发热者限制探视。环境温度维持在 20~25℃。

7.皮肤准备

(1)皮肤是细菌感染的主要潜在感染源,因而,手卫生是预防感染最重要的措施。手卫生的五个时刻:清洁或无菌操作前;接触患者前;接触患者后;接触患者体液后;接触患者物品后。当手部有血液或其他体液等肉眼可见的污染时,应用肥皂(皂液)和流动水洗手至少 15s;手部没有肉眼可见污染时,可使用速干手消毒剂消毒双手代替洗手。消毒剂对于避免手传播感染非常关键,手术消毒液可以有效降低手前臂的微生物数量,必要时戴双层手套,可以降低经手传播感染的可能性。另外,指甲应剪短、清洁、健康;手、前臂应无伤口,以降低医患血源性传播的概率;除去首饰等佩戴物。

(2)大多数手术部位感染与皮肤有关,患者外阴皮肤准备前应对手术区域皮肤进行评估,有无疣、疹、溃疡、伤口或其他皮肤问题,皮肤准备情况应进行记录。手术前日应洗澡或擦浴,手术区皮肤及四周 15cm 范围须特别清洁,保证足够的区域以供切口延长。手术区域的毛发应在术前 24h 内剃除,过早剃除也会增加感染风险。

8.特殊准备必要时,术前需准备好术中使用的特殊器材,如子宫托、利用生物材料制成的各种吊带等。

二、术后常规处理及宣教

1.术后麻醉管理　麻醉患者须严密观察,注意发生呕吐时,头应偏侧位,及时吸出口腔内分泌物,以免发生误吸和窒息,指导术后咳痰、呕吐的应对措施。采用监护仪器每小时测定呼吸、脉搏、血压,平稳 6h 后停用,告知心电监护的作用及报警处理。

2.体位管理　去枕平卧 6h 后每 3 小时给予 1 次翻身按摩,介绍术后定时翻身的重要性及方法。在不需要限制体位和患者情况良好时,鼓励其早期离床活动,促进胃肠功能的恢复。

3.管道管理　术后的引流管、导尿管、氧气吸入管、静脉输液管等均应妥善固定,随时观察,防止脱落或扭曲受压,保持畅通,并记录出入量及性质。

4.输液、输血　术后禁食的患者,需静脉输液来维持水与电解质平衡及热量的供给。病情严重、大手术及中、重度贫血者应输全血、血浆及其代用品。

5.饮食管理　术后 6h 可进食流质饮食,禁甜食、奶制品及豆制品,术后第 1 天可进食半流质饮食,肠道排气后逐渐恢复正常饮食。

6.药物管理

(1)镇静镇痛药:术后创口疼痛会影响患者睡眠,可考虑使用镇痛泵,指导术后镇痛泵的护理。

(2)抗生素:根据抗生素使用制度合理应用抗生素。

(3)其他药物:遵医嘱使用促进子宫收缩、止血或纠正贫血等药物。

7.伤口管理　手术伤口用止血贴覆盖,严密观察伤口敷料干洁情况,一旦敷料被污染,及时更换。指导伤口护理。

8.会阴部管理

(1)阴道出血量及颜色:术后放置阴道塞纱一般 24～48h 取出。注意观察阴道出血量,必要时记录 24h 阴道出血量。观察阴道分泌物及颜色,有无异味,防止感染。

(2)保持会阴部清洁:术后使用 0.02％碘伏溶液清洗外阴 2 次。

(3)会阴部疼痛:观察会阴部皮肤颜色,告知患者手术当日会有会阴部坠痛。对于疼痛难忍者,排除异常情况后,可适当使用镇痛药物。

(屈苗苗)

第二节　产科围术期管理

剖宫产术是产科领域的重要手术。由于麻醉学、输血、输液、水电平衡知识及手术方式、手术缝合材料的改进和控制感染等措施的进步,剖宫产已成为解决难产和某些产科合并症、挽救产妇和围生儿生命的有效手段。除掌握熟练手术技术外,正确选择剖宫产手术的时机和适应证、正确的术前准备和术后处理、预防和及时消除可能发生的并发症,对于改善母儿的预后十分重要。

一、剖宫产手术时机的选择

剖宫产根据手术时机可分为急症剖宫产和选择性剖宫产两类。

(一)选择性剖宫产

选择性剖宫产的手术指征主要有:产道异常致头盆不称;胎儿因素,如巨大胎儿、早产儿及低体重儿和胎位异常;胎盘异常致产前出血;脐带和羊水异常;过期妊娠;严重妊娠合并症和并发症;前次剖宫产史;产妇和家属主动要求剖宫产的社会因素等。

(二)急症剖宫产

遇以下情况,如妊娠并发症或合并症病情发生变化、临产;产程进展过程中发现的指征,如产程异常、胎儿窘迫、宫缩乏力、难以纠正的头位难产、脐带脱垂、先兆子宫破裂等常需急诊剖宫产。

二、手术前准备

(一)选择性剖宫产的术前准备

重要环节包括病情评估,术前诊断,手术适应证及禁忌证,术式选择,术前准备,术前讨论,手术审批,术前麻醉访视,签署手术、麻醉、输血等知情同意书。

1.需提前入院　对产检已发现明确的手术指征或有可能施行剖宫产术的产妇,应在预产期前入院。

2.在术前要完成病史采集、体格检查、影像与实验室检查等综合评估,依据诊疗常规完善患者术前相关辅助检查,尤其是对循环、呼吸等重要脏器功能的风险评估,记录在案。必要时请相关科室会诊,协助完成。

3.根据临床诊断、病情评估的结果与术前讨论,为每位手术患者制订手术治疗计划或方案。手术治疗计划在病历中记录,要包括术前诊断、拟施行的手术名称、可能出现的问题与对策等。根据最终手术治疗计划进行手术前的各项准备。

4.手术前1天由医师登陆手术排班系统下达手术通知单,手术室统一安排手术,特殊感染手术必须提前报告医务处、手术室和疾控处。

5.手术前谈话由手术医师进行,知情同意结果记录于病历之中,必须在手术前完成。术前应由术者或主要助手与患者或其委托人(签署委托书后)沟通,签署手术知情同意书。

6.知情同意内容包括但不限于,充分说明手术指征、手术风险与利弊、高值耗材的使用与选择、可能的并发症及其他可供选择的诊疗方法等。充分说明使用血与血制品的必要性、使用的风险和利弊。

7.手术前麻醉科应按照要求进行术前访视,评估患者病情,与患者本人沟通,签署麻醉知情同意书。患者填写委托书者,可由被委托人签字。

8.积极治疗合并症 对有合并症的孕妇,术前应先积极治疗,控制病情。如合并贫血,应检查原因并纠正贫血;合并心脏病有心力衰竭时应先控制心力衰竭;合并感染时需积极抗感染,以选择有利的时机进行手术。

9.对胎儿未成熟而又必须终止妊娠的应积极促胎肺成熟。选择性剖宫产可以在做好一切准备的前提下,在临产前认为适合的时机进行,亦可在临产开始后及早手术。

(二)急症剖宫产的术前准备

急症剖宫产产妇多数已有宫缩或胎膜早破症状,或在产程中遇到了困难,或因妊娠并发症和合并症病情突然变化而须立即终止妊娠,约占全部剖宫产的50%以上。如为急诊入院,首先要询问病史,给予必要的产科检查与辅助检查,了解产妇血压、脉搏、呼吸、血型及备皮、备血,充分估计母婴情况,明确手术指征。同时做好术前准备,及时行剖宫产术。紧急情况下也可不备皮,抢救产妇、胎儿必须分秒必争。

(三)具体准备事项

1.纠正全身情况 根据不同病情予以相应处理,特别注意纠正产妇脱水、电解质紊乱,积极处理胎儿窘迫。如有失血性休克,应及时补充血容量。

2.备血 产科出血常很急且量大,要随时做好输血的准备。对产前已有出血者应在备好血的条件下手术,不宜阴道分娩者应尽早手术,有效止血,不可久待而延误抢救时机。

3.皮肤准备

(1)皮肤是细菌感染的主要潜在感染源,因而,手卫生是预防感染最重要的措施。手卫生的五个时刻:清洁或无菌操作前、接触患者前、接触患者后、接触患者体液后、接触患者物品后。当手部有血液或其他体液等肉眼可见的污染时,应用肥皂(皂液)和流动水洗手至少15s;手部没有肉眼可见污染时,可使用速干手消毒剂消毒双手代替洗手。消毒剂对于避免手传播感染非常关键,手术消毒液可以有效降低手及前臂的微生物数量。必要时穿戴双层手套,可以降低经手传播感染的可能性。另外,指甲应剪短、清洁、健康;手、前臂应无伤口,以降低医患血源性传播的概率;除去首饰等佩戴物。

(2)大多数手术部位感染与皮肤有关,产妇皮肤准备前应对手术区域皮肤进行评估,有无痣、疣、疹或其他皮肤问题,皮肤准备情况应记录在病程记录中。手术前日应洗澡或擦浴,手术区皮肤及四周15cm范围须特别清洁,保证足够的区域以供切口延长。手术区域的毛发应在术前24h内剃除,过早剃除也会增加感染风险。

4.置导床管

5.药物管理

(1)预防性抗生素的使用:择期手术应于切皮前使用抗生素,抗生素的选择以一代或二代头孢类抗生素为主;胎膜早破超过12h或有感染征象的孕妇应于术前使用抗生素,根据感染情况可联合应用抗生素。

(2)对胎肺未成熟的胎儿术前应用糖皮质激素促胎肺成熟。

(3)使用胰岛素控制血糖的孕妇,成于术前晚及手术当天停用皮下注射胰岛素,根据血糖情况可静脉滴注胰岛素。

6.麻醉及胃肠道准备 选择性剖宫产多选用脊椎麻醉联合硬膜外阻滞或硬膜外阻滞。

急诊剖宫产因往往较紧急,要求麻醉起效快,首选脊椎麻醉联合硬膜外阻滞,其他如局部麻醉、全身麻醉在紧急情况下也可用于急诊剖宫产。选择性剖宫产的产妇术前要求禁食 8h 以上,急诊剖宫产饱胃产妇比例很大,首选脊柱麻醉及硬膜外阻滞联合麻醉,术中应注意控制麻醉平面,采取适当措施及时防治低血压,避免误吸。

7.做好抢救新生儿的准备　包括呼吸气囊面罩、负压吸引器、吸痰管、喉镜、气管插管等,必要时请儿科医师到场参加抢救。

(四)手术前准备流程

产科手术前准备流程见图 1−6−1。

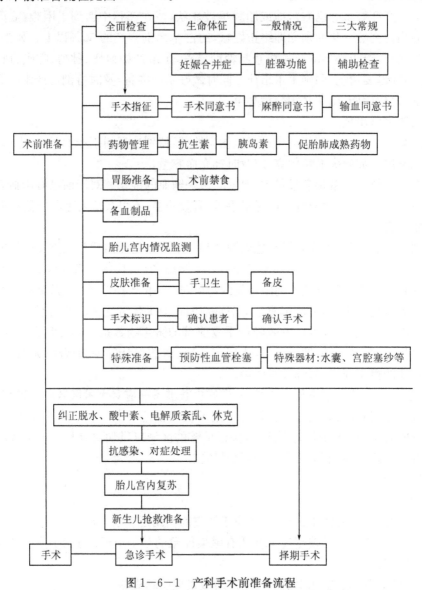

图 1−6−1　产科手术前准备流程

三、术后常规管理

1.体位　产妇术后回病房应去枕平卧 6h。全身麻醉患者去枕平卧,将头偏向一侧,防止呕吐物吸入气管。半卧位可使腹壁肌肉松弛,减轻腹痛,有利呼吸及盆腹腔引流。患者清醒后鼓励常翻身,多活动下肢,有利血液循环,减少术后并发症。

2.生命体征　产妇回病房后立即测体温、脉搏、呼吸、血压,术后 2h 内每 30 分钟测 1 次,平稳后改每小时测 1 次,连测 4 次,共 8 次,直至平稳为止;根据休克指数了解有无失血、休克等情况,以便及时查找原因并纠正。术后 24h 体温往往升高,但不超过 38℃,多为手术创伤反应,无须处理;如 24h 后体温仍高,尤其间隔 4h 以上 2 次体温>38℃,应注意是否有感染(手术切口、泌尿系统或呼吸系统)、脱水或输液反应等。术后 10~14d 发热者应检查有无静脉炎或抗生素引起的药物热。

3.宫缩及阴道出血情况　术后 2h 为产后出血高发期,应每隔 30min 按摩宫底,了解子宫软硬度及宫底高度,放置会阴垫记录阴道出血量,如阴道出血量多应及时查找原因并进行相应处理,并统计 24h 出血量。

4.大小便管理　术后留置导尿管,剖宫产手术一般留置 12~24h,如术中损伤膀胱或输尿管行修补术者应延长留置尿管时间。保留尿管期间,特别注意保持外阴清洁,每日清洗外阴,更换尿袋,保持尿管通畅,观察尿液的质和量。术后 12~24h 生命体征与尿量是监测患者心血管系统和体液平衡的重要观察指标。

术后超过 3d 无大便者,可予缓泻剂或开塞露塞肛,促使排便、排气,减轻腹胀。无效者可用肥皂水灌肠。

5.静脉补液　静脉补液应遵循个体化原则,全面评估患者全身情况、手术持续时间、术中情况、失血量、术中输液量等,一般情况下第一个 24h 静脉补液量为 2500~3000ml 平衡盐溶液和糖溶液,加适当含钠、氯及钾的液体。输液速度一般每分钟 60~80 滴为宜。(根据 1ml＝15~20 滴计算)。

6.饮食　术后禁食 6h 后可进全流质饮食,禁奶类和糖类、豆制品等产气食品,防止腹胀。饮食量不可过多,肛门排气后,再改半流质和普通饮食。注意多喝汤水,以利乳汁分泌。注意增加高蛋白、高维生素、富有营养的饮食以促使手术切口早期愈合和机体恢复。

7.疼痛管理　目前,术后镇痛技术已在剖宫产术后广泛使用,很大程度上减轻了手术创伤给产妇带来的疼痛感,增强其舒适度。应加强疼痛评估并采取相应的措施,如及时给予镇痛药,常用哌替啶 50mg、异丙嗪 25mg 混合肌内注射,必要时间隔 6h 可重复应用,也可在麻醉镇痛泵拔管前在硬膜外管内推注 5mg 吗啡。哌替啶使用前后需测量血压,血压在正常范围内方可使用,因其有抑制中枢的作用。

8.注意腹胀　急诊剖宫产产妇常因术前禁食时间不够,特别是对疼痛敏感,宫缩过强、过频的产妇在产程中常大声叫喊、拼命屏气,造成胃内大量气体积存,术后腹胀的发生率明显增加。术后尽量少说话、呻吟等,鼓励尽早下床活动,腹胀严重者可在腹部热水袋热敷,针刺足三里、合谷穴等,无效时可用溴新斯的明 0.5mg 足三里穴位注射或温肥皂水灌肠,恢复肠蠕动,促进排气。

9.早期下床活动　下肢恢复知觉后,鼓励活动下肢,且每 2~3 小时协助翻身 1 次,术后若无禁忌证,应及早离床适量活动,并根据患者的耐受程度,逐步增加活动范围和活动量,按床旁、室内、室外的顺序进行,以改善全身血液循环,促进伤口愈合,但对体弱、高危、术中出血较多的产妇,不勉强过早活动。避免过早做重体力劳动,以免造成阴道壁膨出和子宫脱垂。

10.注意跌倒　术后应注意跌倒风险评估,关注跌倒风险点,如术后第一次起床、上厕所等,应根据风险评估情况采取相应的措施,防止跌倒的发生。

11. 观察伤口情况　术后伤口压沙袋 6h 防止伤口渗血,术后第一天换药 1 次,以后每隔 2
～3d 换药 1 次,每日观察伤口有无红、肿、热、痛,有无硬结及异常分泌物、皮下有无积血等,术
后 24h 后每日用微波照射伤口 2 次以改善血液循环,减少渗出,促进伤口组织愈合。可疑脂
肪液化者应增加换药次数,并轻轻挤压伤口,渗出较多者应局部拆除缝线放置引流条,若发现
切口处有脓肿形成,应扩创引流,并进行分泌物细菌培养,应用抗生素治疗,切口局部用过氧
化氢或生理盐水冲洗,直至伤口愈合。

12. 乳房护理及哺乳指导　产妇回病房后,应进行早接触、早吸吮、早开奶,以利于乳汁的
分泌,避免乳腺炎的发生,同时可加强子宫收缩减少产后出血。在哺乳过程中,护士应指导产
妇取正确的哺乳姿势和哺乳。实施责任制整体护理,设立责任护士,每天对母乳喂养进行评
价指导、跟进。

13. 外阴护理　每日用苯扎溴铵溶液抹洗会阴两次,以保持外阴清洁,预防感染。勤换会
阴垫,防止生殖道上行性感染。

14. 术后留置管的处理　留置尿管术后 24h 后应拔除,拔除后 3～4h 应排尿。为了帮助
产妇自行排尿,应至少在拔管前 2h 常规夹管,有尿意开放,反复训练膀胱收缩功能,减少尿潴
留的发生,胃肠减压管应保持通畅,在引流液减少、肠鸣音恢复、肛门排气、腹胀好转后,可于
术后 2～3d 拔除。腹腔引流管可于术后 2～3d 引流液很少时拔除。中心静脉管可于术后 2～
3d 病情稳定时拔除。

15. 术后心理护理　应注意产妇的心理评估,帮助产妇角色的转变。针对存在的问题及
时采取心理干预,消除产妇不必要的焦虑。主动介绍新生儿的生理和护理特点,并教导患者
一些应付压力的技巧,如放松训练、呼吸练习、正面的思考和自我对话、自我肯定训练等。

16. 按新生儿护理常规做好新生儿护理　如生命体征观察、保暖、喂养、体重、大小便、皮
肤、新生儿黄疸等。

四、术后重症监护

剖宫产术后进行重症监护对减少并发症、提高治愈率起着显著作用,尤其是对高危产妇,
如妊娠合并重度子痫前期、子痫、心脏病、多脏器功能障碍、术中术后大出血、羊水栓塞等。一
般包括 3 个系统。

(一)循环系统

1. 使用仪器　动态心电图、血压、血氧饱和度监护仪,经皮血氧监护仪,无创血压测定仪,
温度计,微量输液泵等。

2. 监护项目　心律、动脉压、中心静脉压、血氧饱和度。取得循环系统生理数据后,决定
正性强心药物、血管扩张药及补充血容量的选用,以维持正常循环功能。

(二)呼吸系统

1. 监测指标　呼吸频率、呼吸音、胸廓运动、呼吸功能测定、动脉血气分析等。

2. 呼吸机的使用　妊娠合并内外科疾病或术中、术后出现严重产科并发症,患者表现呼
吸功能受损、血流动力学不稳定者可使用呼吸机辅助呼吸。呼吸机的功能调节包括频率,潮
气量,呼、吸气时间比,氧浓度,持续正压通气,呼气末正压通气,同步间隙指令通气及间隙正
压通气。同时需要有良好的气道温湿化装置。待患者血流动力学稳定、胸廓运动适中、呼吸

音清晰、血气分析指标正常(动脉 PCO_2 30～35mmHg,PO_2 80～150mmHg,pH7.35～7.45,BE±3)时方可撤离。

(三)脏器功能监测

妊娠合并各种内外科疾病或术中、术后发生严重产科并发症的患者可能出现全身多器官功能受损,术后应进行脏器功能的监测,如血常规、尿常规、肝肾功能、凝血功能、心肌酶、尿量、24h 出入量等,及时了解病情变化并做出相应处理。

五、剖宫产术中及术后并发症

(一)剖宫产术中仰卧位低血压综合征

妊娠晚期和长时间取仰卧位,由于增大的妊娠子宫压迫下腔静脉使回心血量减少,导致有效血容量不足,称为仰卧位低血压综合征。常发生于剖宫产术中,尤其用硬膜外阻滞麻醉者更为常见。为预防这一情况发生,行硬膜外阻滞麻醉时,可取左侧卧位穿刺,选 $L_{2～3}$ 间隙进针,防止麻醉平面过高,一般以不越过 T8 平面为好。术时可将受术者右侧腰部垫高,略向左倾斜 30°,以减轻增大子宫对下腔静脉的压迫。如取仰卧位手术,一旦出现仰卧位低血压综合征,应立即改为左侧卧位 30°～40°,加压吸氧,加快输液,必要时给少量麻黄碱,一次可静脉注射 20mg,血压多能迅速恢复。

(二)术后早期出血

剖宫产术后早期出血,特别是术中出血往往短时间内出血量大,危及生命。出血原因有子宫收缩乏力、胎盘因素、子宫切口裂伤及血管损伤、凝血功能障碍及医源性出血,如临产后过多使用镇静药、麻醉药,技术操作不熟练等。宫缩乏力引起的出血重点应加强子宫收缩,可采用注射宫缩药、按摩宫底、热盐水纱布湿敷、宫腔塞纱、结扎子宫动脉上行支、结扎卵巢动脉、子宫背带式缝合、髂内动脉或子宫动脉栓塞等,如难治性宫缩乏力出血难以控制者行子宫切除术。胎儿娩出后不要急于人工剥离胎盘,如粘连胎盘部位渗血者可用可吸收缝线"8"字缝扎出血处肌层,并用止血海绵局部填塞;考虑胎盘植入者胎盘留于宫腔,用 MTX 或 5－FU 于胎盘处做多点注药或术后静脉注药,待其自然剥离脱落。手术中不可暴力强行娩胎头,胎头过大或出头困难时可在切口两侧端向上延长切口,可避免切口裂伤。如切口处损伤大血管,应立即缝扎止血。缝合切口时应从切口顶端外侧 0.5cm 处进针缝扎,防止血管回缩。凝血功能障碍导致出血者,应积极治疗产科原发病,及时补充各种凝血因子及血小板,输新鲜血。已出现休克症状的产妇,应评估产妇失血量,积极抗休克治疗,快速输血、输液,测量中心静脉压,记录出入量,提高抢救成功率。

(三)脏器损伤

剖宫产手术可并发邻近脏器,如膀胱、输尿管、肠管的损伤,多因盆腔粘连、解剖关系不清、鼓肠、术野不清、术中子宫切口大出血盲目缝扎止血或术者手术技术不熟练所致。为防止出现这种情况,术者应熟悉盆腔解剖,术中按层次分离,辨清组织解剖关系后再行剪切;术前留置导尿管,并注意有无胎头压迫尿道而产生尿潴留现象。

(四)胎儿皮肤损伤及胎儿骨折

皮肤损伤多见于头皮和臀部,主要由于术者切开子宫时操作不当所致。切开子宫时,宁浅勿深,不要一次贯通宫壁全层,以防误伤胎儿,对胎膜早破及羊水过少者尤应注意。臀足位剖宫产牵引胎儿肢体的过程中可能发生胎儿骨折,娩胎时必须遵守臀位分娩机转的助产原则,不可过度旋转或暴力勾取肢体。

（五）羊水栓塞

羊水栓塞是产科严重的并发症,病情凶险,病死率高。剖宫产时切开宫壁、不慎切破胎膜,羊水沿切口或胎盘剥离血窦开放处进入母体可致本病的发生,特别是原有基础疾病时,如前置胎盘、胎盘早剥、植入性胎盘、重度妊娠高血压疾病、严重感染等。其主要病理机制有肺动脉栓塞、肺动脉高压形成致急性心力衰竭、过敏性休克及DIC。胎儿娩出前发病者以肺栓塞、肺动脉高压、心肺功能衰竭和中枢神经系统严重缺氧为主要特征,胎儿娩出后发病者以出血及血液凝固障碍为主要特征。治疗关键在于尽早干预,迅速有效地展开复苏抢救。主要措施有纠正缺氧、纠正肺动脉高压、防止心力衰竭、抗过敏、抗休克、防治DIC、防止肾衰竭等。

（六）术后感染

感染是剖宫产术后最常见并发症之一,重者可引起盆腔腹膜炎、败血症、晚期产后出血、休克,甚至危及生命。胎膜早破是导致感染的重要原因,产程延长、滞产、多次阴道检查也是引起感染的原因。其次是手术技巧、熟练程度、缝合技术、切口对合情况及产妇自身因素,如高龄、贫血、水肿、肥胖、营养障碍、低蛋白血症、合并泌尿系感染均是诱发感染的因素,最常见的致病菌是厌氧菌和需氧菌的混合感染。

1.腹壁切口感染　多以链球菌感染为主,其次为葡萄球菌,临床表现术后2～3d出现发热、伤口跳痛,伤口感染处充血、渗液、压痛、硬结或伤口裂开。术前应纠正发生感染的各种因素,纠正贫血、营养不良、阴道真菌或细菌感染等;破膜12h以上或试产时间较长者应给予抗生素预防感染;提高手术技巧,减少术中组织损伤及出血;加强术后阴部清洁护理,避免上行性生殖道感染;切皮前预防性使用抗生素。已发生感染者,治疗原则以抗感染为主,较浅部位的感染,可拆除感染处的缝线,并稍微扩大后引流。深部感染出现波动时,切开应充分,全身使用抗生素。切口裂开时应去除腹内压增高的因素(如咳嗽、腹泻、便秘等),并抗感染,纠正低蛋白血症,清创后行减张缝合。

2.子宫切口感染、愈合不良　子宫肌层切口感染多见于经阴道分娩失败而改行剖宫产的产妇,表现为发热、腹胀、子宫局部压痛,如脓液流入盆腹腔并扩散,可形成盆腔脓肿、子宫直肠凹或直肠阴道隔脓肿、卵巢脓肿等。子宫切口感染、愈合不良可致晚期产后反复的阴道出血,甚至突然大出血。子宫切口愈合不良的预防包括:手术切口位置不宜过高或过低;熟悉解剖关系,子宫切口采取切、撕、剪相结合的方法,防止切口角部撕裂伤;娩胎头动作应轻柔;缝合子宫肌层勿过密、过紧、过松,勿穿过蜕膜,切口两侧应对准对齐;止血应彻底。

治疗上,取半坐卧位,纠正和改善全身情况,使用大量有效抗生素;病情不见好转,已形成盆腔脓肿不能吸收时,应及时经腹或阴道穿刺,或切开排脓引流脓液,或行子宫附近脓肿切除;如瘘孔已形成致大出血者,需剖腹行子宫切除术;对子宫感染并不严重,切口愈合不良处的外周组织血供较好者,可行切口扩创,清除切口处坏死组织,形成新鲜创面,然后重新以肠线缝合。

3.血栓性静脉炎　妊娠后期血液黏度增加、子宫压迫下腔静脉、血流减慢、术后卧床、麻醉、失血、贫血、感染均可促成静脉血栓的形成。可分为盆腔血栓性静脉炎和下肢血栓性静脉炎。盆腔血栓性静脉炎多在术后48～96h出现低热、恶心、呕吐、腹痛腹胀、肠鸣音减弱或消失。体温不稳定,有时高达40℃,栓子脱落后可经下腔静脉至右心、肺动脉,患者可突然虚脱或死亡。

（七）晚期产后出血

产妇在产褥期内发生阴道反复大出血或长时间出血，可致失血性休克、贫血等。妇科检查见子宫复旧不良，大而软，宫颈口松。子宫切口裂开时，下腹部有固定压痛。发生原因有子宫下段横切口两端子宫动脉分支被切断，使切口处血供受影响；切口过高或过低；胎头压迫时间长或娩出胎头用力不当，切口撕裂出血；子宫切口缝合过密、过紧，影响切口血供；术前有胎膜早破、阴道炎等潜在感染因素；子宫内膜炎、胎盘胎膜残留等造成子宫复旧不良，引起术后晚期出血。治疗上部分患者经输血、止血及抗感染治疗后裂开的子宫切口可愈合；胎盘因素引起的出血可待患者情况稳定后在 B 超引导下谨慎刮宫或行双侧子宫动脉或髂内动脉栓塞术。出血多、伴休克的危重患者，在抗休克及抗感染的同时行子宫次全切除术；反复多次出血，经非手术治疗效果不佳者，应行剖腹探查术，如切口裂开，且周围组织感染愈合不良者应行子宫切除。

（八）术后肠粘连

多发生在子宫体部剖宫产术后，子宫下段剖宫产很少发生。术中组织损伤、缝合对不齐、手术显露时间长、腹腔积血未清理干净、术后不能早期下床活动等均可造成肠粘连，严重时可并发肠梗阻、盆腔疼痛、不孕、再次手术困难等。要减轻和消除粘连，手术时应减少腹腔内不必要的干预和操作，减少组织损伤，保证组织血供，避免体内异物产生，将创伤减少到最低，对腹腔充血明显或羊水污染者可用甲硝唑冲洗宫腔、腹腔，可达减少粘连的目的。

（九）腹壁切口子宫内膜异位症

剖宫产术后腹壁切口子宫内膜异位症常在术后 1～5 年出现，多发生于中期妊娠剖宫取胎术、早产剖宫产及子宫体部剖宫产。临床表现为术后月经来潮时，发生腹部切口疼痛、出血，疼痛处触及痛性硬结，并随月经周期而变化。术中应注意保护切口，缝合切口时不穿透子宫内膜，缝合腹壁切口时用生理盐水冲洗伤口。一旦确诊，应及早行局部病灶切除术。

（十）术后并发血栓栓塞性疾病

妊娠期由于病理生理改变，易出现深静脉血栓（deep venous thrombosis，DVT），静脉血栓栓塞（venous thromboembolism，VTE）是孕产妇死亡的最常见原因。孕妇发生血栓栓塞性疾病的主要危险因素有：感染、手术、创伤、有血栓病史、年龄＞35 岁、BMI＞29.0、孕期体重增长超过 15kg、制动、全身衰竭、脱水、合并慢性消耗性疾病、卧床≥3d 或长期卧床、多产、败血症、先兆子痫、妊娠期糖尿病、胎膜早破、产后出血、产后应用止血药、反复流产史、输血、大静脉曲张、合并内科疾病（高血压、糖尿病、红斑狼疮、肾功能不全等）、航空旅行。

对于有静脉血栓栓塞性疾病高危因素的孕妇应加强预防，可常规检查血常规、尿常规、肝肾功能、血脂、凝血四项及 D－二聚体，如有异常，予普通肝素或低分子肝素预防治疗。早期发现血栓栓塞性疾病极为重要，加压超声成像和彩色多普勒检查下肢深静脉血栓是一个很好的检查手段。当临床症状怀疑有肺栓塞时，必须行影像学检查以明确诊断或进行其他的检查，如心电图、动脉血气分析、胸部 X 线片、CT、磁共振及放射性核素扫描，必要时行肺血管造影术检查，同时行下肢超声检查。

剖宫产术后血栓栓塞治疗方案：①一般处理。抬高患肢；不提倡卧床休息；一旦发现下肢肿胀，应穿着弹力袜或间断的充气压迫装置。②肝素治疗。初始治疗：静脉给予肝素（UH）5000～10000U 作为负荷量，然后以 1000～2000U/h 维持；或用低分子肝素（LMWH）（如 dalteparin 5000U/次，3/d 皮下注射）。用药期间监测活化部分凝血酶原时间（APTT）或血浆肝素峰值水平(抗 Xa 因子),并动态进行血小板计数。维持治疗:UH(10000U/次,2/d 皮下注射)或 LMWH(dalteparin5000U/次,3/d)。同时监测 APTT(对照组的 1.5~2.5 倍),UH 或抗 Xa 因子峰值(0.4~1.0U/ml),并进行动态血小板计数。

剖宫产术中及术后并发症及处理见图 1—6—2。

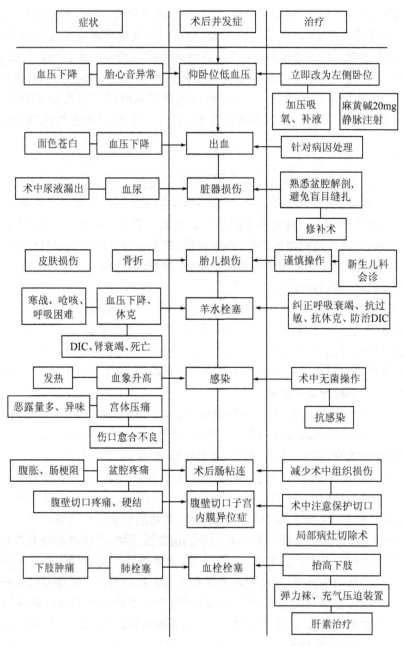

图 1—6—2　剖宫产术中及术后并发症及处理流程

六、围术期重点

1.围术期全程均需注意预防感染。

2.孕妇及胎儿情况均需兼顾。

3.术前确认内容包括患者身份的双重识别、手术方式、部位。确认依据包括手术同意书、麻醉同意书、病程记录、术前讨论记录等。

4.手术开始前所有手术人员需要共同口头进行 Time－Out,以确认患者。

5.术前需要进行简报,目的在于确定手术计划并明确术中要点。

6.围术期有序交接是医护人员之间的标准沟通方式,清楚完整地交接以确保转运、转交过程中患者信息资料的畅通无阻。

7.确认过程有异议或点数过程出现不一致时,手术需要强制中止,直到问题解决。

8.清点手术物品应当准确、可靠,最终点数如果仍不一致,必要时术中照片。

(陈晓芳)

第二篇　产科疾病

第一章　妊娠生理

妊娠（pregnancy）是胚胎（embryo）和胎儿（fetus）在母体内发育成长的过程。卵子受精（fertilization）是妊娠的开始，胎儿及其附属物自母体排出是妊娠的终止。妊娠是非常复杂、变化极为协调的生理过程。

第一节　受精及受精卵发育、输送与着床

精液射入阴道后，精子离开精液，经宫颈管进入子宫腔及输卵管腔，精子顶体表面的糖蛋白被生殖道分泌物中的 α、β 淀粉酶降解，同时顶体膜结构中胆固醇与卵磷脂比率和膜电位发生变化，顶体膜稳定性降低，此过程称精子获能（capacitation）。卵子从卵巢排出经输卵管伞部进入输卵管内，停留在壶腹部与峡部连接处等待受精。男女成熟的生殖细胞（精子和卵子）的结合过程称受精（fertilization）。受精发生在排卵后 12h 内，整个受精过程约需 24h。当精子与卵子相遇，精子顶体外膜破裂释放出顶体酶，溶解卵子外围的放射冠和透明带，称顶体反应（acrosome reaction）。借助酶的作用，精子穿过放射冠和透明带。精子头部与卵子表面接触之时，开始受精过程，其他精子不再能进入。已获能的精子穿过次级卵母细胞透明带为受精的开始，卵原核与精原核融合为受精的完成，形成受精卵标志诞生新生命。

卵子受精后即开始有丝分裂，并一边分裂一边向子宫腔方向移动。受精卵在输卵管内 36h 后分裂为 2 个细胞，72h 后分裂成 16 个细胞，叫桑葚胚。受精后第 4 日，细胞团进入子宫腔，并在子宫腔内继续发育，这时，细胞已分裂成 48 个细胞，成为胚泡准备植入。胚泡可以分泌一种激素，帮助胚泡自己埋入子宫内膜。受精后第 6～7 日，胚泡开始着床。

受精卵着床需经过定位（apposition）、黏附（adhesion）和侵入（invasion）3 个步骤。着床必须具备的条件有：①透明带必须消失；②囊胚细胞滋养细胞必须分化出合体滋养细胞；③囊胚和子宫内膜必须同步发育并相互协调；④孕妇体内必须有足够数量的孕酮水平，使子宫有一个极短的敏感期允许受精卵着床。

（陈晓芳）

第二节　胚胎、胎儿发育特征及胎儿生理特点

一、胚胎、胎儿发育的特征

描述胎儿发育的特征，以 4 周为一个孕龄单位。妊娠 10 周（受精后 8 周）内的人胚称胚

胎,是其主要器官结构完成分化时期,在胚胎期间主要器官已完成分化。从妊娠 11 周(受精后 9 周)起称为胎儿(fetus),是其各器官进一步发育渐趋成熟时期。胎儿发育特征如下所述。

妊娠 4 周末:可以辨认胚盘与体蒂。

妊娠 8 周末:胚胎初具人形,头大,占整个胎体一半。能分辨出眼、耳、鼻、口。四肢已具雏形。B 型超声可见早期心脏形成并有搏动。

妊娠 12 周末:胎儿身长约 9cm,顶臀长 6～7cm,体重约 20g。外生殖器已可初辨出性别。胎儿四肢可活动,肠管已有蠕动,指趾已分辨清楚,指甲形成。

妊娠 16 周末:胎儿身长约 16cm,顶臀长 12cm,体重约 110g。从外生殖器可确定胎儿性别。头皮已长出毛发,胎儿已开始出现呼吸运动。皮肤菲薄,呈深红色,无皮下脂肪。部分经产妇已能自觉胎动。

妊娠 20 周末:胎儿身长约 25cm,顶臀长 16cm,体重约 320g。皮肤暗红,全身覆有胎脂并有毳毛,开始出现吞咽、排尿功能。检查孕妇时可听到胎心音。

妊娠 24 周末:胎儿身长约 30cm,顶臀长 21cm,体重约 630g。各脏器均已发育,皮下脂肪开始沉积,因量不多皮肤仍呈皱缩状,出现眉毛及睫毛。细小支气管和肺泡已经发育。出生后可有呼吸,但生存力极差。

妊娠 28 周末:胎儿身长约 35cm,顶臀长 25cm,体重约 1000g。皮下脂肪沉积不多。皮肤粉红,有时可有胎脂。可以有呼吸运动,但肺泡Ⅱ型细胞产生的表面活性物质含量较少。出生后易患特发性呼吸窘迫综合征。若能加强护理。可能存活。

妊娠 32 周末:胎儿身长约 40cm,顶臀长 28cm,体重约 1700g。皮肤深红,面部毳毛已脱落,生活力尚可。出生后注意护理,可以存活。

妊娠 36 周末:胎儿身长约 45cm,顶臀长 32cm,体重约 2500g。皮下脂肪较多,毳毛明显减少,面部皱褶消失。出生后能啼哭及吸吮,生活力良好。此时出生基本可以存活。

妊娠 40 周末:胎儿身长约 50cm,顶臀长 36cm,体重约 3400g。发育成熟,皮肤粉红色,皮下脂肪多,头发粗。外观体形丰满,除肩、背部有时尚有毳毛外,其余部位的毳毛均脱落。足底皮肤有纹理。男性胎儿睾丸已降至阴囊内,女性胎儿大小阴唇发育良好。出生后哭声响亮,吸吮能力强,能很好存活。

二、胎儿的生理特点

(一)循环系统

胎儿循环不同于成人,营养供给和代谢产物排出均需由脐血管经过胎盘、母体来完成。

1.解剖学特点

(1)脐静脉一条,来自胎盘的血液经脐静脉进入肝及下腔静脉,生后胎盘循环停止。脐静脉闭锁成肝圆韧带,脐静脉的末支静脉导管生后闭锁成静脉韧带。

(2)脐动脉两条,来自胎儿的血液经脐动脉注入胎盘与母血进行物质交换,生后脐动脉闭锁与相连的闭锁的腹下动脉形成腹下韧带。

(3)动脉导管位于肺动脉及主动脉弓之间,生后肺循环建立后,肺动脉血液不再流入动脉导管,动脉导管闭锁成动脉韧带。

(4)卵圆孔位于左右心房之间,右心房的血液可经卵圆孔直接进入左心房。生后出现自主呼吸,肺循环建立,胎盘循环停止,左心房压力增高,右心房压力降低,卵圆孔于生后数分钟开始关闭,多在生后 6～8 周完全闭锁,极少终生不闭合,但很少有临床症状。

2.血循环特点

(1)来自胎盘的血液沿胎儿腹前壁进入体内分为 3 支,一支直接入肝,一支与门静脉汇合入肝,此两支的血液经肝静脉入下腔静脉;另一支经静脉导管直接入下腔静脉。可见进入右心房的下腔静脉血是混合血,有来自脐静脉含氧量较高、营养较丰富的血液,也有来自胎儿身体下半身含氧量较低的血液。

(2)卵圆孔位于左右心房之间,由于卵圆孔开口处正对着下腔静脉入口,从下腔静脉进入右心房的血液绝大部分经卵圆孔进入左心房。而上腔静脉进入右心房的血液流向右心房,随后进入肺动脉。

(3)由于肺循环阻力较大,肺动脉血液大部分经动脉导管流入主动脉,首先供应心、头部及上肢,仅约 1/3 血液经肺静脉入左心房。左心房的血液进入左心室,继而进入升主动脉、降主动脉直至全身后,经腹下动脉再经脐动脉进入胎盘,与母血进行交换。

(二)血液系统

1.红细胞生成 胎儿血液循环约建立于受精后 3 周末,其红细胞主要来自卵黄囊。于妊娠 10 周,肝是红细胞生成的主要器官。以后骨髓、脾逐渐具有造血功能。于妊娠足月骨髓产生 90％红细胞。于妊娠 32 周红细胞生成素大量产生,故妊娠 32 周以后的早产儿及妊娠足月儿的红细胞数均增多,胎儿红细胞的生命周期短,仅为成人的 2/3,所以需不断生成红细胞。

2.血红蛋白生成 血红蛋白在原红细胞、幼红细胞和网织红细胞内合成,包括原始血红蛋白、胎儿血红蛋白和成人血红蛋白。随妊娠进展,血红蛋白不仅数量增多,且其类型也从原始型向成人型过渡。在妊娠前半期,均为胎儿血红蛋白,至妊娠最后 4～6 周,成人血红蛋白增多,至临产时胎儿血红蛋白仅占 25％。含胎儿血红蛋白的红细胞,具有较高氧亲合力,这与红细胞膜通透性增加有关。

3.白细胞生成 妊娠 8 周以后,胎儿血液循环出现粒细胞。于妊娠 12 周,胸腺、脾产生淋巴细胞,成为体内抗体的主要来源。妊娠足月时白细胞计数可高达(15～20)×10^9/L。

(三)呼吸系统

胎儿呼吸功能是由母儿血液在胎盘完成气体交换。胎儿出生前需具备呼吸道(包括气管直至肺泡)、肺循环及呼吸肌的发育,在中枢神经系统支配下能活动协调方能生存。B 型超声于妊娠 11 周可见胎儿胸壁运动,妊娠 16 周时出现能使羊水进出呼吸道的呼吸运动,若出现胎儿窘迫时,正常呼吸运动暂时停止,出现大喘息样呼吸运动。

(四)消化系统

妊娠 11 周时小肠有蠕动,至妊娠 16 周胃肠功能基本建立,胎儿吞咽羊水,吸收水分,同时能排出尿液控制羊水量。尽管胎儿蛋白分解能力尚未发育成熟,但其胃肠已能吸收氨基酸、葡萄糖及其他可溶性营养物质,对吸收脂肪功能较差。胎儿肝功能尚不健全,因肝内缺乏许多酶,以致不能结合因红细胞破坏产生的大量游离胆红素。胆红素主要经胎盘排出,并由母体肝代谢后排出体外。仅有小部分在肝内结合,经胆道排入小肠氧化成胆绿素。胆绿素的降解产物导致胎粪呈黑绿色。

(五)泌尿系统

妊娠 11～14 周时胎儿肾已有排尿功能,于妊娠 14 周胎儿膀胱内已有尿液,B 型超声可测出膀胱内尿量,从而明确妊娠中期起,羊水的重要来源是胎儿尿液。

（六）内分泌系统

胎儿发育的第一个内分泌腺为甲状腺，于妊娠第 6 周开始发育。约在妊娠 12 周已能合成甲状腺激素。胎儿肾上腺发育良好，其重量与胎儿体重之比远超过成年人，且胎儿肾上腺皮质主要由胎儿带组成，约占肾上腺的 85% 以上。能产生大量甾体激素，尤其是产生硫酸脱氢表雄酮，与胎儿肝、胎盘、母体共同完成雌三醇的合成。研究资料表明，胎儿肾上腺与胎儿自身发育、分娩发动、分娩时的应激可能均有关。

（七）生殖系统及性腺分化发育

男性胎儿睾丸于妊娠第 9 周开始分化发育，至妊娠 14～18 周形成输精管。当有睾丸时，刺激间质细胞分泌睾酮，促使中肾管发育，支持细胞产生副中肾管抑制物质，副中肾管发育受到抑制而退化。外阴部一还原酶使睾酮衍化为二氢睾酮。外生殖器向男性分化发育。男性胎儿睾丸于临产前才降至阴囊内，右侧睾丸高于左侧且下降较迟。

女性胎儿卵巢于妊娠 11～12 周开始分化发育，因缺乏副中肾管抑制物质，致使副中肾管系统发育，形成阴道、子宫、输卵管。外阴部缺乏 5α 一还原酶，外生殖器向女性分化发育。

（陈晓芳）

第三节　胎儿附属物的形成及其功能

胎儿附属物是指胎儿以外的组织，包括胎盘、胎膜、脐带和羊水，它们对胎儿宫内生命的维持及生长发育起重要作用。

一、胎盘

胎盘（placenta）是胚胎与母体组织的结合体，是母体与胎儿间进行物质交换的器官，由羊膜、叶状绒毛膜和底蜕膜构成。

（一）胎盘的形成

1.羊膜构成胎盘的胎儿面。为附着在绒毛膜板表面的半透明薄膜。羊膜光滑，无血管、神经及淋巴，具有一定的弹性。正常羊膜厚 0.02～0.05mm，由内向外由单层无纤毛立方上皮细胞层、基膜、致密层、成纤维细胞层和海绵层 5 层组成。电镜见上皮细胞表面有微绒毛，随妊娠进展而增多，以增强细胞的活动能力。

2.叶状绒毛膜构成妊娠足月胎盘主要部分。晚期囊胚着床后，滋养层迅速分裂增生。内层为细胞滋养细胞，是分裂生长的细胞；外层为合体滋养细胞，是执行功能的细胞，由细胞滋养细胞分化而来。在滋养层内面有一层细胞称胚外中胚层，与滋养层共同组成绒毛膜。胚胎发育至 2～3 周时，为绒毛膜发育分化最旺盛的时期。胎盘的主要结构叶状绒毛逐渐形成，历经 3 个阶段：①初级绒毛，指绒毛膜周围长出不规则突起的合体滋养细胞小梁，逐渐呈放射状排列，绒毛膜深部增生活跃的细胞滋养细胞也伸入进去，形成合体滋养细胞小梁的细胞中心索，初具绒毛形态；②次级绒毛，指初级绒毛继续增长，其细胞中心索伸展至合体滋养细胞的内层，且胚外中胚层也长入细胞中心索，形成间质中心索；③三级绒毛，指胚胎血管长入间质中心索。约在受精后第 3 周末，当绒毛内血管形成时，建立起胎儿一胎盘循环。

与底蜕膜相接触的绒毛，因营养丰富发育良好，称叶状绒毛膜。从绒毛膜板伸出的绒毛干，逐渐分支形成初级绒毛干、次级绒毛干和三级绒毛干。向绒毛间隙伸展，形成终末绒毛网。绒毛末端悬浮于充满母血的绒毛间隙中的称游离绒毛,长入底蜕膜中的称固定绒毛。一个初级绒毛干及其分支形成一个胎儿叶,一个次级绒毛干及其分支形成一个胎儿小叶。一个胎儿叶包括几个胎儿小叶。每个胎盘有 60~80 个胎儿叶、200 个胎儿小叶。由蜕膜板长出的胎盘隔,将胎儿叶不完全地分隔为母体叶,每个母体叶包含数个胎儿叶,每个母体叶有其独自的螺旋动脉供应血液。

每个绒毛干中均有脐动脉和脐静脉,随绒毛干一再分支,脐血管越来越细,最终成为毛细血管进入绒毛末端,胎儿血液以每分钟约 500ml 流量流经胎盘。孕妇子宫螺旋动脉(也称子宫胎盘动脉)穿过蜕膜板进入母体叶,血液压力为 60~80mmHg,母体血液靠母体压差,以每分钟 500ml 流速进入绒毛间隙,绒毛间隙的血液压力为 10~50mmHg,再经蜕膜板流入蜕膜静脉网,此时压力不足 8mmHg。母儿间的物质交换均在胎儿小叶的绒毛处进行。可见胎儿血液是经脐动脉直至绒毛毛细血管壁,经与绒毛间隙中的母血进行物质交换,两者不直接相通,而是隔着绒毛毛细血管壁、绒毛间质及绒毛表面细胞层,靠渗透、扩散和细胞选择,再经脐静脉返回胎儿体内。母血则经底蜕膜螺旋动脉开口通向绒毛间隙内,再经开口的螺旋静脉返回孕妇体内。

绒毛组织结构:妊娠足月胎盘的绒毛表面积达 12~14m²,相当于成人肠道总面积。绒毛直径随妊娠进展变小,绒毛内胎儿毛细血管所占空间增加,绒毛滋养层主要由合体滋养细胞组成。细胞滋养细胞仅散在可见,数目极少。滋养层的内层为基膜,有胎盘屏障作用。

3. 底蜕膜构成胎盘的母体部分,占妊娠足月胎盘很小部分。底蜕膜表面覆盖一层来自固定绒毛的滋养层细胞与底蜕膜共同形成绒毛间隙的底,称蜕膜板。从此板向绒毛膜方向伸出一些蜕膜间隔,一般不超过胎盘全层厚度的 2/3,将胎盘母体面分成肉眼可见的 20 个左右母体叶。

(二)妊娠足月胎盘的大体结构

妊娠足月胎盘呈圆形或椭圆形,重 450~650g,直径为 16~20cm,厚 1~3cm,中间厚、边缘薄。胎盘分为胎儿面和母体面。胎盘胎儿面的表面被覆羊膜呈灰蓝色,光滑半透明,脐带动静脉从附着处分支向四周呈放射状分布,直达胎盘边缘。脐带动静脉分支穿过绒毛膜板,进入绒毛干及其分支。胎盘母体面的表面呈暗红色,胎盘隔形成若干浅沟分成 20 个左右母体叶。

(三)胎盘功能

胎盘功能包括气体交换、营养物质供应、排出胎儿代谢产物、防御功能及合成功能等。胎盘功能极复杂,绝非单纯滤过作用。在胎盘内进行物质交换的部位,主要在血管合体膜。血管合体膜是由合体滋养细胞、合体滋养细胞基膜、绒毛间质、毛细血管基膜和毛细血管内皮细胞 5 层组成的薄膜。

1. 物质交换功能 在胎盘内进行物质交换及转运方式有:①简单扩散,指物质通过细胞质膜从高浓度区扩散至低浓度区,不消耗细胞能量。如 O_2、CO_2、水、钠钾电解质等;②易化扩散,指尽管也是物质通过细胞质膜从高浓度区向低浓度区扩散,不消耗细胞能量,但速度远较简单扩散快得多,系因细胞质膜有专一载体,而到达一定浓度时,扩散速度明显减慢,此时扩散速度与浓度差不呈正相关,如葡萄糖等的转运;③主动转运,指物质通过细胞质膜从低浓度区逆方向扩散至高浓度区,需要细胞代谢产生的热能作动力,如氨基酸、水溶性维生素及钙、铁等,在胎儿血中浓度均高于母血;④其他,较大物质可通过血管合体膜裂隙,或通过细胞膜内陷吞噬后继之膜融合,形成小泡向细胞内移动等方式转运,如大分子蛋白质、免疫球蛋白等。

(1)气体交换:维持胎儿生命最重要的物质是 O_2。在母体与胎儿之间,O_2、CO_2 是以简单扩散方式进行交换,相当于生后肺、小肠、肾的功能。母体子宫动脉血氧分压为 95～100mmHg,绒毛间隙中的血氧分压为 40～50mmHg,而胎儿脐动脉血氧分压于交换前为20mmHg,经绒毛与绒毛间隙的母血进行交换后,胎儿脐静脉血氧分压为 30mmHg 以上。氧饱和度可达 70%～80%,母体每分钟可供胎儿氧 7～8ml/kg。尽管氧分压升高并不多,但因胎儿血红蛋白对氧的亲合力强,能从母血中获得充分的氧。母血氧分压受多种因素影响,如妊娠期高血压疾病、心功能不全、血红蛋白值低、肺功能不良,均可明显降低氧分压而对胎儿不利。

(2)营养物质供应:葡萄糖是胎儿热能的主要来源,以易化扩散方式通过胎盘。

胎儿体内的葡萄糖均来自母体。氨基酸浓度胎血高于母血,以主动运输方式通过胎盘。自由脂肪酸能较快地通过胎盘。电解质及维生素多数以简单扩散的方式通过胎盘。胎盘中含有多种酶,如氧化酶、还原酶、水解酶等。可将复杂化合物分解为简单物质(如蛋白质分解为氨基酸、脂质分解为自由脂肪酸等)。也能将简单物质合成后供给胎儿,如将葡萄糖合成糖原、氨基酸合成蛋白质等。分子量较大却能通过胎盘,可能与血管合体膜表面有专一受体有关。

(3)排出胎儿代谢产物:胎儿代谢产物如尿素、尿酸、肌酐、肌酸等,经胎盘送入母血,由母体排出体外,相当于生后肾的功能。

2.防御功能及免疫功能 胎盘的屏障作用极有限。各种病毒(如风疹病毒、巨细胞病毒等)、分子量小对胎儿有害药物,均可通过胎盘影响胎儿致畸甚至死亡。细菌、弓形虫、衣原体、支原体、螺旋体可在胎盘部位形成病灶,破坏绒毛结构进入胎体感染胎儿。母血中免疫抗体如 IgG 能通过胎盘,胎儿从母体得到抗体,使其在生后短时间内获得被动免疫力。

3.合成功能 胎盘具有活跃的合成物质的能力,主要合成激素和酶。合成的激素有蛋白激素和甾体激素两大类。蛋白激素有人绒毛膜促性腺激素、人胎盘生乳素、妊娠特异性 β_1 糖蛋白、人绒毛膜促甲状腺激素等。甾体激素有雌激素、孕激素等。合成的酶有缩宫素酶、耐热性碱性磷酸酶等。

(1)人绒毛膜促性腺激素(hCG):约在受精后第 6 日受精卵滋养层形成时,开始分泌微量hCG。着床后用特异 hCG-β 抗血清能在母血中测出 hCG 水平。在妊娠早期分泌量增加很快,1～2 日即增长一倍,至妊娠 8～10 周血清浓度达最高峰,持续 1～2 周后迅速下降,妊娠中晚期血清浓度仅为峰值的 10%,持续至分娩。分娩后若无胎盘残留,约于产后 2 周内消失。

hCG 的分子量为 36700,其中糖分子量约占 30%,它与垂体产生的 FSH、LH 及 TSH 一样,均由 α、β 两个亚基组成。它们的 α 亚基的氨基酸数及其排列顺序几乎完全相同,易发生交叉反应,而 β-hCG 亚基羧基端最后的 24 个氨基酸为其所特有而不受 LH 干扰,故临床利用 β-hCG 特异抗血清,测定母体血清中 β-hCG。在受精后 10 日左右可用放射免疫法在母体血清中测出 β-hCG,为诊断早孕最敏感方法之一。

hCG 已知的主要功能有:①维持月经黄体寿命,成为妊娠黄体增加甾体激素分泌维持妊娠;②促进雄激素芳香化转化为雌激素,能刺激孕酮的形成;③抑制植物凝集素对淋巴细胞刺激作用,hCG 能吸附于滋养细胞表面以免胚胎滋养层被母体淋巴细胞攻击;④刺激胎儿睾丸分泌睾酮,促进男胎性分化。

(2)人胎盘生乳素(human placental lactogen,HPL):由合体滋养细胞分泌。由 191 个氨基酸组成的单链多肽激素,不含糖分子的,分子量为 22279。于妊娠 5~6 周用放射免疫法可在母血中测出 HPL,随妊娠进展及胎盘增大,其分泌量持续增加,至妊娠 34~36 周达高峰,并维持至分娩。HPL 在体内的半衰期约为 22min,HPL 值于产后迅速下降,约在产后 7h 即测不出。

HPL 的主要功能有:①作用于乳腺腺泡,促进腺泡发育,刺激乳腺上皮细胞合成乳白蛋白、乳酪蛋白及乳珠蛋白,为产后泌乳做好准备;②有促胰岛素生成作用,使母血胰岛素值增高,促进蛋白质合成;③通过脂解作用提高游离脂肪酸、甘油浓度,以游离脂肪酸作为能源,抑制对葡萄糖的摄取,使多余葡萄糖运送给胎儿。成为胎儿的主要能源,也成为蛋白合成的能源来源。HPL 是通过母体促进胎儿发育的重要"代谢调节因子"。近来研究发现 HPL 还能抑制母体对胎儿的排斥作用。

(3)雌激素:雌激素于妊娠期间明显增多,主要来自胎盘及卵巢。于妊娠早期,主要由黄体产生雌二醇和雌酮。于妊娠 10 周后,胎盘接替卵巢产生更多量雌激素,至妊娠末期雌三醇值为非孕妇女的 1000 倍,雌二醇及雌酮值为非孕妇女的 100 倍。

雌激素生成过程:母体内的胆固醇在胎盘中转变为孕烯醇酮,经胎儿肾上腺胎儿带合成硫酸脱氢表雄酮,再经胎儿肝内 16α—羟化酶作用,形成 16α—羟基硫酸脱氢表雄酮(16α—OH—DHAS),接着在胎盘合体滋养细胞硫酸酯酶作用下,去硫酸根成为 16α—OH—DHA,随后经胎盘芳香化酶作用成为 16α—羟基雄烯二酮,最后形成游离雌三醇。可见雌激素是由胎儿、胎盘共同产生,故称胎儿—胎盘单位。

(4)孕激素:妊娠早期由卵巢妊娠黄体产生,自妊娠 8~10 周胎盘合体滋养细胞是产生孕激素的主要来源。随妊娠进展,母血中孕酮值逐渐增高,至妊娠足月可达 300~600nmol/L,其代谢产物为孕二醇,24h 尿排出值为 35~45mg。孕激素与雌激素共同参与妊娠期母体各系统的生理变化。

(5)缩宫素酶:一种分子量约为 30 万的糖蛋白,由合体滋养细胞产生的。随妊娠进展逐渐增多,其生物学意义尚不十分明了,主要使缩宫素分子灭活,起到维持妊娠的作用。如胎盘功能不良,血中缩宫素酶活性降低,见于死胎、妊娠高血压疾病、胎儿宫内发育迟缓。

(6)耐热性碱性磷酸酶:由合体滋养细胞分泌。于妊娠 16~20 周母血中可测出此酶。随妊娠进展而增多,直至胎盘娩出后其值下降,产后 3~6 日内消失。可作为胎盘功能检查的一项指标。

(7)细胞因子与生长因子:如表皮生长因子、神经生长因子、胰岛素样生长因子、转化生长因子 β、肿瘤坏死因子 α、粒细胞—巨噬细胞克隆刺激因子、白细胞介素—1、白细胞介素—2、白细胞介素—6、白细胞介素—8 等。它们对胚胎、胎儿营养及免疫保护起一定作用。

二、胎膜

胎膜是由绒毛膜和羊膜组成。胎膜外层为绒毛膜,在发育过程中缺乏营养供应而逐渐退化萎缩成为平滑绒毛膜,至妊娠晚期与羊膜紧密相贴,但能与羊膜分开。胎膜内层为羊膜,与覆盖胎盘、脐带的羊膜层相连。于妊娠 14 周末,羊膜与绒毛膜的胚外中胚层相连封闭胚外体腔,羊膜腔占据整个子宫腔并随妊娠进展而逐渐增大。胎膜含有留体激素代谢所需的多种酶活性,故和甾体激素代谢有关。胎膜含有大量花生四烯酸(前列腺素前身物质)的磷脂,且含有能催化磷脂生成游离花生四烯酸的溶酶体,所以胎膜在分娩发动上有一定作用。

三、脐带

体蒂是脐带的始基,脐带是连接胎儿与胎盘的带状器官,脐带一端连于胎儿腹壁脐轮,另一端附着于胎盘胎儿面。妊娠足月胎儿的脐带长 30～100cm,平均约 55cm,直径为 0.8～2.0cm,表面被羊膜覆盖呈灰白色。脐带断面中央有一条脐静脉,两侧有脐动脉。血管周围为含水量丰富来自胚外中胚层的胶样胚胎结缔组织称华通胶,有保护脐血管的作用。脐带是母体及胎儿气体交换、营养物质供应和代谢产物排出的重要通道。若脐带受压致使血流受阻时,胎儿缺氧,可致胎儿窘迫,甚至危及胎儿生命。

四、羊水

充满在羊膜腔内的液体称羊水。妊娠不同时期的羊水来源、容量及组成均有明显改变。

(一)羊水的来源

妊娠早期的羊水,主要是母体血清经胎膜进入羊膜腔的透析液。妊娠中期以后,胎儿尿液是羊水的重要来源,这时羊水的渗透压逐渐降低,肌酐、尿素、尿酸值逐渐增高。妊娠晚期胎儿肺参与羊水生成。羊膜、脐带华通胶及胎儿皮肤也能渗出液体,但量少。

(二)羊水的吸收

羊水的吸收约 50% 由胎膜完成。胎膜在羊水的产生和吸收方面起重要作用,尤其是与子宫蜕膜接近的部分其吸收功能远超过覆盖胎盘的羊膜。妊娠足月胎儿每日吞咽羊水 500～700ml,经消化道进入胎儿血循环,形成尿液再排至羊膜腔中,故消化道也是吸收羊水的重要途径。此外,脐带每小时可吸收羊水 40～50ml。胎儿角化前皮肤也有吸收羊水功能,但量很少。

(三)母体、胎儿、羊水三者间的液体平衡

羊水在羊膜腔内不断进行液体变换,以保持羊水量的相对恒定。母儿间的液体交换,主要通过胎盘,每小时约 3600ml。母体与羊水的交换,主要通过胎膜,每小时约 400ml。羊水与胎儿的交换主要通过胎儿消化管、呼吸道、泌尿道及角化前皮肤等。

(四)羊水量、性状及成分

1.羊水量　妊娠 8 周时为 5～10ml。妊娠 10 周时约 30ml,妊娠 20 周时约 400ml,妊娠 38 周时约 1000ml,此后羊水量逐渐减少。妊娠足月时羊水量约 800ml。过期妊娠时,羊水量明显减少。

2.羊水性状及成分　妊娠足月时羊水比重为 1.007～1.025,pH 约为 7.20,内含水分 98%～99%,1%～2% 为无机盐及有机物质。妊娠早期羊水为无色澄清液体。妊娠足月羊水略混浊,不透明,羊水内常悬有小片状物(包括胎脂、胎儿脱落上皮细胞、毳毛、毛发、少量白细胞、白蛋白、尿酸盐等)。羊水中含大量激素(包括雌三醇、孕酮、皮质醇、前列腺素、人胎盘生乳素、人绒毛膜促性腺激素、雄烯二酮、睾酮等)和酶(如溶菌酶、乳酸脱氢酶等数十种)。

(五)羊水的功能

1.保护胎儿　胎儿在羊水中自由活动,不致受到挤压,防止胎体畸形及胎肢粘连;保持羊膜腔内恒温;适量羊水避免子宫肌壁或胎儿对脐带直接压迫所致的胎儿窘迫;有利于胎儿体液平衡,若胎儿体内水分过多可采取胎尿方式排至羊水中;临产宫缩时,尤其在第一产程初期,羊水直接受宫缩压力能使压力均匀分布,避免胎儿局部受压。

2.保护母体　妊娠期减少因胎动所致的不适感;临产后,前羊水囊扩张子宫颈口及阴道;破膜后羊水冲洗阴道减少感染机会。

(陈晓芳)

第四节　妊娠期母体的变化

妊娠期妇女在胎盘产生的激素与神经内分泌的作用下发生一系列适应性的解剖和生理变化,以适应胚胎、胎儿生长发育的需要。

一、生殖系统的变化

(一)子宫

1.宫体　逐渐增大变软。子宫由非孕时(7~8)cm×(4~5)cm×(2~3)cm增大至妊娠足月时35cm×25cm×22cm。妊娠早期子宫呈球形或椭圆形且不对称,受精卵着床部位的子宫壁明显突出。妊娠12周以后,增大的子宫渐呈均匀对称并超出盆腔,可在耻骨联合上方触及。妊娠晚期的子宫呈不同程度右旋,与乙状结肠在盆腔左侧占据有关。

宫腔容量非孕时约5ml,至妊娠足月约5000ml,增加1000倍。子宫重量非孕时约50g,至妊娠足月约1000g,增加20倍,主要是子宫肌细胞肥大,由非孕长 $20\mu g$ 、宽 $2\mu m$,至妊娠足月长 $500\mu m$ 、宽 $10\mu m$,胞质内充满具有收缩活性的肌动蛋白和肌浆球蛋白,为临产后子宫阵缩提供物质基础。子宫肌壁厚度由非孕时约1cm,于孕中期逐渐增厚达 $2.0\sim2.5cm$,至孕末期又渐薄,妊娠足月时厚度为 $1.0\sim1.5cm$ 。子宫增大最初受内分泌激素的影响,以后的子宫增大则因宫腔内压力的增加。

子宫各部的增长速度不一。宫底部于妊娠后期增长最快,宫体部含肌纤维最多,子宫下段次之,宫颈最少,以适应临产后子宫阵缩由宫底部向下递减,使胎儿娩出。自妊娠12~14周起,子宫出现不规则无痛性收缩。特点为稀发、不对称、不规律。收缩时宫腔压力小,孕妇无痛感,称Braxton Hicks收缩。

子宫动脉由非孕时屈曲至妊娠足月时变直,以适应胎盘内绒毛间隙血流量增加的需要。妊娠足月时子宫血流量为450~650ml/min,较非孕时增加,其中5%供肌层,10%~15%供子宫蜕膜层,80%~85%供胎盘。当宫缩时,子宫血流量明显减少。

2.子宫内膜　受精卵着床后,子宫内膜迅速发生蜕膜变,致密层蜕膜样细胞增大变成蜕膜细胞。按蜕膜与囊胚的位置关系,将蜕膜分为3部分:①底蜕膜,与囊胚极滋养层接触的子宫肌层之间的蜕膜,以后发育成为胎盘的母体部分;②包蜕膜,覆盖在囊胚表面的蜕膜,随囊胚发育逐渐突向宫腔。约在妊娠12周因羊膜腔明显增大,包蜕膜和真蜕膜相贴近,子宫腔消失,包蜕膜与真蜕膜逐渐融合。③真蜕膜,底蜕膜及包蜕膜以外覆盖子宫腔的蜕膜。

3.子宫峡部　位于宫体与宫颈之间最狭窄部位。非孕时长约1cm,妊娠后变软,妊娠10周时子宫峡部明显变软。妊娠12周以后,子宫峡部逐渐伸展拉长变薄,扩展成为宫腔的一部分,临产后可伸展至7~10cm,成为产道的一部分,此时称子宫下段。

4.宫颈　于妊娠早期,黏膜充血、组织水肿,致使外观肥大、紫蓝色及变软。宫颈管内腺体肥大,宫颈黏液增多,形成黏稠的黏液栓,有保护宫腔免受外来感染侵袭的作用。接近临产时,宫颈管变短并出现轻度扩张。

(二)卵巢

卵巢于妊娠期略增大,排卵和新卵泡发育均停止。妊娠黄体于妊娠10周前产生雌激素及孕激素,以维持妊娠的继续。黄体功能于妊娠10周后由胎盘取代。黄体在妊娠3~4个月时开始萎缩。

(三)输卵管

妊娠期输卵管伸长,但肌层并不增厚。黏膜上皮细胞变扁平,在基质中可见蜕膜细胞。有时黏膜呈蜕膜样改变。

(四)阴道

妊娠期阴道充血水肿呈紫蓝色,黏膜变软。皱襞增多,从而伸展性增加。阴道脱落细胞增加,分泌物增多常呈白色糊状。阴道上皮细胞含糖原增加,乳酸含量增多,使阴道分泌物pH降低,不利于一般致病菌生长,有利于防止感染。

(五)外阴

妊娠期外阴部充血,皮肤增厚,大小阴唇色素沉着,大阴唇内血管增多及结缔组织变松软,故伸展性增加,有利于胎儿娩出。小阴唇皮脂腺分泌增多。

二、乳房的变化

乳房于妊娠早期开始增大,充血明显。孕妇自觉乳房发胀或偶有刺痛,浅静脉明显可见。腺泡增生使乳房较硬韧,乳头增大变黑,易勃起。乳晕变黑,乳晕外围的皮脂腺肥大形成散在的结节状小隆起,称蒙氏结节。

妊娠期间胎盘分泌大量雌激素刺激乳腺腺管发育,分泌大量孕激素刺激乳腺腺泡发育。乳腺发育完善还需垂体催乳激素、胎盘生乳素及胰岛素、皮质醇、甲状腺激素等的参与。已知乳腺细胞膜有垂体催乳激素受体,细胞质内有雌激素受体和孕激素受体。妊娠期虽有大量的多种激素参与乳腺发育,做好泌乳准备,但妊娠期间并无乳汁分泌,与大量雌激素、孕激素抑制乳汁生成有关。于妊娠末期,尤其在接近分娩期挤压乳房时,可有数滴稀薄黄色液体溢出称初乳。正式分泌乳汁需在分娩后。

三、循环系统的变化

1.心脏 妊娠后期由于子宫增大使膈肌升高,心脏向左、向上、向前移位,更贴近胸壁,心尖搏动左移1~2cm,心浊音界稍扩大。心脏移位使大血管轻度扭曲,加之血流量增加及血流速度加快,在多数孕妇的心尖区可听及Ⅰ~Ⅱ级柔和吹风样收缩期杂音。心脏容量从妊娠早期至妊娠末期增加10%,心率于妊娠晚期每分钟增加10~15次。心电图因心脏左移出现轴左偏。心音图多有第一心音分裂。

2.心排出量 心排出量从妊娠10周左右开始增加,至妊娠32周达高峰,左侧卧位测量心排出量较未孕时约增加30%,每次心排出量平均约为80ml,此后持续此水平直至分娩。心排出量增加对维持胎儿生长发育极重要。

3.血压 在妊娠早期及中期血压偏低,在妊娠晚期血压轻度升高。一般收缩压无变化。舒张压因外周血管扩张、血液稀释及胎盘形成动静脉短路而轻度降低,使脉压稍增大。孕妇体位影响血压，坐位高于仰卧位。增大的子宫压迫下腔静脉使血液回流受阻。侧卧位时能解除子宫的压迫，改善静脉回流。由于下肢、外阴及直肠静脉压增高，加之妊娠期静脉壁扩张，孕妇容易发生下肢、外阴静脉曲张和痔。孕妇若长时间处于仰卧位姿势，能引起回心血量减少，心排出量随之减少使血压下降，称仰卧位低血压综合征。

四、血液的改变

（一）血容量

循环血容量于妊娠 6～8 周开始增加，至妊娠 32～34 周达高峰，增加 30%～45%，平均约增加 1500ml，维持此水平直至分娩。血容量增加包括血浆及红细胞增加，血浆增加多于红细胞增加，血浆约增加 1000ml，红细胞约增加 500ml，出现生理性血液稀释。

（二）血液成分

1. 红细胞　妊娠期骨髓不断产生红细胞，网织红细胞轻度增多。由于血液稀释，红细胞计数约为 $3.6×10^{12}/L$（非孕妇女约为 $4.2×10^{12}/L$），血红蛋白值约为 110g/L（非孕妇女约为 130g/L），血细胞比容从未孕时 0.38～0.47 降至 0.31～0.34。

2. 白细胞　妊娠期开始轻度增加，至妊娠 30 周达高峰，一般为 $(5～12)×10^9$，主要为中性粒细胞增多，淋巴细胞增加不多，而单核细胞和嗜酸粒细胞几乎无改变。

3. 凝血因子　妊娠期血液处于高凝状态。大部分凝血因子增加，血小板数轻度减少。妊娠晚期凝血酶原时间及部分孕妇凝血活酶时间轻度缩短。凝血时间无明显改变。血浆纤维蛋白原含量比非孕妇女增加 40%～50%，于妊娠末期可达 4～5g/L（非孕妇女约为 3g/L）。妊娠期纤维蛋白溶酶原显著增加，优球蛋白溶解时间延长，表明妊娠期间纤溶活性降低。

4. 血浆蛋白　由于血液稀释，从妊娠早期开始降低，至妊娠中期血浆蛋白为 60～65g/L，主要是白蛋白减少，约为 35g/L，以后持续此水平直至分娩。

五、泌尿系统的变化

由于孕妇及胎儿代谢产物增多，肾脏负担过重。妊娠期肾脏略增大，肾血浆流量及肾小球滤过率于妊娠早期均增加，以后在整个妊娠期间维持高水平，肾血流量比非孕时约增加 35%，肾小球滤过率约增加 50%。肾血流量及肾小球滤过率均受体位影响，孕妇仰卧位尿量增加，故夜尿量多于日尿量。代谢产物尿素、尿酸、肌酸、肌酐等排泄增多，其血中浓度则低于非孕妇女。由于肾小球滤过率增加，肾小管对葡萄糖再吸收能力不能相应增加，约 15% 孕妇饭后可出现糖尿，应注意与真性糖尿病相鉴别。

受孕激素影响，泌尿系统平滑肌张力降低。自妊娠中期肾盂及输尿管轻度扩张，输尿管增粗及蠕动减弱，尿流缓慢，且右侧输尿管受右旋妊娠子宫压迫，加之输尿管有尿液逆流现象，孕妇易患急性肾盂肾炎，以右侧多见。

六、呼吸系统的变化

妊娠期间胸廓改变主要表现为肋膈角增宽、肋骨向外扩展，胸廓横径及前后径加宽使周径加大。孕妇于妊娠中期耗氧量增加 10%～20%，而肺通气量约增加 40%，有过度通气现象，使动脉血氧压增高达 92mmHg，二氧化碳分压降至 32mmHg，有利于供给孕妇本身及胎儿所需的氧，通过胎盘排出胎儿血中的 CO_2。于妊娠晚期子宫增大，膈肌活动幅度减少，胸廓活动加大,以胸式呼吸为主,气体交换保持不减。呼吸次数于妊娠期变化不大,每分钟不超过20次,但呼吸较深。

妊娠期肺功能的变化有:①肺活量无明显改变;②通气量每分钟约增加40%,潮气量约增加39%残气量约减少20%;④肺泡换气量约增加65%;⑤上呼吸道(鼻、咽、气管)黏膜增厚,轻度充血、水肿,容易发生感染。

七、消化系统的变化

受大量雌激素影响,齿龈肥厚,易患齿龈炎致齿龈出血。牙齿易松动及出现龋齿。妊娠期孕激素使胃肠平滑肌张力降低,贲门括约肌松弛,胃内酸性内容物可反流至食管下部产生"烧心"感。胃酸及胃蛋白酶分泌量减少。胃排空时间延长,容易出现上腹部饱满感,故孕妇应防止饱餐。肠蠕动减弱,粪便在大肠停留时间延长出现便秘,常引起痔疮或使原有痔疮加重。肝脏不增大,肝功能无明显改变。胆囊排空时间延长,胆道平滑肌松弛,胆汁稍黏稠使胆汁淤积。妊娠期容易诱发胆石病。

八、皮肤的变化

妊娠期促黑素细胞刺激激素(MSH)的分泌增加,加之雌激素、孕激素大量增多,增加黑色素分泌,导致孕妇乳头、乳晕、腹白线、外阴等处出现色素沉着。颧面部、眶周、前额、上唇和鼻部,边缘较明显,呈蝶状褐色斑,习称妊娠黄褐斑,于产后逐渐自行消退。

随妊娠子宫的逐渐增大,加之肾上腺皮质于妊娠期间分泌糖皮质激素增多,该激素分解弹力纤维蛋白,使弹力纤维变性,加之孕妇腹壁皮肤张力加大,使皮肤的弹力纤维断裂,呈多量紫色或淡红色不规则平行的条纹状萎缩斑,称妊娠纹,见于初产妇。旧妊娠纹呈银白色,见于经产妇。

九、内分泌系统的变化

(一)垂体

妊娠期腺垂体增生肥大明显。嗜酸细胞肥大增多称妊娠细胞。

1. 促性腺激素　在妊娠早期,由于妊娠黄体及胎盘分泌大量雌激素及孕激素,对下丘脑及腺垂体的负反馈作用,使 FSH、LH 分泌减少,故妊娠期间卵巢内的卵泡不再发育成熟,也无排卵。

2. 催乳激素　从妊娠 7 周开始增多,随妊娠进展逐渐增量,妊娠足月分娩前达高峰约 $150\mu g/L$,为非孕妇女 10 倍。催乳激素有促进乳腺发育的作用,为产后泌乳做准备。分娩后若不哺乳,产后 3 周内降至非孕水平;分娩后哺乳者多在产后 80 日以后降至非孕时水平。

(二)肾上腺

肾上腺皮质受妊娠期大量雌激素影响,使中层束状带分泌的皮质醇增多 3 倍,进入血循环后,75% 与球蛋白结合,15% 与白蛋白结合。血循环中皮质醇虽大量增加,但仅有 10% 为起活性作用的游离皮质醇,故孕妇无肾上腺皮质功能亢进表现。外层球状带分泌的醛固酮于妊娠期增加 4 倍,但仅有 30%～40% 为起活性作用的游离醛固酮,故不致引起过多水钠潴留。内层网状带分泌的睾酮略有增加,表现为孕妇阴毛及腋毛增多增粗。

(三)甲状腺

妊娠期由于腺组织增生和血运丰富,甲状腺呈均匀增大,约比非孕时增大 65%。受大量雌激素影响,肝脏产生的甲状腺结合球蛋白增加 2~3 倍。血循环中的甲状腺激素虽增多,但游离甲状腺激素并未增多,故孕妇通常无甲状腺功能亢进表现。孕妇与胎儿体内的促甲状腺激素均不能通过胎盘,而是各自负责自身甲状腺功能的调节。

十、新陈代谢的变化

1.基础代谢率 于妊娠早期稍下降,于妊娠中期逐渐增高,至妊娠晚期可增高 15%~20%。

2.体重 于妊娠 13 周前体重无明显变化。妊娠 13 周起体重平均每周增加 350g,直至妊娠足月时体重平均约增加 12.5kg。

3.碳水化合物代谢 妊娠期胰岛功能旺盛,分泌胰岛素增多,使血循环中的胰岛素增加,故孕妇空腹血糖值稍低于非孕妇女,做糖耐量试验时血糖增高幅度大且恢复延迟。已知于妊娠期间注射胰岛素后降血糖效果不如非孕妇女。提示靶细胞有拮抗胰岛素功能或因胎盘产生胰岛素酶破坏胰岛素,故妊娠期间胰岛素需要量增多。

4.脂肪代谢 妊娠期肠道吸收脂肪能力增强,血脂增高,脂肪能较多积存。妊娠期能量消耗多,糖原储备减少。若遇能量消耗过多时,体内动用大量脂肪使血中酮体增加,发生酮血症。

5.蛋白质代谢 孕妇对蛋白质的需要量增加,呈正氮平衡状态。孕妇体内储备的氮,除供给胎儿生长发育及子宫、乳房增大的需要外,还为分娩期消耗作准备。

6.水代谢 妊娠期机体水分平均约增加 3L,水钠潴留与排泄形成适当比例而不引起水肿。但至妊娠末期组织间液可增加 1~2L。

7.矿物质代谢 胎儿生长发育需要大量钙、磷、铁。胎儿骨骼及胎盘的形成。需要较多的钙,妊娠末期的胎儿体内含钙 25g、磷 14g,绝大部分是妊娠最后 2 个月内积累,至少应于妊娠最后 3 个月补充维生素 D 及钙,以提高血钙值。胎儿造血及酶合成需要较多的铁,孕妇储存铁 M 不足,需补充铁剂,否则会因血清铁值下降发生缺铁性贫血。

十一、骨骼、关节及韧带的变化

骨质在妊娠期间一般无改变,仅在妊娠次数过多、过密又不注意补充维生素 D 及钙时,能引起骨质疏松症。部分孕妇自觉腰骶部及肢体疼痛不适,可能与松弛素使骨盆韧带及椎骨间的关节、韧带松弛有关。妊娠晚期孕妇重心向前移,为保持身体平衡,孕妇头部与肩部应向后仰,腰部向前挺,形成典型孕妇姿势。

（陈晓芳）

第二章　妊娠诊断

为便于掌握妊娠不同时期的特点,临床将妊娠全过程共 40 周分为 3 个时期:妊娠 12 周末以前称早期妊娠;第 13～27 周末称中期妊娠;第 28 周及其后称晚期妊娠。

第一节　早期妊娠的诊断

一、病史与症状

1.停经　生育年龄已婚妇女,平时月经周期规则,一旦月经过期 10 日以上,应疑为妊娠。若停经已达 8 周,妊娠的可能性更大。停经可能是妊娠最早与最重要的症状。停经不一定就是妊娠,应予以鉴别。

2.早孕反应　约半数妇女于停经 6 周左右出现畏寒、头晕、乏力、嗜睡、流涎、食欲不振、喜食酸物或厌恶油腻、恶心、晨起呕吐等症状,称早孕反应。早孕反应多于妊娠 12 周左右自行消失。

3.尿频　于妊娠早期出现尿频,系增大的前倾子宫在盆腔内压迫膀胱所致。约在妊娠 12 周以后,当宫体进入腹腔不再压迫膀胱时,尿频症状自然消失。

二、检查与体征

1.乳房的变化　自妊娠 8 周起,受增多的雌激素及孕激素影响,乳腺腺泡及乳腺小叶增生发育,使乳房逐渐增大。孕妇自觉乳房轻度胀痛及乳头疼痛,初孕妇较明显。哺乳期妇女一旦受孕,乳汁分泌明显减少。检查见乳头及其周围皮肤(乳晕)着色加深,乳晕周围有蒙氏结节显现。

2.生殖器官的变化　于妊娠 6～8 周行阴道窥器检查,可见阴道壁及宫颈充血,呈紫蓝色。双合诊检查发现宫颈变软,子宫峡部极软,感觉宫颈与宫体似不相连称黑加征。随妊娠进展,宫体增大变软,最初是子宫前后径变宽略饱满,于妊娠 5～6 周宫体呈球形,至妊娠 8 周宫体约为非孕宫体的 2 倍,妊娠 12 周时约为非孕宫体的 3 倍。当宫底超出骨盆腔时,可在耻骨联合上方触及。

三、辅助检查

1.妊娠试验　受精卵着床后不久,即可用放射免疫法测出血液中 hCG 升高。孕妇尿液含有 hCG,用免疫学方法(临床多用试纸法)检测,若为阳性,结合临床表现可协助诊断早期妊娠。

2.B 型超声检查　是检查早期妊娠快速准确的方法。在增大的子宫轮廓中,见到来自羊膜囊的圆形光环,妊娠环内为液性暗区(羊水)。最早在妊娠 5 周时见到妊娠环。若在妊娠环内见到有节律的胎心搏动和胎动,可确诊为早期妊娠、活胎(图 2-2-1)。

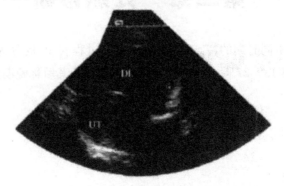

图 2-2-1 早孕期 B 型超声图像

3.黄体酮试验 利用孕激素在体内突然撤退能引起子宫出血的原理,对月经过期可疑早孕妇女,每日肌内注射黄体酮注射液 20mg,连用 3 日,停药后 2~7 日内出现阴道流血,提示体内有一定量雌激素,注射孕激素后子宫内膜由增生期转为分泌期,停药后孕激素水平下降致使子宫内膜剥脱,可以排除妊娠。若停药后超过 7 日仍未出现阴道流血,则早期妊娠的可能性很大

4.宫颈黏液检查 宫颈黏液量少且黏稠,涂片干燥后光镜下见到排列成行的椭圆体,不见羊齿植物叶状结晶,则早期妊娠的可能性大。

5.基础体温测定 双相型体温的妇女,高温相持续 18 日不见下降,早期妊娠的可能性大。高温相持续 3 周以上,早孕的可能性更大。基础体温曲线能反映黄体功能,但不能反映胚胎情况。

(屈苗苗)

第二节 中、晚期妊娠的诊断

妊娠中期以后,子宫明显增大,能扪到胎体,感到胎动,听到胎心音,容易确诊。

一、病史与症状

有早期妊娠的经过,并逐渐感到腹部增大和自觉胎动。

二、检查与体征

1.子宫增大 子宫随妊娠进展逐渐增大。检查腹部时,根据手测宫底高度及尺测耻上子宫长度,可以判断妊娠周数(表 2-2-1)。宫底高度因孕妇的脐耻间距离、胎儿发育情况、羊水量、单胎或多胎等而有差异。

表2-2-1 不同妊娠周数的子宫底高度计子宫长度

妊娠周期	手测子宫底高度	尺测子宫长度(cm)
12周末	耻骨联合上2~3横指	
16周末	脐耻之间	
20周末	脐下1横指	18(15.3~21.4)
24周末	脐上1横指	24(22.0~25.1)
28周末	脐上3横指	26(22.4~29.0)
32周末	脐与剑突之间	29(25.3~31.0)
36周末	剑突下2横指	32(29.8~34.5)
40周末	脐与剑突之间或略高	33(30.0~35.3)

2.胎动 胎儿在子宫内冲击子宫壁的活动称胎动。胎动是胎儿情况良好的表现。妊娠12周后可用听诊器经孕妇腹壁听及胎动,孕妇于妊娠18~20周开始自觉胎动,胎动每小时约3~5次。妊娠周数越多,胎动越活跃,但至妊娠末期胎动渐减少。腹壁薄且松弛的经产妇,甚至可在腹壁上看到胎动。检查腹部时可扪到胎动,也可用听诊器听到胎动音。

3.胎儿心音 于妊娠18~20周用听诊器经孕妇腹壁能听到胎儿心音。胎儿心音呈双音,第一音和第二音很接近,似钟表"滴答"声,速度较快,每分钟120~160次。听到胎儿心音需与子宫杂音、腹主动脉音、胎动音及脐带杂音相鉴别。

4.胎体 妊娠周数越多,胎体触得越清楚。于妊娠20周以后,经腹壁可触到子宫内的胎体。于妊娠24周以后,触诊时已能区分胎头、胎背、胎臀和胎儿肢体。胎头圆而硬,有浮球感,用手指经腹壁或经阴道轻触胎体某一部分,特别是胎头,得到胎儿漂动又回弹的感觉;胎背宽而平坦;胎臀宽而软。形状略不规则;胎儿肢体小且有不规则活动。

三、辅助检查

超声检查对腹部检查不能确定胎产式、胎先露、胎方位或胎心未听清者有意义。B型超声显像法不仅能显示胎儿数目、胎产式、胎先露、胎方位、有无胎心搏动及胎盘位置,且能测量胎头双顶径等多条径线,并可观察有无胎儿体表畸形。超声多普勒法能探出胎心音、胎动音、脐带血流音及胎盘血流音。

(屈苗苗)

第三节 胎姿势、胎产式、胎先露、胎方位

于妊娠28周以前,由于羊水较多、胎体较小,胎儿在子宫内的活动范围大,胎儿的位置和姿势容易改变。于妊娠32周以后,由于胎儿生长迅速、羊水相对减少,胎儿与子宫壁贴近,胎儿的位置和姿势相对恒定。胎儿在子宫内的姿势(简称胎势)为:胎头俯屈,额部贴近胸壁,脊柱略前弯,四肢屈曲交叉于胸腹前,其体积及体表面积均明显缩小,整个胎体成为头端小、臀端大的椭圆形,以适应妊娠晚期椭圆形宫腔的形状。

由于胎儿在子宫内的位置不同,有不同的胎产式、胎先露及胎方位。胎儿位置与母体骨盆的关系,对分娩经过影响极大,故在妊娠后期直至临产前,尽早确定胎儿在子宫内的位置非

常必要,以便及时将异常胎位纠正为正常胎位。

一、胎产式

胎体纵轴与母体纵轴的关系称胎产式(图2-2-2)。两纵轴平行者称纵产式,占妊娠足月分娩总数的99.75%;两纵轴垂直者称横产式,占妊娠足月分娩总数的0.25%。两纵轴交叉呈角度者称斜产式,属暂时的,在分娩过程中多数转为纵产式,偶尔转成横产式。

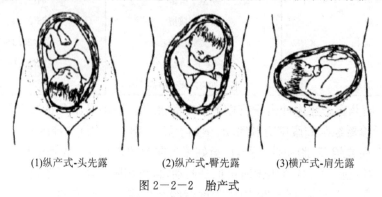

(1)纵产式-头先露　　　(2)纵产式-臀先露　　　(3)横产式-肩先露

图2-2-2　胎产式

二、胎先露

最先进入骨盆的胎儿部分称为胎先露。纵产式有头先露和臀先露,横产式为肩先露。头先露因胎头屈伸程度不同又分为枕先露、前囟先露、额先露及面先露(图2-2-3)。臀先露分为单臀先露、单足先露和双足先露(图2-2-4)。偶见头先露和臀先露与胎儿或胎足同时入盆,称为复合先露(图2-2-5)。

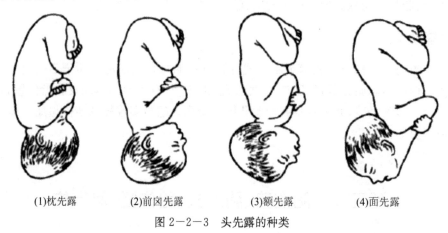

(1)枕先露　　　(2)前囟先露　　　(3)额先露　　　(4)面先露

图2-2-3　头先露的种类

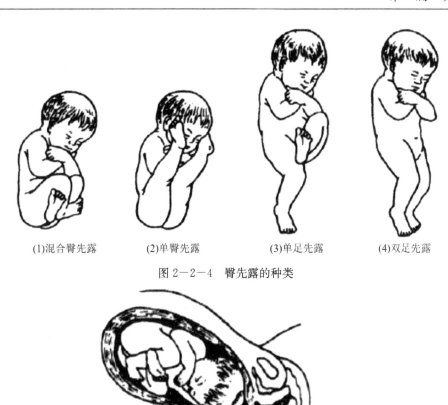

(1)混合臀先露　　(2)单臀先露　　　(3)单足先露　　　(4)双足先露

图 2—2—4　臀先露的种类

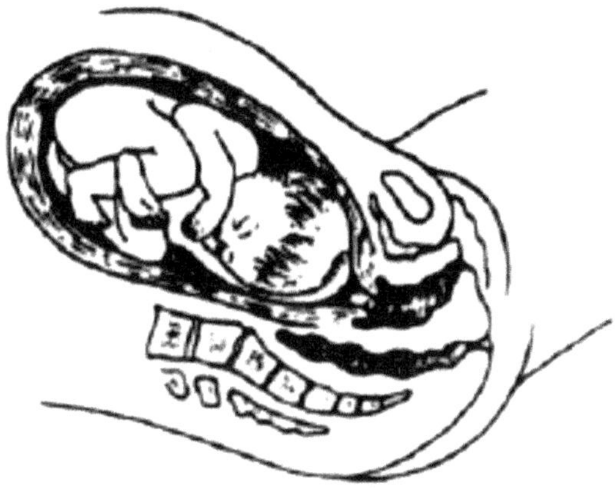

图 2—2—5　复合先露

（三）胎方位

　　胎儿先露部的指示点与母体骨盆的关系称胎方位,枕先露以枕骨、面先露以颏骨、臀先露以骶骨、肩先露以肩胛骨为指示点。根据指示点与母体骨盆左、右、前、后、横的关系而有不同的胎位。如枕先露时,胎头枕骨位于母体骨盆的左前方,应为枕左前位,余类推。

（屈苗苗）

第三章 产前检查与孕期保健

美国妇产科医师学会把产前保健(prenatal care)定义为:从妊娠开始到分娩前的整个时期,对孕妇及胎儿进行健康检查及对孕妇进行心理上的指导,包括早孕诊断、首次产前检查和随后的产前检查及胎儿出生缺陷的筛查与诊断。

产前检查与孕期保健包括对孕妇的定期产前检查、指导妊娠期营养及用药、及时发现和处理异常情况、对胎儿宫内情况进行监护、保证孕妇和胎儿的健康直至安全分娩。

围生医学(perinatology)是研究在围生期内对围生儿及孕产妇卫生保健的一门科学,对降低围生期母儿死亡率和病残儿发生率、保障母儿健康具有重要意义。围生期是指产前、产时和产后的一段时间,国际上对于围生期的规定有 4 种:①围生期Ⅰ从妊娠满 28 周(即胎儿体重≥1000g 或身长≥35cm)至产后一周;②围生期Ⅱ从妊娠满 20 周(即胎儿体重≥500g 或身长≥25cm)至产后 4 周;③围生期Ⅲ从妊娠满 28 周至产后 4 周;④围生期Ⅳ从胚胎形成至产后 1 周。我国现阶段围生期(perinatal period)采用围生期Ⅰ的概念,指从妊娠满 28 周(即胎儿体重≥1000g 或身长≥35cm)至产后一周。围生期死亡率是衡量产科和新生儿科质量的重要指标,因此,产前保健是围生期保健的关键。

第一节 产前检查

产前检查的目的是通过定期检查监测胎儿发育和宫内生长环境,监护孕妇各系统变化,促进健康教育与咨询,提高妊娠质量,以减少出生缺陷。确保母儿健康与安全的关键环节是规范和系统的产前检查。

妊娠早、中和晚期孕妇与胎儿的变化不同,产检检查的次数与内容也不同。

一、产检检查的时间与次数

首次产前检查的时间从确诊妊娠早期开始,了解生殖器官及骨盆有无异常,测基础血压,检查心肺,测尿蛋白及尿糖。对有遗传病家族史及分娩史者,应做有关遗传学检查。其主要目的:确定孕妇和胎儿的健康状况;估计和核对孕期或胎龄;制订产前检查计划。一般情况下首次检查时间应在 6~8 周为宜,妊娠 20~36 周为每 4 周检查一次,妊娠 37 周以后每周检查 1 次,共行产前检查 9~11 次。高危孕妇应酌情增加产前检查次数(表 2—3—1)。

表 2-3-1　产前检查方案

	常规检查及保健	备查项目	健康教育
第 1 次产检 （孕 6～13⁺⁶ 周）	1.建立妊娠期保健手册 2.确定孕周，推算预产期 3.评估妊娠期高危因素 4.血压、体重指数、胎心率 5.血常规、尿常规、血型（ABO 及 Rh）、空腹血糖、肝肾功能、乙肝表面抗原、梅毒螺旋体及 HIV 筛查、心电图等	1.HCV 筛查 2.地中海贫血和甲状腺功能筛查 3.宫颈细胞学检查 4.宫颈分泌物检测淋球菌、沙眼衣原体及细菌性阴道病的检测 5.妊娠早期 B 型超声检查，妊娠 11～13⁺⁶ 周 B 型超声测量胎儿颈项透明带 6.妊娠 10～12 周绒毛活检	1.营养和生活方式的指导 2.避免接触有毒有害物质和宠物 3.慎用药物和疫苗 4.改变不良生活方式；避免高强度、高噪声环境和家庭暴力 5.继续补充叶酸（0.4～0.8）mg/日至 3 个月，有条件者可继续服用含叶酸的复合维生素
第 2 次产检 （孕 14～19⁺⁶ 周）	1.分析首次产前检查的结果 2.血压、体重、宫底高度、腹围、胎心率 3.妊娠中期非整倍体母体血清学筛查（15～20 周）	羊膜腔穿刺检查胎儿染色体	1.妊娠中期胎儿非整倍体筛查的意义 2.Hb＜105g/L，补充元素铁 60～100mg/日 3.开始补充钙剂，600mg/日
第 3 次产检 （孕 20～23⁺⁶ 周）	1.血压、体重、宫底高度、腹围、胎心率 2.胎儿系统 B 型超声畸形筛查（18～24 周） 3.血常规、尿常规	宫颈评估（B 型超声测量宫颈长度，早产高危者适用）	1.早产的认识和预防 2.营养和生活方式的指导 3.胎儿系统 B 型超声检查的意义
第 4 次产检 （孕 24～27⁺⁶ 周）	1.血压、体重、宫底高度、腹围、胎心率 2.75g OGTT 3.血常规、尿常规	1.抗 D 滴度复查（Rh 阴性者） 2.宫颈阴道分泌物 fFN 检测（早产高危者）	1.早产的认识和预防 2.营养和生活方式的指导 3.妊娠期糖尿病筛查的意义
第 5 次产检 （孕 28～3⁺⁶ 周）	1 血压、体重、宫底高度、腹围、胎心率、胎位 2.产科 B 型超声检查 3.血常规、尿常规	B 型超声测量宫颈长度或宫颈阴道分泌物 fFN 检测	1.分娩方式指导 2.开始注意胎动 3.母乳喂养指导 4.新生儿护理指导
第 6 次产检 （孕 32～36⁺⁶ 周）	1.血压、体重、宫底高度、腹围、胎心率、胎位 2.血常规、尿常规	1.B 族链球菌（GBS）筛查（35～37 周） 2.肝功能、血清胆汁酸检测（32～34 周，怀疑 ICP 孕妇） 3.NST 检查（34 周开始） 4.心电图复查（高危者）	1.分娩前生活方式的指导 2.分娩相关知识 3.新生儿疾病筛查 4.抑郁症的预防
第 7～11 次产检（孕 37～41⁺⁶ 周）	1.血压、体重、宫底高度、腹围、胎心率、胎位、宫颈检查（Bishop 评分） 2.血常规、尿常规 3.NST 检查（每周 1 次）	1.产科 B 型超声检查 2.评估分娩方式	1.新生儿免疫接种 2.产褥期指导 3.胎儿宫内情况监护 4.超过 41 周，住院并引产

二、首次产前检查

首次产前检查时需详细询问采集病史，包括现病史、月经史、孕产史、既往史、家族史等，并进行系统的全身检查、产科检查及必要的辅助检查。

1. 病史

(1)年龄:年龄过小容易发生难产;35 岁以上初孕妇容易发生妊娠期高血压疾病、产力异常和产道异常等。

(2)职业:如接触有毒、有害或放射性物质的孕妇,应检测血常规、肝功能等相应检查。

(3)本次妊娠过程:了解妊娠早期有无早孕反应,有无病毒感染及用药史、发热及阴道出血史;有无头晕、头痛、心悸、气短等症状;以及饮食营养、职业状况及工作环境、运动(劳动)、睡眠和大小便情况。

(4)月经史和孕产史:了解初潮年龄、月经周期、末次月经日期。月经周期的长度影响了预产期的推算和胎儿生长发育的监测。月经周期延长、缩短或不规律者应及时根据早孕 B 型超声检查结果重新核对孕周并推算预产期。如月经周期 45 日的孕妇,其预产期应相应推迟 15 日。初产妇应了解孕次、流产史;经产妇应了解有无难产史、死胎死产史、分娩方式、新生儿情况、有无产后出血史及有无带环妊娠等。

(5)推算预产期(expected date of confinement,EDC):问清末次月经推算预产期。按末次月经(last menstrual period,LMP)第 1 日算起,月份减 3 或加 9,日数加 7。如末次月经第 1 日是 2014 年 9 月 10 日,预产期应为 2015 年 6 月 17 日。若孕妇只知农历日期,应先换算成公历再推算预产期。实际分娩日期与推算的预产期有可能相差 1~2 周。若孕妇记不清末次月经日期或哺乳期尚未月经来潮而受孕者,可根据早孕反应开始出现时间、早孕时双合诊子宫的大小、胎动开始时间、子宫底高度和 B 型超声检查的胎囊大小(GS)、头臀长度(CRL)、胎头双顶径(BPD)及股骨长度(FL)值推算出预产期。

(6)既往史和手术史:了解妊娠前有无高血压、心脏病、糖尿病、血液病、肝肾疾病、结核病等及何时做过何种手术等。

(7)家族史:询问家族中有无妊娠合并症、双胎妊娠及其他遗传性疾病等,了解有无精神病史。对有遗传疾病家族史者,可以在妊娠早期行绒毛活检,或在妊娠中期做胎儿染色体核型分析;应由专科医师做遗传咨询,以减少遗传病儿的出生率。

(8)配偶情况:着重询问丈夫健康状况及丈夫家族有无遗传性疾病等。

2. 全身检查 注意孕妇发育、营养及精神状态;注意步态及身高,身材矮小(<145cm)常伴有骨盆狭窄;测量体重,计算体重指数,评估营养状况。测量血压,正常血压不应超过 140/90mmHg;注意心脏有无病变,必要时应在妊娠 20 周以后行心动超声检查;注意乳房发育情况、乳头大小及有无乳头凹陷;注意脊柱及下肢有无畸形;常规妇科检查了解生殖道发育及是否畸形。进行必要的辅助检查,如血常规和血型、尿常规、肝功能、肾功能、空腹血糖、HBsAg、梅毒螺旋体、HIV 筛查和 B 型超声检查。妊娠早期 B 型超声检查可确定是否宫内妊娠和孕周、胎儿是否存活、胎儿颈项透明层厚度、胎儿数目或双胎绒毛膜性质、子宫附件情况等。

3. 健康教育

(1)妊娠后阴道出血的认识和预防。

(2)营养和生活方式指导(卫生、性生活、运动锻炼、旅行、工作)。

(3)补充叶酸 0.4~0.8mg/d 至妊娠 3 月。

(4)避免接触有毒有害物质(如放射线、高温、铅、汞、苯、砷、农药等)。

(5)慎用药物,避免使用可能影响胎儿正常发育的药物。

(6)改变不良的生活习惯(如吸烟、酗酒、吸毒等)及生活方式;避免高强度的工作、高噪声环境和家庭暴力。

(7)保持心理健康,解除精神压力,预防妊娠期及产后心理问题的发生。

三、妊娠中晚期检查

复诊是为了解前次产前检查后有何不适,以及时发现异常情况,确定孕妇和胎儿的健康状况,并指导此次检查后的注意事项。

1.询问孕妇　有无异常情况出现,如头痛、眼花、水肿、阴道流血、阴道分泌物异常、腹痛、胎动变化、饮食、睡眠、运动情况等,经检查后给予相应的处理。

2.全身检查　测量血压、体重(包括增长速度),评估孕妇体重增长是否合理,测量体重每周增加不超过500g,超过者多有水肿或隐性水肿;检查有无水肿及其他异常。复查血常规和尿常规,有无贫血和尿蛋白。

3.产科检查　目的是了解胎儿和产道情况。包括腹部检查、产道检查、阴道检查及胎儿情况(胎心率、胎儿大小、胎位、胎动及羊水量)。适时行B型超声检查。

(1)腹部检查:孕妇排尿后仰卧在检查床上,头部稍垫高,暴露腹部,双腿略屈曲稍分开,腹肌放松。检查者应站在孕妇的右侧。

1)视诊:注意腹部形状和大小。腹部过大、宫底过高者,可能为多胎妊娠、巨大胎儿、羊水过多等;腹部过小、宫底过低者,可能为胎儿生长受限(fetal growth restriction,FGR)、孕周推算错误等;腹部两侧向外膨出伴宫底位置较低,子宫横轴直径较纵轴长者,胎儿可能为肩先露;尖腹(多见于初产妇)或悬垂腹(多见于经产妇),应想到可能伴有骨盆狭窄。

2)触诊:先用软尺测量子宫长度及腹围,子宫长度是从耻骨联合上缘到宫底的距离,腹围是平脐绕腹一周的数值。随后进行四步触诊法(four maneuvers of Leopold)了解子宫大小、胎产式、胎先露、胎方位及胎先露是否衔接(图2-3-1)。在做前三步手法时,检查者面向孕妇脸部,做第四步手法时,检查者面向孕妇足端。

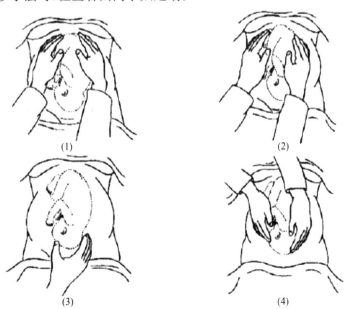

(1)　　　　　　　　　　　　(2)

(3)　　　　　　　　　　　　(4)

图2-3-1　胎位检查的四步触诊法

第一步：检查者两手置于宫底都，了解子宫外形并触摸宫底高度，根据其高度估计胎儿大小与妊娠周数是否相符。然后以两手指腹相对交替轻推，判断在宫底部的胎儿部分。若为胎头则硬而圆且有浮球感（ballottement），若为胎臀则软而宽且形状略不规则。若在宫底部未触及大的部分，应想到可能为横产式。

第二步：确定胎产式后，检查者两手掌分别置于腹部左右侧，一手固定，另手轻轻深按检查，两手交替，仔细分辨胎背及胎儿四肢的位置。触到平坦饱满部分为胎背，并确定胎背向前、侧方或向后。触到可变形的高低不平部分是胎儿肢体，有时感到胎儿肢体活动，更易诊断。

第三步：检查者右手拇指与其余4指分开，置于耻骨联合上方握住胎先露部，进一步查清是胎头或胎臀，左右推动以确定是否衔接。若胎先露部仍可以左右移动，表示尚未入盆；若已衔接，则胎先露部不能被推动。

第四步：检查者左右手分别置于胎先露部的两侧，沿骨盆入口向下深按，再进一步核实胎先露部的诊断是否正确，并确定胎先露部入盆的程度。若胎先露部为胎头，在两手分别下按的过程中，一手可顺利进入骨盆入口，另一手则被胎头隆起部阻挡不能顺利进入，该隆起部称胎头隆突。枕先露时，胎头隆突为额骨，与胎儿肢体同侧；面先露时，胎头隆突为枕骨，与胎背同侧，但多不清楚。

经四步触诊法，绝大多数能判定胎头、胎臀及胎儿四肢的位置。若胎先露部是胎头抑或胎臀难以确定时，可行肛诊、B型超声检查协助诊断。

3)听诊：胎心在靠近胎背上方的孕妇腹壁上听得最清楚。枕先露时，胎心在脐右（左）下方；臀先露时，胎心在脐右（左）上方；肩先露时，胎心在靠近脐部下方听得最清楚（图2-3-2）。听诊部位取决于先露部和其下降程度。应注意有无与胎心率一致的吹风样脐带杂音。

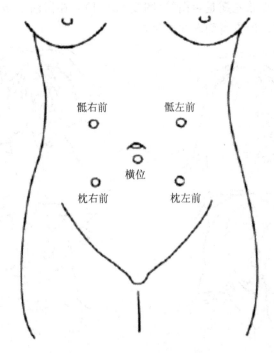

图2-3-2 不同胎位胎心音听诊部位

（2）产道检查：包括骨产道和软产道检查。

骨产道检查包括骨盆外测量及骨盆内测量。骨盆大小及其形状对分娩有直接影响，是决定胎儿能否经阴道分娩的重要因素。

1）骨盆外测量（external pelvim etry）：产前检查时应常规行骨盆外测量，虽不能测出骨盆内径，但能间接判断骨盆大小及其形状，操作简便，用骨盆测量器测量以下径线。

①髂棘间径（interspinal diameter，IS）：孕妇取伸腿仰卧位。测量两髂前上棘外缘的距离（图 2－3－3），正常值为 23～26cm。

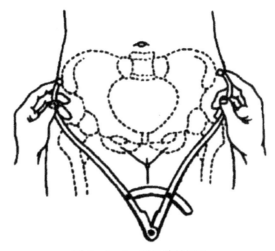

图 2－3－3　测量髂棘间径

②髂嵴间径（intercristal diameter，IC）：孕妇取伸腿仰卧位。测量两髂嵴外缘最宽的距离（图 2－3－4），正常值为 25～28cm。

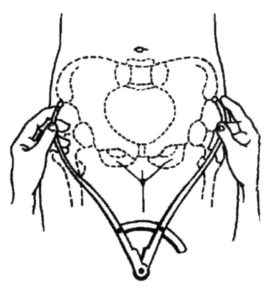

图 2－3－4　测量髂嵴间径

③骶耻外径（external conju gate，EC）：孕妇取左侧卧位，右腿伸直，左腿屈曲，测量第 5 腰椎棘突下至耻骨联合上缘中点的距离（图 2－3－5），正常值为 18～20cm。第 5 腰椎棘突下相当于米氏菱形窝（Michaelis rhomboid）的上角。此径线间接推测骨盆入口前后径长度，是

骨盆外测量中最重要的径线。骶耻外径与骨质厚薄有关,骶耻外径值减去 1/2 尺桡周径(围绕右侧尺骨茎突测得的前臂下端周径)值,即相当于骨盆入口前后径值。

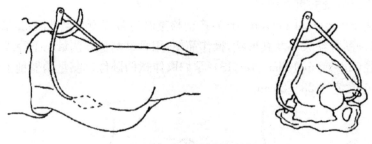

图 2—3—5 测量骶耻外径

④坐骨结节间径(intertuberous diameter,IT)或称出口横径(transverse outlet,TO):孕妇取仰卧位,两腿弯曲,双手抱双膝,测量两坐骨结节内侧缘的距离(图 2—3—6),正常值为 8.5~9.5cm。也可用检查者的手拳测量,能容纳成人横置手拳,则大于 8.5cm,属正常。此径线直接测出骨盆出口横径长度。若此径值小于 8cm 时,应加测出口后矢状径。

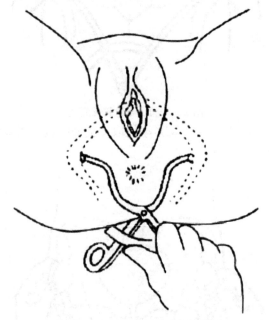

图 2—3—6 测量坐骨结节间径

⑤出口后矢状径(posterior sagittal diameter of outlet):为坐骨结节间径中点至骶骨尖端的长度。检查者戴指套的右手示指伸入孕妇肛门向骶骨方向,拇指置于孕妇体外骶尾部,两指共同找到骶骨尖端,用尺放在坐骨结节径线上,用骨盆出口测量器一端放在坐骨结节间径中点,另一端放在骶骨尖端处,即可测量出口后矢状径值(图 2—3—7),正常值为 8~9cm。若出口后矢状径不小,则可弥补稍小的坐骨结节间径。出口后矢状径值与坐骨结节间径值之和 >15cm,表明骨盆出口狭窄不明显。

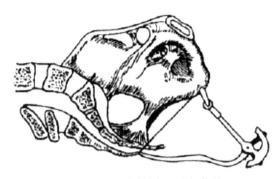

图2-3-7 测量出口后矢状径

⑥耻骨弓角度(angle of pubic arch):用双手拇指指尖斜着对拢放置在耻骨弓顶端,左右两拇指平放在耻骨降支上,测量两拇指间角度即为耻骨弓角度(图2-3-8),正常值为90°,小于80°为不正常。此角度反映骨盆出口横径的宽度。

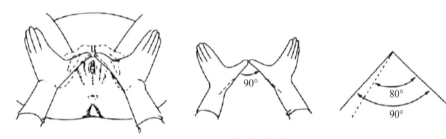

图2-3-8 测量耻骨弓角度

2)骨盆内测量(internal pelvimetry):测量时孕妇取仰卧截石位。妊娠24～36周、阴道松软时测量为宜,过早测量阴道较紧,近预产期测量容易引起感染。主要测量的径线如下所述。

①对角径(diagonal conjugate,DC):为耻骨联合下缘到骶岬上缘中点的距离,正常值为12.5～13cm,此值减去1.5～2cm为骨盆入口前后径的长度,称为真结合径(true conjugate),正常值为11cm。检查者将一手示指、中指伸入阴道,用中指指尖触到骶岬上缘中点,示指上缘紧贴耻骨联合下缘,另一手示指标记此接触点,抽出阴道内的手指,测量其中指尖到此接触点的距离,即为对角径(图2-3-9)。测量时若中指指尖触不到骶岬上缘,表示对角径值>12.5cm。但骨盆入口最短前后径并不是对角径和真结合径,而是产科结合径(obstetrical conjugate),此值无法用手指直接测出,可通过对角径减去2.5cm左右间接得出,正常值为10cm,该数据取决于耻骨联合高度和倾斜度(图2-3-10)。

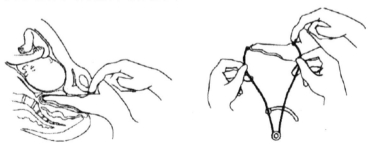

图2-3-9 测量对角径

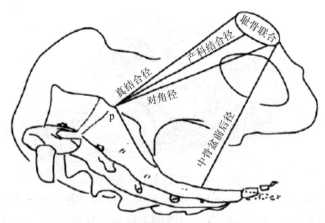

图 2—3—10 测量骨盆入口 3 条前后径

②坐骨棘间径(bi—ischial diameter):测量两坐骨棘间的距离,正常值约为 10cm。测量方法是一手示指、中指放入阴道内,分别触摸两侧坐骨棘,估计其间的距离(图 2—3—11)。也可用中骨盆测量器,若放置恰当,所得数值较精确。坐骨棘间径是中骨盆最短的径线,此径线过小会影响分娩过程中胎头的下降。

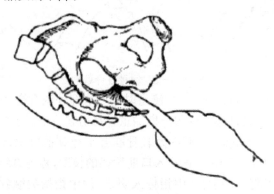

图 2—3—11 测量坐骨棘间径

③坐骨切迹(incisura ischiadica)宽度:代表中骨盆后矢状径,其宽度为坐骨棘与骶骨下部间的距离,即骶棘韧带宽度。将阴道内的示指置于韧带上移动(图 2—3—12),若能容纳 3 横指(为 5.5~6cm)为正常,否则属中骨盆狭窄。

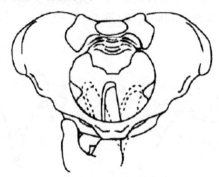

图 2—3—12 测量坐骨切迹宽度

(3)阴道检查:软产道是由子宫下段、宫颈、阴道及骨盆底软组织构成的管道。孕妇于妊娠早期初诊时,应做盆腔双合诊检查,排除阴道隔、双阴道等先天畸形,及是否有赘生物、囊肿等。若于妊娠 24 周左右进行首次检查,应同时测量对角径。妊娠最后一个月内则应避免不必要的阴道检查。

(4)肛门指诊检查:可以了解胎先露部、骶骨前面弯曲度、坐骨棘间径、坐骨切迹宽度及骶尾关节活动度,并测得出口后矢状径。

4.胎儿情况 包括胎产式、胎方位、胎先露、先露高度、胎心率、胎儿大小(包括生长速度)、胎动及羊水量,必要时行 B 型超声检查。

5.辅助检查 常规检查血常规(红细胞计数、血红蛋白值、血细胞比容、白细胞总数及分类、血小板数)、肝功能、肾功能、糖耐量、宫颈细胞学检查、阴道分泌物、尿蛋白、尿糖、尿液镜检,根据具体情况做下列检查:①出现妊娠期合并症,按需要进行血液生化检查及心电图、乙型肝炎抗原抗体等项检查,必要时进行胸部 X 线透视;②对胎位不清、听不清胎心者,应行 B 型超声检查;③对高龄孕妇、有死胎死产史、胎儿畸形史和患遗传性疾病的孕妇,应做唐氏筛查、检测血甲胎蛋白(AFP)值、羊水细胞培养行染色体核型分析等。

6.知识宣教 进行孕妇相应孕期知识宣教及卫生宣教,并预约下次复诊日期。

(屈苗苗)

第二节 胎儿健康状况评估

胎儿宫内健康状况的评估依靠电子胎儿监护、无应激试验和缩宫素激惹试验、胎儿生物物理监测及胎盘功能检查等可以间接了解。高危孕妇应于妊娠 32～34 周开始评估胎儿健康状况,严重并发症孕妇应于妊娠 26～28 周开始监测。

一、胎儿宫内状态的监护

(一)确定是否为高危儿

高危儿包括:①孕龄<37 周或≥42 周;②出生体重<2500g;③巨大儿(≥4000g);④出生后 1min 内 Apgar 评分≤4 分;⑤产时感染;⑥高危孕产妇的胎儿;⑦手术产儿;⑧新生儿的兄姐有新生儿期死亡;⑨双胎或多胎儿。

(二)胎儿宫内监护的内容

1.妊娠早期 行妇科检查确定子宫大小及是否与妊娠周数相符;B 型超声检查最早在妊娠第 5 周即可见到妊娠囊;妊娠 6 周时,可见到胚芽和原始心管搏动;妊娠 9～13^{+6} 周,B 型超声测量胎儿颈项透明层(nuchal translucency,NT)和胎儿发育情况。

2.妊娠中期 借助手测宫底高度或尺测宫高(耻上子宫长度)及腹围,协助判断胎儿大小及是否与妊娠周数相符;监测胎心率;应用 B 型超声检测胎头发育、结构异常的筛查与诊断;胎儿染色体异常的筛查与诊断。

3.妊娠晚期 除产科检查外还应询问孕妇自觉症状,监测体重、心率、血压的变化,下肢水肿情况,及必要的全身检查。

(1)定期产前检查:手测宫底高度或尺测子宫长度和腹围,了解胎儿大小、胎产式、胎方位和胎心率。

(2)胎动计数:胎动监测是通过孕妇自测评价胎儿宫内情况最简便有效的方法之一。随着孕周增加,胎动逐渐由弱变强,至妊娠足月时,胎动又因羊水量减少和空间变小而逐渐减弱。若胎动计数≥6次/2h为正常,<6次/2h或减少50%者提示胎儿缺氧可能。

(3)胎儿影像学监测及血流动力学监测

1)胎儿影像学监测:B型超声是目前使用最广泛的胎儿影像学检查,可以观察胎儿大小(包括胎头双顶径、腹围、股骨长)、胎动及羊水情况;还可以进行胎儿畸形筛查,发现胎儿神经系统、泌尿系统、消化系统和胎儿体表畸形,且能判定胎位及胎盘位置、胎盘成熟度。对可疑胎儿心脏异常者可行胎儿超声心动图检查。

2)血流动力学监测:彩色多普勒超声检查能监测胎儿脐动脉和大脑中动脉血流。脐动脉血流常用指标有收缩期最大血流速度与舒张末期血流速度比值(S/D)、搏动指数(PI)、阻力指数(RI),随妊娠期增加,这些指标值应下降。尤其在舒张末期脐动脉无血流时,提示胎儿将在1周内死亡。

(4)电子胎儿监护:电子胎儿监护仪在临床广泛应用,能够连续观察和记录胎心率(fetal heart rate,FHR)的动态变化,也可了解胎心与胎动及宫缩之间的关系,评估胎儿宫内安危情况。监护可在妊娠34周开始,高危妊娠孕妇酌情提前。

1)监测胎心率

①胎心率基线(FHR-baseline,BFHR):指在无胎动和无子宫收缩时,10min以上的胎心率平均值。正常变异的胎心率基线由交感神经和副交感神经共同调节。胎心率基线包括每分钟心搏次数(beats per minute,bpm)及FHR变异(FHR variability)。正常FHR为110～160bpm;FHR>160bpm或<110bpm,历时10min,称为心动过速(tachycardia)或心动过缓(bradycardia)。胎儿心动过缓与脐带受压、胎盘功能不良、药物因素、母体低血压、胎儿先天心脏畸形及一过性改变等因素有关。胎儿心动过速与胎动过多、胎龄过小、母亲感染致胎儿感染、慢性低氧血症等因素有关。FHR变异是指FHR有小的周期性波动。胎心率基线有变异即基线摆动(baseline oscillation),包括胎心率的摆动幅度和摆动频率。摆动幅度指胎心率上下摆动波的高度,振幅变动范围正常为6～25bpm。摆动频率是指1分钟内波动的次数,正常为≥6次。基线波动活跃则频率增高,基线平直则频率降低或消失,基线摆动表示胎儿有一定的储备能力,是胎儿健康的表现。FHR基线变平即变异消失,提示胎儿储备能力的丧失(图2-3-13)。

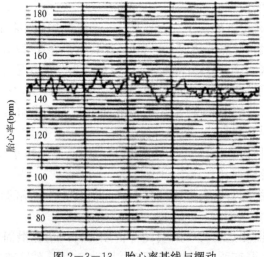

图2-3-13 胎心率基线与摆动

②胎心率一过性变化:指受胎动、宫缩、触诊及声响等刺激,胎心率发生暂时性加快或减慢,随后又能恢复到基线水平,称为胎心率一过性变化,是判断胎儿安危的重要指标。

加速(acceleration)指子宫收缩时胎心率基线暂时增加15bpm以上,持续时间>15s,是胎儿良好的表现。加速原因可能是胎儿躯干局部或脐静脉暂时受压。散发的、短暂的胎心率加速是无害的。但若脐静脉持续受压,则进一步发展为减速。

减速(deceleration)指随宫缩时出现的暂时性胎心率减慢。

A. 早期减速(early deceleration,ED):减速发生几乎与宫缩同时开始,同时结束。FHR曲线下降与宫缩曲线上升同时开始,在宫缩达到峰值时胎心率达到最低点,在宫缩停止后恢复到基线。FHR曲线最低点与宫缩曲线高峰相一致,即波谷对波峰,下降幅度<50bpm,持续时间短,恢复快(图2-3-14),子宫收缩后迅速恢复正常。一般发生在第一产程后期,为宫缩时胎头受压,脑血流量一时性减少(一般无伤害性)的表现,不受孕妇体位或吸氧而改变。

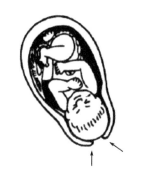
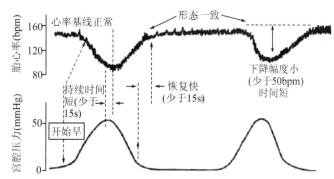

图2-3-14 胎心率早期减速

B. 变异减速(variable deceleration,VD):胎心率减速与宫缩无固定关系,胎心率下降到最低点的时间<30s,胎心率变化的幅度和持续时间不一致,严重者下降可>70bpm,持续60s,但恢复迅速(图2-3-15)。一般认为宫缩时脐带受压兴奋迷走神经引起。

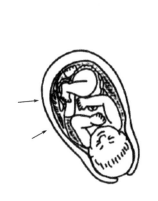
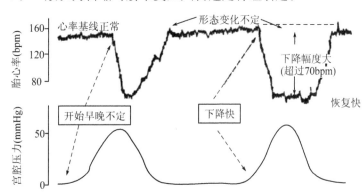

图2-3-15 胎心率变异减速

C. 晚期减速(late deceleration,LD):减速出现落后于宫缩上升的起点,多在宫缩高峰后开始出现减速,减速的波谷落后于宫缩波峰,时间差多在30~60s,下降幅度<50bpm,胎心率恢复正常水平所需时间较长(图2-3-16)。晚期减速往往在形状上、深度上较一致。一般认为是胎盘功能不良、胎儿缺氧的表现,它的出现提示应对胎儿的安危予以高度注意。

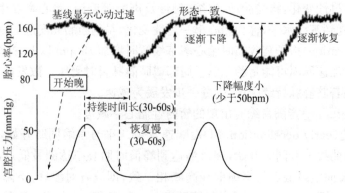

图 2-3-16　胎心率晚期减速

D. 正弦型(sinusoidal fetal heart rate pattern):在无胎动反应的基础上,胎心基线率在正常范围内规律平滑摆动,短变异消失,振幅幅度为5~15次/min,频率为2~5次/min,类似于数学中的正弦样曲线,不存在心跳间的变异。多与严重缺氧、贫血等原因相关,通常提示胎儿结局不良。

2)预测胎儿宫内储备能力

①无应激试验(non-stress test,NST):指在无宫缩、无外界负荷刺激下,对胎儿进行胎心率宫缩图的观察和记录,通过胎动时胎心率的变化,了解胎儿的储备能力。此试验为缩宫素激惹试验的筛选试验。根据胎心率基线、胎动时胎心率变化(变异、减速和加速)等分为有反应型NST、可疑性NST和无反应型NST,见表2-3-2。一般认为在正常时20min内至少有2次以上胎动,胎动时FHR加速>15bpm,持续时间>15s为有反应型。若胎动时无胎心率加速,或胎动时胎心率加速<15bpm,持续时间<15s为无反应型,应寻找原因,及时处理。

表 2-3-2　NST 的评估及处理(SOGC 指南,2007 年)

参数	反应型 NST	可疑型 NST	无反应型 NST
基线	110~160 次/min	100~110 次/min	胎心过缓<100 次/min
		>160 次/min<30min	胎心过速>160 次/min>30min
		基线上升	基线不确定
变异	6~25 次/min(中等变异)	≤5 次/min(无变异及最小变异)	≤5 次/min
			≥25 次/min>10min
			正弦型
减速	无减速或者偶发变异减速持续短于 30s	变异减速持续 30~60s	变异减速持续时间超过 60s
			晚期减速
加速(足月胎儿)	20min 内≥2 次加速超过 15 次/min,持续 15s	20min 内<2 次加速超过 15 次/min,持续 15s	20min<1 次加速超过 15 次/min,持续 15s
处理	观察或者进一步评估	需要进一步评估(复查 NST)	全面评估胎儿状况
			生物物理评分
			及时终止妊娠

②缩宫素激惹试验(oxytocin challenge test,OCT):又称为宫缩应激试验(contraction stress test,CST),其原理为诱发宫缩,并用胎儿监护仪记录胎心率变化,了解胎盘于宫缩时一过性缺氧的负荷变化,测定胎儿的储备能力。若 10min 内连续出现 3 次以上晚期减速,胎

心率基线变异减少（<5bpm），胎动后胎心率无加速为 OCT 阳性，提示胎盘功能减退；若胎心无晚期减速，胎动后胎心率加速为 OCT 阴性，提示胎盘功能良好，一周内胎儿无死亡危险。有两种方法可以诱导宫缩产生：静脉滴注缩宫素；乳头刺激法，透过衣服摩擦乳头 2min 直到产生宫缩。

3）胎儿生物物理监测：1980 年 Manning 利用电子胎儿监护和 B 型超声联合监测胎儿宫内缺氧和胎儿酸中毒情况。综合监测比任何单独监测更准确。Manning 评分法，见表 2－3－3。满分为 10 分，根据得分估计胎儿缺氧表现，10～8 分无急慢性缺氧，8～6 分可能有急或慢性缺氧，6～4 分有急或慢性缺氧，4～2 分有急性缺氧伴慢性缺氧，0 分有急慢性缺氧。

表 2－3－3 Manning 评分法

项目	2 分（正常）	0 分（异常）
无应激试验（20min）	≥2 次胎动伴胎心加速≥15bpm，持续≥15s	<2 次胎动，胎心加速<15bpm，持续<15s
胎儿呼吸运动（30min）	≥1 次，持续≥30s	无或持续<30s
胎动（30min）	≥3 次躯干和肢体活动（连续出现计 1 次）	≤2 次躯干和肢体活动无活动或肢体完全伸展
肌张力	≥1 次躯干和肢体伸展复屈，手指摊开合拢	无活动；肢体完全伸展；伸展缓慢，部分复屈
羊水量	最大羊水暗区垂直直径≥2cm	无或最大暗区垂直直径<2cm

二、胎盘功能检查

通过胎盘功能检查也可以间接了解胎儿在宫内的健康状况。检查方法可有以下几种。

1. 胎动≥10 次/12h 为正常，胎盘功能低下时，胎动有所减少。

2. 孕妇尿雌三醇值 用于评估胎儿胎盘单位功能。正常值为 24h 尿雌三醇>15mg，10～15mg 为警戒值，<10mg 为危险值。也可测孕妇随意尿雌激素/肌酐（E/C）比值，估计胎盘功能，>15 为正常值，10～15 为警戒值，<10 为危险值。有条件者还可以测血清游离雌三醇值，正常足月妊娠时临界值为 40nmol/L，低于此值提示胎盘功能低下。

3. 孕妇血清入胎盘生乳素（human placental lactogen，hPL）测定 采用放射免疫法，足月妊娠 hPL 值为 4～11mg/L。若该值于足月妊娠时<4mg/L，或突然降低 50%，提示胎盘功能低下。

4. 孕妇血清特异性糖蛋白（PSβ₁G）测定 若该值于妊娠足月时<170mg/L，提示胎盘功能低下。

三、胎儿成熟度检查

测定胎儿成熟度（fetal maturity）的方法，除计算胎龄、测子宫长度、腹围［胎儿体重（g）＝宫高（cm）×腹围（cm）＋200］及 B 型超声测量（BPD>8.5cm）及胎盘分级外，还可通过经腹壁羊膜腔穿刺抽取羊水，进行下列项目检测。

1. 羊水卵磷脂/鞘磷脂（lecithin/sphingomyelin，L/S）比值 该值>2，提示胎儿肺成熟。若能测出羊水磷脂酰甘油，提示胎儿肺成熟，此值更可靠。

2. 羊水泡沫试验（foam stability test）或震荡试验 是一种快速而简便测定羊水中表面活性物质的试验。若两管液面均有完整泡沫环，提示胎肺成熟。

3. 肌酐值 若该值≥176.8μmol/L（2mg%），表示胎儿肾已成熟。

4. 胆红素类物质值 若用△OD₄₅₀测该值<0.02，表示胎儿肝已成熟。

5.淀粉酶值　若以碘显色法测该值≥450U/L,表示胎儿唾液腺已成熟。

6.含脂肪细胞出现率　若该值达20%,表示胎儿皮肤已成熟。

（屈苗苗）

第三节　孕妇管理

孕妇系统管理是指从确诊妊娠开始,到产后42日的整个围产期之内,将母儿共同作为监护对象,按照妊娠各期所规定的一些必查和备查项目,进行系统检查、监护和保健指导,及时发现高危情况,及时转诊治疗和住院分娩及产后随访,以确保母婴安全与健康的系统管理。我国目前已普遍实行孕产期系统保健的三级管理,推广使用孕产妇系统保健手册,着重对高危妊娠(在妊娠期有某种并发症、合并症或致病因素可能危害孕妇、胎儿及新生儿或导致难产者)进行筛查、监护和管理,以达到降低孕产妇及围生儿患病率、提高母儿生活质量的目标。

1.实行孕产期系统保健的三级管理　在城市一级机构由基层街道妇幼保健站或医院组成,二级机构由区妇幼保健院(所)、区级医院及厂矿职工医院组成,三级机构由省市妇幼保健院、省市三级医院及医科大学附属医院构成。在农村则一级机构为村保健站,二级机构为乡镇医院或卫生院,三级机构为县(区)级医院、县(区)妇幼保健院。对孕妇实行划片分级管理,并健全相互间会诊、转诊等制度,及早发现高危孕妇并转至上级医院进行会诊和监护处理。

2.使用孕产妇系统保健手册　建立孕产妇系统保健手册制度,目的是加强对孕妇的系统管理,提高产科疾病防治与管理质量,降低"三率"(孕产妇死亡率、围生儿死亡率和病残儿出生率)。使用保健手册需从确诊早孕时开始,系统管理直至产褥期结束(产后满6周)。手册应记录孕妇主要病史、体征及处理情况,是孕产期全过程的病历摘要,凭保健手册在一、二、三级医疗保健机构定期做产前检查。每次做产前检查时均应将结果及处理意见填在手册中,在医院住院分娩时应提交孕产妇保健手册,出院时需将住院分娩及产后母婴情况填写完整后将手册交还给产妇,由产妇交至居住的基层医疗保健组织,以便进行产后访视(共3次,分别是产妇出院3日内、产后14日、产后28日),产后访视结束后将保健手册汇总至县、区妇幼保健所进行详细的统计分析。

3.及早发现高危因素,进行科学处理　对每位孕妇均需从孕前及孕早期起注意发现高危因素。通过系统的产前检查,尽早筛查出具有高危因素的孕妇,及早评估与诊治。妊娠早期应注意孕产史,特别是不良孕产史如流产、早产、死胎、死产史,生殖道手术史,有无畸形胎儿或幼儿智力低下史;有无妊娠合并症,如慢性高血压、心脏病、糖尿病、肝肾疾病、血液病、神经和精神疾病等,及时请相关学科会诊,不宜继续妊娠者应告知并及时终止妊娠;高危孕妇继续妊娠者,应评估是否转诊。对妊娠中晚期出现的异常情况,如妊娠期高血压疾病、胎儿生长受限、妊娠期糖尿病、胎盘和羊水异常及其他妊娠并发症等高危妊娠者应加强管理及时转诊到上级医院,以确保母儿安全,不断提高高危妊娠管理的"三率"(高危妊娠检出率、高危妊娠随诊率、高危妊娠住院分娩率),以降低孕产妇死亡率、围生儿死亡率和病残儿出生率。

（屈苗苗）

第四节　孕期营养

妊娠期妇女通过胎盘转运供给胎儿生长发育所需的全部营养,经过 280 日,将一个单细胞受精卵孕育成体重约 3.2kg 的新生儿,因此孕期营养状况不良可以对胎儿和婴儿造成负面的影响。营养不良可增加妊娠期并发症的发生;而超重和肥胖与妊娠并发症如先兆子痫、死胎、剖宫产、胎儿窘迫和早期新生儿死亡明显相关。2006 年联合国营养执行委员会提出,从妊娠到出生后 2 岁是通过营养干预预防成年慢性病的机遇窗口期。将慢性病的预防提前到生命的开始,这也意味着围生期的营养可能关系到一生的健康。故孕期营养问题应引起广泛重视。

为适应妊娠期间增大的子宫、乳房和胎盘、胎儿生长发育需要,孕妇所需的营养必须高于非妊娠期。若孕妇在妊娠期出现营养不良,会直接影响胎儿生长和智力发育,导致器官发育不全、胎儿生长受限及低体重儿,容易造成流产、早产、胎儿畸形和胎死宫内。妊娠期所进食物应保持高热量,含有丰富蛋白质、脂肪、糖类、微元素和维生素,但也要注意避免营养过剩(引起巨大儿等)。

妊娠期需监测孕妇体重变化。较理想的增长速度为妊娠早期共增长 1～2kg;妊娠中期及晚期,每周增长 0.3～0.5kg(肥胖者每周增长 0.3kg),总增长 10～12kg(肥胖孕妇增长 7～9kg)。凡每周增重小于 0.3kg 或大于 0.55kg 者,应适当调整其能量摄入,使每周体重增量维持在 0.5kg 左右。

1. 热量　妊娠期间每日至少应增加 100～300kcal 热量。进食比例以蛋白质占 15%,脂肪占 20%,糖类占 65% 为宜。我国汉族饮食习惯,热量主要来源于粮食占 65%,其余 35% 来自食用油、动物性食物、蔬菜和水果。

2. 蛋白质　在妊娠 4～6 个月期间,孕妇进食蛋白质每日应增加 15g;在妊娠 7～9 个月期间,每日应增加 25g。若在妊娠期摄取蛋白质不足,会造成胎儿脑细胞分化较慢,导致脑细胞总数减少,影响智力。优质蛋白质主要来源于动物,如肉类、牛奶、鸡蛋、奶酪、鸡肉和鱼,能提供最佳搭配的氨基酸,尤其是牛奶。

3. 糖类　是机体主要供给热量的食物。孕妇主食中糖类主要是淀粉,妊娠中期以后,每日进主食 0.4～0.5kg,可以满足需要。

4. 微量元素　除铁外,几乎所有的微量元素均可在平时的食物中得到足够的补充。

(1)铁:妊娠 4 个月后,约有 300mg 铁进入胎儿和胎盘,500mg 铁储存在孕妇体内,有需要时合成血红蛋白,故孕期需铁 800mg。我国营养学会建议孕妇每日膳食中铁的供应量为 28mg,但每日饮食中一般含铁 10～15mg,吸收利用率仅为 10%,因此很难从膳食中得到足够的补充,故主张妊娠 4 个月开始口服硫酸亚铁 0.3g,每日 1 次。

(2)钙:妊娠晚期,孕妇体内 30g 钙储存在胎儿内,其余大部分钙在孕妇骨骼中储存,可随时动员参与胎儿生长发育。妊娠期增加钙的摄入,以保证孕妇骨骼中的钙不致因满足胎儿对钙的需要而被大量消耗。我国营养学会建议自妊娠 16 周起每日摄入钙 1000mg,于妊娠晚期增至 1500mg。

(3)锌:对胎儿生长发育很重要,是蛋白质和酶的重要组成部分。若孕妇于妊娠后 3 个月摄入锌不足,可导致胎儿生长受限、矮小症、流产、性腺发育不良、皮肤疾病等。推荐孕妇于妊娠 3 个月后,每日从饮食中补锌 20mg。孕妇血锌正常值为 $7.7 \sim 23\mu mol/L$。

(4)硒:是谷胱甘肽过氧化物酶的重要组成部分。若孕妇膳食中缺硒,可能会引起胎儿原发性心肌炎和孕妇围产期心肌炎。

(5)钾:妊娠中期以后,孕妇血钾浓度下降约 0.5mmol/L。若血钾过低,临床表现和非妊娠期相同,引起乏力、恶心、呕吐、碱中毒等症状。

(6)碘:妊娠期碘的需要量增加,若孕妇膳食中碘的供给量不足,可发生胎儿甲状腺功能减退和神经系统发育不良。提倡在整个妊娠期服用含碘食盐。

5.维生素　参与机体重要的生理过程,是生命活动中不可缺少的物质,主要从食物中获取,分为水溶性(维生素 B 族、维生素 C)和脂溶性(维生素 A、维生素 D、维生素 E、维生素 K)两类。

(1)维生素 A:又称为视黄醇。我国推荐每日膳食中孕妇视黄醇当量为 $1000\mu g$。维生素 A 主要存在于动物性食物中,如牛奶、肝等。若孕妇体内缺乏维生素 A,孕妇发生夜盲、贫血、早产,胎儿可能致畸(唇裂、腭裂、小头畸形等)。

(2)维生素 B 族:尤其是叶酸供给量应增加。我国推荐孕妇每日膳食中叶酸供给量为 0.8mg,特别是在妊娠前 3 个月。妊娠早期叶酸缺乏,容易发生胎儿神经管缺陷畸形,故妊娠前 3 个月最好口服叶酸 5mg,每日 1 次。叶酸在食物中的重要来源是谷类食品。

(3)维生素 C:为形成骨骼、牙齿、结缔组织所必需。我国推荐孕妇每日膳食中维生素 C 供给量为 80mg。多吃新鲜水果和蔬菜,建议口服维生素 C200mg,每日 3 次。

(4)维生素 D:主要是维生素 D_2 和 D_3。我国推荐孕妇每日膳食中维生素 D 的供给量为 $10\mu g$。鱼肝油含量最多,其次为肝、蛋黄、鱼。若孕妇缺乏维生素 D,可影响胎儿骨骼发育。

(屈苗苗)

第五节　产科合理用药

妊娠期是特殊的生理期,期间各系统均有明显的适应性改变,药物在孕妇体内发生的药代动力学和药效变化也会与非孕期有明显的差异;药物可以直接作用于胚胎,对其产生影响;也可以间接通过生物转化成为代谢产物后具有致畸作用。妊娠期母体代谢状态、胎儿的生长发育、胎盘功能变化都会影响药物的吸收、分布、代谢和排泄,对药物毒性产生不同程度的影响。因此妊娠期用药需十分慎重。妊娠期妇女进行治疗时用药必须有明确的指征,权衡治疗与否的风险利弊,不可滥用药物,可用可不用的药物尽量不用、少用。

1.妊娠期母体药物或化合物代谢的特点

（1）吸收：受妊娠期高雌激素、孕激素水平的影响,消化系统张力降低,动力下降,胃肠蠕动减慢,使吸收更加完全。胃酸和蛋白酶分泌、减少,弱酸性药物吸收率降低,弱碱性药物吸收率增加。

（2）分布：妊娠期血容量逐渐增加,妊娠 32～34 周达高峰并持续到分娩,使药物分布容积增加,血药浓度下降。血浆蛋白尤其是白蛋白减少,使游离状态的药物增多,一方面药物活性增加,另一方面易通过胎盘扩散进入胎儿体内,增加胎儿风险。

（3）生物转化：妊娠晚期,肝酶系统活力降低;高雌激素水平使胆汁在肝内淤积,影响药物生物转化与排泄。

（4）排泄：肾脏是药物排泄的主要器官,其次为肠道。从妊娠早期开始,肾脏血流量、肾小球滤过率逐渐增加,加速了药物经肾脏的排泄,使药物半衰期缩短。

（5）胎盘屏障的作用：在药代动力学上,胎盘的作用主要是转运功能、受体表达及生物转化作用。胎盘对药物的转运受药物本身理化性质影响,分子量小、脂溶性高、血浆蛋白结合率低、非极性的药物容易达到胎儿。另外胎盘有多种内源性、外源性受体表达,如 β—肾上腺素、糖皮质激素、表皮生长因子等,这些受体的存在增加了胎盘转运量。胎盘的生物转化作用使某些药物的中间产物或终产物获得致畸活性,如苯妥英、利福平、抗组胺药、己烯雌酚等。

2. 药物对不同妊娠时期的影响　FDA 药物妊娠期分类并不绝对,还受用药的妊娠时期、使用剂量和用药时间长短的影响。

（1）胚胎前期：指从受精至受精后的 17 日,这一时期为受精卵运行、着床和胚泡形成时期,这一时期的任何不利因素的作用表现为"全"或"无"现象,即或者发生胚胎的死亡、流产或再吸收,或者通过全能细胞的增殖作用完全修复不出现异常。临床可于妊娠 7 周后进行 B 型超声检查,如可见胚芽及胎心,即可除外药物影响,但应注意仔细询问病史,避免因受孕时间晚、孕周不准确造成判断错误。

（2）胚胎期：指受精后 18～55 日,是胚胎器官发育分化最重要的时期,组织分化迅速,对药物最为敏感,受到有害药物作用后,即可出现形态异常导致畸形,且任何异常均不可修复,是导致先天畸形危险性最大的时期,因而称为"致畸高度敏感期"。受到影响的时间越早,出现的异常就越大。目前已确定一些畸形与用药时间有关(大约在受孕后的天数),如无脑儿,24 日;肢体短缺,12～40 日;大血管移位,34 日;唇裂,36 日;室间隔缺损,42 日;并指,42 日;尿道下裂,84 日等。

（3）胎儿期：指受精后 8 周至足月分娩。这一时期是胎儿生长、器官发育、功能完善的成熟阶段。但神经系统、生殖系统和牙齿仍继续分化。这一时期的药物可以通过胎盘影响胎儿的生长和发育,造成中枢神经系统损害或胎儿生长受限、远期功能行为异常等,往往不导致严重的结构畸形。

孕期用药已证实致畸或对胎儿有影响,见表 2—3—4。

表 2-3-4　已证实有致畸作用或影响的药物

种类	药物	致畸作用
抗生素	氨基糖苷类	耳毒性,前庭损害
	四环素类	牙齿和骨骼异常
	喹啉类	仅有动物研究发现不可逆的关节病
	磺胺类	肝胆红素血症,核黄疸
抗胆碱能药		新生儿胎粪性肠梗阻
抗凝血药	华法林	骨骼和中枢神经系统缺陷,华法林综合征
抗癫痫药	卡马西平	神经管缺陷
	苯妥英钠	生长延迟,中枢神经系统缺陷
	丙戊酸	神经管缺陷
	甲乙双酮,散三甲双酮	中枢神经系统和面部异常
抗抑郁药	碳酸锂	埃布斯坦畸形,张力减低,吸吮减少,反射减退
抗高血压药	ACEI	新生儿长期肾衰竭,头骨骨化减少,肾小管发育不全
	β受体阻滞剂	生长发育受限,新生儿心动过缓,低血糖
抗甲状腺素药物	丙硫氧嘧啶	胎儿和新生儿甲状腺肿及甲状腺功能低下
	甲巯咪唑	皮肤发育不全,胎儿和新生儿甲状腺肿及甲状腺功能低下
细胞毒性药物	氨蝶呤,甲氨蝶呤	中枢神经系统和胎儿畸形
	环磷酰胺	中枢神经系统畸形,继发肿瘤
利尿剂	呋塞米	子宫血流减少,高胆红素血症
	噻嗪类	新生儿血小板减少
降糖药		新生儿低血糖
非甾体类抗炎药	吲哚美辛	动脉导管早闭,坏死性结肠炎,新生儿肺动脉高压
	水杨酸盐	出血
前列腺素类似物	米索前列醇	莫比乌斯序列征(第Ⅵ对和第Ⅶ对脑神经麻痹),流产,早产
娱乐性药物	乙醇	胎儿酒精综合征(出生之前和之后生长受限,中枢神经系统异常,特征面容)
	可卡因	生长延迟,胎盘早剥,子宫破裂
系统性类维生素A	异维A酸,芳香维A酸	中枢神经系统、颅面、心血管和其他缺陷
性激素	达那唑和其他雄激素	女婴男性化
	己烯雌酚	阴道肿瘤,男性和女性后代的泌尿生殖器缺陷
镇静剂	沙利度胺	肢体短缩与内部器官缺陷
作用于精神的药物	苯巴比妥类,鸦片类,苯二氮□类	孕晚期使用会导致新生儿戒断综合征
	吩噻嗪	影响新生儿体温调节、锥体外系功能

3. 孕产妇用药原则

(1)必须有明确指征,避免不必要的用药。

(2)必须在医生指导下用药,不要擅自使用药物。

(3)妊娠早期若病情允许,尽量推迟到妊娠中晚期再用药。

(4)对于病情危重的孕妇,虽然有些药物对胎儿有影响,但应充分权衡利弊后使用,根据病情随时调整用量,及时停药,必要时进行血药浓度监测。

(5)用药时应清楚了解孕周,严格掌握剂量和持续时间。必须用药者应选择最小的治疗剂量、最短的用药时间,可单一用药者避免联合用药。

(6)有两种以上药物可供选择时,选择对胎儿危害较小、疗效较肯定的药物,避免用新药或缺乏临床资料的药物。

(7)中药并不意味着安全无毒,因成分复杂,应参看药物说明或咨询中医师。

(8)妊娠期禁用活疫苗,除非孕妇暴露于该疾病的易感风险超过疫苗对母儿的危害。

(9)若病情所需,在妊娠早期应用对胚胎、胎儿有害的致畸药物,应先终止妊娠,随后再用药。

4.药物对胎儿的危害性等级　美国 FDA 曾根据药物对动物和人类所具有不同程度的致畸危害,将药物等级分为 A、B、C、D、X5 个级别。

A 级:经临床对照研究,无法证实药物在妊娠早期与中晚期对胎儿有危害作用,对胎儿伤害可能性最小,是无致畸性的药物。即妊娠期间用药安全,无不良影响。此类药物极少,如适量维生素。

B 级:经动物实验研究,未见对胎儿有危害。无临床对照试验,未得到有害证据。可以在医师观察下使用。如青霉素、红霉素、胰岛素、地高辛等。

C 级:动物实验表明,对胎儿有不良影响,但在人类妊娠期缺乏临床对照研究,或尚无动物及人类妊娠期使用药物的研究结果。本类药物仅在权衡益处大于对胎儿的危害时方可使用。如庆大霉素、异丙嗪、异烟肼等。

D 级:有足够证据证明对人类的胎儿有危害性,但孕妇应用后绝对有益处(如抢救生命或必须治疗但又无可替代的安全药品选择)。只有在孕妇有生命威胁或患严重疾病,而其他药物又无效的情况下考虑使用。如硫酸链霉素。

X 级:动物和人类实验证实会导致胎儿畸形,妊娠期用药的危害超过治疗获益。在妊娠期间或可能妊娠的妇女禁止使用。如甲氨蝶呤、己烯雌酚等。

在妊娠前 12 周,不宜使用 C、D、X 级药物。

常用药物的分类等级如下所述。

(1)抗感染药物。

B 类:青霉素类、头孢菌素类、红霉素、林可霉素、克林霉素、两性霉素、制霉菌素、克霉唑、多粘菌素、乙胺丁醇、咪康唑。

C 类:氯霉素、庆大霉素、妥布霉素、万古霉素、异烟肼、利福平、阿糖腺苷。

D 类:链霉素、卡那霉素、四环素、土霉素、氯喹、卡巴肿。

B/D 类:磺胺类药物。

(2)降压镇静药。

B 类:肼屈嗪、苯巴比妥。

B/D 类:哌替啶。

C 类:甲基多巴、卡托普利。

D 类:地西泮、甲丙氨酯、氯氮䓬、二氮嗪、利血平、硝普钠。

(3)解热镇痛药。

B 类:非那西丁、对乙酰氨基酚。

B/D 类：吲哚美辛、布洛芬、可待因、吗啡。

C/D 类：阿司匹林、水杨酸钠。

(4)利尿药物。

C 类：呋塞米、甘露醇。

D 类：氨噻嗪类、依他尼酸。

(5)激素类药物。

B 类：胰岛素、降钙素、波尼松。

C 类：倍他米松、地塞米松。

D 类：孕酮、炔诺酮、雌二醇、雄激素、氯磺丙脲、甲苯磺丁脲、可的松。

X 类：己烯雌酚。

(6)抗癌药物。

D 类：环磷酰胺、阿霉素、长春新碱、顺铂、氮芥、氟尿嘧啶、美法仑。

X 类：甲氨蝶呤。

(7)抗组胺药。

B 类：西咪替丁、赛庚啶、苯海拉明、美克洛嗪。

C 类：异丙嗪、布可利嗪。

药物妊娠期分类并不绝对，还受到妊娠的不同时期、用药剂量、用药时间长短不同的影响。

（屈苗苗）

第六节　孕期常见症状及其处理

1.消化系统症状　妊娠早期出现胃灼热、恶心、晨起呕吐等较为常见，应少食多餐，忌油腻食物。可给予维生素 $B_6$10～20mg，每日 3 次口服；消化不良者，可予维生素 B_1 20mg、干酵母 3 片及胃蛋白酶 0.3g，饭时与稀盐酸 1ml 同服，每日 3 次，也可服用开胃健脾理气中药。呕吐症状严重属妊娠剧吐者，可按该病治疗。另由于妊娠子宫使胃上移，胃内容物反流至食管下段，加之食管下段贲门括约肌松弛，会引起胃灼热。餐后避免弯腰和平躺，予适当活动可缓解症状，或服用氢氧化铝等抑酸剂。

2.便秘　妊娠期常见。由于肠蠕动及肠张力减弱，排便时间延长，水分被肠壁吸收，加之增大的妊娠子宫及胎先露部对肠道下段压迫，孕妇运动量减少，常易发生便秘。排便习惯正常的孕妇可以在妊娠期间预防便秘，每日清晨饮开水一杯，多吃易消化的、含纤维素多的新鲜蔬菜和水果，每日适当运动，并养成按时排便的良好习惯。必要时口服缓泻剂，睡前口服果导片 1～2 片，或用开塞露、甘油栓，使大便滑润容易排出。禁用峻泻剂，如硫酸镁，也不应灌肠，以免引起流产或早产。

3.痔疮　可在妊娠期间首次出现，也可为已有痔疮复发和恶化，妊娠晚期多见或明显加重。因增大的妊娠子宫或妊娠期便秘使痔静脉回流受阻，引起直肠静脉压升高所致。应多吃蔬菜，少吃辛辣食物，必要时通过温水坐浴、服用缓泻剂可缓解痔疮引起的疼痛和肿胀感。若痔已脱出，可用手法还纳。痔疮症状于分娩后可明显减轻或自行消失。

4.贫血　孕妇于妊娠中晚期对铁需求量增多，仅靠饮食补充明显不足。应自妊娠 4～5

个月开始补充铁剂,如硫酸亚铁 0.3g 或富马酸亚铁 0.2g,每日 1 次口服预防贫血。若已发生贫血,应查明原因,以缺铁性贫血最常见。治疗时应加大铁剂量,可口服硫酸亚铁 0.6g 或富马酸亚铁 0.4g,另外补充维生素 C300mg 和钙剂以增加铁的吸收。

5. 腰背痛 妊娠期间由于关节韧带松弛,增大的子宫向前突使躯体重心后移,腰椎向前突使背伸肌处于持续紧张状态,孕妇常出现轻微腰背痛。可于休息时,腰背部垫枕头以缓解疼痛,必要时卧床休息、局部热敷及服止痛片。若腰背痛明显者,应及时查找原因,按病因治疗。

6. 下肢及外阴静脉曲张 随妊娠次数增多逐渐加重,系因增大的子宫压迫下腔静脉使股静脉压力增高所致。于妊娠末期应尽量避免长时间站立,下肢绑以弹性绷带,晚间睡眠时应适当垫高下肢以利静脉回流。分娩时应防止外阴部曲张的静脉破裂。

7. 下肢肌肉痉挛 是孕妇缺钙的表现,多发生在小腿腓肠肌,于妊娠晚期多见,常在夜间发作。痉挛发作时,应将痉挛下肢伸直使腓肠肌紧张,并行局部按摩,痉挛常能迅速缓解。已出现下肢肌肉痉挛的孕妇应及时补充钙剂及维生素 D。

8. 下肢水肿 孕妇于妊娠晚期常有踝部及小腿下半部轻度水肿,经休息后消退,属生理现象。可于睡眠时取左侧卧位,下肢垫高 15° 使下肢血液回流改善,水肿多可减轻。若下肢水肿明显,经休息后不消退,应考虑到妊娠高血压综合征、妊娠合并肾脏疾病、低蛋白血症或其他合并症等,查明病因后给予及时治疗。

9. 仰卧位低血压 妊娠晚期,孕妇若较长时间取仰卧姿势,由于增大的妊娠子宫压迫下腔静脉,使回心血量及心排血量突然减少,出现低血压。此时若改为侧卧姿势,使下腔静脉血流通畅,血压迅即恢复正常。

10. 外阴阴道假丝酵母菌病 30% 孕妇的阴道分泌物中可培养出假丝酵母菌。多数孕妇无症状,部分孕妇有阴道分泌物增多、外阴瘙痒伴疼痛和红肿,给予阴道内放置克霉唑栓剂等治疗。

(屈苗苗)

第四章　妊娠期及哺乳期合理用药

一、妊娠期药物代谢特点

（一）药物在孕妇体内的代谢特点

1. 血液稀释的结果是药物浓度的下降。

2. 血浆蛋白下降，结合型药物减少，游离药物浓度增加。

3. 肺换气增加，吸入性药物量增加。

4. 椎管血管扩张，椎管内用药（麻醉药）吸收加快。

5. 肝酶改变、肝代谢加重、肾重吸收增加、脂肪增加等原因使药物容易蓄积。

（二）药物在胎儿体内的代谢特点

1. 胎盘的代谢（酶）使某些药物容易失活而达到保护胎儿的作用（皮质醇）。

2. 胎儿脂肪少，使脂溶性药物蓄积减少。

3. 胎儿肝发育不完善、代谢慢、肾滤过率少、血—脑屏障不完善等原因使药物容易蓄积。

二、妊娠期用药对母婴的影响

（一）妊娠期用药可能引起的危害

1. 药物透过血胎屏障　药物可透过血胎屏障进入羊水和胎儿循环，对胎儿产生作用。有些药物进入胎膜甚少或对胚胎危害较轻，但也有一些药物有较强的危害胚胎的作用，属致畸药物，如沙利度胺、细胞毒类、维生素 D（高剂量）、华法林、异维生素 A、多数抗癫痫药、雄激素、黄体酮类、己烯雌酚、放射性药物、活疫苗、四环素类等。

2. 药物影响妊娠过程　药物可引起子宫收缩而导致流产，如峻泻药和奎宁等。

（二）药物对不同时期胚胎（胎儿）的影响

1. 受精和着床期　时间从受精起到妊娠第 17 天，在这时期内，药物往往引起流产。

2. 器官形成期　时间为妊娠第 18～55 天，在此期内服用一些药物可能造成畸胎。

3. 生长发育期　时间为妊娠第 56 天至胎儿娩出前，在此期间，许多药物可影响胎儿的器官功能。

三、胎龄对用药的影响

胎龄与药物致畸有着极大的关系。胚胎或胎儿在不同的发育阶段对药物的敏感性不同，而且随着胚胎或胎儿的发育，药物所造成的危害程度也不同。一般将胎儿的发育分为 3 个阶段。

1. 第一阶段　受精至 2 周的胚胎。此期胚胎对药物高度敏感，极易受到药物的损害。但此期以细胞分裂为主，分化程度不高，胚胎受损后可能造成的后果只有 2 种，一是胚胎受损严重，造成胚胎死亡而发生早期流产；二是受损不严重，胚胎可完全修复所受的损害并继续发育而不发生后遗问题。这即是"全或无"效应。

2. 第二阶段　胚胎和胎儿发育的 3～12 周。在这一阶段，胎儿对药物的敏感性极高，同时又是胚胎和胎儿各器官处于高度分化、迅速发育和形成的阶段。药物在此期的影响可使某些系统和器官发生严重畸形，所以，此期用药应特别慎重。这一阶段也叫做"敏感期"。

3.第三阶段 即胎儿发育至12周以后。在此阶段，胎儿对药物的敏感性降低，同时，绝大多数系统和器官已经形成，只是以生长和功能的发育为主，但是仍有部分器官在发育，如小脑和大脑皮质及泌尿生殖系统在继续分化，所以，在这一阶段仍有一些结构对药物敏感。故一般来讲，在妊娠12周以后用药仅能影响生长发育过程，使全身发育迟缓（包括中枢神经系统的发育）。

四、药物的妊娠期分类

美国食品药品监督管理局根据药物对动物和人类所造成的不同程度的致畸危险，将药物分为A、B、C、D、X 5大类，并称之为药物的妊娠期分类。

A类：经临床对照性人体研究证实对胎儿无损害，其危险性极少，可以早孕期用药。

B类：动物实验提示无胎儿危险，但缺乏临床的人体研究，对动物有不良影响，但在良好控制的人体临床研究中对胎儿无不良影响，对孕妇比较安全，对胎儿基本无危害。

C类：仅在动物实验研究时证明对胎儿致畸或可杀死胚胎，未在人类研究中得到证实，缺乏动物和人体足够的对照研究，孕妇用药需权衡利弊，确认利大于弊时方能应用。

D类：对人类胎儿危害有确切证据，除非孕妇用药后有绝对效果，临床使用有非常需要的作用，而且没有替代药物，权衡利弊认为其使用后利大于弊，否则不考虑应用。

X类：证实对动物和人类胎儿均有明显的致畸作用，其危险性远超过其可能获得的任何有利效果，如使用其弊大于利，在妊娠期间禁止使用。

五、药物的剂量

药物效应与剂量有很大关系，小剂量的药物可能只造成暂时的机体损害，而大剂量的药物则可造成胚胎死亡或永久的机体损害。药物的剂量实际上包括单次剂量和用药时间的长短。用药时间愈长和重复使用都会加重对胚胎或胎儿的损害。药物的量除了取决于服用量外，还取决于通过胎盘的量。

六、妊娠期用药原则

妊娠妇女常因一些异常情况或疾病而需要用药物治疗。据统计，平均每个妊娠妇女在妊娠期间服用过3～4种药物，孕妇用药对胎儿的影响随药物种类的不同而有差别。因许多药物可以自由通过胎盘，有些药物可能会引起胎儿的发育异常，甚至造成胎儿畸形，所以，原则上妊娠期孕妇最好不用药，但如有用药的必要，则应注意以下8项原则。

1.用药必须有明确的指征和适应证。既不能滥用，也不能有病不用，更不能自选自用药物，一定要在医师的指导下使用已证明对胚胎与胎儿无害的药物。

2.有受孕可能的妇女用药时，需注意月经是否过期；孕妇就诊时，应告诉医师自己已怀孕和妊娠时间，任何一位医师在对育龄妇女诊治时都应询问末次月经及受孕情况。

3.可用可不用的药物应尽量不用或少用。尤其是在妊娠的头3个月，能不用的药或暂时可停用的药物，应考虑不用或暂停使用。

4.用药必须注意孕周，严格掌握剂量、持续时间。坚持合理用药，病情得到控制后及时停药。

5.当两种以上的药物有相同或相似的疗效时,应选用对胎儿危害较小的药物,或选择已用于临床多年,并对其是否对胚胎或胎儿有不良影响已有临床资料证实的药物,而少用或不用新上市的,虽然有动物实验资料但缺乏临床资料的药物。

6.已肯定的致畸药物就禁止使用,如孕妇病情危重,则应慎重权衡利弊,方可考虑使用,但使用过程必须随时调整剂量或及时停药。

7.能单独用药就避免联合用药,能用结论比较肯定的药物就不用比较新的药。

8.禁止在妊娠期用试验性用药,包括妊娠试验用药。

七、妊娠期用药咨询

具体的药物应用应根据具体的情况,但一般用药咨询时应遵循以下步骤。

1.确定孕周,根据 LMP,并结合超声检查。

2.用药时间,是妊娠前还是妊娠期?是妊娠早期还是妊娠中后期?是"全或无"期还是敏感期?一般妊娠前或"全或无"期致畸概率小。

3.确定使用药物的 FDA 分类,是咨询的主要依据。

4.根据用药时间、药物的 FDA 分类、用药量评估药物对妊娠和胚胎的影响。

八、哺乳期药物代谢特点

1.几乎存在于母体血液中的药物都可进入母乳中。

2.母乳中的药物含量很少超过母体用药剂量的 $1\%\sim2\%$。

3.母乳中的药物并非全部都被新生儿吸收。

九、哺乳期用药原则

1.具有明确的用药指征。

2.选择对新生儿影响少和进入乳汁少的药物。

3.乳母用药时间选择在哺乳刚结束后(最好间隔下次哺乳超过 4h)。

4.必要时监测新生儿体内的药物浓度。

5.必须选用对新生儿有危险的药物时应停止哺乳。

(陈晓芳)

第五章　遗传咨询、产前筛查、产前诊断与胎儿干预

出生缺陷(birth defects)指出生前已经存在(在出生前或生后数年内发现)的结构或功能异常,其产生原因包括遗传、环境及两者共同作用。提高人口素质,实行优生优育是我国的一项重要国策,出生缺陷的防治越来越受到重视。遗传咨询、产前筛查和产前诊断是防治出生缺陷十分重要的环节。

出生缺陷的防治可分三级:一级预防是受孕前干预,防止出生缺陷胎儿的发生。二级预防是产前干预,是在出生缺陷胎儿发生之后,通过各种手段检出严重缺陷的胎儿,阻止出生;或通过胎儿干预,矫正畸形。三级预防是产后干预,在缺陷胎儿出生之后,及时诊断和治疗,防止致残。遗传咨询、产前遗传学筛查和产前诊断是出生缺陷一级和二级防治的主要方法。三级防治不在本章讨论的范畴。

第一节　遗传咨询

遗传咨询(genetic counselling)是由从事医学遗传的专业人员或咨询医师对咨询者提出的家庭中遗传性疾病的发病原因、遗传方式、诊断、预后、复发风险率、防治等问题予以解答,并就咨询者提出的婚育问题提出医学建议。遗传咨询是预防遗传性疾病的一个重要环节。

一、遗传咨询的意义

遗传性疾病已成为人类常见病、多发病。不少遗传病病情严重,甚至导致终生残废,给患者带来痛苦,给家庭、国家造成沉重的精神负担和经济负担。遗传咨询是在临床遗传学、细胞遗传学、分子遗传学、分子生物学的基础上,及时确定遗传性疾病患者和携带者,并对其后代患病危险率进行预测,商谈应对策略,从而减少遗传病儿出生,降低遗传性疾病发生率,提高人群遗传素质和人口质量。

二、遗传咨询的对象

遗传咨询的对象为遗传病高风险人群:①夫妇双方或家系成员患有某些遗传病或先天畸形者,曾生育过遗传病患儿或先天畸形的夫妇;②不明原因智力低下或先天畸形儿的父母;③不明原因的反复流产或有死胎、死产等病史的夫妇;④孕期接触不良环境因素及患有某些慢性病的夫妇;⑤常规检查或常见遗传病筛查发现异常者;⑥其他需要咨询者,如婚后多年不育的夫妇或 35 岁以上的高龄孕妇。

三、人类疾病的遗传方式

人类遗传性疾病可分为 5 类:①染色体疾病;②单基因遗传病;③多基因遗传病;④体细胞遗传病;⑤线粒体遗传病。体细胞遗传病和线粒体遗传病多发生在成人,目前尚无产前诊断的方法,本节讨论染色体疾病、单基因遗传病及多基因遗传病。

1.染色体疾病　染色体病是导致新生儿出生缺陷最多的一类遗传学疾病。染色体病绝

大多数由亲代的生殖细胞畸变所致,极少部分由夫妻一方染色体平衡易位携带者引起。染色体异常包括染色体数目异常和结构异常两类。染色体数目异常包括整倍体(如多出一倍体、二倍体或三倍体等)和非整倍体(如21—三体、18—三体、13—三体等,47,XXX 综合征,45,X 综合征等)异常;结构异常包括染色体部分缺失、易位、倒位、环形染色体等。绝大多数染色体病在妊娠早期发生流产而被淘汰,自然淘汰率为94%,仅6%的染色体异常胎儿可维持宫内生存到成熟。约有0.5%的新生儿患有染色体病。目前对先天性染色体疾病尚无有效的治疗方法,因此,应争取产前早期诊断,及时终止妊娠,达到优生优育的目的。

2.单基因遗传病 许多遗传病的染色体外观正常,但染色体上的基因发生突变,由单个基因突变引起的疾病称为单基因病。其遗传方式遵循孟德尔遗传法则,环境因素基本不起作用,可分为常染色体显性遗传、常染色体隐性遗传、性连锁显性遗传或性连锁隐性遗传等。这类单基因病较少见,但由于疾病可遗传,危害很大。根据缺陷蛋白对机体所产生的影响不同,通常分为分子病和先天性代谢缺陷两类。

(1)常染色体显性遗传病:夫妻一方患病,子女预期危险率为1/2。未发病的子女,其后代通常不发病。常见的常染色体显性遗传病包括:迟发性成骨发育不全症、成年多囊肾病、地中海贫血、神经纤维瘤病、多发性家族性结肠息肉症、肌强直性营养不良等。

(2)常染色体隐性遗传病:夫妻为携带者,生育过一患儿,再生育子女预期危险率均为1/4。夫妻一方患病,另一方正常,且非近亲结婚,其子女通常不发病,均为携带者。若另一方正常,为近亲结婚,其子女的发病率明显增多。常见的常染色体隐性遗传病包括:链状细胞贫血、β—地中海贫血、苯丙酮尿症、半乳糖血症、肝豆状核变性、先天性肾上腺皮质增生等。

(3)X连锁显性遗传病:夫为患者,妻正常,其女儿均发病,儿子均正常。妻为患者,夫正常,其子女各有1/2发病。预期危险率女儿高于儿子,但女儿症状较轻。X连锁显性遗传病有抗维生素 D 佝偻病等。

(4)X连锁隐性遗传病:妻为携带者,夫正常,其儿子预期危险率为1/2。夫为患者,其儿子通常不发病。妻为患者,夫正常,其儿子均发病,女儿均为携带者。常见的 X 连锁隐性遗传病包括:色盲、睾丸女性化、血友病 B 等。

(5)Y连锁遗传病:所有患者均为男性,父亲是患者,其儿子一定是患者。外耳道多毛症就是一种 Y 连锁遗传病。

3.多基因遗传病 人类的一些遗传性状或某些遗传病的遗传基础不是一对基因,而是多对基因,这种遗传方式称为多基因遗传,因每对基因对遗传病的形成作用微小,故称为微效基因,若干对基因作用积累形成明显的表型效应,称为累加效应。在各微效基因中可能存在一些起主导作用的基因,称为主基因,这使得多基因遗传病更加复杂,主基因对了解多基因疾病的发生、诊断、治疗和预防均有十分重要的意义。

多基因疾病有一定家族史,但没有单基因遗传中所见到的系谱特征,如先天性畸形(无脑儿、脊柱裂、唇腭裂、先天性心脏病、髋关节脱臼等),以及某些人类常见病(高血压、动脉粥样硬化、糖尿病、哮喘、自身免疫性疾病、老年痴呆、癫痫、精神分裂症、类风湿关节炎、智能发育障碍等)。

多基因疾病往往是许多基因联合环境因素相互作用的结果。其遗传特点有:①畸形显示从轻到重的连续过程,病情越重,说明有越多的基因缺陷;②常有性别转移,如足内翻多见于男性,腭裂多见于女性;③累加效应。

四、遗传咨询的步骤

1. 明确诊断 首先通过家系调查、家谱分析、临床表现和实验室检查等手段,明确是否存在遗传性疾病。收集详细的病史资料,了解夫妇双方三代直系血亲相关疾病状况。若咨询者为近亲结婚,对其遗传性疾病的影响应做正确的估计。同时,根据其临床表现进行系统详细的体格检查和实验室检查如生化、内分泌、染色体核型分析、分子生物学诊断方法以明确诊断。

2. 确定遗传方式 评估遗传风险,预测遗传性疾病患者子代再发风险率,可根据遗传性疾病的类型和遗传方式做出评估。

(1)常染色体显性遗传病:夫妻一方患病,应该不生第二胎。夫妻外观正常,因特殊原因可以生第二胎。

(2)常染色体隐性遗传病:夫妻均为携带者,出生儿有 1/4 发病,以不生第二胎为佳。近亲结婚的夫妻极易发生这类情况。

(3)X 连锁显性遗传病:妻患病,出生儿 1/2 发病,不许生第二胎。夫患病,女儿全部发病,只能允许生男胎。

(4)X 连锁隐性遗传病:在妊娠第二胎后,应做产前诊断进行性别预测。妻患病,保留女胎;夫患病,保留男胎;夫妻均患病,即使有特殊原因也不许生第二胎。

(5)多基因病:生第二胎应该做产前诊断,发现病儿应终止妊娠。

(6)染色体病:夫妻染色体正常,或夫妻之一为平衡易位携带者,允许生第二胎,但需做产前诊断。发现病儿应终止妊娠。

3. 近亲结婚对遗传性疾病的影响 近亲结婚是指夫妇有共同祖先,有血缘关系,故有共同的特定基因,包括致病基因。近亲结婚增加夫妻双方将相同的有害隐性基因传给下一代的机会。我国婚姻法规定的"直系血亲和三代以内的旁系血亲禁止结婚"条款,有利于减少遗传性疾病的发病率。

4. 提出医学建议 应当和咨询者进行充分的交谈和沟通,告知其疾病发生的可能原因、再次发生的风险、发生的后果、可以提供的诊断治疗的手段等信息。在进行遗传咨询时,必须确信咨询者充分理解提出的各种选择。在面临较高风险时,通常有如下选择。

(1)应暂缓结婚:如急性传染病;可以矫正的生殖器官发育异常如先天性无阴道等,在矫正之前暂缓结婚,待畸形矫正后再结婚。

(2)可以结婚,但禁止生育:①男女一方患严重的常染色体显性遗传病,如强直性肌营养不良、先天性成骨不全等,目前尚无有效的治疗方法,子女发病机会大,且不能做产前诊断,故可以结婚,但不能生育;②男女双方均患严重的相同的常染色体隐性遗传病,如男女均患白化病,若致病基因相同,其子女发病概率几乎是 100%;③男女一方患严重的多基因遗传病,如精神分裂症、躁狂抑郁型精神病、原发性癫痫等,又属于该病的高发家系,后代再现风险率增高,如病情稳定,可以结婚,但不能生育。

(3)限制生育:对于产前能够作出准确诊断或植入前诊断的遗传病可在获取确诊报告后对健康胎儿作选择性生育。对产前不能作出诊断的 X 连锁隐性遗传病(如血友病),可在作出性别诊断后,选择性生育,如已知女方为血友病基因携带者与正常男性婚配,应作产前诊断判断胎儿性别,只准许生育女孩而限制生育男孩。

（4）不能结婚：①直系血亲和三代以内旁系血亲；②男女双方均患相同的遗传性疾病，或男女双方家系中患相同的遗传性疾病；③严重智力低下者，常有各种畸形，生活不能自理，男女双方均患病无法承担家庭义务及养育子女，加之其子女智力低下概率也大，故不能结婚。

（5）领养孩子：对一些高风险的夫妇，领养不失为一种较好的选择。

（6）人工授精：夫妇双方都是常染色体隐性遗传病的携带者；或男方为常染色体显性遗传病患者；或男方为能导致高风险、可存活出生畸形的染色体平衡易位携带者等，采用健康捐精者的精液人工授精，可以预防遗传病的发生。

（7）捐卵者卵子体外受精，子宫内植入：适用于常染色显性遗传病患者，或可导致高风险可存活出生畸形的染色体平衡移位携带者等情况。

五、遗传咨询范畴

遗传咨询通常分为婚前咨询、孕前咨询、产前咨询和一般遗传咨询。

1.婚前咨询　婚前医学检查，通过询问病史、家系调查、家谱分析，再结合全面的医学检查，确诊遗传缺陷，并根据其遗传规律，评估影响下一代优生的风险度，提出对结婚、生育的具体指导意见，从而减少甚至可以避免遗传病儿的出生。婚前医学检查是防止遗传性疾病的第一关。婚前咨询涉及的内容是婚前医学检查后，发现男女一方或双方及家属中有遗传性疾病，回答能否结婚、能否生育等具体问题。发现影响婚育的先天畸形或遗传性疾病者，按暂缓结婚、可以结婚但禁止生育、限制生育、不能结婚4类情况指导。

2.孕前咨询　我国新的《婚姻法》取消了强制性婚前检查的要求，婚前检查的比例急剧下降。孕前咨询为此提供了新的选择，婚前检查的项目均可在孕前得到检查，同时，可以检查各种婚后发生的疾病，如性传播疾病等。对神经管缺陷高发的地区，在孕前开始补充叶酸，将可降低70％的先天性神经管畸形的发生。因此，计划妊娠和孕前咨询是预防神经管畸形的关键。

3.产前咨询　产前咨询的主要问题包括：①夫妻一方或家属曾有遗传病儿或先天畸形儿，下一代患病概率有多大，能否预测出；②已生育过患儿再生育是否仍是患儿；③妊娠期间，尤其是妊娠前3个月接触过放射线、化学物质、服用过药物、感染过风疹弓形虫等病原体，是否会导致胎儿畸形。

4.一般遗传咨询　一般遗传咨询的主要问题包括：①夫妻一方有遗传病家族史，该病能否累及本人及其子女；②生育过畸形儿是否为遗传性疾病，能影响下一代；③夫妻多年不孕或习惯性流产，希望获得生育指导；④夫妻一方已确诊为遗传病，询问治疗方法及效果；⑤夫妻一方接受放射线、化学物质，是否影响下二代等。

六、遗传咨询应遵循的原则

1.尽可能收集证据原则　首先要尽可能获得正确的诊断，为评估发病风险和将来产前诊断提供依据。除需要了解相关的病史资料包括流产、死胎等不良分娩史，还必须尽可能多地获得其他资料，如死者的照片、尸检报告、医院记录及以往基因诊断为携带者的检测报告等，这些都可为诊断提供肯定或否定的信息。咨询医师需充分取得咨询者及其家属的信任与合作，使其能够主动详尽地提供一切可能提供的病史和家系资料。

2.非指令性咨询　原则在遗传咨询的选择中，没有绝对正确的方案，也没有绝对错误的方案。在各个阶段的咨询过程中,避免强制性检查或强制性处理措施,即遵循"非指令性原则",这一直是医学遗传咨询遵循的原则,同时也被世界卫生组织遗传咨询专家委员会认可。2003年我国卫生部颁布的《产前诊断管理办法》中明确提出医生可以提出医学建议,而患者及其家属有选择权。

3. 尊重患者原则 忧虑、有罪感、羞耻感等是咨询者在咨询过程中常见的表现,在对疾病不了解和等待诊断结果期间更是如此。因此在咨询过程中,必须将咨询者本人的利益放在第一位,要有同情心、责任心,针对咨询者的疑问,有耐心地予以解释,切勿损伤咨询者的自尊,要最大限度地减少咨询者及其家属的忧虑。

4. 知情同意原则 对于产前诊断技术及诊断结果,经治医师应本着科学、负责的态度,向孕妇或家属告知技术的安全性、有效性和风险性,使孕妇或家属理解技术可能存在的风险和结果的不确定性。

5. 守密和信任原则 保守秘密是遗传咨询的一种职业道德。在未经许可的情况下,将遗传检查结果告知除了亲属外的第三者,包括雇主、保险公司和学校等是对这一原则的破坏。

(屈苗苗)

第二节 产前筛查

遗传筛查是指通过对群体进行简便、无创的检查,寻找罹患某种疾病风险增加的高危人群的方法,包括对成人、胎儿及新生儿遗传性疾病筛查三种,针对胎儿的遗传性筛查称为产前筛查。产前遗传筛查是通过可行的方法,对一般妊娠妇女进行筛查,发现子代具有患遗传性疾病高风险的可疑人群,筛查出可疑者进一步确诊,是出生缺陷二级预防的重要措施。通常采用经济、简便、无创及安全的生化检测和影像学检查进行产前筛查。

遗传筛查方案应符合以下标准:①被筛查疾病在被筛查人群中应有较高的发病率并严重影响健康,筛查出后有确诊、治疗或预防的方法;②筛查方法应是非创伤性的、容易实施且性价比好;③筛查方法应统一,易推广;易为被筛查者接受,被筛查者应自愿参与,做到知情选择;为被筛查者提供全部有关的医学信息和咨询服务。建立相应的质量控制系统对于保证筛查的质量、提高检出率十分重要。

产前检查试验仅能给出风险值,并不是确诊试验,筛查阳性结果意味着患病的风险升高,并非诊断疾病,阴性结果提示风险未增加,并非正常。筛查的过程中会存在假阳性和假阴性等问题,筛查结果阳性的患者需要进一步确诊试验,染色体疾病高风险患者需行胎儿染色体核型分析。产前检查和诊断要遵循知情同意原则。目前广泛应用的产前筛查的疾病有唐氏综合征筛查和神经管畸形筛查。

一、非整倍体染色体异常

以唐氏综合征为代表的染色体疾病是产前筛查的重点。唐氏综合征也称21—三体综合征或先天愚型,是最常见的一种染色体病,占新生儿染色体病的%%。主要临床特点为生长迟缓、不同程度的智力低下和包括头面部特征在内的一系列异常体征。大多数患者都没有生活自理能力,给家庭和社会带来沉重的精神和经济负担,因此开展针对适龄孕妇的普遍筛查具有积极的社会和经济意义。根据检查方法可分为孕妇血清学检查和超声检查,根据筛查时间可分为孕早期和孕中期筛查。

1.妊娠中期筛查 妊娠中期的血清学筛查通常采用三联法,即甲胎蛋白(AFP)、绒毛膜促性腺激素(HCG)和游离雌三醇(E3)。唐氏综合征患者 AFP 降低、HCG 升高、E3 降低,根据三者的变化,结合孕妇年龄、孕龄等情况,计算出唐氏综合征风险度。当风险阈值设定为 35岁孕妇的风险度(妊娠中期为 1:280)时,阳性率约为 5%,能检测出 60%～75%唐氏综合征和部分其他非整倍体染色体畸形。血清学筛查还有一些改良方法,如应用 AFP 和 HCG 两项指标;应用 β-HCG 取代 HCG;应用抑制素(inhibinA)作为第四项指标。

2.妊娠早期筛查 有条件的医疗机构可采用妊娠早期筛查,妊娠早期进行唐氏综合征筛查有很多优势,阳性结果的孕妇有更长的时间进行进一步确诊和处理。妊娠早期筛查的方法包括孕妇血清学检查、超声检查或者两者结合。常用的血清学检查的指标有 β-HCG 和妊娠相关血浆蛋白 A(pregnancy-associated plasma protein A,PAPP-A)。超声检查的指标有胎儿颈项透明层 NT 和胎儿鼻骨。NT 是孕 11～14 周在胎儿颈后皮肤下液体生理性聚集的超声定义。唐氏综合征的胎儿 NT 较同孕周正常胎儿增厚。联合应用血清学和 NT 测定的方法,对唐氏综合征的检出率为 85%～90%。但 NT 检测者需经过专门技术培训,建立相应的质量控制体系。

3.染色体疾病的高危因素

(1)孕妇年龄>35 岁的单胎妊娠。妊娠中期发生 21-三体综合征的风险为 1:280,发生非整倍体畸形的风险为 1:132;在妊娠晚期发生 21-三体综合征的风险为 1:384,发生非整倍体畸形的风险为 1:204。

(2)孕妇年龄>31 岁的双卵双胎妊娠。在双卵双胎中其中一胎发生 21-三体综合征的风险比单胎高,风险为 1:190。

(3)夫妇中一方染色体易位。下一代发生异常的风险应根据染色体位置、父母性别差异等具体分析。由于有部分异常胎儿流产或死亡,存活的异常胎儿发生的风险低于理论风险。在平衡异位中,子代发生异常的风险为 5%～30%,伴有不孕症的患者,由于不孕症易导致胚胎发育停滞或死胎,存活子代发生异常的风险为 0～5%。

(4)夫妇中一方染色体倒置。子代发生染色体异常的风险取决于异常染色体位置、倒置染色体的大小等。新生儿出生后检测到染色体异常的风险为 5%～10%。

(5)夫妇非整倍体异常。21-三体或 47,XXX 的女性和 47,XXY 的男性具有生育能力,子代出现非整倍体的风险为 30%。男性为 21-三体或 47,XXY 者往往不孕。

(6)前胎常染色体三体史。曾妊娠过一次常染色体三体的妇女,再次妊娠发生染色体畸形的风险约为 1:100,或更高(根据年龄计算)。

(7)前胎 X 染色体三体(47,XXX 或 47,XXY)者,多余的 X 染色体可能来自母系或父系,再次发生染色体非整倍体畸形的风险也为 1:100。前胎为 47,XYY 或 45,X 者,再次妊娠发生畸形的风险不增加,因为多余的 Y 染色体来自父系,父系的错误很少重复。

(8)前胎染色体三倍体。复发的风险为 1%～1.5%。

(9)反复妊娠早期流产。妊娠早期流产的主要原因之一是非整倍体畸形,夫妇染色体畸形(如易位、倒置)亦可导致妊娠早期流产。因此建议检测夫妇的染色体。

(10)产前超声检查发现胎儿存在严重的结构畸形。不管孕妇的年龄或血清学筛查是否异常,该胎儿发生染色体畸形的风险大大提高。

二、神经管畸形

神经管畸形(NTDs)系因致畸因素作用于胚胎阶段早期导致神经管关闭缺陷而造成,最常见的类型是无脑儿和脊柱裂。无脑儿表现为胎儿颅骨和脑组织的缺失,是致死性畸形。脊柱裂表现为部分椎管未完全闭合。神经管畸形是造成胎儿、婴儿死亡和残疾的主要原因之一。

1.血清学筛查　当胎儿为开放性神经管畸形时,脑脊液中的 AFP 可以直接进入羊水,使羊水中 AFP 升高达 10 倍以上,孕妇血中 AFP 随之升高。因此 90% 患者的血清和羊水中的 AFP 水平升高,因此血清的 AFP 可作为 NTDs 的筛查指标。筛查应在妊娠 14～22 周进行,以中位数的倍数(MOM)为单位。如果以 2.0MOM 为 AFP 正常值的上限,筛查的阳性率为 3%～5%,敏感性至少 90%,阳性预测值为 2%～6%。影响孕妇血清学 AFP 水平的因素包括孕龄、孕妇体重、种族、糖尿病、死胎、多胎、胎儿畸形、胎盘异常等。

2.超声筛查　99% 的 NTDs 可通过妊娠中期的超声检查获得诊断,而且 3%～5% 的 NTDs 者因为非开放性畸形,羊水 AFP 水平在正常范围,因此孕妇血清 AFP 升高但超声检查正常的患者不必羊水检查 AFP。

3.高危因素　神经管畸形无固定的遗传方式,但存在高危因素,对高危人群妊娠期要重点观察,加强产前筛查和诊断。

(1)神经管畸形家族史:约 5% 的 NTDs 有家族史。如果直系亲属中有一位 NTDs 患者,胎儿发生畸形的风险为 2%～3%,如果患者>1 人,风险相应增加。

(2)暴露在特定环境中:妊娠 28 日内暴露在特定的环境之下,可能导致 NTDs。1 型糖尿病患者中的高血糖可能是 NTDs 的高危因素。高热可使 NTDs 的发病风险升高 6 倍。某些药物如抗惊厥药卡马西平和丙戊酸使畸形的风险明显增加;氨基蝶呤、异维 A 酸等可能与无脑儿或脑膨出等发病有关。

(3)与 NTDs 有关的遗传综合征和结构畸形:某些遗传综合征包括有 NTDs 的表现,如 Meckel－Gruber 综合征、Roberts－SC 海豹肢畸形、jarco－Levin 综合征、脑积水－无脑回－视网膜发育不良－脑膨出综合征(HARDE)。

(4)NTDs 高发的地区如中国东北、印度等地的发病率约为 1%,在低发地区为 0.2%。饮食中缺乏叶酸－维生素是 NTDs 的高发因素。

(5)在 NTDs 患者中发现,抗叶酸受体抗体的比例增高。

三、胎儿结构畸形筛查

在妊娠 18～24 周,通过超声对胎儿的各器官进行系统筛查,能观察到胎儿体表及脏器有无畸形,目的是发现严重致死性畸形无脑儿、严重脑膨出、严重开放性脊柱裂、严重胸腹壁缺损并内脏外翻、单腔心、致死性软骨发育不良等疾病。超声下若探不到清晰的外形光滑的圆形环状回声,可诊断为无脑儿;若胎儿颅骨部分缺如,看到脑膜凸出在羊水中飘浮,可诊断为脑膜膨出;见到脊膜呈囊状物膨出,可以诊断为胎儿脊柱裂;若脑室明显增大,有助于诊断胎儿脑积水;观察胎儿腹壁是否平整,可以判断有无脐疝或腹壁裂;测量胎儿双顶径值及胎儿股骨长的比例,可以间接判断胎儿是否侏儒;检查胎肾大小、膀胱充盈度,可以诊断有无先天性泌尿系统畸形;观察胎儿有无胃空泡及肠管是否扩张,可以诊断先天性消化管畸形。建议所有孕妇在此期间均进行一次系统胎儿超声检查,胎儿畸形的产前检出率为 50%～70%。漏诊的主要原因为:①超声检查受孕周、羊水、胎位、母体腹壁厚薄等多种因素的影响,许多器官可能无法显示或显示不清。②部分胎儿畸形的产前超声检出率极低,如房间隔缺损、室间隔缺损、耳畸形、指/趾异常、肛门闭锁、食管闭锁、外生殖器畸形、闭合性脊柱裂。③还有部分胎儿畸形目前还不能为超声所发现,如甲状腺缺如、先天性巨结肠等。

四、先天性心脏病

大部分的先天性心脏病(congenital heart defects)无遗传背景,发病率约为 0.7%。有条件的单位可在妊娠 18～24 周行先天性心脏病的超声筛查,四腔心切面、左心室流出道及主动脉长轴切面,右心室流出道及肺动脉长轴切面检查可筛查出大部分的严重的先天性心脏畸形。实时定向 M 型超声心动图能正确显示胎儿心脏结构和功能,从而对高危胎儿先天性心脏畸形进行宫内诊断。但是,部分心脏血流异常,特别是发育不良或闭锁等疾病往往在妊娠晚期出现。某些单纯性的瓣膜病变无法产前诊断,如室间隔缺损、房间隔缺损等。因此,对于怀疑心脏血流异常的高危胎儿,如左(右)心脏发育不良、主动脉狭窄、主动脉瓣或肺动脉瓣狭窄等,在妊娠 20～22 周常规心脏超声心动图检查后,在妊娠晚期应该复查。

(屈苗苗)

第三节　产前诊断

产前诊断(prenatal diagnosis)又称宫内诊断(intrauterine diagnosis)或出生前诊断(ante－natal－diagnosis),是指在胎儿出生之前应用各种先进的检测手段,采用影像学、生物化学、细胞遗传学及分子生物学等技术,了解胎儿在宫内的发育状况,如观察胎儿有无畸形,分析胎儿染色体核型有无异常,检测胎儿细胞的生化项目和基因等,对先天性和遗传性疾病作出诊断,为胎儿宫内治疗(手术、药物、基因治疗等)及选择性流产创造条件。

一、产前诊断的对象

根据 2003 年卫生部《产前诊断技术管理办法》,孕妇有下列情形之一者,建议其进行产前诊断。

1.羊水过多或者过少。

2.胎儿发育异常或者胎儿可疑畸形。

3.在妊娠早期接受过可能导致胎儿先天畸形的物质。

4.夫妇一方患有先天性疾病或遗传性疾病,或有遗传性家族史。

5.曾经分娩过先天性严重缺陷患儿。

6.35 岁以上的高龄孕妇。

二、产前诊断的疾病

1.染色体病　常染色体数目异常较常见,常表现为某对常染色体多一条额外的染色体,称三体。报道较多的有 21－三体综合征(先天愚型)、18－三体综合征和 13－三体综合征。常染色体结构异常以缺失、重复、倒位、易位、环形染色体较常见。性染色体数目异常,常见有先天性卵巢发育不全症(45,XO),这种胎儿出生后,表现有智力低下、发育障碍、多发性畸形等。

2.性连锁遗传病 以 X 连锁隐性遗传病居多,如红绿色盲、血友病等。致病基因在 X 染色体上,携带致病基因的男性必定发病,携带致病基因的女性为携带者,生育的男孩可能一半是患者,一半为健康者;生育的女孩表型虽均正常,但可能有一半为携带者,故产前诊断判断为男胎后,应行人工流产终止妊娠。

3.遗传性代谢缺陷病 多为常染色体隐性遗传病,系因基因突变导致某种酶缺失,引起代谢抑制、代谢中间产物堆积而出现临床表现。除少数疾病在早期用饮食控制法(如苯丙酮尿症)、药物治疗(如肝豆状核变性)外,至今尚无有效治疗方法。

4.先天性结构畸形 胎儿有明显的结构改变,如无脑儿、脊柱裂、唇腭裂、先天性心脏病、髋关节脱臼等。

三、产前诊断的方法

主要从以下四个方面进行检测:

1.胎儿结构检查 利用 B 型超声、X 线检查、胎儿镜、磁共振等观察胎儿结构畸形。

2.染色体核型分析 利用羊水、绒毛细胞或胎儿血细胞培养,检测染色体病。

3.检测基因 利用 DNA 分子杂交、限制性内切酶、聚合酶链反应(PCR)技术、原位荧光杂交等技术检测胎儿 DNA。

4.检测基因产物 利用羊水、羊水细胞、绒毛细胞或血液,进行蛋白质、酶和代谢产物检测,诊断胎儿神经管缺陷、先天性代谢疾病等。

四、胎儿染色体病的产前诊断

胎儿染色体病的产前诊断,主要依靠细胞遗传学方法,检测胎儿的染色体。近年随着分子细胞遗传学的不断进展,如免疫荧光原位杂交技术、引物原位 DNA 合成技术、多聚酶链反应技术等,使染色体核型分析更加准确、快速。

1.羊水穿刺(amniocentesis) 羊膜腔穿刺抽出羊水细胞,行染色体核型分析。通常在妊娠 16~21 周进行,此时在腹壁易扪清子宫,羊水量相对较多,容易抽取,不易伤及胎儿。超声引导下羊水穿刺的并发症少见,有 1%~2% 的孕妇可发生阴道见红或羊水泄漏,绒毛膜羊膜炎的发生率在 0.1% 以下,导致流产的风险在 0.5% 左右。

2.绒毛穿刺取样(chorionic villus simpling,CVS) 根据胎盘位置选择最佳穿刺点,获取绒毛细胞培养,可采用经宫颈或经腹穿刺取样。通常在妊娠 10~13 周进行,需 5~7 日获得结果。该方法具有快速、避免母体细胞污染等特点,但可出现滋养细胞层细胞核型和胎儿细胞核型不符的现象。

3.脐带穿刺(cordocentesis,pencutaneous umbilical blood sampling,PUBS) 又称经皮脐血穿刺,通常在妊娠 19~21 周,在超声引导下脐带穿刺,获取胎儿血细胞,培养制备染色体,此法能校正羊水细胞、绒毛细胞培养出现的假嵌合体,结果准确可靠,主要用于快速胎儿核型分析、胎儿宫内感染的诊断、胎儿血液系统疾病的产前诊断和风险估计及对羊水或绒毛检查失败的补救。

4.胎儿组织活检(fetal tissue biopsy) 在妊娠早中期,可以采用胎儿镜直视下观察胎儿体表和胎盘胎儿面,胎儿镜附属装置可以同时采集羊水、抽取胎儿血液和胎儿皮肤活组织检查。

5.胚胎植入前诊断(preimplanlation genetic diagnosis,PGD)　在体外受精-胚胎移植中获得,受精后 3 天,在胚胎的卵裂期 6～10 细胞时期获取 1～2 个细胞进行遗传学检查,采用荧光原位杂交技术(FISH)或多聚酶链反应技术(PCR),选择没有遗传学问题的胚胎进行植入,可用于胚胎染色体病和单基因病的诊断。

6.无创产前诊断(non-invasive prenatal test,NIPT)　孕妇外周血清中有 1%～5% 的 DNA 来自胎儿,抽取孕妇外周血,提取胎儿游离 DNA,采用高通量 DNA 测序技术,可诊断染色体倍数异常和基因突变,但其临床应用价值有待于进一步评估。

五、性连锁遗传病的产前诊断

性连锁遗传病的胎儿需确定性别,以便决定取舍。常用 Y 染色体特异性探针进行原位杂交,或 Y 染色体特异性 DNA 序列的聚合酶链反应(PCR)扩增,效果良好,结果准确。

六、先天性代谢缺陷病的产前诊断

测定培养的羊水细胞或绒毛细胞特异酶活性是产前诊断的经典方法。近年基因诊断(又称 DNA 诊断)利用分子生物学技术在 DNA 分子水平上进行基因分析,能对相关的先天性代谢缺陷病作出诊断,常用的产前基因诊断技术有:快速 DNA 斑点杂交法、限制性内切酶酶谱分析、寡核苷酸探针杂交法、DNA 限制性片段长度多态性分析、聚合酶链反应(PCR)等。

七、胎儿结构畸形的产前诊断

各种因素导致的出生缺陷表现为子代的结构畸形和功能异常,其中结构异常可以通过影像学检查获得诊断。

1.胎儿超声检查　妊娠期胎儿超声检查可以发现许多严重的结构畸形及各种细微的变化,逐渐成为产前诊断重要的手段之一。但产前超声诊断的影响因素很多,目前通过超声仅能诊断 40～70% 的结构畸形,因此在超声检查前需告知超声畸形筛查的局限性。超声诊断的出生缺陷必须存在以下特点:①出生缺陷必须存在解剖异常。超声诊断是从形态学观察,因此胎儿必须存在解剖上的畸形,且畸形必须明显到足以让超声影像所分辨和显现。②超声诊断与孕龄有关。有些畸形可在妊娠早期获得诊断(如脊柱裂、全前脑、右位心、联体双胎等);有些迟发性异常在妊娠晚期才能诊断(如脑积水、肾盂积水、多囊肾等);还有些异常的影像学改变在妊娠早期出现,以后随访时消失。③胎儿非整倍体畸形往往伴有结构畸形,如果超声发现与染色体疾病有关的结构畸形,应建议行胎儿染色体核型分析。

2.胎儿磁共振成像(MRI)检查　20 世纪 90 年代初期,回波平面成像等快速 MRI 成像技术得以发展,使胎儿 MRI 成像成为可能。MRI 具有较高软组织对比性、高分辨率、多方位成像、成像视野大等优点,使得对复杂胎儿畸形的观察更加容易,成为产前诊断胎儿畸形的有效补充手段。胎儿 MRI 检查的主要指征是对不确定的超声检查发现作进一步评估,不作为筛查的方法。

对胎儿中枢神经系统,MRI 具有优良的组织分辨能力,能很好地显示脑部的成熟与结构的关系,可以很好地区别和诊断中枢神经系统的畸形如侧脑室扩张、后颅窝病变等。对胎儿颈部肿块,如淋巴管瘤及先天性颈部畸胎瘤,MRI可以帮助评估胎儿气道,以便于在出生时做好合理的预案。对胎儿胸部疾病,MRI在胸部畸形诊断中最常用的是先天性膈疝的诊断,MRI可以直接分辨肝脏疝入的部位和程度。在胎儿盆腹腔畸形中,MRI不同的信号强度有助于区分近端和远端小肠。

（屈苗苗）

第四节　胎儿干预

一旦产前发现胎儿畸形,父母有以下几种选择:①终止妊娠或继续妊娠;②安排孕妇在拥有儿科专家的一级医疗机构分娩,使先天性畸形的新生儿有条件在出生时即得到治疗;③为了避免胎儿畸形导致宫内损害进一步恶化,提前终止妊娠,医源性早产也是一种治疗选择;④随着对产前发现的胎儿疾病发病机制和病理生理的进一步了解,胎儿干预正成为另一个选择之一。本节重点描述胎儿干预的方法和指征。

一、宫内分流手术

可以行胎儿分流术的疾病包括尿路梗阻、胸腔积液、先天性肺气道畸形等。重度尿路梗阻的胎儿足月娩出时常合并严重肾盂积水、膀胱发育不良和肺发育不全而无法存活。对于尿路梗阻患儿采用宫内膀胱羊膜腔引流术,可以提高婴儿存活率,使羊水量恢复正常,减少胎肺发育不良。对胸腔积液的胎儿行胸腔羊膜腔引流术,使胎儿胸腔持续减压有利于肺部扩张、胎肺代偿性生长,避免因肺发育不全导致的新生儿死亡。羊膜腔引流术还可用于治疗胎儿先天性肺气道畸形、腹腔巨大囊肿等疾病。

二、胎儿心脏疾病的治疗

孕妇胶原血管病患者的抗体穿过胎盘后,易导致胎儿发生完全性心脏传导阻滞,进一步导致心力衰竭、水肿和死亡。类固醇可以降低孕妇抗体效价,减少对胎儿传导系统和心肌的进行性损伤,受体激动剂可以增加胎儿心率。如果以上两种方法无效,可安装胎儿心脏起搏器。

胎儿室间隔完整的肺动脉闭锁或严重的主动脉狭窄,可导致血流受阻,进而影响胎儿肺循环或体循环的发育,继发性心脏发育不良是死亡的主要原因。理论上讲,宫内解除结构梗阻有利于心脏正常发育。目前常用的方法为胎儿球囊瓣膜成形术,其疗效有待于进一步评估。

三、胎儿镜(fetoscope)手术

1.诊断性胎儿镜　随着经皮穿刺技术的发展,诊断性胎儿镜直接经腹进入羊膜腔内,可以活检胎儿组织。如进行性退行性肌营养不良是一种常见的X连锁隐性遗传病,当怀疑胎儿可能患有该疾病时,可在胎儿镜下活检。

2.治疗性胎儿镜

(1)下尿路梗阻:胎儿下尿路梗阻可导致进行性羊水过少、肺发育不全和囊性肾发育不良,常见病因包括后尿道瓣膜、尿道闭锁、尿道发育不全。妊娠中期解除梗阻可避免肾功能恶

化,改善新生儿存活率和肾功能预后。常用的手术方式包括胎儿镜下胎儿手术、膀胱羊膜腔引流术将尿液从膀胱引流到羊膜腔,或者胎儿膀胱镜下采用激光消融后尿道瓣膜,同时放置尿路支架。

(2)先天性膈疝:是发生在横膈的解剖学缺损,严重的患儿可能因为严重肺发育不全而导致出生后无法存活。生理学研究发现闭塞胎儿气管有利于胎儿肺发育。目前的治疗方法是在胎儿镜下行腔内球囊气管闭塞术,其手术效果有待于进一步评估。

(3)羊膜带综合征:是一组散在的先天性畸形(包括肢体、颜面部和躯干),表现为束带征、并指/趾甚至宫内截肢,也会有颜面部、内脏和体壁复合缺失。束带常影响四肢,也能缠绕脐带以致胎死宫内。在胎儿损失不可逆前,采用胎儿镜羊膜束带松解术可以挽救胎儿肢体和生命。

(4)单绒毛膜双胎合并症

1)单绒毛膜双胎一胎畸形:单绒毛膜双胎妊娠中一胎畸形的发病风险增高,如无脑儿、脐膨出、胃肠道闭锁/狭窄较为常见。对另一个健康胎儿来说,风险不仅来自于异常胎儿死亡带来的风险,也来自于早产的风险。目前可选择的治疗方法有胎儿镜下脐带结扎或超声引导下胎儿内脐血管射频治疗。

2)双胎反向动脉灌注:仅发生在单绒毛膜双胎中,循环异常血量的增加逐渐加重了泵血儿心脏负担,易造成心力衰竭。如果不处理,50%~75%的泵血儿将死亡。目前可选择的手术有脐带结扎、凝固治疗和射频治疗。

3)双胎输血综合征:如果不予治疗,严重双胎输血综合征患儿的死亡率接近100%。目前治疗方法有胎儿镜下激光凝固吻合支血管。该方法是目前最有效的方法,可提高胎儿存活率,降低存活胎儿的神经系统并发症。

四、开放性胎儿手术

子宫开放性手术对于孕妇和胎儿均有很大风险,需谨慎选择。最近打开和关闭妊娠子宫的技术创新最大限度地降低了对母亲健康的风险和对未来生育功能的影响。开放性手术的关键技术有以下几方面:减少子宫肌层出血的缝订装置;子宫切开后注入生理盐水以防脐带受压;胎儿手术时采用小型的脉搏血氧仪监测胎儿的血氧饱和度;关闭子宫后羊膜腔内灌注含苯唑西林的温生理盐水;以及手术后的抑制宫缩治疗。

可行开放性胎儿手术的胎儿畸形包括后尿道瓣膜、先天性肺囊性腺瘤样畸形、先天性膈疝、无心胎畸形、骶尾部畸胎瘤、胎儿颈部肿块等,其疗效有待于进一步评估。

五、产时子宫外处理

产时子宫外处理(exuterointrapartum treatment,EXIT)是胎儿外科的一种新型技术,其核心原则是在进行胎儿治疗的同时保持子宫低张状态和子宫胎盘循环,即从子宫下段横切口只娩出胎儿头和肩,不断脐带保持胎儿胎盘连接,维持子宫胎盘循环的情况下暴露胎儿颈部,解除气管梗阻,直至气管插管使气道畅通。目前 EXIT 技术的适应证包括胎儿颈部巨大肿块、胎儿纵隔或肺部肿块、先天性高位气道阻塞综合征(congenital high airway obstruction syndrome,CHAOS)以及需立即行体外膜肺氧合(extracorporeal membrane oxygenation,EC-MO)技术的先天性心脏病。

(屈苗苗)

第六章　正常分娩

分娩(delivery):妊娠满28周及以上,胎儿及其附属物自临产开始到由母体娩出的全过程,称为分娩。

早产(premature delivery):妊娠满28周至不满37足周期间分娩,称为早产。

足月产(term delivery):妊娠满37周至不满42足周间分娩者,称为足月产。

过期产(postterm delivery):妊娠满42周及以上分娩,称为过期产。

第一节　分娩动因

分娩触发机制复杂,分娩动因学说众多,但均难以完满阐述,目前认为是多因素综合作用的结果。

一、炎症反应学说

研究表明,分娩前子宫蜕膜、宫颈均出现明显的中性粒细胞和巨细胞趋化和浸润,炎性细胞因子可能通过释放水解酶,引起胶原组织降解,促进宫颈成熟,诱导分娩发动。

二、内分泌控制理论

1.前列腺素(prostaglandin,PG)　子宫平滑肌对前列腺素有高敏感性。研究发现,临产前,蜕膜及羊膜中PG的前体物质增加,子宫肌细胞有丰富的PG受体,PG诱发宫缩和促进宫颈成熟。

2.雌激素(estrogen)与孕激素(progesterone)　目前仍无足够证据证实雌激素能发动分娩,亦未发现分娩时孕酮水平降低,从而提出"功能性孕酮撤退"的观点。

3.缩宫素(oxytocin)与缩宫素受体(oxytocin receptor)　临产前,子宫蜕膜中缩宫素受体增加50倍或更多,子宫对缩宫素敏感性急剧增加,子宫激惹性增强,从而促进宫缩,启动分娩。

4.内皮素(endothelin,ET)　子宫局部产生的ET直接对平滑肌产生收缩作用,还能刺激子宫和胎儿-胎盘单位合成和释放PG,间接诱发宫缩。

5.皮质醇激素(cortisol)　胚胎下丘脑-垂体-肾上腺轴的活性与分娩发动有关。

三、机械性理论

妊娠早、中期子宫处于静息状态,妊娠晚期子宫腔内压力增加,子宫壁膨胀;胎先露下降压迫子宫下段及宫颈内口,发生机械性扩张,通过交感神经传至下丘脑,作用于神经垂体,释放缩宫素,引起宫缩。

四、神经介质理论

子宫主要受自主神经支配,交感神经兴奋子宫肌层促使子宫收缩。

综上所述,妊娠晚期的炎症细胞因子、机械性刺激等多因素作用使子宫下段形成及宫颈成熟,诱发前列腺素及缩宫素释放,子宫肌细胞分娩时兴奋,从而启动分娩。宫颈成熟是分娩发动的必备条件,缩宫素与前列腺素是促进宫缩的最直接因素。

(苏萍)

第二节 影响分娩的因素

影响分娩的"四因素"为产力、产道、胎儿及精神心理因素。若各因素均正常并能相互适应,胎儿能顺利经阴道自然娩出,则为正常分娩。

一、产力

将胎儿及其附属物从宫腔内逼出的力量称为产力。产力包括子宫收缩力(简称为宫缩)、腹壁肌及膈肌收缩力(统称为腹压)和肛提肌收缩力。

（一）子宫收缩力

子宫收缩力是临产后的主要产力,贯穿于分娩全过程。临产后的宫缩使宫颈管逐渐缩短直至消失、宫口扩张、胎先露下降和胎儿、胎盘娩出。正常子宫收缩力的特点如下。

1. 节律性　宫缩的节律性是临产的重要标志。每次阵缩由弱渐强(进行期),维持一定时间(极期),一般持续约30秒左右,随后由强渐弱(退行期),直至消失进入间歇期,一般5～6分钟,宫腔压力由临产初期25～30mmHg,至第一产程末增至40～60mmHg,第二产程宫缩极期时可高达100～150mmHg,间歇期宫腔压力仅为6～12mmHg。宫缩的节律性对胎儿血流灌注有利。

2. 对称性　正常宫缩源于两侧宫角部,以微波的形式向宫底中线集中,左右对称,再以2cm/s速度向子宫下段扩散,约需15秒均匀协调地扩展至整个子宫,此为子宫收缩力的对称性。

3. 极性　宫缩以宫底部最强、最持久,向下依次减弱,宫底部收缩力的强度几乎是子宫下段的2倍,此为子宫收缩力的极性。

4. 缩复作用　子宫收缩时肌纤维缩短变宽,间歇期肌纤维不能恢复到原长度,经反复收缩,肌纤维越来越短,使宫腔内容积逐渐缩小,迫使胎先露部下降及宫颈管逐渐缩短直至消失,此为子宫肌纤维的缩复作用。

（二）腹壁肌及膈肌收缩力

腹壁肌及膈肌收缩力是第二产程胎儿娩出时的重要辅助力量。前羊膜囊或胎先露部压迫盆底组织及直肠,反射性地引起排便动作。产妇表现为主动屏气,腹压是宫口开全后所必需的辅助力量。过早运用腹压易致产妇疲劳和宫颈水肿。

（三）肛提肌收缩力

肛提肌收缩力可协助胎先露部在盆腔进行内旋转;能协助胎头仰伸及娩出;能协助胎盘娩出。

二、产道

产道是胎儿娩出的通道,分为骨产道与软产道两部分。

（一）骨产道

骨产道指真骨盆。共分为3个平面,每个平面又由多条径线组成。

1. 骨盆入口平面(pelvic inlet plane) 为骨盆腔上口,呈横椭圆形。其前方为耻骨联合上缘,两侧为髂耻缘,后方为低岬上缘。有 4 条径线。

(1)入口前后径:又称为真结合径。耻骨联合上缘中点至骶岬上缘正中间的距离,正常值平均 11cm。

(2)入口横径:左右髂耻缘间的最大距离,正常值平均 13cm。

(3)入口斜径:左右各一。左骶髂关节至右髂耻隆突间的距离为左斜径;右骶髂关节至左髂耻隆突间的距离为右斜径,正常值平均 12.75cm。

2. 中骨盆平面(mid plane of pelvis) 为骨盆最小平面,是骨盆腔最狭窄部分,呈前后径长的纵椭圆形。其前方为耻骨联合下缘,两侧为坐骨棘,后方为骶骨下端。有 2 条径线。

(1)中骨盆前后径:耻骨联合下缘中点通过两侧坐骨棘连线中点至骶骨下端间的距离,正常值平均 11.5cm。

(2)中骨盆横径:又称为坐骨棘间径。指两坐骨棘间的距离,正常值平均 10cm。

3. 骨盆出口平面(pelvic outlet plane) 由 2 个不在同一平面的三角形组成。其共同的底边称为坐骨结节间径。前三角平面顶端为耻骨联合下缘,两侧为左右耻骨降支;后三角平面顶端为骶尾关节,两侧为左右骶结节韧带。有 4 条径线。

(1)出口前后径:耻骨联合下缘至骶尾关节间的距离,正常值平均 11.5cm。

(2)出口横径:又称为坐骨结节间径。指两坐骨结节末端内缘的距离,正常值平均 9cm。

(3)出口前矢状径:耻骨联合下缘中点至坐骨结节间径中点间的距离,正常值平均 6cm。

(4)出口后矢状径:骶尾关节至坐骨结节间径中点间的距离,正常值平均 8.5cm。若出口横径稍短,但出口横径与出口后矢状径之和>15cm 时,正常大小的胎头可通过后三角区经阴道娩出。

4. 骨盆轴与骨盆倾斜度

(1)骨盆轴(pelvic axis):连接骨盆各平面中点的假想曲线,称为骨盆轴。此轴上段向下向后,中段向下,下段向下向前。分娩时,胎儿沿此轴完成一系列分娩机制,助产时也应按骨盆轴方向协助胎儿娩出。

(2)骨盆倾斜度(inclination of pelvis):指妇女站立时,骨盆入口平面与地平面所形成的角度,一般为 60°。若骨盆倾斜度过大,势必影响胎头衔接和娩出。

(二)软产道

软产道是由子宫下段、宫颈、阴道及骨盆底软组织构成的弯曲通道。

1. 子宫下段的形成 由非妊娠时长约 1cm 的子宫峡部伸展形成。至妊娠晚期被逐渐拉长形成子宫下段。临产后子宫下段进一步拉长达 7~10cm。由于子宫肌纤维的缩复作用,子宫上段肌壁越来越厚,而下段肌壁被牵拉越来越薄,子宫上下段的肌壁厚薄不同,两者间的子宫内面形成一环状隆起,称为生理缩复环。(physiologic retraction ring)。

2. 宫颈的变化

(1)宫颈管消失(effacementofcervix):临产前的宫颈管长 2~3cm,初产妇较经产妇不能产后规律宫缩牵拉宫颈内口的子宫肌纤维及周围韧带,加之胎先露部支撑使前羊膜囊呈楔状,致使宫颈内口水平的肌纤维向上牵拉,使宫颈管形成如漏斗状,此时宫颈外口变化不大,随后宫颈管逐渐短缩直至消失。初产妇多是宫颈管先短缩消失,继之宫口扩张;经产妇多是宫颈管短缩消失与宫口扩张同时进行。

（2）宫口扩张（dilatation of cervix）：临产前，初产妇的宫颈外口仅容一指尖，经产妇能容一指。临产后，子宫收缩及缩复向上牵拉使得宫口扩张。胎膜多在宫口近开全时自然破裂，破膜后，胎先露部直接压迫宫颈，扩张宫口，当宫口开全（10cm）时，妊娠足月胎头方能通过。

3.骨盆底组织、阴道及会阴的变化　使软产道下段形成一个向前弯的长筒，前壁短后壁长，阴道黏膜皱襞展平使腔道加宽。肛提肌向下及向两侧扩展，肌束分开，肌纤维拉长，使5cm厚的会阴体变为 2～4mm，以利胎儿通过。

三、胎儿

（一）胎儿大小

胎儿大小是决定分娩难易的重要因素之一。

1.胎头颅骨　由 2 块顶骨、额骨、颞骨及 1 块枕骨构成。颅骨间膜状缝隙为颅缝，两顶骨之间为矢状缝，顶骨与额骨之间为冠状缝，枕骨与顶骨之间为人字缝，颞骨与顶骨之间为颞缝，两额骨之间为额缝。两颅缝交界处较大空隙为囟门，位于胎头前方菱形为前囟（大囟门），位于胎头后方三角形为后囟门（小囟门）。颅缝与囟门使骨板有一定活动余地，胎头也有一定可塑性。

2.胎头径线

（1）双顶径（biparietal diameter，BPD）：为两侧顶骨隆突间的距离，是胎头最大横径，临床常用此值判断胎儿大小，足月时平均约 9.3cm。

（2）枕额径（occipito frontal diameter）：为鼻根上方至枕骨隆突间的距离，胎头以此径衔接，足月时平均约 11.3cm。

（3）枕下前囟径（suboccipitobregmatic diameter）：又称为小斜径，为前囟中央至枕骨隆突下方之间的距离，胎头俯屈后以此通过产道，足月时平均约 9.5cm。

（4）枕颏径（occipito diameter）：又称为大斜径，为颏骨下方中央至后囟顶部间的距离，足月时平均约 13.3cm。

（二）胎位

产道为一纵行管道。矢状缝和囟门是确定胎位的重要标志。头先露时，由于分娩过程中颅骨重叠，使胎头变形、周径变小，有利于胎头娩出。臀先露时，阴道扩张不充分，可使胎头娩出困难。肩先露时，妊娠足月活胎不能通过产道。

（三）胎儿畸形

若有些胎儿畸形造成某一部位发育异常，如脑积水（hydrocephalus）、联体儿（conjoined twins）等，很难通过产道。

四、精神心理因素

虽然分娩是生理现象，但对于产妇确实是一种持久而强烈的应激源。分娩既可产生生理上的应激，也可产生精神心理上的应激。现已证实，产妇的精神心理变化会使机体产生一系列变化，如心率加快、呼吸急促、肺内气体交换不足，致使子宫缺氧收缩乏力、宫口扩张缓慢、胎先露部下降受阻、产程延长、孕妇体力消耗过多，同时也促使其神经内分泌发生变化，交感神经兴奋，释放儿茶酚胺，血压升高，导致胎儿缺血缺氧，出现胎儿窘迫。

（苏萍）

第三节 枕先露的分娩机制

分娩机制(mechanism of labor)指胎儿先露部随骨盆各平面的不同形态,被动进行的一连串适应性转动,以其最小径线通过产道的全过程。临床上以枕左前位最多见,故以枕左前位分娩机制为例说明。

1. 衔接 胎头双顶径进入骨盆入口平面,胎头颅骨最低点接近或达到坐骨棘水平,称为衔接(engagement)。胎头取半俯屈状态以枕额径进入骨盆入口,经产妇多在分娩开始后胎头衔接,部分初产妇可在预产期前 1～2 周内胎头衔接。

2. 下降 胎头沿骨盆轴前进的动作称为下降(descent),是胎儿娩出的首要条件。下降动作贯穿于分娩全过程,呈间歇性。

3. 俯屈 胎头下降达骨盆底时,半俯屈的枕部遇肛提肌阻力进一步俯屈,变胎头衔接时的枕额周径为枕下前囟周径,适应产道形态,有利于胎头继续下降。

4. 内旋转 胎头围绕骨盆纵轴向前旋转,使其矢状缝与中骨盆及骨盆出口前后径相一致的动作称为内旋转(internal rotation)。内旋转从中骨盆平面开始至骨盆出口平面完成,以适应中骨盆及骨盆出口前后径大于横径的特点,有利于胎头下降。枕左前位的胎头向前旋转 45°,后囟转至耻骨弓下。于第一产程末完成内旋转动作。

5. 仰伸 当完全俯屈的胎头下降达阴道外口时,宫缩和腹压继续迫使胎头下降,而肛提肌收缩力又将胎头向前推进。两者共同作用的合力使胎头沿骨盆轴下段向下向前,胎头枕骨下部达耻骨联合下缘时,以耻骨弓为支点,胎头逐渐仰伸(extention),胎头顶、额、鼻、口、颏依次由会阴前缘娩出。

6. 复位及外旋转 胎头娩出后,为使胎头与胎肩恢复正常关系,胎头枕部再向左旋转 45°,称为复位(restitution)。胎肩在盆腔内继续下降,前(右)肩向前向中线旋转 45°时,胎儿双肩径转成与骨盆出口前后径相一致的方向,胎头枕部则需在外继续向左旋转 45°以保持胎头与胎肩的垂直关系,称为外旋转(external rotation)。

7. 胎儿及胎肩娩出 胎头完成外旋转后,胎儿前(右)肩在耻骨弓下先娩出,随即后(左)肩从会阴前缘娩出。胎儿双肩娩出后,胎体及胎儿下肢随之取侧位顺利娩出。

至此,胎儿娩出过程全部完成。必须指出:分娩机制各动作虽分别介绍,但却是连续进行的,下降动作始终贯穿于分娩始终。

(苏萍)

第四节 先兆临产、临产与产程

一、先兆临产

出现预示不久将临产的症状,称为先兆临产(threatened labor)。包括如下几种。

(1)假临产(false labor):特点是:①宫缩持续时间短(<30 秒)且不恒定,间歇时间长且不规律,宫缩强度不增加;②宫缩时宫颈管不短缩,宫口不扩张;③常在夜间出现,清晨消失;④

给予强镇静药物能抑制宫缩。

(2)胎儿下降感(lightening):又称为轻松感。多数孕妇自觉上腹部较前舒适,进食量较前增多,呼吸较前轻快,系胎先露部进入骨盆入口,使宫底位置下降而致。

(3)见红(show):大多数孕妇在临产前24～48小时内(少数1周内)有少量出血并与宫颈管内黏液栓相混,经阴道排出,称为见红,是分娩即将开始比较可靠的征象。

二、临产的诊断

临产(in labor)开始的标志为规律且逐渐增强的子宫收缩,持续约30秒,间歇5～6分钟,同时伴随进行性宫颈管消失、宫口扩张和胎先露部下降。

三、总产程及产程分期

总产程(total stage of labor)即分娩全过程,指从开始出现规律宫缩直到胎儿胎盘娩出的全过程。分为3个产程(labor)。

1.第一产程(first stage of labor) 又称为宫颈扩张期。指临产开始直至宫口完全扩张即开全(10cm)为止。初产妇需11～12小时;经产妇需6～8小时。

2.第二产程(second stage of labor) 又称为胎儿娩出期。从宫口开全到胎儿娩出的全过程。初产妇需1～2小时,不应超过2小时;经产妇通常数分即可完成,也有长达1小时者,但不应超过1小时。

3.第三产程(third stage of labor) 又称为胎盘娩出期。从胎儿娩出后到胎盘胎膜娩出,即胎盘剥离和娩出的全过程,需5～15分钟,不应超过30分钟。

(苏萍)

第五节 第一产程的临床经过及处理

一、临床表现

1.规律宫缩 开始时宫缩持续时间较短(约30秒)且弱,间歇期较长(5～6分钟)。随产程进展,持续时间渐长(50～60秒)且强度增加,间歇期渐短(2～3分钟)。当宫口近开全时,宫缩持续时间可达1分钟或更长,间歇期仅1～2分钟。

2.宫口扩张 通过阴道检查或肛诊,可以确定宫口扩张程度。宫口于潜伏期扩张速度较慢,进入活跃期后加快,当宫口开全时,宫颈边缘消失。

3.胎头下降 胎头下降程度是决定胎儿能否经阴道分娩的重要观察指标。通过阴道检查或肛查,明确胎头颅骨最低点的位置,并能协助判断胎方位。

4.胎膜破裂(rupture of membranes) 简称为破膜,胎儿先露部衔接后,将羊水阻断为前后两部,形成的前羊膜囊有助于扩张宫口。当羊膜腔内压力增加到一定程度时,胎膜自然破裂。正常破膜多发生在宫口近开全时。

二、产程、母体观察及处理

为了细致观察产程,目前多采用产程图(partogram),产程图的横坐标为临产时间(h),纵坐标左侧为宫口扩张程度(cm),标右侧为先露下降程度(cm),画出宫口扩张曲线和胎头下降曲线,使产程进展一目了然。

(一)产程必须观察项目和处理

1.子宫收缩 产程中必须连续定时观察并记录宫缩持续时间、间歇时间及强度,掌握规律,指导产程进行。检测宫缩最简单的方法是助产人员将手掌放于产妇腹壁上,宫缩时宫球隆起变硬,间歇期松弛变软。用胎儿监护仪描记宫缩曲线,可以看出宫缩强度、频率和每次与持续时间,是反映宫缩的客观指标。

2.胎心

(1)听诊器听取:应在宫缩间歇时。潜伏期应每隔 1～2 小时听胎心 1 次,活跃期应每 15～30 分钟听胎心 1 次,每次听诊 1 分钟。

(2)使用胎儿监护仪:多用外监护描记胎心曲线。观察胎心率变异及其与宫缩、胎动的关系,能客观地判断胎儿在宫内的状态。

3.宫口扩张及胎头下降 描记宫口扩张曲线及胎头下降曲线,是产程图中重要的两项指标,表明产程进展情况。

(1)宫口扩张曲线:潜伏期指从临产出现规律宫缩至宫口扩张 3cm。平均 2～3 小时扩张 1cm,需 8 小时,最大时限 16 小时。活跃期是指宫口扩张 3～10cm。需 4 小时,最大时限为 8 小时。活跃期又分加速期(acceleration phase)指宫口扩张 3～4cm,约需 1.5 小时;最大加速期(maximum acceleration phase)指宫口扩张 4～9cm,约需 2 小时;减速期(deceleration phase)指宫口扩张 9～10cm,约需 30 分钟。

(2)胎头下降曲线:以胎头颅骨最低点与坐骨棘平面关系标明胎头下降程度。坐骨棘平面是判断胎头高低的标志。胎头颅骨最低点平坐骨棘平面时,以"0"表示;在坐骨棘平面上 1cm 时,以"−1"表示;在坐骨棘平面下 1cm 时,以"+1"表示,其余依此类推。

4.胎膜破裂 胎膜多在宫口近开全时自然破裂,一旦发现应立即听胎心,并观察羊水性状和流出量,有无宫缩,同时记录破膜时间。

5.阴道检查 阴道检查能直接清宫口,准确估计宫颈管消退、宫口扩张、胎膜破否、胎先露部及位置。

6.肛门检查 可在宫缩时进行,了解宫颈软硬度、厚薄,宫口扩张程度,是否破膜,骨盆腔大小,确定胎方位,以及胎头下降程度。

(二)母体观察及处理

1.精神安慰 应安慰产妇并耐心讲解分娩是生理过程,使产妇与助产人员密切合作,以便能顺利分娩。

2.血压 宫缩时血压常会升高 5～10mmHg,产程中应每隔 4～6 小时测量 1 次。

3.饮食与活动 应鼓励产妇少量多次进食,吃高热量易消化食物,宫缩不强且未破膜时,产妇可在病室内走动。

4.排尿与排便 应鼓励产妇每 2～4 小时排尿 1 次,排尿困难者,必要时导尿。初产妇宫口扩张<4cm、经产妇<2cm 时,可行温肥皂水灌肠,既能清除粪便避免分娩时排便造成污染,又能刺激宫缩加速产程进展。但胎膜早破、阴道流血、胎头未衔接、胎位异常、有剖宫产史、宫缩强估计 1 小时内分娩及患严重心脏病等情况时不宜灌肠。

(苏萍)

第六节　第二产程的临床经过及处理

一、临床表现

胎膜大多自然破裂。宫缩且较前增强,产妇有排便感,不自主地向下屏气。宫缩时胎头露出于阴道口,露出部分不断增大,宫缩间歇期,胎头又缩回阴道内称为胎头拨露(head visible on vulval gapping)。当胎头双顶径越过骨盆出口,宫缩间歇时胎头不再回缩,称为胎头着冠(crowning of head)。随之,胎儿娩出。

二、观察产程及处理

1. 密切监测胎心　第二产程每5～10分钟听1次胎心,有条件时应用胎儿监护仪监测。

2. 指导产妇屏气　指导她们双足蹬在产床上,两手握产床把手,宫缩时向下屏气增加腹压。宫缩间歇时产妇呼气并使全身肌肉放松。

3. 接产准备　当初产妇宫口开全、经产妇宫口扩张4cm且宫缩规律有力时,应将产妇分娩室,做好接产准备工作。用消毒纱球蘸肥皂水擦洗外阴部,顺序是大阴唇、小阴唇、阴阜、大腿内上1/3、会阴及肛门周围,然后用温开水冲掉肥皂水。用消毒干纱球盖住口,防止冲洗液流入阴道。最后用聚维酮碘(povidone iodine)消毒,取下阴道口纱球和臀下或塑料布,铺无菌巾于臀下。接产者准备接产。

4. 接产　接产要领:保护会阴并协助胎头俯屈,让胎头以最小径线(枕下前后径)在宫缩间歇时缓慢通过阴道口。

会阴切开指征:会阴过紧或胎儿过大,估计分娩时会阴撕裂难以避免者或母儿有病理清况急需结束分娩者。会阴切开术(episiotomy):包括会阴后一侧切开术(postero-lateral episiotomy)和会阴正中切开术(median episiotomy)。

(苏萍)

第七节　第三产程的临床经过及处理

一、临床表现

胎儿娩出后,宫底降至脐平,产妇略感轻松,宫缩暂停数分钟后再次出现。由于宫腔容积突然明显缩小,胎盘剥离并娩出。胎盘剥离征象有:①宫体变硬形,下段被扩张,宫体呈狭长形被推向上,宫底升高达脐上;②剥离的胎盘降至子段,阴道口外露的一段脐带自行延长;③阴道少量流血;④接产者用手掌尺侧在产妇耻骨联方轻压子宫下段时,宫体上升而外露的脐带不再回缩。

胎盘剥离及排出方式有2种:①胎儿面娩出式(Schultze mechanism):多见,胎盘面先排出,随后见少量阴道流血;②母体面娩出式(Duncan mechanism):少见,胎盘母体面先排出,胎盘排出前先有较多量阴道流血。

二、处理

1. 新生儿处理

(1)清理呼吸道：胎儿胸部娩出，迅速擦拭新生儿面部，断脐后，吸除口鼻中的黏液。

(2)处理脐带：处理脐带时新生儿要保暖。目前常用气门芯、脐带夹、血管钳等方法取代双重结扎脐带法。

(3)新生儿阿普加评分(APgar score)及其意义：该评分法是以新生儿出生后 1 分钟内的心率、呼吸、肌张力、喉反射及皮肤颜色 5 项体征为依据，每项为 0～2 分，满分为 10 分。8～10 分属正常新生儿；4～7 分为轻度窒息，又称为青紫窒息；0～3 分为重度窒息，又称为苍白窒息，缺氧严重需紧急抢救。1 分钟评分是出生当时的情况，反映在宫内的情况；5 分钟及以后评分是反映复苏效果，与预后关系密切。

(4)处理新生儿：打新生儿足印及产妇拇指印于新生儿病历上。对新生儿做详细体格检查，系以标明新生儿性别、体重、出生时间、母亲姓名和床号的手腕带和包被，进行首次吸吮乳头。

2. 协助胎盘娩出 当确认胎盘已完全剥离时，子宫缩时以左手握住宫底（拇指置于子宫前壁，其余四指放在子宫后壁）并按压，同时右手轻拉脐带，协助娩出胎盘。

3. 检查胎盘、胎膜 仔细检查胎盘的母体面，确定没有胎盘成分遗留。如有副胎盘、部分胎盘残留或大部分胎膜残留时，应在无菌操作下徒手入宫腔取出残留组织，或用大号刮匙清宫。若确认仅有少许胎膜残留，可给予子宫收缩剂待其自然排出。

4. 检查软产道 胎盘娩出后仔细检查会阴、小阴唇内侧、尿道口周围、阴道、阴道穹窿及宫颈有无裂伤。若有裂伤，应立即缝合。

5. 预防产后出血 正常分娩出血量多不超过 300ml。遇有产后出血高危因素（有产后出血史、分娩次数＞5 次、多胎妊娠、羊水过多、巨大儿、滞产等）产妇，可在胎儿前肩娩出时静脉滴注或肌内注射缩宫素(oxytocin)10～20U。

（苏萍）

第七章　正常产褥

从胎盘娩出至产妇全身各器官除乳腺外恢复至正常未孕状态所需的一段时期,称为产褥期(puerperium),通常为6周。

第一节　产褥期母体变化

一、生殖系统的变化

产褥期变化最大的是生殖系统。

(一)子宫复旧

子宫在胎盘娩出后逐渐恢复至未孕状态的全过程,称子宫复旧(involution of uterus),主要为宫体肌纤维缩复和子宫内膜再生。

1.宫体变化　子宫复旧不是肌细胞数目减少,而是肌浆中的蛋白质被分解排出,使细胞质减少致肌细胞缩小。被分解的蛋白及其代谢产物通过肾脏排出体外。随着宫体肌纤维不断缩复,子宫体积及重量均发生变化。胎盘娩出后,子宫重量逐渐减少,分娩结束时约为1000g,产后1周时约为500g,产后2周时约为300g,产后6周恢复至50~60g。宫体也逐渐缩小,于产后1周子宫缩小至约妊娠12周大小,在耻骨联合上方可触及。于产后10日,子宫降至骨盆腔内,腹部检查触不到宫底。子宫于产后6周恢复到孕前大小。

2.子宫内膜再生　胎盘、胎膜从蜕膜海绵层分离娩出后,遗留的蜕膜分为2层,表层发生变性、坏死、脱落,形成恶露的一部分自阴道排出;接近肌层的子宫内膜基底层逐渐再生新的功能层,内膜缓慢修复,约于产后第3周,除胎盘附着部位外,宫腔表面均由新生内膜覆盖,胎盘附着部位全部修复需至产后6周。

3.子宫下段及宫颈变化　子宫下段肌纤维缩复,逐渐恢复为非孕时的子宫峡部。胎盘娩出后的宫颈外口呈环状如袖口,于产后2~3日宫口仍可容纳2指,产后1周后宫颈内口关闭而复原,产后4周宫颈恢复至非孕时形态。分娩时宫颈外口3点及9点处常发生轻度裂伤,使宫颈外口由产前圆形变为产后"一"字形横裂。

(二)阴道

分娩后阴道腔扩大,阴道黏膜及周围组织水肿,阴道黏膜皱襞因过度伸展而减少甚至消失,致使阴道壁松弛及肌张力低。阴道壁肌张力于产褥期逐渐恢复,阴道腔逐渐缩小,阴道黏膜皱襞约在产后3周重新显现,但阴道于产褥期结束时仍不能完全恢复至未孕时的紧张度。

(三)外阴

分娩后外阴轻度水肿,产后2~3日内逐渐消退。若有轻度撕裂或会阴后侧切开缝合后均能在产后3~4日内愈合。处女膜在分娩时撕裂,形成残缺的处女膜痕。

(四)盆底组织

分娩可造成盆底肌及其筋膜弹性减弱,且常伴有盆底肌纤维的部分撕裂。若能于产褥期坚持做产后健身操,在产褥期内盆底肌有可能恢复至接近未孕状态。若盆底肌及其筋膜发生严重撕裂造成骨盆底松弛,加之产褥期过早参加重体力劳动;或者分娩次数过多,加之间隔时间短,盆底组织难以完全恢复正常,均是导致阴道壁脱垂及子宫脱垂的重要原因。

二、乳房的变化

产后乳房的主要变化是泌乳。妊娠期体内雌激素、孕激素、胎盘生乳素升高,使乳腺发育及初乳形成。当胎盘剥离娩出后,产妇血中雌激素、孕激素及胎盘生乳素水平急剧下降,抑制下丘脑分泌的催乳激素抑制因子释放,在催乳激素作用下,乳汁开始分泌。婴儿每次吸吮乳头时,来自乳头的感觉信号经传入神经纤维到达下丘脑,通过抑制下丘脑分泌的多巴胺及其他催乳激素抑制因子,使腺垂体催乳激素呈脉冲式释放,促进乳汁分泌。婴儿吸吮乳头还能反射性地引起神经垂体释放缩宫素,缩宫素使乳腺腺泡周围的肌上皮收缩,使乳汁从腺泡、小导管进入输乳导管和乳窦而喷出乳汁,此过程又称为喷乳反射。吸吮是保持乳腺不断泌乳的关键环节。不断排空乳房也是维持乳汁分泌的重要条件。由于乳汁分泌量与产妇营养、睡眠、情绪和健康状况密切相关,保证产妇休息、足够睡眠和可口营养丰富的饮食,并避免精神刺激至关重要。

正常产褥胎盘剥离娩出后,产妇进入以自身乳汁哺育婴儿的哺乳期。母乳喂养对母儿均有益处。哺乳有利于产妇生殖器官及有关器官组织得以更快恢复。初乳(colostrum)是指产后 7 日内分泌的乳汁,因含 β-胡萝卜素呈淡黄色,含较多有形物质,故质稠。初乳中含蛋白质及矿物质较成熟乳多,还含有多种抗体,尤其是分泌型 IgA。脂肪和乳糖含量较成熟乳少,极易消化,是新生儿早期最理想的天然食物。接下来的 4 周内乳汁逐步转变为成熟乳,蛋白质含量逐渐减少,脂肪和乳糖含量逐渐增多。初乳及成熟乳均含大量免疫抗体,有助于新生儿抵抗疾病的侵袭。母乳中还含有矿物质、维生素和各种酶,对新生儿的生长发育有重要作用。

三、循环系统及血液的变化

子宫胎盘血液循环终止且子宫缩复,大量血液从子宫涌入产妇体循环,加之妊娠期潴留的组织间液回流吸收,产后 72 小时内循环血量增加 15%～25%,应注意预防心力衰竭。产后 2～3 周循环血量恢复至未孕状态。

产褥早期血液仍处于高凝状态,有利于胎盘剥离创面形成血栓,减少产后出血量。血纤维蛋白原、凝血酶、凝血酶原于产后 2～4 周内降至正常。血红蛋白水平于产后 1 周左右回升。白细胞总数于产褥早期仍较高,可达 $(15～30)×10^9/L$,一般 1～2 周恢复正常。淋巴细胞稍减少,中性粒细胞增多。血小板数增多。红细胞沉降率于产后 3～4 周降至正常。

四、消化系统的变化

妊娠期胃肠肌张力及蠕动力均减弱,胃液中盐酸分泌量减少,产后需 1～2 周逐渐恢复。产后 1～2 日内产妇常感口渴,喜进流食或半流食。产褥期活动减少,肠蠕动减弱,加之腹肌及盆底肌松弛,容易便秘。

五、泌尿系统的变化

妊娠期体内潴留的多量水分主要经肾排出,故产后 1 周内尿量增多。妊娠期发生的肾盂及输尿管扩张,产后需 2~8 周恢复正常。在产褥期,膀胱肌张力降低,对膀胱内压的敏感性降低,加之外阴切口疼痛、不习惯卧床排尿、器械助产、区域阻滞麻醉,均可能增加尿潴留的发生,尤其在产后 24 小时内。

六、内分泌系统的变化

产后雌激素及孕激素水平急剧下降,至产后 1 周时已降至未孕时水平。胎盘生乳素于产后 6 小时已不能测出。催乳激素水平因是否哺乳而异,哺乳产妇的催乳激素于产后下降,但仍高于非孕时水平,吸吮乳汁时催乳激素明显增高;不哺乳产妇的催乳激素于产后 2 周降至非孕时水平。

月经复潮及排卵时间受哺乳影响。不哺乳产妇通常在产后 6~10 周月经复潮,在产后 10 周左右恢复排卵。哺乳产妇的月经复潮延迟,有的在哺乳期间月经一直不来潮,平均在产后 4~6 个月恢复排卵。产后较晚月经复潮者,首次月经来潮前多有排卵,故哺乳产妇月经虽未复潮,却有受孕可能。

七、腹壁的变化

妊娠期出现的下腹正中线色素沉着,在产褥期逐渐消退。初产妇腹壁紫红色妊娠纹变成银白色陈旧妊娠纹。腹壁皮肤受增大的妊娠子宫影响,部分弹力纤维断裂,腹直肌出现不同程度分离,产后腹壁明显松弛,腹壁紧张度需在产后 6~8 周恢复。

(陈晓芳)

第二节　产褥期临床表现

一、生命体征

产后体温多数在正常范围内,体温可在产后 24 小时内略升高,一般不超过 38℃,可能与产程延长致过度疲劳有关。产后 3~4 日出现乳房血管、淋巴管极度充盈,乳房胀大,伴 37.8~39℃发热,称为泌乳热(breast fever),一般持续 4~16 小时后即下降,不属病态,但需排除其他原因尤其感染引起的发热。产后脉搏在正常范围内。产后由妊娠期的胸式呼吸变为胸腹式呼吸,呼吸深慢,每分钟 14~16 次。血压于产褥期平稳,变化不大。

二、子宫复旧

胎盘娩出后,子宫圆而硬,宫底在脐下一指,产后第 1 日略上升至脐平,以后每日下降 1~2cm,至产后 10 日子宫降入骨盆腔内。

三、产后宫缩痛

在产褥早期因子宫收缩引起下腹部阵发性剧烈疼痛,称为产后宫缩痛。于产后 1~2 日出现,持续 2~3 日自然消失,多见于经产妇。哺乳时反射性缩宫素分泌增多使疼痛加重,不需特殊用药。

四、恶露

产后随子宫蜕膜脱落,含有血液、坏死蜕膜等组织经阴道排出,称为恶露(lochia)。因其颜色、内容物及时间不同,恶露分为:

1. 血性恶露(lochia rubra)　因含大量血液,色鲜红,量多,有时有小血块。镜下见多量红细胞、坏死蜕膜及少量胎膜。血性恶露持续 3～4 日。出血逐渐减少,浆液增加,转变为浆液恶露。

2. 浆液恶露(lochia serosa)　因含多量浆液得名,色淡红。镜下见较多坏死蜕膜组织、宫腔渗出液、宫颈黏液,少量红细胞及白细胞,且有细菌。浆液恶露持续 10 日左右,浆液逐渐减少,白细胞增多,变为白色恶露。

3. 白色恶露(lochia alba)　因含大量白细胞,色泽较白得名,质粘稠。镜下见大量白细胞、坏死蜕膜组织、表皮细胞及细菌等。白色恶露约持续 3 周干净。

正常恶露有血腥味,但无臭味,持续 4～6 周,总量为 250～500ml。若子宫复旧不全(subinvolution)或宫腔内残留胎盘、多量胎膜或合并感染时,恶露增多,血性恶露持续时间延长并有臭味。

五、褥汗

产后 1 周内皮肤排泄功能旺盛,排出大量汗液,以夜间睡眠和初醒时更明显,不属病态。

(陈晓芳)

第三节　产褥期处理及保健

一、产褥期处理

产褥期母体各系统变化很大,处理不当易发生感染和其他病理情况。

(一)产后 2 小时内的处理

产后 2 小时内极易发生严重并发症,如产后出血、子痫、心力衰竭等,应在产房严密观察生命体征、子宫收缩情况及阴道流血量,并注意宫底高度及膀胱是否充盈等。弯盘放于产妇臀下收集阴道流血量。在此期间还应协助产妇首次哺乳。若产后 2 小时一切正常,将产妇连同新生儿送回病室,仍需勤巡视。

(二)饮食

产后 1 小时可让产妇进流食或清淡半流食,以后可进普通饮食。食物应富有营养、足够热量和水分。适当补充维生素和铁剂,推荐补充铁剂 3 个月。

(三)排尿与排便

产后 4 小时内应让产妇排尿。若排尿困难,除鼓励产妇坐起排尿,消除怕排尿引起疼痛的顾虑外,可选用以下方法:①用热水熏洗外阴,用温开水冲洗尿道外口周围诱导排尿。②针刺关元、气海、三阴交、阴陵泉等穴位。③甲硫酸新斯的明 1mg 肌内注射,兴奋膀胱逼尿肌促其排尿。若使用上述方法均无效时应予导尿,留置导尿管 1～2 日,并给予抗生素预防感染。产后因卧床休息、食物缺乏纤维素,加之肠蠕动减弱,产褥早期腹肌、盆底肌张力降低,容易发生便秘,应鼓励产妇多吃蔬菜及早日下床活动。

（四）观察子宫复旧及恶露

每日应观察恶露数量、颜色及气味。若子宫复旧不全,红色恶露增多且持续时间延长时,应及早给予子宫收缩剂。若合并感染,恶露有腐臭味且有子宫压痛,应给予抗生素控制感染。

（五）会阴处理

用0.05%聚维酮碘液擦洗外阴,每日2~3次,平时应尽量保持会阴部清洁及干燥。会阴部有缝线者,应每日检查切口有无红肿、硬结及分泌物,于产后3~5日拆线。若伤口感染,应提前拆线引流或行扩创处理,并定时换药。

（六）观察情绪变化

经历妊娠及分娩的激动与紧张后,精神极度放松、对哺育新生儿的担心、产褥期的不适等,均可造成产妇情绪不稳定,尤其在产后3~10日,可表现为轻度抑郁。应帮助产妇减轻身体不适,并给予精神关怀、鼓励、安慰,使其恢复自信。抑郁严重者,需服抗抑郁药物治疗。

（七）乳房护理

推荐母乳喂养,按需哺乳,废弃定时哺乳。母婴同室,做到早接触、早吸吮。重视心理护理的同时,指导正确哺乳方法。于产后半小时内开始哺乳,此时乳房内乳量虽少,可通过新生儿吸吮动作刺激泌乳。哺乳的时间及频率取决于新生儿的需要及乳母感到奶胀的情况。让新生儿吸空一侧乳房后,再吸吮另一侧乳房。每次哺乳后,应将新生儿抱起轻拍背部1~2分钟,排出胃内空气以防吐奶。哺乳开始后,遇下述情况应分别处理:

1.乳胀 多因乳房过度充盈及乳腺管阻塞所致。哺乳前湿热敷3~5分钟,并按摩、拍打抖动乳房,频繁哺乳、排空乳房。

2.催乳 若出现乳汁不足,鼓励乳母树立信心,指导哺乳方法,按需哺乳、夜间哺乳,适当调节饮食。

3.退奶 产妇因病不能哺乳,应尽早退奶。最简单的退奶方法是停止哺乳,不排空乳房,少进汤汁,但有半数产妇会感到乳房胀痛。佩戴合适胸罩,口服镇痛药物,2~3日后疼痛减轻。目前不推荐用雌激素或溴隐亭退奶。其他的退奶方法有:①生麦芽60~90g,水煎当茶饮,每日一剂,连服3~5日芒硝250g分装两纱布袋内,敷于两乳房并包扎,湿硬时更换;③维生素 B$_6$ 200mg 口服,每日3次,共5~7日。

4.乳头皲裂 轻者可继续哺乳。哺乳前湿热敷3~5分钟,挤出少许乳汁,使乳晕变软,以利新生儿含吮乳头和大部分乳晕。哺乳后挤少许乳汁涂在乳头和乳晕上,短暂暴露和干燥,也可涂抗生素软膏或10%复方苯甲酸酊。皲裂严重者应停止哺乳,可挤出或用吸乳器将乳汁吸出后喂给新生儿。

二、产褥期保健

防止产后出血、感染等并发症产生,促进产后生理功能恢复。

（一）饮食起居

合理饮食,居室应清洁通风,注意休息。

（二）适当活动及做产后健身操

产后尽早适当活动,做产后健身操有利于体力恢复、排尿及排便,避免或减少静脉栓塞的发生,且能使骨盆底及腹肌张力恢复。产后健身操的运动量应循序渐进。

（三）计划生育指导

若已恢复性生活，应采取避孕措施，原则是哺乳者以工具避孕为宜，不哺乳者可选用药物避孕。

（四）产后检查

产后检查包括产后访视和产后健康检查两部分。产妇出院后，由小区医疗保健人员在产妇出院后3日内、产后14日和产后28日分别做3次产后访视，了解产妇及新生儿健康状况，内容包括：①了解产妇饮食、睡眠及心理状况；②检查两乳房，了解哺乳情况；③观察子宫复旧及恶露；④观察会阴切口、剖宫产腹部切口等，若发现异常应给予及时指导。

产妇应于产后6周去医院常规随诊，包括全身检查及妇科检查。前者主要测血压、脉搏，查血、尿常规，了解哺乳情况，若有内科并发症或产科并发症应做相应检查；后者主要观察盆腔内生殖器是否已恢复至非孕状态；同时应带婴儿去医院做一次全面检查。

（陈晓芳）

第八章　妊娠合并症

第一节　妊娠合并心脏病

妊娠合并心脏病是引起孕产妇死亡的主要原因之一,在我国孕产妇死因顺位中居于第3位。发病率国内外报道为1‰~4‰。

一、妊娠对心血管系统的影响

(一)妊娠期

孕妇的总血容量较非孕期明显增加,引起心排出量增加和心率加快。分娩前1~2个月心率每分钟平均增加约10次。对于血流限制性损害的心脏病患者(如二尖瓣狭窄及肥厚性心肌病)可能出现明显症状甚至发生心力衰竭。

(二)分娩期

每次宫缩时有250~500ml液体被挤入体循环,因此孕妇全身血容量增加,心排血量增加,同时伴有血压增高、脉压增宽及中心静脉压升高。先天性心脏病孕妇在第二产程屏气时,有时可因肺循环压力增加,使原来左向右分流转为右向左分流而出现发绀。胎儿胎盘娩出后,胎盘循环停止,回心血量增加。同时腹腔内压骤减,大量血液向内脏灌注,造成血流动力学急剧变化。此时为心脏负担最重的时期,心脏病孕妇极易发生心力衰竭。

(三)产褥期

产后3日除子宫收缩使部分血液进入体循环外,妊娠期组织间隙潴留的液体也开始回到体循环。心脏病孕妇此时仍有发生心力衰竭的风险。

二、妊娠合并心脏病的种类和对妊娠的影响

最常见的妊娠合并心脏病的种类及顺位是先天性心脏病、风湿性心脏病、妊娠期高血压疾病性心脏病、围生期心肌病、贫血性心脏病以及心肌炎等。不同类型心脏病的发病率,因不同国家及地区的经济发展水平有一定差异,对妊娠的影响亦不同。

(一)先天性心脏病

1.左向右分流型先天性心脏病

(1)房间隔缺损:是最常见的先天性心脏病,占20%左右。对妊娠的影响取决于缺损的大小。缺损面积<1cm² 者,多数能耐受妊娠及分娩。若缺损面积较大,可引起右向左的分流而出现发绀,并有诱发心力衰竭的可能。房间隔缺损面积>2cm² 者,最好孕前手术矫治后再考虑妊娠。

(2)室间隔缺损:缺损面积<1.25cm²,既往无心力衰竭史及其他并发症者,一般能顺利度过妊娠期与分娩期。缺损面积较大且未修补的孕妇,易出现肺动脉高压和心力衰竭。发生右向左分流而发绀时,应在孕早期行治疗性人工流产。

(3)动脉导管未闭:由于儿童期可行手术治愈,故妊娠合并动脉导管未闭者不多见。未闭动脉导管管径较小、肺动脉压正常者,妊娠期一般无症状,可继续妊娠至足月。较大分流的动

脉导管未闭,孕前未行手术治疗者,由于大量动脉血流向肺动脉,肺动脉压升高使血流逆转,出现发绀和心力衰竭。孕早期已有肺动脉高压或有右向左分流者,建议终止妊娠。

2.右向左分流型先天性心脏病 较常见的有法洛四联症及艾森曼格综合征,一般多合并复杂的心血管畸形。此类患者对妊娠期血容量增加和血流动力学改变的耐受力极差,孕妇和胎儿死亡率极高。这类女性不宜妊娠,若已妊娠也应尽早终止。经手术治疗后心功能为Ⅰ～Ⅱ级者,可在严密监护下继续妊娠。

3.无分流型先天性心脏病 主要有肺动脉口狭窄、主动脉缩窄、马方(Marfan)综合征等。此类先天性心脏病对妊娠的影响取决于病变程度及心脏代偿功能。对于中、重度患者,建议早期终止妊娠。

(二)风湿性心脏病

以二尖瓣狭窄最多见,占风湿性心脏病的 2/3～3/4。部分为二尖瓣狭窄合并关闭不全,主动脉瓣病变较少见。无明显血流动力学改变的轻度二尖瓣狭窄者,可以耐受妊娠。伴有肺动脉高压的二尖瓣狭窄患者,应在妊娠前纠正二尖瓣狭窄,已妊娠者宜早期终止妊娠。由于妊娠期外周阻力下降,使二尖瓣反流程度减轻,因此二尖瓣关闭不全者,一般情况下能耐受妊娠。

(三)妊娠期高血压疾病性心脏病

指既往无心脏病病史及体征,在妊娠期高血压疾病的基础上突然发生以左心衰竭为主的全心衰竭。主要由冠状动脉痉挛、心肌缺血、周围小动脉阻力增加、水钠潴留及血黏度增加等因素而诱发。诊治得当,常能度过妊娠期并分娩,多不遗留器质性心脏病变。

(四)围生期心肌病(peripartum cardiomyopathy,PPCM)

是指既往无心血管系统疾病史,于妊娠期 28 周至产后 6 个月内发生的扩张性心肌病。确切病因不清,可能与病毒感染、自身免疫、多胎、高血压、营养不良及遗传等因素有关。再次妊娠可复发。临床表现主要为呼吸困难、心悸、咳嗽、咯血、端坐呼吸、胸痛、肝大、水肿等。25%～40%的患者可有相应器官栓塞症状。轻者仅有心电图 T 波改变而无其他症状。胸部X线摄片见心脏普遍增大、肺淤血。心电图示左室肥大、ST 段及 T 波异常改变,可伴有各种心律失常。B超心动图示心腔扩大,以左室、左房增大为主,室壁运动减弱,射血分数降低。部分患者可因心力衰竭、肺栓塞或心律失常而死亡。

三、妊娠合并心脏病对母儿的影响

(一)对母亲的影响

1.心力衰竭 若心脏病患者原有心功能受损,妊娠期可加重心功能不全,出现心力衰竭。心力衰竭最容易发生在妊娠 32～34 周、分娩期及产褥早期。

2.亚急性感染性心内膜炎 由于妊娠期孕妇抵抗力下降,各时期发生菌血症的几率增加。如泌尿生殖道感染,会使已有缺损或病变的心脏发生亚急性感染性心内膜炎。若控制不及时,可诱发心力衰竭。

3.缺氧和发绀 妊娠时外周血管阻力降低,使发绀型先天性心脏病的发绀加重;非发绀型左向右分流的先天性心脏病,可因肺动脉高压及分娩失血等原因,发生暂时性右向左分流引起缺氧和发绀。

4.栓塞 孕妇血液呈高凝状态,若合并心脏病伴静脉压增高及静脉淤滞则有发生深静脉血栓的风险,一旦栓子脱落可诱发肺栓塞,是孕产妇的重要死亡原因之一。

(二)对胎儿的影响

流产、早产、死胎、胎儿生长受限、胎儿窘迫及新生儿窒息的发生率在不宜妊娠或妊娠后心功能恶化的心脏病患者中明显增高。某些治疗心脏病的药物对胎儿也存在潜在的毒性反应。部分先天性心脏病为多基因遗传,双亲中任何一方患有先天性心脏病,其后代先天性心脏病及其他畸形的发生几率明显增高。如肥厚型心肌病、马方综合征的子代再发生率高达50%。

四、诊断

由于正常妊娠的生理性改变,可以表现一些酷似心脏病的症状和体征,如心悸、气促、胸闷、气短、水肿、乏力、心动过速等。查体可以有轻度心界扩大及心脏杂音,容易与心脏病相混淆。以下为有意义的诊断依据:

1.病史　妊娠前有心悸、气短、心力衰竭史,或曾有风湿热病史,体检、X线、心电图检查曾被确诊为器质性心脏病。

2.症状　有劳力性呼吸困难,经常性夜间端坐呼吸、咯血,经常性胸闷胸痛等临床症状。

3.体征　发绀、杵状指、持续性颈静脉怒张。心脏听诊有舒张期2级以上或粗糙的全收缩期3级以上杂音。有心包摩擦音、舒张期奔马律和交替脉等。

4.心电图　有严重心律失常,如心房颤动、心房扑动、Ⅲ度房室传导阻滞、ST段及T波异常改变等。

5.X线检查　心界明显扩大,尤其个别心腔扩大。

6.B超心动图　心腔扩大、心肌肥厚、瓣膜运动异常、心内结构畸形。

五、心功能分级

为衡量孕妇心功能,纽约心脏病协会(NYHA)1994年采用并行的两种分级方案。

(一)依据患者生活能力状况,将心脏病孕妇心功能分为Ⅰ~Ⅳ级

1.Ⅰ级　一般体力活动不受限制。

2.Ⅱ级　一般体力活动轻度受限制,活动后心悸、轻度气短,休息时无症状。

3.Ⅲ级　一般体力活动明显受限制,休息时无不适,轻微日常工作即感不适、心悸、呼吸困难,或既往有心力衰竭史者。

4.Ⅳ级　一般体力活动严重受限制,不能进行任何体力活动,休息时有心悸、呼吸困难等心力衰竭表现。

该心功能分级简便易行,不依赖任何器械检查。不足之处是主观症状和客观检查不一定一致,有时甚至差距很大。

(二)根据客观检查手段(心电图、负荷试验、X线、B超心动图等)来评估心脏病严重程度,将心脏病分为A~D级

1.A级　无心血管病的客观依据。

2.B级　客观检查表明属于轻度心血管病患者。

3.C级　客观检查表明属于中度心血管病患者。

4.D级　客观检查表明属于重度心血管病患者。

其中轻、中、重没有做出明确规定,由医师根据检查进行判断。两种分级可以单独应用,也可以联合应用。如心功能Ⅱ级 C、Ⅰ级 B 等。

六、处理

心脏病孕产妇的主要死亡原因是心力衰竭和感染,因此心脏病患者进行孕前咨询十分必要,应从妊娠早期开始定期进行产前检查。在心力衰竭容易发生的 3 个时期加强监护,减少母儿并发症的发生。

(一)妊娠前

根据心脏病种类、病变程度、是否需要手术矫治、心功能级别以及医疗条件等,综合判断能否继续妊娠。

1.可以妊娠　心脏病变较轻,心功能Ⅰ～Ⅱ级,既往无心力衰竭史,亦无其他并发症者。

2.不宜妊娠　心脏病变较重、心功能Ⅲ～Ⅳ级;既往有心力衰竭史;严重心律失常、肺水肿;中、重度肺动脉高压;右向左分流型先天性心脏病、活动性风湿热、联合瓣膜病变、心脏病并发细菌性心内膜炎、急性心肌炎;年龄>35 岁且心脏病病程较长者。不宜妊娠的心脏病孕妇,应在 12 周前行治疗性人工流产。妊娠超过 12 周时,终止妊娠必须行较复杂手术,手术风险不亚于继续妊娠,应积极治疗心力衰竭,延长妊娠至分娩为宜。对顽固性心力衰竭的孕妇,应与内科医生配合,在严密监护下行剖宫取胎术。

(二)妊娠期

1.定期产前检查　及早发现心力衰竭的早期征象:①轻微活动后即出现胸闷、心悸、气短。②休息时心率每分钟超过 110 次,呼吸每分钟超过 20 次。③夜间常因胸闷而坐起呼吸,或到窗口呼吸新鲜空气。④肺底部出现少量持续性湿啰音,咳嗽后不消失。妊娠 20 周前,每 2 周产前检查 1 次。妊娠 20 周后,尤其是 32 周后,发生心力衰竭的几率增加,应每周产前检查 1 次。发现早期心力衰竭征象,应立即住院。孕期经过顺利者,亦应在 36～38 周住院待产。

2.心力衰竭的防治

(1)避免多度劳累及情绪激动:保证充足休息,每口至少 10 小时睡眠。

(2)注意饮食结构及营养:控制整个孕期体重增长不超过 12kg 为宜。以高蛋白、高维生素、低盐、低脂饮食为主。注意铁剂的补充。妊娠 16 周后适当限盐,每日食盐量不超过 4～5g。

(3)预防和治疗引起心力衰竭的诱因:预防感染,纠正贫血,治疗心律失常。防治妊娠期高血压疾病和其他并发症。

(4)心力衰竭的治疗:与未孕者基本相同。由于血液稀释、血容贵增加及肾小球滤过率增强,同样剂量药物在孕妇血中浓度相对偏低,使用强心药物时需注意。孕妇对洋地黄类药物耐受性较差,需注意其毒性反应。早期心力衰竭者,可给予作用和排泄较快的制剂,如地高辛 0.25mg 口服,每日 2 次,2～3 日后可根据临床效果改为每日 1 次。严重心力衰竭,需与内科合作,边控制心力衰竭边行急诊剖宫产,以挽救母儿生命。

(三)分娩期

应提前选择好适宜的分娩方式。

1.分娩方式的选择　心功能Ⅰ～Ⅱ级、胎儿不大、胎位正常、宫颈条件良好者,可在严密监护下经阴道试产。对有产科指征及心功能Ⅲ～Ⅳ级者,均应择期行剖宫产。不宜再妊娠者,可同时行输卵管结扎术。

2.分娩期的处理　第一产程应安慰及鼓励产妇,消除其紧张情绪。适当应用地西泮、哌替啶等镇静剂。加强监护、预防感染。第二产程要避免用力屏气增加腹压,常规行会阴切开、胎头吸引或产钳助产,尽可能缩短第二产程。第三产程胎儿娩出后,产妇腹部放置沙袋,以防腹压骤降而诱发心力衰竭。预防产后出血。

(四)产褥期

产后3日内,尤其产后24小时内仍是心力衰竭发生的危险期,产妇应充分休息并密切监护。预防产后出血、感染和血栓栓塞。心功能Ⅲ级及以上者,不宜哺乳。

(五)心脏手术指征

一般不主张在孕期手术,尽可能在幼年、孕前或延至分娩后再行心脏手术。若妊娠早期出现循环障碍症状,孕妇不愿行人工流产,内科治疗效果不佳且手术不复杂时,可考虑手术治疗。

(范惠文)

第二节　妊娠合并病毒性肝炎

病毒性肝炎(virus hepatitis)是由多种肝炎病毒引起的,以肝细胞变性坏死为主的一组传染病,分为甲型(HAV)、乙型(HBV)、丙型(HCV)、丁型(IIDV)、戊型(HEV)、庚型(HGV)及输血传播型(TTV)肝炎7个类型,其中以乙型肝炎最常见。病毒性肝炎是妊娠期肝病和黄疸的常见原因,文献报道孕妇病毒性肝炎发病率为0.8%～17.8%。重症肝炎是我国孕产妇死亡的主要原因之一。

一、妊娠与病毒性肝炎的相互影响

(一)妊娠对病毒性肝炎的影响

妊娠代谢率增加、营养物质消耗过多,容易出现蛋白质缺乏,使肝脏抗病能力降低。妊娠期卵巢及胎盘产生雌激素需在肝脏灭活,胎儿代谢产物需在母体肝脏解毒;分娩时体力消耗、缺氧等使酸性代谢产物增多,以及产后出血增加肝脏负担,均使病毒性肝炎病情加重,增加诊断和治疗难度。

(二)病毒性肝炎对妊娠的影响

妊娠合并病毒性肝炎早期可使妊娠反应加重;晚期因醛固酮灭活能力下降,使妊娠期高血压疾病发生率增加;分娩时因凝血因子合成障碍,产后出血发生率增加。妊娠晚期发生重症肝炎时,孕产妇死亡率增高。病毒性肝炎可增加流产、早产、死胎、死产、胎儿畸形的发生率。新生儿患病率及死亡率也增高。

(三)肝炎病毒的母婴传播

1.甲型病毒性肝炎　HAV不通过胎盘传给胎儿,但妊娠晚期患甲型肝炎,分娩过程中接触母体血液或受粪便污染可感染新生儿。

2.乙型病毒性肝炎　母婴垂直传播是HBV传播的主要途径之一。母婴传播有3种途径:宫内传播、产时传播和产后传播。产时传播是HBV母婴传播的主要途径,占40%～

60％。胎儿通过产道时吞咽含 HBsAg 的母血、羊水、阴道分泌物,或在分娩过程中子宫收缩使胎盘绒毛破裂,母血漏入胎儿血液循环。极微量的母血(10^{-4}ml)进入胎儿体内即可使胎儿感染。宫内传播的机制尚不清楚,可能由于胎盘屏障受损或通透性增强引起母血渗漏造成。产后传播主要与接触母乳及母亲唾液有关。

3.丙型病毒性肝炎　国外文献报道,丙型肝炎病毒在母婴间垂直传播的发生率为 4％～7％,母血清中 HCV－RNA 滴度较高(超过 10^6 拷贝/毫升)时,才发生母婴传播。晚期妊娠患丙型肝炎时约 2/3 发生母婴传播,受感染新生儿约 1/3 以后发展为慢性肝病,多数在出生后 1 年内自然转阴。

4.丁型病毒性肝炎　传播途径与 HBV 相同,但母婴传播较 HBV 少见。

5.戊型病毒性肝炎　目前已有母婴间传播的病例报告,传播途径与甲肝相似。

6.输血传播病毒引起的肝炎　也称己型肝炎,主要经输血传播,母婴传播较少。

7.庚型肝炎　可发生母婴传播。但有人认为,HGV 母婴传播虽较常见,但婴儿感染 HGV 后并不导致肝功能紊乱。

二、临床表现及诊断

(一)病史

有与病毒性肝炎患者密切接触史,有半年内曾接受输血、注射血液制品史等。

(二)临床表现

妊娠期出现不能用早孕反应或其他原因解释的消化系统症状,如食欲减退、腹胀、恶心、呕吐、肝区疼痛、乏力、畏寒、发热等,部分患者有皮肤巩膜黄染、尿色深黄。妊娠早、中期可触及增大的肝脏,并有肝区叩痛。

(三)实验室检查

1.肝功能检查　血清 ALT 增高(特别是大于正常 10 倍以上)、持续时间较长,对病毒性肝炎有诊断价值。血清胆红素在 $17\mu mol/L$(1mg/dl)以上、尿胆红素阳性、凝血酶原时间延长等,均有助于肝炎的诊断。

2.血清学及病原学检测及临床意义

(1)甲型肝炎:急性期患者血清中抗－HAV IgM 阳性,3～6 个月后消失,因特异性高,故对早期诊断十分重要。抗－HAV IgG 在急性期后期和恢复期早期出现,持续数年甚至终身,属保护性抗体。

(2)乙型肝炎:①HBsAg:阳性是 HBV 感染的特异性标志,但 HBsAg 滴度与病情无平行关系。其本身无传染性。②HBeAg:阳性和滴度反映 HBV 复制及传染性强弱。急性乙型肝炎时 HBeAg 短暂阳性,若持续阳性提示转为慢性。在慢性 HBV 感染时,HBeAg 阳性表示肝细胞内有 HBV 活动性复制。当 HBeAg 转阴伴有抗－HBe 出现时,表示 HBV 复制已停止。③HBcAg:为乙肝病毒的核心抗原,其相应抗体为抗－HBc。HBcAg 阳性表示 HBV 在体内复制。抗－HBcIgM 出现于乙型肝炎急性期,恢复后可持续数年或更长。慢性 HBV 感染者抗－HBc 持续阳性。抗－HBcIgM 阳性可确诊为急性乙型肝炎。抗－HBcIgG 主要见于恢复期和慢性感染。

(3)丙型肝炎:血清中出现抗－HCV 抗体或 HCV－RNA 阳性可诊断为 HCV 感染。

3.影像学检查　主要是 B 超检查,肝脾 B 超检查有助于鉴别诊断。

（四）诊断

妊娠期诊断病毒性肝炎与非孕期相同,但比非孕期困难。应根据病史,临床症状、体征及实验室检查(肝功能、病原学检查),进行综合判断。

（五）妊娠合并急性重症肝炎的诊断

妊娠合并重症肝炎是一种严重的临床综合征,常伴有全身微循环障碍、血液生化代谢紊乱,易并发多器官功能衰竭。其特点是起病急剧,中毒症状明显,黄疸严重。诊断要点为:出现严重的消化道症状(食欲减退、乏力、频繁呕吐、腹水肝进行性缩小,有肝臭气味;黄疸迅速加深,血清总胆红素＞171μmol/L;肝功能严重损害,酶胆分离,白球比值倒置;全身有出血倾向,凝血酶原时间明显延长;迅速出现肝性脑病(嗜睡、烦躁不安、神志不清、昏迷)及肝肾综合征。

三、鉴别诊断

（一）妊娠期肝内胆汁淤积症

发生在妊娠中晚期,以皮肤瘙痒和胆汁酸升高为特征的疾病。主要危及胎儿宫内安全,发病率有较强的地域性。分娩后数日内症状消失,血胆酸、转氨酶和胆汁酸升高,胆红素正常或升高,血清病毒学检查抗原为阴性,产后胎盘病理检查见绒毛膜板及羊膜有胆盐沉积。

（二）妊娠期急性脂肪肝(acute fatty liver of pregnancy,AFLP)

是发生在妊娠晚期严重的肝功能障碍。多见于妊娠 35 周左右的初产妇,起病急,病情变化迅速,病死率高。临床表现与急性重型肝炎相似,起病初期仅有持续性恶心、呕吐、乏力、上腹痛或头痛,数大至 1 周出现黄疸且进行性加深,常无皮肤瘙痒。腹痛可局限于右上腹,也可呈弥散性。常有高血压、蛋白尿、水肿,如不分娩病情继续进展,出现凝血功能障碍(皮肤瘀点、瘀斑、消化道出血、齿龈出血等)、肝性脑病和肾功能衰竭,常于短期内死亡。肝功能检查转氨酶升高,直接胆红素和间接胆红素均升高,但尿胆红素常为阴性。可出现急性肾衰竭。肝脏活检示肝细胞内大量的脂肪微滴浸润。处理时间的早晚与本病的预后密切相关,保守治疗母婴死亡率极高。确诊后应尽快终止妊娠和给予最大限度的支持治疗。

（三）HELLP 综合征

在重度子痫前期的基础上出现以溶血、肝酶升高和血小板减少为特征的综合征。本病常有重度子痫前期的临床表现,妊娠结束后病情可迅速改善。

（四）药物性肝损害

均有使用对肝脏有损害的药物史,如氯丙嗪、异丙嗪、苯巴比妥类、甲巯咪唑、孕激素等,而无病毒性肝炎史,停药后多可恢复。常表现为转氨酶升高及黄疸。

（五）妊娠剧吐引起的肝损害

妊娠剧吐可引起肝功能轻度异常,严重者可引起肝肾功能受损。纠正酸碱平衡失调及水、电解质紊乱后病情迅速好转,肝功能可以完全恢复正常。肝炎病毒血清标志物常为阴性。

四、处理

（一）妊娠期病毒性肝炎的处理

妊娠期病毒性肝炎的处理与非孕患者相同。

1.注意休息,加强营养高　维生素、高蛋白、足量碳水化合物、低脂饮食。

2.积极进行保肝治疗 常用药物如葡醛内酯(0.4g/日)、甘草酸二铵(30～40ml/日)、多烯磷脂酰胆碱(15ml/d)、抗氧化剂(谷胱甘肽和乙酰半胱胺酸)。对于慢性乙肝孕妇(肝硬化、HBV-DNA>10⁷ 拷贝/毫升),孕期可以使用抗病毒药物治疗(拉米夫定、替比夫定、替诺福韦)。

3.避免应用可能损害肝脏的药物 如镇静药、麻醉药、孕激素等。

4.预防感染 产时严格消毒,运用广谱抗生素以防内源性感染诱发肝性脑病。

5.黄疸 有黄疸者应立即住院,按重症肝炎处理。

(二)妊娠合并重症肝炎的处理

1.保肝治疗 主要目的防止肝细胞坏死、促进肝细胞再生、消退黄疸、适当补充凝血因子。可采用高血糖素-胰岛素-葡萄糖联合应用,高血糖素 1～2mg、胰岛素 6～12U 溶于10%葡萄糖液 500ml 内静脉滴注,每日 1 次,2～3 周为一疗程。人血白蛋白注射液每次 5g,每周 2～3 次。新鲜血浆 200～400ml,每周 2～4 次。门冬氨酸钾镁注射液,40ml/日,高钾血症重症肝炎患者慎用。保持水、电解质及酸碱平衡,以免诱发肺水肿、脑水肿等。

2.肝性脑病的处理 主要为去除诱因,减少肠道氨等毒性产物,控制血氨。限制蛋白质饮食,蛋白质摄入量每日应<0.5g/kg,避免使用镇静药物及大量利尿药。口服新霉素或甲硝唑抑制肠内细菌繁殖,减少氨等有毒物质的形成和吸收。口服乳果糖(30g/日),以利血氨逸入肠腔,形成胺盐而排出体外。降氨治疗时,患者如偏碱中毒,选用精氨酸每日 15～20g 静脉滴注;偏酸中毒,选用醋谷胺每日 0.6g 静脉滴注。门冬氨酸钾镁 20ml 静脉滴注,每日 2 次。复方氨基酸(3AA)250～500ml,每日 1 次缓慢静脉滴注。六合氨基酸注射液 250ml 静脉滴注,每日 1～2 次。适当限制补液量,控制在每天 1500ml 以内。有脑水肿者,可适当使用甘露醇。

3.防治凝血功能障碍 补充凝血因子,可输新鲜血、血浆、凝血酶原复合物、纤维蛋白原、抗凝血酶Ⅲ和维生素 K₁ 等。高度怀疑或确诊 DIC 者及早应用小剂量肝素以阻断 DIC 的发展。产前 4 小时至产后 12 小时内不宜应用肝素,以免发生产后出血。

4.防治肾衰竭 治疗关键在于积极治疗原发病,维持足够血容量及尿量。严格限制入液量,一般每日入液量为 500ml 加前一日尿量。呋塞米 60～80mg 静脉注射,必要时 2～4 小时重复一次,2～3 次无效后停用。多巴胺 20～80mg 或 654-2 40～60mg 静脉滴注,扩张肾血管,改善肾血流。监测血钾浓度,防止高血钾。避免应用对肾脏有损害的药物。急性肾衰竭大量使用利尿药后仍无尿并出现高钾血症、肺水肿时应考虑血液透析。

(三)产科处理

1.妊娠期 妊娠早期患急性肝炎,若为轻症应积极治疗,可继续妊娠。慢性活动性肝炎,妊娠后对母儿威胁较大,应考虑终止妊娠。妊娠中、晚期尽量避免药物、手术对肝脏的影响。加强母儿监护,适时终止妊娠。

2.分娩期 经阴道分娩时,应尽量避免损伤和擦伤,分娩前数日可肌内注射维生素 K₁,每日 20～40mg,预防产后出血。备好新鲜血液。宫口开全后可行产钳术助产,缩短第二产程。防止产道损伤和胎盘残留。对重症肝炎,经积极控制 24 小时后尽快终止妊娠,分娩方式以剖宫产为宜。

3.产褥期 注意休息及营养,密切随访肝功能。应用对肝脏损害较小的广谱抗生素预防感染,是防止肝炎病情恶化的关键。不宜哺乳者应及早回奶。回奶禁用雌激素等对肝脏有损害的药物,可口服生麦芽或芒硝外敷乳房。

4.新生儿处理 对于 HBV 肝炎孕妇分娩的新生儿可采取以下处理措施,以阻断母婴传播。①主动免疫:新生儿出生后 24 小时内注射乙型肝炎疫苗 $10\mu g$,出生后 1 个月、6 个月再分别肌内注射 $10\mu g$。②被动免疫:新生儿出生后 24 小时内注射乙型肝炎免疫球蛋白(HBIG)200IU,出生后 1 个月、3 个月再各注射 $100\sim200$IU。③联合免疫:是目前最常用的免疫方法,免疫率高达 95%,新生儿出生后 24 小时内肌内注射 HBIG 200IU,常规接种乙肝疫苗 $10\mu g$(出生时,出生后 1 个月、6 个月)。

5.产后哺乳 母血 HBsAg、HBeAg、抗-HBc 3 项阳性及后 2 项阳性,HBV-DNA>10^3 拷贝/毫升时孕妇均不宜哺乳;乳汁 HBV-DNA 阳性者不宜哺乳。2012 年慢性乙型肝炎防治指南提到新生儿在出生 12 小时内注射 HBIG 和乙型肝炎疫苗后,可接受 HBsAg 阳性母亲的哺乳。

五、预防

(一)加强围生期保健

重视孕期监护,加强营养,摄取高蛋白、高碳水化合物和高维生素食物。将肝功能及肝炎病毒血清标志物列为常规产前检测项目,定期复查。

(二)甲型肝炎预防

接触甲型肝炎孕妇后 7 日内肌内注射丙种球蛋白 $2\sim3$ml。新生儿出生时及出生后 1 周各注射 1 次丙种球蛋白可以预防感染。甲型肝炎急性期禁止哺乳。

(三)乙型肝炎预防

患急性肝炎的女性至少应于肝炎痊愈后半年,最好 2 年后再妊娠。对所有孕妇应筛查夫妇双方 HBsAg。HBsAg 及 HBeAg 阳性或 HBV-DNA>10^3 拷贝/毫升的孕妇分娩时应避免产程延长、羊水吸入、软产道裂伤。剖宫产可使胎儿接触大量母血,对预防胎儿感染的作用不大。

(四)丙型肝炎预防

减少医源性感染是预防丙肝的重要环节。对易感人群可用丙种球蛋白进行被动免疫。对抗-HCV 抗体阳性母亲的婴儿,在 1 岁前注射免疫球蛋白可对婴儿起保护作用。

(范惠文)

第三节 妊娠期糖尿病

一、概述

妊娠期间的糖尿病包括两种情况,孕前已有糖尿病的患者,称为糖尿病合并妊娠;妊娠后首次发现和发病的糖尿病,称为妊娠期糖尿病(GDM),占 80% 以上,大多数 GDM 患者产后糖代谢恢复正常,但 20%~50% 将会发展成糖尿病。糖尿病可导致胎儿畸形、流产、早产、胎死宫内、妊娠期高血压、感染、巨大儿、羊水过多、难产、剖宫产、新生儿 RDS、低血糖、低钙低镁血症、高胆红素血症等。对母儿均有不良影响。

二、诊断要点

（一）糖尿病合并妊娠（显性糖尿病）

1. 妊娠前已确诊为糖尿病的患者。

2. 妊娠前未进行糖尿病检查，尤其是存在糖尿病高危因素者，首次产检时空腹血糖或随机血糖达到以下标准，则应诊断为孕前（显性）糖尿病，方法与非孕期糖尿病相同。

（1）妊娠期空腹血糖（FBG）≥7mmol/L（126mg/dl），或 HbA1C≥6.5%，或 75g OGTT 2 小时血糖（或随机血糖）≥11.1mol/L（200mg/dl），无症状者需重复检查确认。

（2）孕期出现多饮多食多尿，体重不升或下降，甚至并发酮症酸中毒，伴血糖明显升高，随机血糖≥11.1mol/L（200mg/dl）者。

糖尿病高危因素包括：肥胖/超重、一级亲属有糖尿病、巨大儿分娩史、GDM 史、高血压、高血脂、冠心病、多囊卵巢综合征、其他胰岛素抵抗的情况、无明显原因的多次自然流产史、不明原因胎儿畸形史、死胎史，足月新生儿 RDS 史等。

（二）妊娠期糖尿病（GDM）

于妊娠 24～28 周对未诊断为糖尿病的孕妇行 GDM 筛查，可采用一步法或两步法。

1. 一步法　直接行 75g OGTT 试验。方法为：试验前连续三天正常体力活动、正常饮食。检测前晚，晚餐后 10 点钟开始禁食（禁食时间至少 8 小时），次晨先抽血测空腹血糖，将 75 克葡萄糖（83 克葡萄糖粉）溶于约 300 毫升温水中，5 分钟内服完，从饮糖水第一口计算时间，于服糖后 1 小时、2 小时分别抽血测血糖。检查期间静坐、禁烟。空腹、1 小时、2 小时三次血糖不超过 5.1、10.0、8.5（mmol/L），任一点大于或等于标准即可诊断 GDM。

2. 两步法　先行 50g 葡萄糖负荷试验。方法为：试验前晚 10 点后禁食（禁食时间至少 8 小时），次晨 50 克葡萄糖（83 克葡萄糖粉）溶于约 200 毫升温水中，5 分钟内服完，从饮糖水第一口计算时间，于服糖后 1 小时抽血查血糖，血糖≥7.8mmol/L 为阳性，需再行 75g OGTT 检查。如≥11.1mmol/L，应住院行血糖轮廓试验，即空腹、三餐后 2 小时及睡前血糖，如空腹血糖≥5.1mmol/L，或任一次餐后血糖≥11.1mmol/L，可诊断 GDM。如不能诊断 GDM，应再行 75g OGTT 试验。

三、分类

糖尿病的病因学分类

1. 1 型糖尿病　β 细胞破坏，胰岛素绝对缺乏。

2. 2 型糖尿病　胰岛素抵抗，或合并有胰岛素缺乏。

3. 妊娠糖尿病（GDM）。

4. 其他类型。

妊娠期可将糖尿病分为：显性糖尿病和妊娠糖尿病。

四、治疗原则

（一）糖尿病合并妊娠的孕前评估

1. 评价是否伴有糖尿病微血管病变，包括：视网膜、肾病、神经病变和心血管疾病。

（1）眼底检查：病变严重者可行预防性眼底光凝治疗，可减少孕期眼底病变发展的风险。

(2)糖尿病肾病:严重肾功能不全($SCr>265\mu mol/L$ 或 $CCr<50ml/min/1.73m^2$)者,妊娠可能造成肾功能永久性损害,不建议妊娠。

(3)心血管疾病:测定血压、心电图等以评估心血管功能,心功能应能达到耐受运动试验的水平。血压控制不佳者不宜妊娠。

2. 孕前准备

(1)药物治疗:应停用妊娠期禁用的药物,如 ACEI、ARB、降血脂药,改用拉贝洛尔或钙通道拮抗剂;孕前补充叶酸;2 型糖尿病使用口服降糖药者,改为胰岛素治疗,部分胰岛素抵抗明显需使用二甲双胍或格列本脲者,需权衡利弊,决定是否停用。

(2)孕前血糖控制:尽量将血糖控制在理想范围,即 $HbA1C<6.5\%$(用胰岛素者$<7\%$),$>8\%$者不建议怀孕,否则胎儿畸形的风险高。

(二)孕期治疗原则

维持血糖在正常范围,减少母儿并发症,降低围产儿死亡率。

1. 孕期血糖监测

(1)血糖控制及监测:与营养科和内分泌科共同管理患者,指导饮食及运动治疗,必要时胰岛素治疗。理想血糖控制标准为:空腹/餐前血糖$<5.3mmol/L(95mg/dl)$,餐后 2 小时血糖$<6.7mmol/L$,夜间血糖不低于 $3.3mmol/L(60mg/dl)$,$HbA1C<5.5\%$。1 型糖尿病者要防止低血糖的发生,尤其是早孕反应明显时。

(2)HbA1C:反映 2~3 个月的平均血糖水平,用于 GDM 的初次评估,胰岛素治疗期间推荐每 1~2 个月检查一次。

2. 孕妇并发症监测:

(1)定期产检,注意血压和尿蛋白。

(2)监测酮症酸中毒:表现为不明原因恶心、呕吐、乏力、头痛甚至昏迷,需检查血糖、尿酮体,必要时血气分析,以明确诊断。

(3)感染的监测:以泌尿系感染、阴道念珠菌感染最多见。

(4)甲状腺功能检测。

(5)糖尿病微血管病者:早中晚孕期三个阶段进行肾功能、眼底、血脂检查。

3. 胎儿监护

(1)行系统超声检查,显性糖尿病建议行胎儿心脏超声,除外胎儿畸形。

(2)定期监测胎儿生长发育及羊水量。

(3)血糖控制不佳,或需要胰岛素治疗者,自 32 周始监测胎动,定期 NST,必要时超声多普勒测定脐动脉血流 S/D。

4. 入院治疗指征　门诊血糖控制不满意或有其他并发症时,需住院治疗,进行全面评估,包括:

(1)血糖轮廓试验,请内分泌会诊,调节胰岛素用量。

(2)血尿常规、血生化检查,尿酮体检测,除外酮症。

(3)眼底、肾功能和心电图检查。

(4)评估胎儿状况:超声、NST。

(5)36 周前需提前终止妊娠时,可行羊膜腔穿刺确定胎肺成熟度[泡沫试验,L/S(卵磷脂/鞘磷脂)比值$\geqslant 3$ 为胎肺成熟标准等]。

（三）产时处理

1.住院及分娩时间　糖尿病发生胎死宫内的风险增加，因此分娩时间不超过预产期。可于39周后入院引产。病情重有微血管病变者或有其他合并症者，根据病情提前住院终止妊娠。

2.分娩方式　根据病情及是否有头盆不称等选择分娩方式。

（1）阴道分娩：减少产妇体力消耗，缩短产程，注意出入量，检测血糖，采用胰岛素者停胰岛素，改静脉输液，根据血糖值调整胰岛素用量，维持血糖在 $5.6\sim6.7$ mmol/L；监测胎心；警惕巨大儿和难产；防治感染和产后出血。

（2）剖宫产：糖尿病合并微血管病变、巨大儿、胎盘功能不良或其他产科指征者，需剖宫产。

（四）产后处理

1.GDM 患者产后一般无需使用胰岛素，显性糖尿病使用胰岛素者产后皮下胰岛素用量减半，并结合血糖水平调整胰岛素。产后输液一般可按每4g葡萄糖加1IU胰岛素的比例，并根据血糖值调整胰岛素浓度。

2.提倡母乳喂养。

3.GDM 产妇产后 $6\sim12$ 周随访，行 75g OGTT 检测，测空腹及 2 小时血糖，确定有无发展为显性糖尿病，正常值（WHO 标准）：FBG<6.1mmol/L，2 小时血糖<7.8mmol/L；FBG≥7mmol/L 或 2 小时血糖≥11.1mmol/L 为糖尿病；介于之间为空腹血糖受损（IFG）和糖耐量受损（IGT）。异常者内分泌就诊，正常者建议每三年进行一次随访。

（五）新生儿处理

1.出生后即刻查血糖，防止低血糖。

2.无论体重大小均按早产儿处理，注意保温、提早喂糖水、早开奶。

3.注意检查有无低血糖、低血钙、红细胞增多、黄疸、畸形、RDS 等。

（范惠文）

第四节　妊娠合并甲状腺疾病

一、妊娠合并甲状腺功能亢进

（一）概述

妊娠合并甲状腺功能亢进（甲亢）多为 Grave's 病，临床型甲亢的发病率约为 0.1%，较非孕期难以诊断，治疗因涉及母体与胎儿的特殊情况，与非孕期也不尽相同。轻症和治疗后较好控制者对妊娠影响不大，重症者，可引起流产、早产和死胎，甚至诱发甲状腺危象，危及母儿生命。

（二）诊断要点

1.病史　既往有甲亢病史。

2.临床表现

（1）症状：心悸、多汗、食欲亢进、消瘦、情绪急躁、夜寐不安、怕热、乏力，有时有腹泻。

（2）检查：突眼、甲状腺肿大并可有血管杂音、双手震颤，休息时心率>100 次/分，脉压差增大>50mmHg。

(3)甲状腺危象:甲亢孕妇在手术、分娩、感染等应激情况下,或不适当停药,有发生甲状腺危象的可能,表现为:高热39度以上、脉率>140次/分、脉压差增大、焦虑烦躁、大汗淋漓、恶心、厌食、呕吐、腹泻等,可伴脱水、休克、心律失常及心衰和肺水肿,需及时处理。

3.实验室检查

(1)基础代谢率:>30%。

(2)甲状腺功能测定FT3或FT4增高,TSH下降。孕期TT3和TT4生理性升高,不作为诊断依据。

(3)甲状腺抗体测定:可有TRAb(+),部分有TPO-Ab或TG-Ab(+)。

(三)治疗原则

1.孕期处理一般原则 与内分泌科共同管理患者,以药物治疗为主,禁用放射性碘治疗,可疑恶性或药物控制不佳者,孕中期手术治疗。治疗期间定期检测甲功。随着孕周增大,甲亢有自然缓解的趋势,到孕末期甚至可停药,但产后有可能反弹。

2.抗甲状腺药物

(1)丙硫氧嘧啶(PTU):首选,剂量每日100~150mg,重症时每日200~300mg,分3~4次口服。症状改善后逐渐减量,维持量每日25~50mg。注意监测血常规和肝功能。

(2)他巴唑:每日15mg,重症者每日20~30mg分2~4次口服,症状改善后逐渐减量,维持量每日2.5~5mg。

3.产科处理

(1)孕前咨询:甲亢者孕前应先治疗,待疾病痊愈后方可妊娠。放射线碘治疗后应避孕半年再怀孕。

(2)孕期加强监护,监测胎儿生长发育及妊娠合并症,避免感染、情绪波动、精神刺激,避免甲状腺危象发生。

(3)分娩方式:取决于产科因素和甲亢病情。病情稳定者,等待自然临产,或满40周后住院引产。分娩时应预防感染,预防甲状腺危象。

1)阴道分娩:临产后给予精神安慰,减轻疼痛,吸氧,补充能量,加强母儿监护,缩短第二产程。

2)剖宫产:病情控制不满意、或未治疗者,可放宽剖宫产指征。

4.产后 药物通过母乳量很少,可以母乳喂养,如能定期监测新生儿甲功则更佳。产后注意母亲甲亢复发或加重的倾向。

5.新生儿处理

(1)出生时留脐带血查甲功。

(2)新生儿查体:注意甲状腺大小,有无杂音,有无甲亢或甲减症状或体征。

(3)新生儿监测甲功。

5.甲状腺危象的抢救措施

(1)丙硫氧嘧啶:加倍,以阻断甲状腺激素的合成及T_4向T_3的转化,一旦症状缓解应及时减量。

(2)碘溶液:可抑制与球蛋白结合的甲状腺激素水解,减少甲状腺激素的释放。在予PTU后1小时,开始口服饱和碘化钾,5滴/次,q6h,每日20~30滴;或碘化钠溶液0.5~

1.0g+10％ GS500ml 静脉点滴。病情好转后减量。

(3)普萘洛尔:控制心率,口服 10～20mg tid。

(4)糖皮质激素:地塞米松 10～30mg 或氢可的松 200～400mg 静脉滴注。

(5)对症治疗:降温,纠正水电解质紊乱及酸碱失衡,必要时人工冬眠。

(6)分娩前发病者:待病情稳定 2～4h 结束分娩,以 CS 为宜。术后抗生素预防感染。

二、妊娠期甲状腺功能减低

(一)概述

甲状腺功能减低(甲减)月经紊乱、影响生育,能妊娠者多病情轻,妊娠期甲减的发病率约为 2.5％,其中以亚临床甲减为主。症状无特异性,但可造成流产、早产、胎盘早剥、并发妊娠高血压、并可影响胎儿的神经精神发育。因此,妊娠期甲减需要治疗。

(二)诊断要点

1.病史 妊娠前有甲状腺疾病史,如慢甲炎、甲状腺手术史或放射性碘治疗史等。

2.临床表现 无特异性,可表现为疲乏、畏寒、便秘、眼睑肿胀、语言缓慢、精神活动迟钝等。甲状腺可肿大或正常。

3.实验室检查 TSH 升高,FT3、FT4 正常(亚临床甲减)或降低(临床甲减)。可伴有甲状腺抗体 TPO－Ab 或 TG－Ab(＋)。

(三)治疗原则

1.孕前咨询 有甲减的孕妇,孕前服用左旋平状腺素片,维持甲功至正常:TSH $<2.5\mu$IU/ml。

2.孕期治疗

(1)孕期:左旋甲状腺素片应加量 25％～50％,早孕期维持 TSH$<2.5\mu$IU/ml,中晚孕期维持 TSH$<3\mu$IU/ml。

(2)有甲减高危因素的妇女,孕期首诊应行甲状腺功能检测,以发现潜在的甲减,并进行治疗。这些高危因素包括:孕前甲减史、自身免疫性甲状腺疾病史及家族史、1 型糖尿病、其他自身免疫性疾病、可能导致甲状腺功能贮备降低的情况(如颈部放疗史、甲状腺部分切除史)等。

(3)产科处理:无特殊,一般能耐受分娩。新生儿出生后查脐带血甲功,检测新生儿甲状腺功能。

(范惠文)

第五节　妊娠合并支气管哮喘

一、概述

妊娠合并哮喘的发病率为 0.4％～1.3％。轻者或控制理想者不影响妊娠,重者尤其是哮喘持续状态、或不适当中断治疗引起的病情恶化,可导致低氧血症,导致流产、早产、FGR、胎儿缺氧等,围产儿死亡率及患病率增加。

二、诊断要点

（一）病史

有哮喘反复发作史，常与季节、接触致敏原、上呼吸道感染、情绪激动有关。

（二）临床表现

1. 咳嗽、气喘、呼气性呼吸困难、不能平卧、两肺满布哮鸣音。

2. 口唇青紫、脸色青紫灰暗。

3. 如伴发热，提示合并呼吸道感染。

4. 胸部有过度充气的表现。

（三）辅助检查

1. 血嗜酸性粒细胞增多，血免疫抗体检测如 IgE 水平高低与病情也有关。

2. 哮喘发作时，喷二次 β－受体兴奋剂吸入后，1 分钟用力呼气量增加≥15％可确诊。

3. 肺功能检查和血气分析　可判断缺氧程度和肺功能状况，肺活量和最大呼气速度意义较大。以下指标提示肺功能衰竭：

（1）氧饱和度 $SaO_2 < 70\%$

（2）$PO_2 < 8.13kPa(60mmHg)$

（3）$PCO_2 > 6.67kPa(50mmHg)$

（4）$pH < 7.32$

三、治疗原则

（一）预防发作

妊娠期哮喘处理的重点是预防发作而非发作时的治疗。孕期哮喘的治疗目标是预防母体哮喘发作导致的低氧血症，从而防止胎儿缺氧。药物的副作用远远小于哮喘发作本身的危害。

1. 避免接触过敏原和烟草等刺激物，并防止呼吸道感染。

2. 患者教育　自我监测病情和自我治疗的技巧，并对患者进行宣教药物孕期使用是安全的。

3. 根据哮喘的严重程度，用最小有效剂量控制哮喘。随着哮喘严重程度增加，逐级增加治疗的强度，并由呼吸内科医生协助诊治。常用药物包括：

（1）吸入性 $β_2$ 受体兴奋剂：如沙丁胺醇、特布他林、沙美特罗，这些药物很少进入血循环，孕期使用是安全的，产程中也可使用。

（2）吸入性甾体激素：如倍氯米松（必可酮）、氟替卡松、布得松（丁地去炎松）。

（3）吸入性色甘酸钠和抗胆碱能药物：孕期使用是安全的。

（4）口服皮质类固醇：如泼尼松，多数药物被胎盘代谢，故对胎儿的影响小。

（二）孕期监测

1. 监测孕妇症状。

2. 长期哮喘者应做心肺功能监测。包括肺活量、最大呼气速度和 1 秒用力呼气量。

（三）孕期哮喘发作的处理

同非孕期哮喘发作的治疗。吸入性糖皮质激素是一线用药。

（四）分娩及产褥期

1.病情稳定,近期无哮喘发作,肺功能正常者,可阴道分娩,缩短第二产程,并放宽助产。

2.若哮喘严重频繁发作,或肺功能障碍者,选择性剖宫产。

3.吸氧,适当应用镇静剂（如地西泮）。

4.需麻醉者麻醉科会诊,麻醉止疼剂、硬膜外麻醉、NO 是安全的,慎用全身麻醉,禁用前列腺素制剂和吗啡类以免呼吸抑制。

5.产后抗生素预防感染,并维持原有哮喘的治疗。

6.有肺功能衰竭者及时用呼吸机纠正呼吸衰竭及酸中毒。

7.哺乳　药物通过胎盘浓度很低,因此可以哺乳。

（范惠文）

第六节　妊娠合并贫血

一、妊娠合并缺铁性贫血

（一）概述

贫血是妊娠最常见的合并症,妊娠期血容量增加导致生理性血液稀释,故贫血诊断标准不同于非孕期,WHO 定义妊娠期贫血为血红蛋白 $Hb<110g/L$,血细胞比容 $HCT<33\%$。孕期贫血包括获得性和遗传学贫血。贫血尤其是严重者,可导致流产、早产、妊娠期高血压、FGR 等。缺铁性贫血是最常见贫血原因。

（二）分期

轻度贫血:$Hb80\sim110g/L$。

中度贫血:$Hb60\sim80g/L$。

重度贫血:$Hb<60g/L$,$HCT<13\%$,此时易发生贫血性心脏病,甚至导致心衰,危及母儿生命。

（三）诊断要点

1.病史

（1）长期少量出血史。

（2）胃肠功能紊乱或长期偏食。

（3）慢性肝肾疾病患者。

（4）钩虫感染等。

（5）营养不良。

2.临床表现　轻者无症状,重者可表现为乏力、易疲劳、脱发、头晕、眼花、耳鸣、皮肤黏膜苍白,重度贫血可有极度苍白,常伴全身水肿和腹水、晕厥,甚至出现贫血性心脏病、视网膜水肿。

3.辅助检查

（1）血常规:为小细胞低血红蛋白性贫血,平均红细胞容积（MCV）、平均红细胞血红蛋白量（MCH）、平均红细胞血红蛋白浓度（MCHC）下降,白细胞及血小板计数一般正常。

（2）血清铁量下降:血清铁蛋白 $<15\mu g/L$,血清铁、转铁蛋白饱和度下降,总铁结合力上

升。血清铁蛋白是较敏感的缺铁指标。

（3）骨髓象：红细胞系列增生，中晚幼红细胞增多，粒细胞和巨核细胞无异常，含铁血黄素及铁颗粒减少，铁储备下降。

（四）治疗原则

1.饮食　加强营养，补充含铁丰富的食物。

2.补充铁剂　口服补铁为主，吸收不好或不能耐受者，静脉、肌内注射相应铁剂。可同时补充叶酸。

3.输血　血红蛋白低于 60g/L 时，需考虑输血治疗，可少量多次输血。

4.产科处理

（1）监测胎儿生长情况，预防及治疗 FGR、早产等，并注意妊娠高血压疾病等并发症的发生。

（2）分娩期

1）中重度贫血者备血。

2）防止产程延长，必要时助产缩短第二产程，产程中吸氧。

3）防止产后出血。

4）产后抗生素预防感染。

二、妊娠合并巨幼红细胞性贫血

（一）概述

巨幼红细胞性贫血是由于叶酸和（或）维生素 B_{12} 缺乏引起的贫血。

（二）诊断要点

1.临床表现

（1）起病较急，有食欲下降、腹胀、腹泻等消化系统症状。

（2）多为中重度贫血，表现为乏力、头晕、心悸、气短、皮肤黏膜苍白等。

（3）维生素 B_{12} 缺乏还有神经系统症状：手足麻木、感觉障碍等周围神经症状。

2.辅助检查

（1）血常规：大细胞性贫血，MCV，MCH 升高，约 20％伴有白细胞和血小板减少。

（2）叶酸和维生素 B_{12} 测定：血清叶酸和红细胞叶酸降低，或维生素 B_{12} 下降。

（3）骨髓象：红细胞系统增生，巨幼红细胞增多，幼红细胞成熟不佳。

（三）分类

1.叶酸缺乏。

2.维生素 B_{12} 缺乏。

（四）治疗原则

1.叶酸　5mg tid，或 10～20mg im qd。

2.维生素 B_{12}　有维生素 B_{12} 缺乏者应肌注维生素 B_{12} 100～200μg qd，连续 14 天；后改为 2 次/周共 4 周。

3.适当补充铁和维生素 C。

4.重度贫血者少量多次输血。

三、妊娠合并再生障碍性贫血

（一）概述

再生障碍性贫血（再障）是由于各种原因引起骨髓造血干细胞或造血微环境受损，而导致全血细胞减少。妊娠合并再障少见，但对母儿可造成不良影响，可发生流产、早产、胎死宫内、FGR。妊娠高血压疾病发病率高，发病早，病情重，容易发生心衰、胎盘早剥等，妊娠风险大。

（二）诊断要点

1. 病史　服用抗癌药物、接触放射性物质、苯和严重感染病史，半数不明原因。

2. 临床表现

（1）严重贫血一般为进行性。

（2）出血倾向。

（3）可合并感染：如口腔溃疡、呼吸道感染及消化道炎症。

3. 辅助检查

（1）外周血：全血细胞减少，网织红细胞减少。

（2）骨髓象：骨髓造血功能明显减退，涂片中有核细胞少，幼粒、幼红细胞及巨核细胞均减少甚至消失。

（三）分类分期

1. 急性型（重症型，Ⅰ型）　发病急，贫血进行性加重，常伴有严重出血及感染。

2. 缓慢型　发病慢，贫血、出血和感染较轻，慢性进行性贫血，常伴有皮肤黏膜出血。

（四）治疗原则

应与血液科共同管理监测患者。

1. 孕期处理

（1）妊娠时机：经内科确诊，病情重者，应避孕，一旦妊娠应在早孕期终止妊娠，急性重症者治疗效果不佳，出现母儿并发症，严重威胁母儿生命者，亦应考虑终止妊娠；病情轻，病情稳定，尤其是已达妊娠中晚期者严密监护下继续妊娠。

（2）内科处理：以支持疗法为主，一般的抗贫血治疗无效。

1）一般疗法：加强营养，改善一般情况，避免外伤和便秘，积极预防出血和感染。

2）输血及血小板：贫血严重者少量多次输血，孕期 Hb 不低于 6g/L，临产前最好达到 8g/L 以上；有明显出血倾向者或血小板过低者（$<20\times10^9$/L）输血小板。

3）激素：有出血倾向时糖皮质激素有暂时止血作用，可用泼尼松 30～40mg/d。雄激素可促进骨髓造血功能，但孕期不宜使用，如病情严重需终止妊娠者可使用以改善病情。

（3）产科处理

1）积极防治妊娠期并发症，尤其是高血压疾病、胎盘早剥、FGR、出血等。

2）病情重者考虑计划分娩。

2. 分娩期

（1）如无产科指征，尽量阴道分娩，减少手术产。

（2）计划分娩宫颈成熟后，输血或成分血使 Hb>8g/L，血小板>20×10^9/L（最好>50×10^9/L），充分备血后，促分娩发动。剖宫产时血小板应>50×10^9/L。

（3）防止产程延长，避免组织损伤和切开。

(4)积极防治产后出血。

(5)产时广谱抗生素预防感染。

3.产褥期

(1)抗生素预防感染。

(2)哺乳:病情重并发心血管病者不宜哺乳。

(范惠文)

第七节　妊娠合并特发性血小板减少性紫癜

一、概述

特发性血小板减少性紫癜(ITP)是一种常见的免疫性血小板减少症,妊娠期发病率为1‰~3‰,由于存在血小板相关免疫球蛋白(PAIg)与血小板表面结合,引起血小板在网状内皮系统内破坏减少。ITP可导致母婴出血而危及生命。成人多为慢性ITP,部分可治愈但可能在孕期复发。抗体可通过胎盘导致胎儿、新生儿血小板减少。

二、诊断要点

(一)病史

有血小板减少的病史,或有月经过多、牙龈出血等出血倾向病史。

(二)临床表现

1.出血倾向　表现为皮肤瘀点瘀斑、齿龈出血、鼻出血、血尿、血便、手术出血等,通常仅当血小板$<50\times10^9$/L时才会有手术出血,血小板$<20\times10^9$/L时才会有自发出血。

2.脾脏可有增大。

(三)辅助检查

1.血常规　血小板$<100\times10^9$/L,红细胞和血红蛋白可轻微下降。

2.骨髓象　巨核细胞正常或增多。

3.血小板抗体　60%~80%患者可有血小板抗体(+)。

三、鉴别诊断

1.妊娠期血小板减少症　在妊娠晚期约1%的妇女血小板$<100\times10^9$/L,与妊娠相关,无导致血小板减少的其他原因,多为轻中度血小板减少($>50\times10^9$/L),无出血倾向,对妊娠及新生儿无不良影响。

2.血栓性血小板减少性紫癜(TTP)　以血栓形成、血小板减少、微血管病性溶血为主要特征,并涉及多系统(包括肾脏、神经系统等)的严重疾病。

3.系统性疾病导致的血小板减少　如重度子痫前期、HELLP综合征、DIC、SLE、抗磷脂抗体综合征等。

四、治疗原则

应与血液科共同管理患者,监测血小板变化及出血倾向,适时治疗。

（一）孕期治疗

1.期待观察　血小板＞20～50×10^9/L,无明显出血倾向时,可观察。

2.药物治疗　当血小板＜20×10^9/L,或有出血倾向时,需要提高血小板水平。

（1）糖皮质激素:有效率约70％,用药2天后起效,高峰在10～14天。可先静脉再改口服（起效较快）,也可直接口服。静脉甲强龙1～1.5mg/kg,效果满意后改口服泼尼松。直接口服泼尼松1～2mg/（kg·d）,待病情明显缓解后逐渐减量,每周减10％～20％,维持量为10～20mg/d,直至分娩。用药2～3周后患者有肾上腺抑制,分娩期需要增加剂量。

（2）丙种球蛋白:用于激素治疗无效,或需要快速提高血小板计数的患者,可在计划分娩前5～8天开始用药,0.4～1g/（kg·d）,共2～5天,多数患者在2～5日血小板出现上升,5天达高峰,并可维持10～14日。

（3）输血小板:尽量不用,只有在血小板＜10～20×10^9/L或有明显出血倾向时,为了防止重要脏器出血,或在手术中病情需要时,方可应用。

3.脾切除　药物治疗无效,有严重出血倾向,在孕6个月之前可考虑脾切除。

4.密切监护母儿情况

（二）分娩期

1.除非有产科指征,以阴道分娩为宜,适当放宽剖宫产指征。

2.做好计划分娩,阴道分娩时血小板不宜低于20×10^9/L,剖宫产时血小板不宜低于50×10^9/L,但硬膜外麻醉需要的血小板计数应不低于80～100×10^9/L。

3.分娩或手术时备血小板和红细胞。

4.剖宫产术前如需输血小板,由于血小板破坏,其半衰期极短,可在切皮时开始输血小板以起到止血作用。

5.防止产程过长,缩短第二产程,避免吸引器助产,并避免组织损伤和切开。

6.积极防治产后出血。

7.由于严重的新生儿血小板减少症的发生率及患病率低,且与病情不平行,目前也没有很好的检测手段,因此不建议常规行剖宫产或产前检测胎儿血小板。

（三）产褥期

1.孕期应用糖皮质激素者产后继续使用,待血小板上升后减量。

2.抗生素预防感染。

3.新生儿出生后动态监测血小板。

4.ITP不是母乳喂养的禁忌证。

（范惠文）

第八节　妊娠合并慢性肾小球肾炎

一、概述

简称肾炎,是原发于肾小球的一组免疫性疾病。病情轻,肾功能正常,无高血压者,妊娠预后较好,部分患者出现血压升高、肾功能异常,则并发重度子痫前期及子痫的危险增加,流产、早产、FGR、围产儿死亡的风险增加。

二、诊断要点

（一）病史及临床表现

1.既往有慢性肾炎史，或妊娠 20 周前出现明显水肿、持续性蛋白尿、高血压等症状。

2.妊娠 20 周后发病者，或未行系统产检者，需与子痫前期鉴别。

（二）辅助检查

1.血、尿常规　不同程度蛋白尿、红细胞、细胞或颗粒管型；多伴有贫血。

2.24 小时尿蛋白定量。

3.肾功能检查　包括肌酐、尿素氮、尿酸、二氧化碳结合力、电解质、总蛋白和清蛋白、胆固醇等。

4.眼底检查　可见视网膜出血、渗出及符合肾炎的视网膜炎。

5.定期测量宫高腹围，超声定期监测胎儿生长情况。

三、治疗原则

（一）妊娠时机

孕前有慢性肾炎者血压升高或有重度肾功能不全者（$Cr > 125 \sim 250 \mu mol/L$）、视网膜病变者，不宜妊娠，因妊娠会导致肾功能进一步恶化，胎儿死亡率高，一旦妊娠应人工流产终止妊娠。血压正常，肾功能正常或轻度肾功能不全者，一般可以耐受妊娠。

（二）孕期及预后

1.按高危妊娠处理，与内科医生合作共同管理患者。

2.注意休息，孕中晚期尽量左侧卧位。

3.适当营养　进食优质蛋白、高维生素的低盐饮食。

4.加强母儿孕期监护，一旦病情加重（血压升高、尿蛋白升高、肾功能异常或 FGR、胎动或胎心异常），应住院治疗，给予对症处理，适当给予利尿剂、输血、蛋白或血浆，血压高者降压治疗。如有其他合并症，按相应治疗原则处理。

5.终止妊娠时机　病情明显加重（血压进行性升高、肾功能恶化、胎儿宫内状况不佳）需终止妊娠。单纯尿蛋白增加不是终止妊娠的指征。病情稳定，胎儿生长状况良好者，可在 38 周终止妊娠，不超过预产期。

6.分娩方式　视孕周、宫颈成熟度、胎儿状况及产科情况而定。对于病情重者，由于胎儿缺氧或不能耐受宫缩，适当放宽剖宫产指征。

7.产后复查眼底、肾功能、清洗中段尿常规等。

（陈晓芳）

第九节　妊娠合并系统性红斑狼疮

一、概述

系统性红斑狼疮（SLE）多发于年轻育龄妇女，是累及全身多脏器的自身免疫性疾病，约 1/3 的患者在妊娠期病情会加重，并能引起反复流产、胎死宫内、FGR、子痫前期等，围产儿患病率及死亡率增加,患者需在免疫科及产科共同管理下妊娠。

二、诊断要点

（一）病史

多数患者妊娠前即已诊断 SLE,但也有部分患者在妊娠后首次发病。

（二）临床表现

1.为全身多器官多系统疾病,包括皮肤、关节、肾脏、心脏、肝脏、血液及神经系统,各个系统器官的表现可同时或先后发生,主要表现为发热、面部蝶形红斑、对称性关节痛、肾损害、心包炎、肝损害、消化道症状、神经精神症状。

2.产科病史　反复自然流产、FGR、胎死宫内、早产、胎儿宫内窘迫和新生儿窒息、早发型重度子痫前期。

（三）诊断标准（美国风湿协会 ARA,1997 年）

以下 11 条符合 4 条即可诊断:

1.面部蝶形红斑。

2.盘状红斑。

3.日光过敏。

4.口腔溃疡。

5.非侵蚀性关节炎　常累及两个或以上的周围关节。

6.浆膜炎　如胸膜炎或心包炎。

7.肾脏病变　蛋白尿、红内细胞、管型。

8.神经异常　抽搐或精神心理障碍。

9.血液异常　溶血性贫血、血小板减少、白细胞减少、淋巴细胞减少。

10.免疫学检查　异常 LE 细胞阳性或抗双链 DNA 抗体阳性或 SM 抗体阳性或梅毒血清反应假阳性。

11.抗核抗体（ANA）阳性。

（四）抗磷脂抗体综合征（APS）

1.分为继发性和原发性 APS,前者为 SLE 等疾病继发 APS,后者无相应疾病。

2.诊断标准

(1)临床表现:血栓形成,不明原因的习惯性流产、晚期流产、胎死宫内、早发重度子痫前期或 FGR。

(2)抗磷脂抗体阳性:包括狼疮抗凝物（LA）、抗心磷脂抗体（ACL）、$\beta_2 GP_1$。

三、治疗原则

（一）妊娠时机

既往有 SLE 病史者,需在病情稳定 1 年以上（至少半年）,停用细胞毒免疫抑制剂,糖皮质激素停药或小剂最维持用药（<15mg/d）,无重要脏器受累,方可妊娠。

（二）孕期治疗

1.药物治疗

(1)糖皮质激素（泼尼松）。

（2）羟氯喹：孕期不宜停药，否则可导致反跳。

（3）小剂量阿司匹林及肝素/低分子肝素：反复流产史、胎死宫内史、早发型重度子痫前期史、APS者可使用，以改善胎盘循环。

2.产科处理

（1）按高危妊娠，加强母儿监护，尤其是血压情况，胎儿宫内状况。

（2）监测SLE活动情况，包括血尿常规、肝肾功能、抗体水平、补体水平。

（3）SLE并发子痫前期的风险增加，当出现血压升高、尿蛋白阳性，应鉴别是SLE活动还是并发子痫前期。

（4）筛查胎儿畸形：SSA、SSB（＋）者，建议行胎儿心脏超声检测。

（5）终止妊娠的时机：视母儿情况而定，不宜超过预产期。

（6）分娩方式：胎儿可耐受阴道分娩，无产科指征的情况下，可阴道分娩。产程中密切监测胎儿情况，做好新生儿复苏准备。

（7）病情稳定者可以哺乳，泼尼松不影响哺乳。

3.新生儿处理

（1）筛查新生儿狼疮：皮损、免疫性溶血、血小板减少、肝功能异常、心脏异常（房室传导阻滞、心内膜纤维弹性组织增生）。除心脏外，多数为一过性。

（2）处理新生儿并发症：早产、SGA、窒息、肾上腺皮质功能低下、感染等。

（范惠文）

第十节　妊娠合并垂体泌乳素瘤

一、概述

是最常见的垂体瘤（垂体前叶），主要表现为闭经、泌乳、不育，能受孕者多已经过适当治疗。

二、诊断要点

（一）病史

孕前多已经确诊，患者有闭经、泌乳、不育史，较大肿瘤可造成头痛，压迫视交叉可有视力减退、视野缺损。一般经溴隐亭治疗后好转，受孕，部分大腺瘤者经手术治疗后受孕。

（二）血清泌乳素检测（PRL）

孕前升高，治疗后好转。孕期PRL生理性升高，故不能作为孕期监测的指标。

（三）影像学检查

1.头颅正侧位平片测量蝶鞍体积。

2.蝶鞍CT　了解蝶鞍形态及大小。

3.蝶鞍MRI　较好显示垂体情况。

三、分类

1.垂体大腺瘤　直径大于1cm，孕期发生肿瘤增大、垂体卒中的风险高。

2.垂体微腺瘤　直径小于1cm,孕期发生肿瘤增大的风险低。

四、治疗原则

（一）妊娠时机

大腺瘤应在孕前手术或放疗,以防孕期肿瘤迅速增大而发生垂体卒中;微腺瘤用溴隐亭治疗,并诱发排卵。

（二）妊娠期处理

1.产科、内分泌科及眼科共同管理患者,孕期治疗取决于肿瘤的体积和之前的治疗。

2.溴隐亭　多数病情轻者怀孕后可以停药,对于既往PRL过高（＞200ng/ml）或肿瘤超出蝶鞍者,应继续用药。

3.微腺瘤密切监测症状,如有视力改变及头痛等,则应行视力及视野检查,必要时行MRI。

4.大腺瘤者密切监测症状、视力及视野,必要时查MRI。

5.如肿瘤有增大,应予溴隐亭治疗,效果不佳者考虑手术治疗;如胎儿已成熟,也可终止妊娠后再治疗。

6.分娩方式　取决于产科指征。

（陈晓芳）

第十一节　妊娠合并急性阑尾炎

一、概述

妊娠期急性阑尾炎是严重的妊娠合并症,妊娠期子宫增大,阑尾位置上移,阑尾炎症状及体征不典型,诊断困难,但并发穿孔及弥漫性腹膜炎的发生率为非妊娠期的1.5～3倍,易延误,流产、早产的发生率也很高。应强调及时的诊断和处理,以改善母儿预后。

二、诊断要点

（一）病史

可有慢性阑尾炎病史

（二）临床表现

1.上腹痛或脐周疼,继而转移至右下腹。

2.恶心、呕吐、发热。

3.右下腹压痛,反跳痛,随着子宫增大位置也向上向外移位。

4.位于子宫后方的病变阑尾,腹部体征不典型,而有后腰部压痛。

5.腹痛持续加重,除外产科情况和其他外科情况后,仍要考虑阑尾炎的诊断,不可延误诊断。

（三）辅助检查

1.血常规　白细胞升高,以中性粒细胞为主。

2.腰大肌试验阳性。

三、治疗原则

1.一旦确诊,应在积极抗炎同时立即手术。

2.症状及体征不典型但高度可疑急性阑尾炎者,亦应放宽剖腹探查指征。

3.手术时麻醉可选用连续硬膜外麻醉,局部麻醉亦安全简便。

4.切口选择 早孕期可下腹正中旁或麦氏切口,中晚孕期选择压痛最明显处上2cm右腹直肌旁切口,同时患者稍向左侧卧位使子宫左移,有利于术野暴露。

5.阑尾穿孔或有脓肿形成时,应于局部清除病灶后行引流。

6.术中操作轻柔熟练,术后给予安胎、镇静,药物要兼顾母亲及胎儿。

7.术中及术后使用大剂量抗生素。

8.足月妊娠合并急性阑尾炎时,可先行剖宫产(腹膜外为宜),然后再行阑尾手术,术中做细菌培养和药敏试验。极严重的阑尾穿孔合并弥漫性腹膜炎和盆腔炎时,可考虑剖宫产同时行部分子宫切除术。

(范惠文)

第十二节 妊娠合并胆囊炎和胆石症

一、概述

妊娠期胆囊炎和胆石症的发病率仅次于急性阑尾炎,急性胆囊炎多由于胆石阻塞胆囊管而发生,多数存在细菌感染。妊娠期急性胆囊炎的风险增加,诊断较非孕期困难,易误诊漏诊,因而有发生坏死、穿孔、胆汁性腹膜炎和胆源性胰腺炎的危险,发热腹痛亦可诱发流产、早产。

二、诊断要点

(一)病史

胆囊炎患者既往有右上腹疼痛的病史

(二)临床表现

1.胆囊炎 右上腹疼痛、向右肩部放射,可伴有厌食、恶心呕吐、低热、轻度白细胞升高,Murphy's征阳性者不多,胆囊区压痛、肌紧张。

2.胆石症 可无症状。

(三)辅助检查

超声:胆囊体积增大,壁厚,可见结石影像。

三、治疗原则

1.妊娠期无症状胆石症无需处理

2.妊娠期急性胆囊炎

(1)处理原则同非孕期。

(2)保守治疗:同内科治疗,兼顾胎儿,但复发率较高,部分患者症状不缓解而需胆囊切除术。

（3）胆囊切除术：保守治疗失败、出现并发症时需积极手术，中孕期手术预后好，晚孕期手术早产率高，手术操作困难。继续妊娠者，术后保胎治疗。

3.胆总管梗阻，尤其是合并胆源性胰腺炎时，应积极手术治疗。

（范惠文）

第九章　病理妊娠

第一节　妊娠剧吐

多数孕妇在妊娠早期常伴有轻度恶心、呕吐、头晕、倦怠等症状,如果不影响基本生活和工作,可不需特殊处理。少数孕妇频繁呕吐,严重影响进食,导致水、电解质紊乱及酸、碱平衡失调,甚至肝肾功能损害,严重可危及孕妇生命,称为妊娠剧吐(hyperemesis gravidarum),其发生率为 0.35%～0.47%。

一、病因

尚未明确,可能与下列因素有关:

1. 绒毛膜促性腺激素(human chorionic gonadotropin,hCG)水平增高　早孕反应出现和消失的时间与孕妇血清 hCG 值上升、下降时间一致;多胎妊娠、葡萄胎患者 hCG 值显著增高,发生妊娠剧吐的比率也增高,而终止妊娠后,呕吐消失。说明妊娠剧吐与血 hCG 增高密切相关,但症状的轻重与血 hCG 水平并不一定呈正相关。

2. 精神、社会因素　临床上发现精神紧张、情绪不稳、经济条件差的孕妇易患妊娠剧吐。

3. 幽门螺旋杆菌感染　近年研究发现妊娠剧吐的患者与同孕周无症状孕妇相比,血清抗幽门螺旋杆菌的 IgG 浓度升高。

4. 其他因素　维生素缺乏,尤其是维生素 B_1 缺乏可导致妊娠剧吐。研究发现几种组织胺受体亚型与呕吐有关,临床上抗组胺治疗呕吐有效,因此认为可能与过敏反应有关。

二、病理生理

1. 水、电解质平衡失调　频繁呕吐导致机体脱水、血容量不足、血液浓缩、细胞外液减少,钾、钠等离子丢失使电解质平衡失调。

2. 代谢性酸中毒　严重呕吐不能进食,机体热量摄入不足,发生负氮平衡,使血浆尿素氮及尿酸升高;由于机体动用脂肪组织供给热量,脂肪氧化不全,导致丙酮、乙酰乙酸及 β－羟丁酸聚集,产生代谢性酸中毒。

3. 肝肾功能损害　由于脱水、缺氧可使肝细胞缺血缺氧,血清转氨酶值升高,严重时血胆红素升高,机体血液浓缩及血管通透性增加。另外,钠盐丢失,不仅尿量减少,尿中可出现蛋白及管型。肾继发性损害,肾小管有退行性变,部分细胞坏死,肾小管的正常排泌功能减退,终致血浆中非蛋白氮、肌酐、尿酸的浓度迅速增加。肾功能受损和酸中毒使细胞内钾离子较多地移到细胞外,出现高钾血症,严重时心脏停搏。

4. 其他　病程长达数周者,可致严重营养缺乏,由于维生素 C 及维生素 K 缺乏,可致视网膜等出血。

三、临床表现

1. 恶心、呕吐　多见于年轻初孕妇,一般停经 6 周左右出现恶心、呕吐,逐渐加重直至频繁呕吐不能进食,呕吐物为胆汁或咖啡样物。

2.水、电解质紊乱和酸、碱平衡失调 严重呕吐、不能进食导致失水、电解质紊乱及酸碱失衡。营养摄入不足可致负氮平衡,使血浆尿素氮及尿素增高。机体动用脂肪组织供给能量,使脂肪代谢中间产物酮体增多,引起代谢性酸中毒。孕妇明显消瘦,嘴唇燥裂,皮肤弹性差,精神萎靡,面色苍白,呼吸酮味。病情发展,可出现意识模糊。

3.维生素缺乏 频繁呕吐、不能进食可引起维生素 B_1 缺乏,导致 Wernicke－Korsakoff 综合征。维生素 K 缺乏可致凝血功能障碍,常伴血浆蛋白及纤维蛋白原减少,增加孕妇出血倾向。

四、辅助检查

1.尿液检查 患者尿比重增加,尿酮体阳性,肾功能受损时,尿中可出现蛋白和管型。

2.血液检查 血液浓缩,红细胞计数增多,血细胞比容上升,血红蛋白值增高;血酮体可升高;二氧化碳结合力降低;肝、肾功能受损时胆红素、转氨酶、肌酐和尿素氮升高。

3.眼底检查 严重者出现眼底出血、视力障碍等。

4.神经系统检查 共济失调、膝反射消失等。

五、诊断及鉴别诊断

根据病史、症状、体征及实验室检查,诊断并不困难。可用 B 型超声检查排除葡萄胎,此外尚需与可引起呕吐的疾病,如急性病毒性肝炎、胃肠炎、胰腺炎、胆道疾病、脑膜炎、脑血管意外及脑肿瘤等鉴别。另外,妊娠剧吐可并发高甲状腺素血症,称为妊娠剧吐并发暂时性甲状腺功能亢进(transient hyperthyro－idisminhyperemesis gravidarum)。是由于高水平 hCG 具有刺激促甲状腺素(thyroidstimulating hormone,TSH)受体的能力,在其水平较高或活性增强的情况下,可使甲状腺素水平增高和 TSH 浓度受抑制。妊娠剧吐并发暂时性甲状腺功能亢进一般不需要抗甲状腺药物治疗,高甲状腺素血症及 TSH 可自行恢复正常。

六、并发症

1.Wernicke－Korsakoff 综合征 发病率为妊娠剧吐患者的 10％,是由于妊娠剧吐长期不能进食,导致维生素 B,缺乏引起的中枢系统疾病,Wernicke 脑病和 Korsakoff 综合征是一个病程中的先后阶段。

维生素 B_1 是糖代谢的重要辅酶,参与糖代谢的氧化脱羧代谢,维生素 B_1 缺乏时,体内丙酮酸及乳酸堆积,发生糖代谢的三羧酸循环障碍,使得主要靠糖代谢供给能量的神经组织等代谢出现严重障碍。病理变化主要发生在丘脑、下丘脑的脑室旁区域、中脑导水管的周围区灰质、乳头体、第四脑室底部、迷走神经运动背核,可出现不同程度的神经细胞和神经纤维轴索或髓鞘的丧失,伴有星形细胞和小胶质细胞的增生,毛细血管扩张,血管的外膜和内皮细胞明显增生,有散在小出血灶。

临床表现主要为眼球震颤、眼肌麻痹等眼部症状,躯干性共济失调及精神障碍可同时出现,但大多数患者精神症状迟发。Korsakoff 综合征表现为严重的近事记忆障碍,表情呆滞、缺乏主动性,产生虚构与错构。部分伴有周围神经病变。严重时发展为永久性的精神、神经功能障碍,出现神经错乱、昏迷甚至死亡。

2. Mallory－Weis 综合征　胃－食管连接处的纵向黏膜撕裂出血,引起呕血和黑粪。严重时可使食管穿孔,表现为胸痛、剧吐、呕血,需急症手术治疗。

七、治疗

治疗原则:休息,心理支持,适当禁食,纠正脱水、酸中毒及电解质紊乱,补充营养。

1. 补液　每日应补充葡萄糖液、生理盐水、平衡液,总量 3000ml 左右,加入维生素 B_6、维生素 C,每日肌内注射维生素 B_1,维持每日尿量≥1000ml。为了更好地利用输入的葡萄糖,可适当加用胰岛素。根据血钾、血钠情况决定补充钠、钾剂量。根据二氧化碳结合力值或血气分析结果,予以静脉滴注碳酸氢钠溶液。

一般经上述治疗 2～3 日后,病情大多迅速好转。待呕吐停止后,可试进少量流食,以后逐渐增加进食量,调整静脉输液量。也可给全静脉营养治疗。研究表明,序贯营养支持疗法对孕妇营养和应激状态有极大的改善,使得孕妇和胎儿能够顺利渡过困难时期。

2. 终止妊娠　经上述治疗后,若病情不见好转,反而出现下列情况,应迅速终止妊娠:①持续黄疸;②持续蛋白尿;③体温升高,持续在 38℃以上;④心率≥120 次/分;⑤多发性神经炎及神经性体征;⑥出现 Wernicke－Korsakoff 综合征等。

3. 妊娠剧吐并发 Wernicke－Korsakoff 综合征的治疗　维生素 B_1 400～600mg 分次肌内注射,以后每日 100mg 肌内注射至能正常进食为止,然后改口服,并给予多种维生素(在未补给足量维生素 B_1 前,静脉滴注葡萄糖会进一步加重三羧酸循环障碍,使病情加重,导致患者昏迷甚至死亡)。同时应对其内分泌及神经状态进行评价,对病情严重者及时终止妊娠。早期采取大量维生素 B_1 治疗,上述症状可在数日至数周内有不同程度的恢复,但仍有 60%的患者不能得到完全恢复,特别是记忆恢复往往需要 1 年左右的时间。

八、预后

绝大多数妊娠剧吐患者预后良好,仅少数病例因病情严重而需终止妊娠。对胎儿方面,曾有报道妊娠剧吐发生酮症者所生后代智商较低。Wernicke－Korsakoff 综合征如治疗不及时,死亡率高达 50%,即使积极处理,死亡率也可达 17%。

(屈苗苗)

第二节　自然流产

流产(abortion)是指妊娠不足 28 周、胎儿体重不足 1000g 而终止者。妊娠 12 周前终止者,称为早期流产(early abortion);妊娠 12 周至不足 28 周终止者,称为晚期流产(late abortion)。自然因素导致的流产称为自然流产(spontaneous abortion),用人工方法终止妊娠称为人工流产(artifical abortion)。本节内容仅涉及自然流产。自然流产占妊娠总数的 10%～15%,其中 80%以上为早期流产。

一、病因

(一)胚胎因素

胚胎染色体异常是早期自然流产的常见原因,在自然流产中,胚胎检查 50%～60%有染色体异常。染色体异常包括数目异常和结构异常。数目异常以三体(trisomy)最常见,其次是单体 X(monosomy X,45X),三倍体及四倍体少见。结构异常主要是染色体异位、缺失、嵌合体等。研究证实,乙型肝炎病毒(hepatitis B virus,HBV)、人类巨细胞病毒(human cytomegalovirus,HCMV)和单纯疱疹病毒(herpes simplex virus,HSV)感染可使早期胚胎组织细胞染色体着丝粒点(cemromeric dots,Cd)变异率增高,使染色体复制错误或丢失而形成非整倍性畸变。

(二)母体因素

1.内分泌异常 黄体功能不足可引起妊娠蜕膜反应不良,影响孕卵着床和发育;多囊卵巢综合征患者由于高浓度的 LH 可能导致卵细胞第二次减数分裂过早完成,从而影响受精和着床过程出现流产;高催乳素血症高水平的催乳素可直接抑制黄体颗粒细胞增生及功能;糖尿病妊娠早期高血糖可能是造成胚胎畸形的危险因素;甲状腺功能低下亦可导致流产。

2.生殖器官异常 子宫畸形如单角子宫、双角子宫、双子宫、子宫纵隔等,可影响宫腔内环境造成流产;宫腔粘连子宫内膜不足可影响胚胎种植,导致流产;宫颈功能不全在解剖上表现为宫颈管过短或宫颈内口松弛,多引发胎膜破及晚期流产。

3.免疫功能异常 可以是自身免疫引起,由于体内产生过多抗磷脂抗体,它不仅是一种强烈的凝血活性物质,导致血栓形成,同时可直接造成血管内皮细胞损伤,加剧血栓形成,影响胎盘循环,导致流产。也可以是同种免疫引起,妊娠是半同种移植过程,孕妇免疫系统会产生一系列的适应性变化,如产生抗磷脂抗体(anti-phospholipid antibody,APLA)、人白细胞抗原(human leucocytic antigen,HLA),从而对宫内胚胎移植物产生免疫耐受,当免疫抑制因子或封闭因子不足,使胚胎遭受免疫损伤,导致流产。另外,正常妊娠是子宫蜕膜局部出现明显的适应性反应,自然杀伤细胞(natural killer cell,NK)亚群会发生表型转换,如果子宫局部生理性免疫反应不足,而 NK 细胞仍然以杀伤型为主,这可能直接与流产发生有关。

4.全身疾病 孕妇感染时高热可促进子宫收缩引起流产。生殖系统感染如弓形虫、单纯疱疹病毒、巨细胞病毒、流感病毒、支原体、衣原体、梅毒螺旋体等感染可导致流产;孕妇患结核病和恶性肿瘤不仅导致流产,并可威胁孕妇生命;严重贫血、心脏病可引起胎儿胎盘单位缺氧,慢性肾炎、高血压可使胎盘发生梗死,亦可导致流产。

5.不良习惯 过量吸烟、酗酒,吗啡、海洛因等毒品均可导致流产。

6.创伤刺激 焦虑、紧张、恐吓、忧伤等严重精神刺激均可导致流产;子宫创伤(手术、直接撞击)、性交过度亦可引起流产。

(三)环境因素

过多接触放射线、砷、铅、甲醛、苯、氯丁二烯、氧化乙烯等化学物质,均可引起流产。

二、病理

流产的过程为妊娠物逐渐与子宫剥离直至排出子宫的过程。妊娠 8 周以前的流产,胚胎多已死亡,此时绒毛发育不全,着床还不牢固,妊娠物多可完全排出,标本常是囊胚包于蜕膜内,切开可在胚囊中仅见少量羊水而不见胚胎,有时可见结节状胚、圆柱状胚、发育阻滞胚。妊娠 8~12 周时绒毛发育旺盛,与底蜕膜关系较牢固,流产时妊娠物不易完全排出,部分滞留在宫腔内,排出后的妊娠物大体上可分为血肿样或肉样胎块、结节性胎块及微囊型胎盘。晚期流产有时可见正常胎儿,也可见以下几种病理状态:压缩胎儿、纸样胎儿及浸软胎儿,也可以形成肉样胎块,或胎儿钙化后形成"石胎"。脐带病变则有脐带扭曲、脐带缠绕、脐带打结、脐带过短或过长。

三、临床表现

1.停经　多数患者均有停经史。但是,如果妊娠早期发生流产,可没有明显的停经史。有些妇女未知妊娠就已发生受精卵死亡和流产。

2.阴道流血　早期流产患者,由于绒毛和胎膜分离,血窦开放,出现阴道出血。妊娠8周以前的流产,阴道出血不多。妊娠8~12周时,阴道出血量多,而且持续时间长。妊娠12周以后,胎盘已完全形成,流产时如胎盘剥离不全,残留组织影响子宫收缩,血窦开放,可引起大量阴道出血、休克,甚至死亡。胎盘残留过久,可形成胎盘息肉,引起反复阴道出血、贫血及继发感染。

3.腹痛　剥离的胚胎及血液如同异物刺激子宫收缩,排出胚胎,产生阵发性下腹痛。早期流产时,首先胚胎绒毛与底蜕膜剥离,导致剥离面出血,然后分离的胚胎组织刺激子宫收缩引起腹痛,因此表现为先出现阴道出血,后出现腹痛。晚期流产的临床过程与足月产相似,经过阵发性子宫收缩,排出胎儿和胎盘,因此表现为先出现腹痛,后阴道流血。

四、临床分型

临床上根据流产发展的不同阶段,分为以下类型:

1.先兆流产(threatened abortion)　可有少量阴道出血或血性白带、阵发性下腹痛或腰背痛,无妊娠物排出。妇科检查宫颈口未开,胎膜未破,子宫大小与停经周数相符合。经休息及治疗,症状消失,可继续妊娠。如症状加重,可发展为难免流产。

2.难免流产(inevitable abortion)　流产将不可避免,在先兆流产的基础上,阴道出血增多,但月经量或超月经量,胎膜破裂可伴有阴道流液,阵发性下腹痛加重。妇科检查宫颈口已扩张,有时可见妊娠物堵塞于宫颈口内,子宫大小与停经周数相符或略小。B型超声检查仅见妊娠囊,无胚胎或无胚胎心管搏动。

3.不全流产(incomplete abortion)　部分妊娠物已排出宫腔,部分仍残留在宫腔内或嵌顿于宫颈口内,或胎儿排出后胎盘滞留宫腔或嵌顿于宫颈口内。由于宫内残留物影响子宫收缩,故阴道出血量多,甚至休克。妇科检查可见宫颈口已扩张,宫颈口有妊娠物嵌顿和持续的血液流出,子宫小于停经周数。

4.完全流产(complete abortion)　妊娠物已经完全从宫腔排出,阴道出血明显减少并逐渐停止,腹痛缓解。常发生在妊娠8周以前。妇科检查宫颈口已关闭,子宫大小接近正常。上述流产类型的临床发展过程如图2—9—1所示:

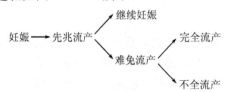

图2—9—1　流产的发展过程示意图

流产有三种特殊情况:

1.稽留流产(missed abortion)　指胚胎或胎儿已死亡,未及时排出,而滞留于宫腔。早孕反应消失,有先兆流产症状或无任何症状;子宫不再增大反而缩小。若已到妊娠中期,孕妇腹部不继续增大,胎动消失。妇科检查宫颈口未开,子宫较妊娠月份小,未闻及胎心。

2.复发性流产(habitual abortion)　指连续自然流产 3 次或 3 次以上者。其特点为每次流产多发生于同一妊娠月份,临床经过与一般流产相同。引起早期复发性流产的原因多是胚胎染色体异常、孕妇免疫功能异常、黄体功能不足、甲状腺功能异常等。引起晚期复发性流产的常见原因有子宫畸形或发育不良、宫颈内口松弛、子宫肌瘤等。宫颈内口松弛引起的流产常发生在妊娠中期,随着胎儿长大,羊水增多,宫腔内压力增加,羊膜囊突到宫颈内口,宫颈管逐渐扩张、缩短。多数患者无自觉症状,一旦胎膜破裂,胎儿随即娩出。

3.流产合并感染(septic abortion)　流产过程中阴道出血时间过长,或者宫腔有胚胎组织残留,引起宫腔内感染,严重时扩展到盆腔、腹腔,甚至全身,引起盆腔炎、腹膜炎、败血症以及感染性休克。

五、诊断

根据病史、症状及妇科检查做出初步诊断,然后结合辅助检查确诊流产的临床类型。

（一）病史

详细询问患者有无停经、早孕反应以及出现的时间、阴道出血的量及持续时间、有无阴道流液和妊娠物排出。有无腹痛,腹痛的部位、性质、程度。了解有无发热、阴道分泌物有无臭味、有无流产史。

（二）体格检查

测量体温、脉搏、呼吸、血压。检查有无贫血及感染征象。消毒外阴后行妇科检查,了解宫颈有无息肉,出血来自息肉还是宫腔,注意宫颈口是否扩张,有无羊膜囊膨出,有无妊娠物堵塞,子宫大小是否与停经周数相符,有无压痛;双附件有无压痛、增厚或包块。疑为先兆流产患者操作应轻柔。

（三）辅助检查

1.B 型超声波检查　通过测定妊娠囊的大小、形态,有无胎芽、胎儿、胎心搏动,宫颈内口宽度及宫口扩张情况,可辅助诊断流产类型。若妊娠囊形态异常或位置下移,提示预后不良。附件的检查有助于异位妊娠的鉴别诊断。

2.妊娠试验　用早孕试纸法可判断是否妊娠。连续进行血 $\beta-hCG$ 定量检测,观察其动态变化,有助于流产的诊断和预后判断。妊娠 6～8 周时,血 $\beta-hCG$ 是以每日 66％的速度增加,如果 48h 增加不到 66％,则提示妊娠预后不良。

3.其他检查　血孕酮水平、人胎盘催乳素有益于判断妊娠预后。复发性流产的患者有条件可行妊娠物的染色体检查。

4.血常规检查　可帮助判断出血量的多少,是否有感染现象。

六、鉴别诊断

首先鉴别流产的类型,见表 2—9—1。早期自然流产应与异位妊娠、葡萄胎、功能性子宫出血及子宫肌瘤等疾病相鉴别。

表 2-9-1 流产类型的鉴别诊断

	出血量	下腹痛	组织排出	宫颈口	子宫大小
先兆流产	少	无或轻	无	关闭	与妊娠周数相符
难免流产	中→多	加剧	无	扩张	相符或略小
不全流产	少→多	减轻	部分排出	扩张或有物堵塞小于孕周或关闭	
完全流产	少→无	无	全部排出	关闭	正常或略大

七、处理

应根据流产类型的不同进行相应处理。

（一）先兆流产

治疗原则：保胎治疗。

1.休息、镇静　应卧床休息，禁止性生活，对精神紧张者可给予少量对胎儿无害的镇静剂。

2.激素治疗　对黄体功能不全引起的先兆流产者可给予黄体酮肌内注射或孕酮口服；或绒毛膜促性腺激素隔日肌内注射。症状缓解后5～7天停药。

3.其他药物治疗　维生素 E 为抗氧化剂，有利于胚胎发育，可每日口服。甲状腺功能减退者可口服甲状腺素片。

4.晚期先兆流产患者，可口服前列腺素合成酶抑制剂，如吲哚美辛。孕 20 周以上晚期先兆流产患者可使用盐酸利托君注射液＋5％葡萄糖液 500ml 静脉滴注。静脉滴注结束前 30min 开始口服盐酸利托君片（安宝）治疗，最初 24h 口服剂量为每 2h1 片（10mg），此后每 4～6h1～2 片，每日总量不超过 12 片，每天常用维持剂量在 8～12 片，或遵医嘱。

5.B 超和动态血 β-hCG、孕酮监测　了解胚胎发育情况，避免盲目保胎造成稽留流产。若 B 超提示胚胎发育不良，血 β-hCG 持续不升或下降，表明流产不可避免，应终止妊娠，必要时做胚胎绒毛染色体检查。

（二）难免流产

治疗原则：确诊后尽早使妊娠物排出。

1.妊娠子宫≤8 周，可直接行刮宫术。

2.妊娠子宫＞8 周，可用缩宫素静脉滴注，或使用米非司酮和米索前列醇促进子宫收缩，使胚胎组织排出。出血多者可行刮宫术。

3.出血多伴休克者，应在纠正休克同时行刮宫术。

4.刮宫后要对刮出物仔细检查，注意胚胎组织是否完整，并送病理检查，必要时做胚胎染色体检查。术后可行 B 超检查。

5.出血多者可使用缩宫素肌内注射以减少出血。

（三）不全流产

治疗原则：一旦确诊，立即刮宫。

1.出血多合并休克者，应抗休克、纠正贫血，同时行刮宫术。

2.刮宫标本应送病理检查，术后行 B 超检查。

（四）完全流产

行 B 超检查，如宫腔无残留物而且没有感染，可不予特殊处理。

（五）稽留流产

处理原则：检查凝血功能，预处理后刮宫。

1.死亡的胚胎及胎盘组织在宫腔内稽留过久，可导致凝血功能障碍，可能发生弥散性血管内凝血（disseminated intravascular coagulation，DIC）。因此，应首先检查血常规、出凝血时间、血纤维蛋白原、凝血酶原时间、血浆鱼精蛋白副凝试验（3P试验）等。

2.若凝血功能正常，在备血、输液条件下行刮宫术；若凝血功能异常，可用肝素、纤维蛋白原、新鲜血、血小板等纠正后再行刮宫术。

3.稽留流产时，妊娠物及胎盘组织机化与子宫壁粘连致密，刮宫困难，为提高子宫肌层对缩宫素的敏感性，刮宫前可口服雌激素，3～5日后行刮宫术。

4.术后常规行B超复查。

（六）复发性流产

处理原则：针对病因进行治疗。

1.有复发性流产病史的妇女，应在怀孕前做全面检查，包括卵巢功能、夫妇双方的染色体检查、血型鉴定及其丈夫精液检查、女方生殖道的详细检查，有无支原体、衣原体感染，有无子宫肌瘤、宫腔粘连及宫颈口松弛等情况，可做宫腔镜或腹腔镜检查。明确女方有无生殖道畸形、肿瘤、宫腔粘连等，妊娠前施行矫正手术。染色体异常的夫妇孕前进行咨询，确定可否妊娠。

2.黄体功能不全者，妊娠后给予黄体酮肌内注射，至妊娠10周或超过以往发生流产的月份。

3.宫颈口松弛者应在妊娠14～18周时行宫颈环扎术，术后定期随诊，待分娩前拆除缝线。若环扎术后有流产征象，经治疗失败时，及时拆除缝线，以免造成宫颈裂伤。

4.免疫治疗　对不明原因的复发性流产患者可行主动免疫治疗，将丈夫或他人的淋巴细胞在女方前臂内侧或臀部作多点皮内注射，妊娠前注射2～4次，妊娠早期加强免疫1～3次，有报道妊娠成功率达86%以上。

（七）流产合并感染

处理原则：迅速控制感染，尽快清除宫内残留物。

1.轻度感染或阴道出血多，可在静脉滴注有效抗生素的同时进行刮宫，以达到止血的目的。

2.感染较严重但出血不多时，可用广谱抗生素控制感染后再行刮宫术。同时做细菌培养＋药物敏感试验选择敏感抗生素。刮宫时用卵圆钳夹出残留组织，忌用刮匙全面搔刮，以免感染扩散。术后继续用广谱抗生素，待感染控制后再行彻底刮宫。

3.对合并感染性休克者，应积极进行抗感染、抗休克治疗，待病情稳定后再行彻底刮宫；对感染严重或盆腔脓肿形成者，应行引流手术，必要时切除子宫。

（屈苗苗）

第三节　异位妊娠

受精卵在子宫体腔之外着床称为异位妊娠（ectopic pregnancy），根据受精卵在子宫体腔外种植的部位不同，异位妊娠分为输卵管妊娠、卵巢妊娠、阔韧带妊娠、腹腔妊娠、宫颈妊娠、剖宫产瘢痕妊娠、残角子宫妊娠等(图2—9—2)。异位妊娠是妇产科急腹症之一,发病率约1%,是孕产妇的主要死亡原因之一。最常见为输卵管妊娠,占异位妊娠95%左右。

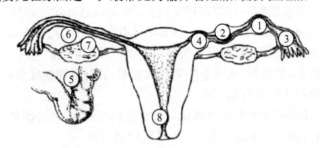

图2—9—2 各种异位妊娠发生的部位

1.输卵管壶腹部妊娠;2.输卵管峡部妊娠;3.输卵管伞部妊娠;4.输卵管间质部妊娠;5.腹腔妊娠;6.腹腔妊娠;7.卵巢妊娠;8.宫颈妊娠

一、输卵管妊娠

输卵管妊娠(tubal pregnancy)多发生于壶腹部,约占78%,其次为峡部,伞部、间质部较少见。

(一)病因

1.输卵管异常

(1)输卵管炎症和输卵管周围粘连:是输卵管异位妊娠的主要病因,输卵管黏膜炎可致管腔皱褶粘连、管腔部分堵塞,或致纤毛功能异常;盆腔结核、腹膜炎、阑尾炎及子宫内膜异位症可致输卵管周围粘连,输卵管扭曲、僵直及伞端闭锁,导致输卵管腔狭窄、部分阻塞或蠕动异常。以上因素均可干扰受精卵正常运行,而使受精卵着床于输卵管。

(2)输卵管发育异常:发育不良的输卵管较正常者细、薄而长且弯曲,壁肌层发育差,内膜纤毛缺乏,双管输卵管或有输卵管副伞等,可影响受精卵的正常运行,容易发生输卵管妊娠。

(3)输卵管手术后:输卵管粘连分解术、输卵管整形术、输卵管妊娠保守性手术、输卵管结扎术瘘管形成或再通,均可延迟或阻止受精卵进入宫腔,从而发生输卵管异位妊娠。

(4)盆腔包块压迫:盆腔肿瘤如子宫肌瘤、阔韧带肌瘤、卵巢肿瘤等的牵拉或压迫可致输卵管改变走行、管壁变细、迂曲、管腔狭窄或部分堵塞,影响受精卵正常运行,引起输卵管妊娠。增大的卵巢子宫内膜异位囊肿也可压迫输卵管,增加受精卵着床于输卵管的可能性。

2.受精卵游走 卵子在一侧输卵管受精,经宫腔进入对侧输卵管后种植,称受精卵内游走;如果受精卵向腹腔运行,并在腹腔内游走,被对侧输卵管伞捡拾后种植在对侧输卵管内,称受精卵外游走。如游走时间长,受精卵发育长大,不能通过输卵管并在该处着床,就引起输卵管妊娠。

3.避孕失败 使用宫内节育器(IUD)并不增加输卵管妊娠的发生率,但IUD避孕失败而受孕时,发生输卵管妊娠机会较大。复合型口服避孕药对宫内、外妊娠都可起到抑制作用,但纯孕激素避孕药可明显抑制输卵管蠕动,增加异位妊娠可能。

4.辅助生殖技术 促排卵药物应用、体外受精(IVF)后移植多个胚胎、移植在宫腔位置过高、注入培养液过多等,使输卵管妊娠发生率增加,尤其是宫内、宫外同时妊娠发病率明显增高。

5.其他　内分泌异常及精神因素可引起输卵管痉挛和蠕动异常,干扰受精卵运送而致输卵管妊娠发生。

(二)病理

1.输卵管妊娠的病理特点　输卵管管腔狭小,管壁薄且缺乏黏膜下组织,其肌层远不如子宫肌壁厚与坚韧,受精卵着床后,妊娠时不能形成完好的蜕膜,不利于胚胎的生长发育,常发生以下结局:

(1)输卵管妊娠流产(tubal abortion):常见输卵管壶腹部妊娠,多于妊娠 8～12 周发病。孕卵种植于输卵管黏膜皱襞内,因蜕膜形成不完整,发育中的囊胚向管腔内突出生长,最终突破包膜而出血,导致囊胚与管壁分离;若囊胚完全掉入管腔,可刺激输卵管逆蠕动而挤入腹腔,形成输卵管妊娠完全流产,腹腔内出血一般不多;如囊胚剥离不完整,部分组织滞留管腔,形成输卵管妊娠不全流产,滋养细胞继续侵蚀输卵管壁而致反复出血,形成输卵管血肿或输卵管周围血肿。血液流至盆腔可形成盆腔血肿或盆腹腔积血,量多时甚至流向腹腔(2－9－3)。

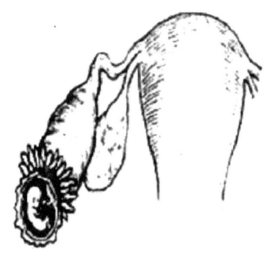

图2－9－3　输卵管妊娠流产

(2)输卵管妊娠破裂(rupture of tubal pregnancy):常见于输卵管峡部妊娠,多于妊娠 6 周左右发病。随着囊胚在输卵管内发育长大,滋养细胞向管壁侵蚀肌层及浆膜,一旦穿破浆膜,导致管壁破裂(图 2－9－4),形成输卵管妊娠破裂。妊娠物流入腹腔,也可破入阔韧带而形成阔韧带妊娠。输卵管肌层血管丰富,破裂出血时量多且迅速,短期内可发生腹腔内大出血使患者休克。出血量远较输卵管妊娠流产多,腹痛剧烈,也可反复出血,形成盆腔血肿或盆腹腔积血。输卵管间质部妊娠较少见(图 2－9－5),但一旦发生,后果严重,其结局几乎均为破裂,由于输卵管间质部管腔周围肌层较厚,血运丰富,因此破裂常发生在妊娠 12～16 周,其破裂如同子宫破裂,失血非常严重,往往在短时间内出现致命性腹腔内出血。

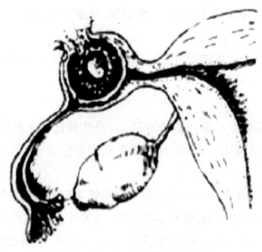

图 2—9—4　输卵管妊娠破裂

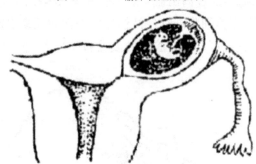

图 2—9—5　输卵管间质部妊娠

(3)继发性腹腔妊娠:输卵管妊娠流产或破裂后,胚胎从输卵管排入腹腔内或阔韧带内,多数死亡,偶有存活者,若存活胚胎的绒毛组织附着于原位或重新种植而获得营养,可继续生长形成继发性腹腔妊娠。

(4)陈旧性异位妊娠:输卵管妊娠流产或破裂,若长期反复出血形成盆腔血肿,且血肿机化变硬并与周围组织粘连,临床上称为陈旧性异位妊娠,也称陈旧性宫外孕。

(5)持续性异位妊娠(persistent ectopic pregnancy):输卵管妊娠保守性手术时,若术中未完全清除胚囊,或有残留的滋养细胞继续生长,致术后 β—hCG 不降或上升,称为持续性异位妊娠。其临床诊断靠术后 β—hCG 监测结合 B 型超声检查。

(6)输卵管妊娠合并宫内妊娠:比较少见,由于近年来辅助生育技术的开展,输卵管妊娠合并宫内妊娠发生率有所增加。

2.子宫的变化

(1)子宫体变化:输卵管妊娠时,妊娠合体滋养细胞产生的 hCG 使黄体甾体激素分泌增加,盆腔充血,子宫体变软并呈现与停经月份不相符的增大。

(2)子宫内膜的变化:输卵管妊娠与正常妊娠变化相似,妊娠滋养细胞产生的 hCG 使子宫内膜出现蜕膜反应,但蜕膜下的海绵层和血管系统发育较差,当胚胎受损或死亡时,滋养细胞活力下降,hCG 水平下降,蜕膜自宫壁剥离,蜕膜碎片随阴道出血排出。如蜕膜完整剥离,则排出三角形蜕膜管型,但见不到绒毛。

子宫内膜的组织形态学改变呈多样性,若胚胎死亡已久,内膜可见增生期改变,有时可见Arias-Stella(A-S)反应,可能为留体激素过度刺激所致。镜检见腺上皮细胞增大,核深染,胞浆富含空泡,细胞边界不清,腺细胞突入腺腔。

(三)临床表现

输卵管妊娠的临床表现与受精卵的着床部位、有无流产或破裂、出血量多少以及出血时间的长短有关。典型的临床表现为停经后腹痛及阴道流血。

1.症状

(1)停经:停经时间根据受精卵着床部位不同而各异,输卵管壶腹部及峡部妊娠一般停经6~8周,输卵管间质部妊娠停经时间较长。20%~30%的患者无明显停经史。有的可在月经延期几日后出现不规则阴道出血,常被误认为月经。

(2)腹痛:大多数输卵管妊娠患者以腹痛为主诉就诊。腹痛性质及时间差异性较大,腹痛可出现在阴道出血前或后,也可和阴道出血同时发生。由于胚囊在输卵管逐渐增大,一般表现为一侧下腹部隐痛或酸胀感。当输卵管妊娠流产或破裂时,常表现为一侧下腹部持续性或阵发性的撕裂样疼痛;疼痛多位于下腹部,血液刺激腹膜可引起恶心、呕吐;若血液积聚于直肠子宫陷凹时,可出现肛门坠胀;若血液较多,向全腹扩散,血液刺激横膈可引起肩胛部放射性疼痛(称 Danforth 征)及胸部疼痛。

(3)阴道出血:阴道出血可能与胚胎死亡、流产、雌激素撤退有关。表现为停经后阴道流血,量少,淋漓不净,暗红色或深褐色,持续性或间隙性。部分患者阴道出血量较多,似月经量,可伴有蜕膜管型或蜕膜碎片排出。阴道流血一般在病灶去除后方能完全停止。

(4)晕厥与休克:由于腹腔内出血及剧烈腹痛,轻者出现晕厥,严重者可出现失血性休克。出血量越多、越快,症状出现越迅速、越严重,但与阴道流血量不成正比。

(5)腹部包块:输卵管妊娠流产或破裂时形成血肿,时间较长者,由于血液凝固并与周围组织或器官(如子宫、输卵管、卵巢、肠管及大网膜等)发生粘连形成包块,包块较大或位置较高者,腹部可扪及。

2.体征

(1)一般情况:腹腔内出血多时可出现休克前或休克症状,患者呈贫血貌,面色苍白,脉搏快而细弱,血压下降等休克表现。一般体温正常,休克时体温可降低,少数患者因腹腔内血液吸收可出现体温略升高,但不超过 38℃。

(2)腹部体征:出血量不多时表现为患侧下腹部压痛、反跳痛,轻度肌紧张。出血较多时可出现全腹压痛、反跳痛,移动性浊音阳性。若反复出血并与周围组织或器官发生粘连形成包块,可于患侧扪及触痛的包块。

(3)盆腔检查:妇科检查可见阴道内少量血液,阴道后穹窿饱满,有触痛;轻抬宫颈或左右摆动宫颈引起剧烈疼痛,即为宫颈举痛或摇摆痛;子宫略大、较软,腹腔内出血多时,子宫有漂浮感;子宫后方或一侧可扪及压痛性包块,边界多不清楚,其大小、质地、形状随病变差异而不同。如输卵管妊娠未破裂,可扪及胀大的输卵管伴压痛;输卵管妊娠流产或破裂时,可扪及张力不高、边界不清、质囊性或偏实性的包块，包块欠活动伴有压痛、牵扯痛或触痛。输卵管间质部妊娠时，子宫大小与停经月份基本相符，但子宫不对称，一侧角部突出，破裂所致征象与子宫破裂相似。

（四）诊断

典型的输卵管妊娠流产或破裂多数有典型的临床表现。根据停经、腹痛、阴道出血，晕厥或休克及腹部包块等症状和体征，临床上易于诊断。输卵管妊娠未发生破裂和流产时，临床表现不明显，诊断较困难，需采用辅助检查协助诊断。

1. 血 β—hCG 测定　β—hCG 测定是早期诊断异位妊娠的重要方法，也是保守治疗过程中重要的效果评价指标。输卵管妊娠时，滋养细胞发育不良，合成 hCG 的量显著减少，患者体内 hCG 水平明显低于宫内妊娠，且上升缓慢，其在 48h 内亦升高不足 66%，动态观察血 β—hCG 的变化对诊断异位妊娠及评价保守治疗的效果极为重要。

2. 超声检查　B 型超声检查是诊断输卵管妊娠的主要方法之一，阴道 B 型超声检查较腹部 B 型超声检查准确性高。B 超检查输卵管妊娠的典型表现为：①子宫腔未发现孕囊，内膜增厚；②宫旁一侧可见边界不清、回声不均的混合性包块，有时可见胚囊样结构甚至胚芽及原始心管搏动，是输卵管妊娠的直接证据；③直肠子宫陷凹及盆腹腔内可见低回声、流动的液体影像，有时见低回声团块，为腹腔内的积血块。但有 10%～20% 的异位妊娠患者因蜕膜管与血液形成假妊娠囊，容易误诊为宫内妊娠。临床上 β—hCG 测定与超声检查结合，更能提高诊断的准确率。

3. 阴道后穹窿（或腹腔）穿刺　是诊断腹腔内出血的一种简单快速、可靠的传统方法。腹腔内出血量易积聚于直肠子宫陷凹，即使出血量较少，也能经阴道后穹窿穿刺出血液。若后穹窿穿刺抽出陈旧不凝血液，说明有血腹症存在。如抽出的血液静置 10min 内凝固，表明误入血管；当阴道后穹隆穿刺阴性时，有可能为输卵管妊娠未发生流产或破裂，无腹腔内出血或内出血较少，也可能为血肿位置高，或直肠子宫陷凹粘连；当出血多，移动性浊音阳性时，也可直接经腹行腹腔穿刺术抽出不凝血，即可证实有腹腔内出血。

4. 腹腔镜检查　目前腹腔镜检查为异位妊娠诊断的金标准，可在腹腔镜直视下检查，同时可进行治疗。适用于原因不明的急腹症鉴别及输卵管妊娠尚未破裂或流产的早期，出血量多或伴严重休克者不宜作腹腔镜检查。早期异位妊娠患者，腹腔镜下可见一侧输卵管肿大，表面紫蓝色，腹腔内无血液或有少量血液。

5. 子宫内膜病理检查　诊断性刮宫的目的主要是排除宫内妊娠流产或同时合并宫内妊娠者，通过对子宫内膜的变化进行分析，协助诊断。目前此方法的应用明显减少，主要用于阴道出血较多的患者。将刮出物进行病理检查，如见到绒毛，可诊断为宫内妊娠；仅见蜕膜或 A—S 反应，未见绒毛，有助于诊断异位妊娠。

（五）鉴别诊断

输卵管妊娠应与流产、急性输卵管炎、急性阑尾炎、黄体破裂及卵巢囊肿蒂扭转鉴别，见表 2—9—2。

表 2-9-2　输卵管妊娠鉴别诊断

	输卵管妊娠	流产	急性输卵管炎	急性阑尾炎	黄体破裂	卵巢囊肿蒂扭转
停经	多有	有	无	无	多无	无
腹痛	突然撕裂样剧痛,下腹一侧开始向全腹扩散	下腹中央阵发性坠痛	两下腹持续性疼痛	持续疼痛,上腹开始,经脐周转至右下腹	下腹一侧突发性疼痛	下腹一侧突发性疼痛
阴道流血	量少,暗红,可有蜕膜管型排出	开始少,后多,鲜红,有绒毛排出	无	无	无或月经量	无
休克程度	与外出血不成正比	程度与外出血成正比	无	无	无或轻度休克	无
体温	正常或低热	正常	升高	升高	正常	稍高
盆腔检查	宫颈举痛,直肠子宫陷凹有肿块	宫口稍开,子宫增大、变软	举宫颈时两侧下腹疼痛	无肿块触及,直肠指检右侧高位压痛	无肿块触及,一侧附件压痛	宫颈举痛,卵巢肿块边缘清,蒂部触痛明显
白细胞计数	正常或稍高	正常	升高	升高	正常或稍高	稍高
血红蛋白	下降	正常或稍低	正常	正常	下降	正常
阴道后穹窿穿刺	抽出不凝血液	阴性	可抽出渗出液或脓液	阴性	可抽出血液	阴性
β-hCG 检测	多为阳性	多为阳性	阴性	阴性	阴性	阴性
B 型超声	一侧附件低回声区,其内有孕囊	宫内见孕囊	两侧附件异常回声	子宫附件无异常回声	一侧附件低回声区	一侧附件低回声区,边缘清晰,有条索状蒂

（六）治疗

治疗原则以手术治疗为主,其次是非手术治疗。根据病情缓急,采取相应措施。

1. 紧急处理　输卵管异位妊娠并发大量腹腔内出血致休克时,应快速备血,建立静脉通道、输血、吸氧等抗休克治疗,并尽快行平术治疗。快速开腹后,迅速钳夹患侧输卵管病灶,暂时控制出血,同时继续纠正休克。

2. 手术治疗　手术治疗分为保守手术和根治手术,手术方式分为开腹手术和腹腔镜手术。手术指征:①生命体征不稳定或有腹腔内出血征象者;②诊断不明确者;③异位妊娠有进展者(如血 β-hCG 处于高水平,附件区大包块等);④随诊不可靠者;⑤期待疗法或药物治疗禁忌证者。

（1）输卵管切除术:适合腹腔大量出血,伴有休克的急性患者或没有生育要求的患者。行患侧输卵管切除术,可达到迅速止血、挽救生命的目的。输卵管间质部妊娠时可行子宫角部及患侧输卵管切除术,必要时切除子宫。

病情危重及缺乏血源时,自体输血是抢救严重内出血伴休克的有效措施之一。符合以下条件的腹腔血液可回收:妊娠<12 周、胎膜未破、出血时间<24h、血液未受污染、镜下红细胞破坏率<30%。每 100ml 血液加入 3.8% 枸橼酸钠 10ml 抗凝,经 6~8 层纱布或经 20μm 凹微孔过滤器过滤,方可输回体内。每自体输血 400ml 应补充 10% 葡萄糖酸钙 10ml。

（2）保守性手术:适用于有生育要求的年轻患者。是指清除妊娠物,但保留患侧输卵管及其功能的手术。手术方式包括:输卵管造口术、输卵管切开术及输卵管伞部压出术。具体术式应根据输卵管妊娠部位、输卵管损伤情况而定:伞部妊娠可挤压出妊娠物,局部止血;壶腹部妊娠可纵向切开壶腹部,清除血块和妊娠物,切口止血,称造口术或开窗术;峡部妊娠可切除病灶,行输卵管端端吻合术。输卵管妊娠行保守手术后,残余滋养细胞有可能继续生长,出现持续性异位妊娠。术后应密切监测血 β-hCG 水平,及早诊断,及时给予氨甲蝶呤(methotrexate,MTX)治疗,很少需要再手术。

(3)腹腔镜手术:是近年治疗异位妊娠的主要方法。腹腔镜手术创伤小,腹腔镜下可行输卵管切除或保守性手术。

3.期待疗法 部分输卵管妊娠可自然流产或被吸收自然消退,症状较轻而无须手术或药物治疗。期待疗法适用于:①腹痛轻微,阴道出血少;②随诊方便;③无输卵管妊娠破裂证据;④血 β-hCG<1000U/L,并持续下降;⑤输卵管妊娠包块<3cm 或未探及;⑥无腹腔内出血;在期待过程中应密切监测生命体征及临床表现变化,并进行 B 型超声和血 β-hCG 监测,如连续两次血 β-hCG 不降或升高,或患者出现内出血征象,均应及时改行药物治疗或手术治疗。

4.药物治疗

(1)适应证:适用于未破裂型输卵管妊娠、要求保留生育功能、符合下列条件的年轻患者:①无明显腹痛;②输卵管妊娠包块≤4cm;③血 β-hCG≤5000U/L;④无明显内出血;⑤肝肾功能正常;⑥无 MTX 使用禁忌证。

(2)用药方法:化疗一般采用全身用药,也可采用局部用药。常用药物有 MTX,治疗机制是抑制滋养细胞增生、破坏绒毛,使胚胎组织坏死、脱落、吸收。治疗方案很多,常用的全身用药方案包括:①MTX 0.4mg/(kg·d),肌内注射,5 日为一疗程;②MTX 单次用药,1mg/kg 或 50mg/m²,肌内注射;间隔一周可开始第二疗程,用药 4～7 天,如血 β-hCG 下降<15% 或继续升高,应重复剂量治疗。

局部用药方案包括:①MTX 腹腔镜下局部注射,10～20mg 溶于 2～4ml 生理盐水中,腹腔镜直视下注入输卵管妊娠部位;②B 超引导 MTX 局部注射,B 超引导下经后穹窿穿刺进入输卵管妊娠的孕囊,先抽出囊液及部分内容物,再将 MTX 10～20mg 溶于 2～4ml 生理盐水中注入孕囊内。

(3)监测:应用药物治疗输卵管异位妊娠,未必每例均获成功,故应在 MTX 治疗期间应密切监测患者生命体征及临床表现变化,并注意观察药物的毒副作用。若用药后 14 日,β-hCG 下降并连续 3 次阴性,腹痛缓解或消失,阴道流血减少或停止者为显效。若病情无改善,甚至发生急性腹痛或输卵管破裂症状,则应立即进行手术治疗。

二、其他部位妊娠

(一)剖宫产瘢痕妊娠(caesarean scar pregnancy,CSP)

CSP 指受精卵在子宫下段剖宫产、子宫峡部瘢痕处着床、生长和发育。孕囊部分或完全位于子宫腔外,周围被子宫肌层及纤维瘢痕组织所包围,引起局部菲薄、破裂、出血,严重时危及患者生命的一种特殊类型的异位妊娠。随着我国剖宫产率的居高不下,CSP 逐年呈上升趋势,剖宫产子宫切口瘢痕处已不再是孕囊异位种植的罕见部位。CSP 的发病机制尚不明确,可能为受精卵通过子宫内膜和剖宫产瘢痕间的微小腔道着床在瘢痕组织中,而后胚囊被瘢痕组织的肌层和纤维组织包绕,完全与子宫腔隔离。目前认为,除剖宫产外,其他子宫手术如刮宫术、肌瘤挖出术等也可形成子宫内膜和手术瘢痕间的微小腔道。目前临床认为 CSP 可分为两种:一种是胚胎表浅种植在子宫瘢痕部位,孕囊向宫腔生长,有关继续妊娠的可能,但往往发生前贤胎盘并胎盘植入,常常至中、晚期发生子宫破裂及严重出血等并发症;另一种是绒毛深深地植入瘢痕部位肌层中,向子宫浆膜层方向生长,孕早期即发生出血甚至子宫破裂。CSP 的主要临床表现为妊娠 5～16 周无痛性少量阴道流血,部分患者伴有轻度腹痛。

诊断:CSP 诊断尚无统一标准,主要依靠子宫手术病史、临床表现及相关辅助检查,但因发生率低、症状及体征不典型、与其他部位异位妊娠表现存在差异,极易与先兆流产、早孕、宫颈妊娠相混淆,误诊率较高。经阴道彩色多普勒超声检查(transvaginal color doppler ultrasound)是诊断 CSP 最主要的手段。B 超检查可见:①子宫腔与颈管内均未见孕囊;②孕囊位于子宫峡部的前部;③约 2/3 的患者孕囊和膀胱壁间肌性组织厚度＜5mm,且有缺损;④偶见子宫下段肌性组织断损,孕囊突于其间。必要时也可借助磁共振、子宫镜以及腹腔镜检查协助诊断。血 β－hCG 检测也有助于诊断,剖宫产子宫瘢痕妊娠时,由于瘢痕局部血运较差,其48h 的血 β－hCG 滴度上升低于 50%,这一特征有助于该病的早期诊断。

治疗:可开腹或腹腔镜下手术楔形切除瘢痕处妊娠胎块,并修补子宫。近年来,还有行选择性子宫动脉栓塞(同时应用栓塞剂和 MTX);或 MTX 全身用药;也可以超声引导下孕囊内局部注射 MTX;或配合宫腔镜清除病灶。

(二)宫颈妊娠(cervical pregnancy)

宫颈妊娠指受精卵在宫颈管内着床、生长和发育,极罕见。随着近年来辅助生殖技术的大量应用,宫颈妊娠发病率有所增高。多见于经产妇,主要临床表现为停经、早孕反应、无痛性阴道出血或血性分泌物,也可为间歇性阴道大量流血。妇科检查:宫颈显著膨大呈桶状,紫蓝色、软,宫颈外口扩张,边缘很薄,可见胚胎组织,内口紧闭,子宫体大小及硬度正常。B 超检查见宫颈管内妊娠囊可以确诊。

诊断标准:①妇科检查发现在膨大的宫颈上方为正常大小的子宫;②妊娠产物完全在宫颈管内;③分段刮宫,宫腔内未发现任何妊娠产物。

治疗:确诊后可行刮宫术,术前应做好输血准备,刮除宫颈管内胚胎组织,局部压迫或缝合止血。但是此方法止血困难,常出现大出血。近年来,可先行子宫动脉栓塞(同时应用栓塞剂和 MTX)。若无生育要求可直接行子宫切除术;当阴道出血较少或无出血时,首选 MTX全身用药,MTX 每日肌内注射 20mg 共 5 日,或采用 MTX 单次肌内注射 50mg;或将 MTX经宫颈管注射到孕囊内;待血 β－hCG 值明显下降后行刮宫术,刮宫时出血明显减少。

(三)卵巢妊娠(ovarian pregnancy)

卵巢妊娠指受精卵在卵巢组织内着床、生长和发育。发病率占异位妊娠的 0.36%～2.74%。临床表现与输卵管妊娠极相似,常被诊断为输卵管妊娠或卵巢黄体破裂。腹腔镜对诊断极有价值,但确诊需要做病理检查。

诊断标准:①双侧输卵管必须完整;②囊胚必须位于卵巢组织内;③卵巢与囊胚必须以卵巢固有韧带与子宫相连;④囊胚壁上有卵巢组织。治疗可行腹腔镜下或开腹行卵巢楔形切除术。

(四)腹腔妊娠(abdominal pregnancy)

腹腔妊娠指位于输卵管、卵巢及阔韧带以外的腹腔内的妊娠,其发生率为 1∶15000 次妊娠。分为原发性和继发性两种。原发性腹腔妊娠指受精卵直接种植于腹膜、肠系膜、大网膜等处,极少见,其诊断标准为:①两侧输卵管和卵巢必须正常,无近期妊娠的证据;②无子宫腹膜瘘形成;③妊娠只存在于腹腔内,无输卵管管妊娠等的可能性。继发性腹腔妊娠往往发生于输卵管妊娠流产或破裂后,偶可继发于卵巢妊娠时胚胎落入腹腔。患者多有停经、早孕反应,可有输卵管妊娠流产或破裂的症状,然后腹痛缓解、阴道出血停止,以后腹部逐渐增大,胎动时孕妇常感到腹部疼痛、不适,眼部检查发现子宫轮廓不清,但胎儿肢体易触及,胎位异常。腹腔妊娠由于胎盘附着异常,血液供应不足,胎儿不易存活至足月。若胎儿死亡,妊娠征象消失,月经恢复来潮,粘连的脏器和大网膜包裹死胎,日久可干尸化或石胎。偶有腹腔妊娠足月,足月后难以临产,宫颈口不开,胎先露不下降。B 型超声检查子宫内无胎儿,或胎儿位于子宫以外。

腹腔妊娠确诊后,应立即剖腹取出胎儿。胎盘附着于子宫、输卵管或阔韧带,可将胎盘及其附着器官一并切除;若胎儿死亡,胎盘循环停止已久,可试行胎盘剥除术;若胎盘附着于重要器官而不宜切除或无法剥除者,可留置胎盘在腹腔内,术后逐渐吸收。

(五)子宫内子宫外同时妊娠(heterotopic pregnancy)

子宫内子宫外同时妊娠指子宫内妊娠与异位妊娠同时存在,极为罕见,发生率为 1:30000～1:15000 妊娠。由于近年来辅助生殖技术的开展和促排卵药物的应用,其发生率有所上升。临床诊断较困难,B 型超声有助于诊断,但确诊需要病理检查。

处理:如有生育要求,去除异位妊娠,并给予保胎;如要求终止妊娠,切除异位妊娠后适时终止妊娠。

(六)辅助生殖技术后异位妊娠

由于辅助生殖技术中输卵管原因致不孕的患者多见,辅助生殖过程中激素药物应用的影响或移植胚胎的技术因素等,均可导致辅助生殖技术后异位妊娠的发生。B 型超声及血 β—hCG 检测有助于诊断,或直接行腹腔镜诊断及治疗。治疗以手术治疗为主,多行双侧输卵管切除术,预防胚胎移植时再次发生异位妊娠。

(七)子宫残角妊娠(pregnancy in rudimentary horn)

残角子宫是子宫畸形的一种类型,残角子宫多与发育好的一侧子宫腔不相通或有狭细管腔相通。子宫残角妊娠指受精卵于子宫残角内着床、生长和发育,多发生于初产妇。残角子宫壁发育不良,不能承受胎儿生长发育,多在早孕时发生胚胎死亡而出现类似流产的症状,如妊娠到中期时,往往发生残角自然破裂,引起严重的内出血;偶有妊娠达足月者,分娩期亦可出现宫缩,但因不可能经阴道分娩,胎儿往往在临产后死亡。B 型超声显像可协助诊断,一旦确诊,应及早手术,切除残角子宫。若为活胎,应先行剖宫产,然后切除残角子宫及同侧输卵管。

(陈晓芳)

第四节 早产

一、早产的定义和发生率

我国采用的早产定义为:发生于妊娠满 28～36^{+6} 周的分娩。美国的研究资料显示 70%

左右的早产发生在妊娠 34~36 周,25％左右在 28~33 周,其他 5％发生在 28 周前。

孕龄与出生体重有关。根据新生儿出生体重分为:低出生体重儿(low birth weight, LBW):出生体重＜2500g;极低出生体重儿(very low birth weight, VLBW):出生体重＜1500g;超低出生体重儿(extremely low birth weight, VLBW):出生体重＜1000g。几乎各国都有根据孕龄和体重绘制的体重增长曲线,体重小于同孕周第十百分位数者称为小于孕龄儿。

二、早产对婴儿的影响

近期影响:呼吸窘迫综合征、脑室内出血、支气管肺发育不全、动脉导管持续开放、早产儿视网膜病变、坏死性小肠结肠炎、呼吸暂停、高胆红素血症、低血糖、红细胞减少、视觉和听觉障碍等疾病发生风险增加。

远期影响:脑瘫、慢性肺部疾病、感知和运动障碍、视觉和听觉障碍、学习能力低下等概率增加。

三、早产的病因和分类

影响因素包括生活习性、环境、生物学和心理社会因素,以及医疗条件和遗传因素,还存在明显的种族和社会经济学差异。根据早产发生原因分为自发性早产(spontaneous preterm birth, SPB)和医源性早产(medically indicated preterm birth)。自发性早产占80％,又可分为胎膜完整的自发性早产和胎膜早破早产(preterm premature rupture of membranes, PPROM)即妊娠 37 周以前胎膜早破后临产。宫颈机能不全所致的早产常归类于自发性早产。医源性早产占 20％,包括治疗子痫前期、胎盘早剥等妊娠并发症和合并症的早产,也包括挽救或放弃胎儿造成的早产,如胎儿窘迫、胎儿生长受限和胎儿畸形等。

四、早产的发病机制

确切的早产病因和发病机制并不清楚。

1.感染 包括局部蜕膜－羊膜炎、无症状性细菌尿、细菌性阴道病以及全身感染等。多种炎症通路激活,引起促炎因子如 IL－1β、TNF－α, IL－6、IL－8 以及 G－CSF 等表达增加,前列腺素(PG)释放,导致早产。

2.前列腺素合成增加 PGE2 主要在羊膜产生,其产量在分娩发动时增加。绒毛膜中存在的 15－羟前列腺素脱氢酶(PGDH)被认为能及时降解自身和羊膜中生成的 PG,防止 PG 到达蜕膜和肌层。在一些早产者绒毛膜中,PGDH 活性消失,来自绒毛膜或羊膜的 PG 有可能刺激子宫平滑肌收缩。

3.促肾上腺皮质激素释放激素(corticotropin－releasing hormone, CRH)增加 母体紧张、胎儿窘迫以及胎盘着床异常时,母体或胎儿的下丘脑－垂体－肾上腺轴异常活跃,导致胎盘及蜕膜细胞分泌促肾上腺激素释放激素增加,雌激素增加,子宫对缩宫素敏感度增加。

4.蜕膜出血 蜕膜出血,导致局部凝血酶及抗凝血酶Ⅲ复合物增加,激活局部细胞因子网络或蛋白分解酶网络或直接引发宫缩。

5.子宫过度膨胀 多胎妊娠、羊水过多、子宫畸形患者妊娠期子宫扩张快于其自身的生长速度时,直接机械性激活羊膜细胞因子网络,亦可导致胎膜细胞外基质降解,胎膜抗张能力下降。胎儿纤维连接蛋白(fetal fibronectin,FFN)从蜕膜和绒毛膜分离处释出,成为早产的标志物。

五、早产的风险因素

1.前次早产史　有早产史的孕妇再发早产风险比一般孕妇高 2.5 倍,前次早产越早,再次早产的风险越高。

2.宫颈手术史　宫颈锥切、LEEP 刀治疗、反复人工流产扩张宫颈等与早产有关。

3.子宫、宫颈畸形增加早产风险。

4.孕妇<17 岁或>35 岁、文化层次低、经济状况差或妊娠间隔短。

5.孕妇体质量指数<19kg/m²,或孕前体重<50kg,营养状况差,工作时间长>80 小时/周。

6.接受辅助生殖技术后妊娠、多胎妊娠、胎儿异常、阴道流血、羊水过多/过少者。

7.孕妇患高血压病、糖尿病、甲状腺疾病、自身免疫病、哮喘、腹部手术史、有烟酒嗜好或吸毒者。

8.孕妇患细菌性阴道病、滴虫性阴道炎、衣原体感染、淋病、梅毒、尿路感染、严重的病毒感染、宫腔感染。

9.妊娠 14～28 周,宫颈缩短。

10.妊娠 22～34 周,宫颈或阴道后穹隆分泌物检测 FFN 阳性。

11.反复出现规则性的宫缩。

六、早产风险评估和预测

1.妊娠前　对有早产史、复发性流产史者,在孕前查找原因,必要时进行宫颈内口松弛状况检查。如有生殖系统畸形需要行外科手术矫正。指导孕期规律产前检查。

2.妊娠期

(1)对宫颈机能不全者,在妊娠 13～14 周后行预防性宫颈环扎术。

(2)存在早产风险因素的病例,或临床出现痛性或无痛性的子宫收缩、腹下坠或盆腔压迫感、月经样腹绞痛、阴道排液或出血以及腰骶痛等症状时,应进行早产的预测。

1)经阴道超声测量宫颈长度(cervical length,CL)预测早产:研究证据表明,在妊娠 20～24 周经阴道超声测量 CL 无论对有早产症状者、无症状低风险者,或有早产高危因素者,均能较好地预测早产。有研究报道若以 CL≤25mm 为界值,预测 34 周前分娩的敏感性、特异性、阳性预测值、阴性预测值分别为 76%、68%、20%,96%。

2)宫颈/阴道后穹隆分泌物检测 FFN 预测早产:FFN 阴性者发生早产的风险降低。1 周内不分娩的阴性预测值为 98%,2 周内不分娩的阴性预测值为 95%。FFN 检测前不宜行阴道检查及阴道超声检测,24h 内禁止性生活。检测时机:妊娠 22～35 周。

3)超声与 FFN 联合应用:因单纯宫颈长度≤25mm 或者 FFN 阳性的阳性预测值均较低,当筛查发现其中一个指标阳性时可增加检测另一个指标预测早产。有证据表明 CL≤25mm 结合 FFN 阳性,48h 内分娩者为 7.9%,7 天内分娩者为 13%,预测敏感性、特异性、阳性预测值、阴性预测值分别为 42%、97%、75%、91%。

七、早产的诊断

早产的诊断标准尚有争论。早产分娩(preterm delivery)发生前可以历经三个时段:先兆早产(threatened premature labor)阶段、早产临产(preterm labor)阶段和难免早产(inevitable preterm delivery)阶段。临床方面的三个阶段主要从宫缩、宫颈变化和临床病程可否逆转来区分。早产临产进行性发展进入不可逆转阶段,并且对干预治疗无应答时将不可避免地发生早产分娩。尽管有关些病例直接发展到不可避免早产阶段,但识别和诊断早产临产、及时干预和阻断临产、延迟和避免早产分娩的发生仍然是抗早产关键。随着阴道超声测量 CL 和宫颈/阴道后穹窿分泌物检测 FFN 的普及,标准比较明确的有先兆早产和早产临产:

1. 先兆早产 妊娠在 28～37 周出现腹痛、腰酸、阴道流液、流血,宫缩≥6 次/小时,宫颈尚未扩张,但经阴道超声测量 CL≤20mm,或 20mm<CL≤30mm 同时 FFN 阳性者。

2. 早产临产 1997 年美国儿科学会(American Academy of Pediatrics,AAP)和美国妇产科医师协会(American Congress of Obstetricians and Gynecologists,ACOG)将早产临产的诊断标准定为妊娠 20～37 周间,出现每 20min 有 4 次或 60mm 有 8 次的规律宫缩,并伴随宫颈进行性的变化,宫颈消失≥80%,伴宫口扩张>1cm。

八、早产的预防

做好孕前宣教:避免低龄或高龄妊娠;两次妊娠间隔最好>6 个月;避免多胎妊娠;孕前口服叶酸 1 年或以上;平衡营养摄入,避免体重过低(如 BMI<19kg/m²)妊娠;完成疫苗接种如风疹、乙肝疫苗等;戒烟酒;控制好原发病,如高血压、糖尿病、甲状腺功能异常、红斑狼疮等自身免疫病;停止服用可能致畸的药物。

九、早产的处理

早产处理应该包括早产风险评估和预测、早产分娩发生的迫切性评估以及治疗性医疗干预几方面。

(一)治疗目的

主要是针对自发性早产,实施医疗干预,延缓早产分娩发生,赢得宫内转运时间;使得单疗程皮质类固醇应用 48h 发挥作用,促使胎儿进一步生长发育和成熟,改善结局。

(二)治疗时机

由于 34 周以后的新生儿近远期生存率提高、发病率明显降低,目前治疗对象主要是针对 34 孕周之前的早产危险者。抗(自发性)早产基本指征(并非起始条件):胎儿存活,无窘迫表现,估计出生后其生活能力低下;宫口扩张<6cm;若伴有内外科合并症或产科并发症,继续妊娠并不加重母亲病情亦不影响胎儿生存;无感染存在。

(三)处理措施

1. 卧床休息和查找病因 对于因为胎先露过早衔接以及过度劳累导致的频繁宫缩或宫颈变化,卧床休息可减少对子宫的刺激,减轻子宫压力。临床情形复杂,还没有明显的证据支持卧床休息可以防止早产。注意血栓风险增加和医疗支出。查找诱发早产的病因,采取有针对性的干预。

2. 孕酮 预防早产的孕酮包括天然孕酮阴道栓(天然孕酮凝胶 90 毫克/支、微粒化孕酮胶囊 200 毫克/粒)和 17α 羟孕酮(250 毫克/支注射剂)。研究表明,在单胎无早产史的孕妇妊娠 24 周时 CL<20mm,应用天然孕酮凝胶 90mg 或微粒化孕酮胶囊 200mg 每天一次阴道给药,从 24 周开始至 36 周,能减少围生期病死率。对单胎以前有早产史者,可应用 17−α 羟孕酮 250mg 每天一次肌内注射,从 16~20 周开始至 36 周。孕酮使用总体安全,但有报道应用 17−α 羟孕酮可增加中期妊娠死胎风险,也会增加妊娠糖尿病的发病风险。

3. 糖皮质激素促胎肺成熟治疗 在妊娠 24~34 周 7 天内有早产分娩危险的孕妇,无论是单胎还是双胎均应给予单疗程的糖皮质激素治疗;妊娠 32 周以下 PPROM 患者如果无母儿禁忌证存在,应当给予单疗程的糖皮质激素治疗;对于妊娠 32~33 周的 PPROM 患者糖皮质激素治疗可能有益。用于促胎肺成熟的糖皮质激素有倍他米松和地塞米松,两者效果相当。所有≤34 周估计 7 天内可能发生早产者应当给 1 个疗程的糖皮质激素:倍他米松 12mg肌内注射,24h 重复一次,共 2 次;或地塞米松 5mg 肌内注射,12h 重复一次,共 4 次。近期有mate 分析表明,如果 7 天前曾使用过一疗程糖皮质激素未分娩,目前仍有 34 周前早产可能,重复一疗程糖皮质激素能明显改善新生儿结局。不主张两个疗程以上的给药。如果早产在即,糖皮质激素使用后不足 24h,或者一个疗程不能完成就可能分娩者,糖皮质激素的使用仍然能让新生儿获益,故仍建议给药。

4. 抗生素 对于胎膜完整的早产,预防性给予抗生素不能预防早产,除非分娩在即,而下生殖道 B 族链球菌(GBS)阳性,应当用抗生素预防感染,否则不推荐预防性应用抗生素。

5. 宫缩抑制剂

(1)宫缩抑制剂的作用:对于早产临产,宫缩抑制剂能延迟分娩,完成促胎肺成熟治疗,以及为转诊孕妇到有早产儿抢救条件的单位分娩赢得时间。

(2)宫缩抑制剂的应用指征:宫缩抑制剂只应当用于符合上述先兆早产和早产临产诊断标准者、胎儿能存活且无继续妊娠禁忌证者。当孕龄≥34 周时,一般情况下多不再推荐应用宫缩抑制剂。在发生较早期的早产或不足 34 周出生的新生儿发病率和死亡率主要与未成熟而不是与感染有关时,如果没有感染证据,应当对不足 32 周(也有推荐 34 周以前)的 PPROM患者使用宫缩抑制剂。

(3)宫缩抑制剂的选择:目前临床使用的宫缩抑制剂有六大类:β 受体激动剂、硫酸镁、前列腺素合成酶抑制剂、钙通道阻滞剂、缩宫素受体拮抗剂和一氧化氮。不同地区和同家临床常规选用的宫缩抑制剂略有不同。

1)钙通道阻滞剂:作用机制是在子宫平滑肌细胞动作电位的复极阶段,选择性地抑制钙内流,使胞浆内的钙减少,从而有效地减少子宫平滑肌收缩。常用药物是硝苯地平。副作用包括:母体一过性低血压、潮红、头晕、恶心等;胎儿无明显副作用。禁忌证包括:左心功能不全、充血性心力衰竭、血流动力学不稳定者。给药剂量:尚无一致看法,通常首剂量为 20mg,口服,90min 后重复一次;或 10~20mg 口服,每 20min 一次,共 3 次,然后 10~20mg 每 6h 一次,维持 48h。

2)β₂ 受体激动剂:通过作用于子宫平滑肌的 β₂ 受体,激活细胞内的腺苷酸环化酶,使环腺苷酸(cAMP)增加,降低肌浆蛋白轻链激酶的活性,细胞内钙离子浓度降低,平滑肌松弛。主要有利托君(Ritodrine)。母体副作用较多,包括:恶心、头痛、鼻塞、低钾、心动过速、胸痛、气短、高血糖、肺水肿,偶有心肌缺血等;胎儿及新生儿的副作用包括:心动过速、低血糖、低血钾、低血压、高胆红素,偶有关脑室周围出血等。禁忌证包括:明显的心脏病、心动过速、糖尿病控制不满意、甲状腺功能亢进。用药剂量：利托君起始剂量为 $50\sim100\mu g/min$ 静脉滴注，每 10min 可增加剂量 $50\mu g/min$，至宫缩停止，最大剂量不超过 $350\mu g/min$，共 48h。用药过程中应观察患者的心率及主诉，必要时停止给药。

3）硫酸镁：从 1969 年开始硫酸镁作为宫缩抑制剂应用于临床，产前使用硫酸镁可使早产儿脑瘫严重程度及发生率有所降低，有关脑神经保护作用，故建议对 32 周前在使用其他宫缩抑制剂抗早产同时加用硫酸镁。副作用包括：恶心、潮热、头痛、视物模糊，严重者有关呼吸、心跳抑制。应用硫酸镁过程中要注意呼吸 >16 次/分、尿量 $>25ml/h$、膝反射存在，否则停用。镁中毒时可静脉推注钙剂解救。给药方法与剂量：硫酸镁负荷剂量 5g 加在 5% 葡萄糖溶液 100ml 中，30min 滴完，此后 $1\sim2g/h$ 维持。

4）前列腺素合成酶抑制剂：用于抑制宫缩的前列腺素合成酶抑制剂是吲哚美辛（非特异性环氧化酶抑制剂）。母体副作用：恶心、胃酸反流、胃炎等；胎儿副作用：在妊娠 32 周前给药或使用时间不超过 48h，则副作用很小，否则应注意羊水氧、动脉导管有无狭窄或提前关闭。禁忌证包括：血小板功能不良、出血性疾病、肝功能不良、胃溃疡、对阿司匹林过敏的哮喘。给药方法：50mg 口服或 100mg 阴道内或直肠给药，接以 25mg 每 $4\sim6h$ 给药一次，用药时间不超过 48h。

5）催产素受体拮抗剂（oxytocin－receptor antagonists）：阿托西班是一种选择性催产素受体拮抗剂，在欧洲应用较多。阿托西班抑制早产宫缩的研究结果不一致。其效果有待进一步的证据积累。阿托西班对母儿的副作用轻微。无明确禁忌证。剂量：负荷剂量 6.75mg 静脉输注，继之 $300\mu g/min$ 维持 3h，接着 $100\mu g/h$ 直到 45h。

6）一氧化氮（nitricoxide，NO）供体制剂：NO 为平滑肌松弛剂，三硝酸甘油为 NO 的供体，用于治疗早产。硝酸甘油的头痛症：状较其他宫缩抑制剂发生率要高，但是其他副作用较轻，其副作用主要是低血压。

6. 胎膜早破早产的处理

处理原则：2007 年，ACOG 推荐 <24 孕周，如果有羊膜炎、临产、胎儿宫内情况不明确时，不论胎儿出生后能否存活，应当考虑引产；无以上情况发生，严密监测感染征象；妊娠 $24\sim32$ 周，给予保守性管理、卧床休息、短期应用宫缩抑制剂、使用糖皮质激素及广谱抗生素，监测感染及胎儿生长情况；保胎达到 28 孕周，不主张在停用宫缩抑制剂后再次使用，如有感染发生则终止妊娠；妊娠 $32\sim34$ 周则要考虑胎肺成熟情况，必要时行羊水穿刺了解胎肺成熟度，短期给予保守性治疗以允许糖皮质激素发挥作用，可考虑终止妊娠；妊娠 $34\sim36$ 周鼓励即时终止妊娠。

抗生素应用：推荐静脉给予 48h 氨苄西林和红霉素治疗后，继以口服阿莫西林或红霉素 5 天；如果发生感染，立即静脉给予抗生素并尽快终止妊娠。所有 GBS 感染者以及产前携带者应当预防性治疗。对于远离足月的 PPROM 处理要考虑新生儿支持救治医疗条件和情况。

PPROM 的保胎处理关键是预防感染，宫内感染诊断标准基于临床：

产妇体温升高 $>38℃$ 并具有以下标准中的 2 项或 2 项以上者为临床宫内感染：产妇心率 >100 次/分以上，宫体有压痛，产妇血白细胞总数 $>15.0\times10^9/L$ 及中性粒细胞 >0.95，胎心率 >160 次/分，羊水有臭味，实验室检查的宫颈分泌物培养阳性，宫腔或新生儿口咽、外耳道培养阳性或胎盘病理检查提示感染者。

宫内感染监测：母体监测：体温，脉搏，子宫体压痛，阴道分泌物量及味，血象及 C 反应蛋白,GBS,培养及宫颈菌群培养,尿培养;胎儿状态评估:胎心、胎动计数,羊水指数、生物物理评分,胎儿脐血流测定。

宫内感染处理原则:处理重在临床过程监测、阻断和及时果断终止妊娠。

使用糖皮质激素促胎肺成熟:见前述。

7.宫颈环扎术　宫颈环扎术时间有孕期环扎和孕前环扎之分,孕前环扎仅适用于不适合孕期实施环扎术者。术式有经阴道环扎及经腹环扎两种。经阴道环扎术是最常用的术式,经腹环扎又分为开腹环扎术和经腹腔镜术式。针对不同病情实施的环扎术分为预防性环扎和治疗性环扎;根据手术实施的紧迫性又有紧急环扎术概念;根据实施的环扎方式又有单线环扎和双重线环扎。

8.联合治疗　早产临产者存在宫缩和宫颈双重变化,既存在机械性改变又存在生物化学效应,单纯的宫缩抑制剂和单纯的宫颈环扎都不可能有效阻断病程,此时双重阻断尤为重要。此外,注意针对病因和风险因素、诱发因素实施相应治疗。

(周荣华)

第五节　过期妊娠

既往月经周期规则(28～30 日),妊娠达到或超过 42 周(≥294 日)尚未分娩者称为过期妊娠(prolonged pregnancy)。其发生率国内外报道差异较大,占妊娠总数的 3%～15% 不等。过期妊娠使胎儿窘迫、胎粪吸入综合征、成熟障碍综合征、新生儿窒息、围生儿死亡、巨大儿以及难产等发生率增高,并随孕期延长而增加。

一、病因

目前尚不清楚,可能与下列因素有关:

1.雌、孕激素比例失调　因内源性前列腺素和雌二醇分泌不足、孕酮水平增高,抑制前列腺素和缩宫素的作用,抑制子宫收缩,宫颈无明显软化,延迟分娩发动。

2.子宫收缩刺激反射减弱　头盆不称时,由于胎先露部不能紧贴宫颈内口及子宫下段,对其产生有效刺激,反射性子宫收缩减少、易发生过期妊娠。

3.胎儿畸形　如无脑儿,由于胎儿无下丘脑,使垂体－肾上腺轴发育不良或缺如,由胎儿肾上腺皮质产生的肾上腺皮质激素及雌三醇的前身物质 16α－羟基硫酸脱氢表雄酮不足,同时小而不规则的胎头,不能紧贴宫颈内口及子宫下段而诱发宫缩,可使孕周延长。

4.遗传因素　既往有关过期妊娠史的妇女再次妊娠时发生过期妊娠的概率为 30%～40%,也常常见于同一家族中,可能与遗传因素有关。胎盘硫酸酯酶缺乏症是一种罕见的伴性隐性遗传病,均见于怀男胎病例。发生机制是因胎盘缺乏硫酸酯酶,胎儿肾上腺与肝产生的 16α－羟基硫酸脱氢表雄酮不能将活性较弱的脱氢表雄酮转变为雌二醇及雌三醇,使子宫对缩宫素的敏感性降低,从而发生过期妊娠。

5.孕妇甲状腺功能低下。

二、病理生理

(一)对胎儿的影响

过期妊娠可引起胎盘功能不良、胎盘老化，此外还常合并羊水过少，引起脐带受压，胎儿宫内窘迫发生率/围生儿患病率和死亡率升高2～3倍，增加新生儿智力发育迟缓和神经系统后遗症的风险。

1. 胎盘功能正常　除重量略有增加外，胎盘外观和镜检均与妊娠足月胎盘相似，胎儿可继续正常生长或成为巨大胎儿，颅骨钙化明显，不易变形，经阴道分娩困难，新生儿患病率增加。

2. 胎盘功能减退　肉眼观察胎盘母体面呈片状或多灶性梗死及钙化，胎儿面及胎膜常被胎粪污染，呈黄绿色。镜下见胎盘绒毛内血管床减少，绒毛间腔变窄，绒毛上皮与血管基底膜增厚。另外，有绒毛间血栓、胎盘梗死、绒毛周围纤维素或胎盘后血肿增加等胎盘老化现象。这些变化均明显降低胎盘合成、代谢、运输及交换等功能。胎儿不易再继续生长发育。临床分为三期：第Ⅰ期为过度成熟，表现为胎儿脂肪减少或消失，皮肤干燥松弛、多皱褶，头发浓密，指（趾）甲长，身体瘦长，容貌似"小老人"。第Ⅱ期为胎儿缺氧，肛门括约肌松弛，有胎粪排出，羊水及胎儿皮肤黄染，羊膜和脐带绿染，围生儿患病率及围生儿死亡率最高。第Ⅲ期为胎儿全身因粪染历时较长呈广泛黄色，指（趾）甲和皮肤呈黄色，脐带和胎膜呈黄绿色。此期胎儿已渡过第Ⅱ期危险阶段，其预后反较第Ⅱ期好。

3. 羊水过少　继发于胎盘功能减退、胎盘血流灌注不足，使胎儿肾血流减少，胎尿生成减少，羊水量明显减少。临产后子宫收缩，羊水缓冲作用减少，加重胎儿缺氧，显著增加胎儿宫内窘迫及新生儿窒息，围生儿患病率及围生儿死亡率增加。因此过期妊娠一旦合并羊水过少，应尽快终止妊娠。

（二）对母亲的影响

因胎儿窘迫、巨大儿等对母亲可造成难产，产程停滞，头盆不称，增加产伤及手术率。

三、诊断

因为诊断过期妊娠的前提是孕妇末次月经后2周发生排卵并受精，但正常妇女无法准确判断排卵时间，按末次月经第1日推算的孕周可能与实际孕龄不完全一致，因此过期妊娠的诊断需结合病史、产前检查及其他辅助检查加以判断。

1. 既往经周期规律（28～30日）及末次月经确定的孕妇，自末次月经第1日起计算，妊娠达到或超过42周即可诊断。

2. 若平时月经周期不规则，建议行B型超声检查校正胎龄。目前推荐所有关孕妇均应在妊娠11～13^{+6}周接受B超检查。此时若测量胎儿头臀径，正确测量推算的胎龄与真实胎龄的误差可在1周以内。孕周＝胎儿头臀径(cm)＋6.5。孕14～20周则应测量胎儿双顶径及股骨长估算胎龄，但准确性不及头臀径。

3. 若平时月经周期不规则并缺乏早孕期B超检查，还应询问：①有无使用延迟排卵的药物；②孕前基础体温升高情况；③性交日期；④妊娠初期血或尿hCG升高时间；⑤开始出现早孕反应的时间；⑥妊娠早期妇科检查子宫大小以及经腹壁听到胎心的时间；⑦自觉胎动时间。

4. 判断胎盘功能

（1）胎动计数：若胎动计数<10次/12小时或逐日下降超过50%，应视为胎盘功能减退。

（2）胎儿电子监护仪监测：包括无应激试验（NST）和催产素激惹试验（OCT），每周1～2次。因NST存在较高假阴性率，需结合B型超声检查，估计胎儿安危。若OCT出现多次反复胎心晚期减速,提示胎儿宫内明显缺氧。

(3)B 型超声检查:每周进行胎儿生物物理评分 1～2 次,若评分≤3 分,提示胎儿宫内明显缺氧。另外,胎儿脐动脉血流 S/D 比值可协助判断胎盘功能与胎儿安危。

(4)尿雌激素与肌酐(E/C)比值:隔日检查一次,若尿 E/C 比值<10 提示胎盘功能减退。

四、处理

力求避免过期妊娠的发生,争取在妊娠足月时处理。

(一)产前处理

1.孕 41～42 周　目前普遍认为可于孕 41 周时实施引产,尽量避免妊娠时限超过 42 周。引产前通过胎儿生物物理评分,判定胎儿宫内安危情况。

2.一旦确诊过期妊娠应尽快终止妊娠。同时根据胎盘功能、胎儿大小、宫颈成熟度综合分析,选择恰当的分娩方式。

(二)终止妊娠的方法

1.引产　对确诊过期妊娠,无头盆不称及胎儿宫内窘迫征象者可考虑引产。

(1)宫颈成熟度评估:宫颈成熟度对预测引产成功与否起重要作用。通常采用 Bishop 评分法,7 分以上引产成功率>80%;若评分<7 分,引产前应先给予促宫颈成熟治疗。近几年来有使用 FFN 进行引产成功率的评估。

(2)促宫颈成熟:机械方法包括宫颈管内置宫颈球囊、Foley 尿管、昆布棒等。药物方法包括阴道后穹窿放置地前列酮栓或小剂量米索前列醇(25μg);或小剂量低浓度缩宫素 1U＋500ml 葡萄糖注射液静脉滴注促宫颈成熟,但效果不佳。

(3)宫颈条件成熟且无生殖道感染者可行人工破膜,观察无自发宫缩后加用缩宫素静脉滴注诱发宫缩,在严密监护下阴道分娩。

(4)缩宫素静脉滴注引产:推荐使用小剂量、慢速度,开始应用葡萄糖注射液 500ml＋缩宫素 2.5U,以 8 滴/分(2.5mU/min)开始,根据宫缩情况调整滴速,一般间隔 30min 增加 4 滴/分,直至理想宫缩模式(即 10min3～4 次宫缩,持续 30～60s),最大剂量为 64 滴/分(20mU/min)。应用缩宫素时应专人守护,密切监测产妇的主诉和生命体征、宫缩频率、强度、胎心率及测量血压。一旦发生宫缩过强,胎心率改变,或出现胸闷、憋气等异常症状,应立即停用,必要时应用地塞米松 20mg 静脉滴入,警惕缩宫素过敏或羊水栓塞。

2.剖宫产　具有下列情况之一,考虑剖宫产终止妊娠:①引产失败;②产程长,胎先露部下降不满意;③产程中出现胎儿窘迫征象;④头盆不称;⑤胎盘功能不良,胎儿储备能量差,不能耐受宫缩者;⑥巨大儿;⑦臀先露伴骨盆轻度狭窄;⑧高龄初产妇;⑨同时存在妊娠合并症及并发症,如糖尿病、慢性肾炎、重度子痫前期等。

(三)产时处理

过期妊娠常伴有胎儿窘迫、羊水粪染、产程异常,应加强产程中的监测。

1.第一产程　鼓励产妇左侧卧位、吸氧;连续监测胎心;注意羊水性状,必要时测胎儿头皮血 pH,及早发现胎儿窘迫并及时处理。

2.第二产程　持续吸氧,要求有经验的新生儿科医生在场,在胎头娩出后立即清理口咽部黏液,对胎粪污染的新生儿,娩出后无活力(呼吸不规律、心率<100 次/分、无张力)应立即进行新生儿窒息复苏,并作详细记录。

（四）过期儿的护理

过期儿患病率和死亡率均增高，应按高危儿处理。做好监护，早吸吮早开奶，防止低血糖，监测呼吸、黄疸，及时发现和处理新生儿窒息、脱水、低血容量及代谢性酸中毒等并发症。

（赵玉娟）

第六节　妊娠期肝内胆汁淤积症

妊娠期肝内胆汁淤积症（Intrahepatic cholestasis of pregnancy，ICP）是妊娠晚期特有的肝脏疾病。以皮肤瘙痒，血中肝酶、胆汁酸水平升高为其主要临床表现；偶有患者可伴黄疸、脂肪痢、恶心、呕吐、厌食、肝脾肿大。ICP对多数母亲是一个良性过程，妊娠终止后瘙痒及肝功能损害迅速恢复正常。ICP最大的危害是明显增加了早产、羊水粪染、胎儿宫内窘迫、死胎、新生儿窒息的风险。

一、命名和流行病学的变迁

该病曾有过许多命名，反映出不同阶段对疾病某些特征的认识。1883年Ahlfeld首次报道一种妊娠期复发性黄疸并在妊娠终止后消失的妊娠并发症，曾先后被命名为妊娠黄疸（jaundice in pregnan－cy）、妊娠期复发性黄疸（recurrent jaundice of pregnancy）、特发性妊娠期黄疸（idiopathic jaundice of pregnancy）；20世纪50年代发现这类疾病往往有明显的瘙痒，伴或不伴黄疸，被称为妊娠瘙痒（pruritus in pregnancy）。基于该病主要为母亲的肝功能异常，又被称为产科肝病（obstetric hepatosis，hepatosis gestationalis）。妊娠期肝内胆汁淤积症（ICP）和产科胆汁淤积症（obstetrics cholestasis）是目前公认的命名。前者符合该病肝脏的病理改变：肝细胞无损害，以毛细胆管扩张、胆汁淤积为主。随着对该病研究的深入，发现胎盘胆汁酸转运障碍、胎儿体内胆汁淤积是其重要的病理生理改变，产科胆汁淤积症应该更能全面反映疾病的本质。我国教科书、指南及国际上多数文献均采用ICP这一命名，英国，澳大利亚等采用产科胆汁淤积症这一命名。

ICP发病具有明显的区域性、复发性及家族聚集倾向。16% ICP孕妇有家族史，其复发率为45%～70%。不同国家、地区ICP的发病率差异很大。几十年前智利、玻利维亚是高发地区，分别为15.6%和13.8%（1975年前），特别是Araucanos印第安人的ICP发生率最高达27.6%；但近年报道ICP在智利的发病率下降为1.5%～4%，可能与智利人血清硒水平较前明显升高有关。北欧的瑞典、芬兰发病率居中，为1%～1.5%。北美ICP的发病率小于1%；但随着移民的增多，这些地区ICP患者也逐渐增加，有研究报道美国的拉丁籍孕妇ICP发病率为5.6%，10～100倍于全美的发病率。英国报道的ICP发生率为0.1%，但亚洲血统（印度、巴基斯坦）人群中发病率达1.2～1.5%。我国无确切的ICP流行病学资料，长江流域包括四川、重庆、上海、安徽、江西、江苏等地也为ICP高发区，报道的ICP发生率约为1%～4%。以上流行病学特点提示此病的发生与种族遗传及环境因素有关。

二、发病机制的认知、演变及启示

ICP的病因复杂，至今尚未十分明确。遗传、激素、免疫以及环境因素均与ICP的发生密切相关，也是多年来ICP病因及发病机制研究的切入点。ICP发病的流行病学特点支持遗传因素在其中的先决作用,寻找ICP的易感基因成为多年来病因学研究的重点。而围产儿不良妊娠结局的病理机制是制约ICP诊治的关键,是近年来基础与临床研究的热点。

(一)从家系中寻找遗传易感基因

胆汁淤积是ICP最基本的病理改变。胆汁酸转运蛋白的分子遗传学变化成为许多研究的焦点。借鉴非妊娠期胆汁淤积症—进行性家族性胆汁淤积症(progressive familial intrahepatic cholestasis,PFIC)相关基因的研究成果,有关ICP相关基因突变和多态性的研究很多。PFIC是一种常染色体隐性遗传性胆汁淤积性肝脏疾病,研究已经证实ATP8B1(FIC1)MCBU(BSEP)和ABCB4(MDR3)的基因缺陷可分别导致PHCⅠ型、Ⅱ型和Ⅲ型的发生。ABCB4是ICP遗传病因学研究中涉及最多的基因。De Vree等报道其多药耐药基因3(MDR3)突变所致的PFIC3与ICP同时存在于一个家系中,是最早涉及ICP与ABCB4基因相关性的研究报道;此后多项研究均发现MDR3多种基因突变与ICP患者的发病有关。有关ICP胆盐输出泵(BSEP)基因变化的研究结果不一致。一个芬兰进行的研究认为是ICP的易感基因。Mullenbach等发现少数病例的ICP患者为FIC1基因突变的杂合子携带者,提示FIC1也可能为ICP的易感基因。FXR是核受体超家族成员之一,也是多种胆汁酸的受体;对胆汁酸代谢的多种酶、胆盐载体进行着精密的调控,最近Van Mil SW等发现ICP患者存在FXR四种基因变异,其中3个与ICP的易感性关系密切。尽管不少的研究支持胆汁酸转运载体相关基因缺陷与ICP发病的相关性,但一个同样在芬兰进行的样本量更大。种族背景更多样化的研究未证实上述结果,说明ICP的病因学具有基于家系或群体的遗传异质性,应采取不同的病因学研究策略。

(二)胎儿不良妊娠结局的关键因素——一个临床研究给我们的启示

ICP的最大危害是围产儿发病率和死亡率增加。只有认清ICP胎儿病理机制,即导致胎儿不良妊娠结局的关键因素,才是解决临床诊治中困惑的关键。尽管研究还不够完善、还缺乏临床的循证证据,越来越多的基础研究,特别是以2004年瑞典人Glantz A的一项大样本前瞻性研究为代表的一些临床研究提示,胎儿体内胆汁酸淤积是ICP胎儿不良妊娠结局的关键因素,胆汁酸可能为ICP胎儿风险的相关指标。

离体胎盘滋养细胞的研究显示,ICP胎儿胆汁酸经胎盘向母体的转运功能障碍,胆汁酸由母体循环向胎儿循环的逆流增加,引起胆汁酸在胎儿体内蓄积。ICP患者羊水、胎粪、脐血中胆汁酸水平均明显增加。

1.基础研究提示胆汁酸可能与ICP围产儿的不良结局有关

(1)胆汁酸与胎儿宫内缺氧、死胎:离体实验表明,胆汁酸对培养的肝细胞、红细胞和心血管内皮细胞等均具有浓度依赖性细胞毒作用。高水平的胆汁酸,尤其是胆酸可使人离体胎盘绒毛表面血管痉挛,绒毛静脉阻力增加,推测可导致胎儿血流灌注急剧下降。近年来研究发现胆汁酸对心肌的毒性在ICP胎儿猝死过程中可能起重要的作用。研究发现不同浓度的牛磺胆酸作用于离体新生鼠的心肌细胞后,其收缩率减少,并丧失了同步收缩性;ICP大鼠模型中记录到胎鼠死亡前出现短暂的心律失常阶段。这些研究表明,胆汁酸对心脏有直接毒性作用,可能诱发胎儿心律失常,进而突然死亡。

(2)胆汁酸与早产:研究发现胆酸可增加正常子宫肌纤维对催产素的敏感性以及催产素受体的表达,ICP子宫肌纤维对催产素刺激的反应性高于正常子宫肌纤维;啮齿类动物实验还显示胆酸可剂量相关性增加子宫肌纤维的收缩性以及羊水胎粪污染和早产的几率;Campos GA 等发现给羊注射胆酸可增加自然早产率;这些都是升高的胆汁酸可诱发早产的证据。

(3)胆汁酸与羊水粪染:ICP 羊水中胆汁酸浓度明显增高,ICP 死胎病例几乎 85%~100%有羊水胎粪污染。动物实验显示,羊注射胆酸后胎羊出生时 100%伴有羊水粪染,提示胆汁酸与羊水粪染的发生密切相关,其可能的机制为胆汁酸可刺激胎儿肠运动增加致使羊水胎粪污染;羊水中胆汁酸弥散到胎盘表面收缩脐带血管和胎盘绒毛血管,进一步导致胎儿宫内缺氧及促进羊水胎粪污染。

2.临床研究报道提供了一些胆汁酸与 ICP 不良围产儿结局的直接证据

Zecca E 等于 2004 年首次报道 ICP 近足月新生儿(36~37 周)发生难以解释的 RDS。进一步的系列研究发现 ICP 新生儿 RDS 发生率为 28.6%,在 10 例患 RDS 的 ICP 新生儿肺泡灌洗液中都有高水平的胆汁酸,其中 2 例新生儿气管内给予表面活性物质后改善了症状;推测胆汁酸可能对抗磷脂酶 A_2,减少肺泡表面活性物质;由此提出"胆汁性肺炎"的诊断。

Glantz A 等于 1999—2002 年在 45485 名瑞典孕妇中筛查出 693 例 ICP 患者进行前瞻性队列研究,通过简单 logistic 回归分析,发现当母血中总胆汁酸≥40μmol/L 时,每 1μmol/L 总胆汁酸增加 1%~2%胎儿并发症(早产、胎儿窒息、羊水胎盘粪染)的发生率;总胆汁酸<40μmol/L 不增加 ICP 胎儿的并发症。作者建议将 ICP 分为轻度(胆汁酸<4μmol/L)和重度(胆汁酸≥40μmol/L),轻度 ICP 可采取期待治疗。尽管非随机对照研究,这是一个大样本量的前瞻性研究,也是首个运用相关性统计分析直接寻找与 ICP 不良妊娠结局相关指标的研究。而此之前的临床报道均为回顾性资料,几乎无相关性统计分析,一些报道对 ICP 进行的临床分度也是作者自己根据临床经验进行的分度,并无统计学依据。从某中意义上讲,Glantz A 的研究可谓一个"里程碑",它使之前的一系列基础研究及小样本临床研究的结果广为接受,该研究报道也是被相关研究引用最多的文章。2008 年 Lee 等的一项回顾性分析,运用该分级标准并未证实发生胎儿并发症的差别。2009 年的一项样本量 187 例的回顾性研究,运用二元多变量回归性分析,发现总胆汁酸水平及胎儿高胆汁酸暴露时间分别为预测胎儿窒息(新生儿 5 分钟 APgar 评分<7)的独立参数;2012 年 Book 等的一项 101 例回顾性分析结果显示,当总胆汁酸水平>100μmol/L 时与胎儿并发症的发生相关,且例数极少(3 例)。因此,临床上仍然期待大样本、前瞻性、随机对照试验。

三、现行诊、治的要点及面临的困惑

随着近几年 ICP 研究的迅猛进展,有关其诊断及治疗达成的共识越来越多。2011 年英国皇家妇产科保师协会(Royal College of Obstetricians and Gynaecologists,RCOG)更新了ICP 指南,同年中华医学会妇产科学分会产科学组公布了我国第一版 ICP 指南。由于 ICP 发病机制和死胎的原因目前仍不确切,目前尚缺乏足够的临床循证证据,使这些指南在一些细节的指导上尚有一定的局限性。

(一)诊断的要点及争议

1.妊娠中、晚期出现的瘙痒 瘙痒往往是 ICP 的首发症状。无皮疹性瘙痒,有时有抓痕,常见部位在手掌和脚掌为其主要特征。妊娠瘙痒中仅约 28%~60%确诊为 ICP。因此,妊娠中、晚期出现的瘙痒仅为筛查 ICP 的指征。

2.血清转氨酶和(或)胆汁酸水平升高 不能用其他原因解释的肝功能异常是 ICP 最重要的诊断依据。多数 ICP 患者的转氨酶 2~10 倍增高,以 ALT 及 AST 升高为主,一般不超

过 1000U/L。妊娠晚期碱性磷酸酶增高为胎盘源性,不具有诊断价值。血清胆汁酸水平目前被认为是 ICP 重要的诊断及监测指标。虽然胆酸或胆酸:鹅去氧胆酸(CA:CDCA)早期诊断的敏感性更高,临床上仍多以总胆汁酸(TBA)>10μmol/L 为诊断标准。

胆汁酸正常水平不能排除 ICP 的诊断,需要定期复查肝功能。仅有胆汁酸的升高能否诊断 ICP 尚有争议。最近,有学者提出无症状高胆汁酸血症(asymptomatic hypercholanemia of pregnancy,AHP),即无临床症状,肝酶正常,仅胆汁酸升高者。据报道 10% 妊娠可诊断为 AHP,仅 2%～3%在妊娠晚期发展为 ICP;轻度 AHP 者妊娠结局同正常妊娠。但此类的报道较少,尚需更多的临床资料。

3.排除其他原因导致的瘙痒及肝功能异常　ICP 是一个排除性诊断。诊断前需筛查甲、乙、丙肝炎病毒及 EB、巨细胞病毒,行肝胆 B 超检查,以排除其他疾病(如病毒性肝炎、原发性胆汁淤积性肝硬化、胆道疾病、子痫前期、妊娠期急性脂肪肝)所致的肝功能异常。

在我国无症状的乙型肝炎病毒感染者(乙肝病毒携带者)妊娠的人群较多。临床上该类孕妇出现孕期的瘙痒,肝酶轻度升高,胆汁酸水平升高,无明显消化道症状,分娩后肝功能恢复正常,对这类患者能否诊断为 ICP 存在争议。英国 RCOG 指南认为丙肝携带者及胆囊结石为 ICP 的高危因素,国外不少临床研究资料也将上述两类患者列入 ICP 进行分析。我们认为其临床经过及预后同 ICP,可作为 ICP 进行诊断及管理。

4.分娩后 2～4 例内症状消失及血液生化改变恢复正常　所有诊断为 ICP 的孕妇需进行产后随访。有报道正常产褥期 10 天内肝酶可生理性升高,因此 ICP 肝功能复查应在产后 10 天以上。产后持续存在的胆汁淤积应排除 ICP 的诊断。

(二)药物治疗的要点及胎儿监测的困惑

ICP 治疗的要点为:①药物治疗:以期减轻母亲的症状,延长孕周;②ICP 的监护:每周复查肝功能,加强胎儿监护;③适时终止妊娠。

1.药物治疗的要点

(1)表面润滑剂:尽管没有系统研究确定表面润滑剂的疗效,但孕期使用炉甘石液、薄荷醇水乳等润肤剂是安全的。临床经验也表明它们可短暂地改善孕妇瘙痒症状。

(2)熊去氧胆酸:尽管目前尚缺乏熊去氧胆酸预防死胎以及对胎儿、新生儿安全性的有力证据,但能改善母亲瘙痒症状及肝脏生化指标,目前为广泛接受的治疗 ICP 的一线药物。常用剂量为 15mg/(kg·d)或 1g/d。常规剂量疗效不佳,又无明显的副作用时,可加大剂量为每日 1.5～2.0g。

(3)S-腺苷蛋氨酸:目前尚无足够的证据显示 S-腺苷蛋氨酸改善母体症状及胎儿结局的有效性,RCOG 指南不推荐使用;我国指南推荐为 ICP 的二线药物,或与熊去氧胆酸联合用药。

(4)维生素 K:ICP 患者食物中脂肪的吸收减少,可影响脂溶性维生素 K 的吸收。既往常规建议 ICP 患者每日口服水溶性维生素 K 10mg,以预防产后出血及胎儿和新生儿出血。但英国国家处方集建议妊娠晚期及分娩期慎用维生素 K,以避免增加新生儿溶血性贫血及核黄疸的风险。新版的 HCOG 指南建议 ICP 患者凝血酶原时间延长或有明显脂肪泻者,可每日口服水溶性维生素 K 10mg。

2.亟待解决的问题-缺乏监测病情的有效手段

(1)ICP 的临床分度问题:尽管不少的研究提示胆汁酸是 ICP 胎儿不良结局的相关指标,

该结果在临床运用中还存在不少的困惑,如母血中总胆汁酸、不同的胆汁酸成分或胎儿的胆汁酸水平,哪个是与围产儿结局最密切的关键指标? 胆汁酸是否为预测 ICP 预后的唯一或重要的指标? 总胆汁酸 $40\mu mol/L$ 是否就是分级的标准? 只有这些问题得到满意的答复后,才能对 ICP 进行临床分度,并根据病情进行分级管理。

(2)缺乏有效预防胎儿宫内死亡的监护措施:ICP 最大的危害是突然发生的死胎。临床观察 ICP 往往无胎盘功能不良的证据(如胎儿宫内生长受限、羊水过少、脐带血流异常),提示 ICP 胎儿宫内缺氧是一个急性过程。常规的胎儿监护手段:胎儿电子监护、B 型超声检查、胎儿生物物理评分以及孕妇自数胎动均不能有效预测胎儿宫内急性缺氧。在目前缺乏有效胎儿监护手段的条件下,每周监测肝酶、胆汁酸水平的变化,每周 1~2 次胎心电子监护,必要时行胎儿生物物理评分仍是临床常用的 ICP 监护手段。多胎妊娠、阳性家族史、既往 ICP 死胎史及高总胆汁酸水平(如≥$40\mu mol/L$)可作为估计 ICP 胎儿高风险的参考。

(三)分娩方式及时机-避免过度治疗

1. ICP 死胎的风险有多大　由于缺乏有效预测 ICP 胎儿宫内缺氧/死胎的手段,对 ICP 死胎的担心是临床的焦点。RCOG 指南指出,与正常妊娠相比,经过医院治疗后,ICP 增加了多少死胎儿率尚无报道,但应该较少。以英文文献报道的数据统计,70 年代的 ICP 围产儿死亡率约为 10.6‰,80 年代约为 9.0‰。2001—2011 年报道为 5.7‰。随者医疗水平的进步,总的围产儿死亡率也呈下降趋势。也许,随着我们对 ICP 的早期发现,积极药物治疗及加强监护,其死胎的风险将趋于一般人群。期待相关的文献报道。

2. 什么样的分娩时机合适　ICP 发生早产的风险几率增加,包括自然早产及医源性早产。文献报道,ICP 早产多为医源性(7%~25%),而自然早产率(4%~12%)仅较一般人群轻度增加。医源性早产中医生、助产士及患者的担心占了一定比例。我国临床上普遍存在对 ICP 分娩时机及方式的过度干预,ICP 剖宫产率极高。既往曾有学者建议对"重度 ICP"于 34~35 周积极终止妊娠。这种医源性早产对新生儿的危害不容忽略。

ICP 死胎可发生在整个妊娠期,但多发生在妊娠晚期,多数文献报道提示 ICP 死胎常发生 37~39 周;因此,鉴于不能预测死胎的发生,英国 88% 的产科医生和助产士选择在妊娠 37~38 周对 ICP 积极引产,终止妊娠。医源性提前终止妊娠可增加新生儿呼吸系统发病率。研究报道,妊娠 37 周、38 周、39 周择期剖宫产术后新生儿转 NICU 的几率分别为 7%~11%、6% 及 1.5%。这种积极终止妊娠的方式对 ICP 新生儿的影响尚无研究进行评价。有学者认为 ICP 新生儿呼吸系统发病率与其本身引起的"胆汁性肺炎"也有关系。

3. 积极管理　ICP 的积极管理包括一系列的处理方案:有效剂量的熊去氧胆酸治疗,加强胎儿监护及肝功能检测,37~38 周积极引产、终止妊娠。2 项分别为 7 年和 8 年资料的总结显示,通过 ICP 的积极管理,胎儿窒息率及死胎发生率降低,且未增加剖宫产率。一项最新完成的多中心、随机对照研究显示,37~38 周积极终止妊娠未增加剖宫产率。

四、解决问题的思路与研究方向

近十年来 ICP 受到国内外学者的关注,有关 ICP 的基础及临床的研究成果使我们越来越接近疾病的本质。但 ICP 胎儿不良结局(死胎、早产、羊水粪染、胎儿宫内窒息)病理机制的不确切以及缺乏有效的临床监测、预测指标仍是制约 ICP 规范化诊治的关键。期待今后更多高质量的基础及临床研究能解疑释惑。

（一）多中心的临床科研协作

今后临床研究的目标是寻找 ICP 发病相关的高危因素、影响 ICP 围产儿不良结局的关键指标以及熊去氧胆酸治疗 ICP 有效性的循证证据。因而需要大样本、前瞻性的研究结果。这些研究应该是：

1. 多中心的临床合作研究　由于 ICP 的发病率较低，特别是围产儿死亡的例数较少，因此需要多中心的科研协作以获取足够的样本和检验效能，以及可靠的结论。

2. 多因素相关分析　选择合理的统计分析方法从大量临床资料总结中获得更多与 ICP 相关的信息（如高危因素、判断病情的指标、治疗方案的选择等）。

3. 随机、双盲、对照研究　是评价治疗方案有效性的基础。

4. 观察指标全面　对于治疗方案有效性的评价应包括母儿两个方面。围产儿结局应是重点观察的指标，新生儿的结局还应包括近期和远期效果。

英国于 2009 年启动了一个 PITCH（Pregnancy Intervention Trial in Cholestasis）计划。这是一个多中心、随机对照研究；包括观察对 ICP 患者熊去氧胆酸和安慰剂治疗的比较（双盲），以及 ICP 患者 37～37^{+6} 周积极终止妊娠和期待自然分娩发作的比较（非双盲）；期望探索 ICP 胎儿的危险因素以及上述干预措施的效果和可能的风险。2012 年该计划的初步试点研究结果显示，熊去氧胆酸治疗 ICP 可改善瘙痒及羊水粪染，但进一步改善胎儿结局的证据尚需扩大样本量研究；积极终止妊娠未增加剖宫产率，但此干预措施对新生儿的影响观察需更大样本量的研究，且可行性差。

（二）切入问题实质的基础研究

医学基础研究的目的是能为进一步解决临床难题奠定基础。如从分子遗传学角度探索 ICP 发病相关的基因型及其表型，有助于今后筛查出 ICP 的易患人群；研究胎盘胆汁酸转运的调节机制、胎儿体内胆汁酸信号通路的调节以及熊去氧胆酸对上述机制的影响，均有助于 ICP 胎儿病理机制的探讨，并为治疗提供依据。

（徐括琴）

第七节　妊娠期高血压疾病

一、病名与变迁

妊娠期高血压疾病（hypertensive disorders complicating pregnancy）是一种妊娠期特有的复杂的多器官损害的临床疾病，多见于妊娠 20 周以后，以高血压、蛋白尿等症状为主，严重者可能发生子痫，对母婴危害极大，可造成胎儿生长受限、胎儿窘迫、产后出血、合并脑心肾疾病等，甚至导致母儿死亡。其发病率在我国为 9.4%，国外约 7%～12%，孕产妇死亡率可达 7.7/10 万。

1739 年，在妊娠时发生的急性抽搐被 Sauvages 教授命名为子痫（edanipasia），多年寻找病因无果，十九世纪初，在德国召开的有关妊娠期疾病的专题会议上，有学者提出子痫与血中存在毒素有关，也得到日本学者的共鸣，形成"妊娠毒血症"的假说。1953 年后，我国称本病为妊娠毒血症。1970 年，国际妇产科联盟及美国妇产科医师协会弃用了妊娠毒血症的名称，世界范围内没有统一的命名，1978 年本病更名为"妊娠高血压综合征"。1983 年我国第二届妊娠高血压综合征防治科研协作组会议重新修订了诊断标准,将妊娠期高血压综合征分为轻、中、重三度,成为长期以来我国依据的诊断指标,并不能与闻际接轨。2000 年美国高血压教育规划组推荐妊娠期高血压疾病按发病基础、脏器损害程度的五类分类法,《威廉姆斯产科学》(第 21 版)以此为章节,并作为诊断标准,2003 年人民卫生出版社《妇产科学》6 版教材与国际接轨。

Preeclampsia and eclampsia 在国际上即为"妊娠期高血压疾病"的替代词。Preeclampsia 在我国先译成"先兆子痫"并长期作为诊断标准,临床上预示若不立即处理可能很快发生子痫。但实际上 preeclampsia 也包含了只需在门诊随访处理而不需住院治疗的轻度"妊高症",将 preeclampsia 译为"先兆子痫",不仅容易造成孕妇过度紧张,不利于疾病治疗,也影响医生对该病轻重程度的判断和处理,容易导致过度治疗。而且,就 preeclampsia 的字面构词来说,pre 是"在…之前",并无"先兆"之意,只有 impending or imminent eclampsia 才有"先兆子痫"的含义。因此,《妇产科学》(第 6 版)教材中,preeclampsia 改译为"子痫前期",这不仅是文言修辞上的修改,更具有十分重要的临床意义。

以往"妊娠高血压综合征"只包括子痫前期和子痫,作为妊娠特有疾病,范围显然较为狭隘,难以涵盖妊娠期高血压的各种情况,但强调重度子痫前期伴有头痛、头晕、眼花、恶心等自觉症状时,应预防子痫的发生。最终与国际接轨,将"妊娠高血压综合征"更名为"妊娠期高血压疾病",强调它是妊娠期所见的一组高血压疾病,共包括五种情况:妊娠期高血压、子痫前期、子痫、慢性高血压并发子痫前期、妊娠合并慢性高血压。

二、流行病学

妊娠期高血压疾病发病机制至今未明,仅有的流行病学调查资料十分有限,仅从临床推论妊娠期高血压疾病发病可能与以下因素相关:

1. 精神过分紧张或受刺激致使中枢神经系统功能紊乱时。

2. 寒冷季节或气温变化过大,特别是气压高时。

3. 初产妇年龄<18 岁或>40 岁,妊娠间隔时间 3=10 年,妊娠间隔时间<2 年。

4. 有慢性高血压、肾炎、孕前血甘油三酯升高、糖尿病,抗磷脂综合征等病史的孕妇。

5. 营养不良,如低蛋白血症者。

6. 体型矮胖即体重指数[体重(kg)/身高(cm)2×100]>0.24;或初次产检时 BMI≥28g/m^2,孕期体重过度增加。

7. 子宫张力过高,如羊水过多、双胎、糖尿病巨大儿及葡萄胎等。

8. 家庭中有高血压史,尤其是孕妇之母或孕妇曾经有妊娠高血压病史者。

9. 孕妇血清学筛查异常,子宫动脉血流速度异常,孕妇心输出量>7.4L/分,孕妇血尿酸升高。

10. 孕早期收缩压≥130mmHg 或舒张压≥80mmHg,孕中期血压升高(平均动脉压≥85mmHg 或收缩压≥120mmHg)。

其他易发生妊娠期高血压疾病的人群还有:社会经济地位低,药物滥用(可卡因/甲基苯丙胺),辅助生殖技术后妊娠,妊娠滋养细胞疾病等。

三、发病机制

妊娠期高血压疾病可能涉及母体、胎盘和胎儿等多种因素,目前没有任何一种单一因素能够解释所有子痫前期发病的病因和机制。

1. 免疫学说　妊娠被认为是成功的自然同种异体移植。正常妊娠的维持,有赖于胎儿与母体间免疫平衡的建立与稳定。胎儿在妊娠期内免受排斥是胎盘免疫屏障作用、胎膜细胞抑制 NK 细胞作用以及母体内免疫抑制细胞和免疫抑制物综合作用的结果,其中以胎盘的免疫屏障作用最重要。一旦屏障作用受损,可导致母胎免疫失衡,发生一系列血管内皮细胞病变,引发妊娠期高血压疾病。主要的免疫学改变如下:

(1)同种异体抗原超负荷,如滋养叶细胞抗原,可以影响子宫胎盘血管床的发育和重铸过程。

(2)母体所产生的特殊免疫抗体即"封闭抗体(Ab-I)"不足,使胎盘局部免疫反应与滋养细胞表达的 TCX 抗原形成的保护作用减弱。

(3)蜕膜细胞对 NK 细胞的抑制作用减弱,防护性免疫反应降低,巨噬细胞被激活释放细胞因子如 TNF-α、IL-1 使血液中血小板源性生长因子、内皮素、纤溶酶原激活物抑制物-1 等含量增加,造成毛细血管高凝状态及毛细血管通透性增加。

(4)HLA-DR4 明显升高,可直接作为免疫基因影响巨噬细胞呈递抗原,并与疾病致病基因连锁不平衡,使母胎间抗原呈递及识别功能降低,导致封闭抗体不足,最终引发妊娠期高血压疾病。

2. 胎盘浅着床学说　该学说基于临床上妊娠期高血压疾病易发生于初孕妇、多胎妊娠、羊水过多,均由于子宫张力增高,影响子宫的血液供应,造成胎盘着床过浅、子宫-胎盘缺血、缺氧。而且,全身血液循环不能适应子宫-胎盘需要的情况,如孕妇有严重贫血、慢性高血压、糖尿病等高危因素亦容易发病。此外,胎盘浅着床可能是由于孕早期母体和胎盘间免疫耐受发生改变,导致子宫螺旋小动脉生理重铸过程障碍、胎盘灌注减少、滋养细胞缺血,滋养细胞表面黏附分子在表型转换障碍时可致滋养细胞浸润能力受损和胎盘浅着床;胎盘生长因子和胎盘血管内皮生长因子基因的表达下降,可能也是影响胎盘浅着床的因素。但也有学者认为胎盘浅着床和子宫-胎盘缺血并非疾病的原因,而是血管痉挛的结果。尽管先前的许多研究都聚焦于胎盘滋养层的侵入程度,但子痫前期的病因仍不明确。子痫前期患者的胎盘存在滋养层侵入不全这一病理现象。而且,高血压的程度可能与滋养层侵入程度相关。该学说的进一步明确需要更深入的研究支撑。

3. 内皮细胞损伤学说　机体在正常状态下,调控血管舒张的细胞因子,包括血管内皮源性舒张因子(EDRF)、一氧化氮(NO)、前列环素(PGI_2)等,和调控血管收缩的细胞因子,包括内皮素、血栓素 A_2(TXA_2)等保持动态平衡,控制机体的血压与局部血流。妊娠期高血压疾病时,患者体内调节血管收缩的因子增加,而调节血管舒张的因子减少,收缩因子和舒张因子比例失调,使血管收缩与舒张的调节处于失衡状态,导致血管内皮细胞损伤,血压升高,进而发生一系列病理变化。细胞毒性物质和炎性介质如氧自由基、脂质过氧化物、肿瘤坏死因子(如 TNF-α)、IL-6、极低密度脂蛋白等也可引起血管内皮损伤。研究表明,这些毒性因子可能来源于缺血、缺氧的胎盘,因此胎盘血管内皮损伤可能先于全身其他器官。

4. 一氧化氮学说　一氧化氮(nitric oxide,NO)系由血管内皮细胞释放的一种血管舒张因子,而 EDRFs 是 NO 的前体物质。大量的研究表明,血管内皮损伤及其所释放的一系列血管活性物质在妊娠期高血压疾病发病中起重要作用。这些物质主要包括血管舒张相关的 EDRF、NO、PGI_2 和血管收缩相关的内皮素、TXA_2,有研究认为 NO 产生减少被认为是影响妊娠期高血压疾病的病理生理变化的关键因素。因此,内源性血管舒张因子 NO 参与妊娠期高血压疾病的发病过程,NO 合成和(或)释放功能障碍可能是妊娠期高血压疾病发病机理中的一个主要环节。

5.凝血系统与纤溶系统失调学说 正常妊娠时,特别在孕晚期会出现生理性的高凝状态,各种凝血因子及纤维蛋白原均较非孕妇女增多。同时,孕期纤溶系统的活性也增强。因此,正常妊娠期凝血与纤溶之间处于动态平衡。妊娠期高血压疾病时,凝血系统活性包括血小板及各种凝血因子的功能增强,而抗凝因子及抗凝血酶Ⅲ与组织型纤溶酶原激活物(OPA)、纤溶酶原(PLG)、纤溶酶(PI)等活性降低,纤溶酶原活性抑制因子(pAIs)及纤维结合蛋白(fibrinectin)升高。上述变化导致凝血系统与纤溶系统的动态平衡失调,这种“超高凝状态”,可能成为妊娠期高血压疾病的发病因素之一。

6.钙缺乏学说 近年认为妊娠期高血压疾病的发生可能与缺钙有关。有资料表明,人类及动物缺钙均可引起血压升高。妊娠易引起母体缺钙,导致妊娠期高血压疾病发生,而孕期补钙可使妊娠期高血压疾病的发生率下降。因此,认为缺钙可能是发生妊娠期高血压疾病的一个重要因素,其发生机理尚不清楚。此外,尿钙排泄童的检测可作为妊娠期高血压疾病的预测试验。

7.三阶段学说 近年来,多方的研究总结,并逐渐综合形成了 PE 的“三阶段“病因学假说”:

第一阶段:在妊娠极早期(孕 6 周前)母体对于具有基因异源性的胎儿产生不完全免疫耐受,造成母胎免疫的失调,成为后续母胎界面的免疫炎症反应和临床发病的先导。

第二阶段:早孕期(孕 7～12 周)在多种遗传和环境因素的作用下 PE 易感性增加,母胎界面的促炎性微环境受损,组织重塑和血管形成障碍,使早孕滋养细胞侵袭不足、合体滋养层发育不良、胎盘形成异常,导致一些特异性的分子释放入血,为后期发病提供解剖和分子病理基础。

第三阶段:中到晚孕期(孕 13～16 周及以后)母体的胎盘灌注不足、缺血缺氧、代谢障碍,胎盘细胞发生崩解、凋亡,胎盘源性不良因子释放增加,使母胎界面的抗炎性微环境受损、免疫功能失调,导致孕 20 周后血管内皮功能障碍和有症状的多器官(包括肾、肝、肺和中枢神经系统)炎症的发生,最终引发 PE。其中胎盘形成因素是 PE 发病的先导,而血管内皮的损伤是发病的终末通路和中心环节。

8.其他学说和因素 还有一些与妊娠期高血压疾病发病有关的病因学说,包括肾素－血管紧张素－醛固酮学说、前列腺素系统学说、心钠素学说以及氧自由基学说等。这些与上述所列的学说大多数存在相互关联。

遗传因素:妊娠期高血压疾病的家族多发性提示该病可能存在遗传因素。携带血管紧张素原基因变异 T235 的妇女妊娠期高血压疾病的发生率较高。子痫前期妇女第五凝血因子 Leiden 突变率高。

营养因素:以白蛋白减少为主的低蛋白血症、钙、镁、锌、硒等缺乏与该病的发生发展有关。妊娠期高血压疾病患者细胞内钙离子升高、血清钙离子下降,导致血管平滑肌收缩、血压升高;硒可防止机体受脂质过氧化物损害,提高机体免疫力,维持细胞膜的完整性,避免血管壁损伤。当体内的硒含量下降时,前列环素的合成减少,血栓素增加;锌在核酸和蛋白质合成中有重要作用;维生素 E、维生素 C 为抗氧化剂,可抑制磷脂过氧化作用,减轻内皮细胞损伤尚有争议。有研究提示,自孕 16 周起每日补充维生素 E 0.4g、维生素 C 0.1g,可使妊娠期高血压疾病发生率下降 18%。孕 20 周起每日补钙 2g 可降低妊娠期高血压疾病的发生率。

胰岛素抵抗:妊娠期高血压疾病存在胰岛素抵抗。其主要机制为,高胰岛素血症引起 NO 合成减少及脂质代谢紊乱,影响前列环素 E_2 的合成造成外周血管阻力增加、血压升高。

四、对母儿的危害及临床表现

(一)对母儿的危害

目前公认全身小动脉痉挛为本病的基本病变。由于小动脉痉挛,造成管腔狭窄,周围阻力增大,血管内皮细胞损伤,通透性增加,体液和蛋白质渗漏。表现出血压升高、蛋白尿、水肿和血液浓缩等。全身各器官组织因缺血和缺氧而受到损害,严重时脑、心、肝、肾及胎盘等的病理组织学变化可导致抽搐、昏迷、脑水肿、脑出血,心肾功能衰竭,肺水肿,肝细胞坏死及包膜下出血,胎盘绒毛退行性变、出血和梗死,胎盘早剥以及凝血功能障碍而导致 DIC 等。

1. 脑部的变化　脑部小动脉痉挛,引起脑组织缺血、缺氧、水肿,脑血管自身调节功能丧失,发生点状或局限性斑块状出血。若痉挛性收缩时间过长,还可发生微血管内血栓形成和局部脑实质组织软化。血管破裂时,则发生大面积脑出血。

2. 心血管系统变化　全身小血管痉挛,血压升高,外周阻力增加,心脏收缩力和射血阻力(后负荷)增高,心输出量下降,心血管系统处于低排高阻状态,心室功能处于高动力状态,加之内皮细胞活化使血管通透性增高,血管内液进入细胞间质;冠状小动脉痉挛时,可引起心肌缺血、间质水肿、心肌点状出血或坏死、肺水肿,严重时发生心衰;偶可发生个别毛细血管内栓塞。

此外,血液浓缩也是导致血管变化的重要因素,子痫前期—子痫孕妇并不出现正常妊娠时的容量过多。这种血管的反应性变化可能由前列腺素介导。血管痉挛和血液浓缩相伴发生,导致血管内空间收缩,血管收缩进一步加重。

3. 肾脏的变化　肾脏是妊娠期高血压疾病较早受累的器官,重症患者肾小球肿胀,体积扩张 29%,血管壁内皮细胞胞浆肿胀、体积增大,使管腔狭窄、血流阻滞。肾小球病灶内可有大量成堆的葡萄状脂质(可能为胆固醇或胆固醇酯);肾小球也可能有梗死,内皮下有纤维样物质沉积,使肾小球前小动脉极度狭窄。血浆蛋白漏出形成蛋白尿,蛋白尿多少标志妊娠期高血压疾病的严重程度尚无定论。

妊娠期高血压疾病,特别是重度子痫前期与子痫,并不会出现正常妊娠的肾小球滤过率升高,而是发生肾功能障碍,这主要是由于肾血管痉挛、肾血流量及肾小球滤过率下降,导致血浆尿酸和肌酐水平升高,血肌酐可>176.8~265.2μmol/L;当肾功能严重损害时可进展为少尿及肾功能衰竭,甚至严重肾实质损害,若肾皮质坏死,肾功能损伤无法逆转。因为血管痉挛不会出现正常妊娠相应的肾小球滤过率、肾血流量增多和血消肌酐降低。少尿,通常(尽管武断)定义为 24 小时尿少于 500ml,也可能继发于血液浓缩和肾血流量减少,但很罕见,持续尿少可能反映急性肾小管坏死,并可能导致急性肾脏功能衰竭。

4. 肝脏的变化　子痫前期可发生肝功能异常,血浆中的丙氨酸氨基转移酶、天冬氨酸氨基转移酶和碱性磷酸酶水平升高,磺溴酚酞分泌时间延长。病情严重时,肝内小动脉痉挛后随即扩张,血管内突然充血,使静脉窦内压力骤然升高,门静脉周围可能发生局限性出血,通常表现为肝包膜下血肿形成。严重时门静脉周围坏死。若小动脉痉挛时间持续过久,肝细胞可因缺血缺氧而发生不同程度的坏死。当出现溶血时,可发生高胆红素血症。子痫前期孕妇一旦出现上腹痛,要严密观察,警惕其进展为肝破裂,危及母儿生命。重度子痫前期患者若累及肝脏,可能进展为 HELLP 综合征。

5. 血液系统的变化 子痫前期尤其是重度子痫前期孕妇可发生多种血液变化,甚至可因血小板减少和溶血发展成为 HEELLP 综合征。因此,重度子痫前患者的红细胞压积可能因溶血而非常低,或继发于血液浓缩而非常高,而血清乳酸脱氢酶不成比例升高常提示溶血的发生。

6. 子宫—胎盘的变化 正常妊娠时,子宫血管的生理性改变。表现在蜕膜与子宫肌层的螺旋小动脉粗大(螺旋动脉直径为 $500\mu m$)、卷曲,以利增加子宫—胎盘的血液供应。妊娠期高血压疾病时绒毛浅着床且血管痉挛,使螺旋动脉的重塑仅限于蜕膜层的部分血管分支(螺旋动脉直径仅 $200\mu m$),并伴有内皮损害、血浆成分沉积和脂质蓄积,使子宫肌层与蜕膜其他部分的胎盘血管发生急性动脉粥样硬化,表现为内膜细胞脂肪变和血管壁坏死,血管的管腔狭窄,导致胎盘灌注减少和胎盘梗死,影响母体血流对胎儿的供应,损害胎盘功能,造成羊水过少、胎儿生长受限、胎儿宫内发育迟缓和胎儿宫内窘迫。严重时可发生螺旋动脉栓塞,蜕膜坏死出血,若胎盘床血管破裂,可导致胎盘早剥、早产、胎死宫内、死产,甚至母儿死亡。

7. 内分泌及代谢变化 血浆孕激素转换酶升高、活性增强,妊娠晚期盐皮质激素、去氧皮质酮增加,造成水钠潴留,血浆胶体渗透压下降,细胞外液增多,形成水肿。水肿的严重程度与疾病的严重程度及预后无关。子痫的发生可导致酸中毒(乳酸性酸中毒、呼吸性酸中毒)。

8. 神经系统的变化 以往认为,重度子痫前期和子痫可以导致短暂失明(持续数小时至 1 周)和一些其他神经系统的异常,如头痛、视物模糊和腱反射亢进等。子痫导致的孕产妇死亡也可能与颅内出血有关。

(二)母体临床表现

妊娠期高血压疾病最主要的临床表现为血压升高。除妊娠合并慢性高血压外,孕妇在未孕时或孕 20 周前的血压(即基础血压)并不高,妊娠 20 周后血压开始升高至≥140/90mmHg,可伴有蛋白尿和(或)水肿。水肿最初可表现为体重的异常增加(隐性水肿),每周可超过 0.5kg;若体内积液过多,则导致临床可见的水肿,多由踝部开始,渐延至小腿、大腿、外阴部、腹部,按之凹陷。

子痫前期可出现感觉迟钝、混乱、头痛、眼花、视力下降、失明、恶心、胃区疼痛、呕吐以及昏迷等症状。

子痫典型发作过程为先表现眼球固定,瞳孔散大,瞬即头扭向一侧,牙关紧闭,继而口角及面部肌颤动,数秒钟后发展为全身及四肢肌强直,双手紧握,双臂屈曲,迅速发生强烈抽动。抽搐时呼吸暂停,面色青紫。持续 1 分钟左右抽搐强度减弱,全身肌松弛,随即深长吸气,发出鼾声而恢复呼吸。抽搐临发作前及抽搐期间,患者神志丧失。抽搐次数少及间隔长者,抽搐后短期即可苏醒;抽搐频繁持续时间较长者,往往陷入深昏迷。>50%子痫患者脑电图异常并可持续一周以上。在抽搐过程中易发生种种创伤。如唇舌咬伤、摔伤甚至骨折,昏迷中呕吐可造成窒息或吸入性肺炎。子痫多发生于妊娠晚期或临产前,称产前子痫;少数发生于分娩过程中,称产时子痫;个别发生于产后 24 小时内,称产后子痫。

五、疾病的分类与诊断

（一）疾病分类与标准

目前，根据《威廉姆斯产科学》（第 23 版）以及 National High Blood Pressure Education Program（NH－BPEP）Working Group Report on High Blood Pressure in Pregnancy 的分类标准，妊娠期高血压疾病共分为 5 类（表 2－9－3）。

表 2－9－3　妊娠期高血压的分类及临床特点

分类		临床特点
妊娠期高血压		血压≥140/90mmHg，妊娠期首次出现，于产后 12 周恢复正常；尿蛋白（－）可伴有上腹不适或血小板减少，产后方可确诊
子痫前期	轻度	妊娠 20 周以后首次出现血压≥140/90mmHg；尿蛋白≥0.3g/24h 或（＋）可伴上腹部不适、头痛等症状
	重度	血压≥160/110mmHg；尿蛋白≥5.0g/24h 或（＋＋＋）；血肌酐＞106μmol/L；血小板＜100×10⁹/L；微血管溶血（血 LDH 升高）血清 ALT 或 AST 升高；持续头痛或其他脑神经或视觉障碍；持续上腹不适
子痫		子痫前期孕妇抽搐不能用其他原因解释
慢性高血压合并子痫前期		慢性高血压的孕妇妊娠前无蛋白尿，妊娠后尿蛋白≥0.3g/24h 高血压孕妇妊娠前有尿蛋白，妊娠后突然增加，血压进一步增高或血小板＜100×10⁹/L
妊娠合并慢性高血压		妊娠 20 周前血压≥140/90mmHg（除外滋养细胞疾病），妊娠期无明显加重；或孕 20 周以后首次诊断并持续到产后 12 周以后

1. 由于正常妊娠、贫血或低蛋白血症也可发生水肿，而妊娠期高血压疾病的水肿无特异性，因此不能作为诊断标准和分类依据。

2. 血压较基础血压升高 30/15mmHg，但低于 140/90mmHg，亦不能作为诊断依据，须严密观察。

3. 血压一直升高，或有明显的蛋白尿、或肾、脑、肝和心血管系统等受累引起的临床症状，其临床症状和体征如下：

（1）收缩压≥160mmHg，舒张压≥110mmHg；

（2）24 小时尿蛋白＞5g，随机尿蛋白≥（＋＋＋），肾功异常，血清肌酐升高＞106μmol/L，少尿，24 小时尿量＜400ml（或每小时尿量＜17ml）；

（3）心力衰竭，肺水肿；

（4）血液系统异常，微血管病性溶血，血小板计数减少＜100×10⁹/L；

（5）肝细胞功能障碍（血清转氨酶－ AST、ALT 升高），持续上腹痛，肝包膜下血肿或肝破裂症状；

（6）胸、腹水，低蛋白血症；

（7）胎儿生长受限或羊水过少；

（8）有显著的末梢器官受累症状（头痛、视觉障碍、上腹部或右上腹部痛）；

（9）妊娠 34 周以前发生的早发型子痫前期；

（10）若孕妇出现卧床休息时间隔 6 小时以上测量血压≥160/110mmHg，24 小时尿蛋白定量≥5g，24 小时尿量少于 400ml（少尿），神经系统症状或视觉障碍，肺水肿或发绀，上腹部或右上腹疼痛,肝酶升高,血小板减少,或者胎儿生长受限,也应考虑重度子痫前期。

4.不断加重的重度子痫前期可以进展为子痫,但子痫也可发生于血压升高不显著、无蛋白尿或水肿病例。若无妊娠滋养细胞疾病,子痫多发生在孕 20 周后。通常产前子痫占 71％,产时子痫与产后子痫占 29％。

5.子痫抽搐进展迅速,前驱症状短暂,主要表现为全身抽搐、面部充血、口吐白沫、深昏迷;随之深部肌肉僵硬,很快发展成典型的全身高张阵挛惊厥、有节律的肌肉收缩和紧张,持续约 1～1.5 分钟,其间患者无呼吸动作;此后抽搐停止,呼吸恢复,但患者仍昏迷,最后意识恢复,但困倦、易激惹、烦躁。

(二)临床诊断

1.病史　若患者有本病的高危因素及临床表现,应特别询问有无头痛、视力改变、上腹部不适等。

2.高血压　除慢性高血压并发子痫前期以及慢性高血压合并妊娠之外,均表现为妊娠 20 周后血压持续升高。

3.蛋白尿　蛋白尿的定义是在 24 小时内尿液中的蛋白含量＞300mg 或在至少相隔 6 小时的两次随机尿液检查中尿蛋白浓度＞0.1g/L(定性＋),其准确率达 92％。

4.水肿　体重异常增加是许多患者的首发症状,孕妇体重突然增加＞每周 0.9kg,或每月 2.7kg 是子痫前期的信号。患者水肿的特点是自踝部逐渐向上延伸的凹陷性水肿,经休息不能缓解。水肿局限于膝以下为＋,延及大腿为＋＋,延及外阴及腹壁为＋＋＋,全身水肿或伴有腹水为＋＋＋＋。

5.辅助检查

(1)血液检查:血液浓缩,红细胞比容上升。若下降则多合并贫血或红细胞受损或溶血。凝血因子部分缺乏,可发生微血管病性溶血,表现为血小板计数下降,＜100000/mm²,伴有红细胞破坏的表现,即碎片状溶血,凝血机能障碍,纤维蛋白元减少。

(2)肝肾功能测定:肝功能受损可致 ALT、AST 升高,低蛋白血症。肾功能受损,血肌酐、尿素氮、尿酸升高,血肌酐升高与病情严重程度相平行。

(3)尿液检查:尿比重、尿常规。当尿比重＞1.020 时说明尿液浓缩,尿蛋白(＋)时尿蛋白含量 300mg/24h;当尿蛋白(＋＋＋＋)时,尿蛋白含量 5g/24h。尿蛋白检查在重度妊娠期高血压疾病患者应每日两次。

(4)眼底检查:视网膜小动脉的痉挛程度反映全身小血管痉挛的程度,可反映本病的严重程度。

(5)其他:如心电图、超声心动图、胎盘功能、胎儿成熟度检查、脑血流图检查等,可视病情而定。

六、现有的预测、预防、管理措施及展望

(一)预测

预测方法很多,主要在妊娠中期进行,预测为阳性者位密切随诊。但是迄今尚没有单独、可靠、经济的子痫前期的筛查试验。尿酸是较常用的试验,但其阳性预测值仅为 33％,且预测作用未经证实。目前认为,多普勒子宫动脉流速测定并不是筛查高危子痫前期女性的有效试验。

1.平均动脉压(MAP)和血液流变学是试验测定平均动脉压的方法简单易行,计算公式 MAP=(收缩压+2×舒张压)/3。当 MAP>85mmHg 表示有发生子痫前期的倾向。当 MAP>140mmHg,易发生脑血管意外,导致孕妇昏迷或死亡。低血流量(血细胞比容≥0.35)及血液黏稠度高(全血粘度比值≥3.6 是发生妊娠期高血压病的基础。

2.翻身试验(ROT) 测定方法:一般在妊娠 26~30 周进行测定,孕妇左侧卧位测血压直至血压稳定后,翻身仰卧 5 分钟再测血压,若仰卧位舒张压较左侧卧位>20mmHg,提示有发生子痫前期倾向,但目前使用极少。

3.尿钙的测定 妊娠期高血压疾病患者尿钙排泄量明显降低,为正常孕妇的 13%~15%。在妊娠 24~34 周进行,测定尿钙/肌酐(Ca/Scr)比值。若尿 Ca/Scr 比值<0.04 时,则有预测妊娠期高血压疾病价值。测定尿 Ca/Scr 比值可作为预测妊娠期高血压疾病的一种简单、易行、准确的方法。

4.血清 HSP70 含量监测、sCD40/sCD40L 监测、人绒毛膜促性腺激素(hCG)监测 有研究表明血中 HSP70 含量可能与子痫前期的严重程度相关,sCD40/sCD40L 信号传导系统的改变提示内皮细胞的损伤,而 HCG 升高可能是胎盘缺血,滋养细胞代偿性增加的结果。

5.胎儿脐动脉及大脑中动脉血流的彩色多普勒监测 子痫前期,尤其是重度子痫前期时,由于血管壁痉挛、管腔狭窄加之胎盘功能低下,胎儿-胎盘循环阻力增加,脐动脉舒张期血流较正常孕妇减少,因此胎儿的脐动脉 S/D 比值升高,大脑中动脉血流减少。

(二)预防

做好预防工作,对降低妊娠期高血压疾病的发生、发展有重要作用。

1.建立健全三级妇幼保健网 各级妇幼保健组织应积极推行孕期健康教育,切实开展产前检查,做好孕期保健工作。坚持孕期定期检查,及时发现异常,给予治疗及纠正,从而减少本病的发生和阻止其发展。对于年龄>35 岁、孕前 BMI>24、文化程度低、既往有高血压史、肾脏疾病、风湿病等慢性疾病,母亲有妊娠高血压疾病史、多胎、情绪不稳定、基础舒张压高的孕妇需加强监测,努力做到"三早、三要、三及时",早期发现早治疗。

2.加强健康教育使孕妇掌握孕期卫生的基础知识,自觉进行产前检查 通过孕期宣教,使广大育龄妇女了解妊娠期高血压疾病的知识和对母儿的危害。促使孕妇自觉从妊娠早期开始作产前检查。

3.指导孕妇合理饮食与休息 孕妇应减少动物脂肪及过量盐的摄入,但不限制盐和液体的摄入。低剂量阿司匹林仅能预防低危孕妇的子痫前期。增加富含蛋白质、铁、钙和其他微量元素的食品,对预防妊娠期高血压疾病有一定作用。有研究认为每天服用 1000mg 维生素 C 和 400mg 维生素 E 的抗氧化治疗可预防子痫前期,但仍需要更大样本量的随机试验证实。保持足够的休息和愉快心情,坚持左侧卧位可以增加胎盘绒毛的血供。

4.补钙预防妊娠期高血压疾病 大型随机对照试验提示:对有妊娠期高血压疾病高危因素者,补钙对于预防妊娠期高血压疾病的发生发展有益处,可以防止子痫前期发生。此外,妊娠期指导孕妇坚持足够的休息和保持情绪愉快,也有助于抑制妊娠期高血压疾病的发展。

随着现代分子生物学技术的发展和对子痫前期发病机制的进一步明确,必将有更多敏感性高、假阳性率低、简单、微创(无创)、快速、经济的检测方法在临床上投入使用,来检测母儿生物学指标,不断努力实现子痫前期的早筛查、早诊断和早治疗的目标。

(三)管理

1.孕妇和胎儿评估 对孕妇的病情评估主要是明确子痫前期加剧时的检查及其频率。基础检查应当包括评估血小板、肝酶、肾功、24小时尿蛋白。对于无进展的轻度子痫前期,可每周复查。若病情有进展的可能,则尽快复查。大部分重度子痫前期或子痫患者并不重要有创血流动力监测,但对于合并严重心脏疾病、肾脏疾病、顽固性高血压、肺水肿的子痫前期患者或不能解释的少尿应该有创血流动力监测。

目前尚没有随机试验确定最佳的胎儿评估试验,常用的评估方式为:每周行无应激试验和(或)生物物理评分,并根据孕妇的病情适时复查。若有胎儿宫内生长受限或羊水过少的可能,则每周可行两次。常规每日监测胎动。每3周复评估胎儿生长和羊水量。

就国内而言,孕周较小的重度子痫前期患者应尽量到诊治条件较好的三级医院就诊,或咨询经过培训且存能力处理高危妊娠的产科医生。而且,遇病情恶化迅速,有必要每日行实验室检查和胎儿监护。

2.门诊管理 尽管住院治疗是新发子痫前期孕妇的重要管理措施,并能够迅速干预高血压危象、子痫、胎盘早剥等紧急情况,但许多观察性随机研究认为,依从性好且孕周较早的轻度子痫前期孕妇经过评估,仍然可以选择家中动态管理或者日间病房随诊。若实验室检查的结果、症状、临床体征提示子痫前期病情加重,则应住院治疗。依从性较差者,包括居住地交通不便、病情进展明显及重度子痫前期患者,均应住院。

七、主要治疗方法的应用及争议

(一)治疗原则

妊娠期高血压疾病治疗的目的和原则是争取母体完全恢复健康,胎儿生后可存活,以对母儿影响最小的方式终止妊娠。由于妊娠期高血压疾病的病因至今未明,故至今仍是根据其好发因素以及病理生理变化特点采取解痉、镇静、降压及适时终止妊娠等原则治疗。决定终止妊娠时必须权衡孕妇和胎儿的风险。若孕妇仅轻度子痫前期可以继续观察。治疗妊娠期高血压疾病的常用药物以解痉、降压为主,扩容利尿需按病情、化验指标决定是否应用。硫酸镁仍为治疗妊娠期高血压疾病的首选药物。降压药物的应用以不影响心排出量、肾血流量与胎盘灌注量,不影响胎儿为原则。仅当肺水肿、心力衰竭者,全身性浮肿者,血容最过高,重度贫血等情况下考虑扩容利尿治疗,并可适当应用镇静剂,重视治疗的个性化。

(二)治疗手段

1.妊娠期高血压 可住院也可在家治疗。

(1)休息:充足睡眠,不少于10小时,左侧卧位,可减轻子宫对腹主动脉、下腔静脉的压迫,使回心血量增加,改善子宫胎盘的血供。研究发现左侧卧位24小时可使舒张压下降10mmHg。

(2)镇静:安定2.5～5mg,每日3次,或5mg睡前口服

(3)密切监护母儿状态:每日测体重、血压,每2日复查尿常规,定期监测血液、胎儿发育状况和胎盘功能;注意孕妇是否出现头痛、视力改变、上腹不适等症状。

(4)间断吸氧:增加血氧含量,改善全身主要脏器及胎盘的氧供。

(5)饮食:充足蛋白质、热量,不限盐和液体,全身水肿者适当限盐摄入。

2.子痫前期 住院治疗,防止子痫及并发症发生。治疗原则为休息、镇静、解痉、有指征的降压、利尿、密切监测母胎情况、适时终止妊娠。

（1）休息：同妊娠期高血压。

（2）镇静：适当镇静，消除焦虑和精神紧张，达到降低血压。缓解症状及预防子痫发生的作用。

1）安定 2.5～5mg，每日 3 次，口服或 10mg 肌注或静脉缓慢推注，必要时间隔 15 分钟后重复给药，亦可加入葡萄糖注射液中静脉滴注。

2）冬眠药物：可广泛抑制神经系统，有助于解痉降压，控制子痫抽搐。用法：

①哌替啶（度冷丁）50mg，异丙嗪 25mg 肌肉注射，间隔 12 小时可重复使用，估计 6 小时内分娩则禁用。

②哌替啶 50mg，氯丙嗪 25mg，异丙嗪 25mg 加入 10％葡萄糖注射液 500ml 静脉滴注；紧急时 1/3 量加 25％20ml 静推（不小于 5 分钟），余 2/3 量加入 10％250ml 静滴。

副作用：肾及胎盘血供减少，胎儿缺氧，且对母儿肝脏有损害作用，仅用于硫酸镁治疗效果不佳者。

（3）解痉：首选硫酸镁。

尽管目前关于预防性使用硫酸镁是否能防止轻度子痫前期或妊娠期高血压病患者进展为子痫的意见尚不一致，但一些重要研究已证实硫酸镁对重度子痫前期和子痫孕妇有效。

1）作用机制：镁离子能抑制神经末梢乙酰胆碱的释放，阻断神经肌肉的传导，使骨骼肌松弛；镁离子能血管内皮合成 PG 增多，抑制内皮素合成，降低机体对血管紧张素 Ⅱ 的反应，缓解血管痉挛状态；镁离子使平滑肌细胞内 Ca 离子降低，导致血管扩张、痉挛解除、血压下降、减少内皮细胞损伤；镁离子可提高孕妇及胎儿血红蛋白的亲和力，改善氧代谢。

2）用药指征：①控制子痫抽搐及防止再抽搐；②预防重度子痫前期发展成为子痫；③子痫前期临产前用药预防抽搐。

3）用药方案：静脉给药结合肌肉注射，25％硫酸镁 20ml 加 10％葡萄糖溶液 20ml 缓慢静注或快速静脉点滴（5～10 分钟用完），或 25％硫酸镁 60ml 加 5％葡萄糖溶液 1000ml 维持点滴 1～2g/h；根据血压情况，决定是否加用肌肉注射，用法 25％硫酸镁 20ml＋2％利多卡因 2ml 深部肌肉注射，每日 1 次或每日 2 次，总量：25～30g，用药过程监测镁离子浓度。

4）毒性反应：过量会使呼吸及心肌收缩功能受抑制。表现为膝反射减弱或消失，继之全身肌张力减退、呼吸困难、复视、语言不清，严重者出现呼吸肌麻痹，甚至呼吸、心跳停止，危及生命。

血镁浓度及效应范围如下：

Mg^{2+}　0.75～1mmol/L　正常血镁浓度

1.7～3mmol/L　治疗有效浓度

＞3mmol/l　中毒浓度

使用硫酸镁后的注意事项：①膝反射存在；②呼吸＞16 次/分；③尿量＞25ml/h，＞600ml/24h；④备钙剂，与镁离子竞争神经细胞上的受体，阻断镁离子的作用。产后 24h 停药；肾功能不全时应减量或停用。

（4）降压药物：目的延长孕周或改善围生期结局。

降压药物选择的原则：对胎儿无毒副作用，不影响心每博输出量、肾血浆流量及子宫胎盘灌注量，不致 BP 急剧下降或下降过低。

尽管没有大样本随机临床试验比较安慰剂治疗，通常血压≥160/110mmhg，或舒张压≥

110mmhg,或平均动脉压≥140mmhg 时行抗高血压治疗。肼屈嗪和拉贝洛尔是降压最常用的两种试剂。慢性高血压合并妊娠患者若孕前已用降压药者应继续使用。

1)肼苯哒嗪(肼屈嗪 hydralayine)

药理作用:扩张周围动脉,降压作用快,舒张压下降较明显;

副作用:头痛、皮肤潮红、心率增快等;

使用方法:5～10mg,口服,15～20 分钟起效,至出现满意反应(舒张压控制在 90～100mmhg);10～20mg,口服,每日 2 次或每日 3 次。或 40mg 加入 5％葡萄糖溶液 500ml 静滴。

注意事项:有妊娠期高血压疾病性心脏病心力衰竭者,不宜应用此药。

2)拉贝洛克(labelalol)

药理作用:α、β肾上腺素受体阻断剂,降低血压但不影响肾及胎盘血流量,可对抗血小板凝集,促进胎肺成熟。

使用方法:首剂 20mg,若 10 分钟内无效,可再给予 40mg,10 分钟内仍无效可再给 80mg,总量不超过 240mg/d。

副作用:头皮刺痛及呕吐。

3)硝苯地平(nifedipine,心痛定)

药理作用:钙离子拮抗剂,扩张冠状动脉及全身小动脉。降压迅速,不主张舌下含化。

使用方法:10mg,每日 3 次,口服,小于 60mg/24h;

副作用:心悸、头痛,与硫酸镁有协同作用。

4)尼莫地平(nimoldipine)

药理作用:Ca 离子通道阻滞剂,选择性扩张脑血管;

使用方法:20～60mg,每日 2 次或每日 3 次;或 20～40mg 加入 5％葡萄糖溶液 250ml 静脉滴注,1/日,总量不超过 360mg/d。

副作用:头痛、恶心、心悸及颜面潮红。

5)甲基多巴(methyldopa)

药理作用:中枢性降压药,抑制外周交感神经而降压,妊娠期使用效果好;

使用方法:250mg,每日 3 次,口服;

副作用:嗜睡、便秘、口干、心动过缓。

6)硝普钠(nitroprusside sodium)

药理作用:扩张周围血管,导致血压下降;其代谢物(氰化物)对胎婴儿有毒性作用,不宜妊娠期使用。

使用方法:50mg 加入到 10％葡萄糖溶液 1000ml 中缓慢静滴,用药不宜超过 72h,严密监测血压、心率。分娩期或产后血压过高,应用其他降压药效果不佳时,方考虑使用。

7)肾素血管紧张素类药物:可导致胎儿生长受限、胎儿畸形、新生儿呼吸窘迫综合征、新生儿早发性高血压,妊娠期禁用。产后可用。

(5)扩容:一般不主张用,由于子痫前期患者毛细血管的渗漏和胶体渗透压的降低,积极扩张血管容量可能导致肺毛细血管楔压升高甚至肺水肿。有创血流动力监测子痫前期孕妇的研究发现:积极静脉补液后,患者肺毛细血管楔压较正常水平显著升高。但是合理扩容可改善重要器官血液灌注,纠正缺氧。因此,扩容应在解痉基础上进行,防止肺水肿和心衰发生,但应严格掌握指征。

扩容指征:HCT≥0.35,全血黏度比值≥3.6,血浆黏度比值≥1.6,尿比重>1.020,严重低蛋白血症、贫血;

扩容禁忌:心血管负担过重、肺水肿、全身水肿、肾功能不全及未达上述扩容指征。

扩容剂:胶体、晶体(胶体优于晶体)、白蛋白、血浆、全血、右旋糖酐、平衡液等。

(6)利尿:一般不主张用。

利尿指征:全身水肿、急性心衰、肺水肿、血容量过高伴潜在肺水肿。可加重血液浓缩、电解质紊乱。

速尿(呋噻米,lasix):作用快、强,对脑水肿、无尿或少尿者,效果显著。应注意电解质紊乱和缺氯性酸中毒。用法:20~40mg,静推。

甘露醇(mannitol):适用于肾功不全、少尿、无尿、颅内高压。用法:20% 250ml 快速静滴,12~20 分钟内滴完。注意事项:电解质,心衰、肺水肿忌用。有反跳,应注意使用中观察。

(7)适时终止妊娠:终止妊娠是治疗妊娠期高血压疾病的有效措施。但目前尚没有随机临床试验评估重度子痫前期或子痫孕妇的分娩方式。对于轻度子痫前期,期待治疗至足月阴道分娩最好。

终止妊娠的指征:①子痫前期积极治疗 24~48 小时无明显好转;②子痫前期孕龄>34 周;③子痫前期,孕龄<34 周,胎盘功能减退,胎儿已成熟者;④子痫前期,孕龄<34 周,胎盘功能减退,胎儿未成熟,可用地塞米松促胎肺成熟后终止妊娠;⑤子痫控制后 2 小时考虑终止妊娠。

终止妊娠的方式:①引产:适用于病情控制,宫颈条件较成熟者。对于未足月的重度子痫前期患者,可选择引产,且不影响低体重儿。可行人工破膜,羊水清者加缩宫素静脉滴注引产。第一产程保持安静、充分休息;缩短第二产程,会阴后一侧切、胎头吸引、低位产钳缩短产程;第三产程及时娩出胎盘胎膜,防止产后出血。一旦出现头痛、眼花、恶心、呕吐等症状,病情加重,立即剖宫产结束分娩。②剖宫产:产科指征,宫颈不成熟不能短期阴道分娩者;引产失败;胎盘功能减退,胎儿宫内窘迫。对于重度子痫前期和子痫孕妇应首选局部麻醉。已有研究表明:肺水肿,肾衰竭均与硬膜外麻醉无关,但出血倾向的凝血异常是局部麻醉的禁忌证。全身麻醉比局部麻醉的风险更大。

产后子痫多发生于产后 24 小时~10 天内,故产后不应放松子痫的预防,应继续使用硫酸镁,并监测血压和尿蛋白。血压≥160/110mmHg 的患者继续降压治疗。

3.子痫的处理 子痫是妊娠期高血压疾病最严重的阶段,是母儿死亡的最主要原因,应迅速干预。

(1)急救处理:子痫发作时需要药物镇静,控制抽搐,纠正缺氧和酸中毒,控制血压,抽搐控制后终止妊娠。

1)控制抽搐:静脉或肌注硫酸镁控制抽搐和防止病情反复非常重要。具体方法为:

①25% 硫酸镁 20ml+25% 葡萄糖溶液 20ml 缓慢静注或快速静脉点滴(5~10 分钟用完),继之以 2g/h 静脉滴注,维持血药浓度,同时有效镇静,控制抽搐;

②20% 甘露醇 250ml 快速静脉滴注降低颅压。

2)孕妇舒张压≥105~110mmHg 应该给予降血压药。

3)纠正缺氧和酸中毒:间断吸氧,适当 4% 碳酸氢钠纠正酸中毒。

4)终止妊娠:子痫发作时常出现胎儿心动过缓,应及时分娩。通常为抽搐控制后2h考虑终止妊娠。子痫患者治疗后能缓解,故患者病情平稳后,可根据孕周,胎儿情况和骨盆测量结果等确定分娩方式,并不一定选择剖宫产。对早发性高血压治疗效果较好者,可适当延长孕周,但须严密监护孕妇和胎儿。

(2)护理:患者应安置于单人暗室,保持室内空气流通,保持环境安静,避免声、光刺激;一切治疗与护理操作尽量轻柔,相对集中,避免干扰。严密监测血压、脉搏、呼吸、体温、神志及尿量(留置导尿管),记录液体出入量。吸氧,防止窒息;防止坠地受伤,加用床档,专人护理;若有义齿应取出,并于上下臼齿之间放置一缠以纱布的压舌板,以防咬伤唇舌。

(3)密切观察病情变化:及早发现心力衰竭、脑出血、肺水肿、HELLP综合征、肾功能衰竭、DIC等并发症,并积极处理。

附:HELLP综合征

HELLP综合征(hemolysis,elevated liver enzymes and low platelets syndrome,HELLP syndrome)是妊娠期高血压疾病的严重并发症,以溶血、肝酶升高及血小板减少为特点,常危及母儿生命。国内报道重度子痫前期患者HELLP综合征的发病率约为2.7%,国外为4%~16%,多见于经产妇及25岁以上者。重度子痫前期患者HELLP综合征的发生率为20%,且不良妊娠结局的风险增加,重要包括:胎盘早剥、肾脏衰竭、肝包膜下血肿、反复子痫前期、早产,甚至胎儿或孕妇死亡。

(一)病因与发病机制

主要病理改变与妊娠期高血压疾病相同,如血管痉挛、血管内皮损伤、血小板聚集与消耗、纤维蛋白沉积和终末器官缺血等,但发展为HELLP的启动机制不清。目前认为可能的机制如下:

1. 血管内皮损伤后,管腔内纤维蛋白沉积,血小板被激活,释放缩血管物质血栓素 A_2 (TXA_2)和内皮素(ET)导致血管收缩,内皮进一步损伤,血小板广泛凝聚,继发性消耗增加,表现出血小板减少。

2. 外周血红细胞通过内皮损伤的血管及纤维蛋白网沉淀物时,发生变形、破裂,导致微血管性溶血。

3. 血管内皮损伤,末梢血管痉挛,门静脉周围和(或)肝实质局灶性肝细胞坏死、出血和玻璃样物质沉积,肝窦内大片纤维样物质沉积导致包囊下或肝实质内出血、肝酶升高和肝区疼痛,偶致肝包膜破裂。

4. HELLP的发生还可能与自身免疫机制有关。研究表明,血中补体被激活(过敏毒素、C3a、C5a及终末C5b-9补体复合物水平升高),刺激巨噬细胞、白细胞、血小板合成血管活性物质,造成血管痉挛收缩,内皮细胞损伤,又促使血小板凝聚、消耗,最终导致血小板减少、溶血和肝酶水平升高。

(二)临床表现

常见主诉为右上腹或上腹部疼痛、恶心、呕吐、全身不适等非特异性症状,少数可有轻度黄疸,查体可发现右上腹或上腹肌紧张,体重显著增加、水肿。如凝血功能障碍严重可出现血尿、消化道出血。

多数患者有重度子痫前期的基本特征,如右上腹或上腹肌紧张,体重显著增加、水肿。如

DIC可出现血尿、消化道出血。约20%患者有血压正常或轻度升高,15%孕妇可既无高血压也无明显的蛋白尿。本病可发生于妊娠中期至产后数日的任何时间,70%以上发生于产前,产后发生HELLP综合征伴肾功能衰竭和肺水肿危险性更大。

(三)对母儿的影响

1. 对孕产妇的影响　可并发肺水肿、胎盘早剥、体腔积液、产后出血、DIC、肾功能衰竭、肝破裂等,剖宫产率高,死亡率明显增高。

2. 对胎儿的影响　胎盘供血、供氧不足,胎盘功能减退,导致胎儿生长受限、胎儿宫内窘迫、死胎、死产、早产。

(四)诊断

本病表现多为非特异性症状,诊断的关键是对有右上腹或上腹部疼痛、恶心、呕吐、全身不适的妊娠期高血压疾病患者保持高度警惕,通过实验室检查确诊。

1. 血管内溶血　血红蛋白60~90g/L,外周血涂片见裂片红细胞、球形红细胞;血清总胆红素>20.5μmol/L,以间接胆红素为主,HCT<0.30,网织红细胞>0.015,血尿。

2. 肝酶升高　乳酸脱氢酶升高出现最早。

3. 血小板减少　血小板100×10⁹/L。根据血小板减少程度将HELLP综合征分3级:Ⅰ级,血小板<50×10⁹/L;Ⅱ级,血小板>50×10⁹/L,<100×10⁹/L;Ⅲ级,血小板>100×10⁹/L,<150×10⁹/L。

血小板计数与乳酸脱氢酶水平与该病的严重程度关系密切。

(五)鉴别诊断

HELLP综合征应与重度子痫前期、子痫、溶血性尿毒性综合征、血小板减少性紫癜、妊娠期急性脂肪肝相鉴别。

(六)治疗

目前尚没有大样本的临床研究比较HELLP综合征的保守和积极处理的差别。

1. 积极治疗妊娠期高血压疾病　以解痉、镇静、降压及合理扩容、必要时利尿为治疗原则。

2. 肾上腺皮质激素　应用皮质激素使血小板计数、乳酸脱氢酶、肝功能等各项参数改善,尿量增加,平均动脉压下降,并可促使胎肺成熟,孕期予地塞米松10mg,静脉滴注,每12小时一次,产后继续使用,以免血小板再次减少,肝功恶化、少尿等危险出现。

3. 控制出血、输注血小板　血小板>400×10⁹/L时不易出血,<200×10⁹/L或有出血时输注浓缩血小板、新鲜冻干血浆,但预防性输注血小板并不能防止产后出血。

4. 血浆析出疗法　用新鲜血浆置换患者血浆,去除毒素、免疫复合物、血小板凝聚抑制因子的危害,降低血液黏稠度,补充缺乏的血浆因子等。可用于产后持续性HELLP。但其治疗效果尚不明确。

5. 产科处理

(1)终止妊娠的时机:

1)孕龄≥32周或胎肺成熟、胎儿宫内窘迫、先兆肝破裂及病情恶化者立即终止妊娠;

2)病情稳定,孕龄<32周、胎肺不成熟及胎儿情况良好者,予对症处理,延长孕周,通常在期待治疗4日内终止妊娠。

但是,由于本病的严重性,任何孕周的HELLP综合征孕妇终止妊娠都是合理的。

（2）分娩方式：HELLP 不是剖宫产指征，分娩方式依产科因素而定。

（3）麻醉选择：因血小板减少，有局部出血危险，故阴部阻滞和硬膜外麻醉禁忌，如无凝血功能障碍和进行性血小板计数下降首选区域麻醉，阴道分娩采用局部浸润麻醉，剖宫产采用局部浸润麻醉或全身麻醉。

（徐括琴）

第八节　产前出血

在妊娠 20 周后，胎儿娩出之前，有明显的阴道出血时称为产前出血（antepartum hemorrhage）。产前出血的病因包括前置胎盘、胎盘早剥、先兆早产、宫颈病变（息肉、糜烂、癌）或下生殖道炎症、溃疡、静脉曲张、创伤等，帆状胎盘血管前置破裂、胎盘边缘血窦破裂为较罕见的原因。而前置胎盘和胎盘早剥不但是产前出血的主要原因，同时也是妊娠期严重的并发症，如处理不当则直接危及母儿的生命安全。

一、前置胎盘

（一）定义

正常的胎盘附着位置应在子宫体部的前、后、侧壁。当胎盘附着在子宫下段或覆盖于子宫颈内口处，胎盘的位置低于胎儿的先露部时，称前置胎盘（placenta previa）。是产前出血最常见的原因之一，是妊娠期危及母儿生命的严重并发症，也是导致孕产妇及围生儿死亡的主要原因之一。若前置胎盘患者既往有剖宫产手术史，且胎盘位于前壁，因其合并胎盘植入的发生率较高，称为凶险型前置胎盘，易发生威胁产妇生命的大出血。

前置胎盘的发病率国外报告为 0.3%～0.9%，国内报告为 0.24%～1.57%。

（二）病因

发病原因还不十分清楚，可能与以下原因有关。

1.子宫内膜损伤　子宫内膜损伤或瘢痕（如穿透肌层的子宫肌瘤剔除史、子宫成形术后、剖宫产史、产褥感染史、多胎经产史、多次流产刮宫史、子宫内膜炎等）导致子宫内膜发育不良，影响子宫蜕膜血管生长，造成血液供应不足，当受精卵植入时，为摄取足够的营养而扩大胎盘的面积，使其伸展到子宫下段。

2.胎盘面积大或胎盘形状异常　当胎盘面积过大（巨大儿或多胎）或副胎盘（accessory placenta）时，胎盘虽主要附着在子宫体部，但过大的面积或副胎盘可延伸至子宫下段。

3.受精卵发育迟缓　当受精卵到达宫腔，其分化与子宫内膜不同步而继续下移植入在子宫下段。

4.宫腔形态异常　子宫畸形或子宫肌瘤等原因使宫腔的形态改变致胎盘附着在子宫下段。

5.其他　吸烟、吸毒可引起胎盘的血流减少，缺氧使胎盘代偿性增大，从而增加胎盘前置的危险性。

（三）分类

分为四种类型（图 2—9—6）。

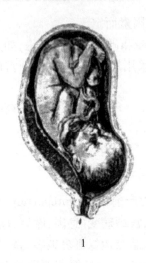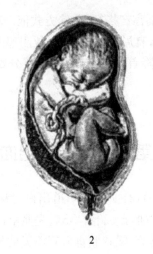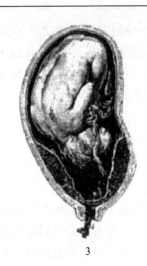

图 2-9-6　前置胎盘的类型

1.完全(中央)性前置胎盘(total placenta previa)　宫颈内口完全被胎盘组织所覆盖。

2.部分性前置胎盘(partial placenta previa)　宫颈内口部分被胎盘组织所覆盖。

3.边缘性前置胎盘(marginal placenta previa)　胎盘的边缘附着在宫颈内口的边缘。

4.低置胎盘(low-lying placenta)　胎盘附着在子宫下段,其下缘接近宫颈内口(一般<7cm)。

胎盘边缘与宫颈内口的关系,目前均以处理前最后一次检查时的状况而定。

(四)临床表现

1.症状　妊娠晚期或临产时出现无诱因的无痛性、反复性阴道出血,是前置胎盘的主要症状。由于妊娠晚期或临产后,子宫下段逐渐伸展,而附着于子宫下段或宫颈内口的胎盘不能相应地伸展,导致前置部分的胎盘自其附着处出现不同程度的剥离,使血窦破裂,引起出血。出血常在无任何刺激时发生,也可以在盆腔检查、性交或临产后发生。初次出血一般血量不多,剥离面的血液凝固后,出血可停止。但随着子宫下段的不断伸展,出血可以反复发生,并且出血量可越来越多。当严重出血时,可发生休克。"醒来躺在血泊中"是对前置胎盘严重出血特点及凶险性的经典描述。

出血发生的时间及严重程度与胎盘的类型有关。

(1)边缘性前置胎盘:有宫缩时引起出血,初次出血常发生较晚,多在 37～40 周临产时或临产后,量也较少。

(2)部分性前置胎盘:常有无痛性出血,出血时间及血量介于边缘性前置胎盘和中央性前置胎盘之间。

(3)完全(中央)性前置胎盘:初次出血时间常较早,量较少,在妊娠 28 周左右,个别病例可发生在妊娠 20 周。出血常呈反复、多次,甚至一次大量出血而导致休克。

边缘性或部分性前置胎盘如在破膜后胎先露迅速下降可直接压迫前置部位的胎盘,使出血停止。

2.体征　患者由于失血量的不同,临床表现的贫血程度不同。出血少,生命体征无变化;反复出血者可表现贫血貌;急性大量的出血,可使患者陷入休克状态。胎儿情况与出血多少有密切关系,失血过多时,可出现胎儿窘迫或胎死宫内。

腹部检查子宫大小符合孕周,子宫体软,无压痛,胎位清楚,胎先露高浮,约有15%伴有胎位异常,臀位多见。如已临产,宫缩规律,弛缓好。出血少时胎心正常,出血多时胎心可消失。当胎盘附着在子宫前壁下段时,耻骨上可听到胎盘血管血流杂音。

(五)诊断

1.根据病史及临床表现均可考虑前置胎盘可能性。

2.阴道检查 现已不主张采用。只有在近预产期出血不多时,要立即终止妊娠前,需要除外其他出血原因或明确诊断以决定分娩方式时方可考虑使用,操作一定要在有输液、输血及手术条件下进行。阴道检查时应避免触及宫颈口,沿穹窿可触及海绵样胎盘组织。

3.辅助诊断

(1)超声检查:超声是目前最安全、有效的首选诊断方法。可清楚显示胎盘和宫颈内口的关系。定位准确率在93%~97%,其操作简单,并可重复检查,应用已普及。超声在妊娠中期发现胎盘覆盖子宫颈内口时,如无症状,不宜过早诊断。随着妊娠周数的增加,子宫下段在逐渐地形成,可使影像上看似在子宫下段的胎盘随着子宫体上移。有近1/3在妊娠中期超声显示前置胎盘者到妊娠晚期胎盘可移行至正常位置,但中央性前置胎盘到晚期则改变很少。若无症状,可随诊至34周,再作诊断。当阴道有活动性出血,超声未明确显示前置胎盘时,临床上仍不能排除此诊断。

(2)产后检查胎盘及胎膜:阴道分娩者胎膜破口距胎盘边缘<7cm可诊断为边缘性前置胎盘。剖宫产时可在术中直接了解胎盘位置。

(六)鉴别诊断

前置胎盘出血主要应与胎盘早剥作鉴别。并要及时除外其他出血原因,如胎盘边缘血窦破裂、胎盘前置血管破裂、宫颈疾患等。以上情况经过病史、查体、B超及产后胎盘及胎膜的检查都可得到确诊。

(七)对母儿影响

1.产时、产后出血 胎儿娩出后由于子宫下段肌肉组织菲薄、收缩力差,胎盘剥离面的血窦不易被闭合而发生出血。

2.胎盘植入 占前置胎盘中的15%。由于胎盘绒毛植入子宫下段肌层,使胎盘剥离不全,而引发大出血。

3.产褥感染 胎盘的剥离面接近宫颈外口,细菌自阴道上行易侵入胎盘剥离面而引发感染;当出血多致母亲贫血时,体质虚弱也是感染原因之一。

4.早产率及围生儿死亡率高 由于大多数前置胎盘出血发生在妊娠中晚期而被迫终止,致早产率增加。早产儿的生命力差、并发症多,加之因出血致胎儿宫内缺氧,甚至宫内死亡等因素影响,使围生儿死亡率明显升高。

(八)预防

推广避孕措施,防止多次人流、引产,避免发生子宫内膜炎及宫内感染。加强孕期宣教,提高保健意识,对孕期出血的症状要加以重视,做到及早就诊、及早诊断及正确处理。

(九)治疗

1.期待疗法 在保证母亲安全的情况下,尽量延长孕龄,使胎儿能够达到或接近成熟,减少因早产而致围生儿死亡。患者一般情况好,阴道出血少,孕周不足36周,胎儿未成熟,应住院观察。出血期间要绝对卧床休息,采取侧卧位;严密观察阴道出血量及宫缩,腹部检查要轻柔,避免刺激,禁做肛查或阴道检查。需长期保留配血标本。纠正贫血,补充铁剂或输血。可应用镇静剂苯巴比妥、地西泮。必要时可给予宫缩抑制剂(如硫酸镁、β受体激动剂等)以防止宫缩所致出血。在期待治疗过程中,还要监测胎儿宫内状态,必要时给地塞米松促胎肺成熟,提高生后存活率。

2.终止妊娠　根据产妇情况对于临床上所有威胁生命的出血,分类已不重要,要以抢救母亲为主,及时终止妊娠,而剖宫产则为首要的分娩方式。

(1)阴道分娩:适用于边缘性前置胎盘,出血不多,宫口已开大者。可先行人工破膜利用胎头或胎臀的下降来压迫胎盘剥离面,以达到止血及促进宫缩的作用。若破膜后胎先露不下降,仍有活动出血或产程进展不顺利,则应改为剖宫产终止妊娠。

(2)剖宫产术:剖宫产能迅速结束分娩,并可在直视下止血,对母、儿相对安全。完全性前置胎盘必须以剖宫产结束分娩,部分性及边缘性前置胎盘如有活动出血,亦应行剖宫产终止妊娠。选择性剖宫产最理想的时间是妊娠37周。在术前应纠正贫血、备血,必要时输血纠正休克。术中尽量避开胎盘附着处,选择子宫下段切口尽快娩出胎儿,以减少出血。胎儿娩出后,子宫肌壁内注射宫缩剂,及时娩出胎盘,使子宫下段血窦尽快闭合,减少出血。若出血多可行"8"字缝扎血窦止血,有胎盘植入时可楔形切除局部病灶;热盐水纱垫热敷及按摩子宫;如仍出血,应结扎子宫动脉。若以上方法仍不能止血,为母亲的生命安全,应考虑行子宫全切术或子宫次全切除术(连同胎盘附着的出血部位一并切除)。产褥期继续纠正贫血,适当应用抗生素预防产褥感染。

二、胎盘早剥

(一)定义

正常位置的胎盘,在妊娠20周以后、胎儿娩出之前,从子宫壁部分或全部剥离称胎盘早剥(placental abruption)。是产科的一种严重的妊娠并发症,特点是发病急、危害大,对其诊断及处理的延误均可造成母婴的死亡。胎盘早剥也是导致产科凝血障碍的常见原因。胎盘早剥的发病率国内报道为0.46%～2.1%,国外报道为0.51%～2.33%,发病率的高低与产后检查胎盘时对于轻型早剥的及时诊断或漏诊有关。

(二)病因

胎盘早剥的发病机制尚未完全阐明,可能与下列因素有关。

1.血管病变　孕妇患妊娠期高血压疾病、慢性肾脏疾病及糖尿病等可导致全身血管病变的疾病者居多。当子宫底蜕膜螺旋小动脉发生痉挛或硬化时,即可引起远端毛细血管缺血坏死而导致破裂出血,当血液流到底蜕膜层形成血肿,即可引起胎盘与子宫壁的剥离。

2.机械因素　腹部直接受到外力的撞击,外倒转矫正胎位时手法粗暴,都可导致血管的破裂而发生胎盘早剥;在分娩过程中发生胎盘早剥多是由于脐带过短或脐带绕颈。

3.子宫内压力突然下降　羊水过多,胎膜破裂羊水流出过快时,或双胎分娩在第一个胎儿娩出后,子宫收缩均可使宫腔明显缩小而发生胎盘错位引起剥离。

4.子宫静脉压突然增高　妊娠晚期时由于子宫增大、重量增加,如果孕妇长时间处于仰卧位时可发生仰卧综合征。巨大子宫压迫下腔静脉,阻碍静脉血的回流,回心血量减少,血压下降,同时子宫静脉压突然升高并传导到绒毛间隙导致蜕膜静脉床淤血或破裂,而引起部分或全部的胎盘早剥。

5.有胎盘早剥史,再次妊娠时复发者约有 10%;胎盘早剥患者的亲姐妹怀孕发生早剥的风险是普通人的 2 倍。

6.其他 吸烟、营养不良、吸毒(如吸可卡因)与胎盘早剥有关。血栓栓塞性疾病患者风险增加。还有部分患者原因不明。

(三)类型及病理生理变化

胎盘早剥分为显性、隐性及混合性剥离三种类型(图 2—9—7)。

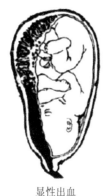 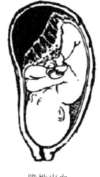 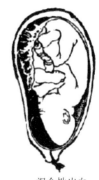

显性出血　　　　　　　　隐性出血　　　　　　　　混合性出血

图 2—9—7 胎盘早剥类型示意图

胎盘早剥的主要病理变化是由于底蜕膜血管破裂出血后形成血肿,血肿致胎盘自附着处剥离。胎盘剥离的严重程度与剥离面的大小及剥离部位的位置有关。

1.显性剥离(revealed abruption) 血液冲开胎盘边缘,并沿着胎膜与子宫壁之间自宫颈流出,失血程度与外出血量成正比。

2.隐性剥离(concealed abruption) 剥离面小,血液凝固,出血可自行停止,可无临床症状。如继续出血,血液在胎盘后形成血肿使剥离面逐渐扩大。当血肿不断增大,胎盘边缘仍然附着在子宫壁上,或胎膜与子宫壁未分离,或胎头固定于骨盆入口,均使胎盘后的血液不能外流而积聚在胎盘与子宫壁之间。此时子宫容积增大,宫底升高。失血程度与外出血量不成正比。

3.混合性出血(mixed hemorrhage) 胎盘后的血肿达到一定程度时,血液冲破了胎盘边缘,经宫颈管流出时则称混合性出血。

(四)临床表现

临床表现主要与胎盘剥离面积的大小及出血的严重程度有关。

1.轻型 以外出血为主(占胎盘早剥的 80%),胎盘剥离面<1/3 胎盘面积,且在胎盘的边缘。主要症状为阴道流血,最较多,色暗红,可有轻微的腹痛或无腹痛,无明显贫血征,如在分娩期则产程进展较快。腹部检查:子宫软,压痛不明显或局部有轻压痛,宫缩有间歇,子宫大小与孕周相符,胎位清楚,胎心正常或异常。分娩后检查胎盘时发现母面有血块压迹者占 35%。

2.重型 内出血为主(占胎盘早剥的 20%),胎盘剥离面>1/3 胎盘而积。多伴有严重的妊娠期并发症。主要症状为突然发生的持续性腹痛和(或)腰酸、腰痛,疼痛的程度与胎盘后积血的多少有关,积血越多,疼痛越重。严重时可出现恶心、呕吐、面色苍白、出汗、脉细数及血压下降等休克症状,皮肤可见出血点及牙龈出血。可无或少量阴道出血。当血液经羊膜渗入羊水中时,可致血性羊水,破膜时有血性羊水流出。贫血程度与失血量不成比例。腹部检查:子宫张力大,宫缩不迟缓或舒张不完全,严重者硬如板状,压痛明显。若胎盘附着在子宫后壁,压痛可不明显。随胎盘后血肿的增大,宫底也随之升高,子宫大于孕周。因子宫张力大,致胎位触不清。胎儿宫内缺氧严重,大部分胎儿在宫内死亡。

（五）辅助检查

1.超声检查　超声可协助诊断,诊断率为 20%～25%,图像显示胎盘与子宫壁间出现液性暗区,界限不清楚。若血肿较大时显示胎盘胎儿面向羊膜腔凸出。如血液流出未形成血肿时则无特异图像。因诊断率较低,所以一定要结合临床体征全面考虑,不能完全依赖超声检查,不可盲目排除胎盘早剥诊断。

2.实验室检查　常规检查有血、尿常规及凝血功能,主要了解贫血程度及凝血功能有无障碍。重型患者应进一步筛查 DIC,包括血浆鱼精蛋白副凝试验(3P 试验)、纤溶确诊试验(Fi试验即 FDP 免疫试验)、凝血酶时间及优球蛋白溶解时间等。还应做相关病因(疾病)的检查,如肾功能等。

（六）诊断

主要根据病史、临床症状及体征。轻型胎盘早剥的临床症状与体征不够典型,诊断常有一定困难,临床上需仔细的观察分析。重型胎盘早剥常具有典型症状与体征,临床诊断多无困难。超声检查主要在与前置胎盘的鉴别上更有意义。胎盘附着子宫体后壁的早剥,因腹痛可能以腰痛代替,腹部压痛也不很明显,极易被忽视,排除诊断时应特别谨慎。

（七）鉴别诊断

1.重型胎盘早剥主要与前置胎盘(无痛性出血、腹软、胎先露浮、超声图像示胎盘在子宫下段)及先兆子宫破裂(产程中腹痛剧烈、病理缩复环、血尿、下段压痛或有剖宫产及肌瘤剔除史)鉴别。

2.轻型胎盘早剥伴有稀疏宫缩者,易误诊为先兆早产或临产,在未明确诊断之前,要慎用宫缩抑制剂,防止掩盖病情。

（八）并发症

1.弥散性血管内凝血(DIC)　严重的胎盘早剥可导致凝血功能的障碍。剥离处胎盘绒毛和蜕膜释放大量组织凝血活酶进入母体循环,激活凝血系统导致 DIC,肺、肾等脏器的毛细血管内有微血栓形成造成脏器损害。随着促凝血因子不断进入母体,DIC 继续发展,激活纤维蛋白溶解系统,产生大量的纤维蛋白降解产物(FDP),引起继发性纤溶亢进。由于发生胎盘早剥后,使凝血因子大量消耗,并产生了高浓度的 FDP,最终导致凝血功能障碍。临床表现为皮下、黏膜或注射部位出血,侧切及腹部伤口渗血,阴道出血不凝或仅有较软的凝血块,有时可出现血尿、咯血、呕血和便血。

2.产后出血、失血性休克　在隐性出血时,血肿积聚在胎盘与子宫壁之间,由于胎盘后血肿的压力加大,使血液渗入子宫肌层,引起肌纤维的分离、断裂、变性,当血液浸及子宫肌层至浆膜层时,子宫表面呈紫蓝色的瘀斑,在胎盘附着处更明显,此种情况称子宫胎盘卒中(utero－placental apoplexy)。此时子宫肌纤维失去正常收缩功能导致产后出血。

3.急性肾衰竭　由胎盘早剥所致失血性休克及 DIC,可使肾血流量减少致双侧肾皮质及肾小管缺血坏死,表现为少尿、无尿及急性肾衰竭。

（九）预防

及时治疗妊娠期并发症。避免宫腔压力骤减,羊水过多需人工破膜时,应行高位破膜,使羊水缓慢流出。双胎分娩时,一个胎儿娩出后,腹部扶正第二胎胎位,听胎心,有活动出血时应立即娩出第二个胎儿。提倡侧卧位以减轻增大的妊娠子宫对下腔静脉的压迫,使静脉回流阻力降低。

（十）治疗

1.纠正休克　重型患者应立即开放静脉,及时配、输新鲜血,补充血容量,积极纠正休克。

2.终止妊娠　胎盘早剥一旦诊断,为抢救母亲及胎儿生命,应尽快终止妊娠,减少并发症的发生。分娩方式包括：

（1）阴道分娩：适合轻型或经产妇在宫口已开大,估计短时间内迅速结束分娩时。应先行人工破膜以减少子宫内张力,防止胎盘继续剥离及子宫胎盘卒中的发生。

（2）剖宫产：轻型初产妇胎儿可存活,但不具备短期内阴道分娩的条件；重型无论胎儿是否存活,均应立即剖宫产终止妊娠。剖宫产娩出胎儿、胎盘后,立即子宫肌壁注射缩宫剂。当出现子宫胎盘卒中致宫缩不良时,要按摩子宫、热盐水纱垫湿敷子宫,如仍无好转可"8"字缝合卒中部位的浆肌层,出血不凝时应考虑子宫动脉结扎或子宫切除术,同时补充凝血因子。

3.防止产后出血　分娩前配血备用,分娩时即开放静脉。胎儿娩出后及时应用宫缩剂,若出血控制不住,输血的同时准备子宫切除术。出现血不凝时,应按凝血功能障碍处理。

4.凝血功能障碍治疗　胎盘早剥持续时间越长,发生凝血功能障碍的概率越高,所以及时终止妊娠是减少 DIC 的重要手段。

（1）补充凝血因子：配、输新鲜血,冰冻血浆及纤维蛋白原。

（2）肝素：有较强的抗凝作用,适用于 DIC 的早期高凝阶段。DIC 后期应用只能加重出血,故应慎重使用。

（3）抗纤溶：DIC 由高凝阶段转入纤溶亢进阶段时,应使用抗纤溶的药物（6－氨基己酸 4～6g、氨甲环酸 0.25～0.5g 或氨甲苯酸 0.1～0.2g 溶于 5％葡萄糖液 100ml 内静脉滴注）。

5.预防急性肾衰竭　在治疗中,尿量的多少可直接反映血容量及肾功能状况。若血容量不足时,每小时尿量可少于 30ml,需及时给予补充；当可疑肾衰竭时,每小时尿量则少于 17ml 或表现为无尿,此时应静脉注射呋塞米（速尿）40mg,尿量仍不增加可重复使用,一般在 1～2 日内症状可好转。若在短期内尿量不增多,血尿素氮、肌酐、血钾增高,CO_2 结合力下降,提示肾功能已严重衰竭。如出现尿毒症应及时抢救孕妇的生命,进行血液透析。

三、胎盘植入

（一）定义

胎盘植入（placenta accreta）为胎盘异常牢固地黏附种植于子宫肌壁上的情况的总称。国外报道胎盘植入的发生率为每 2500 次分娩发生 1 例。而实际情况可能更高。近些年我国胎盘植入的发生率不断增加,而胎盘植入极易导致产时及产后大量出血,其结局多为子宫切除,使患者丧失生育能力,严重时会导致孕产妇死亡,是产科近些年来出现的十分凶险的一种并发症。胎盘植入一般分为三种类型：

1.粘连型（placenta accreta）　由于底蜕膜部分或全部缺失以及细胞滋养层和子宫蜕膜之间的纤维蛋白样沉积层－尼塔布赫层（Nitabuch layer）发育欠佳,导致胎盘绒毛黏附于子宫肌层。

2.植入型（placenta increta）　胎盘绒毛浸润子宫肌层。

3. 穿透型（placenta percreta）　胎盘绒毛穿透子宫肌层。

（二）危险因素

一般认为与既往接受剖宫产或刮宫手术，导致子宫下段蜕膜形成缺陷有关。包括：①前置胎盘；②剖宫产史；③刮宫手术史；④多次妊娠史；⑤高龄（大于 35 岁）。

（三）临床表现

在早孕期，异常的肌层浸润常表现为瘢痕妊娠。如果任其发展，瘢痕处的胎盘绒毛继续生长可导致临产前子宫破裂的发生。胎盘植入常引起产前出血，且往往是由于合并了前置胎盘。在某些病例，直到第三产程胎盘无法娩出手取胎盘时，发现胎盘与子宫肌壁之间无界限，才发现胎盘植入。

（四）诊断

结合病史、临床表现及彩色多普勒超声检查或磁共振检查，目前的诊断率很高。

彩色多普勒超声可发现胎盘边缘血流信号与子宫浆膜层或膀胱反折腹膜之间的宽度小于 1mm；胎盘内可见多个大小不一、形态不规则的液性暗区（血池）；严重者，与子宫相邻的膀胱浆膜层强回声带消失，可见不规则无回声结构突向膀胱；胎盘后方子宫肌层内弓状动脉血流中断或消失。

磁共振检查作为超声的一个有益补充，可协助诊断高度可疑病例。可发现膀胱内面膨隆，胎盘与肌层之间的低信号层发生局部缺失。

病理检查为金标准。显微镜下可见绒毛直接植入肌层。

（五）处理

1. 宜剖宫产终止妊娠　分娩时机选择：若无明显出血或其他产科指征，可待孕 35 周胎儿基本成熟后终止；否则应根据患者病情综合判定终止妊娠时机。

2. 术前充分评估病情　备血。请妇科、泌尿科医师会诊，做好子宫切除准备，必要时转至三级医院治疗。

3. 可术前行髂内动脉插管，于胎儿娩出后予球囊封堵髂内动脉以减少术野出血，必要时可行子宫动脉栓塞减少出血。

4. 术中具体处理措施取决于胎盘种植部位、肌层浸润深度和胎盘植入面积的大小。对于胎盘植入深、范围大的患者，最安全的方法为直接切除子宫，可明显减少出血量及孕产妇死亡率。对于出血少、植入浅、范围小的患者行保留生育功能的保守性手术，即保留植入部分胎盘，术后予化疗或子宫动脉栓塞；其缺点是常见阴道流血及感染，需长期超声或磁共振检查随访，部分患者最终因明道出血而行子宫全切术。

四、前置血管

（一）定义

附着在胎膜间的脐带血管横越子宫下段，在胎先露之前，跨过宫颈内口时称其为前置血管（vasa previa）。

（二）发生原因及危害

常发生于帆状胎盘（velamentous insertion of cord），即脐带附着在胎膜上，脐带血管通过羊膜与绒毛膜之间到达胎盘。当前置血管被胎儿的先露部压迫时，可引起胎儿脐带血循环的减少而发生胎儿宫内缺氧甚至死亡。胎膜自然破裂或人工破膜时如致血管破裂出血是胎儿死亡的主要原因。孕妇发生前置血管破裂出血的时间多在妊娠晚期,故常易与前置胎盘或胎盘早剥的出血相混淆。

（三）诊断

前置血管在胎盘娩出前作出诊断是较困难的,但临床符合以下情况时可提示为前置血管。

1.阴道检查时,通过已扩张的宫颈扪及搏动的索条状物。

2.彩色多普勒超声检查可探及宫颈内口处平行的或环状的血管样回声,其多普勒波形表现为典型的脐动脉样,其频率与胎心率一致。

3.胎膜破裂时发现阴道流血并伴有胎心率的改变,甚至消失。

4.在阴道血的涂片中可找到胎儿的有核红细胞或幼红细胞。

5.在阴道血的蛋白电泳中发现胎儿血红蛋白带。

（四）处理

若确定血管前置破裂,无论出血多少,只要胎儿仍存活,应立即剖宫产终止妊娠。

（赵玉娟）

第九节　产后出血

胎儿娩出后 24h 内失血量＞500ml,剖宫产时＞1000ml,称产后出血（postpartum hemorrhage）,主要发生在第三产程和产后 2h 内,发生率占分娩总数的 2％～6％,为分娩期严重并发症,在我国是构成孕产妇死亡的第一位原因,同时临床估计出血量较实际出血量低。轻度产后出血可致使产妇继发贫血,抵抗力降低,易发生产后感染;重度可导致失血性休克、死亡,而存活者可因垂体缺血坏死,致垂体功能低下,即席汉综合征（Sheehan's syndrome）,严重影响生活质量。

一、病因

产后出血最常见的四大原因为:子宫收缩乏力、胎盘因素、软产道裂伤、凝血功能障碍,以子宫收缩乏力最为常见,占产后出血的 70％～80％,随着人工流产或宫腔操作次数的增多,胎盘因素导致的产后出血比例有上升趋势,应引起重视。

（一）子宫收缩乏力（uterine atony）

产前或产后影响子宫收缩或缩复的原因,均可引起产后出血。

1.全身因素　孕妇患有急慢性全身性疾病,身体虚弱,贫血;产程中精神过度紧张,休息、摄入不足;产程延长,体力消耗过大;产程中应用过多镇静药或麻醉药。

2.子宫局部因素

（1）子宫发育异常:子宫先天发育不良、畸形子宫,如单角子宫、双子宫、残角子宫。

（2）子宫肌病变:妊娠高血压疾病、严重贫血致子宫肌水肿或缺血;胎盘早剥、子宫胎盘卒中;前置胎盘致产后子宫下段收缩不良;多产、子宫感染史致子宫肌纤维退行性变;子宫肌瘤剔除术后宫体部瘢痕。

（3）子宫过度膨胀:多胎妊娠、羊水过多、巨大胎儿等。

（4）子宫肿瘤:妊娠合并子宫肌瘤等。

（二）胎盘因素

由于胎盘未能及时娩出，致使子宫不能完全收缩，胎盘剥离面的血窦开放出血。根据胎盘剥离的情况，可分为：

1. 胎盘滞留（retained placenta）　由于子宫收缩乏力，完全剥离的胎盘滞留在子宫腔内。

2. 胎盘粘连（placenta accreta）　既往子宫内膜的损伤或炎症，导致胎盘部分或完全粘连在子宫壁，未能及时完整剥离。

3. 胎盘嵌顿（placenta incarceration）　常因第三产程处理不当，过早牵拉脐带、揉挤子宫，或宫缩剂使用不当，使已经剥离的胎盘嵌顿在子宫颈口。

4. 胎盘残留（remained placenta）　大部分胎盘娩出，部分胎盘小叶或副胎盘残留在子宫壁上。

5. 胎盘植入（placenta increta）　少见。多因子宫内膜的损伤或炎症，蜕膜的海绵层缺如或缺陷，胎盘绒毛部分或全部植入到子宫肌层，蜕膜层正常的裂缝线消失。

（三）软产道裂伤（genital tract injury）

常发生在急产、产程过快、巨大胎儿分娩或手术助产中。包括会阴、阴道、子宫颈，向上可延续到子宫下段，或在子宫旁阔韧带内形成血肿。

1. 会阴裂伤　会阴裂伤根据裂伤程度不同可分为会阴Ⅰ～Ⅲ度裂伤。修补止血不良，可导致产后出血。

2. 阴道裂伤　可位于阴道双侧侧壁或穹窿，隐匿性出血形成阴道壁血肿。

3. 宫颈裂伤　小裂伤可小于2cm，宫颈3点、9点处裂伤可上延至阴道穹窿或子宫下段，严重者形成阔韧带血肿或腹膜后血肿。

4. 血肿　阴道壁血肿、阔韧带血肿或腹膜后血肿。

（四）凝血功能障碍（coagulation disorders）

可分为两类：

1. 孕前或孕期合并有凝血功能障碍的疾病，如血液病、肝病等。

2. 孕期并发症致凝血功能障碍，如胎死宫内、稽留流产、胎盘早剥、重度子痫前期、羊水栓塞等。

凝血功能障碍的出血一旦发生，出血凶险。在产后大量出血后，常可继发消耗性的凝血功能障碍；在大量失血补充成分血和晶体时，凝血因子补充不足，也可出现稀释性凝血功能障碍，加重产后出血。

二、临床表现及诊断

产后出血的主要临床表现为：胎儿娩出后或胎盘娩出后大量出血，可出现休克、继发贫血。产后出血一旦发生，病因常不是单一的。根据出血的时间、出血的原因、病因间的相互关联进行诊断。

（一）子宫收缩乏力

1. 出血多发生在胎盘娩出后，出血特点可有三种：

（1）"快"：随胎盘娩出，突然大量的、流水样的出血，产妇迅速进入休克。

（2）"慢"：持续少量出血，常被忽视，达到一定量时，出现临床休克表现。

（3）"隐性"：潜在出血或子宫腔内的积血，常因膀胱充盈，宫底升高，影响子宫收缩，产妇出现早期休克表现;或在排尿时,突然排出大量血及血块,迅速进入休克。

2.休克表现　面色苍白、恶心、呕吐、出冷汗、烦躁不安、口渴、脉搏快(超过100次/分)、弱,血压下降(收缩压<100mmHg 或脉压≤20mmHg),呼吸加快。

3.查体　宫底升高,轮廓不清,子宫软、收缩弱,压挤子宫可有大量血及血块排出。

(二)胎盘因素

胎盘因素的产后出血,患者常有宫腔操作史,常伴有子宫收缩乏力。

出血发生在胎儿娩出后,首先徒手进宫腔探查,明确是胎盘嵌顿、胎盘滞留还是胎盘粘连、胎盘植入。胎盘粘连,可经手将胎盘自子宫壁完全剥离。胎盘植入时,手探不到胎盘与子宫壁的界限,胎盘与子宫壁融为一体,无法进行剥离。出血发生在胎盘娩出后,应认真、仔细检查胎盘是否完整,有无胎盘小叶的缺损,胎盘边缘有无断裂的血管,以明确是否有胎盘小叶或副胎盘的残留。

(三)软产道裂伤

出血发生在胎儿娩出后,血呈鲜红色,持续不断地流出,有血凝块。在娩出胎盘,排除胎盘因素后,认真检查软产道,进行诊断。

1.会阴阴道的裂伤　多发生在阴道的两侧,根据裂伤的深浅分为:Ⅰ度裂伤,会阴皮肤、黏膜的裂伤;Ⅱ度裂伤,会阴皮肤、黏膜及肌层(肛提肌或会阴深、浅横肌)的裂伤;Ⅲ度裂伤,涉及肛门括约肌的断裂;Ⅳ度裂伤,在Ⅲ度裂伤基础上,伴有直肠黏膜的裂伤。

2.子宫颈裂伤　多发生在产妇用力过早、过猛或急产中;阴道助产手术也是高危因素。裂伤多发生在子宫颈两侧,充分暴露,认真检查,发现宫颈裂伤并伴有活动性出血,可以明确诊断。

3.子宫下段裂伤(子宫破裂)　少见。

4.血肿　产后未见活动性阴道出血,但患者有休克表现,面色苍白、表情淡漠、血压下降。阴道血肿患者主诉阴道疼痛,或肛门坠胀、有排便感。肛查或阴道检查可在阴道侧壁触及肿块。血肿也可自阴道向上蔓延,形成阔韧带或腹膜后血肿,确诊需行超声或 CT 等影像学检查。

(四)凝血功能障碍

1.孕前合并有凝血功能障碍性疾病或孕期并发症有导致凝血功能障碍的可能,临床有出血倾向,或有肝病相关表现。

2.分娩时,临床化验血小板、纤维蛋白原、部分凝血活酶时间、凝血酶原、纤维蛋白分解产物(D-二聚体或 FDP),出现异常。

3.胎盘娩出后出血,伤口渗血,并伴有血不凝。

三、治疗原则

针对出血原因止血、补充血容量以纠正休克,防治感染。根据出血的速度及出血量,尽快开放静脉通道,快速补充血容量,先晶体后胶体或成分血或全血并监测脉搏及血压,应用休克指数估计出血量,防治休克。

(一)止血措施

1.子宫收缩乏力

(1)有效按摩子宫:为最为简单有效的止血方法。可经腹单手法按摩子宫;也可用双手法,经腹经阴道联合持续有效地按摩挤压子宫前后壁(图2-9-8)。

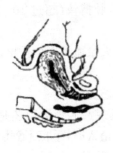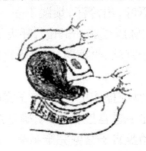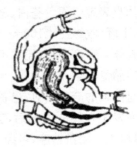

图2-9-8 按摩子宫方法

(2)子宫收缩剂的应用

1)缩宫素:10U肌内注射或子宫肌层直接注射或宫颈注射或小壶内注入或稀释后静脉缓慢推注,而后10~20U加入500~1000ml晶体液静脉滴注。

2)麦角新碱:0.2mg稀释后静脉或直接肌内注射或经腹子宫体部注射。可促进子宫体和子宫下段的收缩。心脏病、高血压、严重贫血者禁用。

3)长效缩宫素-卡贝缩宫素(carbetocin),是一种合成的具有激动剂性质的长效催产素九肽类似物,临床和药理特性与天然产生的催产素类似。对催产素过敏、有血管疾病者禁用。

4)前列腺素制剂:常用的有卡前列素氨丁三醇(hemabate,15-甲基PGF_{2a})、米索前列醇(PGE_1)(misoprostol),卡前列甲酯(PGF_{2a}),注意哮喘和心脏病产妇禁用。

(3)宫腔填塞法

1)宫腔纱布填塞法:应用4层纱布做成(4~8cm)×3m的纱条,甲硝唑或碘伏浸透拧干后填满子宫腔一直到阴道上段,保留24~36h取出。可以作为减少子宫出血、保留子宫、为转院或介入治疗赢得时间的一种有效止血方法。

2)宫腔水囊填塞法:阴道分娩产后出血应用水囊填塞更方便。应用特制的水囊或用尿管和双层避孕套做成的水囊,消毒后放入宫腔,注入生理盐水填充宫腔,阴道内填塞无菌纱布,24~48h后取出,并预防性使用抗生素。

(4)手术止血

1)B-lynch缝合术或称背带式子宫缝合术,多适用于剖宫产术中子宫收缩乏力性子宫出血。

2)结扎(栓塞)血管:剖宫产术中依次结扎子宫动脉上行支、下行支以及卵巢动脉子宫支,或采用放射介入技术经股动脉行双侧子宫动脉栓塞或双侧髂内动脉栓塞术,可以明显减少出血并保留子宫。

3)子宫全/次全切除术,适用于出血凶猛、应用各种止血方法仍无效,已经危及产妇生命时,应果断行子宫全/次全切除术。

2.胎盘因素

(1)胎盘滞留:在胎儿娩出后阴道出血,应先助娩胎盘,排除胎盘因素。在判断胎盘已经剥离,滞留在宫内时,则牵引脐带,耻骨联合上方上推子宫,协助娩出胎盘。经处理,胎盘仍未娩出,应徒手进宫腔探查,明确诊断并行处理。

(2)胎盘嵌顿:静脉缓慢推注地西泮(安定)10mg,或阿托品0.5~1mg宫颈注射,或行全身麻醉,解除宫颈痉挛,取出胎盘。

（3）胎盘粘连：行人工剥离胎盘术，将部分或全部粘连在宫壁的胎盘剥离娩出，并认真检查完整情况。

（4）胎盘残留：应徒手进子宫腔剥离残留的胎盘组织，必要时卵圆钳钳夹或大刮勺清宫，有条件可在 B 超引导下进行。

3. 软产道损伤　及时准确缝合或修补裂伤，达到有效止血的目的。

（1）子宫下段裂伤或宫颈裂伤延及到子宫下段时，应开腹探查，进行修补缝合处理（见子宫破裂处理）。

（2）宫颈裂伤：在宫颈任何部位出现＞1cm 的裂伤、伴有活动性出血，应予缝合。缝合时应超越裂伤顶端 0.5～1cm，子宫颈外口留有 0.5cm，防止子宫颈外口狭窄。

（3）阴道裂伤：缝合时应超越裂伤顶端 0.5～1cm；缝合黏膜下组织以防止留有死腔，但又要避免穿透直肠。

（4）会阴裂伤：逐层缝合肌层、黏膜和会阴皮肤，缝合后应常规行直肠检查。

（5）软产道血肿：清创引流血肿、缝合，酌情放置引流条。

4. 凝血功能障碍出血的止血方法

（1）解除病因：如因死胎、胎盘早剥、妊娠高血压疾病等致凝血功能障碍，应尽快结束妊娠。

（2）补充凝血因子：可以输入血小板、纤维蛋白原、凝血酶原复合物、冰冻干血浆或新鲜血浆、冷沉淀等，补充缺乏的凝血物质，改善凝血功能。

（二）抗休克

补充血容量，纠正休克。

1. 失血量的估计　尽量准确测量出血量，目测估计法常常是实际出血量的 48%。应用生命体征的监测和实验室血象的变化，可以为我们诊断产后出血提供一个客观依据。正确估计出血量对于产后出血抢救十分重要。

（1）休克指数（脉搏/收缩压，SI）：正常＜0.5；如＞0.5 但＜1，失血量＜20%（500～750ml）；＝1，失血量 20%～30%（1000～1500ml）；＞1，失血量 30%～50%（1500～2500ml 以上）。

（2）Hb 每下降 10g/L，失血 400～500ml。

（3）红细胞下降 1000×10^9/L，Hb 至少下降＞30g/L。

2. 补充血容量　以先晶体液后胶体液或血、先快后慢的原则补充血容量。

四、预防

产后出血可以发生在无任何危险因素的产妇中，对每一次分娩，均应做好预防工作。一旦发生，应做到及早诊断、及早治疗，快速补足血容量，降低严重出血的罹患率及死亡率。

（一）孕期保健

1. 做好健康教育，减少人工流产次数，严格掌握初产妇的剖宫产指征。

2. 孕期及时发现、积极治疗贫血、积极治疗妊娠合并症。

3. 科学孕期营养，控制孕期体重增长，降低巨大儿发生率。

4. 对产后出血高危孕妇，应到有血源条件的医疗机构住院分娩。

（二）产时

1. 及时发现、处理异常产程,防止产程过长。

2. 掌握缩宫素点滴催产适应证,避免产程过快和急产。

3. 孕期血液病、肝病患者根据其缺乏情况提前准备血小板、新鲜冰冻血浆、凝血因子,在产时或术中输注。

4. 第二产程至少开通一条静脉,胎儿前肩娩出时静脉注射缩宫素 10～20U。

5. 积极处理第三产程,胎儿娩出,清理呼吸道黏液 45～90s 后,再钳夹脐带;有控制地、以持续的张力(约 1kg 力)、轻柔地牵拉脐带,另一只手置于耻骨联合上方按压子宫下段,并上推宫体部(可以预防子宫内翻),促进胎盘的剥离;此时如果出血多或 30min 仍不能娩出胎盘时,应行人工剥离胎盘术,后行单手或双手持续按摩子宫,预防产后出血。产后仔细检查胎盘及软产道,认真、及时、准确缝合伤口。

(三)产后第四产程(产后 2h)

在产房观察 2h,准确测量阴道出血量,监测生命体征,观察子宫收缩、膀胱充盈情况,及时排空膀胱,及早诊断、及早鉴别出血原因,积极处理。

(王慧)

第十节　胎儿窘迫

一、概论

胎儿窘迫(fetal distress)传统定义为胎儿在子宫内因缺氧、酸中毒危及其健康和生命的状态,严重者可遗留神经系统后遗症或发生胎死宫内。孕期发生的胎儿窘迫多为慢性缺氧,常因妊娠合并症和(或)并发症所致胎盘功能不全引起。产时发生的胎儿窘迫多为急性缺氧,如脐带意外等,也可在慢性缺氧的基础上因宫缩发生急性缺氧导致酸中毒。本病是目前国内剖宫产的首位原因,也是围产儿死亡、新生儿患病的重要原因。由于本病的定义模糊,诊断常受主观判断影响,因此过度诊断比较普遍;也有因不能及时识别窘迫征象导致不良结局。

2005 年美国妇产科医师协会(ACOG)就目前广泛使用"胎儿窘迫"作为产前、产时诊断术语发表了其观点,重申了"胎儿窘迫"一词的不准确性及非特异性,认为即使在高危人群中,其阳性预测值也不高,而且往往将出生时 Apgar 评分或脐血血气分析结果均正常的新生儿也诊断为胎儿窘迫。因此建议产科、新生儿科医师最好使用"胎儿状况不良(nonreassuring fetal status)"一词代替"胎儿窘迫",并描述其不良表现为反复出现胎心变异减速、胎儿心动过速或心动过缓、晚期减速、低生物物理评分。目前诊断胎儿该类情况的术语尚未统一,多数文献仍在使用"胎儿窘迫"这一概念,故本章节沿用此术语。

胎儿窘迫的基本病理是缺血缺氧引起的一系列变化。母体血氧量含量不足,母胎间血氧运输及交换障碍、胎儿自身因素异常均可导致胎儿宫内缺氧。缺氧早期,二氧化碳蓄积及呼吸性酸中毒使交感神经兴奋,肾上腺儿茶酚胺及肾上腺素分泌增多,致血压升高、胎心率加快。进一步缺氧转为迷走神经兴奋,心功能失代偿,心率由快变慢。无氧糖酵解增加,丙酮酸及乳酸堆积,胎儿 PH 下降,出现混合性酸中毒。缺氧使肠蠕动亢进,肛门括约肌松弛,胎粪排出污染羊水,呼吸运动加深,羊水吸入,出生后可出现新生儿吸入性肺炎。缺氧使肾血管收缩,血流量减少,胎尿形成减少而致羊水量减少。妊娠期慢性缺氧使胎儿生长受限,分娩期急性缺氧可导致缺血缺氧性脑病及脑瘫等终生残疾。

二、诊断方法

胎儿窘迫发生的原因不同、发展阶段不同，表现亦有不同。临床上缺少直接并且连续了解胎儿宫内状况的监测手段，如何在不同阶段利用不同监测手段仍是目前迫切需要解决的课题。国际疾病编码分类第 9 版，临床修订码中胎儿窘迫的诊断基于胎儿代谢性酸中毒，排除了胎心率异常或节律异常、胎儿心动过速、胎儿心动过缓以及羊水胎粪污染。根据胎儿窘迫的定义，即时胎儿动脉血血气分析及 pH 测定是诊断胎儿窘迫的金标准，但是胎儿动脉血进行血气分析、pH 测定及血生化指标的检查为有创性检查，技术较为复杂，仅反映检查当时的胎儿状况，并且无法用于产前患者，多数医疗中心未开展此项技术。

目前临床诊断胎儿窘迫的常用指标包括：胎动计数、羊水量及性状、电子胎儿监护、胎儿生物物理评分、脐动脉血流测定等。这些指标并非胎儿窘迫的特异性指标，各项指标均有其诊断价值，亦有其局限性。

（一）胎动计数

胎动是胎儿存活的良好标志，孕妇于妊娠 16～20 周开始自觉胎动，随着孕龄增加胎动逐渐变强，次数增多。妊娠 29～38 周到达高峰，分娩前 2 周胎头入盆胎动减少。胎儿窘迫初期表现为胎动过频，继而转弱、次数减少，最终消失。监测胎动可预测胎儿安危。胎动计数方法国内多采用每日 3 次，每次计数 1 小时，每小时胎动不小于 3 次，或每 2 小时胎动不小于 6 次。胎动是一种主观感受，会受孕妇敏感程度、工作性质、羊水量、腹壁厚度、胎盘位置、药物、胎儿活动量以及孕妇是否认真对待等因素影响，个体差异较大。有研究报道，孕妇主观感受的胎动与仪器检测的记录比较，仅有 80% 相符。近年来有学者提出胎动的规律及方式比胎动次数更有意义。尽管如此，胎动计数仍是一种简便的方法。

（二）羊水粪染

正常羊水是无色或白色半透明液体。胎粪是胎儿的肠道分泌物、胆汁、咽下羊水中胎毛、胎脂及脱落的皮肤上皮细胞的混合物，呈墨绿色。胎粪的出现不一定是病理情况，有时生理性蠕动或偶尔脐带受压也可使胎粪出现，另外还有相当一部分病例不能找到明确的病因。因此不能仅凭羊水粪染即诊断胎儿窘迫，还应考虑孕妇临床高危因素和其他监测结果综合分析，如果胎心监护正常，不需要进行特殊处理；如果胎心监护异常，存在胎儿宫内缺氧，则易引起胎粪吸入综合征，造成胎儿不良结局。

（三）电子胎儿监护

电子胎儿监护（electronic fetal monitoring，EFM）也称胎心宫缩描记图（cardiotocography，CTG），是指应用胎心率电子监护仪将胎心率曲线与宫缩压力波形、胎动时胎心率变化记录供临床分析的图形，是正确评估胎儿宫内状况的主要检测手段。包括无应激试验（non－stress test，NST）及宫缩应激试验（contraction stress test，CST）。CST 包括临产后自然宫缩所做的 CST 及运用缩宫素诱发宫缩的缩宫素激惹试验（oxytocin challenge test，OCT）。NST 用于产前监护，CST 用于产时监护，OCT 可用于产前监护评价胎盘功能。目前我国尚缺乏统一的相关指南及行业规范，其结果判定多参考国外相关指南。

1.无应激试验（non－stress test，NST）　NST 是指在缺乏规律宫缩的情况下，记录胎心率的变化及其与胎动后的关系并进行分析，以了解胎儿宫内状况。通常 NST 多用于孕 34 周以上胎儿,但对孕28周及以上的高危妊娠也可行 NST 了解胎儿宫内状况。对于正常妊娠,每周行一次 NST 即可,但是对于高危妊娠目前尚无统一标准,可酌情增加监护频率。根据2007年加拿大妇产科医师协会(SOGC)指南将 NST 分为正常、不典型及异常三类,其分类、结果判读、处理原则见表2—9—4:

表2—9—4　NST 的分类、结果判读、处理原则(SOGC,2007)

参数	正常 NST(先前的"有反应型")	不典型 NST(先前的"无反应型")	异常 NST(先前的"无反应型")
基线	110~160 次/分	• 100~110 次/分 • >160 次/分<30 分 • 基线上升	• 胎心过缓<100 次/分 • 胎心过速>160 次/分超过 30 分钟 • 基线不确定
变异	• 6~25 次/分(中等变异) • ≤5 次/分(无变异及最小变异)小于 40 分钟	• ≤5 次/分(无变异及最小变异)持续 40~80 分钟	• ≤5 次/分>80 分钟 • ≥25 次/分>10 分钟 • 正弦型
减速	• 无减速或者偶发变异减速持续小于 30 秒	变异减速持续 30~60 秒	• 变异减速持续时间超过 60 秒 • 晚期减速
加速(足月胎儿)	40 分钟内出现两次或者两次以上加速超过 15 次/分,持续 15 秒	40~80 分钟内仅有两次以下加速超过 15 次/分,持续 15 秒	• 大于 80 分钟出现两次以下加速超过 15 次/分,持续 15 秒
小于孕 32 周的胎儿	40 分钟内出现两次或者两次以上加速超过 10 次/分,持续 10 秒	40~80 分钟内仅有两次以下加速超过 10 次/分,持续 10 秒	大于 80 分钟出现两次以下加速超过 10 次/分,持续 10 秒
处理	观察或者进一步评估	需要进一步评估	采取行动: • 全面评估胎儿状况 • BPP 评分 • 及时终止妊娠

2.宫缩应激试验(contraction stress test,CST)

CST 是通过分析规律宫缩时胎心率的变化,评价胎盘功能及胎儿的储备能力。按照2009年 ACOG 指南,将 CST 结果分为三类:

(1)第一类胎监:满足下列条件:胎心率基线 110~160 次/分;基线变异为中等变异;没有晚期减速及变异减速;存在或者缺乏早期减速;存在或者缺乏加速。此类胎监结果提示观察时胎儿酸碱平衡正常,可常规监护,不需采取特殊措施。

(2)第二类胎监:在临床上包括一大类,除了第一类和第三类胎监的其他情况均划为第二类。该类胎监结果尚不能说明存在胎儿酸碱平衡紊乱,但是应该综合考虑临床情况、持续胎儿监护、采取其他评估方法来判定胎儿有无缺氧,可能需要宫内复苏措施来改善胎儿状况。

(3)第三类胎监:包括有两种情况:第一种情况是胎心率基线无变异并且存在下面任何一种情况:复发性晚期减速、复发性变异减速或胎心过缓;第二种情况是正弦波型。第三类胎监提示在观察时胎儿存在酸碱平衡失调即胎儿缺氧,应立即采取宫内复苏措施,如果这些措施均不奏效,应该紧急终止妊娠。

电子胎儿监护假阳性率高、增加了不必要的干预,导致了阴道助产及剖宫产率的增加、此外电子胎儿监护存在人工判读的个体间及个体内误差。因此多数专家认为单凭电子胎儿监护出现的某些异常图形作为胎儿窘迫的诊断是不恰当的。

（四）胎儿生物物理评分（biophysical profile，BPP）

BPP 最早在 1980 年由 Manning 提出，是在 30 分钟内对胎儿呼吸运动、胎动、肌张力、羊水量做出评价的监护手段，结合 NST 共 5 项指标，每项满分为 2 分，共 10 分，如评分≤4 分提示胎儿窘迫，6 分为胎儿可疑缺氧。BPP 目的在于发现胎儿在宫内可能发生不良结局的风险，以决定是否需要进一步评价、引产或行急诊剖宫产以挽救胎儿生命。BPP 将电子胎儿监护和 B 超监测下的 4 项胎儿生物物理特点结合起来评价，可以降低由单纯电子胎儿监护评价所致的较高的假阳性率。因 BPP 评价所需时间相对较长，随后提出了改良 BPP（modified BPP，MBPP），只进行电子胎儿监护及超声羊水量测定，如 NST 正常，羊水指数＞5cm，可视为正常。目前认为 MBPP 可用于初步筛查，如有异常，再做 BBP。

（五）脐动脉多普勒血流测定

正常妊娠时随着孕龄的增加，子宫胎盘血流随之增加，三级绒毛及其中的细小动脉数目逐渐增多，致使胎盘血管阻抗逐渐降低，脐动脉收缩期与舒张期血流速度比值（S/D 值）和脐动脉阻抗指数（RI）也随之下降。当脐血管阻力异常升高时，提示胎盘循环阻力大，胎儿供血不足，处于慢性缺氧状态，S/D 值越高，胎儿危险越大，甚至发生胎死宫内。一般认为妊娠 30～32 周后 S/D 值＜3，有研究表明 S/D 值≥3 时，胎儿慢性宫内缺氧的发生率明显增高。

脐动脉多普勒不能作为低危孕妇的筛查手段，但在评估合并有胎儿生长受限和（或）妊娠期高血压疾病的孕妇中具有一定作用。在预测胎儿状况不良时，脐动脉多普勒的敏感性为 50%，将 MBPP 和脐动脉多普勒联合使用，其敏感性可达 70%。

（六）胎儿头皮血 pH 测定

20 世纪 60 年代开始应用于临床，产时通过适当方式采集胎儿头皮血测定 pH 值，若 pH≥7.25 为正常，PH7.21～7.24 为可疑，pH≤7.20 为异常，提示胎儿存在缺氧及酸中毒。产程中联合应用 CST 及胎儿头皮血 pH 值测定，可避免 CST 的假阳性，提高胎儿窘迫诊断的正确率，降低不必要的手术干预。

总之，目前对胎儿在宫内是否发生缺氧及酸中毒的判断在产前、产时尚无统一指标，需要产科医师遵循循证证据，借鉴国外相关指南，结合产前、产时监护手段做出综合判断，在减少不必要的产科干预同时，尽可能预防和降低围产儿病率、死亡率及远期致残率。

三、临床处理

目前胎儿窘迫的临床处理中仍存在许多困惑与不足，由于胎儿头皮血 pH 测定为有创性操作，技术较复杂，很难推广于临床，而其他单一检查手段尚难做出明确诊断，存在一定的假阳性及假阴性率。对胎儿窘迫过度诊断，可导致临床中的过度干预，导致阴道助产率及剖宫产率升高。而诊断不足则会导致对疾病认识程度不够，延误处理时机。鉴于临床处理中的困惑，在处理上应注意以下问题：对于诊断较确切的病例，应快速处理；对于可疑病例，应结合多种诊断手段做出综合判断；对于慢性缺氧的病例，则宫内转运到有新生儿抢救条件的医院分娩；此外，应进行良好的医患沟通，充分尊重孕妇及家属的选择权，尽量挽救围产儿。

（一）急性胎儿窘迫

应果断采取宫内复苏措施，改善胎儿缺氧状态。

常用的宫内复苏措施包括以下几点：①减慢或者停止缩宫素静滴，必要时使用宫缩抑制剂缓解宫缩；②改变产妇体位为侧卧位或者膝胸卧位；③加快输液滴速纠正产妇低血压；④行阴道检查解除先露对脐带的压迫;⑤面罩给氧或者鼻导管给氧;⑥缓解产妇焦虑情绪,训练产妇调整呼吸及屏气技术。

如果上述宫内复苏措施在短期内不奏效,则应该尽快终止妊娠,可根据产妇情况采取阴道助产或者急诊剖宫产。无论阴道分娩或剖宫产均应做好新生儿窒息抢救准备。

(二)慢性胎儿窘迫

应针对病因,根据孕周、胎儿成熟度及胎儿缺氧程度决定处理。

1.一般处理 提倡孕妇左侧卧位,改善营养状况,积极治疗妊娠合并症及并发症。

2.期待疗法 若孕周小,估计胎儿娩出后存活可能性小,应该尽量期待治疗以期延长孕周,同时促胎肺成熟,争取胎儿成熟后终止妊娠。

3.终止妊娠 若妊娠近足月者,胎肺已成熟,出现胎儿窘迫则应该及时采取剖宫产术终止妊娠。

四、胎儿窘迫与新生儿脑损伤的关系

新生儿缺氧缺血性脑病(hypoxic ischemic encephalopathy,HIE)是指因围生期发生窒息引起的部分或完全缺氧、脑血流减少或暂停而导致的新生儿脑损伤。HIE主要根据围生期窒息史和神经系统表现,结合影像学检查可做出诊断。并非所有的窒息新生儿都会发生HIE,应避免将低Apgar评分或窒息等同于HIE。HIE的诊断必须具有明确的围生期严重窒息史和新生儿早期神经系统症状(抑制或惊厥等),并排除由于电解质紊乱、颅内出血和产伤等原因引起的惊厥和由于宫内感染、遗传代谢性疾病和其他先天性疾病引起的脑损伤。

缺氧缺血性脑损伤是胎儿和新生儿死亡或远期运动、智力障碍的常见原因。围生期脑损伤存活的早产儿中有超过10%会发展为脑瘫,25%~50%有认知、行为及注意力等缺陷。大量研究显示,缺血缺氧性脑损伤是由缺血缺氧事件所启动并在缺血缺氧后继续进展和演变的病理过程。绝大多数的神经元死亡并不是在缺血缺氧发生时,而是发生在缺血缺氧后的继发阶段中,是一系列生化级联反应。孕周不同,损伤部位亦不同。过去认为,早产儿脑损伤的主要部位是脑白质。近年来越来越多证据表明灰质损伤也是早产儿脑损伤的重要部分。足月儿脑损伤部位以灰质为主。

美国妇产科医师协会分别于1998年及2004年指出在评估围生期窒息和新生儿神经损害间关系时必须具备以下标准才能做出可能性决定:①脐动脉血气显示严重的代谢性酸中毒或混合性酸中毒(pH<7.0);②Apgar0~3分持续>5分钟;③新生儿期有神经症状(抽搐、昏迷或张力低下),出现一个或多个脏器功能障碍(心血管、胃肠道、血液、肺、肾)。

围生期胎儿窘迫可能会影响胎儿神经系统发育甚至导致脑损伤发生,无论何种病因所致,都会对胎儿和新生儿产生不利的影响,应加强孕期及产程监护,尽早诊断,适时干预以改善围生儿预后。

(王慧)

第十一节 前置胎盘

一、概要

妊娠28周后胎盘仍附着于子宫下段，甚至胎盘下缘达到或覆盖宫颈内口，其位置低于胎先露部，称为前置胎盘(placenta previa)。临床按胎盘与宫颈内口的关系，将前置胎盘分为三种类型：①完全性前置胎盘或中央性前置胎盘：宫颈内口全部为胎盘组织覆盖；②部分性前置胎盘：宫颈内口部分为胎盘组织覆盖；③边缘性前置胎盘：胎盘附着于子宫下段，达子宫颈内口边缘，不超越宫颈内口。前置胎盘是妊娠晚期的严重并发症，也是妊娠晚期出血的最常见原因。随着影像学的发展，对胎盘位置的检出越来越早，但研究发现，妊娠早中期、无任何症状的胎盘低置状态与妊娠晚期前置胎盘符合率较低，目前较多学者主张妊娠早中期不做前置胎盘诊断，以避免孕妇过度紧张和医疗干预。

前置胎盘的病因至今尚未明确，多项研究表明，高龄产妇、经产妇或多产妇，尤其是既往有子宫手术或宫腔操作史者，吸烟或吸毒女性是发病的高危人群。辅助生殖也是胎盘位置异常的高风险因素，这可能与受精卵体外培养和人工植入宫腔导致受精卵的发育和着床不同步，且受精卵人工植入时可诱发宫缩，致使它易着床于子宫下段或宫颈。

二、临床表现

(一)临床特征

妊娠晚期发生无诱因、无痛性阴道出血是前置胎盘典型的临床表现。其出血原因是随着子宫增大，附着于子宫下段及宫颈部位的胎盘不能相应伸展而发生错位分离导致出血。初次流血量一般不多，随着子宫下段不断伸展，出血往往反复发生，且出血量亦越来越多。阴道流血发生时间的早晚、反复发生的次数、出血量的多少与前置胎盘的类型有很大关系。完全性前置胎盘往往初次出血时间早，约在妊娠28周，反复出血的次数频繁，量较多，有时一次大量出血即可使患者陷入休克状态；边缘性前置胎盘初次出血常发生较晚，多在妊娠37～40周或临产后，量也较少；部分性前置胎盘初次出血时间和出血量介于前两者之间。

(二)凶险性前置胎盘

在前置胎盘中有一特殊类型尤应引起临床重视，即凶险性前置胎盘。凶险性前贤胎盘最早于1993年由Chattopadhyay等首先提出，其定义为：既往有剖宫产史，此次妊娠为前置胎盘，且胎盘附着于原子宫瘢痕部位者。根据病史和B超检查诊断凶险性前置胎盘并不困难，但对于其病情程度的评估至关重要。凶险性前置胎盘由于常伴发胎盘植入及盆腔严重粘连，手术操作困难，产前及术中易出现难以控制的大出血，危及母儿生命，子宫切除率高，故处理颇为棘手，必须做好围术期安全管理。

三、诊断

(一)诊断要点

通过询问病史、妊娠晚期无痛性阴道出血的临床表现、B超诊断胎盘覆盖宫颈内口，基本可以初步诊断前置胎盘。在诊断前置胎盘过程中，禁止行阴道检查或肛查，尤其不应行颈管内指诊,以免使附着该处的胎盘剥离引起大出血。如果必须进行阴道或肛指检查,需要在输液、备血或输血条件下小心进行。腹部检查:子宫大小与停经月份相符,由于胎盘覆盖宫颈内口影响胎先露入盆,胎先露部多高浮。可在耻骨联合上方听到胎盘血管杂音。前置胎盘患者由于反复多次或大量阴道流血,患者可出现贫血,贫血程度与出血量成正比,大量出血时患者可有贫血貌、脉搏微弱增快、血压下降等出血性休克表现;严重者可发生胎儿缺氧,甚至胎死宫内。

(二)辅助检查

主要依赖 B 超检查,可以清楚显示子宫壁、胎先露、胎盘和子宫颈间的关系,以明确诊断。因此,可利用 B 超对高危患者进行连续监测和适时评估。

(三)产后检查胎盘及胎膜

是核实诊断前置胎盘的方法。对于产前出血患者,产后应仔细检查胎盘边缘,若前置部位的胎盘母体面有黑紫色陈旧血块附着或胎膜破口距胎盘边缘距离<7cm,则为前置胎盘。

(四)鉴别诊断

在妊娠晚期出血的疾病中,前置胎盘主要需与轻型胎盘早剥、脐带帆状附着、前置血管破裂、胎盘边缘血窦破裂、宫颈病变等相鉴别。结合病史、临床表现、B 超检查及分娩后胎盘检查,一般不难鉴别。

四、处理

前置胎盘的处理原则是抑制宫缩、止血、纠正贫血和预防感染。应根据孕周、前置胎盘类型、阴道流血量、有无休克、产次、胎位、胎儿是否存活、是否临产等综合考虑处理方案。

(一)期待治疗

1.适应证　适用于妊娠<34 周、胎儿体重<2000g、胎儿存活、无活动性阴道流血量、一般情况良好的孕妇。其原则是在保证孕妇安全的前提下尽可能延长孕周。

2.方法　包括卧床休息,适当吸氧,纠正贫血并抗生素预防感染;抑制宫缩并给予促胎肺成熟。有条件的单位可考虑开展预存式自体输血。在期待治疗过程中需严密观察病情变化并进行相关辅助检查,如反复大量出血,需酌情终止妊娠。

(二)前置胎盘剖宫产

1.终止妊娠的指征及时机　①凶险性前置胎盘:胎龄达 36 周以上;胎龄未达 36 周,但出现胎儿窘迫征象者;孕妇反复发生多量出血甚至休克者,无论胎儿成熟与否,都应剖宫产终止妊娠。②完全性前置胎盘:胎龄达 37 周以上;胎龄未达 37 周,但持续大量阴道流血或其他产科情况。③部分性前置胎盘:胎龄达 38 周以上;胎龄未达 38 周,但持续大量阴道流血或其他产科情况。④边缘性前置胎盘出血量较多,胎先露高浮,短时间内不能结束分娩;胎心异常。

2.剖宫产手术要点　术前应积极纠正休克、贫血,预防感染,备血,做好处理产后出血和抢救新生儿的准备,具备随时可行子宫切除术的条件和准备;术中参考产前 B 超胎盘定位选择子宫切口位置,尽量避开胎盘,胎儿娩出后应及时应用促子宫收缩药物,谨慎评估胎盘有无植入及植入程度,若大部分植入、活动性出血无法纠正时应及时果断行子宫切除术。

(三)前置胎盘阴道分娩

边缘性前置胎盘、枕先露、阴道流血不多、估计短时间内能结束分娩者可考虑阴道试产。但试产过程需严密观察,产程进展到活跃早期即可行人工破膜,使胎先露部压迫胎盘前置部位,起到止血并促进宫缩加快产程的作用。但若破膜后,胎先露部无明显下降,产程进展不顺利,仍有多量阴道流血,应立即改行剖宫产术。

(木尼拉·吾拉木)

第十二节　胎盘早剥

一、概要

妊娠 20 周以后或分娩期正常位置的胎盘在胎儿娩出前,部分或全部从子宫壁剥离称为胎盘早剥(placental abruption)。胎盘早剥是严重的产科并发症之一,可引起产后大出血、严重 DIC,新生儿窒息、早产、死胎等,使围生儿病死率明显升高,对母儿预后影响极大。胎盘早剥具有起病突然、诱因不明、发展迅速、很快危及母儿安全等特点,密切的临床观察也很难捕捉其发生,因此对高风险患者的早期识别,避免其发生严重后果是改善母儿结局的关键。

胎盘早剥的主要病理变化是底蜕膜出血,形成血肿,使胎盘从附着处分离。根据剥离情况分为以下几种:①若底蜕膜出血量少,出血很快停止,多无明显临床表现,仅在产后检查胎盘时发现胎盘母体面有小凝血块及压迹。②若底蜕膜继续出血,血液积聚于胎盘与子宫壁之间不外流者称隐性剥离或内出血,可形成明显胎盘后血肿。③若血液冲开胎盘边缘并沿胎膜与宫壁间经宫颈管向外流出者,称显性剥离或为外出血。④当出血达到一定程度,血液冲开胎盘边缘及胎膜外流,部分穿破胎膜溢入羊水中成为血性羊水,称为混合性出血。

严重胎盘早剥者,由于剥离处胎盘绒毛及蜕膜释放大量组织凝血活酶,启动凝血系统导致弥散性血管内凝血(DIC),且又由于大量消耗凝血因子,并产生高浓度的纤维蛋白原降解产物,导致凝血功能障碍。此外,胎盘早剥发生内出血时,由于血液积聚于胎盘与子宫壁之间,导致胎盘后血肿压力持续增加,血液浸入子宫肌层,引起肌纤维分离、断裂甚至变性。当血液渗透至子宫浆膜层时,子宫表面可呈紫蓝色游斑,称为子宫胎盘卒中(uteroplacental apoplexy)。

二、诊断

(一)高危因素

发生胎盘早剥的确切原因及发病机制尚不明确。但发生胎盘早剥者可能与存在以下高危因素有关:

1.孕妇血管病变　孕妇患子痫前期、慢性高血压、慢性肾病、全身血管病变等。

2.机械性因素　如外伤尤其是腹部受到撞击或挤压,脐带过短(<30cm)或脐带绕颈绕体等导致脐带相对过短时,由于分娩过程中胎儿下降牵拉脐带引起。

3.宫腔压力骤减　双胎妊娠第一胎儿娩出后,羊水过多者破膜后大量羊水迅速流出,可使宫腔压力骤减、子宫骤然收缩,引起胎盘与子宫壁间错位剥离。

4.相关疾病史　孕妇血栓形成倾向及相关疾病如抗磷脂抗体综合征、系统性红斑狼疮等。

5.不良生活史　孕妇吸烟、吸毒等不良生活史。

6.胎盘早剥史　既往有胎盘早剥史的孕妇再次发生胎盘早剥的危险性较无胎盘早剥史

者高 10 倍。

(二)超声检查

1. 超声图像的表现 ①胎盘后血肿：在胎盘与子宫壁间可出现形态不规则的液性暗区并凸向胎盘；②胎盘异常增厚；③绒毛膜板下血肿：当底蜕膜血管破裂时，血液也可沿胎盘小叶间隙流向胎盘胎儿面，在绒毛膜板下形成血肿，B 超图像表现为绒毛膜板下气状液性暗区，使胎盘实质与绒毛膜分离且凸向羊膜腔；④胎儿可受血肿挤压而靠近子宫前壁；⑤羊水内异常回声：如血液沿胎盘边缘渗入羊膜腔，可使羊水变为血性，B 超图像上可见羊水内出现流动的点状回声，分布稀疏，多集中于病灶附近。

2. 超声检查结果的判读 超声检查结果可作为诊断胎盘早剥的重要参考依据，但并非必备依据。B 超检查因其操作简便、无创性成为辅助诊断胎盘早剥的重要影像学检测方法，但是其准确率一直受到较多质疑。研究显示超声检查（包括多普勒超声）提示胎盘早剥时其特异性虽然可达 96%，但敏感性较低，提醒超声检查在早期诊断胎盘早剥方面尚存在盲区，因此临床考虑胎盘早剥时，即使超声检查阴性亦不能排除胎盘早剥诊断。且显性胎盘早剥者由于出血经胎盘后间隙排出，并不形成胎盘后血肿，故完全有可能不形成上述超声图像特点，这是超声诊断的局限性。

(三)胎盘早剥诊断

以临床诊断为主。根据病史、症状、体征，结合实验室检查结果（全血细胞计数及凝血功能检查）可做出临床诊断。

(四)胎盘早剥临床 sher 分度

1. Ⅰ度 多见于分娩期，胎盘剥离面积小，患者通常无腹痛或腹痛轻微，贫血体征不明显。腹部检查见子宫软，大小与妊娠周数符合，胎位清楚，胎心率正常，产后检查见胎盘母体面有血凝块及压迹即可诊断。

2. Ⅱ度 胎盘剥离面 1/3 左右，表现为突然发生的持续性腹痛、腰酸或腰背痛，无阴道流血或流血量不多，疼痛程度与胎盘后积血多少成正比，疼痛部位与胎盘部位有关，前壁胎盘表现为腹痛，而后壁胎盘表现为腰酸或腰背痛，孕妇贫血程度与阴道流血量不符。腹部检查子宫大于妊娠周数，宫底随胎盘后血肿增大而升高。胎盘附着处压痛明显，宫缩有间歇，胎位可扪及，胎儿存活。

3. Ⅲ度 胎盘剥离面超过胎盘面积 1/2，患者可出现休克症状。腹部检查见子宫硬如板状，于宫缩间歇期不能松弛，胎位扪不清，胎心消失。可伴或不伴凝血功能障碍。

三、处理

胎盘早剥若处理不及时，可严重及母儿生命。一经诊断胎盘早剥，应根据胎盘早剥的严重度、胎儿情况、母体凝血功能情况等综合因素评估决定临床处理方案及分娩方式。

(一)期待治疗

对于未明确诊断胎盘早剥且胎儿存活，亦无证据表明胎儿受累，可密切观察，必要时立即实施干预措施。对于未足月胎盘早剥，如剥离面积保持稳定、孕妇无基础疾病、无凝血功能异常，无需急诊终止妊娠的其他产科指征者，可行期待治疗，并积极完成促胎肺成熟等分娩前准备。但期待治疗过程中需密切监测母体及胎儿情况，包括复查 B 超观察胎盘剥离面发展变化、监测母体凝血功能、监测胎儿宫内安全及生长发育情况等，一旦病情发展即终止妊娠。对于动态随访病情变化有困难者,不建议期待治疗。

（二）终止妊娠

一旦确诊Ⅱ度及以上胎盘早剥或Ⅰ度胎盘早剥呈进行性加重趋势,应及时终止妊娠。终止妊娠的方式应根据孕妇病情轻重、胎儿宫内情况、产程进展、胎产式等决定。

1.阴道分娩 适用于以外出血为主、Ⅰ度早剥患者,一般情况良好、宫口已扩张、估计短时间内能结束分娩者,可通过人工破膜使羊水缓慢流出以减轻宫腔压力,也可用腹带紧裹腹部压迫胎盘避免其继续剥离等措施;产程中需密切观察孕妇心率、血压、宫底高度、阴道流血量及胎儿宫内状况等,一旦发现病情加重或出现胎儿窘迫征象,应行剖宫产结束分娩。

2.剖宫产 适用于Ⅰ度胎盘早剥出现胎儿窘迫征象需抢救胎儿者;阴道分娩过程中经处理产程无进展者;Ⅱ度胎盘早剥,估计短时间内不能结束分娩者;Ⅲ度胎盘早剥,产妇凝血功能等病情恶化,但不能立即分娩者。

（三）并发症处理

不可忽视对胎盘早剥并发症的处理和纠正。对于重度胎盘早剥患者,在及时终止妊娠的同时进行积极的抗休克治疗、纠正凝血功能障碍、挽救急性肾衰竭。一旦终止妊娠,还需警惕及预防产后出血,及时给予子宫收缩剂,持续按摩子宫等;如发生难以控制的产后出血,可在快速输注新鲜血、新鲜冰冻血浆及血小板等补充凝血因子的同时行子宫次全切除术。

（木尼拉·吾拉木）

第十三节 胎膜早破

一、概要

胎膜破裂发生在临产前称为胎膜早破（premature rupture of memberane,PROM）。如发生在妊娠满37周后,称为足月胎膜早破（PROM of term）;发生在妊娠未满37周者,则称未足月胎膜早破（preterm PROM,PPROM）。胎膜早破的妊娠结局与破膜时孕周有关,孕周越小,围生儿预后越差,常引起早产、胎盘早剥、脐带脱垂或受压、母婴感染。因此,胎膜早破,尤其是未足月胎膜早破的正确处理对于改善母儿预后意义重大。

导致胎膜早破的病因很多,常见的高危因素有:①感染:细菌、支原体、衣原体、病毒等感染,诱导的炎性反应过程可刺激前列腺素合成增加、酶的改变等,易发生胎膜早破;②羊膜腔压力增高:常见于双胎及多胎妊娠、羊水过多或由于头盆不称、异常胎位等胎先露高浮情况下,前羊膜囊局部可因压力骤升而发生破裂;③胎膜病变:孕妇缺乏维生素C、维生素E及锌、铜等微量元素时可影响胎膜成分及其功能,易于发生胎膜早破;④宫颈内口松弛:先天性或各种创伤导致的宫颈内口松弛,使前羊膜囊楔入宫颈,局部受压不均并易受感染因素影响而发生胎膜早破。

二、诊断

大多数胎膜早破的症状明显,孕妇常常自行就能做出判断,一般根据孕妇病史和临床检查较容易临床诊断。但有少数患者因阴道流液量少,症状不明显,需要配合辅助检查诊断。

（一）主要临床表现

孕妇自觉阴道流液，可混有胎脂或胎粪。阴道窥器可见液体自宫口流出或阴道后穹隆有较多混有胎脂和胎粪的液体积聚，上推胎先露部时可见阴道流液量增加。

（二）辅助检查

下列方法均需在阴道窥器帮助下采取阴道液体完成。

1. 阴道液酸碱度检查　正常阴道液 pH 为 4.5～5.5，羊水 pH 为 7.0～7.5，若 pH≥6.5 提示胎膜早破。需注意血液、尿液、宫颈黏液、精液及细菌污染可出现假阳性。

2. 阴道液涂片检查　阴道液涂片发现羊水中内容物即可诊断。直接涂片见毳毛等胎儿物质；涂片干燥或烘干后见羊齿状结晶；阴道液涂片干燥后用 0.5％硫酸尼罗蓝染色镜下见橘黄色胎儿上皮细胞，用苏丹Ⅲ染色见黄色脂肪小粒，均可确定为羊水。

3. 羊膜镜检查　可直视胎儿先露部，如看不到前羊膜囊，即可判断胎膜破裂。

4. 胎盘 αl 微球蛋白（PAMG－1）测定　PAMG－1 在羊水中浓度高（2000～25000ng/ml），在血液中浓度低，当胎膜完整时宫颈及阴道分泌物中 PAMG－1 浓度极低，因此可作为胎膜早破的标志物。当胎膜早破时 PAMG－1 在阴道分泌物中显著增加，也是检测胎膜早破比较敏感的方法之一。

5. 胰岛素样生长因子结合蛋白－1(insulin－like growth factor binding protein－1, IG-FBP－1)测定 IGFBP－1 主要由蜕膜细胞、母儿肝脏、卵巢颗粒细胞合成并分泌，因磷酸化程度不同而有 5 种异构体，在不同的组织和妊娠的不同时期 IGFBP－1 以不同的异构体存在。在中孕期及晚孕期，母体血清、蜕膜组织中均以高度磷酸化的 IGFBP－1 为主，而羊水主要以低磷酸化和非磷酸化的 IGFBP－1 为主，且羊水中非磷酸化 IGFBP－1 浓度比母体血清高 100～1000 倍，且不受宫颈黏液、尿液及精液的影响。当发生胎膜破裂时，可作为胎膜早破的标志物。

（三）羊膜腔感染诊断

胎膜早破易发生羊膜腔感染，严重的羊膜腔感染会发生败血症、感染性休克，甚至孕产妇死亡，临床需高度警惕，诊断一旦明确需尽快终止妊娠并加强抗感染治疗。在确诊足月前胎膜早破后，建议行经腹羊膜腔穿刺抽取羊水，羊水检查方法如下：①羊水细菌培养，是诊断羊膜腔感染的金标准；②羊水涂片革兰染色检查细菌；③羊水置于血常规计数板上，若白细胞数＞100，提示羊膜腔感染；④羊水白细胞介素 6(IL－6)测定≥7.9ng/ml 提示羊膜腔感染；⑤感染的常规性指标，如血 C 反应蛋白＞8mg/L，血常规中白细胞及中性白细胞分类升高提示羊膜腔感染。

三、处理

处理原则：应根据胎膜早破发生的孕周、胎儿成熟度、有无合并感染等选择个体化处理方案。

（一）期待治疗

适用于妊娠 28 周至不足 35 周，且不伴感染者。主要治疗包括：①抬高臀部，卧床休息；②每天监测产妇体温、心率、子宫局部情况如宫缩及压痛；③监测血白细胞计数及中性白细胞、C 反应蛋白等感染指标，酌情选择检测间隔；④破膜 12 小时以上者预防性使用抗生素；⑤建议孕周＜34 周者使用单疗程的糖皮质激素（地塞米松 6mg，每 12 小时肌内注射 1 次，共 4 次；或倍他米松 12mg，每日肌内注射 1 次，共 2 次）促胎肺成熟；⑥若有宫缩者给予抑制子宫收缩药物；⑦监测胎儿生长发育情况。

(二)终止妊娠

孕周≥35周的胎膜早破，或孕周≤35周但合并有感染者，应及时终止妊娠。胎膜早破产妇终止妊娠的方法、分娩方式与正常产妇相似，原则上无胎位不正(臀位、横位)、胎儿生长受限、胎儿窘迫及孕妇严重并发症等因素者，可以考虑阴道分娩。

（木尼拉·吾拉木）

第十四节　羊水量异常

充满在羊膜腔的液体称为羊水。羊水、母体与胎儿存在液体平衡，以保持羊水量相对恒定。妊娠期各阶段羊水量不同，从妊娠早期开始，羊水量逐渐增多，妊娠38周羊水量约1000ml，此后羊水量逐渐减少，妊娠40周羊水量约800ml，过期妊娠羊水量明显减少，可减少至300ml以下。

一、羊水过多

妊娠期羊水量超过2000ml称为羊水过多(polyhydramnios)。文献报道的发生率为0.7%。发生时间越短，羊水量越多，临床症状越明显。约1/3羊水过多的原因不明，称为特发性羊水过多(idiopathic polyhydramnios)；2/3羊水过多可能与胎儿畸形及妊娠合并症、并发症相关，如胎儿畸形、遗传性疾病、贫血性疾病，母儿血型不合，母亲糖尿病、高钙血症、绒毛膜羊膜炎、多胎妊娠(尤其是发生于双胎输血综合征)等。

(一)临床症状(表2-9-5)

表2-9-5　羊水过多的临床症状表现

	急性羊水过多	慢性羊水过多
定义	羊水量在数日内急剧增多	羊水在较长时间内缓慢增多
发生时间	多发生于20~24周	妊娠晚期多见
症状	以压迫症状为主，孕妇感到腹部胀痛，行动不便；呼吸困难，甚至发绀，不能平卧	症状较缓和，孕妇多仅感到腹部增大较快，出现轻微压迫症状，如胸闷、气促等
体征	腹壁皮肤紧绷发亮，严重者皮肤变薄，皮下静脉清晰可见；巨大子宫压迫下腔静脉，导致双下肢及外阴部水肿、静脉曲张；子宫明显大于孕周，胎位不清，胎心遥远	腹壁皮肤发亮、变薄；宫高及腹围大于同期妊娠；触诊时感到子宫张力大，有液体震颤感，胎位不清，胎心遥远

(二)辅助检查

1.B型超声检查　B超诊断羊水过多的标准有两个：①测量羊水量大暗区深度(anmiotic fluid volume，AFV)≥8cm才能诊断羊水过多；②计算羊水指数(amniotic fluid index，AFI)：将孕妇腹部经脐横线与腹白线作为标志线分为4个区，4个区羊水量大暗区垂直深度之和为羊水指数。国内资料以羊水指数≥20cm诊断为羊水过多。AFI明显优于AFV。

超声的作用除了评估羊水量外，主要是排除胎儿发育异常。造成羊水过多的最常见的胎儿先天性结构异常有消化道的狭窄或闭锁，或继发性胃肠道的梗阻，以及胎儿对羊水吞咽减少，如无脑畸形等；如果合并有宫内生长受限(intrauterine growth restriction，IUGR)和羊水过多，应考虑存在18-三体综合征或唐氏综合征的可能，应关注是否存在手的异常位置，及是否存在心血管畸形、肠道畸形等;胎儿的高心排出量导致羊水过多,与各种原因导致的胎儿贫血(如胎儿溶血性疾病、细小病毒感染、母胎出血)有关,重度贫血胎儿超声检查常表现为胸腔、心包、腹腔积液和皮下水肿,中重度贫血胎儿的大脑中动脉收缩期峰值流速大于1.5MoM。双胎输血综合征也可通过超声检查进行判断分析。

羊水过多严重程度不同,胎儿异常的发生率亦不同。根据超声检查羊水量大深度 8～12cm 者为轻度,12～15cm 者中度,大于 15cm 者为重度。国外有报道仅有 17% 的轻度羊水过多病例可有病因学诊断,中重度羊水过多者 91% 可查找出相关病因。而胎儿异常通过超声检查,产前诊断率约为 80%,最容易漏诊的先天性异常有气管食管瘘、心间隔缺损、腭裂等。

2.孕妇血糖检查 空腹血糖和糖化血红蛋白检测,必要时行口服葡萄糖耐量试验(OGTT),以排除妊娠期糖尿病。

3.孕妇血清学检测 TORCH 检测(尤其是风疹病毒、细小病毒、巨细胞病毒、弓形虫、梅毒螺旋体等)。

4.胎儿发生母胎输血或溶血性贫血指标 如地中海贫血筛查及基因分析,孕妇 ABO(Rh)血型及抗体检查,胎儿水肿时应排除母儿血型不合。克一贝(Kleihauer－Betke)试验通过母体外周血检测胎儿血细胞来判断是否存在母胎输血(fetomaternal hemorrhage,FMH)致胎儿贫的可能,在标本中加入弱酸并作特殊染色后涂片镜检,母体红细胞无血红蛋白着色而破裂成"鬼影细胞",而胎儿红细胞则保持不变呈现红色,此法可定量估计胎儿失血量。还可通过流式细胞仪检测母血中胎儿红细胞数。母血的甲胎蛋白(AFP)检测。

5.胎儿染色体检查 需排除胎儿染色体异常时,可做羊水细胞培养,或采集胎儿血培养,进行染色体核型分析,了解染色体数目、结构有无异常。尤其是针对羊水过多,同时存在 IU－GR 者,和(或)存在胎儿超声软指标异常(如胎儿水肿、腹水、肝脾大、侧脑室增宽、颅内钙化灶、肠管回声增强等)。

6.羊膜腔内胎儿造影 可进一步了解胎头、躯干及四肢有无畸形,尤其是胎儿消化道畸形。

(三)对母儿的影响

1.对母体的影响 羊水过多时子宫张力增高,孕妇易并发妊娠高血压疾病。胎膜早破、早产的发生率增高。突然破膜宫腔压力骤然降低,易发生胎盘早剥。另外,因子宫肌纤维伸展过度导致产后宫缩乏力,产后出血发生率明显增多。

2.对胎儿的影响 胎位异常增多;破膜时大量羊水流出可引起脐带脱垂、胎位异常、胎儿窘迫及早产。

(四)鉴别诊断(表 2－9－6)

表 2－9－6 羊水过多与多胎妊娠的鉴别

	症状	体征	辅助检查
羊水过多	以压迫症状为主	宫高及腹围大于同期妊娠,腹壁皮肤发亮、变薄,触诊时感子宫张力大,有液体震颤感,胎位不清,胎心遥远	B 超提示:AFV≥8cm 或 AFI≥20cm
多胎妊娠	早孕反应重,中期妊娠后体重增加迅速,腹部增大明显,下肢水肿、静脉曲张等压迫症状出现早明显,妊娠晚期常有呼吸困难、活动不便	宫高及腹围大于停经周数,不同部位可听取 2 个胎心率	B 超可确诊

（五）治疗

取决于孕周、羊水过多的严重程度，以及是否存在胎儿异常。

1.羊水过多合并严重胎儿异常　如产前诊断胎儿存在严重异常，如无脑儿，严重的脑膨出、脊膨出，非整倍体异常（如18－三体综合征、唐氏综合征等），应做好充分产前咨询后实施终止妊娠手术。如为消化系统或泌尿系统异常所致，应与相关儿外科医生一起对胎儿进行评估，设计出生后处理方案，进行产前咨询，同时动态监测胎儿宫内情况，以及孕妇情况，必要时进行减少羊水量的治疗。

（1）人工破膜引产：应注意：①行高位破膜，严格无菌操作；②放羊水后密切监测生命体征、宫高变化及明道流血情况，并于腹部放置沙袋以防血压骤降，甚至休克；③破膜后多能自然临产，若12h后仍未临产，静脉滴注缩宫素诱发宫缩。

（2）经羊膜腔穿刺放出适量羊水后，注入依沙吖啶50～100mg引产。

2.羊水过多而胎儿未发现明显异常　治疗目的在于减少羊水量，延长孕周达胎儿成熟。

（1）经腹壁羊膜腔穿刺减少羊水量：症状严重者可考虑实施。然而对于每次排出羊水请和排放速度目前尚无一致。放羊水速度不宜过快，以往指南认为以500ml/h为宜，放液总量不超过1500～2000ml。目前有指南指出排放羊水速度不应快于1000ml/20min，总量一次不超过5000ml。注意观察血压、脉搏、胎心率，以便早期发现胎盘早剥。术后给抗生素预防感染，酌情用镇静保胎药预防早产。如术后羊水继续增长，间隔1～2周可重复穿刺减压。

（2）应用前列腺素合成酶抑制剂：吲哚美辛有抗利尿作用，用量为2.2～2.4mg/(kg·d)，用药期间每周需做一次B超监测羊水量。此药可使动脉导管提前关闭，应限于32孕周以前应用。

（3）对于孕周小于32周、症状严重者，可在羊膜腔穿刺减少羊水操作的同时，口服吲哚美辛治疗；对于孕周大于32周、严重羊水过多的患者，单纯采用羊膜腔穿刺减少羊水量的方法治疗。可在羊膜腔穿刺的同时确定胎肺成熟度。如已成熟，可行人工破膜引产终止妊娠；如胎肺未成熟，可以在羊膜腔内注入地塞米松10mg促胎肺成熟，注射24～48h后再考虑引产。

（4）症状较轻者，可以继续妊娠至足月，并定期监测孕妇及胎儿情况。

3.病因治疗　积极治疗糖尿病、妊娠期高血压疾病等合并症，母儿血型不合可行子宫内输血。

4.分娩期处理　妊娠足月或自然临产，可行人工破膜，终止妊娠，此时应警惕脐带脱垂及胎盘早剥的发生，胎儿娩出后及时应用缩宫素，预防产后出血发生。破膜时要注意：①行高位破膜，用高位破膜器自宫口沿胎膜向上送入15～16cm处刺破胎膜，使羊水缓慢流出，避免宫腔内压力骤然下降引起胎盘早剥。②放羊水后腹部放置沙袋以防血压骤降，甚至休克。③严格无菌操作，羊水流出过程中密切观察孕妇血压、心率变化。④注意阴道流血及宫高变化，及时发现胎盘早剥。⑤破膜后12h后未临产，可静脉滴注缩宫素诱发宫缩。

二、羊水过少

妊娠晚期羊水量少于300ml者称为羊水过少（oligohydramnios）。根据发病孕周及羊水量减少的严重程度不同，病因可能不同。发生于妊娠中期常与胎儿先天性异常和胎膜破密切相关，而且预后不良；发生于晚期妊娠者常与胎膜早破或各种因素所致子宫胎盘异常相关。

常见原因有：①母体因素：由于母体疾病或产科疾病所致子宫胎盘血供异常，如慢性高血压、妊娠期高血压疾病、血栓性疾病、肾病等;孕母长期服用血管紧张素转换酶抑制剂或前列腺素合成酶抑制剂等药物;②胎盘因素:TTTS、胎盘血管血栓形成或梗死、胎盘部分剥离等;③胎儿因素:胎膜早破、染色体异常、胎儿先天性异常,以泌尿系统畸形为主、胎儿生长受限、过期妊娠、死胎等;④不明原因羊水过少。

(一)临床症状及体征

羊水过少的临床症状多不典型。孕妇于胎动时感腹痛,合并胎盘功能减退时常有胎动减少。子宫敏感,轻微刺激可引发宫缩。临产后阵痛明显,且宫缩多不协调。检查见宫高、腹围较同期妊娠小,合并胎儿生长受限时更明显,有子宫紧裹胎儿感。阴道检查时,发现前羊膜囊不明显,胎膜紧贴胎儿先露部,人工破膜时羊水量极少。

(二)辅助检查

1.B型超声 AFV≤2cm为羊水过少,≤1cm为严重羊水过少;AFI≤8cm为可疑羊水过少,≤5cm为羊水过少。妊娠晚期应定期行生物物理评分,判断胎儿宫内情况。另外B超可较早发现胎儿生长受限及胎儿畸形等。

2.借助阴道镜检查是否存在胎膜早破 阴道存在羊水池、pH试纸变蓝、羊水结晶检查。目前多采用胎膜早破快速检测试纸检测,减少了假阴性率,提高了胎膜早破的检出率。

3.胎儿是否存在异常的产前诊断 由于羊水过少,染色体核型分析标本采集有一定难度,且风险高,可在穿刺时先向羊膜腔内注射一定生理盐水后再采集羊水或脐带血进行核型分析,如13-三体综合征以及其他类型三体异常是最常见的染色体异常。

4.胎心电子监护 羊水过少的主要威胁是脐带及胎盘受压,使胎儿储备能力下降,NST呈无反应型,一旦子宫收缩,脐带受压加重,出现胎心变异减速及晚期减速。

5.经皮羊膜腔穿刺重氮染色稀释法 测得的羊水量较为准确,但作为一种有创检查,临床应用受到一定限制。

6.孕母与羊水过少相关因素的检测 如高血压疾病、肾病、免疫异常、凝血因素等相关检查。

(三)对母儿的影响

1.对孕妇的影响 手术产率和引产率均增加。

2.对胎儿的影响 羊水过少使围生儿发病率及死亡率明显增高,死因主要为胎儿缺氧及胎儿畸形。羊水过少发生在妊娠早期,胎膜与胎体粘连造成胎儿畸形,甚至肢体短缺;发生在妊娠中晚期,子宫外压力直接作用于胎儿,引起胎儿肌肉、骨骼畸形,胎儿肺发育不良等。

(四)治疗方案

根据胎儿有无畸形及孕周选择治疗方案。羊水过少发生的孕周不同,预后不同,处理前应进行评估,并做好咨询工作。孕早期发生,常发生自然流产;孕中期发生,胎儿及新生儿预后差,处理应更为慎重;孕晚期发生者应密切监控胎儿宫内情况,采用NST、超声、生物物理评分等。对于超声多普勒脐带血流正常的特发性羊水过少的患者,应避免过度干预。

1.排除胎儿畸形 通过超声检查排除胎儿畸形,必要时行羊水细胞或胎儿血染色体核型分析。磁共振成像作为超声以外的非侵入性检查越来越受到关注,可用于超声检查无法明确的胎儿泌尿系统和肺发育的检查。如确诊胎儿畸形、染色体异常,应根据异常情况,充分评估预后,进行相应的遗传咨询,给孕妇和家属充分的知情选择。对于胎儿严重畸形或染色体明显异常者,可考虑引产终止妊娠。

2.羊水过少,无明显胎儿畸形

(1)终止妊娠时机及方法:妊娠已足月,应终止妊娠。合并胎盘功能不良、胎儿窘迫或破膜时羊水少且胎粪污染严重者,估计短时间不能结束分娩,应行剖宫产术。

(2)增加羊水量的期待治疗:目前尚无治疗羊水过少的确切方法,超声引导下经腹羊膜腔穿刺注射液体,可短时间改善羊水量,并且有利于超声进行胎儿结构筛查。妊娠未足月,胎肺不成熟,应予以期待治疗。

1)进行血细胞比容、凝血功能、抗心磷脂抗体检查,B超测定脐血流 S/D 比值,生物物理评分,结果异常者,可酌情予阿司匹林或(及)中药丹参静脉滴注。

2)母体水化疗法:孕妇可适当增加饮水量,或静脉补液,可以通过降低母体血浆渗透压来增加母体到胎儿水分的运送,增加胎盘血流量,增加胎儿排尿等,从而增加羊水量。

3)羊膜腔内灌注(amnioinfusion,AI):可短期增加羊水量,并增加影像筛查胎儿异常的检出率,改善围生期结局。经宫颈 AI 常在临产破膜后或人工破膜后进行,称为产时羊膜腔灌注,但由于经宫颈 AI 造成子宫内膜感染概率大,临床应用受到限制。经腹 AI 可在产前进行,输入晶体液以补充羊水,避免脐带受压和胎儿宫内窘迫,提高胎儿经阴道分娩的耐受力。具体方法:在 B 超引导下行羊膜腔穿刺,以 10~15ml/min 速度输入 37℃生理盐水 200~300ml,与此同时,应选用宫缩抑制剂预防流产或早产。

(杨丽娟)

第十五节　胎儿异常

一、胎儿生长受限

体重是衡量胎儿或新生儿状况的一个重要指标。胎儿体重低于胎龄体重的第 10 百分位数或低于其孕龄平均体重的两个标准差称为胎儿生长受限(fetal growth restriction,FGR)。但这一定义忽视了个体遗传因素的影响,有一定的局限性。胎儿生长受限过去命名为胎儿宫内发育迟缓(intrauterine growth retardation),因为"迟缓"含有精神和智力障碍的意思,便更名为胎儿生长受限。妊娠 37 周后,胎儿出生体重小于 2500g 通常被诊断为生长受限。FGR发病率为 3%～10%,是胎儿的主要并发症之一。FGR 围生儿死亡率为正常儿的 4～6 倍,产前容易发生胎儿窘迫、胎死宫内,产后易发生窒息、吸入性肺炎、新生儿低血糖等,不仅影响新生儿期的发育,也影响儿童期及青春期的体能与智能发育。有胎儿宫内生长受限的儿童需要特殊教育的概率显著增加,甚至某些成年期的疾病如心血管疾病、糖尿病等的发生也与之有一定的关系。

(一)病因及危险因素

胎儿宫内生长受限的病因多而复杂,有些尚不明确。概括地说包括母体、胎儿、子宫和胎盘四个方面的因素。

1.孕妇因素　孕妇因素最常见,占 50%～60%。

(1)遗传因素:一些遗传性疾病会导致胎儿宫内发育异常,如胎儿染色体异常。

(2)营养不良:妊娠剧吐、孕妇偏食、营养摄入不足等。

(3)妊娠并发症:如早发型子痫前期、前置胎盘、胎盘早剥、过期妊娠、妊娠期肝内胆汁淤积症等。这些因素导致胎盘功能不良从而引起胎儿生长发育异常。其中早发型子痫前期是最常见的原因。

(4)多胎妊娠:在双胎妊娠中,胎儿生长受限发生率可高达 10%～50%,常见于单绒毛膜双羊膜囊双胎,如双胎输血综合征、选择性胎儿生长受限。

(5)母体合并症:发绀型先天性心脏病、慢性高血压、慢性肾脏疾病、严重贫血、甲状腺功能亢进、抗磷脂抗体综合征等。

(6)其他因素:孕妇年龄过大或过小、孕妇孕期过劳、生活地区(如生活在高原地区)、孕妇体重过轻、吸烟、吸毒、酗酒、感染等因素都可引起 FGR。

2.胎儿因素

(1)胎儿畸形和遗传性疾病:约占 FGR 的 10%。如唐氏综合征、18－三体综合征或 13－三体综合征、Turner 综合征(45,X)、三倍体畸形等。

(2)胎儿代谢功能紊乱、各种生长因子缺乏、胎儿宫内感染(如 TORCH 感染)、接触放射线等。

3.胎盘、脐带因素

(1)慢性部分性胎盘早剥、广泛胎盘梗阻、绒毛血管瘤、帆状胎盘等胎盘异常。

(2)脐带过长、过细、脐带扭转、打结等。

4.子宫因素　子宫畸形或子宫肿物,如双角子宫、单角子宫、纵隔子宫等或伴有子宫肌瘤都可能影响胎儿的宫内生长,造成 FGR。

(二)病理生理

FGR 的病因多种多样,其病理生理机制也不完全相同。通过脐血穿刺获取的胎儿血标本显示在妊娠 34 周前发生的 FGR 胎儿中,40%～60% 的胎儿有低氧血症,低氧血症进一步导致高碳酸血症、低氨基酸血症、低血糖,从而引起胎儿生长缓慢。超声多普勒血流图研究显示胎儿和脐带的血流阻力指数也与缺氧程度相关,同时显示了脑保护效应,即在缺氧状态下,胎儿的脑动脉阻力指数下降,动脉扩张、血流增加。但是如果致病因素长时间存在或继续加重,这些保护效应就会丧失。因此,越早发生的 FGR,胎儿的表现形式越为对称性,细胞的体积和数量皆小于正常。持续低氧血症会导致胎儿酸碱失衡,严重者在分娩前出现酸中毒,这些新生儿的生后窒息是宫内缺氧的继续,而不单纯是分娩的结果。

(三)分类

Campell 和 Thoms 于 1977 年根据超声测量计算出的头围(HC)/腹围(AC)之比将 FGR 分为匀称型和非匀称型。

1.匀称型 FGR　HC/AC 与相应的孕周符合则称为匀称型。一般认为匀称型 FGR 属于原发性 FGR,抑制胎儿生长的因素在受孕时或在妊娠早期即存在,致胎儿细胞发育异常,一般由遗传因素、病毒感染或染色体异常等引起。其特点为发生早,不仅细胞体积小,细胞数目亦减少。头径和躯干呈对称性减小。半数胎儿有先天畸形或染色体异常,预后不良,可伴小儿智力障碍。

2.非匀称型 FGR　如果影响胎儿生长的因素出现在妊娠的中晚期,由于脑保护效应保证了大脑的营养物质和氧的供应致使胎儿脑发育正常,主要影响葡萄糖转运和肝糖原储备,以致葡萄糖转运和肝糖原储备下降,皮下脂肪和肝明显小于正常,胎儿的 HC/AC 之比高于相应孕周的第 90 百分位数,则称为非匀称型 FGR。此型 FGR 属于继发性生长发育不良,孕早期胚胎发育正常,至妊娠中晚期才受到不利因素的影响,如合并子痫前期、高血压、糖尿病、过期妊娠等。特点为新生儿发育不匀称,身长、头径与少龄相符,但是腹围明显小于正常而导致体重偏低。外表呈营养不良或过熟儿状态,各器官细胞数正常,但细胞体积缩小,以肝为著。胎盘常有梗死、钙化,胎膜有黄染等。出生时新生儿常伴有低血糖,生后窒息率高。事实上,临床见到的典型的匀称型和非匀称型较少,主要是混合型的。不同类型的识别有助于FGR原因和胎儿预后的判定。

(四)诊断

胎儿宫内生长受限的产前诊断主要根据病史、临床检查和超声测量。

1. 病史 有引起FGR的高危因素,如孕妇患有心血管疾病、合并有子痫前期或孕期有感染史等。有过先天畸形、FGR、死胎的不良分娩史。有吸烟、吸毒与酗酒等不良嗜好。但多数孕妇无特殊病史。

2. 临床监测 定期测量孕妇的宫底高度、腹围、体重,描记妊娠图。其中宫高是较为敏感的指标。若发现宫高在第10百分位数以下或增长缓慢时,应警惕FGR的可能。妊娠晚期孕妇每周增加体重0.5kg,若停滞或增长缓慢时可能为FGR。准确核对孕周是诊断FGR的前提。

3. 超声检查 上述FGR的高危孕妇和临床高度怀疑有FGR的可能时,应进一步行超声检查。

(1)B超测量:超声测量胎儿发育常用的参数有:胎头双顶径、头围、股骨长度、腹围、小脑横径,辅助参数有羊水量与胎盘成熟度。双顶径、头围和小脑横径反映胎儿脑部的发育,双顶径在20周前可以较准确地核对孕周,误差在1周以内。胎儿的腹围反映胎儿肝的大小和皮下脂肪的厚度,与胎儿的体重最相关,是诊断胎儿是否有FGR较敏感的指标。若胎儿腹围小于相应孕周的第10白分位数,则应考虑为FGR。如果估计胎儿体重亦低于相成孕周的第10百分位数则应诊断为FGR。新的研究发现小脑横径与孕龄有很好的相关性,在轻、中度的胎盘功能不良时受到的影响很小,可以用来辅助诊断FGR。严重FGR时,因胎盘功能严重不良会出现羊水过少、胎盘老化。

(2)彩色超声多普勒血流:彩色超声多普勒血流是一个诊断和监测FGR的重要辅助工具。通过测量胎儿和脐带的血流信号,可以预测和了解胎儿是否有宫内缺氧。孕晚期(30周以后)脐动脉血流S/D值≤3为正常值,S/D值升高时可能提示胎盘功能不良。如果脐血流中舒张期血流消失或出现反流,常提示胎儿宫内严重缺氧,应立即终止妊娠。

4. 与FGR有关的生化检查 尿E_3和E/C比值、血甲胎蛋内(AFP)、胎盘生乳素、妊娠特异性β糖蛋白、绒毛膜促性腺激素(hCG)。其中AFP作为胎盘异常的一个指标较有意义。妊娠中期不明原因的AFP升高,发生FGR的概率会增加5～10倍。

5. 胎儿染色体及病毒检查 胎儿染色体异常多伴发有FGR,同时也可能由于病毒感染所致,因此如有条件可以行胎儿染色体检查和病毒的相关检查,如巨细胞病母、风疹病毒等。

(五)处理

诊断明确,应尽早监测和治疗。妊娠32周前开始治疗效果好,妊娠36周后治疗效果差。

1. 孕期治疗及监测

(1)一般治疗:均衡膳食,加强营养,休息、吸氧,左侧卧位有助于改善子宫胎盘血液循环。

(2)病因治疗:如果FGR病因明确,则应针对病因进行积极治疗。

（3）补充营养物质（疗效不肯定）

1）口服多种氨基酸 1 片，每日 1～2 次。

2）补充各种维生素和微量元素。

3）5％葡萄糖液 1000ml 加维生素 C 或能量合剂，每日 1 次，连用 7～10 日。

4）疏通微循环：复方丹参注射液静脉滴注，口服阿司匹林 50～75mg，每日 1 次。

（4）定期超声测量胎儿各径线：治疗期间可每 3～4 周检查 1 次，了解胎儿的生长情况和有无羊水过少。

（5）定期监护：不管原因明确与否，FGR 的胎儿都有发生胎死宫内的可能，一定要定期监测胎儿的宫内状况，每周 2 次 NST，如果有条件还可进行生物物现评分和脐血流的监测及尿 E_3 和 E/C 比值测定。

（6）择期终止妊娠

1）胎儿未成熟，有提前终止妊娠的可能时，则应在终止妊娠前 2 日应用地塞米松促进胎儿肺成熟。

2）FGR 临近预产期，胎儿已成熟，则终止妊娠。其他终止妊娠的指征有：①出现急性胎儿窘迫；②治疗中发现羊水量进行性减少，孕妇自觉胎动明显减少，胎儿监护提示胎儿宫内缺氧，无论胎儿成熟与否均应终止妊娠；③妊娠合并症及并发症治疗中病情加重，为母婴安全应尽快终止妊娠。

2.分娩方式选择

（1）阴道分娩：经治疗胎儿在宫内情况良好，无胎儿窘迫，无其他阴道分娩禁忌者可以引产。但产程中严密监测胎心率，由于 FGR 胎儿耐受缺氧能力差，应放宽剖宫产指征。

（2）剖宫产分娩：对胎儿窘迫、孕妇病情加剧不能耐受阴道分娩者、羊水过少、胎盘功能严重不良者均应行剖宫产结束分娩。不论阴道分娩还是剖宫产分娩，新生儿科医生均应到场，做好抢救新生儿的准备。

（六）预防

建立健全三级围生期保健网，加强产前检查，定期测量宫高、腹围、体重，应用妊娠图进行孕期监护，加强妊娠合并症和并发症的诊治。可疑 FGR 者，在核对孕周后，进一步做超声检查，做到早诊断、早处理。孕期加强宣教，注意营养，减少疾病，避免接触有害毒物，禁烟酒，孕期用药需在医生指导下进行。

二、巨大胎儿

胎儿体重达到或超过 4000g 者称为巨大胎儿（macrosomia）。国内资料显示，巨大胎儿占出生儿总数的 5％～8％，并发现巨大儿有不断增加的趋势。巨大儿可导致头盆不称而发生难产，严重时引起肩难产和新生儿产伤，并且是产后出血的高危因素。

（一）病因

多种因素可以导致巨大胎儿，主要有以下几种：

1.遗传因素　父母身材高大，孕妇本身肥胖。

2.营养　孕期营养过剩，摄入过多甜食且活动太少。

3.糖尿病　孕妇患糖尿病或妊娠期糖尿病，文献报道如果妊娠合并糖尿病或妊娠期糖尿病不进行控制或治疗，巨大儿的发生率可高达 50％。

4.产次 经产妇胎儿体重随分娩次数增多而增加,因此经产妇较易分娩巨大胎儿。

5.过期妊娠 部分延期或过期妊娠,如果胎盘功能良好可导致胎儿过大。

6.其他因素 男性胎儿中巨大胎儿较多,高龄母亲易分娩巨大胎儿。

(二)诊断

产前主要根据病史、症状、体征和超声检查做出诊断。

1.病史 对于糖尿病合并妊娠或妊娠期糖尿病孕妇或既往有巨大儿分娩史的孕妇,应高度警惕巨大儿的可能。

2.临床表现 妊娠晚期因胎儿过大、子宫底过高,有些孕妇可出现气促、腹部沉重及两肋胀痛等症状,孕期总体重增加多在 20kg 以上。

3.腹部检查 四步触诊感觉胎体大而饱满,先露部浮在骨盆入口。检查时需与双胎妊娠、羊水过多、胎儿畸形、妊娠合并腹部肿物鉴别。妊娠图子宫底高度常高于第 90 百分位数,孕末期宫高＋腹围＞140cm 时,巨大儿的发生率高达 40%。

4.超声检查 超声可以相对准确估计胎儿体重,但是中等大小胎儿的体重估计,超声测量与临床估计准确性无显著差异。胎儿腹围(AC)是预测体重最常用的参数,与体重呈高度正相关的关系,可以较好地预测巨大胎儿,AC＜35cm 者巨大儿可能性极低,AC≥37cm 的 80% 以上为巨大儿,但超声准确测量至关重要。胎儿过大时,羊水量也会相应增多。

(三)对母体及新生儿的影响

巨大儿分娩可导致难产,即使母体骨盆、产力和胎位均正常,也可因胎儿过大导致相对头盆不称,增加手术产率,巨大儿的剖宫产率高达 78%,阴道分娩易发生软产道撕裂,甚至子宫破裂、尾骨骨折、尿瘘、粪瘘,产后出血的风险也明显增加。对于胎儿本身,可造成肩难产,导致臂丛神经损伤、锁骨骨折、颅内出血,甚至死亡。除此以外,巨大胎儿生后易发生低血糖、红细胞增多症等。

(四)处理

1.孕期处理 对于孕期发现胎儿大者,在除外糖尿病后,应调整饮食,严格控制孕期体重增长,依据孕妇孕前的体质量指数指导孕期的体重增加。通过妊娠图和超声检查严密监测胎儿发育,防止过期妊娠。如果孕妇患有糖尿病,通过饮食或加用胰岛素积极控制血糖水平。

2.分娩期处理 巨大胎儿分娩虽然难产率高,但并非绝对剖宫产指征。巨大胎儿产程中易发生活跃期停滞和产程延长,临产后应严密监测产程进展,如果发现异常,应适当放宽剖宫产指征,防止产母衰竭的发生。若胎头双顶径已达坐骨棘水平以下、第二产程延长时,应做较大的会阴侧切,必要时产钳助产,同时做好处理肩难产的准备工作。估计胎儿体重超过 4500g,产妇骨盆中等大小,为防止肩难产的发生,应以剖宫产终止妊娠,并预防产后出血,产程中加强胎儿监护。

(五)预防

1.鉴于巨大胎儿有不断增加的趋势,在孕期保健时首先应对广大孕妇进行宣教,纠正胎儿越大越好的错误观点,孕期合理营养和饮食,适当地运动和工作,控制孕期体重增加,诊断和治疗糖尿病或妊娠期糖尿病,以减少巨大儿的发生。

2.加强孕期保健,及时发现巨大儿的高危孕妇,合理饮食控制和疾病治疗。

三、低出生体重儿

新生儿出生体重<2500g 者,称为低出生体重儿(low birth weight infant)。出生体重<1500g 者称为极低出生体重儿(very low birth weight infant);<1000g 者称为超极低出生体重儿(extremely very low birth weight infant)。低出生体重儿包括妊娠期不满 37 周出生的早产儿、宫内生长受限的胎儿、胎龄小样儿及胎龄在 42 周以上胎盘功能不全的过期产儿。本节重点讨论宫内生长受限等因素所致的足月低出生体重儿,早产儿见早产的相关章节。

发达国家低出生体重儿占全部出生婴儿的 3%～7%,我国低出生体重儿发生率为 4.75%～8.5%,接近发达国家水平,但在城市发生率为 4.2%,边远省区的发生率达 10%以上。低出生体重常常伴有各器官的发育不良或异常,围生儿患病率和死亡率较高。据统计,75%的围生儿死亡是因为早产或低体重。出生时体重越低,死亡率越高。此外,出生缺陷的发生率也高于正常体重儿。低出生体重儿成年后易患心脑血管和内分泌等疾病。

(一)出生后的处理

低出生体重儿出生后因为低体重和营养不良,在临床上会出现多种问题,如生后窒息率高、易发生低血糖和酸中毒等。出生后正确的处理则可提高低体重儿的存活率及减少后遗症。

1.做好新生儿复苏准备 低出生体重儿出生后因胎盘功能不良所致慢性缺氧,易发生宫内窘迫、生后窒息、羊水或胎粪吸入、气胸等。因此,处理分娩的医务人员应准备好复苏时所需要的一切设备,请经验丰富和熟练掌握复苏技术的新生儿科医师到场主持抢救。

2.清理呼吸道 胎儿娩出应吸净口鼻腔内的黏液,使新生儿的头部伸展,利于呼吸道的开放。若有缺氧表现,可用鼻导管、面罩或头罩给氧,必要时用鼻塞持续正压给氧或机械通气。有窒息者按正规方案复苏。

3.结扎脐带 一般结扎脐带应在呼吸开始、肺循环回路扩张、胎盘血液叫新生儿移行时进行,但如果有新生儿窒息,也不宜过于延迟结扎脐带。因结扎脐带可借化学的刺激而促进新生儿的呼吸。

4.保暖 患有 FGR 的胎儿体温调节功能虽较早产儿好,但因体表面积大,皮下脂肪少,散热快,糖原储存少、易耗尽,故需注意保暖。胎儿是通过母体调节体温,出生后环境温度对其体温影响大,当环境温度下降时,人体通过增加代谢、氧消耗维持正常体温。当体内能量耗尽时,体温随环境温度下降而下降,可导致寒冷损伤,发生硬肿,严重时致肺出血而死亡。新生儿寒冷所致硬肿症与产房温度过低及暴露时间过长有关。低体重儿应置于其代谢及氧消耗最低的环境温度中(即称之为中性温度带的环境温度),可有效地降低其死亡率。产房温度应保持 24～26℃,湿度 55%～56%,小儿娩出前应将辐射热暖箱预热或毛巾、棉毯预热,出生后迅速将全身擦干,尤其保持头部干燥,尽量不让小儿裸露,转运时要保暖。体重在 2000g 以下的新生儿置于暖箱内,各种操作尽量在暖箱内进行。

5.喂养 合理喂养对提高低出生体重儿的存活率至关重要,早期喂养可防止低血糖及高胆红素血症,减少自身蛋白质分解和酮症的发生,可缩短生理性体重下降的时间。母乳喂养是低体重儿的最佳营养来源。若因母乳不足或某种原因不能母乳喂养,则可混合喂养或人工喂养,但应注意代乳品的渗透压不应超过 460mOsm/L,渗透压过高易发生坏死性小肠结肠炎。低体重儿经口喂养热量及水分达不到要求时,可用静脉内营养补给;不能经口喂养者,可全静脉内营养,但应尽早经口喂养,以促进胃肠道成熟和减少静脉营养并发症。

（二）预防措施

1.预防早产　早产儿占低出生体重儿的大多数,预防早产是减少低出生体重儿的关键（见早产章节）。

2.保证孕期营养和适当的休息。

3.定期进行产前检查,及时发现胎儿畸形和宫内生长受限胎儿,并给予恰巧的处理。

四、胎死宫内

妊娠 20 周后胎儿临产前在宫内死亡,称为胎死宫内（fetal death）,胎儿在分娩过程中死亡称为死产（still birth）,胎死宫内和死产统称为死胎,指胎儿娩出后无任何生命迹象。根据文献统计,80％的胎死宫内发生在未足月的胎儿中,其中一半发生在 28 周以前。我国仅统计妊娠 28 周后的胎儿死亡。超声检查的广泛应用使得胎死宫内的诊断明确化。随着产科学、临床遗传学、母儿医学、围产病理学等的进展,胎死宫内的发生率不断下降。由超声检查检出胎儿畸形,早期终止妊娠,使胎儿畸形所致的胎死宫内明显减少。

（一）病因

1.胎儿因素　25％～40％的胎死宫内由胎儿因素所致,主要有胎儿畸形、感染、营养不良、溶血等。

2.胎盘和脐带因素　由胎盘因素所致的胎死宫内占 25％～35％。其中胎盘早剥所致的胎死宫内占到一半,其他原因有:胎盘胎膜感染、胎盘梗死、脐带因素、前置血管破裂出血等。

3.母体因素　除去胎盘早剥所致的胎死宫内,单纯母体因素所致的胎死宫内只占到 5％～10％。高血压和糖尿病是主要原因,此外还有红斑狼疮、抗磷脂综合征等。

4.原因不明　原因不明的胎死宫内占到 25％～35％。

（二）临床表现及诊断

主要临床表现为孕妇自觉胎动消失,检查听不到胎心,可考虑为胎死宫内。应进一步行超声检查以明确诊断。如果超声检查发现胎心搏动消失,胎儿体内无血流显像则可诊断胎死宫内。若胎儿在宫内死亡过久,可显示颅骨重叠、颅板塌陷、颅内结构不清、胎儿轮廓不清、胎盘肿胀等。

（三）处理

1.处理原则　胎死宫内发生后,一方面要对孕妇及其家属进行恰当的精神安慰,另一方面要积极地寻找胎死宫内的原因。明确死因可以减少孕妇及家人的精神负担和悲痛的心情,还有助于对再次妊娠采取合适的预防措施。如果是一些少见的遗传疾病,还需其他家庭成员配合,进行必要的检查。

2.临床处理

(1)死胎一经确诊,应予引产。引产前应做有关凝血功能的检查。若凝血功能异常,待纠正后再引产,并备新鲜血,注意预防产后出血和感染。引产方法可选用依沙吖啶羊膜腔内注射或前列腺素制剂引产。在宫颈成熟的基础上,也可用缩宫素静脉滴注法。

(2)对分娩的死婴和胎盘,要进行仔细全面的检查。尸体解剖对于了解胎儿死亡的原因是非常重要的。尸解的主要内容有大体解剖、组织病理学,还可以做细菌培养和染色体的研究。详细的尸体解剖可以使原因不明的胎死宫内减少到10%。

(3)再次妊娠的产前检查:如果前次胎死宫内的病因明确,则针对病因进行相应的诊治;如果病因不详,则应进行详细的、全面的产前检查。产前严密监护胎儿和胎盘功能,及时引产。

(刘春玲)

实用妇产科
疾病诊断治疗学

（下）

屈苗苗等◎主编

吉林科学技术出版社

第十章　妊娠合并性传播疾病

女性生殖道感染是女性常见的一大类疾病,引起炎症的病原体包括多种微生物如细菌、病毒、真菌及原虫等。近年来随着性传播疾病的增加,生殖系统炎症更为复杂。妊娠期的性传播感染还可危害胎儿和新生儿,将严重影响到下一代的健康。

第一节　妊娠合并阴道感染

一、妊娠合并细菌性阴道病(BV)

妊娠期 BV 的发生率远高于滴虫性阴道炎和外阴阴道念珠菌病(VVC),可能与早产、胎膜早破等的发生有关。近两年来,国外文献报道了大量多中心、随机对照的荟萃分析,发现妊娠期筛查及治疗无症状的 BV,并不降低早产的危险性。故不必对所有孕妇进行细菌性阴道病的筛查,但对有症状的细菌性阴道病孕妇及有既往感染性流、早产史的孕妇应进行检查及治疗,因为早期发现进行治疗可改变预后。

1.临床表现　约 40% 患者可无临床症状;有症状者主要表现为阴道分泌物增多,呈灰白色,均匀一致,稀薄,有鱼腥臭味。阴道黏膜无炎症表现。

2.诊断　下列 4 项中有 3 项阳性即可临床诊断为细菌性阴道病,但线索细胞阳性是必备的。

(1)匀质、稀薄、白色的阴道分泌物。

(2)阴道 pH>4.5。

(3)胺臭味试验阳性:取阴道分泌物少许放在玻片上,加入 10% 氢氧化钾 1～2 滴,产生一种烂鱼肉样腥臭气味,这是由于胺遇碱释放氨气所致。

(4)线索细胞阳性:取少许分泌物放在玻片上,加一滴生理盐水混合,或染色后,高倍显微镜下寻找线索细胞,线索细胞达 20% 以上。

国内外均已研究及临床开始使用 Nugent 评分方法来诊断 BV,具体介绍如表 2-10-1:

表 2-10-1　Gram 染色 Nugent 评分标准

每个油镜视野定量		分值		
菌体数	定量	乳杆菌	阴道加德纳菌/类杆菌	染色不定弯曲小杆菌
>30	4+	0	4	2
6～30	3+	1	3	2
1～5	2+	2	2	1
<1	1+	3	1	1
0	0	4	0	0

注:按每 10 个油镜视野所观察到的每种细菌的平均数呈进行计算和分值分配。总分值是 4 种细菌分值的总和。评价标准:正常为 1 分;BV 为 7～10 分

细菌定性培养在诊断中意义不大。因为此病目前认为是阴道中乳杆菌被各种厌氧杂菌取代后产生的症状,而非单一菌治病。现已有细菌性阴道病试剂盒供临床应用,但其意义和准确性还有待临床进一步验证。

3.治疗

(1)首选口服用药,甲硝唑 400mg,每日 2 次,连服 7 日;或克林霉素 300mg,每日 2 次,连服 7 日。

(2)阴道用药的效果略低于口服用药:阴道用甲硝唑泡腾片 200mg,每日 1 次,共用 7 日。

(3)性伴侣不需同时治疗。

二、妊娠合并外阴阴道念珠菌病(VVC)

外阴阴道念珠菌病(VVC)是女性常见阴道炎症,妊娠期妇女的发生率比非妊娠期更高,妊娠期 VVC 的感染率约为 9.4%～18.5%。妊娠期 VVC 除可引起孕妇不适外,胎儿经产道分娩时感染,可引起新生儿的真菌感染,如新生儿鹅口疮、尿布疹等。

1.致病原及好发因素　白念珠菌为条件致病菌,10%～20%非孕妇女及 30%孕妇阴道中有此菌寄生,但菌量极少,以酵母相存在,并不引起症状。只有在全身及阴道局部微生态环境改变、或细胞免疫能力下降时,念珠菌大量繁殖,并转变为菌丝相,才出现症状。

妊娠时机体免疫力下降,性激素水平升高,阴道上皮内糖原增加,酸度增高,有利于念珠菌生长及假菌丝形成。

2.临床表现　主要表现为外阴瘙痒、灼痛,严重时坐卧不宁,异常痛苦,还可伴有尿频、尿痛及性交痛。妇科检查可见外阴水肿,地图样红斑,常伴有抓痕。阴道黏膜水肿,红斑,小阴唇内侧及阴道黏膜上附有白色块状物,擦除后露出红肿黏膜面,急性期还可能见到糜烂及浅表溃疡。

3.诊断　典型病例不难诊断。分泌物中找到白念珠菌假菌丝即可确诊。取少许凝乳状分泌物,放于盛有 10%KOH 玻片上,混匀后在显微镜下找到芽孢和假菌丝。由于 10%KOH 可溶解其他细胞成分,使念珠菌检出率提高,阳性率为 70%～80%,高于生理盐水的 30%～50%。此外,可用革兰染色检查。若有症状而多次湿片检查为阴性,或为顽固病例,为确诊是否为非白念珠菌感染,可采用培养＋药敏试验法。

4.治疗　无症状者不需要治疗。妊娠期 VVC 的治疗以阴道用药为主。可选用硝酸咪康唑、克霉唑或制霉菌素等。妊娠期 VVC 的治疗效果不如非妊娠期 VVC。

具体方案:

硝酸咪康唑栓　400mg/d×3d 或

克霉唑栓　500mg/d×1d

制霉菌素泡腾片　10 万 U/d×14d

症状体征评分≥7 分者,应疗程延长。

对于反复发作者,应在分娩前积极用药治疗,一方面可改善阴道炎症情况以避免分娩时的裂伤,另一方面可减少或避免新生儿的真菌感染。

三、妊娠合并滴虫性阴道炎

滴虫性阴道炎由阴道毛滴虫引起,也是常见阴道炎之一,妊娠期滴虫性阴道炎的患病率为 1.2%～2.1%。滴虫性阴道炎对阴道黏膜的侵袭力较强常可合并其他感染而致胎膜早破、早产及产褥感染,故应积极治疗。

1.临床表现　潜伏期为 4～28 日。25%～50%患者感染初期无症状,症状有无及轻重取决于局部免疫因素、滴虫数量多少及毒力强弱。主要表现为阴道分泌物增多及外阴瘙痒,间或有灼热、疼痛、性交痛等。分泌物典型特点为稀薄脓性、黄绿色、泡沫状、有臭味。若并泌尿系感染,可有尿频、尿痛,有时可见血尿。

检查见阴道黏膜充血,严重者有散在出血点,甚至宫颈有出血斑点,形成"草莓样"宫颈,后穹隆有多量白带,呈灰黄色、黄白色稀薄液体或黄绿色脓性分泌物,常呈泡沫状。

2.诊断　典型病例容易诊断,阴道分泌物找到滴虫即可确诊,多数 pH＞4.5,清洁度Ⅲ度。最简便的方法是生理盐水悬滴法,显微镜下见到呈波状运动的滴虫及大量白细胞。在有症状的患者中,其阳性率达 80%～90%。对可疑患者,若多次悬滴法未能发现滴虫时,可送培养,准确性达 98%左右。

滴虫性阴道炎应与细菌性阴道病、外阴阴道念珠菌病以及需氧菌性阴道炎相鉴别(表 2—10—2)。

表 2—10—2　几种阴道感染的诊断及鉴别诊断

	细菌性阴道病	外阴阴道念珠菌病	滴虫阴道炎	需氧菌性阴道炎
症状	分泌物增多,无或轻度瘙痒	分泌物增多,重度瘙痒、烧灼感	分泌物增多,轻度瘙痒	分泌物增多,轻度瘙痒
分泌物特点	白色,匀质,腥臭味	白色,豆腐渣样	稀薄、脓性、泡沫状	脓性
阴道黏膜	正常	水肿、红斑	充血,散在出血点	充血
阴道 pH	＞4.5	＜4.5	＞5(5～6.5)	＞6.5
胺试验	阳性	阴性	阴性	阴性
显微镜检查	线索细胞,极少白细胞	芽孢及假菌丝,少量白细胞	找到阴道毛滴虫,多量白细胞	无阴道毛滴虫,多量白细胞

3.治疗　因滴虫性阴道炎可同时有尿道、尿道旁腺、前庭大腺滴虫感染,欲治愈此病,口服比阴道用药效果好。

(1)主要治疗药物为甲硝唑。现已证实妊娠早期应用甲硝唑不增加致畸危险。首选单次口服 2g;或 400mg,每日 2 次,共用 7 日。

(2)性伴侣需同时治疗,也是单次口服 2g。

(3)最近多个大样本的荟萃研究分析显示,对妊娠期无症状的滴虫携带者无需治疗,而治疗反而可增加早产的危险性。

(屈苗苗)

第二节　妊娠合并淋病

淋病是由淋病双球菌引起的主要侵犯泌尿、生殖系统的化脓性炎症,也可造成眼、咽喉、直肠,甚至全身各脏器的损害。淋病是目前世界上最常见的 STD,可在分娩时由母亲传给胎儿,因此治疗妊娠期的淋菌感染对避免新生儿感染有着非常积极的意义。妊娠期淋病的发病率约为 0.5%~7%,其中约有 40%以上合并有衣原体的感染。

一、传播途径

1.性接触感染　是主要的感染途径,约占成人淋病的 99%~100%。

2.间接接触感染　通过淋病分泌物污染的衣物、便盆、毛巾等感染,是幼女感染的主要方式。

3.产道感染　阴道分娩时胎儿经过被感染的宫颈时可被感染。

二、临床表现

妊娠期淋病的特点:

1.多数孕妇无症状。

2.宫颈炎最常见,若不及时治疗,可继续传播给性伴侣,分娩时还可传给胎儿。

3.其他如急性输卵管炎或急性盆腔炎在妊娠期较少见。

4.播散性淋病比非孕期多见,约占所有淋菌性败血症的 40%~50%。常导致妊娠不良结局,如流产、死产等。

5.妊娠期生殖道外淋病比非孕期多见,如淋菌性咽炎、直肠炎,可能与妊娠期性行为方式的改变有关。

三、妊娠期淋病的危害性

1.妊娠早期淋菌性宫颈炎可导致感染性流产与人工流产后感染。

2.妊娠晚期淋病孕妇早产、胎膜早破、绒毛膜羊膜炎及产后感染的发生率增高。

3.胎儿在经过感染淋病孕妇的产道时,易患淋菌性结膜炎或败血症。

四、诊断与鉴别诊断

1.诊断　对所有有高危因素的孕妇(包括<25 岁、未婚先孕、单亲、多个性伴侣、吸毒、卖淫与伴其他 STD)在初次产前检查时及妊娠末期应做宫颈分泌物的淋菌涂片及培养。

(1)分泌物涂片检查:取尿道口、前庭大腺、宫颈管等处的分泌物涂片,行革兰染色查找淋菌,急性期可见多核白细胞内、外均有革兰阴性双球菌。涂片法只能作为一种筛查手段,其敏感性在女性只有 50%~60%。

(2)分泌物培养:是诊断淋病的标准方法,阳性率可达 80%~90%。为培养成功,取材后应注意保温、保湿、立即接种,离体时间越短越好。

(3)有条件应同时检测沙眼衣原体。

2.鉴别诊断　与生殖道衣原体感染、滴虫性阴道炎、外阴阴道念珠菌病及细菌性阴道病等鉴别。需要特别注意的是临床上生殖道衣原体感染常与淋病同时存在。

五、治疗

1.治疗目的　防止性传播;防止不良妊娠结局,如早产、胎膜早破等;防止新生儿感染。

2.以抗生素治疗为主,原则是及时、足量、规范、彻底,同时治疗性伴侣。注意复查,并兼治其他 STD。

（1）对孕妇治疗首选头孢三嗪,250mg,肌注 1 次;或壮观霉素 2g,肌注 1 次。因近半数患者同时合并有衣原体感染,故应同时口服阿奇霉素或红霉素 500mg,每日 4 次,共用 7 日。禁用喹诺酮类药物。

（2）淋病感染的孕妇所生新生儿的处理:为预防新生儿淋菌性结膜炎,应生后首选硝酸银滴眼。新生儿淋菌性结膜炎,可用头孢三嗪 25～50mg/kg,每日静滴或肌注,至少 7 日,局部治疗无效。可用生理盐水冲洗眼部。

（3）需同时治疗其他 STD,性伴侣也应接受有关 STD 的检查及治疗。

3. 不必因此病作剖宫产。

4. 治愈标准

（1）症状体征全部消失。

（2）尿液常规检查正常。

（3）在治疗结束后一周宫颈分泌物涂片和培养检查两次,均阴性者。

（屈苗苗）

第三节　妊娠期沙眼衣原体感染

妊娠期沙眼衣原体（chlamydia trachomatis,CT）的感染远较淋病多见,感染率各地不很一致,与检测方法有关,约为 11.2%～37%。妊娠期内分泌的改变增加了沙眼衣原体的毒性。最近的研究认为,妊娠期 CT 感染与妊娠不良结局无关。

一、流行病学

1. 沙眼衣原体是必须生活在宿主细胞内的无芽孢杆菌属,只能在活的细胞内生长繁殖。Giemsa 染色不着色,有胞膜,其内外膜间缺乏肽聚糖以固定外形。亲黏膜柱状上皮及移行上皮,而不向深层侵犯。

2. 感染途径以性传播为主;通过污染的手、眼、衣物或医疗器械等间接传播较少,新生儿可在分娩过程中受感染。

二、临床表现

1. 大多数的沙眼衣原体感染者无症状或症状轻微不易被察觉。

2. 有症状宫颈沙眼衣原体感染的孕妇白带呈脓性,阴道分泌物增多、宫颈充血、触血及水肿。

3. 新生儿沙眼衣原体感染　新生儿主要是在阴道分娩时经感染的宫颈而传染。新生儿沙眼衣原体感染主要表现为结膜炎与肺炎。

（1）沙眼衣原体眼结合膜炎:新生儿在产后 1～3 周出现眼部症状,较轻的是眼分泌物增多,及时治疗无后遗症;仅少数新生儿在治疗后结膜上留有瘢痕。

（2）沙眼衣原体肺炎:沙眼衣原体经鼻咽部至下呼吸道,引起婴儿在生后 3～4 个月内患肺炎。表现为断续咳嗽,常无发热,X 线片见灶性或间质性肺炎,一般症状较轻。

三、诊断

1.细胞学检查　取宫颈管分泌物做涂片经 Giemsa 染色,光镜下观察包涵体,方法简便、诊断迅速,但阳性率低,阴性不能除外衣原体感染。

2.衣原体培养　方法复杂,时间长,费用高,为金标准,是诊断沙眼衣原体感染最可靠的方法,同时可观察疗效。但由于其技术要求复杂,在临床不能广泛性应用。

3.酶联免疫抗原抗体法　敏感性 95％,特异性 95％～100％。但目前国内使用的各种药盒的敏感性和特异性不一,应用前应慎重评价。

4.聚合酶链反应(PCR)　过于敏感,假阳性高,不能用于临床诊治。

5.连接酶链反应(ligase chain reaction,LCR)目前被认为是比较准确的一种检测方法。

四、治疗

目的为防止性传播感染、防止分娩期的母婴传播。但不必为此作剖宫产。

1首选阿奇霉素,1g,单次口服或 0.5g,每日 2 次,共 3 日。

2.红霉素 500mg 口服,每日 4 次,共用 7 日;如因恶心等副作用不能坚持,可减量为 250mg,每日 4 次,共用 14 日。

治疗新生儿:红霉素全身治疗,40mg/(kg・d),分 4 次口服或静滴,共用 10～14 日。可局部用红霉素眼膏治疗,但不能防止沙眼衣原体经咽部致肺部感染。

(屈苗苗)

第四节　妊娠合并梅毒

近年来随着人群梅毒患病率增加,妊娠期梅毒明显增加,可能与吸毒、卖淫、人免疫缺陷病毒(HIV)感染有关,也有可能与缺乏婚检有关。故产科医师应提高警惕。

一、传播途径

人是梅毒的唯一传染源,正常人的皮肤和黏膜对梅毒螺旋体是一屏障,当皮肤黏膜在破损后,梅毒螺旋体才能侵入人体,造成感染。传播方式有:

1.性传播　占 95％以上。

2.血液传播　输入含有梅毒螺旋体的血液或用未消毒的医疗器械等。

3.母婴传播　梅毒螺旋体可通过母体的胎盘传染给胎儿。

二、分期

根据传染途径的不同分为后天梅毒和先天梅毒。

1.后天梅毒

(1)早期梅毒:病程在 1 年以内,包括一期梅毒(硬下疳)和二期梅毒及早期潜伏梅毒(潜伏梅毒是指梅毒未经治疗或用药剂量不足,无临床症状而血清反应阳性者。当机体抵抗力下降时可再出现症状。感染期限在 1 年以内者,称为早期潜伏梅毒,有传染性;病程在 1 年以上者,称为晚期潜伏梅毒,一般认为无传染性,但女患者可经胎盘传给胎儿)。

(2)晚期梅毒(三期梅毒):病程在 1 年以上,包括一般梅毒(皮肤、黏膜、骨、眼等)、内脏梅毒(心血管、肝脏等)、神经梅毒及晚期潜伏梅毒。

2.先天性梅毒

(1)早期先天性梅毒:年龄小于 2 岁。

(2)晚期先天性梅毒:年龄大于 2 岁。

三、梅毒对妊娠的影响

梅毒对妊娠与胎儿的危害是严重的。梅毒螺旋体可通过胎盘而感染胎儿引起死胎、早产或 FGR。曾认为梅毒螺旋体只有在孕 16 周胎盘形成以后才感染胎儿,但现已证实在孕 6 周开始就可感染胎儿引起流产。

各期梅毒均可传给胎儿。梅毒期别越早,由于其血中梅毒螺旋体多,先天梅毒发生率越高。妊娠合并早期梅毒,胎儿的感染率几乎达 100%。患晚期潜伏梅毒孕妇,虽性接触已无传染性,仍有 10% 的机会传给胎儿。

孕期治疗及发现越晚,先天梅毒发生率越高。如妊娠 36 周后或距分娩 30 日以内治疗,新生儿先天梅毒的可能性大,新生儿生后需驱梅治疗。

四、实验室检查

1.暗视野显微镜检查　由一期、二期梅毒患者的皮肤病灶或肿大淋巴结中取标本在暗视野下可见梅毒螺旋体。

2.血清学检查

(1)非梅毒螺旋体抗原血清试验:有快速血浆反应素试验(RPR)、性病研究实验室试验(VDRL)、不加热血清反应素玻片试验(USR)等。

(2)梅毒螺旋体抗原血清试验:适用于临床疑有梅毒而非梅毒螺旋体抗原血清试验阴性,或后者虽阳性但怀疑为假阳性者。包括荧光螺旋体抗体吸收试验(FTA-ABS)、梅毒螺旋体血凝试验(TPHA)两种。

五、诊断

临床表现及血清学检查为诊断根据。对所有孕妇应在初次检查时做梅毒血清学检查。有高危因素者(单亲、患 STD、贫困、无业、吸毒者、无充分的产前保健或虽做产前保健却未做梅毒血清筛查者)应在妊娠末期或分娩期重复检查。

六、治疗

妊娠期治疗目的:一是治疗孕妇,二可预防或减少先天梅毒的发生。妊娠期梅毒不同病期的治疗基本与非孕期相同。

(1)梅毒是唯一可能在宫内治愈的疾病。

(2)青霉素为首选,规范治疗。其他如红霉素等不通过胎盘,不能治疗胎儿。

对青霉素过敏孕妇,最好的办法仍是脱敏治疗表2-10-3,但一定要在有急救措施的医院内进行,而且脱敏是暂时的,日后患者仍对青霉素过敏。

表2-10-3　青霉素皮试阳性者的口服青霉素-V脱敏方案

给药次数	青霉素-V (单位/ml)	剂量		累计剂量 (单位)
		ml	单位	
1	1000	0.1	100	100
2	1000	0.2	200	300
3	1000	0.4	400	700
4	1000	0.8	800	1500
5	1000	1.6	1600	3100
6	1000	3.2	3200	6300
7	1000	6.4	6400	12700
8	10000	1.2	12000	24700
9	10000	2.4	24000	48700
10	10000	4.8	48000	96700
11	80000	1.0	80000	176700
12	80000	2.0	160000	336700
13	80000	4.0	320000	656700
14	80000	8.0	640000	1296700

说明:口服脱敏剂溶于30ml水中口服,每次间隔15分钟,整个试验历时4小时45分钟,累计青霉素-V剂量130万单位,末次试验结束后需观察30分钟后才能开始治疗

(3)J-H反应:是由于驱梅治疗后大量梅毒螺旋体溶解释放出的异性蛋白所致,表现为发热、乏力、头痛、关节痛及原有损害暂时性加重,多发生在治疗后24小时内。同时,还可出现宫缩、胎动减少和胎心异常等。治疗前口服泼尼松可减轻反应。

(4)应同时检查并治疗性伴侣,许多孕妇治疗失败与再感染有关。

(5)所有梅毒感染孕妇应同时检查有无HIV感染,因两病常同时存在。当合并有HIV感染时,梅毒的临床表现常有所改变,如侵犯中枢神经系统者增多,治疗失败与复发者增多。

(6)随诊:孕妇治疗后每月应检测RPR或VDRL的滴度直至分娩。如滴度持续升高3个月,或滴度增加4倍,或再现一、二期病灶,则应再行驱梅治疗。

(7)治愈标准:梅毒患者治疗后,必需定期复查,前3个月每月查1次血清非梅毒螺旋体抗原血清试验,如RPR。以后每3个月查1次,共查4次,至少2年,此期间不宜妊娠。血清反应阴性、治疗后数次复查均为阴性、无症状复发,为治愈。若临床及血清检查证实为复发,应重复治疗,同时做脑脊液检查,除外神经梅毒,梅毒螺旋体抗原血清试验可终身阳性。

附:先天性梅毒

新生儿先天性梅毒常为全身性,不一定有皮肤损害,故诊断主要靠临床表现和实验室检查。

1.临床表现　最常见有骨软骨炎、骨膜炎及黄疸。约95%以上的先天梅毒儿可在生后4周内通过长骨X线片发现干骺端病变而确诊。其他可有肝脾肿大、皮肤紫癜、淋巴结肿大、水

肿、腹水、视网膜炎、鼻塞、肺炎、心肌炎、肾炎及假性瘫痪等。

2.实验室检查 因母血梅毒螺旋体的 IgG 抗体可经胎盘到胎儿,故脐血或新生儿血中非螺旋体抗原血清学不能确定,需做 TPHA 以确诊。血清梅毒螺旋体抗体可持续 15 月之久,若超过 18 月仍然阳性,则可诊断先天性梅毒。如脐血 RPR 滴度 4 倍于母血,可诊断先天梅毒。或脐血 19s－IgM 阳性,也可诊断。怀疑先天梅毒的新生儿应做腰穿取脑脊液查,如 RPR 或 VDRL 阳性、白细胞计数 $>5/mm^3$、蛋白 $>500g/L$,可诊断神经梅毒,需按神经梅毒治疗。此外,周围血液检查可发现贫血、高胆红素、低血小板及肝功异常等。

3.治疗 对有症状或脑脊液异常者,用水剂青霉素 G 5 万 U/kg,每日分 2 次静滴,共 7日,以后 5 万 U/kg,每日 3 次静滴,共 3 日;对无症状、梅毒血清学阳性而脑脊液正常者,用苄星青霉素 5 万 U/kg,肌注 1 次/日,共 10 日。如母亲妊娠期仅用红霉素治疗者,新生儿生后处理应同先天梅毒儿。

(屈苗苗)

第五节 妊娠期人乳头瘤病毒感染

一、概述

人乳头瘤病毒(human papillomavirus,HPV)是一种双链 DNA 病毒,人是 HPV 的唯一宿主,目前已分离鉴定出近 200 种型别的 HPV。HPV 具有嗜上皮性,感染人皮肤和黏膜复层上皮,其中仅 30~40 种 HPV 可导致临床病变,大部分 HPV 感染无临床症状。根据 HPV所致病变的良恶性,而将其分为低危型(非致癌型)和高危型(致癌型)。低危型 HPV,常见的是 HPV－6 和 HPV－11,导致宫颈上皮内瘤变、尖锐湿疣、复发性呼吸道乳头状瘤病、口腔或结膜乳头状瘤等良性病变;高危型 HPV,主要有 HPV－16、18、33、45、58 等,导致宫颈癌、阴道癌、外阴癌、肛周癌、口腔癌、喉癌等恶性肿瘤的发生。

性传播是 HPV 感染最主要的传播途径,而母婴垂直传播和密切接触传播次之。在发达国家,HPV 感染是发病率最高的性传播疾病,约 70% 的性活跃期人群感染 HPV。多数 HPV感染处于亚临床状态,并且会在两年内自发消退,但机体免疫功能异常,如妊娠、吸烟,合并HIV 感染,长期使用免疫抑制剂,患糖尿病或自身免疫性疾病等,可能加重或造成 HPV 感染的持续存在。流行病学研究认为各国家或地区的妊娠妇女 HPV 感染率较非妊娠者高,处于 5.5%~65% 之间,而妊娠期 HPV 感染者的临床表现也更加严重。同时,妊娠期 HPV 感染可能对胎儿造成一定程度的危害或导致新生儿感染。目前,如何处理妊娠期母体的 HPV 病变?如何确定胎儿宫内 HPV 感染并进行治疗?如何阻断新生儿在产程中发生的 HPV 感染?妊娠期能否注射 HPV 疫苗?等一系列问题至今尚无定论,还需要大量的科学研究来加以证实。

二、妊娠期 HPV 感染的特点

1.妊娠期妇女对 HPV 的易感性增加 由于人胚胎细胞表达来自父系和母系的人类白细胞抗原,因此,对于母体来说,胚胎细胞在一定程度上相当于外来者,母体免疫系统可能对其发动攻击。事实上,母体免疫系统通过抑制细胞免疫而不是体液免疫,从而对胎儿抗原产生免疫耐受。尽管这种免疫学调节发生在母胎界面,但仍然会削弱整个机体的抗感染能力,使妊娠期妇女对寄生于细胞内的微生物,如病毒和胞内寄生菌具有易感性。

2.妊娠加重 HPV 感染　妊娠期生殖道的特殊生理改变可能协同免疫系统的抑制状态,促进 HPV 在宫颈上皮细胞的持续感染、增殖和刺激病变进展。研究发现,妊娠期 HPV 感染者体内的 HPV 病毒复制活跃、载量增加,而在产后下降。此外,妊娠期血性激素水平上升,宫颈复层鳞状上皮的基底细胞和旁基底细胞增殖活跃,宫颈管腺体的黏液分泌增加,宫颈鳞一柱上皮交界外移,这些生理性改变均使得宫颈上皮对外界刺激,包括对 HPV 感染的敏感性增加,从而出现 HPV 感染的相关临床表现,或者使原有病变加重,甚至导致妊娠期宫颈癌的发生。

三、妊娠期 HPV 感染的临床表现

1.妊娠期 HPV 感染在母体的表现　与非妊娠者相似,大部分妊娠期 HPV 感染者无任何临床表现,仅小部分患者表现为宫颈上皮内瘤变、尖锐湿疣或宫颈癌,但又各有其特点。

(1)妊娠合并宫颈上皮内瘤变:妊娠合并宫颈上皮内瘤变(cervical intraepithelial neoplasia,CIN)的临床表现和慢性宫颈炎相似,缺乏特异性。常见症状有阴道分泌物增多,呈淡黄色或血性,性交后出血等。妇科检查可见宫颈有不同程度的糜烂、充血。值得注意的是,妊娠期增高的循环雌激素刺激宫颈管柱状上皮增生,鳞一柱交界外移,使宫颈外口呈"糜烂状",应与妊娠合并 CIN 鉴别。

(2)妊娠合并尖锐湿疣:尖锐湿疣(condyloma acuminatum)是由 HPV 感染引起的赘生物,常发生在肛门、外生殖器、阴道及宫颈等处。在非妊娠期,尖锐湿疣仅仅发生在有 HPV 感染的一小部分患者。

妊娠期母体的免疫功能处于抑制状态,加上阴道分泌物的量增加及外阴部温暖、湿润。在感染 HPV 后,容易发生尖锐湿疣,表现为病灶大、多发性、形态多样。值得注意的是,妊娠期尖锐湿疣可迅速增大,发展为巨大型尖锐湿疣(Buschke－Lowen－stein 瘤),造成产道梗阻,影响分娩方式的选择。另外,妊娠期尖锐湿疣的体积大、质脆且血供丰富,一旦破裂,可能发生大出血。

(3)妊娠合并宫颈癌:约 3% 的宫颈癌于妊娠期诊断。妊娠合并宫颈癌最常见的症状是阴道流血,大约见于 50% 的患者,主要表现为接触性阴道流血,流血量的多少与肿瘤大小、期别及侵犯间质血管的情况相关。此外,可有阴道分泌物增多,色白或呈血性,继发细菌感染时可呈脓性。妊娠合并晚期宫颈癌的症状与非妊娠者类似,根据病灶侵犯的范围不同而症状各异,常见的有下腹坠胀、尿频、尿痛、血尿、便血、里急后重、下肢水肿等。

2.妊娠期 HPV 感染对胎儿或子代的影响　HPV 病毒在羊水、胎膜、脐血、胎盘滋养细胞以及新生儿口腔、呼吸道和外阴分泌物的检出,提示妊娠期 HPV 感染可垂直传播给胎儿或新生儿,并可能存在宫内感染。垂直传播的主要方式有:经胎盘的血源性途径;经生殖道上行感染,特别是在胎膜早破的患者;阴道分娩时,胎儿通过产道或接触母体分泌物而发生 HPV 感染。研究发现,约 20% 的妊娠期 HPV 感染者可发生垂直传播,那么,妊娠期 HPV 感染对胎儿或子代有哪些具体的危害呢?

(1)宫内 HPV 感染的危害:研究发现,妊娠期宫内 HPV 感染可能导致自然流产、早产或胎儿宫内生长受限。但是,由于多数研究采用刮宫术获取标本,或经阴道分娩时,胎盘组织可

能被宫颈管内存在的 HPV DNA 污染,从而容易出现"假阳性"结果。此外,目前研究的样本量较小,尚未得出明确的结论,需开展大样本量,设计更加严谨的临床研究以进一步证实前述研究结果。

(2)新生儿 HPV 感染:一项关于 HPV 垂直传播的系统评价纳入 9 个原始研究,共计2111 例产妇和 2113 例新生儿,其中,合并 HPV 感染的产妇 513 例,新生儿 HPV 感染 139例,综合计算出 HPV 感染的垂直传播率为 27%(139/513)。Rombaldi 等报道,在合并生殖道HPV 感染的 49 例产妇的新生儿中,有 11 例新生儿的 HPV 检测为阳性(口腔黏膜、鼻咽部分泌物、脐血任一种标本检出 HPV DNA 即判断为阳性),其中 8 例新生儿的 HPV 型别与母体生殖道的 HPV 感染一致,HPV 垂直传播率为 22.4%(11/49)。

(3)子代 HPV 感染的临床表现:围产期 HPV 病毒的垂直传播被认为与子代复发性呼吸道乳头状瘤病(recurrent respiratory papillomatosis,RRP)、口腔乳头状瘤(oral papilloma)、皮肤疣(skin warts)等病变的发生相关。其中,复发性呼吸道乳头状瘤病的危害较大,甚至可导致患儿死亡,并有 3%～5% 的恶变率。复发性呼吸道乳头状瘤病是发病率最高的儿童喉部良性肿瘤,同时是导致儿童声嘶的第二常见原因。近年来,越来越多的产科医生、儿科医生和耳鼻喉科医生开始关注此病。

四、妊娠期 HPV 感染的诊断

妊娠期 HPV 感染的诊断应包括两个方面,第一是母体 HPV 感染的诊断,其次是胎儿宫内 HPV 感染的诊断,从理论上来说,后者的诊断需建立在前者的基础之上。迄今为止,在妇产科临床广泛应用的 HPV 感染检测手段有第二代杂交捕获法(hybrid capture 2,HC－2),其针对的是宫颈管细胞 HPV 感染。此外,还有基于分子生物学和免疫组织化学技术检测病变组织 HPV 的方法,目前在临床实践中也有应用。至于胎儿宫内 HPV 感染的检测,由于取样困难且复杂,并且缺乏对胎儿宫内 HPV 感染的有效治疗措施,现阶段这一领域的进展较缓慢。

1. 母体 HPV 感染的诊断　绝大多数 HPV 感染是潜伏感染或亚临床感染,患者没有任何临床表现,又由于 HPV 检测不是产前检查的常规项目,因此,HPV 潜伏感染在妊娠期不易得到诊断。根据美国疾病控制与预防中心(Centers for Disease Control and Prevention,CDC)发布的指南,在妊娠期不需要常规检测 HPV。

对于因躯体不适或肉眼可见病变而就医的妊娠期 HPV 感染者来说,诊断方法与非妊娠期相同,诊断也较容易。例如妊娠合并尖锐湿疣,根据典型临床表现和醋酸白试验阳性即可进行临床诊断,取活检或将切除的肿物送病理检查可得到确诊。目前,在临床中尚无检测HPV 感染的标准方法,我们认为,在妊娠期只要下述任意一项检查提示 HPV 阳性,可诊断妊娠期 HPV 感染。

(1)细胞样本的 HPV 检测:HC－2 是临床中最常使用的检测宫颈管细胞 HPV 感染的方法,针对 13 种高危型 HPV,包括:HPV－16、18、31、33、35、39、45、51、52、56、58、59、68,但可能与某些低危型 HPV 存在交叉反应。HC－2 检测为阳性者,即可判断为 HPV 感染。

(2)病变组织的 HPV 检测:对 HPV 所致病变,如尖锐湿疣、CIN、宫颈癌等组织中 HPV的检测,主要采用分子生物学技术,包括原位杂交、PCR 和 RT－PCR 检测组织细胞或癌细胞中的 HPV DNA 或 RNA。对于宫颈癌组织中的 HPV,还可以运用免疫组织化学技术去检测癌细胞中的 E6、E7 或 P16 蛋白,也能对 HPV 感染做出诊断。目前在临床中运用最多的是 PCR 技术。

(3)血清 HPV 抗体测定:血清 HPV 抗体的存在不能作为 HPV 感染的确诊依据,仅提示有 HPV 感染可能或既往 HPV 感染。对于 HC-2 检测呈阴性的 CIN Ⅰ～Ⅱ患者,血清 HPV 抗体阳性具有一定的临床意义,提示 CIN 病变在短期内不会进展或有消退的可能,可予以观察。

2.如何诊断胎儿宫内 HPV 感染　　在分娩前,诊断胎儿宫内 HPV 感染是一件非常复杂的事情,为什么说其复杂呢?第一,诊断宫内感染需要获取的标本是羊水、胎盘或脐血,在这三者之一中检测到 HPV DNA 或 HPV IgM 可诊断宫内 HPV 感染,但是,这三个标本均不易获取;第二,诊断胎儿宫内 HPV 感染的意义何在?如果宫内感染不会对胎儿造成严重的伤害,为什么要去诊断?第三,即使能明确诊断,目前也不能进行有效的治疗。那么,诊断胎儿宫内 HPV 感染是否有必要呢?

可能正是由于这三方面的原因,目前很少有研究去关注胎儿宫内 HPV 感染的诊断。但是,Weyn 等进行了这方面的尝试,他们搜集了因细胞遗传学检查而行羊膜腔穿刺的 35 例孕妇的胎盘细胞,并采用 PCR 技术检测到其中 2 例孕妇的胎盘细胞 HPV DNA 呈阳性,分别为 HPV-16 和 HPV-62。Weyn 的研究在标本的获取上给了后来者一些重要的启示。相信随着研究的深入和进展,当对 HPV 有了足够的了解和处理能力时,我们在 HPV 的宫内感染这个领域也能取得重大的进步。

五、妊娠期 HPV 感染的处理策略

妊娠期 HPV 感染的处理应注意从整体的角度,时刻考虑到治疗措施对胎儿的可能影响。通常来说,无症状 HPV 感染可不予任何处理。如果母体病变严重,急需治疗,应选择对胎儿危害最小的治疗方法。

1.妊娠合并尖锐湿疣的处理　　尖锐湿疣在妊娠期的体积会增大,但在产后通常会逐渐缩小。加拿大人类乳头瘤病毒诊治共识指出,妊娠合并尖锐湿疣可予以期待,在妊娠期通常不需要治疗。在巨大尖锐湿疣可能阻塞产道或导致分娩时大出血时,需要剖宫产终止妊娠。在有不适需缓解症状的情况下,局部应用三氯醋酸是安全的,可于妊娠期使用。

2.妊娠合并宫颈癌或 CIN 的处理　　妊娠合并宫颈癌的处理主要取决于宫颈癌的期别,诊断宫颈癌的时间(孕早期、孕中期还是孕晚期),以及患者对于持续妊娠的意愿。原位癌和 Ⅰa 期宫颈癌无论发生在妊娠的哪个时期,可以期待至胎儿肺成熟并分娩后再行治疗,对母体的预后没有显著影响。待胎儿成熟后再行治疗的患者应选择剖宫产结束妊娠。妊娠合并 CIN 均可期待至产后再行处理。

六、妊娠期 HPV 感染的预防

HPV 疫苗是针对 HPV 感染的最好的一级预防方法,这个观点现在已得到公认。那么,妊娠期能否注射 HPV 疫苗呢?

研究发现,妊娠期注射 HPV 疫苗与妊娠不良结局没有相关性,但样本量较小(二价疫苗组 1786 例,四价疫苗组 2085 例),还需要更大样本量的研究来加以证实。作者认为,HPV 疫苗在妊娠期尚不能常规注射,对于因妊娠而中断疫苗注射的妇女,在产后应补打 HPV 疫苗。

预防妊娠期 HPV 感染的最好方法可能是在妊娠前完成 HPV 疫苗的接种。

（屈苗苗）

第六节 妊娠期生殖器疱疹

一、概述

单纯疱疹病毒（herpes simplex virus,HSV）属于疱疹病毒科疱疹病毒属,是双链 DNA 病毒。根据 HSV 病毒抗原和生物学特性的不同,分为 HSV－1 和 HSV－2 两种类型,均可感染人。HSV－1 主要导致口唇疱疹、龈口炎、角膜结膜炎等非生殖器官病变,但也有在生殖道病灶中分离出 HSV－1 的报道；而 HSV－2 大多累及男、女性生殖道,表现为生殖器疱疹（genital herpes）。HSV 感染人体后,可沿外周神经到达神经节,如三叉神经节（HSV－1）、骶神经节（HSV－2）并长期潜伏,当机体抵抗力下降时,病变容易复发。因此,HSV 感染不易治愈且常常反复发作。

据统计,30％～65％的美国孕妇合并生殖道 HSV－1 或 HSV－2 感染。妊娠期 HSV 感染可能通过胎盘或在阴道分娩时发生母婴垂直传播,造成胎儿宫内感染,引起流产、死胎、胎儿宫内生长受限、胎儿畸形及新生儿感染等,严重危害胎儿安全。此外,有研究报道,妊娠期 HSV－2 感染可能增加胎儿出生后发生精神分裂症的风险。如何治疗妊娠期生殖器疱疹？哪些措施可以减少或阻断 HSV 的母婴传播？已成为妇产科医生关注的焦点。

二、临床表现

1. 妊娠期生殖器疱疹的临床表现 妊娠期生殖器疱疹与非妊娠期相似,典型临床表现为在外阴、阴唇、肛周、宫颈等处出现的一个或数个红色丘疹,自觉疼痛、痒、灼热等不适,丘疹融合后可形成水疱、溃疡,之后结痂,皮损消退,偶有发热、倦怠、肌痛等全身症状。需要注意的是,有部分患者在感染 HSV 后,不出现任何临床症状或皮损,而处于亚临床的潜伏感染状态。根据是否初次出现临床症状和血清 HSV 抗体检测结果,将 HSV 感染分为下述三种类型。

原发感染（primary infection）是指初次出现生殖器疱疹的临床表现,既往无生殖器疱疹病史,血清 HSV 抗体为阴性。

非原发感染首次发作（non－primary first－episode）也是初次发病,但血清 HSV－1 或 HSV－2 抗体呈阳性,对机体具有保护作用,故临床表现较原发感染轻。

复发感染（recurrent infection）指的是既往有生殖器疱疹病史,再次出现临床症状者,同时血清 HSV 抗体阳性并与既往感染的型别一致。复发前可有前驱症状,如皮肤局部出现瘙痒、灼热或刺痛感。

2. 妊娠期 HSV 感染对胎儿的危害 HSV 可导致胎儿发生先天性感染（congenital infection）,是经胎盘传播的宫内感染,虽然比较少见,但可能造成严重后果,如自然流产、先天畸形、死胎等。因此,我国已将 HSV 抗体检测纳入孕前常规体检项目。TORCH 检查中的“H”就是指 HSV。先天性 HSV 感染的患儿在出生时即可能有皮肤疱疹、角膜结膜炎、视网膜脉络膜炎、小眼球、小头畸形、肝脾肿大、脑积水、颅内钙化灶等病变,预后多不良。

3. 新生儿 HSV 感染 在美国,新生儿 HSV 感染的发生率为 1：3500。新生儿 HSV 感染多由 HSV－2 所致,主要是指在分娩期或分娩后接触母体生殖道分泌物中的 HSV 而获得的感染。此外,也有少部分经医源性或家庭成员间密切接触而传播。妊娠晚期发生的 HSV 原发感染,其新生儿发生 HSV 感染的可能性最高。新生儿出生时无异常,多在出生后数日发病。在产后 48 小时,结合新生儿的临床表现,如能找到 HSV 感染的病原学证据,即可诊断新生儿 HSV 感染。根据 HSV 累及器官及病变广泛程度的不同而分为下述几种类型:

(1)皮肤、眼、口腔黏膜病变:病变较轻,主要表现为皮肤、黏膜疱疹,角膜结膜炎、视网膜脉络膜炎、白内障等,也有发生视网膜坏死的报道。除前述病变外,约 38% 的患儿会出现中枢神经系统后遗症。如不能及时诊治,可能发展为全身播散型 HSV 感染。

(2)中枢神经系统炎症:患儿出现烦躁、嗜睡、昏迷、惊厥等脑膜脑炎的表现,也可合并皮肤、眼、口腔黏膜病变。头颅 CT 或 MRI 常提示颞叶局灶病变。

(3)全身播散型:多脏器广泛受累,包括皮肤、肝、肾、肺、脑等,主要表现为皮肤疱疹、发热、惊厥、昏迷、呼吸困难等,预后差。在抗病毒药物应用之前,85% 全身播散型和 50% 中枢神经系统 HSV 感染的新生儿会在一年以内死亡,而随着抗病毒药物在临床的广泛应用,全身播散型和中枢神经系统 HSV 感染的新生儿病死率已分别降至 29% 和 4%。

三、诊断与鉴别诊断

1.临床诊断　根据生殖器疱疹的典型临床表现,基底呈红色的丘疹样病变,可融合成水疱,形成溃疡,最终结痂,病变消退,不难做出临床诊断。然而,部分患者的临床表现不典型,可能与其他皮肤病相混淆,对于可疑 HSV 感染者,需要采用实验室技术来确诊。

2.实验室诊断　刮取生殖器疱疹基底部组织进行病毒分离培养是诊断的金标准,并且能同时进行 HSV 的分类和药敏试验,但敏感性较低,所需时间长,因此在临床应用不多。目前,推荐采用 PCR 技术检测病灶组织中的 HSV DNA 为首选的诊断方法。此外,也可检测血清中的 HSV 抗体,包括 HSV IgG 和 IgM,来协助诊断 HSV 感染。HSV IgG 阳性提示既往有 HSV 感染,而 HSV IgM 阳性提示新近感染。血清 HSV－2 抗体阳性支持生殖器疱疹的临床诊断。

四、妊娠期生殖器疱疹的处理及预防

妊娠期生殖器疱疹的处理方式主要有抗病毒和对症支持治疗,与非妊娠期的不同之处在于,尽量选择对胎儿影响小的药物和减少母婴垂直传播的风险。

1.原发感染的处理　妊娠期原发生殖器疱疹是否需要抗病毒治疗主要根据母体病变的情况,在妊娠的任何时期都可以应用阿昔洛韦。预计近期内分娩不会发生者,最好采用期待疗法,可不予抗病毒治疗。在妊娠 36 周以后,给予阿昔洛韦 400mg tid 可以预防临近分娩时 HSV 病变的出现和经剖宫产分娩。

2.复发感染的处理　对复发 HSV 感染者而言,不推荐在妊娠 36 周前应用抗病毒药物治疗,但症状严重者除外。从妊娠 36 周起,服用阿昔洛韦 400mg tid,以降低分娩时出现 HSV 病灶和潜伏感染的可能性。

3.剖宫产指征　对于孕晚期发生的 HSV 原发感染,建议剖宫产分娩。无论是原发感染还是复发感染,如临近分娩时出现 HSV 感染的前驱症状或发现 HSV 病灶,应采用剖宫产分娩。对于合并胎膜早破的 HSV 感染者,剖宫产应在破膜后 4 小时内完成。

4.配偶 HSV 感染的处理　如配偶 HSV 抗体检测呈阳性,而妊娠妇女血清 HSV 抗体为阴性,治疗目的在于降低性传播和妊娠期原发 HSV 感染的发生风险,因此,禁欲是最有效的方法,也可使用安全套或对其配偶采用抗病毒药物治疗。

5.预防　在孕前体检时,应常规询问既往是否有生殖器疱疹病史并检测血清 HSV,特别是 HSV－2 抗体。此外,研发 HSV 疫苗可能是预防 HSV 感染的最有效策略。近年来,有许多学者致力于 HSV 疫苗的研究。尽管 HSV 疫苗在临床前研究阶段显示出明显疗效,但在人体试验中还未得到证实。

(屈苗苗)

第十一章　异常分娩

异常分娩(abnormal labor)又称难产(dystocia),主要特征为产程进展缓慢或延长。产力、产道(骨产道和软产道)、胎儿(先露、胎位、胎儿发育)及产妇精神心理因素是分娩的主要因素,任何一种或几种因素发生异常,均可导致异常分娩。

第一节　产力异常

产力是分娩的动力,以子宫收缩力为主,贯穿于分娩全程。子宫收缩力具有节律性、对称性、极性及缩复作用,无论何种原因导致上述特点发生改变,均称为子宫收缩力异常,简称产力异常(abnormal uterine action)。研究表明,能够导致宫颈扩张的宫缩压力的最低限为15mmHg,而能够导致自然分娩的宫缩压力大约为60mmHg。据此将产力异常主要分为子宫收缩乏力和子宫收缩过强两类。

一、子宫收缩乏力

(一)原因

子宫收缩乏力(uterine inertia)多由几种因素引起,常见的原因如下:

1. 头盆不称或胎位异常　由于胎儿先露部下降受阻或胎位异常,胎儿先露不能紧贴子宫下段及宫颈内口引起反射性子宫收缩,导致继发性宫缩乏力。

2. 子宫局部因素　子宫肌纤维过度伸展(如多胎妊娠、巨大胎儿、羊水过多等)、子宫畸形(如双角子宫等)、经产妇子宫肌纤维变性及结缔组织增生或子宫肌瘤等,均能引起子宫收缩乏力。

3. 精神因素　产妇恐惧及精神过度紧张,过早兴奋与疲劳以及对胎儿安危等的过分担忧,均可导致原发性子宫收缩乏力。

4. 内分泌失调　临产后,产妇体内缩宫素及前列腺素合成与释放减少,或雌激素不足使缩宫素受体量少,均可导致子宫收缩乏力。

5. 其他　临产后使用大剂量解痉、镇静、镇痛剂,如硫酸镁、哌替啶及前列腺素拮抗剂等,可直接抑制子宫收缩。行硬膜外镇痛分娩或产程过长时,也会影响子宫收缩力使产程延长。

(二)临床表现

子宫收缩乏力的特点为子宫收缩具有正常的节律性、对称性和极性,但收缩力弱,宫缩高峰时,用手指压宫底部肌壁仍可出现凹陷,宫腔内压力低于15mmHg,致使宫颈不能如期扩张、胎先露部不能如期下降,使产程延长,甚至停滞。根据宫缩乏力发生时期分为:

1. 原发性宫缩乏力　指产程一开始就出现宫缩乏力。因发生在潜伏期,应首先明确是否真正临产,需排除假临产。

2. 继发性宫缩乏力　指产程开始子宫收缩力正常,活跃期以后宫缩强度转弱,导致产程延长或停滞,多伴有胎位或骨盆等异常。

(三)诊断(图2-11-1)

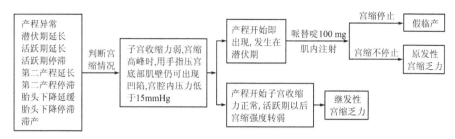

图 2—11—1 宫缩乏力的诊断流程

（四）对母儿影响

1. 对产程的影响 宫缩乏力使产程进展缓慢或停滞。原发性宫缩乏力可导致潜伏期延长,继发性宫缩乏力因其发生时限不同而分别导致第一及第二产程延长、停滞,甚至发生滞产。

2. 对产妇的影响 由于产程延长,影响产妇休息及进食,体力消耗,过度换气,可出现疲乏无力,严重时可引起脱水、酸中毒、低钾血症,手术产率增加。第二产程延长,产道受压过久导致排尿困难、尿潴留,甚至发生尿瘘或粪瘘。产后宫缩乏力易引起产后出血,产褥期并发症亦增多。

3. 对胎儿的影响 协调性宫缩乏力容易造成胎头在盆腔内旋转异常,使产程延长,手术产率高,胎儿产伤增多;不协调性宫缩乏力不能使子宫壁完全放松,对子宫胎盘循环影响大,胎儿在子宫内缺氧,容易发生胎儿窘迫。产程延长使胎头及脐带等受压机会增加,手术助产机会增加易发生新生儿产伤,使新生儿窒息、颅内出血及吸入性肺炎等发病率增加。

（五）处理（图 2—11—2）

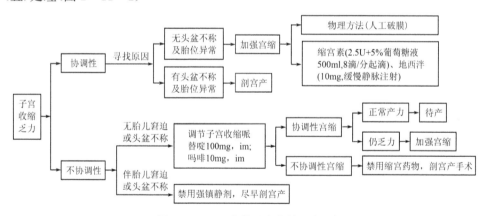

图 2—11—2 宫缩乏力的处理流程

协调性宫缩乏力一旦出现,首先应寻找原因,检查有无头盆不称与胎位异常,阴道检查了解宫颈扩张和胎先露下降情况。若发现有头盆不称或胎位异常,估计不能经阴道分娩者,应及时行剖宫产术;确认无头盆不称和胎位异常,估计能经阴道分娩者,应采取加强宫缩的措施。

1. 第一产程

（1）一般处理:应从预防宫缩乏力着手,消除精神紧张,指导产妇休息、饮食及大小便等。对潜伏期出现的子宫收缩乏力,应先与假临产相鉴别,必要时可用强镇静剂如哌替啶 100mg 或吗啡 10mg 肌内注射,镇静治疗后可使假临产宫缩消失,而绝大多数潜伏期宫缩乏力者经充分休息后自然转入活跃期。

（2）加强宫缩：①人工破膜。宫口扩张≥3cm、无头盆不称、胎头已衔接者而产程延缓，可行人工破膜术。破膜后，胎头直接紧贴子宫下段及宫颈内口，引起反射性子宫收缩，加速产程进展。一旦破膜应同时观察羊水性状，但对潜伏期宫缩乏力者不主张行人工破膜术。破膜前必须检查有无脐带先露，破膜应在宫缩间歇、下次宫缩将开始时进行。破膜后术者手指应停留在阴道内，经过1～2次宫缩待胎头入盆后，术者再将手指取出。宫颈 Bishop 评分≥7 分者，成功率较高。②缩宫素静脉滴注。适用于协调性宫缩乏力、宫口扩张 3cm、胎心良好、胎位正常、头盆相称者。将缩宫素 2.5U 加于 5％葡萄糖注射液 500ml 内，使每 1ml 中含 5mU 缩宫素，从 8 滴/分开始，每分钟滴入的缩宫素应控制在 2.5mU，确定无过敏后，可逐渐增加剂量，在 15 分钟内调整到有效剂量（宫缩间歇 2～3 分钟，持续 40 秒以上，宫腔压力不超过 60mmHg）。应用缩宫素时，应有专人观察产程进展，监测宫缩、胎心率及血压变化。③地西泮静脉注射。地西泮能选择性地使宫颈肌纤维松弛，而不影响宫体肌收缩，从而软化宫颈，促进宫口扩张，适用于宫口扩张缓慢及宫颈水肿时。常用剂量为 10mg，直接静脉缓慢注射，2～3 分钟注完，间隔 4～6 小时可酌情再用。此法安全、有效，国内比较常用。

2.第二产程　若无头盆不称，于第二产程期间出现宫缩乏力时，也应加强宫缩，同时指导产妇配合宫缩屏气用力，促进产程进展。若胎头双顶径已通过坐骨棘平面，等待自然分娩，或行会阴后侧切开以胎头吸引术或产钳术助产；若胎头仍未衔接或伴有胎儿窘迫征象，应行剖宫产术。

3.第三产程　胎肩娩出后，立即 10U 缩宫素加入 25％葡萄糖液 20ml 内静脉滴注，预防产后出血。

4.不协调性宫缩乏力　处理原则是调节子宫收缩，使其恢复正常节律性及极性。可给予哌替啶 100mg 或吗啡 10mg 肌注，产妇休息后多能恢复为协调性子宫收缩，但对伴有胎儿窘迫征象及伴有头盆不称者禁用强镇静剂，应尽早行剖宫产。在子宫恢复为协调性前，严禁应用缩宫药物，以免加重病情。

（六）预防

做好孕妇的产前教育，进入产程后及时消除产妇不必要的思想顾虑和恐惧心理，增强分娩的信心。分娩时指导产妇休息、进食及大小便。避免过多应用镇静药物，注意检查有无头盆不称及胎位异常。

二、子宫收缩过强

（一）临床表现

子宫收缩过强又称为不协调性子宫收缩异常。

1.子宫痉挛性狭窄环（constriction ring of uterus）　子宫局部肌肉呈痉挛性不协调性收缩形成的环状狭窄，持续不放松，称为子宫痉挛性狭窄环［图 2—11—3(1)］。狭窄环多在子宫上下段交界处，也可在胎体某一狭窄部，以胎颈、胎腰处常见。产妇出现持续性腹痛，烦躁不安，宫颈扩张缓慢，胎先露部下降停滞，胎心时快时慢，第三产程常造成胎盘嵌顿，手取胎盘时可在宫颈内口上方触到此环。此环与病理缩复环不同，特点是不随宫缩上升，不是子宫破裂的先兆。

2.强直性子宫收缩（tetanic contraction of uterus）　几乎均由外界因素异常造成，常见于缩宫药使用不当。特点为子宫强力收缩,失去节律性,呈持续性强直收缩。临床表现:产妇烦躁不安、持续性腹痛、腹部拒按,胎位触不清,胎心听不清。若合并产道梗阻,可出现病理缩复环[图2-11-3(2)]、肉眼血尿等先兆子宫破裂征象。

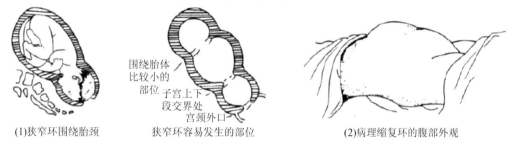

(1)狭窄环围绕胎颈　　围绕胎体比较小的部位　子宫上下段交界处　宫颈外口　狭窄环容易发生的部位　　　(2)病理缩复环的腹部外观

图2-11-3　子宫痉挛性狭窄环、病理缩复环

(二)诊断(图2-11-4)

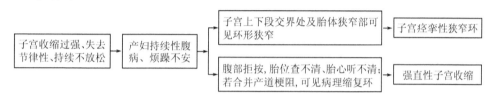

图2-11-4　子宫收缩过强的诊断流程

(三)对母儿影响

1.对产程的影响　协调性宫缩过强可导致急产,不协调性子宫收缩过强形成子宫痉挛性狭窄环或强直性子宫收缩时,可导致产程延长及停滞。

2.对产妇的影响　宫缩过强、过频,产程过快,易致产妇软产道裂伤。宫缩过强使宫腔内压力增高,有发生羊水栓塞的危险。子宫痉挛性狭窄环可使产程停滞、胎盘嵌顿,增加产后出血、产褥感染及剖宫产的机会。

3.对胎儿的影响　宫缩过强、过频影响子宫胎盘血液循环,胎儿在宫内缺氧,易发生胎儿窘迫、新生儿窒息甚至死亡。

(四)处理(图2-11-5)

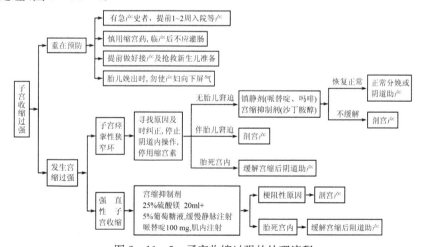

图2-11-5　子宫收缩过强的处理流程

应以预防为主,有急产史(包括家族有急产史者)者应在预产期前1~2周提前住院待产。

慎用缩宫药,临产后不应灌肠。提前做好接产及抢救新生儿窒息的准备。胎儿娩出时,勿使产妇向下屏气。产后仔细检查宫颈、阴道、外阴,若有撕裂应及时缝合。一旦确诊为强直性子宫收缩,给予产妇吸氧的同时使用宫缩抑制剂,如 25%硫酸镁 20ml 加于 5%葡萄糖注射液 20ml 内缓慢静脉注射,哌替啶 100mg 肌内注射(适用于 4 小时内胎儿不会娩出者),同时密切观察胎儿安危。当宫缩恢复正常时,可行阴道助产或等待自然分娩;若宫缩不缓解,已出现胎儿窘迫征象或病理缩复环者,或存在梗阻性原因者,应立即行剖宫产术。若胎死宫内,应先缓解宫缩,随后阴道助产处理死胎,以不损害母体为原则。

(徐括琴)

第二节　产道异常

产道异常包括骨产道异常及软产道异常,临床上以骨产道异常多见。产道异常可使胎儿娩出受阻。

一、骨产道异常

骨盆径线过短或形态异常,使骨盆腔容积小于胎先露部可通过的限度,阻碍胎先露部下降,影响产程顺利进展,称为狭窄骨盆(pelvic contraction),狭窄骨盆可以为一个径线过短或多个径线同时过短,也可以为一个平面狭窄或多个平面同时狭窄。

(一)狭窄骨盆的分类

1.骨盆入口平面狭窄(contracted pelvic inlet)　扁平型骨盆最常见,以骨盆入口平面前后径狭窄为主。根据《William 产科学》23 版,只要对角径<11.5cm 即可诊断为骨盆入口平面狭窄。国内的教科书则根据入口平面狭窄程度,将其分为三级:Ⅰ级为临界性狭窄,骶耻外径 18cm,对角径 11.5cm,入口前后径 10cm,绝大多数可以经阴道自然分娩;Ⅱ级为相对性狭窄,骶耻外径 16.5~17.5cm,对角径 10~11cm,入口前后径 8.5~9.5cm,需经试产后才能决定是否可以经阴道分娩;Ⅲ级为绝对性狭窄,骶耻外径≤16cm,对角径≤9.5cm,入口前后径≤8cm,必须以剖宫产结束分娩。扁平骨盆有以下两种类型:

(1)单纯扁平骨盆(simple flat pelvis):骨盆入口呈横扁圆形,骶岬向前下突出,使骨盆入口前后径缩短而横径正常,骶凹仍在,髂棘间径与髂嵴间径比例正常。

(2)佝偻病性扁平骨盆(rachitic flat pelvis):骨盆入口呈横的肾形,骶岬向前突,骨盆入口前后径明显缩短,骶凹消失,骶骨下段变直后移,尾骨前翘,髂骨外展使骶棘间径≥髂嵴间径,坐骨结节外翻,耻骨弓角度及坐骨结节间径增大(图 2—11—6)。

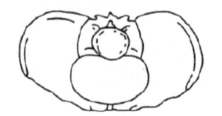

图 2—11—6　佝偻病性扁平骨盆

2.中骨盆平面狭窄(contracted midpelvis)　主要见于男型骨盆及类人猿型骨盆,以坐骨棘间径及中骨盆后矢状径狭窄为主。根据《William产科学》23版,坐骨棘间径<10cm,坐骨棘间径加后矢状径<13.5mm,即为可疑中骨盆狭窄,坐骨棘间径<8cm,可以诊断为中骨盆狭窄。国内教科书将中骨盆平面狭窄分为3级:Ⅰ级:临界性狭窄,坐骨棘间径10cm,坐骨棘间径加后矢状径13.5cm;Ⅱ级:相对性狭窄,坐骨棘间径8.5～9.5cm,坐骨棘间径加后矢状径12～13cm;Ⅲ级:绝对性狭窄:坐骨棘间径≤8cm,坐骨棘间径加后矢状径≤1.5cm。

类人猿型骨盆,又称横径狭窄骨盆(transversely contracted pelvis),骨盆入口、中骨盆及骨盆出口横径均缩短,入口平面呈纵椭圆形,常因中骨盆及出口平面横径狭窄影响分娩(图2-11-7)。

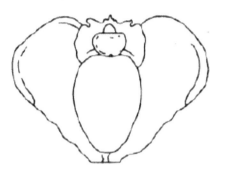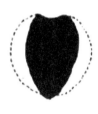

图2-11-7 类人猿型骨盆

3.骨盆出口平面狭窄(contracted outlet) 常与中骨盆狭窄伴行,常见于男型骨盆。其入口呈前窄后宽的鸡心形,骨盆入口各径线正常。骨盆侧壁内收,骶骨平直使坐骨切迹<2横指、耻骨弓角度<90°,呈漏斗型骨盆。根据《William产科学》23版,坐骨结节间径<8cm即诊断为骨盆出口狭窄。国内教科书则根据坐骨结节间径及坐骨结节间径与骨盆出口后矢状径之和数值不同,将骨盆出口狭窄分为3级:Ⅰ级为临界性狭窄,坐骨结节间径7.5cm,坐骨结节间径与出口后矢状径之和为15cm;Ⅱ级为相对性狭窄,坐骨结节间径6～7cm,坐骨结节间径与出口后矢状径之和为12～14cm;Ⅲ级为绝对性狭窄,坐骨结节间径≤5.5cm,坐骨结节间径与出口后矢状径之和≤11cm。

4.骨盆三个平面狭窄 骨盆外形属女型骨盆,骨盆三个平面各径线均小于正常值2cm或更多,称为均小骨盆(generally contracted pelvis),多见于身材矮小、体形匀称的女性。

5.畸形骨盆 骨盆失去正常形态及对称性所致的狭窄,包括跛行及骨盆骨折所致的畸形骨盆。偏斜骨盆的特点是骨盆两侧的侧斜径(一侧髂后上棘与对侧髂前上棘间径)或侧直径(同侧髂后上棘与髂前上棘间径)之差>1cm。骨盆骨折常见尾骨骨折使尾骨尖前翘或骶尾关节融合使骨盆出口前后径明显缩短,导致出口平面狭窄而影响分娩。

(二)狭窄骨盆的临床表现

1.骨盆入口平面狭窄的临床表现

(1)胎先露及胎方位异常:狭窄骨盆孕产妇臀先露、肩先露等异常胎位发生率明显高于正常骨盆者。

(2)产程进展异常:若已临产,根据骨盆狭窄程度、产力强弱、胎儿大小及胎位情况不同,临床表现也不尽相同:①骨盆临界性狭窄:若胎位、胎儿大小及产力正常,胎头常以矢状缝在骨盆入口横径衔接,多取后不均倾位,即后顶骨先入盆,后顶骨逐渐进入骶凹处,再使前顶骨入盆,成为均倾位衔接,可经阴道分娩。临床表现为潜伏期及活跃期早期延长,活跃期晚期产程进展顺利。②骨盆绝对性狭窄:若产力、胎儿大小及胎位均正常,但胎头仍不能入盆,常发生梗阻性难产。

(3)其他:因胎头对前羊膜囊压力不均或胎头高浮,使胎膜早破及脐带脱垂等分娩期发病率增加。发生产道梗阻使产妇出现腹痛拒按、排尿困难,甚至尿潴留等症状。查体可发现产妇下腹压痛、宫颈水肿,甚至出现病理缩复环、肉眼血尿等先兆子宫破裂征象。如处理不及时可发生子宫破裂。

2.中骨盆平面狭窄的临床表现

(1)胎头能正常衔接:潜伏期及活跃期早期进展顺利。当胎头下降达中骨盆时,由于内旋转受阻,胎头双顶径受阻于中骨盆狭窄部位之上,常出现持续性枕后(横)位。同时出现继发性宫缩乏力,活跃期晚期及第二产程延长甚至第二产程停滞。

(2)胎头受阻于中骨盆:胎头变形,颅骨重叠,胎头受压,使软组织水肿,产瘤较大,严重时可发生脑组织损伤、颅内出血及胎儿宫内窘迫。若中骨盆狭窄程度严重,宫缩又较强,可发生先兆子宫破裂及子宫破裂。强行阴道助产,可导致严重软产道裂伤及新生儿产伤。

3.骨盆出口平面狭窄的临床表现　骨盆出口平面狭窄常与中骨盆平面狭窄同时存在。若单纯骨盆出口平面狭窄,第一产程进展顺利,胎头达盆底受阻,第二产程停滞,继发性宫缩乏力,胎头双顶径不能通过出口横径。

(三)狭窄骨盆的诊断

在分娩过程中,骨盆是个不变因素。在评估是否能阴式分娩时,骨盆是应首先考虑的因素之一。在妊娠期间应查清骨盆有无异常,有无头盆不称,及早做出诊断,以决定适当的分娩方式。

1.病史　询问孕妇既往有无佝偻病、脊髓灰质炎、骨结核以及骨外伤史。若为经产妇,应详细了解既往分娩史,如有无难产及其原因等。

2.全身检查　注意身高、脊柱及下肢残疾情况以及米氏菱形窝是否对称、有无尖腹及悬垂腹等。身高<145cm者应警惕均小骨盆,脊柱侧突或跛行者可伴偏斜骨盆畸形。骨骼粗壮、颈部较短者易伴漏斗型骨盆。米氏菱形窝对称但过扁者易合并扁平骨盆,过窄者易合并中骨盆狭窄。

3.腹部检查　初产妇呈尖腹、经产妇呈悬垂腹者,提示可能有骨盆入口狭窄。对腹形正常者,尺测子宫长度及腹围,B超观察胎先露部与骨盆关系并测量胎头双顶径等,预测胎儿大小,并查清胎位,判断胎儿能否通过骨产道。估计头盆关系:正常情况下,部分初产妇在预产期前2周,经产妇于临产后,胎头应入盆。若已临产,胎头仍未入盆,则应充分估计头盆关系。检查头盆是否相称的具体方法:孕妇排空膀胱,仰卧,两腿伸直。检查者将一手放在耻骨联合上方,另一手将浮动的胎头向盆腔方向推压,若胎头低于耻骨联合平面,称胎头跨耻征阴性,表示头盆相称;若胎头与耻骨联合在同一平面,称胎头跨耻征可疑阳性,表示头盆可能不称;若胎头高于耻骨联合平面,称胎头跨耻征阳性,表示头盆不称。对出现跨耻征阳性的孕妇,应让其取两腿屈曲半卧位,再次检查胎头跨耻征,若转为阴性,提示为骨盆倾斜度异常,而不是头盆不称。

4.骨盆测量

(1)骨盆外测量:骨盆外测量的结果可以间接反映真骨盆的大小。骨盆外测量各径线<正常值2cm或以上为均小骨盆。骶耻外径<18cm、对角径<11.5cm时,诊断为扁平骨盆。坐骨结节间径<8cm,耻骨弓角度<90°,坐骨结节间径和出口后矢状径之和<15cm,坐骨切

迹宽度<2横指,诊断为漏斗型骨盆。骨盆两侧斜径(以一侧髂前上棘至对侧髂后上棘间的距离)及同侧直径(从髂前上棘至同侧髂后上棘间的距离)相差>1cm为偏斜骨盆。

(2)骨盆内测量:骨盆外测量发现异常,应进行骨盆内测量。对角径<11.5cm,骶岬突出为骨盆入口平面狭窄。中骨盆平面狭窄及骨盆出口平面狭窄往往同时存在,应测量骶骨前面弯度、坐骨棘间径、坐骨切迹宽度(即骶棘韧带宽度)。若坐骨棘间径<10cm,坐骨切迹宽度<2横指,为中骨盆平面狭窄。若坐骨结节间径<8cm,应测量出口后矢状径及检查骶尾关节活动度,估计骨盆出口平面的狭窄程度。若坐骨结节间径与出口后矢状径之和<15cm,为骨盆出口平面狭窄。

(四)狭窄骨盆对母儿影响

1.对产妇的影响　骨盆入口平面狭窄,影响胎先露部衔接,易发生胎位异常,常引起继发性宫缩乏力,导致产程延长或停滞。若为中骨盆平面狭窄,影响胎头内旋转,易发生持续性枕后(横)位。胎头长时间嵌顿于产道内,压迫软组织引起局部缺血、水肿、坏死、脱落,于产后形成生殖道瘘;胎膜早破及手术助产增加感染机会。严重梗阻性难产若不及时处理,可导致先兆子宫破裂,甚至子宫破裂,危及产妇生命。

2.对胎儿及新生儿的影响　头盆不称易发生胎膜早破、脐带脱垂,脐带脱垂发生率是正常产妇的4~6倍,导致胎儿窘迫,甚至胎儿死亡;产程延长,胎头受压,缺血、缺氧,易发生颅内出血;产道狭窄,手术助产机会增多,易发生新生儿产伤及感染。

(五)狭窄骨盆分娩时的处理

首先应明确狭窄骨盆类别和程度,了解胎位、胎儿大小、胎心率、宫缩强弱、宫口扩张程度、胎先露下降程度、破膜与否,结合年龄、产次、既往分娩史进行综合判断,决定分娩方式。

1.一般处理　在分娩过程中,应安慰及鼓励产妇,保证营养及水分的摄入,注意产妇休息,监测宫缩强弱及胎心率,检查胎先露部下降及宫口扩张程度。

2.产科处理(图2-11-8)

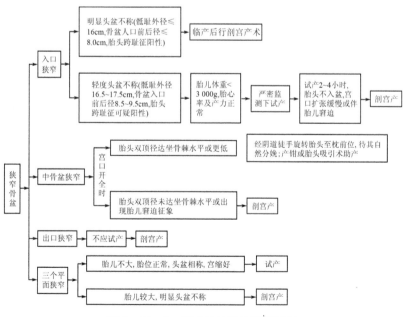

图2-11-8　骨产道异常的处理流程

二、软产道异常

软产道包括子宫下段、宫颈、阴道及盆底软组织。软产道异常所致的异常分娩较少见,易被忽视。应于妊娠早期了解软产道有无异常。

(一)先天发育异常

1.阴道横膈　多位于阴道上、中段,在横膈中央或稍偏一侧常有一小孔,易被误认为宫颈外口。若仔细检查,在小孔上方可触及逐渐开大的宫口边缘,而该小孔并不变大。阴道横膈影响胎先露部下降,当横膈被撑薄,此时可在直视下自小孔处将隔作 X 形切开。待分娩结束再切除剩余的隔。若横膈高且坚厚,阻碍胎先露部下降,则需行剖宫产术结束分娩。

2.阴道纵隔　伴双宫颈者,纵隔被推向对侧,分娩多无阻碍。发生于单宫颈时,若纵隔阻碍胎先露部下降时,须在纵隔中间剪断,待分娩结束后,再剪除剩余的隔,用可吸收线间断或连续锁边缝合残端。

(二)软产道瘢痕

1.子宫下段瘢痕　随着剖宫产率的增加,使子宫下段手术瘢痕者增多。瘢痕子宫再次分娩时有瘢痕破裂的风险,使重复剖宫产机会增加。剖宫产术后并发症也随之升高,子宫下段切口感染,瘢痕较大,血管闭塞,子宫下段组织硬韧,阴式分娩或发生梗阻性难产时可发生子宫下段破裂。分娩时要严密观察有无病理缩复环出现及血尿等,有异常及时处理。

2.宫颈瘢痕　宫颈锥形切除术、宫颈裂伤修补术后感染、宫颈慢性炎症经冷冻和高频电刀等治疗、宫颈环扎术,均可使宫颈局部形成瘢痕、挛缩、狭窄或缺乏弹性,影响宫颈扩张。若宫缩很强,宫口仍不扩张,不宜久等,应行剖宫产术。

3.阴道瘢痕　若瘢痕不严重且位置低时,可行会阴后一侧切开术后阴道分娩;若瘢痕严重,曾行生殖道瘘修补术或瘢痕位置高时,需行剖宫产术。

(三)盆腔肿瘤

1.子宫肌瘤　生长在子宫下段及宫颈部位的较大肌瘤,占据盆腔或阻塞于骨盆入口时,影响胎先露部进入骨盆入口,应行剖宫产术。若肌瘤在骨盆入口以上而胎头已入盆,肌瘤不阻塞产道则可经阴道分娩,肌瘤待产后再行处理。

2.宫颈癌　此时宫颈硬而脆,缺乏伸展性,临产后影响宫口扩张,若经阴道分娩,有发生大出血、裂伤、感染及癌扩散等危险,不应经阴道分娩,应行剖宫产术。

3.卵巢肿瘤　卵巢肿瘤位于骨盆入口阻碍胎先露部衔接者,应行剖宫产,同时切除肿瘤。妊娠合并卵巢肿瘤时,因卵巢随子宫升高,易发生蒂扭转、破裂等急腹症,一旦确诊应尽早剖腹探查,手术宜在妊娠 12 周后、20 周前进行。

(徐括琴)

第三节　胎位异常

胎位异常(abnormal fetal position)包括头先露异常、臀先露及肩先露,是造成难产常见的因素。

一、持续性枕后位、枕横位

分娩过程中,胎头以枕后位或枕横位衔接。在下降过程中,在强有力宫缩作用下,大部分的胎儿能够转成枕前位自然分娩。仅有5%~10%胎头枕骨持续不能转向前方,直至分娩后期仍位于母体骨盆后方或侧方,致使分娩发生困难者,称为持续性枕后位(persistent occiput posterior position)或持续性枕横位(persistent occiput transverse position),约占分娩总数的5%,多与中骨盆横径狭窄有关。

(一)原因

1.骨盆异常 常发生于男型骨盆或类人猿型骨盆。这类骨盆常伴有中骨盆平面狭窄,阻碍胎头内旋转,易发生持续性枕后位或枕横位。扁平骨盆及均小骨盆易使胎头以枕横位衔接,由于胎头俯屈不良,胎头旋转困难,使胎头呈持续性枕横位。

2.其他 子宫收缩乏力、前置胎盘、胎儿过大或过小及胎儿发育异常等均可影响胎头俯屈及内旋转,造成持续性枕后位或枕横位。此外,前壁胎盘、膀胱充盈、子宫下段宫颈肌瘤均可影响胎头内旋转,形成持续性枕后位或枕横位。

(二)诊断

1.临床表现 临产后胎头衔接较晚及俯屈不良,由于胎先露部不易紧贴子宫下段及宫颈内口,不能有效扩张宫颈及反射性刺激内源性缩宫素释放,常致协调性宫缩乏力及宫口扩张缓慢。枕后位时,因枕骨持续位于骨盆后方压迫直肠,产妇自觉肛门坠胀及排便感,致使宫口尚未开全时过早屏气,易致宫颈水肿和产妇疲劳,影响产程进展,致活跃期晚期及第二产程延长。若在阴道口虽已见到胎发,经多次宫缩时屏气却不见胎头继续顺利下降时,应想到持续性枕后位的可能。

2.腹部检查 胎背偏向母体后方或侧方,前腹壁易触及胎体,在胎儿肢体侧容易闻及胎心音。

3.肛门检查或阴道检查 枕后位时,盆腔后部空虚。枕左后位时,胎头矢状缝位于骨盆左斜径上,前囟在骨盆右前方,后囟(枕部)在骨盆左后方。持续性枕横位时矢状缝与骨盆横径一致,前后囟分别位于骨盆两侧方。当出现胎头水肿、颅骨重叠、囟门触不清时,可借助胎儿耳郭及耳屏位置及方向判定胎方位。若耳郭朝向骨盆后方,诊断为枕后位;若耳郭朝向骨盆侧方,诊断为枕横位。

4.B超检查 根据胎头眼眶及枕部位置,可明确胎头位置。

(三)处理

持续性枕后位、枕横位在骨盆无异常、胎儿不大时,可以试产。试产过程中应严密观察产程,注意胎头下降、宫口扩张程度、宫缩强弱及胎心有无改变。分娩方式如下:自然分娩、枕后位产钳助产、手法转为枕前位后自然分娩,或者产钳助产、产钳转胎位后助产分娩及剖宫产。

1.第一产程 临产后经腹部四部触诊法或B超确定胎儿枕后位衔接时,应进一步检查骨盆情况,尤其是排除中骨盆狭窄的可能。产程中密切注意产程进展及胎心变化,防止产妇过早屏气用力;产妇取胎背对侧方向侧卧,促进胎头俯屈、下降及向前旋转,给予充分试产机会。若宫缩欠佳,可静脉滴注缩宫素。宫口开大3~4cm产程停滞,排除头盆不称,可行人工破膜加强产力,破膜时注意羊水性状。

2.第二产程 若第二产程进展缓慢或停滞,应行阴道检查,明确胎方位。如发现枕后

（横）位，可指导产妇配合宫缩、屈髋加腹压用力，使胎先露部充分借助肛提肌收缩力转至枕前位。当胎头双顶径已达坐骨棘平面或更低时，可徒手将胎头枕部转向前方，使矢状缝与骨盆出口前后径一致，或然分娩，或阴道助产（低位产钳术或胎头吸引术）。若转至枕前位有困难时，也可向后转成正枕后位，再以产钳助产。若以枕后位娩出时，需作会阴后一侧切开，以免造成产道裂伤。若胎头位置较高，疑有头盆不称，需行剖宫产术。

3.第三产程　做好新生儿复苏抢救准备；因产程延长，易发生产后宫缩乏力，胎盘娩出后应立即静脉注射或肌内注射子宫收缩剂，以防发生产后出血；有软产道裂伤者，应及时修补。

二、臀先露

臀先露（breech presentation）是最常见的异常胎位，占妊娠足月分娩总数的 3%～4%。臀先露以骶骨为指示点，有骶左前、右前、骶左横、右横、骶左后、右后 6 种胎位。

（一）原因

妊娠 30 周以前，臀先露较多见，妊娠 30 周以后多能自然转成头先露。临产后持续臀先露的原因尚不十分明确，可能的因素有：胎儿在宫腔内活动范围过大、胎儿在宫腔内活动范围受限及胎头衔接受阻。

（二）分类

根据胎儿两下肢所取的姿势分三类。

1.单臀先露或腿直臀先露（frank breech presentation）　胎儿双髋关节屈曲，双膝关节直伸，以臀部为先露。此类最多见。

2.完全臀先露或混合臀先露（complete breech presentation）　胎儿双髋关节及双膝关节均屈曲，有如盘膝坐，以臀部和双足为先露。此类较多见。

3.不完全臀先露（incomplete breech presentation）　以一足或双足、一膝或双膝、一足一膝为先露。膝先露是暂时的，产程开始后转为足先露。此类较少见。

（三）诊断

1.临床表现　妊娠晚期孕妇常感季肋部有圆而硬的胎头。先露部胎臀不能紧贴子宫下段及宫颈内口，常导致宫缩乏力，宫口扩张缓慢，致使产程延长。

2.腹部检查　四部触诊在宫底部触到圆而硬、按压时有浮球感的胎头；若未衔接，在耻骨联合上方触到不规则、软而宽的胎臀，胎心在脐左（或右）上方听得最清楚。衔接后，胎臀位于耻骨联合之下，胎心听诊以脐下最明显。

3.阴道检查　触及软而不规则的胎臀或触到胎足、胎膝。同时了解宫口扩张程度及有无脐带脱垂。若胎膜已破能直接接触到胎臀、外生殖器及肛门，此时应注意与眼耳相鉴别。

4.B超检查　能准确探清臀先露类型以及胎儿大小、胎头姿势、胎儿畸形等。

（四）处理

1.妊娠期　妊娠 30 周前，臀先露多能自行转为头先露。若妊娠 30 周后仍为臀先露应予矫正。常用的矫正方法有：

（1）胸膝卧位：让孕妇排空膀胱，松解裤带，胸膝卧位的姿势每日做 2～3 次，每次 15 分钟，连做 1 周后复查。这种体位可使胎臀退出盆腔，借助胎儿重心改变，使胎头与胎背所形成的弧形顺着宫底弧面滑动完成。

（2）激光照射或艾灸至阴穴：至阴穴（足小趾外侧，距甲角旁 0.1 寸），也可用艾灸条，每日

1次,每次15~30分钟,5~7次为一疗程。

(3)外转胎位术:应用上述方法矫正无效者,于妊娠32~34周时,可行外转胎位术,因有诱发胎盘早剥、胎膜早破及早产等严重并发症的可能,应用时要慎重,术前半小时口服沙丁胺醇4.8mg。施术时,最好在B超及胎儿电子监测下进行。孕妇平卧,两下肢屈曲稍外展,露出腹壁,查清胎位,听胎心率。操作步骤包括松动胎先露部和转胎两步骤。

2.分娩期 应根据产妇年龄、胎产次、骨盆类型、胎儿大小、胎儿是否存活、臀先露类型以及有无并发症,于临产初期作出正确判断,决定分娩方式。

(1)择期剖宫产的指征:狭窄骨盆、软产道异常、预测胎儿体重>3500g或胎儿双顶径>9.5cm、胎儿窘迫、妊娠并发症、高龄初产、有难产史、不完全臀先露等,均应行剖宫产。

(2)经阴道分娩的处理:

1)第一产程:产妇应侧卧,不宜站立走动。少做肛查,不灌肠,尽量避免胎膜破裂。一旦破膜,应立即听胎心。若胎心出现异常,应行阴道检查,了解有无脐带脱垂。若有脐带脱垂,胎心尚好,宫口未开全,为抢救胎儿,需立即行剖宫产术。若无脐带脱垂,继续严密观察胎心及产程进展。当宫口开大4cm时,胎足即可经宫口脱出至阴道。为了使宫颈和阴道充分扩张,消毒外阴之后,使用无菌巾以手掌在宫缩时堵住阴道外口,使胎臀下降,避免胎足先下降,有利于后出胎头的顺利娩出(图2-11-9)。在这一过程中,应每隔10~15分钟听胎心一次,并注意宫口是否开全。宫口近开全时,要做好接产和抢救新生儿窒息的准备。

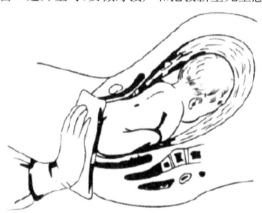

图2-11-9 用手掌堵住外阴促使胎臀下降

2)第二产程:接产前应导尿排空膀胱。初产妇应作会阴后一侧切开术。有3种分娩方式:①自然分娩:胎儿自然娩出,不作任何牵拉。极少见。仅见于经产妇、胎儿小、宫缩强、骨产道宽大者。②臀位助产:胎臀自然娩出至脐部后,接产者协助娩出胎肩及胎头,即术者右手握持上提胎儿双足,使胎体向上侧屈后肩显露于会阴前缘,术者左手示指及中指深入阴道内,顺胎儿后肩及上臂滑行屈其肘关节,使上臂按洗脸样动作顺胸前滑出。同时后肩娩出,再向下侧伸胎体使前肩娩出,此种方法为滑脱法助娩胎肩。脐部娩出后,一般应在2~3分钟娩出胎头,最长不能超过8分钟。徒手助娩胎头困难时,可用后出胎头产钳术助产分娩,效果佳。③臀牵引术:胎儿全部由接产者牵拉娩出,此种手术对胎儿损伤大,一般情况下应禁止使用。

3)第三产程:积极抢救新生儿窒息;产程延长易并发子宫收缩乏力性出血。胎盘娩出后,应注意防止产后出血。行手术操作及有软产道损伤者,应及时检查并缝合,给予抗生素预防感染。

三、肩先露

胎先露部为肩,称为肩先露(shoulder presentation)。此时胎体横卧于骨盆入口之上,胎体纵轴与母体纵轴相垂直即横产式。占妊娠足月分娩总数的0.25%。以肩胛骨为指示点,有肩左前、肩左后,肩右前、肩右后4种胎位,是对母儿最不利的胎位。肩先露不能紧贴子宫下段及宫颈内口,易发生宫缩乏力,可导致活跃期早期产程停滞。胎肩对前羊膜囊压力不均,易发生胎膜早破。破膜后羊水迅速外流,胎儿上肢或脐带容易脱出,导致胎儿窘迫甚至死亡。此时若宫缩继续增强,形成病理缩复环,是子宫破裂的先兆,若不及时处理,将发生子宫破裂。嵌顿性肩先露发生时,妊娠足月无论活胎还是死胎均无法经阴道自然娩出。随着宫缩不断加强,胎肩及胸廓一部分被挤入盆腔内,胎体折叠弯曲,胎颈被拉长,上肢脱出于阴道口外,胎头和胎臀仍被阻于骨盆入口上方,形成忽略性(嵌顿性)肩先露(图2-11-10)。除死胎及早产儿胎体可折叠娩出外,足月活胎不可能经阴道娩出。若不及时处理,易造成子宫破裂,威胁母儿生命。

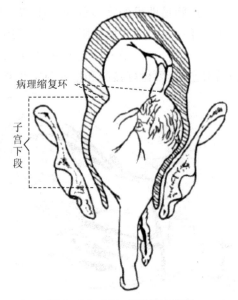

图2-11-10 忽略性肩先露

(一)病因

肩先露的常见原因:①早产儿;②前置胎盘;③羊水过多;④骨盆狭窄;⑤子宫异常或肿瘤,影响胎头入盆;⑥多产妇所致腹壁松弛。

(二)诊断

1.腹部检查 子宫呈横椭圆形,宫底高度低于妊娠周数,宫底部及耻骨联合上方空虚,在母体腹部一侧触到胎头,另侧触到胎臀。肩前位时,胎背朝向母体腹壁,触之宽大平坦;肩后位时,胎儿肢体朝向母体腹壁,触及不规则的小肢体。脐周两侧听诊胎心最清楚。

2.肛门检查及阴道检查 肛门检查很难查清胎先露内容,确切判断需在胎膜未破、宫口开大时行阴道检查。阴道检查可触到胎儿肩胛骨或肩峰、锁骨、肋骨及腋窝。腋窝尖端指向胎儿肩部及头端位置,据此可决定胎头在母体左侧或右侧。肩胛骨朝向母体前方,为肩前位。若胎手已脱出于阴道口外,可用握手法鉴别是胎儿左手或右手,因检查者只能与胎儿同侧的手相握。例如肩右前位时左手脱出,检查者用左手与胎儿左手相握,余类推。

3.B超检查 通过胎头、脊柱、胎心等检测,可诊断出肩先露,确定胎方位。

(三)处理

1.妊娠期 定期产前检查,妊娠后期发现肩先露应及时矫正,方法同臀先露。若上述矫正方法无效,应提前住院决定分娩方式。

2.分娩期 根据胎产次、胎儿大小、胎儿是否存活、宫颈扩张程度、胎膜是否破裂及有无并发症等,综合判断决定分娩方式。

(1)足月单胎初产妇:临产前择期行剖宫产术;对于经产妇足月单胎者,首选剖宫产术。若宫口开大5cm以上,胎儿不大,破膜不久,羊水未流尽,可在乙醚深麻醉下行内转胎位术,转成臀先露,待宫口开全助产娩出。

(2)双胎妊娠足月活胎:阴道分娩时,第二胎儿为肩先露时,应立即行内转胎位术,使第二胎儿转为臀先露助产娩出。

(3)出现先兆子宫破裂或子宫破裂征象:无论胎儿是否存活,均应立即行剖宫产术。

(4)胎儿已死,无先兆子宫破裂征象:若宫口近开全,可在全麻下行断头术或除脏术。术后应常规检查软产道有无裂伤,及时缝合。注意预防产后出血及产褥感染。

(徐括琴)

第四节 异常分娩的诊治要点

分娩受到产力、产道、胎儿及产妇精神心理因素的影响,这几种因素中一种或几种出现异常可导致异常分娩。关键是及早识别异常情况,及时做出正确判断,进行恰当处理,保证分娩顺利和母儿安全。在判断异常分娩时,应把上述因素结合起来综合分析。

一、关于异常分娩的几个重要概念

(一)潜伏期延长(prolonged latent phase)

从临产规律宫缩开始至宫口扩张3~4cm称为潜伏期。初产妇潜伏期正常约需8小时,最大时限16小时,超过16小时称为潜伏期延长。

(二)活跃期延长(prolonged active phase)

从宫口扩张3cm开始至宫口开全称为活跃期。初产妇活跃期正常约需4小时,最大时限8小时,宫口扩张速度初产妇<1.2cm/小时,经产妇<1.5cm/小时,称为活跃期延长。

(三)活跃期停滞(protracted active phase)

进入活跃期后,宫口不再扩张达2小时以上,称为活跃期停滞。

(四)第二产程延长(prolonged second stage)

第二产程初产妇超过2小时(硬膜外麻醉镇痛分娩时以超过3小时为标准),经产妇超过1小时尚未分娩,称为第二产程延长。

(五)第二产程停滞(protracted second stage)

第二产程达1小时胎头下降无进展,称为第二产程停滞。

(六)胎头下降延缓(prolonged decent)

活跃晚期及第二产程,胎头下降速度初产妇<1.0cm/小时,经产妇<2.0cm/小时,称为

胎头下降延缓。

(七)胎头下降停滞(protracted descent)

活跃期晚期胎头停留在原处不下降达 1 小时以上,称为胎头下降停滞。

(八)滞产(prolonged labor)

总产程超过 24 小时。

(九)急产(precipitate delivery)

总产程<3 小时。

二、诊断

明显的胎位异常、胎儿发育异常,产道异常,容易在产前得到诊断。而多数的异常分娩发生在分娩过程中,必须仔细观察产程进展,绘制产程图,结合病史、查体、综合分析才能及时发现异常情况。

1. 产妇出现全身衰竭症状　由于产程延长,产妇烦躁不安,体力衰竭,严重者出现脱水、代谢性酸中毒及电解质紊乱。严重者出现肠胀气或尿潴留,应及时发现并予以纠正。

2. 胎头下降受阻　临产后,一旦发现胎头下降受阻,应考虑到存在骨盆狭窄、胎位异常、子宫收缩乏力、软产道异常、胎头过大、胎儿畸形、子宫痉挛狭窄环等。潜伏期胎头迟迟不入盆,应警惕宫缩乏力及头盆不称。活跃期及第二产程,胎头下降速度<1cm/小时或停留原处,多见于中骨盆狭窄及持续性枕后(横)位。

3. 宫颈扩张延缓或停滞　临产后,初产妇宫颈口扩张有明显的规律,即潜伏期约 8 小时,活跃期约需 4 小时。若进入活跃期,初产妇宫颈扩张速度<1.2cm/小时或经产妇宫颈扩张速度<1.5cm/小时,甚至宫颈停止扩张达 2 小时以上,产程无进展,提示可能存在无效子宫收缩或子宫收缩乏力,宫颈水肿,头盆不称,胎位异常、巨大儿,中骨盆或骨盆出口平面狭窄。

4. 子宫收缩力异常　应辨别子宫收缩乏力或过强为协调性或不协调性,并确定造成的原因,及时给予处理。临床上多见继发性宫缩乏力,当骨盆狭窄、头盆不称或胎位异常时,随着产程进展,胎头下降受阻,胎头不能紧贴子宫下段及宫颈内口,造成继发性子宫收缩乏力。产妇精神紧张或不适当地应用缩宫素,可出现子宫收缩不协调。如双胎妊娠及羊水过多时,子宫壁过度伸展致使子宫收缩乏力等,如不及时处理,可使产程延长。子宫收缩过强,胎头下降受阻,可发生先兆子宫破裂甚至子宫破裂。

5. 胎膜早破　头盆不称或胎位异常时,先露部与骨盆之间有空隙,使前羊水囊压力不均,宫缩时,胎膜承受压力过大而破裂。羊水过多、双胎妊娠、重度宫颈裂伤也易发生胎膜早破,胎膜早破往往是异常分娩的征兆,必须查明有无头盆不称或胎位异常。

6. 胎儿窘迫　由于产程延长,导致胎儿缺氧,出现胎儿窘迫征象,应查清胎儿窘迫原因,及时处理。

三、处理

异常分娩的处理原则是以预防为主,产前尽量充分预测评估,产时及时准确做出诊断,并针对原因,适时处理。

1. 一般处理　消除产妇的恐惧心理与精神紧张,指导饮食及休息。

2. 产科处理

(1)经阴道分娩的处理:若无明显头盆不称,原则上应给予试产的机会。

1)潜伏期延长:疑有潜伏期延长时,首选治疗性休息。镇静治疗可使假临产者的宫缩消失。绝大多数潜伏期宫缩乏力的产妇在充分休息后可自然进入活跃期。

2)活跃期延长或停滞:若排除头盆不称,可行人工破膜,配合使用缩宫素滴注等处理,试产 2～4 小时。试产过程中严密观察胎心率及产程进展。若宫缩有效,经试产 2～4 小时宫颈扩张无进展,提示存在头盆不称,应及时行剖宫产手术。

3)第二产程延长:第二产程胎头下降延缓或胎头下降停滞时,应高度警惕头盆不称的可能。立即行阴道检查,及时查清胎方位及有无骨盆狭窄,胎头颅骨重叠程度、胎先露部位置,胎头是否衔接,有无产瘤及复合先露等。结合产力、胎位及胎心率等综合因素决定分娩方式,避免分娩方式延长。

(2)难以经阴道分娩的处理:产程中一旦出现胎头高直后位、前不均倾位、颏后位及额先露时,应终止阴道试产,剖宫产结束分娩。骨盆绝对性狭窄或胎儿过大,明显头盆不称或肩先露及臀先露尤其是足先露时,均应择期行剖宫产术。产力异常发生病理缩复环时,无论胎儿是否存活,应立即抑制宫缩并尽早行剖宫产。

四、肩难产

胎头娩出后,胎儿前肩被嵌顿于耻骨联合上方,用常规助产法不能娩出胎儿双肩,称为肩难产(shoulder dystocia),其发生率为 0.15％～0.6％;体重≥4000g 时发生率为 3％～12％,体重≥4500g 时发生率为 8.4％～22.6％。但是,要注意 50％以上的肩难产发生于体重在正常范围的新生儿,且事先未能预计。

(一)病因

可能发生肩难产的因素有:①巨大胎儿,特别是胎儿体重≥4500g 者;②B 超测定胎儿胸径大于胎头双顶径 1.3cm、胸围大于头围 1.6cm 或肩围大于头围 4.8cm;③连体双胎、胎儿颈部肿瘤、胎儿水肿时易发生肩难产;④骨盆狭窄,尤其是扁平骨盆、骨盆倾斜度过大、耻骨弓过低者;⑤有既往肩难产病史、妊娠期糖尿病、过期妊娠、孕妇个子矮小及骨盆解剖异常者。

(二)诊断

凡分娩过程中最初表现为胎头下降缓慢,随后发生第二产程延长者,当胎头娩出后,胎颈回缩,胎儿颏部紧压会阴,胎肩娩出受阻,排除胎儿畸形者,可诊断肩为难产。

(三)处理

一旦发生肩难产应迅速采取有效地助产方法,立即双侧阴部神经阻滞麻醉,并行双侧会阴后一侧切开,采用有效分娩方法,缩短胎头至胎肩娩出时间。助产方法包括:

1.屈大腿法(McRobert 法) 协助产妇极度屈曲双腿紧贴腹部,双手抱膝或抱腿,使腰骶段、脊柱弯曲度缩小,减小骨盆倾斜度,使骶骨相对后移,骶尾关节增宽,则嵌顿于耻骨联合后的前肩自然松动,向下牵拉胎头,娩出前肩。该法是肩难产的基础助产法。

2.压前肩法 在产妇耻骨联合上方适度向胎儿前肩加压,使双肩径缩小,并向下牵拉胎头,持续加压与牵引相配合,有助于前肩娩出。此法多与屈大腿助产法合用。

3.旋肩法(Woods 法) 助产者将示指、中指插入阴道,紧贴胎儿后肩,将后肩向侧上方旋转 180°,助手协助胎头向同方向旋转,当后肩旋转至前肩位置时娩出。

4.牵后臂娩后肩法 助产者将手沿骶骨伸入阴道,握住胎儿后上肢,保持胎儿肘部屈曲的同时,上抬肘关节,沿胎儿胸部面部滑过,伸展后臂,娩出后肩及后上肢,而后双肩径转至骨盆斜径上,前肩松动,牵拉胎头娩出前肩。此法操作时应注意保护会阴。

5.四肢着床法 是处理肩难产的一种安全、快速而又有效的操作法。产妇需从原来的体位转为"四肢着床"姿势。产妇转为俯卧位时骶骨关节屈曲能使骨盆边缘前后径增加 1~2cm,使骨盆产生足够的变化以解脱嵌顿的胎肩。

6.Zavanelli 操作法 胎头复位后剖宫产方法,做法为将胎头转成枕前位,令其俯屈,推回产道内。该操作过程与胎头娩出正好相反,然后维持对胎头的向上压力,直到剖宫产娩出胎儿。此方法一般在上述方法均失败时使用。目前对此方法的评价不一,一旦失败则发生严重的母婴并发症,甚至导致死亡。

7.断锁骨法 胎儿已死亡时,可剪断胎儿锁骨,缩小双肩径,娩出前肩。胎儿存活时,断锁骨的方法是用示指和中指放在锁骨之上下压,大拇指放在锁骨之下上推,出生后锁骨可自愈。

8.耻骨联合切开术 局部麻醉后切开耻骨联合后的纤维软骨而使分娩成功。

临床上肩难产很难预测,一旦发生,切勿惊慌,更不能强行牵拉,应遵循以下原则:①立即求助上级医师;②导尿、麻醉下行会阴后一斜切开;③屈大腿助产法,同时行压前肩法,加压的同时用适当力度向下牵拉胎头;④若无效采取其他方法;⑤应做好新生儿复苏工作,预防产后出血及感染。

(四)预测

肩难产对母婴危害较大,预测和预防极为重要。

1.预估胎儿体重 临产前根据宫高、腹围、先露高低,腹壁脂肪薄厚、羊水多少等估计胎儿体重,若非糖尿病孕妇估计胎儿体重>5000g 或糖尿病孕妇估计胎儿体重>4500g,骨盆中等大小,发生肩难产的可能性大,应剖宫产终止妊娠。

2.B超测量 正确测量胎头双顶径、胸径及双肩径,发现胸径>双顶径 1.6cm 者或肩围>头围 4.8cm 者均有肩难产可能。另外,B超检查时应注意有无胎儿畸形。

3.骨盆狭窄、扁平骨盆 应警惕肩难产的发生;骨盆倾斜度过大及耻骨弓过低的高危产妇,分娩时应采取屈大腿或垫高臀部的体位,预防肩难产的发生。

4.其他 活跃期及第二产程延长、使用胎头吸引器或产钳助产者,应警惕肩难产的可能。

分娩过程是产力、产道、胎儿及产妇精神心理因素相互适应的动态过程,任何因素的异常均可导致分娩异常。分娩过程中应严密观察产程进展、宫缩及胎儿情况,及时准确诊断异常分娩,并针对原因适时进行处理。

(徐括琴)

第十二章　分娩期并发症

第一节　产后出血

产后出血(postpartum haemorrhage,PpH)是指胎儿娩出后 24 小时内出血量≥500ml,是目前我国孕产妇死亡的首要原因。文献报道其发病率为 2%~3%,但由于失血量估计的误差,实际发病率更高。

一、病因

产后出血的原因:子宫收缩乏力、胎盘因素、软产道损伤和凝血功能障碍。四大原因可以合并存在,互为因果。

(一)子宫收缩乏力

占产后出血的 70%~90%,所有影响子宫肌收缩的因素均可引起子宫收缩乏力性出血。常见原因:

1.全身因素　产妇体质虚弱、合并慢性全身性疾病或精神紧张等。

2.产科因素　急产、产程延长或滞产、试产失败等,妊娠期高血压疾病、宫腔感染等均可影响收缩功能。

3.子宫因素　子宫过度膨胀(羊水过多、多胎妊娠、巨大儿等)、子宫肌壁损伤(多产、剖宫产史、子宫肌瘤剔除术后等)、子宫病变(子宫肌瘤、子宫发育异常等)。

4.药物因素　临产后过多使用麻醉剂、镇静剂或宫缩抑制剂等。

(二)胎盘因素

1.胎盘粘连或胎盘植入　胎盘全部或部分粘连于宫壁不能自行剥离者,胎盘绒毛粘连达肌层称胎盘粘连;当胎盘绒毛侵入子宫肌层者为胎盘植入。常见原因:多次人工流产、宫腔感染、原发性蜕膜发育不良。部分性胎盘粘连或胎盘植入表现为胎盘部分剥离,导致子宫收缩不良;完全性胎盘粘连或胎盘植入可因胎盘未剥离无出血。

2.胎盘滞留　若胎儿娩出后 30 分钟胎盘不娩出,滞留于宫腔,胎盘剥离面血窦不能关闭导致产后出血,包括:①胎盘嵌顿:不恰当使用子宫收缩药物,宫颈内口环形收缩,使已剥离胎盘嵌顿;②胎盘剥离不全:第三产程过早牵拉脐带或按压子宫,影响胎盘正常剥离;③膀胱充盈、子宫收缩乏力等造成已剥离胎盘滞留在宫腔内。

3.胎盘、胎膜部分残留　胎盘、胎膜残留于宫腔内影响子宫收缩而出血。

(三)软产道损伤

常见原因:阴道手术助产(臀牵引术、产钳助产等)、急产、巨大儿分娩、软产道弹性差等。

(四)凝血功能障碍

任何原发或继发的凝血功能障碍均可引起产后出血,包括:①血液系统疾病(遗传性凝血功能疾病、再生障碍性贫血、血小板减少症等);②肝脏疾病(重症肝炎、妊娠急性脂肪肝等);③其他如羊水栓塞、胎盘早剥、死胎滞留时间长、重度子痫前期等引起弥散性血管内凝血(DIC)而导致产后大出血。

二、临床表现

产后出血临床主要表现为胎儿娩出后阴道大量流血和失血性休克等。

(一)阴道大量流血

胎儿娩出后立即发生阴道流血、色鲜红,考虑为软产道损伤;胎儿娩出后数分钟胎盘未娩出,出现阴道流血、色暗红,考虑为胎盘因素;胎盘娩出后阴道大量流血,考虑为子宫收缩乏力或合并胎盘胎膜残留;胎儿、胎盘娩出后阴道持续流血且为不凝血,考虑为凝血功能障碍;阴道流血不多但伴阴道疼痛及失血相关症状,考虑产道血肿。

(二)失血性休克

表现为烦躁、皮肤苍白湿冷、脉搏细数、血压下降等。

三、诊断

(一)失血量的测量

诊断产后出血的关键在于对失血清有正确的测量和估计,错误低估将丧失抢救时机。临床常用的估计失血量的方法有:

1. 称重法、容积法或面积法。

2. 休克指数法 休克指数=心率/收缩压(mmHg),0.5 为正常(表 2—12—1)。

表 2—12—1 休克指数与估计失血量

休克指数	估计失血量(ml)	估计失血量占血容量的比例(%)
<0.9	<500	<20
1.0	1000	20
1.5	1500	30
≥2.0	≥2500	≥50

3. 血红蛋白含量测定 血红蛋白每下降 10g/L,失血 400~500ml。但是在产后出血早期,由于血液浓缩,血红蛋白值常不能准确反映实际出血量。

(二)产后出血原因的诊断

根据阴道流血发生时间、量、颜色,以及与胎儿、胎盘娩出时间的关系来判断。

1. 子宫收缩乏力 正常产后子宫收缩成球状,质硬,轮廓清楚,宫底平脐或脐下一指;若子宫收缩乏力,子宫质软,轮廓不清,阴道出血多,经按摩子宫及使用强有力宫缩剂后可使子宫变硬,阴道出血减少或停止即可诊断。

2. 胎盘因素 胎儿娩出后 10 分钟内胎盘未娩出,并伴有大量阴道流血,应考虑胎盘滞留、胎盘部分粘连或植入。胎盘娩出后必须常规检查胎盘、胎膜是否完整,确定有无残留。胎盘胎儿面如有断裂血管,应考虑副胎盘可能。

3. 软产道损伤 胎盘娩出后应常规检查软产道,包括宫颈、阴道、会阴及阴道壁。阴道、会阴裂伤按损伤程度分为 4 度:Ⅰ度裂伤是指会阴部皮肤及阴道入口黏膜撕裂,出血不多;Ⅱ度裂伤是指裂伤达到会阴体筋膜及肌层,累及阴道后壁黏膜,严重者阴道后壁两侧沟向上撕裂,出血较多;Ⅲ度裂伤是指裂伤向会阴深部扩展,肛门外括约肌断裂;Ⅳ度裂伤累及直肠黏膜。

4. 凝血功能障碍 产妇持续阴道流血、血液不凝、全身多部位出血,结合血小板计数、凝血功能等检测可作出诊断。

四、处理

处理原则：针对病因，迅速止血；补充血容量，纠正休克；预防感染。

（一）子宫收缩乏力

首先建立液体通道、加强宫缩并排空膀胱，同时采用以下方法：

1.按压子宫　简单有效。最好采用双合诊按压子宫，即一手于阴道前穹隆，顶住子宫前壁，另有一手在腹部按压子宫后壁（图2—12—1）。

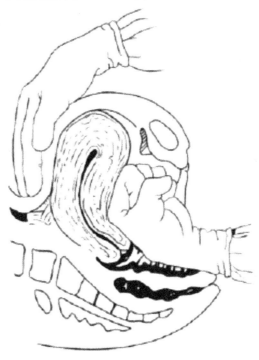

图2—12—1　子宫按压

2.缩宫剂使用　①缩宫素：是预防和治疗产后出血的一线药物，缩宫素10U肌内注射、子宫肌层或宫颈注射，以后10~20U加入500ml晶体液中静脉滴注，注意24小时内总量控制在60U；②前列腺素类药物：卡前列素氨丁三醇250μg深部肌内注射或子宫肌层注射，必要时重复，或米索前列醇200~600μg顿服，或卡前列甲酯栓1mg置于阴道后穹隆。

3.手术治疗

（1）宫腔填塞：以上治疗无效时，可行宫腔纱条或水囊填塞压迫止血。纱条填塞注意自宫底及两侧角向宫腔填塞，不留空隙，以达到压迫止血的目的。如出血停止，纱条可于24~48小时后取出；水囊填塞常用于阴道分娩者。术后需用抗生素预防感染。

（2）B—Lynch缝合：适用于宫缩乏力、胎盘因素和凝血功能异常，经手法按摩和宫缩剂治疗无效并有可能切除子宫的患者（图2—12—2）。B—Lynch术后并发症的报道较为罕见，但有感染和组织坏死的可能。

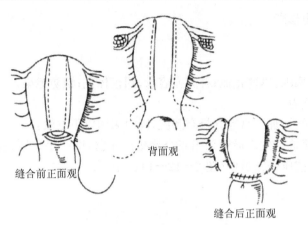

缝合前正面观　背面观

缝合后正面观

图2-12-2　B-Lynch缝合

(3)盆腔血管结扎:可行子宫动脉上行支结扎,必要时行髂内动脉结扎及卵巢动脉结扎术。

(4)经导管动脉栓塞术(transcatheter arterial embolization,TAE):在放射科医师协助下,行股动脉穿刺插入导管,注射吸收性明胶海绵颗粒,使髂内动脉栓塞从而达到止血目的。适用于产妇生命体征稳定者。

(5)子宫切除术:在各种止血措施无明显效果时,为挽救生命而行子宫次全切除术或子宫全切术。

(二)胎盘滞留

①对胎盘未娩出伴活动性出血可立即行人工剥离胎盘术;②对胎盘、胎膜残留者用手或器械清理;③胎盘植入伴活动性出血者,根据医院条件行保留子宫手术或子宫全切除术。

(三)软产道损伤

软产道裂伤缝合时,尽量恢复原解剖关系,并应在超过裂伤顶端0.5cm处缝合,不留死腔。血肿应切开,清除积血,缝扎止血,必要时纱条引流。小血肿可密切观察,采用冷敷、压迫等保守治疗。

(四)凝血功能障碍

在积极治疗原发病的基础上,尽快输血并补充血小板、纤维蛋白原或凝血酶原复合物等凝血因子,如出现DIC按DIC处理。

(五)出血性休克

根据出血量判断休克程度;在积极止血的同时行抗休克治疗,包括建立多条静脉通道,快速补充血容量;监测生命体征,吸氧,纠正酸中毒,必要时使用升压药物以保障重要脏器的功能;注意预防感染,使用抗生素。

五、预防

(一)重视孕期保健

包括纠正贫血、营养指导、体重管理,对高危妊娠者应于分娩前转诊到有输血和抢救条件的医院。

(二)识别高危孕妇,积极处理第三产程

循证医学研究表明,第三产程积极干预能有效减少产后出血量。主要的干预措施包括:

①胎头娩出随即前肩娩出后,预防性应用缩宫素。非头位胎儿可于胎儿全身娩出后、多胎妊娠最后一个胎儿娩出后,预防性应用缩宫素。②胎儿娩出后有控制地牵拉脐带协助胎盘娩出。③胎盘娩出后按摩子宫。此外,胎盘娩出后应仔细检查胎盘、胎膜是否完整,有无副胎盘、产道损伤,发现问题及时处理。

（三）加强产后管理

产后2小时是发生产后出血的高危时段,密切观察子宫收缩情况和出血量及生命体征,有异常情况及时处理,尽早排空膀胱。

（苏萍）

第二节 羊水栓塞

羊水栓塞(amniotic fluid embolism)是指在分娩过程中羊水突然进入母体血液循环引起母体对羊水成分产生的一系列过敏反应。表现为急性肺栓塞、过敏性休克、弥散性血管内凝血、肾衰竭或猝死。发病率为4/10万～6/10万,产妇死亡率高。

一、相关因素

羊水栓塞是由于羊水中的有形物质(胎儿毳毛、角化上皮、胎脂、胎粪)和促凝物质进入母体血液循环引起,多发生在产时或破膜时,亦可发生于产后。多见于足月产,其产妇死亡率高达80％以上,也见于早、中期引产或钳刮术中。

羊水栓塞的病因可能与下列因素有关:①羊膜腔内压力增高(子宫收缩过强或强直性子宫收缩);②胎膜破裂;③宫颈或宫体损伤处有开放的静脉或血窦。

诱因包括:①自发或人为的过强宫缩;②胎膜早破或人工破膜;③高龄初产妇和多产妇;④胎盘早剥、前置胎盘、子宫破裂或剖宫产等。

二、病理生理

羊水进入母体血液循环后,引起变态反应,导致凝血功能异常,使机体发生一系列病理生理变化。

（一）过敏性休克

羊水有形成分为致敏原作用于母体,引起Ⅰ型变态反应,导致过敏性休克,表现为血压骤降甚至消失。

（二）肺动脉高压

羊水内的有形成分形成栓子,阻塞小血管,并刺激血小板和肺间质细胞释放白三烯、$PGF2\alpha$ 和5-羟色胺等使小血管痉挛,同时启动凝血过程,使肺毛细血管内形成弥散性血栓,进一步阻塞肺小血管,使肺通气、换气量减少;另一方面引起肺动脉压升高,导致急性右心衰竭,继而呼吸循环功能衰竭、休克,甚至死亡。

（三）弥散性血管内凝血(DIC)

羊水中含大量促凝物质,进入母血后使血管内产生大量微血栓,消耗大量凝血因子和纤维蛋白原,发生DIC。

（四）急性肾衰竭

由于休克和 DIC,肾急性缺血导致肾功能障碍和衰竭。

三、临床表现

羊水栓塞起病急、病情凶险,多发生在分娩过程中,短时间内可因休克、心肺功能衰竭而使患者死亡。典型的临床经过分为三个阶段:

(一)呼吸循环衰竭和休克

在分娩过程中,尤其是在破膜不久,产妇突感寒战,出现呛咳、气紧、烦躁不安、恶心、呕吐,继而出现呼吸困难、发绀、抽搐、昏迷、脉搏细数、血压骤降,听诊心率加快、肺底部湿啰音等。病情严重者,产妇仅在惊叫一声或打一个哈欠后,血压骤降,迅速死亡。

(二)出血

继呼吸循环衰竭和休克之后,出现难以控制的大量阴道流血、切口渗血、全身皮肤黏膜出血、血尿及消化道大出血等。

(三)急性肾衰竭

由于循环衰竭引起的肾缺血和血栓阻塞肾内小血管,导致肾脏器质性损害,常出现少尿、无尿和尿毒症表现。

上述羊水栓塞的临床表现在个别患者也可表现为不典型症状,以凝血功能障碍、阴道出血为主要表现。

四、诊断

胎膜破裂后、胎儿娩出后或手术中产妇突然出现寒战、呛咳、呼吸困难、烦躁不安、抽搐、出血或不明原因休克等临床表现,考虑羊水栓塞。

辅助检查包括:①采集下腔静脉血,血涂片查找羊水有形物质;②床旁胸部 X 线摄片:双肺弥散性点片状浸润,沿肺门周围分布,伴右心扩大;③床旁心电图或心脏多普勒 B 超检查:提示右心房、右心室扩大,ST 段改变;④与 DIC 有关的实验室检查等。其中,血涂片查找到羊水有形物质即可确诊为羊水栓塞。

若患者死亡应行尸检,可见肺水肿、肺泡出血;心内血液、肺小动脉或肺毛细血管内查到羊水有形成分;子宫或阔韧带血管内查到羊水有形物质。

五、处理

羊水栓塞抢救成功的关键在于早诊断、早处理。

(一)抗过敏

纠正呼吸循环衰竭,改善低氧血症。

1.供氧　保持呼吸道通畅,立即行面罩给氧或气管插管正压给氧,必要时行气管切开术。

2.抗过敏　尽快给予大剂量肾上腺糖皮质激素抗过敏。氢化可的松 100～200mg 加于 5％～10％葡萄糖注射液 50～100ml 内快速静脉滴注,再用 300～800mg 加于 5％葡萄糖注射液 250～500ml 内静脉滴注,日量可达 500～1000mg;或地塞米松 20mg 加于 25％葡萄糖注射液内静脉推注后,再加 20mg 于 5％～10％葡萄糖注射液内中静脉滴注。

3.缓解肺动脉高压　解痉药物可改善肺血流灌注,预防呼吸循环衰竭。①盐酸罂粟碱:是首选药物,30～90mg 加入 10％～25％葡萄糖注射液 20ml 内缓慢静脉注射,日量不超过

300mg，与阿托品合用效果更好；②阿托品：1mg 加于 10％～25％葡萄糖注射液 10ml 内，每 15～30 分钟静脉注射 1 次，直至面色潮红、症状缓解为止，当心率超过 120 次/分时慎用；③氨茶碱：250mg 加入 25％葡萄糖注射液 20ml 内缓慢注射缓解支气管痉挛；④酚妥拉明：5～10mg 加入 10％葡萄糖注射液 100ml 内，以 0.3mg/分静脉滴注。

（二）抗休克

1.补充血容量　扩容常用右旋糖酐 40 加入葡萄糖注射液 500ml 内静脉滴注，日量不超过 1000ml，并补充新鲜血液和血浆，抢救过程中应测定中心静脉压，了解心脏负荷、指导输液量和速度。

2.升压药物　多巴胺 10～20mg 加入 10％葡萄糖注射液 250ml 内静脉滴注；或者间羟胺 20～80mg 加入 5％葡萄糖注射液 250～500ml 内静脉滴注，根据血压调整速度，通常滴速为 20～30 滴/分。

3.纠正酸中毒　根据血氧分析和血清电解质测定结果来处理，常用 5％碳酸氢钠溶液 250ml 静脉滴注纠正酸中毒，并及时纠正电解质紊乱。

4.纠正心力衰竭　去乙酰毛花苷 0.2～0.4mg 加于 5％葡萄糖注射液 20ml 内静脉缓慢注射；或毒毛花苷 K 0.125mg 缓慢静脉注射，必要时 4～6 小时重复用药。

（三）防治 DIC

1.肝素　仅用于羊水栓塞初期，血压呈高凝状态时，但由于临床不易判断，故较少使用。

2.补充凝血因子　继发 DIC 及产后出血时需大量补充血液及凝血因子。

3.抗纤溶药物　纤溶亢进时，可使用氨基己酸、氨甲苯酸、氨甲环酸等抑制纤溶启动酶，从而抑制纤维蛋白的溶解。补充纤维蛋白原 4～6g/次，必要时增加剂量，使血纤维蛋白原浓度达到 1.5g/L 及以上为好。

（四）预防肾衰竭

抢救过程中应注意尿量，若血容量补足后仍少尿，应选用呋塞米 20～40mg 静脉注射，或 20％甘露醇 250ml 快速静脉滴注（10ml/分），扩张肾小球动脉以预防肾衰（有心力衰竭时慎用），注意检测血电解质。

（五）预防感染

应预防性使用肾毒性小的广谱抗生素。

（六）产科处理

若在第一产程发病，应行剖宫产终止妊娠。若在第二产程发病，行阴道助产结束分娩。若发生产后出血，经积极抢救，不能止血者，行子宫切除术。

六、预防

正确使用缩宫素，防止宫缩过强。人工破膜在宫缩间歇期进行。产程中避免产伤、子宫破裂、子宫颈裂伤等。

（苏萍）

第三节　子宫破裂

子宫破裂是指在分娩期或妊娠晚期子宫体部或子宫下段发生破裂，未及时诊治可导致母儿死亡,是产科严重的并发症之一。文献报道其发病率为 0.08%~0.005%。

一、病因

(一)子宫手术史

剖宫产或子宫肌瘤剔除术后,子宫肌壁留有瘢痕,当宫内压力增高,可使瘢痕发生断裂,造成子宫破裂。多产、多次刮宫、宫腔严重感染病史者,更容易发生子宫破裂。

(二)梗阻性难产

包括骨盆狭窄、头盆不称、软产道阻塞、胎位异常、巨大儿、胎儿畸形等,因胎先露下降受阻、子宫强烈收缩使子宫下段过分伸展变薄发生子宫破裂。

(三)子宫收缩药物使用不当

分娩前缩宫素、前列腺素类药物及其他子宫收缩药物使用不当,均可导致子宫收缩过强,造成子宫破裂,尤其是在瘢痕子宫、子宫畸形等高危孕妇。

(四)产科手术损伤

在宫口未开全时,产钳或臀牵引术可造成宫颈及子宫下段撕裂伤;有时毁胎术、穿颅术等可因器械、胎儿骨片损伤子宫导致破裂;无麻醉下行内倒转胎位术、强行剥离植入性胎盘或严重粘连的胎盘,可导致子宫破裂。

二、分类

子宫破裂根据其破裂程度分为完全性破裂和不完全性破裂;按其破裂部位,分为子宫体部破裂和子宫下段破裂;按其发生原因,分为自然破裂和损伤性破裂。

三、临床表现

子宫破裂可发生在分娩期和妊娠晚期,多数分为先兆子宫破裂和子宫破裂两个渐进性阶段。典型的临床表现是病理性缩复环、子宫压痛和血尿。

(一)先兆子宫破裂

多见于产程过长者,当胎儿先露部下降受阻时,强有力的阵缩使子宫下段逐渐变薄而宫体更加增厚变短,两者间形成明显的环状凹陷,此凹陷会逐渐上升达脐或脐部以上,称为病理缩复环(pathologic retraction ring)(图 2—12—3)。

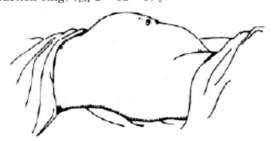

图 2—12—3　先兆子宫破裂时腹部外观

临床表现为:①子宫下段膨隆/压痛明显,常见病理性缩复环;②产妇下腹剧痛难忍,烦躁不安,心率呼吸加快;③膀胱受压充血,出现血尿,排尿困难;④子宫过频收缩,胎儿供血受阻,胎心改变或听不清。若不立即处理,子宫将很快在病理缩复环处及其下方发生破裂。

(二)子宫破裂

1.完全性子宫破裂　子宫肌壁全层破裂,宫腔与腹腔相通。子宫完全破裂一瞬间,产妇常感撕裂状剧烈腹痛,随之子宫阵缩消失,疼痛缓解,但随着血液、羊水及胎儿进入腹腔,腹痛又呈持续性加重;同时孕妇出现脉搏细数,呼吸急促,血压下降,面色苍白等休克征象。检查:全腹压痛及反跳痛,在腹壁下可清楚扪及胎体,胎心、胎动消失,子宫缩小位于胎儿侧方。阴道检查:可有鲜血流出,胎先露部上升(胎儿进入腹腔内),扩张的宫口可回缩。

2.不完全性子宫破裂　指子宫肌层全部或部分破裂,浆膜层完整,宫腔与腹腔不相通,胎儿及其附属物仍在宫腔内,多见于瘢痕子宫,常缺乏先兆破裂症状。腹部检查:在子宫不完全破裂处有压痛,若破裂发生在子宫侧壁阔韧带两叶之间,可形成阔韧带内血肿,此时在宫体一侧可触及逐渐增大且有压痛的包块。胎心多不规则。

四、诊断

有典型的先兆子宫破裂病史、症状、体征容易诊断。但子宫瘢痕破裂其症状不明显,诊断有一定困难。由于瘢痕裂口逐渐扩大,腹痛症状多逐渐加重,不一定出现典型的撕裂样剧痛。根据前次手术史、子宫下段压痛、胎心改变、阴道流血、先露部上升、宫口缩小等均可诊断。B超检查可协助确定裂口部位、胎儿与子宫的关系。

（一）与胎盘早剥的鉴别诊断

起病急、剧烈腹痛、胎心变化、出血性休克等可与先兆子宫破裂混淆。但胎盘早剥有妊娠期高血压病史或外伤史,腹部检查子宫呈板状、硬,宫缩间歇期子宫不变软,无病理性缩复环,胎位不清,B超检查见胎盘后血肿声像有助于明确诊断。

（二）与宫内感染的鉴别诊断

多见于胎膜早破、产程长、多次阴道检查等,除子宫体有压痛外,阴道分泌物有臭味,伴发热,白细胞总数及中性粒细胞升高。但没有内出血征象,胎儿在宫腔内。

五、处理

（一）先兆子宫破裂

有条件者立即行剖宫产术,如果无条件者先用宫缩抑制剂抑制宫缩,如硫酸镁、安宝、哌替啶等,再尽快行剖宫产术。

（二）子宫破裂

在纠正休克、防治感染的同时行剖腹探查手术,力求简单、迅速,达到止血目的。根据子宫破裂的程度与部位,手术距离发生破裂的时间长短,以及有无严重感染而确定不同的手术方式。

六、预防

子宫破裂严重危及母儿生命,但绝大多数子宫破裂是可以避免的。

（一）加强计划生育宣传及实施

避免多次人工流产,减少多产。

（二）加强产前检查

有瘢痕子宫、产道异常等高危因素者,根据产科情况及前次手术经过决定分娩方式。

（三）提高产科诊治质量

1. 严密观察产程　对于先露高、有胎位异常的孕妇试产更应仔细观察；严格掌握应用缩宫素的指征、用法及用量，专人守护。

2. 瘢痕子宫、产道异常的产妇　试产，或古典式剖宫产，放宽剖宫产指征。

3. 掌握阴道助产的指征　尽量避免损伤性大的阴道助产，以及操作如中高位产钳、宫口未开全时助产、避免胎盘植入时强行手取胎盘等。

（苏萍）

第四节　脐带先露与脐带脱垂

脐带先露（presentation of umbilical cord）又称隐性脐带脱垂，指胎膜未破时脐带位于胎先露部前方或一侧。当胎膜破裂，脐带脱出宫颈口外，降至阴道内，甚至显露于外阴部，称脐带脱垂（prolapse of umbilical cord）（图 2—12—4）。

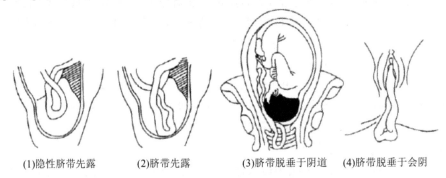

(1)隐性脐带先露　(2)脐带先露　(3)脐带脱垂于阴道　(4)脐带脱垂于会阴

图 2—12—4　脐带脱垂和脐带先露

一、病因

易发生在胎先露部尚未衔接时，包括：①头盆不称；②胎位异常；③脐带过长或附着异常；④羊水过多；⑤低置胎盘等。

二、对母儿的影响

1. 对产妇的影响增加手术产率。

2. 对胎儿的影响发生在胎先露部尚未衔接、胎膜未破时，可仅在宫缩时由于胎先露部下降，脐带一时性受压致使胎心率异常；若胎先露部已衔接、胎膜已破者，脐带持续受压于胎儿先露部与骨盆之间，引起胎儿缺氧，胎心率异常，严重者胎死宫内。

三、诊断

有脐带脱垂高危因素时需提高警惕。胎膜未破，在胎动、宫缩后胎心突然变慢，改变体位、上推胎先露部或抬高臀部后迅速恢复正常，考虑有脐带先露可能。临产后应严密胎心监测。胎膜已破出现胎心率异常，应立即行阴道检查，了解有无脐带脱垂和脐血管搏动。在胎先露部旁或阴道内触及脐带者，或脐带脱出阴道外，即可确诊。B超或彩色多普勒B超有助于诊断。

四、治疗

（一）脐带先露

经产妇、胎膜未破、宫缩良好者,取臀高头低位,密切观察胎心率,待胎头衔接,宫口逐渐扩张,胎心保持良好者,可经阴道分娩。足先露或肩先露者应行剖宫产。

（二）脐带脱垂

胎心尚好,胎儿存活者,应尽快娩出胎儿。

1.宫口开全　头先露行产钳术,臀先露行臀牵引术。

2.宫口未开全　产妇立即取臀高头低位,置右手于阴道,上推胎儿,勿试图还纳脐带,应立即行剖宫产术,在手术开始前不要将置于阴道的操作手取出。

五、预防

临产后胎先露部未入盆,应提高警惕,尽量不做或少做肛查及阴道检查;需要行人工破膜者,尽量采取高位小孔破膜,以避免脐带脱出。破膜后应做胎心监护。

（苏萍）

第十三章　异常产褥

产褥期相关疾病是发生在产后 6 周内的疾病,一般包括产褥感染,晚期产后出血,产后抑郁症(部分源于产前抑郁),其中在临床中较为常见的为产褥感染,病情往往比较凶险的为晚期产后出血,产后抑郁症近年有发病率增多的趋势,并日益受到重视。上述产褥期疾病的发生与产前及产时妊娠合并症,并发症和所接受的医疗干预均密切相关,积极预防是减少和控制产褥期疾病的关键。

第一节　产褥感染

产褥感染指分娩及产褥期生殖道受病原体感染引起局部或全身的炎症变化。发病率为 1%~7.2%,是产妇死亡的主要原因之一。严重的子宫内膜炎或子宫肌炎经治疗无效有可能切除子宫,导致患者丧失生育能力。

一、产褥感染的病因变迁

产褥感染的病因包括产妇营养不良、卫生条件差、孕期贫血、妊娠晚期性生活、胎膜早破、羊膜腔感染、慢性疾病、产科手术操作、产程延长、产前产后出血过多等,机体抵抗力下降,均可成为产褥感染的诱因。

近年来,随着生活质量的提高,营养不良,卫生条件差导致的产褥感染逐渐减少,而随着人们对生育结局要求的提高,以及医疗环境的改变,有些国家,包括我国,随着麻醉技术及手术技能和胎儿监护水平提高及多种社会因素影响,剖宫产率不断上升,剖宫产手术引起的产褥感染,主要为子宫内膜炎,逐年上升。但剖宫产是否为产褥感染的危险因素,国内外研究观点不一致,Eugene 等对 1998—2003 年马萨诸塞州计划剖宫产和计划阴道分娩患者的结局进行了研究,发现前者在产后 30 天内的再次住院率较后者高 2.3 倍,主要是产褥感染和手术切口并发症。剖宫产术是产褥感染的独立危险因素,而自然分娩不是。而国内的学者邹杰及张立英等认为产褥感染的发生与分娩方式不相关。在医疗行为中,应保证无菌操作,减少阴道检查,避免医源性感染以及手术必须严格无菌操作,增加手术技巧,都是预防产后感染的关键因素。

二、产褥感染的抗生素治疗

产褥感染的治疗包括:

1. 支持疗法　加强营养,增强全身抵抗力,纠正水、电解质失衡,病情严重或贫血者多次少量输血或血浆。

2. 清除宫腔残留物　脓肿切开引流,半卧位以利于引流。

3. 抗生素的应用　应按药敏试验选用广谱高效抗生素,注意需氧菌、厌氧菌及耐药菌株问题。其中抗生素应用是治疗的重点。剖宫产术后预防性使用抗菌药物能大大减少发生子宫内膜炎、切口感染和尿路感染的概率。

抗生素的合理选用与及时的病原学诊断有很大关系,为寻找病原菌需作病灶分泌物(主要是穴腔)细菌培养及药物敏感性试验。然而治疗往往需在得到细菌培养结果之前开始,因此必须根据临床症状及临床经验选用抗生素。由于产褥感染多为混合菌感染,因此应联合使用抗生素,根据不同程度的感染选择不同级别的抗生素。

(苏萍)

第二节　晚期产后出血

分娩 24 小时后在产褥期内发生的子宫大量出血称为晚期产后出血。以产后 1~2 周期间发病者居多。可表现为持续或间断的少量或中等量子宫出血,也可表现为一次性急骤大量出血,同时有凝血块排出。常伴低热。因失血过多导致贫血,甚至发生失血性休克。晚期产后出血的出血量至今尚无统一规定,也缺乏统一标准。晚期产后出血的发生率各家报道不一,但多在 0.3% 左右。

一、晚期产后出血的病因变迁

晚期产后出血的病因:①胎盘稽留、部分胎盘残留、胎膜残留,是引起晚期产后出血量常见的原因;②蜕膜残留,蜕膜长时间残留在子宫腔内继发子宫内膜炎症,容易引起晚期产后出血;③子宫胎盘附着部位感染、复旧不全;④剖宫产手术切口感染,切口裂开。一般认为阴道分娩所致晚期产后出血则多是胎盘胎膜残留所致,剖宫产术后的晚期产后出血多为子宫切口裂开所致。

近年来随着医学技术的发展及医疗行为中社会因素的介入,孕妇在选择分娩方式上发生转变,导致剖宫产率逐年上升。剖宫产术后子宫切口感染和裂开引起的晚期产后出血的几率也相应增加。剖宫产术后子宫切口裂开原因为:①子宫切口感染;子宫切口感染所致的晚期产后出血发生率可达 0.4% 左右,目前术式几乎均采取子宫下段横切口,此种子宫切口裂开出血多发生在术后 2~4 周。②切口过高或过低:若切口过高,相当于解剖学内口水平,当胎儿娩出后,由于子宫体下部收缩及缩复作用相对强,使切口上缘变厚且短缩,而子宫下段收缩及缩复作用弱,使切口下缘薄且较长,造成缝合切口时极难按解剖层次对齐,以致创面接触不良而影响愈合。若切口过低,相当于组织学内口水平,胎儿娩出后,切口下缘局部血运不良,组织愈合能力差,导致切口不易愈合。③切口偏向左侧:妊娠末期子宫常呈不同程度右旋,切开子宫前若未先复位,易使切口偏向左侧,容易损伤子宫左侧血管或该部位血管被缝扎,致使局部血运不良,并发感染,发生晚期子宫切缘出血。

二、晚期产后出血传统治疗方法的廷伸与新的尝试

晚期产后出血的治疗主要根据病因对症治疗:

1.一般支持治疗　包括大量补液、输血以纠正失血性贫血或休克,应用广谱抗生素预防和治疗感染,应用止血和补血药物。

2.子宫收缩药物

(1)缩宫素:适用于因子宫复旧不全引起的产后出血。早在 20 世纪 80 年代,已有 RCT 试验证实第 3 产程应用缩宫素,对治疗产后出血及预防远期产后出血的有效性。但缩宫素半

衰期短(为 4 分钟左右),到达饱和点后,剂量不影响疗效。卡贝缩宫素是近年来临床中治疗产后出血的常用药物,它是一种长效缩宫素受体激动剂,它的药理作用与垂体后叶释放的缩宫素相似,半衰期较长,单次注射后,能持续起效。剖宫产术后,静脉注射一次卡贝缩宫素可使子宫持续性收缩,出血量减少,其效果可与持续使用缩宫素相比。

(2)麦角新碱:麦角新碱为麦角成分中作用最强,毒性反应最小的一种,能明显增加子宫活动。小剂量时其收缩频率或强度增加,然后正常放松;剂量加大则宫缩加强并延长,静止张力提高,甚至形成持续收缩。下段与宫体肌肉同时收缩,不利于胎儿娩出,故只能用于产后。麦角新碱直接作用于子宫平滑肌,增加节律收缩的张力、频率与幅度,故作用迅速、强而持久,可使子宫肌发生强直性收缩,常用剂量 0.2～0.4mg 肌肉注射或静脉推注。麦角新碱同时也使血管平滑肌收缩,以致血压升高,故合并子痫前期、高血压、心脏病患者禁用。由于某种原因,近年来麦角新碱在临床上消失,近期出现名为甲麦角新碱的麦角新碱半合成衍生物,用药的适应证和作用同麦角新碱,但对周围血管的效应较麦角新碱弱,血压极少升高。与麦角新碱比较更安全。

(3)前列腺素衍生物:前列腺素衍生物被证实对子宫有收缩作用,因此近年来被广泛应用于宫缩乏力性产后出血的治疗,其中主要以 PGE、PGF$_2$ 及其衍生物具有重要意义。它们引起子宫收缩的特性与生理性阵痛相似。不良反应主要为恶心、呕吐、腹痛等胃肠道兴奋现象,不宜用于支气管哮喘患者和青光眼患者。

1)米索前列醇:米索前列醇是 PGE$_1$ 的衍生物,可有效解决因宫缩乏力而导致的产后出血。由于米索前列醇与缩宫素有协同作用,故可与缩宫素联合使用。应用米索前列醇治疗宫缩乏力性产后出血效果报道结果不一,国际产科联盟和国际助产士联盟认为对此药仍需进一步评估。

2)卡前列甲酯(卡孕栓):卡孕栓是 PGF$_2$ 衍生物。用法是每次 2～3mg 经阴道或直肠给药,吸收快,代谢快。近年的临床研究认为,在治疗剂量下,对神经、心血管、呼吸系统均无明显影响其用于治疗宫缩乏力性产后出血具有与米索前列醇类似的效果,两种药物可替代或交换使用。

3)卡列前素氨丁三醇:是含有天然 PGF$_2$ 的(15s)－15 甲基衍生物的氨丁三醇溶液,与传统的前列腺素类物质比较,它的半衰期更长,作用更持久有效,可达 3h。且其生物活性强,肌内注射作用时间 15 分钟可达药物动力学高峰,使用剂量明显减少,胃肠道不良反应显著减轻,具有强而持久的刺激子宫平滑肌收缩的作用。国外有学者对应用卡列前素氨丁三醇的情况进行了统计,其有效率为 84.0%～96.0%。目前,已在临床中广泛应用于产后出血。

3.清宫术　疑有胎盘、胎膜、蜕膜残留或子宫胎盘附着部位复旧不全者,多见于自然分娩患者,清宫术不但可以诊断,还可以治疗晚期产后出血,多能奏效。因为此类患者常继发感染,为防止子宫穿孔及炎症扩散,清宫时应以卵圆钳夹取宫腔内残留组织,尽量轻柔操作,根据具体情况决定抗炎同时清宫,还是抗炎治疗以后再清宫。

4.经皮子宫动脉造影和栓塞术　盆腔器官有丰富的血管网,子宫可通过血管网从侧支循环获得部分血供而不致缺血、坏死,这为选择性动脉栓塞治疗子宫出血提供了解剖基础,并逐渐成为盆腔出血的重要治疗方法。子宫动脉呈螺旋状,容易辨认,通过注射栓塞剂选择性地进行血管栓塞,成功率高,尤其对年轻患者,能避免子宫切除,保留生育功能,又可避免开腹手术带来的恐惧和痛苦。用于晚期产后大出血的救治取得了一定成效。经皮子宫动脉造影和栓塞术适用于患者生命体征尚稳定并可搬动时。生命体征不稳定、不宜搬动的患者，DIC 晚期的患者及造影剂过敏患者，不适合介入手术治疗。

栓塞治疗的全过程是在放射线下操作完成，而产后出血又多为生育期妇女，故是否影响患者的卵巢功能，是医患双方共同关心的问题。研究证明，当辐照量为 200～300cGy 卵巢可出现损伤。而当辐射量大于 400cGy 时卵巢损伤为不可逆性。在子宫动脉栓塞治疗中，卵巢对射线平均吸收剂量是 22.34cGy，该剂量不会对患者造成急性或长期的放射性损伤。卵巢的血供除来自子宫动脉卵巢支外，还有其自身的卵巢动脉。因此，当子宫动脉被栓塞后，虽然卵巢的血供减少，但其自身的卵巢动脉供血并没有中断，而且盆腔内有大量交通支，在子宫动脉被栓塞后 24 小时其交通支又恢复向卵巢供血。陈春林研究证明子宫动脉栓塞治疗产后出血对卵巢功能的影响轻微，仅引起一过性排卵功能障碍，不会引起早衰或继发性闭经现象。

5. 开腹手术　对出血量多、出血急，疑为子宫切口再裂开者，可开腹手术探查。如炎性反应不重，可行清创缝合或结扎子宫动脉或髂内动脉，进而保留子宫，否则需切除子宫。术后给予足够量广谱抗生素，并纠正贫血。

6. 雌激素在产后出血中的应用　有研究对剖宫产术切口愈合不良致晚期产后出血患者，在常规使用缩宫素、抗感染药物治疗同时加用大剂量戊酸雌二醇后能明晶改善子宫收缩，减少出血，治疗效果显著。孙芳林等报道运用苯甲酸雌二醇治疗剖腹产后子宫切口愈合不良的产褥期出血有效。雌激素与催产素协同作用治疗产后出血的原理如下：

(1)雌激素可作用于子宫平滑肌组织，增加平滑肌细胞内收缩蛋白含量，促进子宫平滑肌细胞收缩，同时兴奋子宫肌层，使其对催产素的敏感性增加。雌激素还可以增加催产素受体的表达，增加子宫对催产素的敏感性。

(2)雌激素能增加血浆纤维蛋白原，增强凝血因子作用，促进血小板凝聚、血管收缩、微血栓形成达到止血目的。

(3)雌激素可以刺激位于子宫内膜和基层交界处的子宫内膜内皮素，使内膜螺旋动脉强烈收缩止血。

(4)外源性大剂量雌激素应用可以使子宫内膜增生、子宫肌细胞增殖、血运增加，促进子宫内膜修复，加快子宫切口愈合。

值得注意的是，一部分晚期产后出血是早期出血的延缓，在处理一部分早期产后出血的患者时，虽然在紧急情况下制止了出血，但如果后续医疗处理不当，很容易再次出血，引起晚期产后出血。如病例报道因前置胎盘合并胎盘植入发生的产后出血，应用子宫压迫缝合的方式止血，术后 37 天因宫腔积血，导致继发性子宫收缩乏力引起晚期产后出血。

（苏萍）

第三节　妊娠期和产后抑郁症

孕产妇在经历妊娠，分娩，产后恢复等生理过程的同时，心理上也会发生一系列的应激反应。部分孕产妇不能适应特殊时期这些变化，发生妊娠期及产褥期抑郁症。近年来，有关妊娠期和产后抑郁的发病情况及影响因素的研究越来越受到重视，这不仅严重影响孕产妇的身心健康，而且对将来婴儿的心理、行为及智力发育有重要影响，焦虑和抑郁情绪是妊娠期常见的心理问题。

一、妊娠期抑郁不断变化的诱因

1. 不适的早孕反应　孕妇主要表现为情绪不稳定,容易接受暗示,依赖性增强,容易发生情绪障碍。

2. 腹痛　阴道流血等先兆流产易导致焦虑抑郁,这种焦虑甚至抑郁的情绪可能通过中枢神经系统导致交感神经的兴奋性增高,易使子宫收缩引起流产。

3. 性格不稳定、情绪控制差、敏感、多疑、易激惹、压抑、神经质的妇女在孕期较易出现妊娠期抑郁。

4. 羊膜腔穿刺史,自然流产史,此次妊娠孕妇出现焦虑、抑郁等症状情况多见。

5. 孕晚期,孕妇的各器官功能负荷接近最高值,活动不便,随之的心理负枥加重,情绪不稳定。

6. 临近预产期,对即将面临的分娩感到不确定、恐惧、紧张、焦虑甚至抑郁。未来生活的期望与恐惧并存,也容易造成焦虑情绪。

7. 妊娠期并发症　妊娠期糖尿病孕妇焦虑和抑郁的产生与应激、患者对疾病的认知产生的心理压力等均有密切关系;妊娠期肝内胆汁淤积综合征对孕妇主要影响症状是皮肤瘙痒,严重的瘙痒甚至影响睡眠,同时妊娠期肝内胆汁淤积综合征可引起胎儿不可预知的死亡,因此,孕妇常出现焦虑和抑郁情绪。

8. 随着社会晚育妇女比例的增加,职业女性比例的增多,往往生育与生计兼顾,且丈夫大多数为独生子,每个家庭只有一次生育机会,妊娠及分娩成为全家的重大事件,妇女来自于工作与家庭的压力均不可忽视,容易产成焦虑和抑郁情绪。

二、妊娠期抑郁的心理干预

1. 孕早期心理知识健康宣教和关怀　在孕早期对孕妇加强心理知识的健康教育,不仅提高孕妇自身的素质,提高应激能力,而且能预防、缓解孕妇对外部的压力。通过对孕妇有计划有组织的系统教育,使孕妇提前了解分娩后可能发生的变化,产后能以良好的心态去面对。同时重视社会支持系统的作用,尤其对其丈夫进行教育和指导,改善夫妻关系和家庭生活氛围,使孕妇丈夫及家属给予其更多关爱与呵护,创造一个良好的育儿氛围,能有效地预防和降低产妇产后抑郁症的发生。

2. 认知行为疗法　从20世纪60年代初就被用于焦虑、抑郁症的治疗,经过多年的发展,已经在治疗技能种类上丰富发展,其核心强调认知过程在决定情绪和行为中的重要作用,是诸多心理治疗中被研究得最多、疗效最为确切的治疗手段。抑郁症的认知行为治疗效果已经被基于循证医学的研究所证实。认知行为疗法的具体步骤如下:

(1)开始治疗时用晤谈法采集病史,作出诊断,列出患者当前最为突出的非理性疑虑观念,概括地解释本病的病因及其表现,向患者说明一个人的态度和对疾病的看法会影响其心理和行为。

(2)帮助患者自己去发现他所持有对己或周围环境的非理性看法,从中去发掘跟患者所主诉的问题有密切关系的一切看法与态度。

(3)协助患者去重新审视这些观念、态度,找出与一般现实的差距,指出这些非理性观念的病态性。

(4)督促患者在实践中反复去练习,通过练习和实践来改变这些不良的态度、观念,建立合理和健康的看法与态度,以便借此产生新的、合理的认知观念,学会把自己的体验与其他事物区别开来,消除灾害观,消除焦虑症状,治愈疾病。

三、产后抑郁日益增多的原因

产后抑郁的发生受到社会因素、心理因素、躯体因素、生物学因素及遗传因素等的影响。产前抑郁是产后抑郁的最强预测因子之一。产前抑郁越严重,产后抑郁也越重,随着产前抑郁发生率的升高,产后抑郁的发生率会随之升高。因此在产前对孕妇进行心理状况的筛查和治疗对预防产后抑郁的发生将起到一定的作用。

产后抑郁发生率增加的原因:

1.随着社会发展和医学的进步,剖宫产率逐渐上升,有许多孕妇及家属以分娩时间过长,怕分娩方式造成孩子的损伤及智力障碍等理由,盲目要求以剖宫产结束妊娠。而剖宫产比自然分娩更易有产后抑郁倾向,剖宫产术后行动不便,哺乳困难,无法正常饮食等一系列手术所带来的问题均增加产后抑郁的发生。

2.早产　随着新生儿学科的发展,早产儿存活率升高,但早产儿各种合并症并未减少,早产产妇由于担心早产儿所处的环境及将要进行的治疗和护理等问题,易致产后抑郁的发生;国外有研究表明,若产后得不到充足的社会支持,加之由于担心出院后如何照顾早产儿增加产妇的压力,早产产妇产后抑郁远高于足月产妇。

3.日益升高的生育年龄　年龄大于35岁的孕妇人群中,产后抑郁的发率高,高龄妇女机体条件相对较差,妊娠并发症较多,易增加产后抑郁的易感性。

4.计划生育　计划生育政策,使大部分家庭一生只有一到二次生育的机会,这使孕妇及整个家庭普遍重视人生中的这一到二次生育机会,造成心情紧张,容易产生情绪波动,发生抑郁倾向。

四、产后抑郁诊断表使用现状

产后抑郁症的诊断需要测量量表完成,目前有四种筛查量表,特点各不相同,应用情况也有较大差异。

1.爱丁堡产后抑郁量表(EPDS)　是一个在西方广泛应用的心理量表,其英文原版是Cox 等 1978 年编制成的,1987 年重新修订。1998 年香港中文大学的 Lee 等编译成中文版的EPDS 表。EPDS 共 10 个条目,分别涉及心境、乐趣、自责、焦虑、恐惧、失眠、应付能力、悲伤、哭泣和自伤等。每个条目的描述也分为 4 级,按其所显示的症状严重程度从无到极重,分别赋值 0~3 分,即:0 分(从未)、1 分(偶尔)、2 分(经常)、3 分(总是)。EPDS 简洁易懂、操作方便、具有良好的平行效度、结构效度,是目前国内研究和应用较为广泛的量表,分界值存在争论。

2.抑郁自评量表(SDS)　主要衡量抑郁状态的轻重度及治疗中的变化,随后增加了检查用本,改为抑郁状态问卷(DSI),有 20 个陈述句和相应问题条目组成,每个条目分 4 级。此表操作方便,易掌握,能有效反映抑郁状态的有关症状及其严重程度和变化,操作方便,易掌握,特别适合综合医院发现抑郁症患者,但特异性较低。此表不受年龄、性别和经济状况等因素的影响,因此时以应用于各类人群。

3.综合医院焦虑/抑郁量表(HAD) 局限于综合医院患者。综合医院焦虑/抑郁量表(HAD)是用于测量综合医院患者中焦虑与抑郁情绪的筛查表,对阳性患者需进一步检查方能确诊,不能作为流行病学筛查或学术研究的诊断工具。

4.汉密尔顿抑郁量表(HAMD) 是重要的他评工具,由 Hamilton 于 1960 年编制,是临床上评定抑郁状态时应用最为普遍的量表。该量表有 17 项,21 项和 24 项等 3 种版本。HAMD 大部分项目采用五级评分法,各级的标准为:无,轻度,中度,重度,极重度。少数项目采用三级评分法,其分级的标准为:无,轻一中度,重度。

仅在产后选择一种量表进行筛查的方式已不适应于目前需要,在不同时期应选择不同量表进行筛查,综合使用量表,寻求最佳组合。例如抑郁自评量表不受年龄、性别和经济状况等因素的影响,特异性较低,因此,可以用于孕期监测,由孕产妇进行自评,及时掌握其心理状态的变化情况;汉密尔顿抑郁量表是主要的他评工具,则可应用于自评时出现异常者的评估;爱丁堡产后抑郁量表则可用于对产后抑郁进行筛查。可见,如何更好地将不同筛查量表综合使用,形成最佳的组合方式才能更加科学与严谨地评估和诊断妊娠期和产后抑郁症。

(苏萍)

第十四章　产科疾病护理

第一节　妊娠期常见症状及其护理

一、临床表现

1. 恶心、呕吐　约半数妇女在妊娠 6 周左右出现早孕反应,12 周左右消失。此期应避免空腹或过饱,禁食难以消化的食物。呕吐时间超过 12 周,甚至影响营养状况时,应考虑妊娠剧吐的可能,应及时纠正水、电解质紊乱。

2. 尿频、尿急　多发于妊娠最初 3 个月和妊娠后 1 个月。不须特殊处理。

3. 白带增多　妊娠前 3 个月及妊娠末期明显。为正常现象,应注意保持外阴清洁。并排除念珠菌、滴虫、淋菌及衣原体感染。

4. 水肿与静脉曲张　妊娠晚期,多发生于下肢、外阴等部位,属生理现象。如水肿严重,经休息不消失,应注意妊娠期高血压疾病的发生。应低盐饮食,避免长期站立。注意休息,左侧卧位。

5. 便秘　为孕期常见症状,应嘱孕妇养成每日定期排便,多吃含纤维素丰富的食物,同时多饮水,多活动。

6. 腰背痛　妊娠期间关节及韧带松弛,增大的子宫前突,使身体重心后移,而出现轻微的腰背部疼痛。

7. 下肢痉挛　为孕妇缺钙的表现,指导饮食中增加钙的摄入,必要时遵医嘱口服钙剂。

8. 仰卧位低血压　多取侧卧位可以避免和缓解。

9. 失眠　每日坚持户外活动。

10. 贫血　血容量增加使血液稀释,属生理现象。孕妇于妊娠后半期对铁的需求量增多,应适当增加含铁多的食物或补充铁剂以防缺铁性贫血的发生。

二、健康教育

1. 异常症状的判断　孕妇出现阴道流血、呕吐时间持续 3 个月以上、头痛、眼花、胸闷、心悸、气短,突然出现阴道流液、胎动异常等症状时,应及时就诊。

2. 营养指导　帮助孕妇制订合理的饮食计划,以满足自身和胎儿的双重需要,并为分娩和哺乳做准备。

3. 活动与休息　28 周后适当减轻工作量,避免长期站立或重体力劳动。避免接触有毒物质和放射线。每天应有 8 小时的睡眠,午休 1～2 小时,左侧卧位,居室保持安静、空气流通。

4. 胎教　方法包括:①对胎儿抚摸训练,激发胎儿的活动积极性。②对胎儿进行音乐训练。

5. 孕妇自我监护　教会家庭成员听胎心并作记录。嘱孕妇每天早、中、晚各测 1 小时胎动,每小时胎动不应少于 3 次,12 小时内胎动不得少于 10 次。反之表示胎儿缺氧,应及时就医。

6.衣着与个人卫生　衣着应宽松、柔软、舒适、冷暖适宜。

7.性生活指导　妊娠前3个月及后3个月应避免性生活,以防流产、早产及感染。

8.产前准备　讲解新生儿喂养及护理知识,宣传母乳喂养的好处,示教如何给新生儿洗澡、换尿布等。

9.分娩先兆的判断　临近预产期出现阴道血性分泌物或规律宫缩则为临产,应尽快到医院就诊。突然大量阴道流液,可能是胎膜早破,嘱孕妇平卧并及时去医院,以防脐带脱垂而危及胎儿生命。

(夏君秀)

第二节　分娩期的护理

分娩是指妊娠满28周及以后胎儿及附属物从母体产道娩出的过程。妊娠满28周不满37周分娩称早产;妊娠满37周不满42周的分娩称足月产;妊娠满42周及以后分娩称过期产。

一、影响分娩的因素

影响分娩的因素有产力、产道、胎儿和精神心理状态。

(一)产力

使胎儿及其附属物从产道娩出的力量称产力。包括子宫收缩力、腹肌、膈肌及肛提肌的收缩力。

1.子宫收缩力　是分娩的主要力量。具有以下特点:

(1)节律性:每次宫缩由弱到强,逐渐达到高峰,持续一段时间,又由强到弱至消失进入间歇期。宫缩时肌纤维变紧,间歇时放松,如此交替进行至分娩结束。随产程进展,宫缩的强度、频率、宫腔内的压力均逐渐增强。

(2)对称性和极性:每次宫缩力呈均起于两侧宫角,迅速向中部传导,左右对称一致,称为对称性。宫缩力量在向中部集中时不断向下传导,力量逐渐减弱,称极性。

(3)缩复作用:每当宫缩时,肌纤维变粗变短,间歇时放松,但不能恢复原来的长度,随子宫的反复收缩,肌纤维越来越短,此现象为缩复作用。

2.腹肌、膈肌和肛提肌的收缩力(腹压)　在第二产程中可协助胎儿娩出,第三产程可协助胎盘娩出。

(二)产道

1.骨产道　即骨盆,是产道的主要部分,其形态和大小与胎儿的娩出有直接关系。

2.软产道　是由子宫下段、子宫颈、阴道和盆底组织形成的弯曲通道。

(三)胎儿

分娩过程中,若以上两个因素均正常,胎儿能否顺利娩出,取决于胎儿的大小、胎位及胎儿的发育情况。

1.胎头颅骨　颅骨由1块枕骨、2块顶骨、2块额骨和2块颞骨组成,在骨与骨之间有颅缝和囟门,分大、小囟门。分娩时颅缝可轻度重叠,使胎头周径变小,有利于胎儿娩出,可根据大、小囟门在盆腔的位置了解胎位。

2.胎头径线　主要有 4 条：

(1)双顶径：足月胎儿平均长 9.3cm，可通过 B 超测量此径估计胎儿的大小。

(2)枕下前囟径：平均长 9.5cm，胎头俯屈后以此径通过产道。

(3)枕额径：平均长度 11.3cm。

(4)枕颏径：平均长 13.3cm。

(四)精神心理状态

以上三种因素正常，如产妇精神过度紧张，可使大脑皮层调节功能紊乱，导致产程延长，胎儿窘迫甚至死亡。

二、分娩机制与临产诊断

(一)分娩机制

分娩机制是指胎儿先露部在通过产道时，为适应骨盆各平面的形态而进行一系列被动性旋转，使胎头以最小的径线通过产道。左枕前位分娩包括以下动作：

1.衔接　指胎头双顶径进入骨盆入口平面，颅骨最低点接近或达到坐骨棘水平。初产妇多在产前 1～2 周胎头衔接，经产妇胎头临产后衔接。

2.下降　指胎头沿骨盆轴前进的动作。贯穿于整个分娩过程，下降速度是判断产程进展的重要标志。

3.俯屈　当胎头沿骨盆轴下降时，遇到产道的阻力，由入盆时的枕额径变成枕下前囟径下降，有利于娩出。

4.内旋转　胎头为适应骨盆的形态，枕部向前旋转 45°，转到耻骨的后方，此动作在第一产程末期完成。

5.仰伸　内旋转完成后，枕骨下部到达耻骨联合下缘，在宫缩力和辅力的共同作用下，胎头仰伸，顶、额、鼻、口、颏相继娩出。

6.复位与外旋转　胎头娩出后，前肩向母体前方旋转 45°，双肩径与出口前后径一致。有利于胎肩娩出。

7.胎儿娩出　胎头完成外旋转后，前、后肩分别从耻骨下及会阴前缘娩出，随后胎儿其他部位相继娩出。

(二)先兆临产

分娩之前出现的先兆症状称为先兆临产。有以下症状：

1.宫底下降　临产后胎头入盆。

2.假临产　即不规律的宫缩。特点是宫缩不规律，不能使宫口开大。

3.见红　为先兆临产的重要特征。

(三)临产的诊断

临产的主要表现为：规律性宫缩逐渐增强，颈管消失，宫口逐渐开大和胎先露下降。

(四)产程分期

分娩的全过程称为产程。从规律子宫收缩开始，到胎儿和胎盘娩出称为总产程。可分三个产程：

1.第一产程　又称为宫口扩张期，从规律宫缩至宫口开全。初产妇 11～12 小时，经产妇 6～8 小时。

2.第二产程 又称为胎儿娩出期,从宫口开全至胎儿娩出。初产妇1~2小时,经产妇通常为数分钟,最长可达1小时。

3.第三产程 又称为胎盘娩出期,从胎儿娩出至胎盘娩出。需5~15分钟,最长不超过30分钟。

(五)产程护理

1.第一产程妇女的护理

(1)临床表现

1)规律宫缩:随产程进展,宫缩持续的时间逐渐延长至50~60秒,强度不断增加,间歇时间逐渐缩短至2~3分钟。

2)宫口扩张:潜伏期,指宫口扩张至0~3cm,此期宫口扩张较慢,约需8小时,超过16小时为潜伏期延长。活跃期,指宫口扩张3~10cm,此期宫口扩张速度明显加快,约需4小时,超过8小时为活跃期延长。当宫口开全时,宫颈管消失,宫口边缘变薄。子宫下段及阴道形成宽阔的筒状。

3)胎头下降:以颅骨最低点与坐骨棘水平的关系,了解胎头下降程度,判断胎儿能否经阴道娩出。

4)胎膜破裂:破膜时间发生于宫口开全或近开全时。

(2)护理措施

1)提供护理支持,促进有效的适应,对产妇的行为表示赞同和尊重。

2)观察产程进展:①子宫收缩:助产者将手放在产妇腹壁上,定期观察宫缩持续时间、间歇时间、宫缩的强度及规律性,并记录。②胎心:潜伏期每隔1~2小时、活跃期每15~30分钟听1次胎心。宫缩期胎心改变,间歇时恢复,如间歇期不能恢复,提示胎儿缺氧,应找出原因及时处理。③宫口扩张及先露部下降:胎头下降情况以胎头颅骨最低点与坐骨棘平面的关系为标志。胎头颅骨最低点平坐骨棘时,用"0"表示;在坐骨棘平面上方1cm用"-1"表示;在坐骨棘平面下方1cm用"+1"表示,依此类推。如胎先露下降受阻,应及时查明原因。④破膜:胎膜多在宫口开全或近开全时破裂,前羊水流出,破膜后,应及时听胎心,观察羊水的性状、颜色及流出的量,并记录破膜时间;⑤血压:宫缩时血压可升高,间歇时恢复。应每间隔2小时测量1次。发现血压升高,应增加测量次数,并给予相应处理。

3)促进舒适:①提供休息与放松的环境。②补充液体和热量:在分娩时出汗体力消耗可发生脱水及电解质紊乱,应鼓励产妇多饮水,并少量多次进易消化的食物,不能进食者就通过静脉补充。③活动与休息:宫缩不强,胎膜未破,可在室内适当活动,有利于产程进展。如初产妇宫口开大超过5cm,经产妇宫口开大超过3cm,或有其他异常情况,应注意卧床休息;④排尿和排便:充盈的膀胱和直肠可影响子宫收缩。临产后,鼓励产妇每2~4小时排尿1次。初产妇宫口开大小于5cm,经产妇宫口开大小于3cm时可给予灌肠,以加强宫缩,清洁肠道。有下列情况禁止灌肠:胎膜早破、异常阴道流血、胎位不正、胎头高浮、有剖宫产史、妊娠期高血压疾病、严重心脏病、胎儿窘迫、会阴陈旧性三度撕裂伤。灌肠液为0.2%肥皂水500~1000ml,溶液温度为39~40℃。⑤肛门检查:临产后,在宫缩间歇期进行肛门检查,次数不宜过多。

2.第二产程妇女的护理

(1)临床表现:宫口开全后,宫缩最强,胎膜自然破裂,未破膜者进行人工破膜。胎先露下降至骨盆出口时,盆底组织受压,产妇用力屏气。随着产程进展,会阴膨隆变薄,肛门松弛。在宫缩时胎头露出阴道口,间歇时又缩回,称胎头拨露。当胎头双顶径越过骨盆出口平面时,宫缩间歇期胎头不再回缩,称胎头着冠。之后,胎头娩出,接着胎头复位和外旋转,胎肩和胎体相继娩出。

(2)护理措施

1)密切观察胎心音:此期宫缩频而强,胎儿更易缺氧,应5~10分钟听1次,发现异常时应立即阴道检查,并尽早结束分娩。

2)指导产妇用力:宫缩时用力屏气,以增加腹压,间歇时全身放松休息,以加速产程进展。

3)接产准备:初产妇宫口开全,经产妇宫口扩张4cm,将产妇送至产房,仰卧在产床上暴露外阴,接生者按要求做好外阴部擦洗及消毒工作,并按外科无菌要求消毒、洗手、铺巾准备接生。

4)接生要领:保护会阴的同时协助胎头俯屈,使胎头以最小径线在宫缩间歇期缓慢通过产道,同时还应正确地娩出胎肩,防止软产道裂伤。

3.第三产程妇女的护理

(1)临床表现:胎儿娩出后,子宫底下降至平脐,子宫继续收缩,宫腔缩小,胎盘与宫壁发生错位剥离而排出。

(2)护理措施

1)新生儿护理:①新生儿娩出后首先清理呼吸道。②阿普加评分(Apgar):是判断新生儿有无窒息及窒息的严重程度。以出生后1分钟内的心率、呼吸、肌张力、皮肤颜色及喉反射五项体征为依据进行评分。③身体外观的评估。④脐带处理:新生儿呼吸建立后用无菌纱布擦净脐根周围,用2.5%碘酊及75%乙醇消毒、结扎、脐带卷固定脐带。注意碘酊不可触及新生儿皮肤,以免灼伤。⑤注意保暖。⑥眼睛护理:抗生素眼药水滴眼。⑦早开奶:坐生后30分钟吸吮乳房,促进泌乳及子宫收缩。

2)产妇护理:①协助胎盘娩出:确定胎盘与宫壁分离后,正确娩出胎盘,以减少产后出血的发生;②检查胎盘及胎膜娩出是否完整;③检查软产道有无裂伤;④防止产后出血;⑤产后观察:产房观察2小时,注意子宫收缩、宫底高度、膀胱充盈情况、阴道流血量、会阴、阴道有无血肿,并测量血压和脉搏。2小时后无异常将产妇及新生儿送至休息室。

(夏君秀)

第三节 产褥期的护理

一、产褥期母体的变化

(一)产褥期的生理变化

从胎盘娩出至产妇全身器官(除乳房外)恢复非妊娠状态下所需要的一段时间,称产褥期。一般为6~8周。

1.生殖系统

(1)子宫:是产褥期变化最大的器官。

1)子宫体:于产后10天左右子宫降至骨盆腔内,产后6周子宫恢复到正常大小。

2)子宫内膜:大约在产后 3 周,除胎盘剥离面外,宫腔表面均由新的内膜覆盖,整个宫腔内膜完全修复约需 6 周。

3)子宫颈:4 周宫颈恢复正常。由于分娩时宫颈外口常有轻度损伤,使未产式的圆形变为已产式的横裂形。

4)阴道和外阴:产后 3 周左右黏膜皱襞复现,但不能恢复到非孕时状态。

5)盆底组织:盆底肌肉及筋膜常因分娩时出现部分肌纤维断裂。产褥期如能坚持运动,盆底肌肉可恢复至接近孕前状态。如盆底肌及筋膜严重撕裂,产褥期腹压升高,可导致阴道壁膨出,甚至子宫脱垂。

2.乳房变化　主要变化为泌乳。影响泌乳因素取决于新生儿的吮吸对乳头的刺激。此外,产妇的营养、睡眠、健康情况和情绪状态都会影响乳汁的分泌。产后 7 天内为初乳,7~14 天为过渡乳,14 天以后为成熟乳。

3.消化系统　产后 1~2 天内常感口渴,喜进汤食。产后运动量小,腹肌及盆底肌肉松弛,肠蠕动差,容易发生便秘。

4.泌尿系统　妊娠期体内潴留的水分于产后迅速排出,故数日内尿量增多。因分娩过程中膀胱受压时间长,以及会阴疼痛、不习惯卧床排尿等原因,易发生尿潴留。

5.血液循环系统　产后 2~3 周血容量恢复正常。产褥早期血液仍处于高凝状态,有利于胎盘剥离面形成血栓,减少产后出血。产后 72 小时内,由于子宫收缩,胎盘循环停止,大量血液从子宫进入体循环,以及组织间液的回吸收,使回心血量增加 15%~25%,特别在产后 24 小时内,使心脏负担加重。心脏病的产妇产后 3 天内易发心衰。

6.内分泌系统　不哺乳的妇女在产后 10 周左右恢复排卵,哺乳期的妇女在产后 4~6 个月恢复排卵。产后较晚恢复月经者,首次月经来潮前常有排卵,故哺乳期妇女在月经恢复前也有受孕的可能。

7.腹壁　腹壁紧张度在产后 6~8 周恢复,腹壁紫红色妊娠纹变为永久性银白色妊娠纹。

(二)产褥期妇女的心理调适

产褥期心理调适要经历三个时期:

1.依赖期　产后 1~3 天。此期,产妇的很多需要是通过别人来满足,产妇多表现用言语表达对孩子的关心,较多地谈论自己妊娠和分娩的感受。

2.依赖—独立期　产后 3~14 天,此期,产妇表现出较为独立的行为,改变依赖期接受特别照顾和关心的状态。学习并练习护理自己的孩子,亲自喂奶而无需帮助。但此期也易产生压抑,产妇可有哭泣,对周围漠不关心,停止应当进行的活动等表现。及时的护理、指导和帮助能纠正产妇压抑。

3.独立期　产后 2 周至 1 个月。此期,新家庭形成并运作。产妇和家庭逐渐成为一个系统,形成新的生活形态。

二、产褥期妇女的护理

(一)临床表现

1.一般情况

(1)体温:产后一般多在正常范围。有些产程延长和产后乳胀的产妇,体温略有升高,时间一般不超过 24 小时,范围一般不超过 38℃。

(2)脉搏:在正常范围内,略缓慢,60～70 次/分,与子宫胎盘循环停止及卧床休息有关,一般产后 1 周可恢复正常。如出现脉搏加快,应考虑产后出血和产后感染。

(3)呼吸:产后腹压降低,膈肌下降,由妊娠期的胸式呼吸变为胸腹式呼吸,使呼吸深而慢,14～16 次/分。

(4)血压:一般无变化,如产后血压下降多为产后出血所致。妊娠期高血压疾病的产妇产后血压无明显下降,应警惕遗留高血压病。

2.子宫复旧　胎盘娩出后,宫底脐下一横指。以后每天下降 1～2cm,产后 10 天子宫降入骨盆腔内,此时于耻骨联合上方摸不到宫底。

3.产后宫缩痛　产褥早期因子宫收缩,常引起阵发性的腹部剧烈疼痛,尤其是经产妇更为明显,称为产后宫缩痛。一般持续 2～3 天会自行消失。哺乳时反射性缩宫素分泌增加会加重疼痛。

4.恶露　产后随子宫蜕膜的脱落,血液、坏死的蜕膜组织经阴道排出称为恶露,根据恶露的颜色及性状分为 3 种:

(1)血性恶露:色鲜红,含大量的血液,量多,有时有小血块,有少量胎膜及坏死蜕膜组织,持续 3～4 天。

(2)浆液性恶露:色淡红,含少量血液,有较多的坏死组织、宫颈黏液、阴道排液,并有细菌,持续约 10 天。

(3)白色恶露:持续 2～3 周。

5.褥汗　产褥早期皮肤排泄功能旺盛,出汗多,尤其以夜间睡眠和初醒时更明显,一般 1 周内可自行好转,不属病态。

6.会阴　产后会阴可有轻度水肿,一般于产后 2～3 天自行消退,若有会阴侧切伤口或撕裂修补者,会阴处常有疼痛。

(二)护理措施

1.一般护理　提供良好的环境,及时更换衣服被单,保持清洁、干燥。保证充足的营养和睡眠。

2.会阴护理　由于恶露的产生,阴道分泌物的增多,以及会阴伤口的存在等多种原因,产褥期极易并发泌尿、生殖系统感染,应每天会阴冲洗或擦洗 2 次,每次大便后及时擦洗。保持会阴清洁卫生,及时更换会阴垫,并估计出血量和恶露量,指导产妇采取向健侧卧位,积极进行会阴部的物理疗法,促进伤口愈合。会阴裂伤拆线时间:Ⅰ度、Ⅱ度裂伤 3 天,Ⅲ度裂伤 5 天,伤口有感染时应及时拆线。

3.子宫复旧的护理　产后 2 个小时内极易发生因子宫收缩乏力导致的产后出血,故产后应在产室严密观察 2 个小时,注意子宫底的位置、高度,随时评估子宫复旧情况,教会产妇自行按摩子宫,促进子宫收缩,必要时按医嘱给宫缩剂等促进子宫收缩。

4.乳房护理　积极纠正凹陷乳头,向产妇传授预防乳头皲裂、乳房胀痛、乳腺炎及刺激泌乳的措施。

三、母乳喂养

(一)母乳喂养的优点

1.母乳所含的营养成分及比例最适合婴儿机体的需要,有利于消化吸收,无过敏现象。

2. 母乳有免疫作用。

3. 母乳可直接喂哺,不受污染,温度适宜,吸吮速度及食量可随婴儿需要增减,方便、卫生、经济。

4. 母乳喂养过程中,通过肌肤、目光、语言的接触与交流,可促进母子感情的建立。

5. 吸吮过程可反射性地促进母体缩宫素的分泌,有利于子宫的恢复。母乳喂养的妇女,其乳腺癌及卵巢癌的发生率较低。

(二)母乳喂养指导

每次喂奶前产妇应洗净双手,用清水擦洗乳房和乳头,切忌用肥皂或酒精之类擦洗,以防局部皮肤干燥和皲裂。取舒适的姿势,如会阴伤口疼痛无法坐起授乳,可取侧卧位使母婴紧密相贴。

1. 哺乳时间　原则是按需哺乳。一般产后半小时开始哺乳,此时乳房内乳量虽少,但通过新生儿吸吮动作可刺激乳汁分泌。以后每 1～3 小时哺乳 1 次,开始每次吸吮时间 3～5 分钟,以后逐渐延长,但不要超过 15～20 分钟。

2. 哺乳方法　哺乳时,先挤出少量乳汁以刺激婴儿吸吮,把乳头和大部分乳晕放在婴儿口中,防止乳房堵住婴儿鼻孔。哺乳结束时,用示指轻轻向下按压婴儿下颌,避免在口腔负压情况下拉出乳头而引起局部疼痛或皮肤损伤。挤出少许乳汁涂在乳头上。

3. 注意事项

(1)每次哺乳时都应该吸空一侧乳房后,再吸吮另一侧乳房;

(2)每次哺乳后,应将婴儿抱起轻拍背部 1～2 分钟,排出胃内空气,以防吐奶;

(3)哺乳期产妇佩戴合适棉制乳罩;

(4)乳汁确实不足时,应及时补充按比例稀释的牛奶;

(5)哺乳期以 10 个月至 1 年为宜。

(夏君秀)

第四节　妊娠并发症的护理

一、流产的护理

(一)概念

妊娠不满 28 周,胎儿体重不足 1000g 而终止者,称为流产。流产发生于 12 周前者称为早期流产,发生在 12 周至不足 28 周者,称为晚期流产。

(二)病因、病理

1. 病因　①染色体异常为早期流产最常见的原因。②母体患有急慢性疾病、接触有毒物质、黄体功能不全、生殖器官畸形、宫颈内口松弛、内分泌失调、免疫因素、母儿血型不合、劳累、吸烟、酗酒、吸毒等不良习惯均可刺激子宫收缩而引起流产。③胎盘因素。

2. 病理　流产时多数为胚胎或胎儿先死亡,继之底蜕膜出血,造成胚胎的绒毛与蜕膜层分离。已剥离的胚胎组织如同异物,引起子宫收缩而被排出。

(三)临床分型及表现、治疗原则

1. 先兆流产　停经后少量阴道流血,伴轻微下腹痛,子宫大小与妊娠月数相符,宫颈口未开,胎膜未破,妊娠产物未排出,尿妊娠试验阳性。治疗原则为卧床休息、减少刺激为主的保胎治疗。

2.难免流产　流产已不可避免,阴道出血量增多,下腹痛加剧,子宫大小与妊娠月数相符或略小,宫颈口已开,妊娠产物未排出,晚期流产可有羊水流出,有时可见胚胎或胎囊堵塞于宫颈口。一旦确诊,立即清理宫腔内容物。

3.不全流产　指妊娠产物已部分排出,部分残留在宫腔内,影响子宫收缩。阴道持续流血不止,严重时可引起休克,宫颈口已开,子宫小于停经周数。确诊后立即清理宫腔残留物。

4.完全流产　宫腔内妊娠物已全部排出,阴道流血逐渐停止,腹痛消失,子宫接近正常大小,宫颈口已关闭。无须特殊处理。

5.稽留流产　指胚胎或胎儿在子宫内死亡,滞留在宫腔内超过2个月尚未自然排出者。子宫缩小,胎动消失,子宫小于妊娠周数,宫颈口关闭。确诊后应尽早排出宫腔内容物。此类型由于胎盘组织稽留时间较长,易发生凝血机制异常,故清宫前应常规检查凝血功能,做好输血准备。

6.习惯性流产　指自然流产连续发生3次或3次以上者。临床表现与一般流产相同。应查明原因,对因治疗。

7.流产合并感染　流产过程中,若阴道流血时间长,有组织残留于宫腔内或非法坠胎等,有可能引起宫腔感染。治疗原则为积极控制感染,若出血不多,应首先控制感染,待感染控制后再行刮宫;若出血多,应在输血和抗感染的同时,将残留在宫腔内的组织夹出,不可刮宫。

(四)护理措施

1.卧床休息,减少刺激。

2.做好心理护理,稳定情绪,减轻焦虑。

3.加强营养,防止贫血,增强抵抗力。

4.严密观察阴道出血量,若妊娠不能继续,及早处理。

5.监测生命体征,加强会阴护理,保持清洁,必要时抗生素预防感染。

6.阴道大量出血时,给予输血输液,肌注缩宫素,促进收缩,减少出血。

7.做好术前、术中、术后护理,协助手术,将妊娠产物排出。

(五)健康教育

1.先兆流产孕妇的护理需要卧床休息,避免刺激,禁止性生活。

2.指导有习惯性流产的孕妇在下次妊娠确诊后应卧床休息,加强营养。

3.稳定流产孕妇情绪,增强保胎信心。

二、异位妊娠的护理

(一)概念

受精卵在子宫体腔以外着床,称异位妊娠。按照其发生部位不同,分为输卵管妊娠、卵巢妊娠、腹腔妊娠、宫颈妊娠等。以输卵管妊娠最常见,并以壶腹部最多见。

(二)病因、病理

1.病因　慢性输卵管炎症是最常见原因;输卵管发育异常、过长、过短、黏膜纤毛缺乏;输卵管再通手术后;孕卵外游等可导致宫外孕。

2.病理　是由于输卵管管腔狭窄,壁薄缺乏黏膜下组织,可发生输卵管妊娠流产、破裂、继发性腹腔妊娠、陈旧性宫外孕。

（三）临床表现

1.停经史及早孕反应　停经多为6～8周。

2.腹痛　在破裂前表现为一侧下腹部隐痛或酸胀痛。破裂时突发一侧下腹部撕裂样剧痛,继之疼痛遍及全腹,当血液积聚于子宫直肠陷凹时,可出现肛门坠胀感。

3.阴道少量流血　胚胎死亡之后,子宫蜕膜组织剥离,可伴有蜕膜管型或碎片排出。

4.晕厥与休克　急性大出血及腹痛刺激引起晕厥与休克。

5.腹部检查　下腹部可有压痛及反跳痛,移动性浊音。

6.阴道检查　后穹隆饱满,触痛,宫颈举痛。

（四）辅助检查

1.妊娠试验、HCG测定有助于诊断。

2.B超检查宫内无妊娠物、宫旁可见液性或实质性包块、见有妊娠囊或胎心搏动可诊断宫外孕。

3.阴道后穹隆穿刺,若抽出不凝血液,结合病史是诊断宫外孕简便而较可靠的又一种方法。

4.腹腔镜检查,既可诊断又可作为治疗手段,大量内出血或伴休克者禁做。

（五）处理要点

以手术治疗为主,其次是药物保守治疗。

（六）护理措施

1.接受手术治疗患者的护理　严密观察生命体征,做好输血输液的准备。建立静脉通道、交叉配血,按要求做好术前准备。

2.接受非手术治疗患者的护理　严密观察生命体征,注意阴道出血量与腹腔出血量不成比例。卧床休息,避免腹压过大,腹痛加剧时及时报告医师,给予处理。出院后加强营养,注意休息,预防感染。

（七）健康教育

1.做好心理疏导,让患者以平常心态接受妊娠失败的现实。

2.指导患者合理饮食,摄取足够营养。

3.避免增加腹压的动作,如用力咳嗽、大便等,保持大便通畅,禁止灌肠,避免造成宫外孕妊娠破裂从而危及生命。

4.注意个人卫生,养成良好的卫生习惯,勤洗浴、勤换衣,性伴侣稳定。

5.告诫患者,再次妊娠时要及时就医。

三、妊娠期高血压疾病的护理

（一）概念

妊娠期高血压疾病是妊娠期特有的疾病,多为妊娠20周后出现高血压、水肿、蛋白尿,严重时出现抽搐、昏迷、心肾衰竭甚至发生母婴死亡。是孕产妇及围生儿死亡的重要原因。

（二）病因、病理

具体病因尚未阐明。主要病理变化是全身小血管痉挛。

（三）临床表现及分类

高血压、水肿、蛋白尿是妊娠期高血压疾病的三大主要症状。此病分为以下五类：

1. 妊娠期高血压　其特征为血压≥140/90mmHg，一般在妊娠期首次出现，产后 12 周恢复正常；尿蛋白(－)；可伴有上腹部不适或血小板减少。

2. 子痫前期

(1)轻度：于妊娠 20 周后出现血压≥140/90mmHg；尿蛋白(＋)或定量测定尿蛋白≥0.3g/24h尿；伴上腹部不适、头痛等。

(2)重度：血压≥160/110mmHg；尿蛋白(＋＋)或定量测定尿蛋白≥2.0g/24h 尿；血肌酐>160μmol/L；血小板<100×10⁹/L；伴持续性头痛或其他脑神经症状或视觉障碍，持续性上腹部不适。

3. 子痫　子痫前期的孕妇发生抽搐不能用其他原因解释者称子痫。可发生在产前、产时及产后，以产前子痫为多见。抽搐时呼吸暂停，面色青紫。持续 1～1.5 分钟，抽搐临发作前及抽搐期间，患者神志丧失。病情轻时，抽搐次数少，抽搐后很快苏醒，但有时抽搐频繁且持续时间较长，患者可陷入深昏迷状态。在抽搐过程中易发生唇舌咬伤、摔伤甚至骨折等多种创伤，昏迷时呕吐可造成窒息或吸入性肺炎。

4. 慢性高血压并发子痫前期　高血压孕妇妊娠 20 周前无蛋白尿，若出现蛋白尿≥0.3g/24h；或高血压孕妇妊娠 20 周前突然尿蛋白增加，血压进一步升高或血小板<100X×10⁹/L。

5. 妊娠合并慢性高血压　血压≥140/90mmHg，妊娠前、妊娠 20 周前或妊娠 20 周后首次诊断高血压并持续到产后 12 周后。

另外尚有沿用以下分类方法：即分为轻度、中度和重度，重度又分为先兆子痫和子痫。

水肿多表现为凹陷性，可分为四度：Ⅰ度(＋)水肿局限于小腿以下；Ⅱ度(＋＋)水肿局限于大腿以下；Ⅲ度(＋＋＋)水肿涉及外阴及腹部；Ⅳ度(＋＋＋＋)全身水肿伴有腹水。如体表无水肿，妊娠晚期每周体重增加多 0.5kg，称稳性水肿。

(四)辅助检查

1. 血液检查　测定血红蛋白、血细胞比容、血浆及全血黏度，了解血液浓缩程度，重症患者测血小板、出凝血时间。

2. 尿液检查　24 小时蛋白定量测定，有无管型。蛋白尿的多少反映病情的严重程度，根据镜检出现管型判断肾功能受损程度。

3. 肝肾功能测定　谷丙转氨酶、白蛋白、尿素氮、肌酐及尿酸等。

4. 眼底检查　眼底小 A：V 比值，正常 2：3 变为 1：2 甚至 1：4，或出现视网膜水肿、渗出、出血、剥离、一时性失明等。

5. 其他检查　心电图、B超、胎盘功能、胎儿成熟度检查等。

(五)处理要点

1. 妊娠期高血压　可在门诊治疗，加强产前检查，注意休息，尽被左侧卧位，加强营养，可给少量镇静剂，间断吸氧。

2. 子痫前期　应住院治疗。行解痉、镇静、降压、合理扩容及必要时利尿，适时终止妊娠。

(1)卧床休息：保证充足睡眠，左侧卧位。

(2)解痉：首选药物为 25％硫酸镁，预防和控制抽搐，应注意硫酸镁的毒性反应，用药时膝反射须存在、呼吸每分钟不少于 16 次，尿量 4 小时不少于 600ml，或每小时不少于 25ml，用药过程中应监测镁离子的浓度。

(3)镇静:用于重症患者,常用地西泮或冬眠合剂,用药时严密观察。

(4)降压:适用于血压过高的患者,肼屈嗪、卡托普利等为常用药。

(5)利尿:只用于全身水肿、急性心衰、肺水肿、脑水肿患者,常用速尿、甘露醇。

(6)扩容:重症、血容量减少和血液浓缩时,可用白蛋白、全血、平衡液或低分子右旋糖酐扩容治疗。

(7)适时终止妊娠:终止妊娠的指征有:子痫前期经积极治疗,24~48小时无明显好转;孕周已超过34周;胎龄未满34周,胎盘功能减退而胎儿已成熟;胎龄未满34周,但胎盘功能减退而胎儿未成熟,给予地塞米松促胎儿肺成熟后,以及子痫控制2小时后,均可考虑终止妊娠。终止妊娠的方式:根据情况选用小剂量静脉滴注缩宫素引产或剖宫产术。

3.子痫的处理 控制抽搐,纠正缺氧和酸中毒,控制血压,抽搐控制后终止妊娠。常用25%硫酸镁、冬眠合剂、甘露醇等。

(六)护理措施

1.妊娠期高血压疾病的预防 加强孕期保健,做好产前检查,合理饮食,加强营养,注意休息,取左侧卧位,增强胎盘绒毛的血液供应,保持心情愉快,避免过度劳累。

2.子痫前期 绝对卧床休息,保持安静,避免刺激,每4小时测1次血压,严密观察有无自觉症状、临产先兆,注意胎心及胎动的变化,记出入量,及时测定尿蛋白及肝、肾功能等。

3.子痫的护理

(1)专人护理:禁食、避免各种刺激,以防诱发抽搐的发作。

(2)防止损伤:床边应加床档或适当约束,抽搐时勿强行按压患者肢体,以免发生骨折。

(3)保持呼吸道通畅:昏迷者平卧位,头偏向一侧,取出义齿,随时清除呼吸道分泌物及呕吐物,给氧。

(4)准确记录出入量,导尿管保留至完全清醒时。

(5)及时送检血、尿及各种标本。

(6)观察、记录抽搐次数,持续、间歇时间。

(7)严密观察有无产兆、生命体征。

(8)按急诊手术做好术前准备。

(七)健康教育

1.重视产前检查,一旦发现有高血压、水肿、蛋白尿时,应及时就诊。

2.保持心情愉悦,避免各种刺激。

3.指导孕妇合理饮食,保证足够蛋白质、维生素、钙和铁,尤其是钙的摄入。可从妊娠20周开始,每日补充钙剂2g,可降低本病的发生率。

4.指导左侧卧位,改善胎盘血供。

四、前置胎盘的护理

(一)概念

正常胎盘附着于子宫体部的前壁、后壁或侧壁。孕28周后若胎盘附着于子宫下段或覆盖子宫颈内口位置低于胎儿先露部,称前置胎盘。

(二)病因、病理

目前尚不明确,可能与子宫内膜病变或损伤、胎盘面积过大、受精卵的滋养层发育迟缓而着床于子宫下段形成前置胎盘。

（三）临产表现及分类

1.分类

（1）完全性前置胎盘（中央性）：宫颈内口全部由胎盘组织覆盖。

（2）部分性前置胎盘：宫颈内口部分为胎盘组织所覆盖。

（3）边缘性前置胎盘：胎盘附着于子宫下段，边缘不超越宫颈内口。

2.临产表现　妊娠晚期或临产时，反复发生无诱因无痛性阴道流血是其主要症状。完全性前置胎盘出血时间早、可反复、多次少量或大量流血，边缘性前置胎盘往往出血时间较晚，出血量较少，部分性前置胎盘出血时间、出血量介于两者之间。出血量多时可有贫血及休克征象；腹部检查时，子宫与孕月相符，可伴有胎头高浮、胎位异常。

（四）辅助检查

1.B超　可诊断前置胎盘并作出分类。

2.产后检查胎盘胎膜　有陈旧性血块附着，胎膜破口距胎盘边缘在7cm内即可证实为前置胎盘。

3.阴道检查　不主张应用，若手指与先露部之间有较厚的胎盘组织，有助诊断。怀疑前置胎盘者禁止做肛诊。

（五）处理要点

原则为止血、防止感染、纠正贫血。

1.期待疗法　适用于妊娠小于36周或估计体重小于2300g者，阴道流血不多，一般情况好，胎儿存活，应绝对卧床休息，镇静，避免刺激。

2.终止妊娠　适用于大量出血休克的患者、胎龄达36周以上者、胎龄未达36周但出现胎儿窘迫者，可根据病情选择剖宫产或阴道分娩。剖宫产为处理前置胎盘的主要手段。

（六）护理措施及健康教育

1.绝对卧床休息　减少刺激，禁做阴道检查及肛查，避免诱发出血。间断吸氧，提高胎儿的血氧供给。

2.纠正贫血　除口服用药或输液等措施外，还应加强饮食指导，多食高蛋白及含铁丰富的食物，如动物肝脏、绿叶蔬菜等。

3.监测病情变化　严密观察并记录孕妇生命体征，阴道流血的量、色、时间及一般状况；监测胎儿宫内状态；做好输血、输液及手术的准备。

4.预防产后出血和感染。胎儿娩出后及时给予宫缩剂，以免产后出血。

5.加强管理和宣教　指导围孕期妇女避免吸烟、酗酒等，避免多次刮宫、引产或宫内感染，防止多产。如妊娠期出血，无论量多少均及时就医。

五、胎盘早剥的护理

（一）概念

妊娠20周后或分娩期，正常位置的胎盘在胎儿娩出前，部分或全部从宫壁剥离者，称为胎盘早期剥离。

（二）病因

目前尚不明确。可能与下列因素有关：

1.血管病变　妊娠期高血压疾病、慢性高血压和肾炎等疾病的孕妇。

2.机械性因素　腹部撞击、挤压、摔伤、外倒转术、羊水过多、多胎妊娠均可导致胎盘早剥。

3.子宫静脉压突然升高　引起蜕膜静脉充血、瘀血或破裂，致胎盘从宫壁剥离。

4.其他　与吸烟、吸毒、营养不良等因素有关。

(三)病理及分类

主要病理变化是底蜕膜出血，形成胎盘后血肿使胎盘从附着处剥离。根据出血类型分为：

1.显性出血　胎盘剥离后形成血肿，血液冲开胎盘边缘向外流出，为显性出血。

2.隐性出血　胎盘剥离后血液不能流出，积聚于胎盘与胎膜之间可并发子宫胎盘卒中，为隐性出血。

3.混合性出血　剥离面积大、血液较多时血液冲开胎盘边缘流出，为混合性出血。

(四)临床表现

1.轻型　以显性出血为主，剥离面不超过胎盘面积的1/3，轻微腹痛、贫血与出量成正达。胎心、胎位清楚，胎心率正常。产后检查胎盘有凝血块压迹。

2.重型　以隐性出血为主，胎盘剥离面超过1/3，主要症状为持续性腹痛和腰酸背痛、贫血与外出血不成正比，伴休克症状，检查子宫硬如板状、压痛。子宫大于孕月，胎心、胎位不清，胎儿常因缺氧而死亡。

(五)辅助检查

1.B超　胎盘与宫壁之间有液性暗区，重型者胎心、胎动消失。

2.实验室检查　血常规、血小板，出凝血时间，凝血酶原等检查了解凝血功能。

(六)处理要点

止血，纠正休克，及时终止妊娠为原则，积极补充血容量，输血、输液，防止并发症并积极进行处理。

(七)护理措施

1.纠正休克，输血、输液，补充血容量。

2.严密观察病情变化，监测生命体征并记录胎心、胎动情况，及时发现并发症并进行处理。

3.预防感染，遵医嘱使用抗生素，保证足够的营养，增强抵抗力。

4.为终止妊娠做好准备。

5.预防产后出血，分娩后给予宫缩剂，按摩子宫，必要时可做好切除子宫的准备。

(八)健康教育

1.做好心理护理，给予心理安慰，帮助患者接受妊娠失败的现实。

2.产褥期应加强营养，纠正贫血，注意休息，增强抵抗力，保持会阴清洁，防止感染，做好母乳喂养及指导，死产者可给予退乳措施。

3.告诫患者，再次妊娠要及时就诊。

六、早产的护理

(一)概念

妊娠 28 周至不满 37 周分娩者,称为早产。

(二)病因

主要包括母体、胎儿及附属物三方面的因素。

1. 母体因素 急慢性疾病,妊娠合并症、子宫畸形、子宫肌瘤、宫颈内口松弛等。

2. 胎儿及其附属物因素 胎儿畸形、多胎妊娠、羊水过多、胎盘功能不全、绒毛膜羊膜炎、前置胎盘及胎盘早剥。

3. 其他 外伤、妊娠晚期性交、过重体力劳动、吸烟酗酒、精神刺激等。

(三)临床表现

先兆早产时,有不规律宫缩,伴少量阴道流血,逐渐发展为规律宫缩,并逐渐加强;宫颈管消失,宫口扩张,胎膜破裂,羊水流出,即为临产。

(四)处理要点

1. 先兆早产 若胎儿存活,在保证胎儿安全的前提下尽量延长孕周,采用积极保胎治疗,左侧卧位,减少刺激,镇静;抑制子宫收缩,同时抗感染等措施。

2. 早产临产 应提高胎儿存活率,减少并发症。预防新生儿呼吸窘迫综合征及防止颅内出血等措施。

(五)护理措施及健康教育

1. 预防早产 做好产前检查,注意休息,避免过劳,积极治疗合并症,宫颈内口松弛者应尽早(于孕 14～18 周)做宫颈内口缝扎术。

2. 药物治疗护理 抑制宫缩的同时,给予抗生素预防感染,应用宫缩抑制剂应观察其副作用。

3. 严密观察病情 早产临产后,绝对卧床休息,给予地塞米松,促进胎儿肺成熟,吸氧,观察胎心音变化,宫颈口开全应做好行会阴切开的准备。

4. 做好心理支持和护理 帮助孕妇建立再次妊娠的信心。

5. 预防新生儿合并症 在先兆早产保胎治疗过程中,教会孕妇自我监测胎儿的方法,自数胎动,严密行胎心监护,及时发现异常问题。

七、过期妊娠的护理

凡平时月经周期规则,妊娠达到或超过 12 周尚未分娩者,称过期妊娠。

(一)病因

尚未明确,可能与下列因素有关:①雌孕激素比例失调;②胎儿畸形;③头盆不称;④遗传因素。

(二)病理

1. 胎盘、胎儿 过期妊娠的胎盘有两种表现:一种是胎盘功能正常型:胎儿继续发育,胎儿体重增加成为巨大儿,易导致难产。另一种是胎盘功能减退型:胎盘钙化梗塞出现老化现象,使胎盘物质交换功能降低,供血不足,胎儿营养缺乏,生长缓慢,容貌似"小老人"。

2. 羊水 由于胎儿缺氧,羊水呈黄绿色,黏稠,在妊娠 38 周时羊水开始减少,至妊娠 42 周可减少至 300ml 以下,使羊水、脐带、胎盘、胎儿皮肤出现粪染现象。

(三)辅助检查

1. B 超 了解羊水量、胎儿各方面情况。

2.胎动计数　12小时<10次或逐时下降50%,提示胎盘功能减退。

3.胎心监护　NST无反应,OCT出现晚期减速,提示胎盘功能减退。

4.尿雌三醇/肌酐(E/C)比值测定　<10或下降超过50%提示胎盘功能减退。

5.羊膜镜检查　观察羊水颜色,了解胎儿是否存在缺氧。

(四)处理要点

1.产前处理　确诊后根据情况适时终止妊娠。宫颈成熟者:人工破膜静滴缩宫素,严密观察下引产;宫颈未成熟者:可应用促宫颈成熟药物,再行终止妊娠。

2.产时处理　严密观察胎心音、吸氧、缩短第二产程,紧急情况下可选择剖宫产术。

3.产后处理　做好抢救新生儿的准备,清理呼吸道,加强新生儿的护理。

(五)护理措施

1.孕期监护知识宣教,加强营养,注意休息。

2.严密观察、吸氧,观察胎心音及羊水性状,做好抢救新生儿的准备。

3.做好心理护理及防止并发症的发生。

八、羊水量异常的护理

(一)羊水量过多

凡妊娠任何时期羊水量超过2000ml者,称为羊水过多。

1.病因　可能与以下情况有关:①多胎妊娠;②胎儿畸形;③孕妇各种疾病;④胎盘脐带病变;⑤特发性羊水过多。

2.临床表现

(1)急性羊水过多:多发生在妊娠20~24周,羊水量急剧增加,呼吸困难,不能平卧,发绀,痛苦表情,下肢浮肿,静脉曲张等压迫症状。

(2)慢性羊水过多:多发生于妊娠晚期,症状缓慢出现,羊水量逐渐增多,多能适应,子宫明显大于孕周,腹部隆起,皮肤发亮,张力大,胎位不清,胎心遥远或听不清。

3.处理要点

(1)合并胎儿畸形,及时终止妊娠。

(2)胎儿无畸形,症状严重者,可穿刺缓慢放出羊水。速度不宜过快,量不宜过多,一次不超过1500ml,腹部加压以防血压骤降引起休克。

(3)产时、产后防止出血、感染及产后休克。

4.护理措施

(1)一般护理:卧床休息,取左侧半卧位,减轻压迫症状,低盐饮食,防止便秘。

(2)做好心理护理及产前检查:给患者及家属介绍羊水过多的原因及注意事项,减轻压力、延长妊娠的时间,使胎儿逐渐成熟。

(3)严密观察,防止并发症:观察孕妇生命体征,宫高、腹围,有无宫缩、胎儿宫内缺氧及早产现象。严密观察产后子宫收缩及阴道流血,防止并发产后出血和感染。羊水过多易发生胎位异常、胎膜早破以及脐带脱垂,一旦破膜应取头低臀高位,防止脐带脱垂。

5.健康教育

(1)指导产妇低钠低盐饮食,减少增加腹压的活动以防发生胎膜早破、脐带脱垂等并发症。

(2)教会孕妇自我监测的方法和技巧。

(3)做好心理安慰,稳定孕妇情绪。

(二)羊水量过少

妊娠足月时,羊水量少于300ml者,称羊水过少。

1.病因　①母体因素;②羊膜病变;③胎儿畸形;④胎盘功能异常。

2.临床表现

(1)症状:胎动时孕妇感腹痛,胎动减少,敏感性高,轻微刺激可引起宫缩、腹痛、宫缩不协调,宫口扩张缓慢,产程延长。

(2)体征:宫高、腹围小于正常孕月,因羊水过少,胎体粘连可造成胎儿畸形,可伴胎位异常、胎儿宫内窘迫、新生儿窒息。

3.处理要点

(1)期待疗法:可行羊膜腔内灌注法,将0.9%氯化钠溶液以15～20ml/min速度缓慢灌注羊膜腔内,可解除脐带受压,胎儿宫内缺氧。必要时应用宫缩抑制剂,防流产和早产。

(2)终止妊娠:羊水最少,胎儿畸形;无畸形胎儿足月;羊水污染、胎儿宫内缺氧;胎盘功能严重低下者等以上情况,可选择引产及剖宫产术终止妊娠。

4.护理措施

(1)做好心理护理:给精神安慰,缓解紧张情绪。

(2)病情观察:观察孕妇生命体征,监测宫高、腹围、体重、宫内胎儿情况及羊水情况等。

(3)协助治疗:注意无菌操作,做好引产和剖宫产手术的准备。

5.健康教育

(1)教会孕妇自我监测的方法和技巧。

(2)指导孕妇定期进行产前检查,做好孕妇监护工作。

(3)稳定孕妇情绪,避免情绪激动。有异常情况及时就医。

九、多胎妊娠及巨大儿产妇的护理

(一)概念

1.多胎妊娠　一次妊娠宫腔内同时有两个或者两个以上的胎儿。其中以双胎最常见。多胎妊娠在妊娠期、分娩期并发症较多,围生儿死亡率高,故属高危妊娠范畴。

2.巨大儿　胎儿体重达到或超过4000g,男胎多于女胎,分娩时胎儿通过产道常发生困难,形成难产,属于高危妊娠的一种。

(二)病因

1.多胎妊娠　①遗传因素;②年龄及产次;③促排卵药物的使用;④内源性促性腺激素。

2.巨大儿　①过期妊娠或羊水过多;②孕妇营养过剩;③遗传因素;④孕妇患有糖尿病。

(三)临床表现

1.多胎妊娠

(1)症状:早孕反应重,持续时间长。孕10周后,子宫体积明显大于单胎妊娠,孕24周后增长迅速。孕晚期,常有呼吸困难、下肢及腹壁水肿,妊娠期间并发症较多,包括流产、胎儿畸形、胎儿宫内发育迟缓、贫血、妊娠期高血压疾病等。

(2)体征:子宫体积明显大于相应孕周;触及3个或3个以上胎体;在子宫不同部位听到

频率相差 10 次/分以上的胎心音。

2.巨大儿　孕期体重增加迅速,孕晚期可有呼气困难、腹部沉重、两肋胀痛等症状。产科检查表现为胎体较大,宫底明显升高,先露部高浮,听诊胎心音位置稍高。

(四)辅助检查

1.多胎妊娠

(1)B 超检查是确诊多胎妊娠的最主要、常用的方法。在妊娠早期可以见到两个胎囊;妊娠中晚期依据胎儿颅骨及脊柱等声像图,B 超诊断符合率达 100%。

(2)多普勒超声检查。孕 12 周后,通过多普勒胎心仪可听到频率不同的胎心音。

2.巨大儿　B 超检查胎体大,测量胎头双顶径>10cm,胎儿股骨长≥8cm,应考虑巨大儿的发生。

(五)处理要点

1.多胎妊娠

(1)妊娠期:定期产前检查,双胎妊娠系高危妊娠,母儿结局与孕期保健关系密切,一旦确诊,应做好保健和管理。妊娠 30 周后应多卧床休息,积极预防妊娠并发症,避免早产的发生。超声监测胎儿宫内生长发育情况。

(2)分娩期:根据孕妇及胎儿情况选择分娩方式。做好输血、输液等抢救孕妇的应急措施,并熟练掌握新生儿抢救和复苏的技术。

(3)分娩后预防产后出血:第二胎儿娩出后立即给予缩宫素促进子宫收缩|产后严密观察子宫收缩及阴道出血量,尤其注意产后 2~4 小时内的迟缓性出血。必要时抗生素预防感染。

2.巨大儿

(1)产前检查孕妇有无糖尿病,若为糖尿病孕妇,应积极治疗。

(2)在分娩过程严密观察产程,产时监护,不宜试产过久。

(3)产后预防出血与感染,常规检查产道有无损伤。

(六)护理措施

1.多胎妊娠

(1)妊娠期:加强营养,注意补充足够的蛋白质、铁剂、维生素、叶酸、钙剂等。尽量避免过度劳累。

(2)分娩期:产程中注意宫缩及产程进展和胎心变化,若出现宫缩乏力,可以给予低浓度的缩宫素缓慢点滴。当第一个胎儿娩出后,在胎盘侧脐带端立即夹紧,以防第二胎儿失血。同时助手在腹部将第二胎儿固定成纵产式并听胎心。若无阴道出血,胎心正常,等待自然分娩,一般在 20 分钟左右第二胎儿可以娩出。若等待 10 分钟仍无宫缩,可以给予人工破膜或给予低浓度缩宫素点滴促进子宫收缩。若发现脐带脱垂、可疑胎盘早剥或胎心异常,立即用产钳或臀牵引术,尽快娩出胎儿。

(3)分娩后:产后出血的发生率高,第二胎娩出后,及时应用缩宫素,按摩子宫。腹部放置沙袋,以防腹压骤降引起休克。

(4)新生儿护理:做好早产儿护理,预防新生儿硬肿症及肺出血,出生后注意保暖。血糖低于 2.25mmol/L 应给予葡萄糖静脉滴注。必须控制氧气浓度,新生儿体重<1500g,出生 4~6 周应常规检查眼底。

2.巨大儿

（1）妊娠期：肥胖孕妇应适当控制体重，糖尿病孕妇控制血糖，定期产前检查。

（2）分娩期：严密观察产程，产时监护，不宜试产过久。

（3）分娩后：检查软产道有无损伤，预防产后出血。

（4）新生儿护理：预防新生儿低血糖，生后1～2小时开始喂糖水，尽早开奶。为预防新生儿发生低血钙症，可用10％葡萄糖酸钙1ml/kg加入葡萄糖溶液中静脉滴注补充钙剂。

（夏君秀）

第五节　胎儿窘迫的护理

胎儿在宫内有缺氧现象并危及胎儿健康和生命者称为胎儿窘迫，是产科常见合并症。主要发生在临产过程，也可发生在妊娠后期。

一、病因、病理

（一）病因

1. 母体因素　母体血液含氧量不足是重要原因，导致胎儿缺氧的母体因素有微小动脉供血不足、红细胞携氧量不足、急性失血、子宫胎盘血运受阻等。

2. 胎儿因素　胎儿心血管系统功能障碍如严重的先天性心血管疾病、颅内出血、胎儿畸形等。

3. 脐带、胎盘因素　主要有脐带血运受阻如脐带打结、胎盘功能低下、胎盘形状异常、胎盘感染等。

（二）病理

胎儿窘迫的基本病理生理是缺血、缺氧引起的一系列变化。缺氧初期通过自主神经反射引起血压上升及心率加快；若缺氧继续加重，则兴奋迷走神经，导致血管扩张，心功能失代偿，有效循环血量减少，主要脏器功能由于血流量不能保证而受损，胎心率减慢。缺氧继续发展下去，可引起严重的脏器功能损害，尤其引起缺血性脑病，甚至胎死宫内。

二、临床表现

胎儿窘迫的主要表现为胎心音改变、胎动异常及羊水胎粪污染或羊水过少，严重者胎动，消失。根据其临床表现，可分为：

（一）急性胎儿窘迫

主要发生于分娩期，主要表现在胎心率改变，羊水胎粪污染，胎动过频，胎动消失及酸中毒。

1. 胎心率>160次/分，尤其是>180次/分，为胎儿缺氧的初期表现（孕妇心率不快的情况下胎心率<120次/分，尤其是<100次/分，为胎儿危险征。

2. 出现胎心晚期减速、变异减速或（和）基线缺乏变异。

3. 羊水胎粪污染和胎儿头皮血pH下降，出现酸中毒，羊水呈绿色、黄绿色进而呈混浊的棕黄色，即羊水Ⅰ度、Ⅱ度、Ⅲ度污染。头先露时羊水有胎粪污染提示胎儿窘迫，臀先露则可能胎腹受压所致，不一定是胎儿缺氧。

（二）慢性胎儿窘迫

多发生在妊娠末期,往往延续至临产并加重。可致胎儿宫内发育迟缓。主要表现为胎动减少或消失,NST 基线平直,胎儿发育受限,胎盘功能减退,羊水胎粪污染等。

三、辅助检查

1.胎盘功能检查　出现胎儿窘迫的孕妇一般 24 小时尿雌三醇值急剧减少 30%～40%,或于妊娠末期连续多次测定在 10mg/24h 以下。

2.胎儿头皮血血气分析血气分析 pH<7.20。

3.胎心监测　胎动时胎心率加速不明显,基线变异率<3 次/分,出现晚期减速、变异减速等。

四、处理要点

出现胎儿窘迫应积极寻找病因并给予纠正:如宫颈尚未完全扩张胎儿窘迫情况不严重,可予吸氧(面罩供氧),通过提高母体血氧含量以改善胎儿血氧供应,同时嘱产妇左侧卧位,观察 10 分钟,若胎心率变为正常可继续观察;若因使用缩宫素宫缩过强造成胎心率异常减缓者,应立即停止滴注,病情紧迫或经上述处理无效者,应立即行剖宫产结束分娩。慢性胎儿窘迫者,应针对病因,视孕周、胎儿成熟度和窘迫的严重程度决定处理方案。首先应指导孕妇采取左侧卧位,间断吸氧,积极治疗各种合并症或并发症,密切监护病情变化。如果无法改善,则应在促使胎儿成熟后迅速终止妊娠。

五、护理措施

1.孕妇左侧卧位,间断吸氧。严密监测胎心变化,一般每 15 分钟听 1 次胎心或进行胎心监护。

2.为手术者做好术前准备,如宫口开全、胎先露已达坐骨棘平面以下 3cm 者,应尽快阴道助娩。

3.做好新生儿抢救和复苏的准备。

4.心理护理。孕产妇夫妇因为胎儿的生命遭遇危险而发生焦虑,对需手术结束分娩产生犹豫、无助感。所以应将真实情况、可能发生的情况告知孕产妇,有助于减轻焦虑。对于胎儿不幸死亡的孕产夫妇,护理人员应给予关怀。

(夏君秀)

第六节　妊娠合并症的护理

一、妊娠合并心脏病的护理

(一)妊娠与分娩对心脏病的影响

1.妊娠期　妊娠时血液总量增加,每分钟心搏出量增加,至妊娠 32～34 周达最高峰,此时心脏负担亦最重。

2.分娩期　心脏负担的增加更为明显,第一产程每次宫缩时,增加了周围血循环的阻力和回心血量。第二产程除宫缩外,腹肌与膈肌亦收缩,周围循环阻力更增,加上产时用力屏气,肺循环压力显著增高,同时腹压加大,使内脏血涌向心脏,故心脏负担此时最重。第三产程胎儿娩出后子宫缩小,血窦关闭,胎盘循环停止。存在于子宫血窦内的大量血液突然进入血循环中,使回心血急剧涌向心脏,易引起心衰;另一方面,由于腹内压骤减,大量血液都淤滞于内脏血管床,回心血量严重减少,造成周围循环衰竭。

3.产后 1～3 天内　组织内潴留的水分进入血循环,致体循环血量再度短暂地增加,心脏负荷又有所加重。

由于上述原因,心脏病孕妇在妊娠 32～34 周时、分娩期及产后 3 天内心脏负荷最重,易发生心力衰竭。

(二)心脏病对胎儿的影响

心脏病对胎儿的影响,与病情严重程度及心脏功能代偿状态等有关。病情较轻、代偿机能良好者,对胎儿影响不大;如发生心衰,可因子宫淤血及缺氧而引起流产、早产或死产,新生儿窒息比正常产妇高。

(三)诊断

1.患者既往大都有心慌气短史,妊娠后加重。在心前区可听到舒张期杂音或二级以上收缩期杂音,严重者可有奔马律或心房纤颤等。

2.心脏病对妊娠和分娩的影响程度与心脏代偿功能有关,心脏的代偿功能分为四级:Ⅰ级:一般体力活动不受限制;Ⅱ级:一般体力活动略受限制,参加日常体力活动后有疲乏无力、心慌气短等表现,休息时无症状;Ⅲ级:一般体力活动明显受限,轻微活动时即出现疲劳、心慌、气急等心力衰竭症状,以往有过心衰史,均属此级;Ⅳ级:休息时仍有心慌、气急等明显心力衰竭表现。

3.早期心力衰竭诊断　轻微活动即有心慌、胸闷、气短,睡眠时因胸闷而憋醒,脉搏在 110 次/分以上,呼吸在 20 次/分以上及肺底部可听到少量持续性湿啰音等。

(四)治疗要点及护理措施

1.做好计划生育宣传工作　对患有心脏病的妇女,应注意避孕,并对已有子女者动员行绝育术。凡有以下情况者,应终止妊娠:

(1)心脏病较重,代偿功能在三级以上者。

(2)既往妊娠有心衰史或妊娠早期即发生心衰者。

(3)风湿性心脏病有中、重度二尖瓣病变伴有肺动脉高压者或紫绀型先心病。

(4)患有活动性风湿热、亚急性细菌性心内膜炎及有严重的心律失常者。

(5)严重的先天性心脏病及心肌炎。

2.终止妊娠的方法　妊娠在 3 个月以内可行人流术,＞12 周而＜15 周者,必要时可慎重考虑用钳刮术终止妊娠。中孕引产,有较大危险性,应尽量避免。如有条件,可在积极治疗观察下,使妊娠继续下去。凡出现心衰者,必须在控制心衰后,再终止妊娠。

3.妊娠期处理　对心功能二级以下患者应加强产前检查,至少每 2 周 1 次。患者应有足够的休息,避免较重的体力劳动,进低盐饮食,注意预防呼吸道感染,有贫血者应积极治疗,于预产期前 2 周入院待产。有心衰者应立即入院治疗。

4.分娩期处理　心功能不好者,可考虑在硬膜外麻醉下行剖宫产,同时心脏监护,术后心脏情况可好转。经阴道分娩者,第一产程,做好产妇的心理护理,稳定其情绪。患者可取半坐卧位,每半小时测血压、脉搏、呼吸 1 次。适当应用镇静剂使其获得精神安慰,消除恐惧紧张情绪。如有心衰先兆,取半卧位、吸氧及用西地兰等,抗生素用至产后 1 周;第二产程,宫口开全后,用胎头吸引器或产钳助产,尽快结束分娩,以免产妇过度用力;第三产程,注意防治产后出血。胎儿娩出后,腹部立即置放 1～2kg 重的沙袋,以防因腹压骤减致大量血液倾注内脏血管引起周围循环衰竭。为防治产后出血,必要时可肌注催产素,避免使用麦角新碱。

5.产褥期处理 产后勿立即移动产妇,严密观察,2 小时后情况稳定,可送回病房。产后3 天内,尤其是前 24 小时内必须加强观察,警惕发生心衰,并做好一切抢救准备。

产后应卧床休息 2 周,有心衰者应酌情延长。一般以不哺乳为宜。对不宜再生育者,应行绝育手术。手术可在产后 1 周左右进行。有心衰者,先行控制后,再择期绝育。

二、妊娠合并糖尿病的护理

(一)糖尿病与妊娠的相互影响

1.妊娠对糖尿病的影响 妊娠可使隐性糖尿病显性化,使既往无糖尿病的孕妇发生妊娠期糖尿病,使原有糖尿病患者病情加重。分娩过程中体力消耗较大,同时进食减少,若不及时减少胰岛素的用量容易发生低血糖和发展为酮症酸中毒。产褥期胰岛素的需要量相应减少,应及时调整。

2.糖尿病对孕妇、胎儿及新生儿的影响 糖尿病孕妇易并发妊娠期高血压疾病、羊水过多、巨大儿、合并感染,易发生糖尿病酮症酸中毒;畸形儿、死胎、死产、早产、胎儿生长受限等的发生率升高。新生儿低血糖、低血钙、高胆红素血症、新生儿呼吸窘迫综合征发生率及新生儿死亡率增高。

(二)辅助检查

1.血糖测定 2 次空腹血糖≥5.8mmol/L 可确诊为糖尿病。

2.50g 葡萄糖耐量试验 常于妊娠 24～28 周用于筛查妊娠期糖尿病。

3.并发症检查 24 小时尿蛋白定量,尿糖,尿酮体等。

(三)处理要点

1.饮食控制 是糖尿病患者治疗的基础。

2.药物治疗 根据孕妇的血糖情况,应用胰岛素来控制血糖水平。

3.孕期加强胎儿监护 定期进行产前检查,及时了解胎儿宫内情况、胎儿成熟度及胎儿胎盘情况,防止死胎的发生。

4.分娩期 遵医嘱监测血糖,以便随时调整胰岛素的用量。

(四)护理措施

1.妊娠期 协助摄取适当的营养,并给胰岛素,使细胞获得充分的葡萄糖,以供胎儿生长发育;注意监测胎儿宫内情况;指导孕妇正确控制血糖;维持产妇的自尊。

2.分娩期 遵医嘱监测血糖,以便随时调整胰岛素的用量;注意听胎心,做好助产准备。

3.产褥期 注意测血糖、尿糖,预防产后出血、感染,协助建立亲子关系,鼓励母乳喂养。对新生儿均应按早产儿护理,并注意低血糖的发生。

三、妊娠合并贫血患者的护理

(一)贫血与妊娠的相互影响

贫血孕妇的抵抗力低下,对分娩、手术和麻醉的耐受力降低,对失血的耐受力降低,易发生休克与感染。严重贫血者影响胎儿生长,可发生胎儿窘迫及早产或死胎。

（二）辅助检查

血液中红细胞及血红蛋白值均低于正常,缺铁性贫血者血清铁降低;骨髓象显示红系造血轻度或中度活跃,以中晚幼红细胞为主。

（三）治疗要点

缺铁性贫血者以口服补充铁剂为主,严重贫血者可少量多次输血,产时及产后应防止产程延长、预防产后出血及感染,遵医嘱应用药物。

（四）护理措施

1.孕前积极治疗失血性疾病,加强营养。

2.孕期摄取高铁、高蛋白及富含维生素 C 的食物,指导正确服用铁剂的方法,严密观察贫血的程度及胎儿情况。

3.产后应密切注意产后出血情况,出血多时及时给予输血,注意速度和量,严重者不宜哺乳。

（夏君秀）

第七节　异常分娩的护理

一、产力异常患者的护理

产力是分娩的动力,包括子宫收缩力、腹肌和膈肌收缩力以及肛提肌收缩力,其中以子宫收缩力为主。

（一）病因

1.子宫收缩乏力　常见的原因有头盆不称或胎位异常、子宫因素、精神因素、内分泌失调、药物影响等。

2.子宫收缩过强　常见原因有急产、缩宫素使用不当、胎盘早剥、精神紧张、过度疲劳、阴道内操作过多或不当等。

（二）临床表现

1.协调性宫缩乏力（低张性子宫收缩乏力）　子宫收缩力弱,持续时间短,间歇期长且不规律。此种宫缩乏力多属继发性宫缩乏力,于第一产程活跃期后期或第二产程时宫缩减弱。

2.不协调性宫缩乏力（高张性子宫收缩乏力）　子宫收缩的极性倒置,节律性异常,属无效宫缩。

3.协调性子宫收缩过强　子宫收缩力过强过频。总产程＜3 小时称为急产,经产妇多见。

4.不协调性子宫收缩过强　产妇烦躁不安,持续性腹痛,拒按。胎位触不清,胎心听不清。有时可出现先兆子宫破裂征象。子宫痉挛性狭窄环可发生在宫颈、宫体的任何部分（胎儿较细的部位）,多在子宫上下段交界处,查体可触及不随宫缩上升的狭窄环。

5.产程曲线异常　①潜伏期延长:从临产规律宫缩开始至宫口开大 3cm 为潜伏期,超过16 小时为潜伏期延长。②活跃期延长:从宫口开大 3cm 开始至宫口开全为活跃期,超过 8 小时为活跃期延长。③活跃期停滞:进入活跃期后,宫口不再扩张达 2 小时以上,为活跃期停滞。④第二产程延长:第二产程初产妇超过 2 小时,经产妇超过 1 小时尚未分娩,为第二产程延长。⑤第二产程停滞:第二产程达 1 小时胎头下降无进展,为第二产程停滞。⑥胎头下降延缓:活跃期晚期至宫口扩张 9～10cm,胎头下降速度初产妇<1cm/h,经产妇<2cm/h,称胎头下降延缓。⑦胎头下降停滞:活跃期晚期胎头停留在原处不下降达 1 小时以上,称胎头下降停滞。⑧滞产:总产程超过 24 小时称为滞产。

（三）对母儿的影响

1.子宫收缩乏力　产程延长,易引起产后大出血、胎儿窘迫甚至胎死宫内。

2.子宫收缩过强　可致初产妇宫颈、阴道以及会阴撕裂伤,胎儿窘迫、新生儿窒息甚至死亡,子宫破裂,产褥感染,新生儿颅内出血等。

（四）治疗要点

1.协调性宫缩乏力　若发现有头盆不称,评估不能经阴道分娩者,应及时行剖宫产术;若无头盆不称和胎位异常,评估能经阴道分娩者,应加强宫缩。

2.不协调性宫缩乏力　处理原则是调节子宫收缩,恢复正常节律性及其极性。在宫缩恢复协调前,可酌情使用镇静药,严禁应用缩宫素。伴胎儿宫内窘迫或伴有头盆不称,应行剖宫产术。

3.协调性宫缩过强　注意预防急产和发生急产后进行抢救。

4.不协调性宫缩过强　应立即停用缩宫素,停止阴道内操作和给予宫缩抑制药。若仍不缓解,应立即行剖宫产术。

（五）护理问题

1.子宫收缩乏力　①疲乏:与产程延长、孕妇体力消耗及水、电解质紊乱有关。②有体液不足的危险:与产程延长、过度疲乏影响摄入有关。③焦虑:与宫缩乏力、产程时间长有关。④恐惧:与惧怕难产和担心胎儿的安危有关。

2.子宫收缩过强　①疼痛:与过频过强的子宫收缩有关。②焦虑:与担心自身与胎儿安危有关。③潜在并发症:子宫破裂。

（六）护理措施

1.协调性宫缩乏力　注意改善孕妇全身情况,加强宫缩,做好剖宫产准备,预防产后出血及感染。

2.不协调性宫缩乏力　保证产妇充分休息,稳定情绪,提供心理支持,防止精神紧张。

3.预防急产　产妇应提前住院待产;一旦发现临产,卧床休息,左侧卧位,提供心理支持;临产后做好接生与抢救新生儿的准备。

4.做好产后处理　分娩时注意保护母儿,避免产伤及意外情况发生。

（七）健康教育

1.子宫收缩乏力

(1)提供心理支持,减少焦虑与恐惧。产妇的心理状态是直接影响子宫收缩的重要因素。

(2)耐心细致地向产妇解释疼痛的原因,指导产妇宫缩时做深呼吸、腹部按摩及放松等技巧,减轻疼痛。

(3)对不协调性宫缩乏力的产妇,稳定其情绪,多数产妇均能恢复为协调性宫缩。

(4)第一产程,可指导孕妇进食易消化、高热量饮食,以补充体力。

2.子宫收缩过强

(1)有急产史的孕妇提前 2 周住院待产。卧床休息,最好左侧卧位。需排大小便时,先查宫口大小及胎先露的下降情况。

（2）鼓励产妇做深呼吸，提供背部按摩，嘱其不要向下屏气，以减慢分娩过程。

二、产道异常的护理

产道异常包括骨产道异常和软产道异常。

（一）骨产道及软产道异常的临床表现

1.骨盆入口平面狭窄（扁平骨盆）　骶耻外径<18cm（正常值：18～20cm），入口前后径<10cm（正常值：11cm），对角径<11.5cm（正常值：12.75cm）。①胎头衔接受阻；②骨盆临界性狭窄，表现为潜伏期及活跃期早期延长，活跃期后期产程进展顺利；③骨盆绝对性狭窄，常发生梗阻性难产。这种情况可出现病理缩复环（随宫缩上升）甚至子宫破裂。

2.中骨盆及骨盆出口平面狭窄　两侧骨盆壁向内倾斜，状似漏斗，坐骨棘间径<10cm（正常值：10cm），坐骨结节间径<8cm（正常值：9cm），耻骨弓角度<90°。①胎头能正常衔接，潜伏期及活跃期早期进展顺利。常出现继发性宫缩乏力，活跃期后期及第二产程延长甚至第二产程停滞。②胎头受阻于中骨盆，严重时可发生胎儿脑组织损伤、颅内出血及胎儿宫内窘迫。

3.骨盆三个平面均狭窄（均小骨盆）　骨盆各平面径线均小于平均值2cm或以上。

4.畸形骨盆　骨盆形态异常，失去对称性。

5.软产道异常　软产道包括子宫下段、宫颈、阴道及骨盆底软组织构成的弯曲管道。主要临床表现为外阴异常、阴道异常及宫颈异常。

（二）护理问题

1.有感染的危险　与胎膜早破、产程延长、手术操作有关。

2.有新生儿窒息的危险　与产道异常、产程延长有关。

3.潜在并发症　子宫破裂、胎儿窘迫。

（三）护理措施

1.有明显头盆不称，不能从阴道分娩者，遵医嘱做好剖宫产术的术前准备与护理。

2.有轻度头盆不称，在严密监护下可以试产。试产中护理要点为：专人守护，保证良好的产力；少做肛查，禁灌肠；试产过程一般不用镇静、镇痛药；密切观察胎儿情况及产程进展，试产2～4小时，胎头仍未入盆并伴有胎儿窘迫者停止试产；注意子宫破裂的先兆，发现异常时，立即停止试产，及时通知医师及早处理，预防子宫破裂。

3.中骨盆和出口平面狭窄者，遵医嘱做好阴道手术助产和剖宫产的术前准备。

4.提供心理支持，做好产妇心理护理。

5.预防产后出血和感染，胎儿娩出后及时注射宫缩剂。遵医嘱使用抗生素，保持外阴清洁，每天冲（擦）洗会阴2次。胎先露长时间压迫阴道或出现血尿时，应及时留置导尿8～12天，必须保证通畅，防止发生生殖道瘘。定期更换橡皮管和接尿袋，防止感染。

6.新生儿护理，胎头在产道压迫时间过长或经手术助产的新生儿，应按产伤处理，严密观察颅内出血或其他损伤的症状。

（四）健康教育

1.向产妇及家属讲明产道异常对母儿的影响，使产妇及家属解除对未知的焦虑，以取得良好的配合。

2.胎儿娩出后，按医嘱使用抗生素，保持外阴清洁，每日冲（擦）洗会阴2次，使用消毒会阴垫。

三、胎位异常的护理

胎位异常是造成难产的原因之一,分娩时除枕前位为正常胎位外,其余均为异常胎位。

（一）持续性枕后位、枕横位的临床表现

在分娩过程中,胎头枕部持续位于母体骨盆后方,于分娩后期仍不能向前旋转,致使分娩发生困难者,称为持续性枕后位或持续性枕横位。表现为产程延长,产妇自觉肛门坠胀及排便感(胎头压迫直肠),致使宫口尚未开全而过早使用腹压,产妇疲劳,宫颈前唇水肿,胎头水肿,影响产程进展。常致第二产程延长。

（二）臀先露的临床表现

臀先露是最常见的异常胎位。表现为孕妇常感肋下或上腹部有圆而硬的胎头,宫底部可触到胎头;若未衔接,耻骨联合上方可触到胎臀,胎心在脐上方听得最清楚;衔接后,胎臀位于耻骨联合之下,胎心听诊以脐下最明显。由于胎臀不能紧贴子宫下段及宫颈,常导致子宫收缩乏力,产程延长,手术产机会增多。

（三）治疗要点

临产前提前1周住院,以决定分娩方式。临产后,以对产妇和胎儿造成最少的损伤为原则,采取阴道助产或剖宫产术。

（四）护理问题

1.有新生儿窒息的危险　与分娩因素有关。

2.恐惧　与难产有关。

（五）护理措施

1.明显胎位异常的孕妇,做好剖宫产术前准备。

2.阴道分娩的孕妇应鼓励进食,指导合理用力。防止胎膜早破,减少活动。一旦破膜,抬高床尾,及早发现脐带脱垂情况。协助医师做好阴道助产和新生儿抢救的准备。

（夏君秀）

第八节　分娩期并发症的护理

一、胎膜早破的护理

在临产前胎膜破裂,称为胎膜早破。是常见的分娩并发症。

（一）病因

创伤,宫颈内口松弛,妊娠后期性交,下生殖道感染,羊膜腔内压力升高,胎儿先露部与骨盆入口未能很好衔接,胎膜发育不良,孕妇缺乏微量元素。

（二）临床表现

孕妇突感有较多液体自阴道流出,继而少量间断性排出。当咳嗽、打喷嚏、负重时,即有羊水流出。肛诊时,触不到羊膜囊,若上推胎头,则有一阵羊水流出。

（三）处理原则

住院待产,卧床休息。妊娠28周以下者,需尽快终止妊娠;妊娠28~32周者,应治疗并维持妊娠至 33 周以上分娩;妊娠 33～35 周者,若无产兆及感染征象时,严密观察等待自然分娩;胎儿足月者,未临产又无感染征象,可观察 12～18 小时,仍未临产则做好引产或剖宫产准备。

（四）护理措施

1.叮嘱孕妇住院待产。

2.定时观察　羊水性状、胎心率、体温、脉搏。

3.外阴护理　勤换会阴垫,保持外阴清洁。

4.遵医嘱用药　给予抗生素预防感染。

5.掌握终止妊娠的指征　若有脐带先露或脐带脱垂应在数分钟内结束分娩。

6.健康教育　使孕妇重视妊娠期卫生保健;妊娠后期禁止性交;避免负重及腹部受撞击;宫颈内口松弛者,应卧床休息,并于妊娠 14 周左右行宫颈环扎术。

二、产后出血的护理

产后出血是指胎儿娩出后 24 小时内失血量超过 500ml,是分娩期严重并发症,是导致我国产妇死亡的首位原因。

（一）病因

引起产后出血的主要原因为子宫收缩乏力、软产道裂伤、胎盘因素（胎盘滞留、胎盘粘连或植入、胎盘部分残留）及凝血功能障碍。

（二）临床表现

主要临床表现为阴道出血量过多。产妇面色苍白、出冷汗,主诉口渴、心慌、头晕,尤其是子宫出血潴留于宫腔及阴道内时,产妇表现为怕冷、寒战、打哈欠、懒言或表情淡漠,呼吸急促,甚至烦躁不安,很快转入昏迷状态。软产道损伤造成阴道壁血肿的产妇会有尿频或肛门坠胀感,且有排尿疼痛。

（三）治疗要点

针对出血原因,迅速止血,补充血容量,纠正失血性休克;防止感染。

（四）护理问题

1.潜在并发症　出血性休克。

2.有感染的危险　与失血后抵抗力降低及手术操作有关。

3.恐惧　与阴道大量出血出现生命威胁有关。

（五）护理措施

1.预防产后出血　①产前预防,产前检查;②高危预防;③产时预防,第一产程防止产程延长;第二产程正确使用腹压;适时适度做会阴侧切;胎头、胎肩娩出要慢,一般相隔 3 分钟左右;胎肩娩出后立即肌注或静脉滴注缩宫素,以加强子宫收缩,减少出血;第三产程正确处理胎盘娩出;④产后预防,2 小时内严密监护,观察宫缩、阴道出血、会阴伤口,预防休克。

2.产后子宫收缩乏力所致大出血　可通过使用宫缩剂、按摩子宫、宫腔内填塞纱布条或结扎血管等方法达到止血的目的。

3.软产道撕裂伤造成的大出血　止血的有效措施是及时准确地修复缝合。

4.胎盘因素导致的大出血　要及时将胎盘取出,并做好必要的刮宫准备。

5.凝血功能障碍者所致大出血　应针对不同病因、疾病种类进行护理,如发生弥漫性血管内凝血应配合医师全力抢救。

6.失血性休克的护理 积极纠正休克,补充血容量。若失血多,给予输新鲜血或行扩容治疗。严密观察产妇的意识状态、生命体征、尿量及皮肤情况;观察子宫收缩情况,恶露量、色、气味;观察会阴伤口情况进行会阴护理;按医嘱给予抗生素防治感染。

（六）健康教育

1.提供心理支持,缓解产妇紧张焦虑的情绪。

2.正确指导产后的母乳喂养问题,并指导家属及产妇继续观察子宫收缩和恶露的情况,发现异常及时反映。

3.鼓励产妇进营养丰富、易消化的饮食,多进富含铁的食物如瘦肉、动物内脏等,少量多餐。

4.做好会阴护理,保持会阴清洁。产褥期禁止盆浴,禁止性生活。

三、子宫破裂的护理

子宫破裂是指在分娩期或妊娠期子宫体部或子宫下段发生破裂,是产科严重的并发症,威胁母儿生命。

（一）病因

胎先露下降受阻,瘢痕子宫破裂,妊娠期子宫的损伤,分娩时的手术损伤。

（二）分类

1.按破裂原因分为自然破裂和创伤性破裂。

2.按破裂部位分子宫体部破裂和子宫下段破裂。

3.按发展过程分为先兆子宫破裂和子宫破裂。

4.按破裂程度分完全性破裂和不完全性破裂。

（三）临床表现

1.先兆子宫破裂 有四大主要表现:

(1)下腹部压痛:产妇烦躁不安和下腹疼痛、压痛。

(2)血尿:排尿困难或出现血尿及少量阴道出血。

(3)子宫病理缩复环:产妇心率、呼吸加快,子宫收缩频繁,呈强直性或痉挛性收缩;子宫体及下段之间出现病理缩复环,并有明显收缩。

(4)胎心率改变:胎先露固定于骨盆入口。胎动频繁,胎心加快或减慢,胎儿心电图出现不同程度的胎儿窘迫征象。

2.子宫破裂 产妇突感下腹部撕裂样剧痛后腹痛消失,子宫收缩停止。此刻稍感舒适后即出现休克征象。胎心、胎动消失,在腹壁可扪及胎体,全腹压痛、反跳痛明显,阴道可有鲜血流出,量可多可少。

（四）治疗要点

1.先兆子宫破裂 应立即给予抑制子宫收缩药物,立即行剖宫产术。

2.子宫破裂 应在积极纠正休克的同时,无论胎儿是否存活,迅速行剖宫产术,手术方式视情况而定。术中、术后遵医嘱给予抗生素控制感染。

（五）护理问题

1.疼痛 与强直性子宫收缩、病理性缩复环或子宫破裂后血液刺激腹膜有关。

2.组织灌注量改变　与子宫破裂后大量出血有关。

3.预感性悲哀　与子宫破裂及胎儿死亡有关。

（六）护理措施

1.预防子宫破裂　宣传孕期保健知识,加强产前检查;对有剖宫产史或有子宫手术的患者,应在预产期前2周住院待产;严格掌握子宫收缩药使用指征和方法。

2.缓解疼痛　告知缓解疼痛的病因,做好术前准备,必要时送产妇进手术室。严密观察产程进展及监测胎儿情况,及时了解胎心的变化。

3.心理护理　为产妇提供心理支持,帮助产妇度过危险期和及早克服悲伤情绪,以有益于更好恢复。

（七）健康教育

1.宣传孕期保健知识,加强产前检查;对有剖宫产史或有子宫手术的患者,应在预产期前2周住院待产。

2.向产妇及家属解释子宫破裂的治疗计划和对再次妊娠的影响。

3.对胎儿已死亡的产妇,要帮助其度过悲伤阶段,允许其表现悲伤情绪,甚至哭泣,倾听产妇诉说内心的感受。

4.指导家属为产妇提供生活护理,鼓励其进食,以更好地恢复体力。

5.为产妇提供产褥期休养计划,帮助产妇尽快调整情绪,接受现实。

四、羊水栓塞患者的护理

羊水栓塞是指在分娩过程中羊水突然进入母体血循环引起急性肺栓塞、休克、弥漫性血管内凝血（DIC）、肾衰竭或突发死亡的分娩严重并发症。

1.病因　宫缩过强或强制性收缩,子宫存在开放性血管,死胎不下,滞产、过期妊娠、多产妇、巨大儿等。

2.临床表现　大多发病突然,开始出现烦躁不安、寒战、恶心、呕吐、气急等先兆症状,继而出现呛咳、呼吸困难、发绀,迅速出现循环衰竭,进入休克或昏迷状态,严重者可在数分钟内迅速死亡。如在短期内死亡者,可出现出血不止,凝血障碍,身体其他部位如皮肤、黏膜、胃肠道或肾脏出血。继之出现少尿、无尿等肾衰竭的表现。临床经过可分为急性休克期、出血期、急性肾衰竭期3个阶段。

（三）治疗要点

1.发现羊水栓塞后的紧急处理　①首先纠正缺氧;解除肺动脉高压;防止心力衰竭;抗过敏、抗休克;②DIC阶段应早期抗凝,补充凝血因子;晚期抗纤溶,同时也补充凝血因子;③少尿或无尿阶段要及时应用利尿药,预防与治疗肾衰竭。

2.产科处理　①第一产程发病者,应立即考虑行剖宫结束分娩以去除病因;②第二产程发病者可根据情况经阴道助产结束分娩;③对一些无法控制的子宫出血可考虑同时行子宫切除术;④发生羊水栓塞时如正在滴注缩宫素应立即停止。

（四）护理问题

1.气体交换受损　与肺血管阻力增加即肺动脉高压、肺水肿有关。

2.组织灌注量改变　与弥漫性血管内凝血及失血有关。

3.有胎儿窘迫的危险　与羊水栓塞、母体循环受阻有关。

（五）护理措施

1.对症护理　药物治疗。取半卧位,加压给氧,必要时行气管插管或气管切开;给予静脉输液和药物治疗。

2.产程和生命体征的监测　监测产程进展,宫缩强度与胎儿情况,观察出血量、凝血情况,如子宫出血不止,做好子宫全切的术前准备;严密监测产妇生命体征的变化,定时监测并记录。

3.心理护理　安慰鼓励患者,使其增强信心,以取得配合,待患者病情稳定后共同制订康复计划,针对其具体情况提出出院指导。

（六）健康教育

1.如患者神志清醒,应给予鼓励,使其增强信心,相信自己的病情会得到控制。

2.对于家属的恐惧情绪表示理解和安慰,适当的时候允许家属陪伴患者,向家属介绍患者病情的严重性,以取得配合,待患者病情稳定后共同制订康复计划。

3.加强产前检查,注意诱发因素。有前置胎盘、胎盘早剥、过期妊娠、胎儿窘迫、胎膜早破等并发症时,应提高警惕,争取尽早发现与诊断,及时抢救以减少羊水栓塞的死亡率。

（夏君秀）

第九节　产后并发症的护理

一、产褥感染的护理

（一）定义

产褥感染是指分娩及产褥期生殖道受病原体侵袭,引起局部或全身感染。产褥感染、产后出血、妊娠合并心脏病、子痫仍是导致孕产妇死亡的四大原因。产褥病率是指分娩 24 小时以后的 10 天内,用口表每日测量体温 4 次,有 2 次≥38℃。产褥感染仅限生殖道感染。产褥病率的原因以产褥感染为主,但也包括生殖道以外的感染,如泌尿系统感染、急性乳腺炎、上呼吸道感染、血栓性静脉炎等。

（二）病因

1.诱因　如产妇伴有贫血、产程延长、胎膜早破、胎盘残留、产道损伤、产后出血、手术分娩等。

2.病原体　产妇生殖道内有大量的病原体,以厌氧菌占优势。产褥感染常见的病原体有需氧性链球菌属、厌氧性革兰阳性球菌、大肠埃希菌、葡萄球菌、支原体和衣原体等。

3.感染途径　①内源性感染:正常孕产妇生殖道或其他部位寄生的病原体,当出现感染诱因时可致病;②外源性感染:由外界的病原体侵入生殖道而引起的感染。

（三）临床表现

轻者体温逐渐上升,达 38℃左右;重者体温可达 39℃以上,伴有脉速、头痛、虚弱等全身中毒症状,甚至引起菌血症或脓毒症、中毒性休克。

1.急性外阴、阴道、宫颈炎　多由于分娩时会阴部损伤或手术产引起感染,表现为局部的灼热、疼痛、下坠感、伤口边缘红肿、脓性分泌物。阴道、宫颈感染表现为黏膜充血、溃疡、分泌物增多并呈脓性。

2.急性子宫内膜炎、子宫肌炎　轻型者表现为恶露量多,浑浊有臭味;下腹疼痛、宫底压痛、质软伴低热。重型者表现高热、头痛、寒战、心率增快、白细胞增多,下腹压痛,恶露增多有臭味。

3.急性盆腔结缔组织炎、急性输卵管炎　局部感染经淋巴或血液扩散到子宫周围组织而引起盆腔结缔组织炎,累及输卵管时可引起输卵管炎。患者出现持续高热,伴寒战、全身不适、子宫复旧差,出现单侧或双侧下腹部疼痛和压痛。

4.急性盆腔腹膜炎及弥漫性腹膜炎　炎症进一步扩散至腹膜引起。患者出现严重全身症状及腹膜炎症状和体征,如高热、恶心、呕吐、腹胀,腹部压痛、反跳痛,因产妇腹壁松弛,腹肌紧张多不明显。如脓肿波及肛管及膀胱可有腹泻、里急后重和排尿困难。

5.血栓性静脉炎　来自胎盘剥离处的感染性栓子,经血行播散引起盆腔血栓性静脉炎,患者多于产后1～2周继子宫内膜炎后出现反复发作寒战、高热,持续数周。临床表现随静脉血栓形成的部位不同而有所不同,病变常为单侧性。髂总静脉或股静脉栓塞时影响下肢静脉回流,出现下肢水肿、皮肤发白和疼痛(称股白肿)。小腿深静脉栓塞时可出现腓肠肌及足底部疼痛和压痛。

6.脓毒血症及败血症　当感染血栓脱落进入血液循环可引起脓毒血症,出现肺、脑、肾脓肿或肺栓塞。

(四)治疗要点

支持疗法,加强营养,增强全身抵抗力,纠正水、电解质紊乱;给予抗生素;清除宫腔残留物,对盆腔脓肿要切开排脓或穿刺引流;对血栓静脉炎患者,可加用肝素,并口服双香豆素、阿司匹林,也可用活血化瘀中药治疗。

(五)护理问题

1.疼痛　与产褥感染有关(伤口疼痛、腹部疼痛、高热致头痛)。

2.体温过高　与产褥感染有关。

3.焦虑　与自身疾病及母子分离有关。

(六)护理措施

1.采取半卧位,促进恶露引流,炎症局限,防止感染扩散。

2.做好病情观察与记录。

3.保证产妇充足休息和睡眠;给予高蛋白、高热量、高维生素饮食。

4.做好会阴护理,及时更换会阴垫。

5.正确执行医嘱,注意抗生素使用间隔时间。

6.出现高热、疼痛、呕吐时按症状进行护理,解除或减轻患者的不适。

(七)健康教育

1.建立良好的个人卫生习惯,大小便后及时清洗会阴;勤换会阴垫,并注意由前向后的原则;指导产妇正确进行乳房护理;患者使用的清洗会阴用物应及时清洁和消毒,做好隔离预防工作。

2.教会产妇识别产褥感染复发征象,如恶露异常、腹痛、发热等,有异常及时就诊。

3.提供有关产后休息、饮食、活动、服药、产后复查的健康指导。

二、晚期产后出血的护理

晚期产后出血是指分娩 24 小时后,在产褥期内发生的子宫大量出血,以产后 1～2 周发病最常见。

（一）病因

与胎盘、胎膜、蜕膜等残留物,子宫胎盘附着面感染或复旧不全,剖宫产术后子宫伤口裂开等有关。

（二）临床表现

1.胎盘、胎膜残留　血性恶露持续时间延长,以后反复出血或突然大量出血。检查发现子宫复旧不全,宫口松弛,有时可触及残留组织。

2.蜕膜残留　与胎盘残留不易鉴别,宫腔刮出物病理检查可见蜕膜细胞和红细胞,但不见绒毛。

3.子宫胎盘附着面感染或复旧不全　多发生在产后 2 周左右,表现为突然大最阴道出血,检查发现子宫大而软,宫口松弛,阴道及宫口有血块堵塞。

4.剖宫产术后子宫伤口裂开　多见于子宫下段剖宫产横切口两侧端。

（三）治疗要点

少量或中量阴道出血,应给予广谱抗生素、子宫收缩剂及支持疗法;怀疑有宫内残留物或胎盘附着部位复旧不全者,行刮宫术,操作轻柔,备血并做好开腹手术的准备,刮出物应送病理检查;怀疑有剖宫产术子宫切口裂开,密切观察病情变化,若多量阴道出血,可做剖腹探查;若系肿瘤,应做相应处理。

（四）护理问题

1.有感染的危险　与失血量多、抵抗力降低及多次宫腔内操作有关。

2.潜在并发症　失血性休克。

3.活动无耐力　与失血后贫血有关。

（五）护理措施

1.及时发现出血,防止休克　仔细评估出血量及失血性休克表现,备好急救物品和药品,让产妇平卧、保暖、给氧,给予补液、补血治疗,并协助医师止血。

2.预防感染　保持病室环境清洁;严格无菌操作;给予抗生素;保持会阴清洁,观察恶露情况。

3.增强活动耐力　指导产妇卧床休息,并加强营养。

（六）健康教育

1.向患者及家属讲解晚期产后出血的有关知识及抢救治疗计划。

2.指导产妇摄取高铁、高蛋白质及高维生素 C 食物,纠正偏食、挑食等不良习惯。如瘦肉、家禽、动物肝脏及绿叶蔬菜等。

3.注意会阴清洁,禁盆浴与性交。

4.指导产妇多休息,补充睡眠。

（夏君秀）

第三篇　妇科疾病

第一章　女性生殖系统炎症

第一节　外阴及阴道炎症

外阴和阴道炎症是妇科最常见的疾病。外阴暴露于外,外阴和阴道又毗邻尿道、肛门,易受分泌物、经血、尿液及粪便刺激,局部比较潮湿;且生育年龄妇女性生活较频繁,又是分娩及宫腔操作的必经之路,容易受到损伤及外界微生物感染。绝经后妇女及幼女的阴道上皮因雌激素水平低而菲薄,故局部抵抗力降低,易感染。

1.阴道内正常的微生物群,包括:①革兰阴性需氧菌及兼性厌氧菌,加德纳菌(革兰染色变异,有时呈阳性)、大肠埃希菌、摩根菌(morganella)革兰阳性需氧菌及兼性厌氧菌,乳杆菌、肠球菌、表皮葡萄球菌、棒状杆菌及非溶血性链球菌;③专性厌氧菌,消化球菌、消化链球菌、类杆菌、动弯杆菌(mobiluncus)、梭杆菌及普雷沃菌(prevotella);④支原体及假丝酵母菌。

2.阴道和这些微生物之间形成生态平衡,使得即使有多种微生物存在,而并不致病。在维持平衡中,乳酸杆菌、雌激素和阴道的 pH 起到了重要的作用。在生理情况下,雌激素可使阴道上皮增生变厚,增加细胞内糖原含量;阴道上皮细胞分解糖原为单糖,阴道乳酸杆菌可以将之转化为乳酸,可以维持阴道正常的酸性环境(PH$\leqslant$4.5,多在 3.8～4.4),来抑制其他病原物的生长,称之为阴道自净作用。正常阴道微生物群中,乳酸杆菌为优势菌群,它除了可以维持阴道的酸性环境外,其产生的各种抗微生物因子都可抑制致病微生物的生长;同时,通过竞争性抑制机制来阻止致病微生物黏附于阴道上皮细胞。另外,若体内雌激素水平降低或阴道内 pH 升高,如性交频繁、阴道灌洗等均可使阴道 PH 升高,不利于乳杆菌生长;此外,长期应用抗生素,或机体免疫力低下,均可使其他条件致病菌成为优势菌,引起阴道炎症。

正常妇女虽有一定量的阴道分泌物,但分泌物呈清亮、透明、无味,且不引起外阴刺激症状。除外阴阴道炎,宫颈炎症等疾病也可致阴道分泌增多,因此,对阴道分泌物有异常者,应当做全面的妇科检查。

一、非特异性外阴炎

非特异性外阴炎是由物理因素、化学因素而非病原体所致的外阴皮肤或黏膜的炎症。

(一)病因

外阴与尿道、肛门毗邻,经常受到经血、阴道分泌物、尿液及粪便的刺激,如不注意外阴清洁,容易引起非特异性外阴炎(non－specific vulvitis)。糖尿病患者尿糖刺激、粪瘘患者粪便刺激、尿瘘患者尿液浸渍等均可导致非特异性外阴炎。此外穿化纤紧身内裤、使用卫生巾使外阴透气性差、局部潮湿也是非特异性外阴炎的诱发因素。

（二）临床表现

外阴瘙痒、疼痛、烧灼感,性交时、排尿及排便时症状加重。

妇科检查时可见外阴皮肤黏膜发红、肿胀、糜烂,有抓痕,严重形成溃疡或湿疹;慢性炎症则使皮肤增厚、粗糙、皲裂,甚至苔藓样变。

（三）治疗

1. 保持局部清洁、干燥,不穿紧身化纤内裤。

2. 药物治疗　0.1%聚维酮碘液或1:5000高锰酸钾液坐浴,每日2次,每次15～30min。坐浴后局部可涂抗生素软膏。急性期可选用微波或红外线局部物理治疗。

3. 病因治疗　消除病因,有糖尿病、尿瘘、粪瘘则应及时治疗。

二、前庭大腺炎及前庭大腺囊肿

前庭大腺位于两侧大阴唇下1/3深部,腺管开口位于小阴唇内侧近处女膜处,当发生外阴污染时易引起炎症,称之为前庭大腺炎(bartholinitis);当前庭大腺腺管开口堵塞,分泌物积聚于腺腔,可形成前庭大腺囊肿(bartholin cyst)。此病多见于育龄妇女,幼女及绝经后期妇女则少见。

（一）病因

主要致病菌为葡萄球菌、大肠埃希菌、链球菌及肠球菌。随着性传播疾病的发病率增加,淋病奈瑟菌、沙眼衣原体已成为常见病原体。

（二）临床表现

前庭大腺炎分为三种类型:前庭大腺导管炎、前庭大腺脓肿和前庭大腺囊肿,且炎症多为一侧。

1. 前庭大腺导管炎　初期阶段多为导管炎,表现为局部红肿、疼痛、灼热感,行走不便,有时会致大小便困难。检查可见局部皮肤红肿、发热、压痛明显,患侧前庭大腺开口处呈白色小点,有明显触痛感。

2. 前庭大腺脓肿(abscess of bartholin gland)　急性炎症发作时,病原体先侵犯腺管,致前庭大腺导管炎,后腺管开口往往因肿胀、渗出物凝聚而阻塞,脓液不能流出,积存而形成前庭大腺脓肿。患侧外阴部肿胀,疼痛剧烈,直径可达3～6cm,局部可触及波动感,多为单侧;表面皮肤变薄,若脓肿继续增大,可自行破溃,症状则随之减轻;若破口较小,引流不畅,症状可以反复发作。部分患者伴随发热等全身症状,患侧腹股沟淋巴结可不同程度的肿大等。

3. 前庭大腺囊肿(bartholin cyst)　急性期后,脓液被吸收,黏液代替腺体内的液体,成为前庭大腺囊肿;一部分的囊肿是因为分娩过程中,会阴侧切时切断腺管,腺体内的液体无法排出,积累到一定程度后,就引起前庭大腺囊肿。囊肿较小时,多无症状,但增大后,外阴患侧则肿大,可触及囊性肿物,与皮肤有粘连,患侧小阴唇展平,阴道口被挤向对侧;当囊肿较大时,有局部肿胀感、性交不适。如果不及时治疗,一旦合并细菌感染,则又会引起前庭大腺脓肿。也有患者是因前次治疗不够彻底,当机体抵抗力降低时,细菌乘机繁殖,再次形成新的脓肿,这个过程可以多次反复,从而形成恶性循环。

（三）治疗

1. 在炎症早期,可使用全身性抗生素治疗。因淋球菌所致的前庭大腺炎有增加的趋势,故在用药前最好挤压尿道口,或者取宫颈管分泌物做细菌培养,并做药物敏感试验。一般而言,青霉素类药物疗效较好。也可选用清热、解毒中药局部热敷或坐浴。应保持外阴局部清洁卫生。一旦形成了脓肿,应该切开引流。

2. 对于前庭大腺囊肿的治疗,应选用囊肿造口术,方法简单、损伤小、还能保留腺体功能。造口术切口选择在囊肿的下方,让囊液能够全部流出来,同时放置引流条以防造口粘连,用1‰聚维酮碘液或1∶5000高锰酸钾溶液坐浴。手术方法还可采用CO_2激光或微波行囊肿造口术。

三、滴虫阴道炎

滴虫阴道炎(trichomonal vaginitis)是因阴道毛滴虫引起的常见阴道炎症,亦是常见的性传播疾病之一。除了性交传播,还可通过公共卫生用具、浴室、衣物等间接传染。

(一)病原体

阴道毛滴虫适宜在温度25～40℃、pH5.2～6.6中的潮湿环境中生长,在pH5以下或7.5以上的环境中生长受到抑制。滴虫生活史简单,只有滋养体而无包囊期,滋养体生存力较强,能在3～5℃中生存21日,在46℃可以生存20～60min,在半干燥环境中生存约10h;在普通肥皂水中也可以生存45～120min。在月经前、后阴道中的pH发生变化,在月经后接近中性,故隐藏在腺体及阴道皱襞中的病原体在月经前、月经后常得以繁殖,从而引起炎症发作。另外,滴虫可以消耗或吞噬阴道上皮细胞内的糖原,阻碍乳酸生成,使阴道pH升高。

(二)临床表现

潜伏期为4～28日。主要症状是阴道分泌物增多、外阴瘙痒,分泌物为稀薄脓性、黄绿色、泡沫状、有臭味。分泌物有臭味是因滴虫无氧酵解碳水化合物,产生腐臭气体所致。若合并有尿道感染,则有尿频、尿痛,有时可见血尿。阴道毛滴虫能吞噬精子,且能阻碍乳酸生成,影响精子在阴道内存活,从而导致不孕。阴道检查可见阴道黏膜充血,严重者有散在出血点,甚至宫颈有出血斑点,形成"草莓样"宫颈。

(三)诊断

典型病例容易诊断,确诊最简便的方法是0.9％氯化钠溶液湿片法,具体方法为:取0.9％氯化钠温溶液一滴放于载玻片上,在阴道后穹隆处取分泌物少许,混于生理盐水载玻片上,立即在低倍显微镜下观察寻找滴虫,可见到呈波状运动的滴虫及增多的白细胞。取分泌物前24～48h避免性交、阴道灌洗或局部用药,取分泌物时阴道窥器不涂润滑剂,分泌物取出后及时送检并注意保暖,否则滴虫活动力减弱,造成镜下辨认困难。

(四)治疗

因滴虫阴道炎可同时有尿道、尿道旁腺、前庭大腺滴虫感染,治愈此病,需全身用药,主要治疗药物为甲硝唑及替硝唑。

1. 全身用药 甲硝唑2g,单次口服;或替硝唑2g,单次口服;或甲硝唑400mg,每日2次,连服7日。口服药物的治愈率为90％～95％。主要的不良反应是胃肠道反应,偶见头痛、皮疹、白细胞减少等,一旦发现应停药。哺乳期用药不宜哺乳。

2. 阴道局部用药 用药前先使用1％乳酸或0.5％乙酸等酸性洗液清洗,再使用甲硝唑栓(阴道泡腾片)或替硝唑栓(阴道泡腾片)200mg,每日1次,7日为一疗程。滴虫性阴道炎常在月经期后复发,可考虑下次月经干净后再巩固治疗一疗程。

3. 性伴侣的治疗 滴虫阴道炎主要由性行为传播,性伴侣应同时进行口服甲硝唑或替硝唑治疗,并告知患者及性伴侣治愈前应避免无保护性交。

4. 顽固性滴虫性阴道炎　由于滴虫阴道炎患者再感染率很高,对甲硝唑 2g 单次口服,治疗失败且排除再次感染者,增加甲硝唑疗程及剂量仍有效。若为初次治疗失败,可重复应用甲硝唑 400mg,每日 2 次,连服 7 日;或替硝唑 2g,单次口服。若治疗仍失败,给予甲硝唑 2g,每日 1 次,连服 5 日或替硝唑 2g,每日 1 次,连服 5 日。同时阴道内放置甲硝唑 500mg,每日 2 次,连续 7～14 日。

5. 妊娠合并滴虫阴道炎的治疗　此疾病可导致胎膜早破、早产及低出生体重儿,治疗有症状的妊娠期滴虫阴道炎可以减轻症状,减少传播,防止新生儿呼吸道和生殖道感染。美国疾病控制中心推荐妊娠合并滴虫性阴道炎治疗为甲硝唑 2g 顿服。国内有学者提出治疗方案首选甲硝唑 200mg,每日 3 次,共 5～7 日;或者甲硝唑 400mg,每日 2 次,共 5～7 日。性伴侣需同时治疗:甲硝唑或替硝唑 2g 顿服。应用甲硝唑时需与孕妇及其家属详细说明,知情同意后再使用。

6. 注意事项　为避免重复感染,内裤及洗涤用的毛巾应煮沸 5～10min 以消灭病原体。治疗后应在每次月经干净后复查阴道分泌物,连续 3 次检查阴性后方为治愈。

四、外阴阴道假丝酵母菌病

外阴阴道假丝酵母菌病(vulvovaginal candidiasis,VVC)曾称为外阴阴道念珠菌病,是由假丝酵母菌引起的外阴阴道炎症。据国外资料统计,约 75% 妇女一生中至少患过 1 次外阴阴道假丝酵母菌病。

(一)病因

假丝酵母菌有多种,其中 80%～90% 病原体为白假丝酵母菌,10%～20% 为光滑假丝酵母菌、近平滑假丝酵母菌等。酸性环境适宜假丝酵母菌生长,有假丝酵母菌感染的阴道 pH 多为 4.0～4.7,通常<4.5。假丝酵母菌对热的抵抗力不强,加热至 60℃1h 即死亡;但对干燥、日光、紫外线及化学制剂等抵抗力较强。

白假丝酵母菌为条件致病菌,阴道中有此菌寄生,但菌量极少,且呈酵母相,并不引起症状;只有在全身及阴道局部细胞免疫能力下降及假丝酵母菌大量繁殖并转为菌丝相,才出现症状。

常见诱因有:应用广谱抗生素、妊娠、糖尿病、大量应用免疫抑制剂及接受大量雌激素治疗。长期应用抗生素,可抑制乳杆菌生长,利于假丝酵母菌繁殖;妊娠及糖尿病时,阴道组织内糖原增加,阴道酸度增高,利于假丝酵母菌生长。

(二)传染途径

1. 主要为内源性传染,假丝酵母菌除作为机会致病菌寄生阴道外,也可寄生于人的口腔、肠道,一旦条件适宜可引起感染,且这 3 个部位可互相传染。

2. 少部分患者通过性交直接传染。

3. 极少数通过接触感染的衣物间接传染。

(三)临床表现

最常见的症状是白带量增多、外阴及阴道内有烧灼感,伴有严重的瘙痒,甚至影响工作和睡眠。分泌物由脱落上皮细胞和菌丝体、酵母菌和假菌丝组成,典型患者白带为白色稠厚呈凝乳或豆腐渣样。妇科检查可见外阴红斑、水肿,常有抓痕,严重者可见皮肤皲裂、表皮脱落;

阴道黏膜红肿、小阴唇内侧及阴道黏膜附有白色块状物,擦除后可露出红肿黏膜面,甚至溃疡形成。

VVC可分为单纯性外阴阴道假丝酵母菌病(uncomplicated VVC)和复杂性外阴阴道假丝酵母菌病(complicated VVC)。单纯性VVC是指发生于正常非孕宿主、散发的及由白假丝酵母菌引起的轻度VVC;复杂性VVC包括复发性VVC(RVVC)、重度VVC和妊娠VVC及非白假丝酵母菌所致的VVC或宿主为未控制的糖尿病、免疫功能低下者。复发性VVC是指患VVC治疗后临床症状及体征消失,真菌检查阴性后又再次出现症状,并经真菌学证实的VVC发作一年内有症状4次或以上。重度VVC是指临床症状严重,外阴或阴道皮肤黏膜有破损,按VVC评分标准评分≥7分者,而<7分为轻度、中度VVC(表3-1-1)。大约10%~20%的妇女表现为复杂性VVC。

表3-1-1 VVC临床评分标准

项目	评分			
	0	1	2	3
瘙痒	无	偶有发作可被忽略	能引起重视	持续发作坐立不安
疼痛	无	轻	中	重
充血、血肿	无	>1/3阴道壁充血	1/3~2/3阴道壁充血	>2/3阴道壁充血
外阴抓痕、皲裂、糜烂	无	/	/	有
分泌物量	无	较正常增多	量多,无溢出	量多,有溢出

(四)诊断

在阴道分泌物中找到假丝酵母菌的芽生孢子或假菌丝即可确诊。可用0.9%氯化钠溶液或10%氢氧化钾溶液湿片法、革兰染色检查分泌物中的芽生孢子和假菌丝,染色法的阳性检出率达80%;若有症状而多次湿片法检查均为阴性,或为顽固病例,则可采用培养法;另外,pH的测定也具有重要的鉴别意义,若PH<4.5,可能为单纯假丝酵母菌感染,若PH>4.5可能存在混合感染,尤其是细菌性阴道病的混合感染。

(五)治疗

1.消除诱因 了解存在的诱因并及时消除,如停用广谱抗生素、雌激素、口服避孕药及皮质类固醇激素等;勤换内裤,用过的内裤、盆及毛巾均应用开水烫洗;停穿紧身化纤内裤,使用棉质内裤。合并糖尿病者积极治疗。

2.单纯性VVC的治疗

(1)局部用药:放于阴道内。包括:①咪康唑栓剂,每晚1粒(200mg),连用7日;或每晚1粒(400mg),连用3日;或1粒(1200mg),单次用药。②克霉唑栓剂,每晚1粒(150mg),连用7日,或每日早、晚各1粒(150mg),连用3日;或1粒(500mg),单次用药。③制霉菌素栓剂,每晚1粒(10万U),连用10~14日。三唑类药物的疗效高于制霉菌素。

(2)全身用药:对不能耐受局部用药者、未婚患者及不愿意采用局部用药者,可选用口服药物。常用药物:氟康唑150mg,顿服。

3.复杂性VVC的治疗

(1)重度VVC:无论局部用药还是全身用药均应延长治疗时间。但首选口服药物。若为全身用药,伊曲康唑:200mg,2次/日,共2日;氟康唑胶囊:150mg,顿服,3日后,重复1次。若为局部用药,则延长为7~14日;症状严重者,局部应用低浓度糖皮质激素软膏或唑类霜剂。

(2)复发性外阴阴道假丝酵母菌病(recurrent vulvovaginal candidiasis,RVVC)的治疗:治疗前应尽量消除所有的诱因或易发因素,性伴侣也应做生殖器真菌培养和适当抗真菌治疗。RVVC患者尽量做真菌培养和药物敏感试验,明确诊断并鉴别不常见菌属。根据分泌物培养和药物敏感试验选择药物。最佳治疗方案尚未确定。治疗原则包括强化治疗和巩固治疗。强化治疗可在口服或局部用药方案中任选一种,具体方案如下。

1)局部治疗:咪康唑栓400mg,每晚一次,共6日;咪康唑栓200mg,每晚一次,共7~14日;克霉唑栓500mg,3日后重复1次;克霉唑栓100mg,每晚一次,共7~14日。

2)全身用药:口服氟康唑150mg,第4日、第7日各加服1次。

3)巩固治疗方案:目前国内外尚无成熟方案,可口服氟康唑150mg,每周1次,连续6个月(首选方案);也可根据复发的规律,在每月复发前予局部用药巩固治疗;但在治疗前应做真菌培养确诊。治疗期间定期复查监测疗效及药物不良反应,一旦发现不良反应,立即停药。

(3)妊娠合并外阴阴道假丝酵母菌病的治疗:局部治疗为主,以7日疗法效果为佳,禁用口服抗真菌药物。

4.随访 若症状持续存在或诊断后2月内复发,需再次复诊。对RVVC在治疗结束后7~14日、1个月、3个月和6个月各随访1次,3个月及6个月时建议同时进行真菌培养。

五、细菌性阴道病

细菌性阴道病(bacterial vaginosis,BV)为阴道内正常菌群失调导致的一种混合感染,但临床、病理特征无炎症改变。

(一)病因

正常阴道内以产生过氧化氢的乳杆菌占优势,通过产生乳酸保持阴道内较低的pH,维持正常菌群平衡。当细菌性阴道病时,乳杆菌减少,而阴道加德纳菌、厌氧菌及人型支原体大量繁殖。临床及病理特征无炎症改变及白细胞浸润。发病原因可能与妇科手术、多次妊娠、频繁性生活及阴道灌洗等使阴道碱化有关。口服避孕药有支持乳酸杆菌占优势的阴道环境的作用,对BV有一定防护作用。

细菌性阴道病可引起其他不良结局,如绒毛膜羊膜炎、胎膜早破、早产;非孕妇女可引起子宫内膜炎、盆腔炎、子宫切除术后阴道断端的感染。

(二)临床表现

主要表现为阴道分泌物增多,有鱼腥臭味,性交后加重,可伴有轻度外阴瘙痒或烧灼感。分泌物呈鱼腥臭味是由于厌氧菌繁殖的同时可产生胺类物质所致。

妇科检查时可见阴道黏膜无充血的炎症表现,分泌物特点是灰白色,均匀一致,稀薄,常黏附于阴道壁,但黏度很低,易将其拭去。

(三)诊断

主要采用Amsel临床诊断标准,下列4项中有3项阳性,即可临床诊断为细菌性阴道病。

1.匀质、稀薄、白色的阴道分泌物,常黏附于阴道壁。

2.线索细胞(due cell)阳性 取少许阴道分泌物放在载玻片上,加1滴0.9%氯化钠溶液混合,高倍显微镜下观察见线索细胞,白细胞极少。线索细胞是阴道脱落的表层细胞,于细胞边缘贴附颗粒状物即各种厌氧菌,尤其是加德纳菌,细胞边缘不清。

3.阴道分泌物 pH>4.5。

4.胺臭味试验(whiff test)阳性 取分泌物少许放在载玻片上,加入 10％氢氧化钾溶液 1～2 滴,产生烂鱼肉样腥臭气味,系因胺遇碱释放氨所致。本病应与其他阴道炎相鉴别,见表 3-1-2。

表 3-1-2 细菌性阴道病与其他阴道炎的鉴别诊断

	细菌性阴道病	外阴阴道假丝酵母菌病	滴虫阴道炎
症状	分泌物增多,无或轻度瘙痒	重度瘙痒,烧灼感	分泌物增多,轻度瘙痒
分泌物特点	白色,匀质,腥臭味	白色,豆腐渣样	稀薄,脓性,泡沫状
阴道黏膜	正常	水肿,红斑	散在出血点
阴道 pH	>4.5	<4.5	>4.5
胺试验	阳性	阴性	可为阳性
显微镜检查	线索细胞,极少白细胞	芽生孢子及假菌丝,少量白细胞	阴道毛滴虫,多量白细胞

(四)治疗

治疗原则:①无症状患者不治疗;②性伴侣不治疗;③妊娠期合并 BV 应积极治疗;④需行宫腔操作手术前发现 BV 应积极治疗。

1.口服药物 首选甲硝唑 400mg,每日 2 次,口服,共 7 日;替代方案:替硝唑 2g,口服,每日 1 次,连服 3 日。

2.局部药物 含甲硝唑栓剂 200mg,每晚 1 次,连用 7 日;或 2％克林霉素软膏阴道涂布,每次 5g,每晚 1 次,连用 7 日。口服药物与局部用药疗效相似,治愈率 80％左右。

3.妊娠期细菌性阴道病的治疗 方案为甲硝唑 400mg,口服,每日 2 次,连用 7 日;或克林霉素 300mg,口服,每日 2 次,连用 7 日。

4.随访 治疗后无症状者不需常规随访;妊娠合并 BV 需要随访治疗效果。细菌性阴道病复发较常见,对症状持续或症状重复出现者,应告知患者复诊,接受治疗。

六、萎缩性阴道炎

萎缩性阴道炎(atrophic vaginitis)常见于绝经前后、药物或手术卵巢去势后妇女。

(一)病因

绝经后妇女因卵巢功能衰退,雌激素水平降低,阴道壁萎缩、黏膜变薄,上皮细胞内糖原减少,阴道内 pH 增高,多为 5.0～7.0,嗜酸性的乳杆菌不再为优势菌,局部抵抗力降低,其他致病菌过度繁殖或容易入侵而引起炎症。

(二)临床表现

主要症状为外阴灼热不适、瘙痒及阴道分泌物增多。阴道分泌物稀薄,呈淡黄色,也可呈脓血性白带。由于阴道黏膜萎缩,可伴有性交痛。部分患者有下腹坠胀感,伴有尿急尿频尿痛等泌尿系统症状。

检查见阴道呈萎缩性改变,上皮皱襞消失,萎缩,菲薄。阴道黏膜充血,有散在小出血点或点状出血斑,有时见浅表溃疡。如治疗不及时,阴道内溃疡面相互粘连,甚至阴道闭锁,形成阴道积脓或宫腔积脓。

(二)诊断

根据绝经、卵巢手术史、盆腔放射治疗史或药物性闭经史及临床表现,诊断一般不难,但应排除其他疾病才能诊断。

取阴道分泌物检查,镜下见大量基底层细胞及白细胞而无滴虫及假丝酵母菌。对有血性白带者,应与子宫恶性肿瘤相鉴别,常规行宫颈细胞学检查,必要时分段诊刮。对阴道壁肉芽组织及溃疡,需与阴道癌相鉴别,可行局部活组织检查。

(四)治疗

治疗原则:补充雌激素增加阴道抵抗力;抗生素抑制细菌生长。

1.增加阴道抵抗力 针对病因,补充雌激素是萎缩性阴道炎的主要治疗方法。局部给药:雌三醇软膏局部涂抹,每日1~2次,连用14日。为防止阴道炎复发,也可全身用药:对同时需要性激素替代治疗的患者,可予戊酸雌二醇每日0.5~1mg口服,每1~2个月用地屈孕酮10mg持续10日;给予替勃龙2.5mg,每日1次,也可选用其他雌孕激素制剂连续联合用药。

2.抑制细菌生长 局部应用抗生素如诺氟沙星100mg,放于阴道深部,每日1次,7~10日为1个疗程。对阴道局部干涩明显者可应用润滑剂。

七、婴幼儿外阴阴道炎

婴幼儿阴道炎(infantile vaginitis)常见于1~5岁幼女,多与外阴炎并存。

(一)病因

由于婴幼儿的解剖、生理特点,容易发生炎症:①婴幼儿解剖特点为外阴发育差,不能遮盖尿道口及阴道前庭,细菌容易侵入;②婴幼儿卵巢未发育,雌激素水平低,阴道上皮薄,阴道上皮内糖原少,pH升至6~8,乳杆菌为非优势菌,抵抗力低,易受感染;③婴幼儿卫生习惯差,外阴不洁、大便污染、蛲虫感染等均可引起炎症。阴道误放异物,婴幼儿在阴道内放置橡皮、铅笔头、纽扣等异物,造成继发感染。常见病原体有大肠埃希菌及葡萄球菌、链球菌等。

另外,淋病奈瑟菌、阴道毛滴虫、白假丝酵母菌也成为常见病原体,主要通过患儿母亲或保育员的手、衣物、毛巾等间接传播。

(二)临床表现

主要症状为阴道分泌物增多,呈脓性。临床上多由母亲发现婴幼儿内裤有脓性分泌物而就诊;大量分泌物刺激引起外阴痛痒,患儿哭闹、烦躁不安或用手搔抓外阴。部分患儿还伴有下泌尿道感染,出现尿急、尿频、尿痛。若有小阴唇粘连,排尿时尿流变细、分道或尿不成线。

检查可见外阴、阴蒂、尿道口及阴道口黏膜充血、水肿,有时可见脓性分泌物自阴道口流出,甚至外阴表面可见溃疡,小阴唇可发生粘连,应注意与外生殖器畸形鉴别。

(三)诊断

婴幼儿语言表达能力差,采集病史常需详细询问女孩母亲,同时询问母亲有无阴道炎病史,结合症状及查体所见,通常可作出初步诊断。用细棉拭子或吸管取阴道分泌物找阴道毛滴虫、白假丝酵母菌或涂片行革兰染色做病原学检查,以明确病原体,必要时做细菌培养。

(四)治疗

治疗原则为:①便后清洗外阴,保持外阴清洁、干燥、减少摩擦;②针对病原体选择相应口服抗生素治疗,必要时用吸管将抗生素溶液滴入阴道;③对症处理:有蛲虫者,给予驱虫治疗;若阴道有异物,应及时取出;小阴唇粘连者外涂雌激素软膏后,多可松解,严重者应分离粘连,并涂以抗生素软膏。

(赵玉娟)

第二节 子宫颈炎症

子宫颈炎症是妇科常见疾病之一,包括子宫颈阴道部炎症及子宫颈管黏膜炎症。由于子宫颈阴道部的鳞状上皮和阴道鳞状上皮相延续,所以阴道炎症均可导致子宫颈阴道部炎症。因子宫颈管黏膜上皮为单层柱状上皮,所以抗感染能力较差,易发生感染。宫颈炎有急性和慢性两种类型,临床较为常见的子宫颈炎是急性子宫颈管黏膜炎,如果急性子宫颈炎未经及时诊治,或者病原体持续存在,可转为慢性子宫颈炎症。

一、急性子宫颈炎

急性子宫颈炎(acute cervicitis),又称急性宫颈炎,指子宫颈发生急性炎症,多种病原体可导致急性子宫颈炎,其他如物理因素、化学因素刺激、机械性子宫颈损伤或者子宫颈异物伴发感染也有可能导致急性宫颈炎。

(一)病因及病原体

急性子宫颈炎的病原体包括:①性传播疾病病原体,淋病奈瑟菌和沙眼衣原体,主要见于性传播疾病的高危人群;②内源性病原体,细菌性阴道病病原体、生殖支原体感染可导致子宫颈炎;③仍存在未知的病原体。淋病奈瑟菌和沙眼衣原体均感染子宫颈管柱状上皮,沿黏膜面扩散引起浅层感染,病变以宫颈管明显。

(二)病理

急性宫颈炎的病理变化包括局部充血、水肿,上皮变性、坏死,黏膜及黏膜下组织、腺体周围见大量中性粒细胞浸润,腺腔中见脓性分泌物。

(三)临床表现

主要临床表现为阴道分泌物增多,呈脓性或混有血,并且阴道分泌物刺激可引起外阴瘙痒及灼热感,部分患者还可出现经间期出血、性交后出血等症状。常伴有腰酸及下腹部坠痛。若合并尿道感染,可引起尿频、尿急、尿痛等尿路刺激症状。

妇科检查可见宫颈充血、水肿,宫颈黏膜外翻,可见脓性分泌物附着或沿子宫颈管流出,子宫颈管黏膜质脆,易诱发出血。若是由淋病奈瑟菌感染,还常侵袭尿道旁腺、前庭大腺,可见尿道口、阴道口黏膜充血、水肿及多量脓性分泌物。

(四)诊断

根据病史、症状及妇科检查,诊断不难。阴道分泌物检查可查出淋菌奈瑟菌、沙眼衣原体、滴虫、真菌及各种化脓菌,必要时可做培养及细菌的药敏实验。

出现两个特征性体征之一,显微镜检见子宫颈或阴道分泌物白细胞增多,可初步诊断为急性子宫颈炎。子宫颈炎诊断后,需进一步做衣原体和淋病奈瑟菌的检测。

1.两个特征性体征,具备一个或两个同时具备。

(1)子宫颈管或子宫颈管棉签标本上,肉眼可见脓性分泌物。

(2)用棉签擦拭子宫颈管时,易诱发子宫颈管内出血。

2.白细胞检测 子宫颈管分泌物或阴道分泌物中白细胞增多,后者需排除白细胞增多的阴道炎症。

(1)子宫颈管脓性分泌物涂片做革兰染色,中性粒细胞>30/高倍视野。

(2)阴道分泌物湿片检查白细胞>10/高倍视野。

3.病原体检测 主要是衣原体和淋病奈瑟菌的检测,以及确认是否存在细菌性阴道病或滴虫阴道炎。检测淋病奈瑟菌常用的方法有:①分泌物涂片革兰染色,查找中性粒细胞内有无革兰阴性双球菌,但宫颈分泌物的敏感性和特异性差;②淋病奈瑟菌培养是诊断淋病的金标准;③核酸检测,包括核酸杂交和核酸扩增,而核酸扩增诊断淋病奈瑟菌感染的敏感性及特异性较高。

沙眼衣原体常用的检测方法有:①酶联免疫吸附试验检测沙眼衣原体抗原,是临床常用的手段;②核酸检测;③衣原体培养,因其方法复杂,现临床少用。

(五)治疗

以全身治疗为主,给予抗生素药物治疗。

1.经验性抗生素治疗 对年龄<25岁、有较多性伴侣、并且是无保护性性交的性病的高危患者,在病原体检测尚无结果前,采用针对衣原体的经验性治疗,具体治疗方案为阿奇霉素1g单次顿服;或多西环素100mg,每日2次,连服7日。

2.针对病原体的抗生素治疗

(1)单纯急性淋病奈瑟菌:治疗原则为大剂量的单次给药,常用药物包括头孢菌素,如头孢曲松钠250mg,单次肌内注射;或头孢克肟400mg,单次口服;或头孢唑肟500mg,肌内注射;或头孢西丁2g,肌内注射,加用丙磺舒1g口服;或头孢噻肟钠500mg,肌内注射;还可以选择氨基糖苷类的大观霉素4g,单次肌内注射。因淋病奈瑟菌感染常合并沙眼衣原体感染,故在治疗同时需联合抗衣原体感染的药物。

(2)沙眼衣原体:①多西环素100mg,每日2次,连续服用7日;②喹诺酮类:氧氟沙星300mg,每日2次,连续服用7日;左氧氟沙星500mg或莫西沙星400mg,每日1次,连续服用7日;③红霉素类:阿奇霉素1g,单次口服,或红霉素500mg,每日4次,连续服用7日。

(3)合并细菌性阴道炎:需积极治疗阴道炎症,避免子宫颈炎持续存在,转变为慢性宫颈炎。

3.性伴侣的处理 如果病原体检测为沙眼衣原体或淋病奈瑟菌,应同时对性伴侣进行相应的检查和治疗。

二、慢性子宫颈炎

慢性子宫颈炎(chronic cervicitis),又称慢性宫颈炎,是育龄期妇女最常见的妇科疾病,多由急性子宫颈炎转变而来,往往是由于治疗不及时彻底。也可由病原体持续感染所致,患者不表现为急性宫颈炎而直接发生慢性宫颈炎,其病原体与急性子宫颈炎相似。

(一)病理

镜下见子宫颈间质内有大量淋巴细胞、浆细胞和单核细胞等慢性炎细胞浸润,子宫颈腺上皮和间质可伴有增生及鳞状上皮化生。

(二)病理类型

1.慢性子宫颈管黏膜炎 因为子宫颈管黏膜皱襞较多,感染后易形成持续性的子宫颈黏膜炎,主要表现为子宫颈管黏液及脓性分泌物增多,反复发作。

2.宫颈息肉 是子宫颈黏膜上皮、腺体和间质结缔组织局限性增生,可形成息肉,向宫颈外口突出。妇科检查可见子宫颈息肉为红色、呈舌形、质地软而脆,可单个也可多个,可有蒂,蒂部宽窄不一,蒂根部多附着在宫颈外口或颈管壁内。

3.子宫颈肥大 主要是腺体及间质增生,由于慢性炎症的长期刺激所致。此外,子宫颈深部的腺囊肿均可导致子宫颈呈不同程度的肥大及硬度的增加。

(三)临床表现

慢性宫颈炎多无症状,可表现为白带增多,白带性状呈淡黄色或脓性,同房后容易出血,有时也可表现为月经间期出血,有时也可因分泌物增多而刺激外阴导致瘙痒等不适。妇科检查可见宫颈不同程度的糜烂样改变,也可表现为宫颈肥大或宫颈息肉,或有黄色脓性分泌物覆盖宫颈口或自子宫颈管内流出。

(四)诊断及鉴别诊断

根据临床表现在诊断上并不困难,但仍要注意将妇科检查的阳性体征与宫颈常见病理生理改变、宫颈上皮内瘤样变、早期浸润癌、宫颈结核等鉴别,还需与淋病、梅毒及湿疣等鉴别。

1.子宫颈柱状上皮异位和子宫颈上皮内瘤变 除慢性宫颈炎外,宫颈的生理性柱状上皮异位、子宫颈上皮内瘤变和早期子宫颈癌都可呈现子宫颈糜烂样改变。宫颈的糜烂样改变并非病理学上的上皮溃疡、缺失所致的真性糜烂。子宫颈管黏膜为单层高柱状上皮,子宫颈阴道部由复层鳞状上皮覆盖,形成原始鳞-柱状交接部。青春期后,由于雌激素作用,子宫颈管柱状上皮及其下的间质成分到达子宫颈阴道部,使原始鳞-柱状交接部外移。生理性柱状上皮异位是由于柱状上皮菲薄,其下间质透出而成红色。子宫颈外口处的子宫颈阴道部外观呈细颗粒状的红色区。由于肉眼观似糜烂,过去称之为"子宫颈糜烂",实际上并非真正的糜烂,只是一个临床征象,可为生理性改变,也可为病理性改变。生理性柱状上皮异位多见于青春期、生育年龄妇女雌激素分泌旺盛者、口服避孕药或者妊娠期,此外,子宫颈上皮内瘤变和早期子宫颈癌也可子宫颈呈糜烂样改变,因此对于子宫颈糜烂样改变的患者需进行子宫颈细胞学检查和(或)HPV检测,必要时需进行阴道镜检查及宫颈组织活检,排除子宫颈上皮内瘤变和早期子宫颈癌。

2.子宫颈腺囊肿 绝大多数是子宫颈的生理性变化。在阴道酸性环境或其他致病菌作用下,外移的柱状上皮由原始鳞-柱状交接部的内侧向子宫颈口方向逐渐被鳞状上皮替代,形成新的鳞-柱状交接部,称为生理鳞-柱状交接部。在鳞状上皮取代柱状上皮的过程中,新生的鳞状上皮覆盖子宫颈腺管口或伸入腺管内,阻塞腺管口,导致腺体分泌物引流受阻,潴留形成囊肿。浅部的宫颈腺囊肿检查见宫颈表面突出单个或多个青白色小囊泡,容易诊断。子宫颈腺囊肿一般不需处理。但深部的子宫颈腺囊肿,宫颈表面无异常,但表现为宫颈肥大,需和子宫颈腺癌鉴别。

3.子宫恶性肿瘤 病理组织学检查可确诊,是最准确的检查方法。宫颈息肉应与子宫颈恶性肿瘤及宫体的恶性肿瘤相鉴别。宫颈肥大多见于慢性宫颈炎,内生型宫颈癌尤其腺癌也可引起宫颈肥大,因此需行宫颈细胞学检查、必要时宫颈管搔刮术鉴别诊断。

(五)治疗

慢性宫颈炎是炎症的一种,在治疗前必须先行宫颈病理学检查除外宫颈上皮内瘤样变及早期宫颈癌后才能进行治疗。不同病变采用不同治疗方法。

1.表现为糜烂样改变者,若为无症状的生理性柱状上皮异位则无需处理。有症状者可采取相应的治疗措施:

(1)治疗方法以局部治疗为主:对有分泌物增多或者有接触性出血者,可采用激光、冷冻、微波等方法。

(2)药物治疗:中药保妇康栓治疗或作为物理治疗前后的辅助治疗。

(3)物理治疗注意事项:①需排除子宫颈恶性病变;②急性生殖道及盆腔炎症为禁忌;③治疗最佳时间为月经干净后3～7日物理治疗后阴道分泌物有可能增多,甚至有大量黄色水样排液,术后1～2周脱痂时可有少许出血;⑤治疗后2月内禁止盆浴、性交和阴道冲洗等防止感染出血;⑥物理治疗可导致术后宫颈出血、子宫颈狭窄或质地较硬而致不孕、感染的可能,需定期复查创面愈合情况直至痊愈,同时注意有无子宫颈管狭窄。

2.慢性子宫颈管黏膜炎 针对病因进行治疗。需检查有无淋病奈瑟菌及沙眼衣原体的反复感染、是否持续存在阴道微生物菌群的失调、性伴侣是否治疗。对于病原体不明的患者,目前尚无有效治疗方法,可试用物理治疗。

3.子宫颈息肉 可经阴道行宫颈息肉摘除术,需注意必须将切除的标本送病理检查,排除恶性疾病。

4.子宫颈肥大 一般无需治疗,但需定期检查防止恶性病变。

(牛兆园)

第三节 盆腔炎性疾病及生殖器结核

一、盆腔炎性疾病

盆腔炎(pelvic inflammatory disease,PID)是妇女常见疾病,是女性上生殖道及其周围的结缔组织、盆腔腹膜发生炎症时的感染性疾病,包括子宫内膜炎、输卵管炎、输卵管卵巢脓肿及炎症扩散后导致的盆腔腹膜炎。炎症可局限于一个部位,也可同时累及几个部位或致整个盆腔脏器,最常见的是输卵管炎及输卵管卵巢炎。盆腔炎大多发生在性活跃期,有月经的生育期妇女。初潮前、绝经后或未婚者很少发生盆腔炎,若发生盆腔炎也往往是邻近器官炎症的扩散。盆腔炎有急性和慢性两类。急性盆腔炎若控制不佳继续发展可引起弥漫性腹膜炎、败血症、感染性休克,严重者可危及生命。若盆腔炎性疾病在急性期未能得到彻底治疗,可转变为慢性盆腔炎,往往经久不愈,炎症反复发作,可导致不孕、输卵管妊娠、慢性盆腔痛,严重影响妇女的生殖健康,且增加家庭与社会经济负担。

(一)女性生殖道的自然防御功能

女性生殖道在解剖、生理上的特点是有比较完善的自然防御功能,增强了对感染的防御能力。在健康妇女阴道内虽有某些微生物存在,但通常保持生态平衡状态,并不引起炎症。

1.两侧大阴唇能自然合拢,遮掩阴道口、尿道口。

2.由于盆底肌的作用,阴道口闭合,阴道前后壁紧贴,可防止外界污染。经产妇阴道松弛,这种防御功能较差。

3.阴道的自净作用。

4.宫颈内口紧闭,宫颈管黏膜为分泌黏液的高柱状上皮所覆盖,黏膜形成皱褶、嵴突或者陷窝,从而增加黏膜表面积;宫颈管分泌大量黏液形成黏液栓,内含溶菌酶及局部抗体,其对保持内生殖器无菌非常重要。

5.输卵管黏膜上皮细胞的纤毛向宫腔方向摆动及输卵管的蠕动,均有利于阻止病原体侵入。

6.育龄妇女子宫内膜周期性剥脱,也是消除宫腔感染的有利条件。

7.生殖道免疫系统 生殖道黏膜如宫颈和子宫聚集有不同数量淋巴组织及散在淋巴细胞,包括 T 细胞、B 细胞。此外,中性粒细胞、巨噬细胞、补体及一些细胞因子,均在局部有重要的免疫功能,发挥抗感染作用。

当自然防御功能遭到破坏,或机体免疫功能下降、内分泌发生变化或外源性病原体侵入,均能导致炎症。

(二)病原体及其致病途径

引起盆腔炎的病原体有两个来源,如下所述。

1.外源性病原体 主要为性传播疾病的病原体,如沙眼衣原体、淋病奈瑟菌、支原体。其他有绿脓杆菌、结核杆菌等。据报道在西方国家盆腔炎性疾病的主要病原体是衣原体及淋病奈瑟菌,对下生殖道淋病奈瑟菌及沙眼衣原体的筛查及治疗,已使盆腔炎性疾病发病率下降。在我国,淋病奈瑟菌、沙眼衣原体引起的盆腔炎性疾病明显增加,已引起人们注意,但目前尚缺乏大宗流行病学资料。性传播疾病可同时伴有需氧菌及厌氧菌感染,可能是衣原体或淋病奈瑟菌感染造成输卵管损伤后,容易继发需氧菌及厌氧菌感染。

2.内源性病原体 来自原寄居于阴道内的微生物群,包括需氧菌及厌氧菌,可以仅为需氧菌或仅为厌氧菌感染,但以两者混合感染多见。主要的需氧菌及兼性厌氧菌有金黄色葡萄球菌、溶血性链球菌、大肠埃希菌。其中溶血性链球菌的致病力较强,能产生溶血素和多种酶,使感染扩散并引起败血症,脓液比较稀薄、淡红色、量多,一般不转移;金黄色葡萄球菌的脓液色黄、稠厚、不臭,常伴转移性脓肿;而大肠埃希菌感染的脓液不臭,当有混合感染时可产生稠厚脓液和粪臭。厌氧菌主要有脆弱类杆菌及革兰阳性消化链球菌、消化球菌。其感染特点是容易形成盆腔脓肿、感染性血栓静脉炎,脓液有粪臭并有气泡。70%～80%盆腔脓肿可培养出厌氧菌。

(三)感染途径

1.沿生殖器黏膜上行蔓延 是非妊娠期、非产褥期盆腔炎的主要感染途径。淋病奈瑟菌、衣原体及葡萄球菌等常沿此途径扩散。病原体侵入外阴、阴道后,沿黏膜面经宫颈、子宫内膜、输卵管黏膜,蔓延至卵巢及腹腔。

2.经淋巴系统蔓延 是产褥感染、流产后感染及放置宫内节育器后感染的主要传播途径。链球菌、大肠埃希菌、厌氧菌多沿此途径蔓延。病原体经外阴、阴道、宫颈及宫体创伤处的淋巴管侵入盆腔结缔组织和内生殖器其他部分。

3.经血循环传播 为结核菌感染的主要途径。病原体先侵入人体的其他系统,再经血循环感染生殖器。

4.直接蔓延 腹腔其他脏器感染后,直接蔓延到内生殖器,如阑尾炎可引起右侧输卵管炎。

(四)诱发因素

1.年龄 据美国资料,盆腔炎性疾病的高发年龄为 15～25 岁。年轻妇女易发生盆腔炎性疾病可能与频繁性生活、宫颈柱状上皮异位、宫颈黏液防御功能较差有关。

2.感染性传播疾病 盆腔炎性疾病多发生在性生活活跃期妇女。早年性交、频繁性生活、有多个性伴侣及性伴侣有性传播疾病者容易感染性传播疾病,进而引起盆腔炎症。

3.下生殖道感染　下生殖道感染如淋病奈瑟菌性子宫颈炎、衣原体性子宫颈炎及细菌性阴道病与盆腔炎性疾病的发生密切相关。

4.邻近器官炎症直接蔓延　如阑尾炎、腹膜炎等蔓延至盆腔。

5.宫腔内手术操作后感染　如刮宫、输卵管通液、宫腔镜检查等可使生殖道黏膜损伤、出血,由于手术消毒不严格或适应证选择不当,导致下生殖道内源性病原体上行感染。

6.经期卫生不良　经期性交,使用不洁月经垫等,均可使病原体侵入而引起炎症。

7.慢性盆腔炎反复急性发作　慢性盆腔炎导致盆腔广泛粘连、输卵管损伤,输卵管防御功能下降,容易造成再次感染,导致急性发作。

8.产后或流产后感染。

(五)病理及发病机制

1.急性子宫内膜炎及急性子宫肌炎　多见于流产、分娩后。子宫内膜充血、水肿,有炎性渗出物,严重者内膜呈灰绿色、坏死、脱落形成溃疡。镜下见子宫内膜大量白细胞浸润,炎症向深部侵入形成子宫肌炎。

2.急性输卵管炎、输卵管积脓、输卵管卵巢脓肿　急性输卵管炎主要由化脓菌引起,根据不同的传播途径而有不同的病变特点。

(1)病原菌通过宫颈的淋巴播散:通过宫旁结缔组织,首先侵及浆膜层,发生输卵管周围炎,然后侵及肌层,而输卵管黏膜层可不受累或受累极轻。病变以输卵管间质炎为主。其管腔常可因肌壁增厚受压变窄,但仍能保持通畅。轻者输卵管仅有轻度充血、肿胀、略增粗;重者输卵管明显增粗、弯曲,纤维素性脓性渗出物多,造成与周围粘连。

(2)炎症经子宫内膜向上蔓延:首先引起输卵管黏膜炎,输卵管黏膜肿胀、间质水肿、充血及大量中性粒细胞浸润,重者输卵管上皮发生退行性变或成片脱落,引起输卵管黏膜粘连,导致输卵管管腔及伞端闭锁,若有脓液积聚于管腔内则形成输卵管积脓。淋病奈瑟菌及大肠埃希菌、类杆菌及普雷沃菌除直接引起输卵管上皮损伤外,其细胞壁脂多糖等内毒素引起输卵管纤毛大量脱落,导致输卵管运输功能减退、丧失。因衣原体的热休克蛋白与输卵管热休克蛋白有相似性,感染后引起的交叉免疫反应可损伤输卵管,导致严重输卵管黏膜结构及功能破坏,并引起盆腔广泛粘连。

卵巢表面有一层白膜包裹,内膜是良好的防御屏障,故卵巢很少单独发炎。卵巢常与发炎的输卵管伞端粘连而发生卵巢周围炎,称为输卵管卵巢炎,习称附件炎。炎症通过卵巢的排卵孔侵入卵巢实质进一步形成卵巢脓肿,如果脓肿壁与输卵管积脓粘连并穿通,形成输卵管卵巢脓肿。输卵管卵巢脓肿可为一侧或两侧,约半数是在可识别的急性附件炎初次发病之后形成,另一部分是在慢性附件炎屡次急性发作或重复感染基础上形成。脓肿多位于子宫后方或子宫、阔韧带后叶及肠管间粘连处,可破入直肠或阴道,若破入腹腔可引起弥漫性腹膜炎。

3.急性盆腔结缔组织炎　病原体经淋巴管进入盆腔结缔组织。急性期,盆腔结缔组织充血水肿,并有多量中性粒细胞浸润。以宫旁结缔组织炎最常见,开始局部增厚,质地较软,边界不清,以后向两侧盆壁呈扇形浸润,若组织化脓则形成盆腔腹膜外脓肿,可自发破入直肠或阴道。

4.急性盆腔腹膜炎　盆腔内器官发生严重感染时,往往蔓延到盆腔腹膜,发炎的腹膜充血、水肿,伴有含纤维的渗出液,可形成盆腔脏器的粘连。大量脓性渗出液积聚于粘连的间隙内,可形成散在小脓肿,或积聚于直肠子宫陷凹处形成盆腔脓肿,较多见。脓肿可破入直肠而使症状突然减轻,也可破入腹腔引起弥漫性腹膜炎,使病情加重。

5.败血症及脓毒血症 当病原体毒性强,数量多,患者抵抗力降低时,常发生败血症。多见于严重的产褥感染、感染流产及播散性淋病。若不及时控制,往往很快出现感染性休克,甚至死亡。发生感染后,若身体其他部位发现多处炎症病灶或脓肿者,应考虑有脓毒血症存在,但需经血培养证实。

6.肝周围炎(Fitz-Hugh-Curtis综合征) 指肝包膜炎症而无肝实质损害的肝周围炎,多在腹腔镜检查时发现,肝周充血,肝包膜上有脓性或纤维渗出物,早期在肝包膜与前壁腹膜之间形成松软粘连,晚期形成琴弦样粘连。5%～10%输卵管炎可出现肝周围炎。被认为是感染性腹腔液体直接或经淋巴引流到膈下区域造成,淋病奈瑟菌及衣原体感染均可引起。由于肝包膜水肿,吸气时右上腹疼痛。临床表现为继下腹疼痛后出现右上腹疼痛,或下腹痛与右上腹疼痛同时出现。

(六)临床表现

可因病情及炎症范围大小,而表现的症状不同。轻者可无症状或轻微症状。发病时下腹痛伴发热,若病情严重可有寒战、高热、头痛、食欲缺乏。炎症发生在月经期可出现月经的变化,如经量增多、经期延长,在非月经期发病可有白带增多、不规则阴道出血、性交痛等。若有腹膜炎,则出现消化系统症状如恶心、呕吐、腹胀、腹泻等;若有脓肿形成,可有下腹包块及局部压迫刺激症状;包块位于前方可出现膀胱刺激症状,如排尿困难、尿频,若引起膀胱肌炎还可有尿痛等;包块位于后方可有直肠刺激症状,若在腹膜外可致腹泻、里急后重感和排便困难。根据感染的病原体不同,临床表现也有差异。淋病奈瑟菌感染起病急,多在48h内出现高热、腹膜刺激征及阴道脓性分泌物。非淋病奈瑟菌性盆腔炎起病较缓慢,高热及腹膜刺激征不明显,常伴有脓肿形成。若为厌氧菌感染,患者的年龄偏大,容易有多次复发,常伴脓肿形成。沙眼衣原体感染病程较长,高热不明显,长期持续低热,主要表现为轻微下腹痛,久治不愈,阴道不规则出血。

患者呈急性病容,体温升高,脉速,唇干,下腹部有压痛常拒按、反跳痛及肌紧张,肠鸣音减弱或消失。盆腔检查:阴道充血,并有大量脓性分泌物,宫颈充血有分泌物,呈黄白色或黏液脓性,有时恶臭;宫颈有举痛,阴道后穹隆有明显触痛,触及饱满及波动感;宫体稍大,有压痛,活动受限;子宫两侧压痛明显。若为单纯性输卵管炎,可触及增粗的输卵管,并有明显压痛;若为输卵管积脓或输卵管卵巢脓肿,可触及包块且压痛明显;宫旁结缔组织炎时,可扪到宫旁一侧或双侧有片状增厚,或宫骶韧带高度水肿、增粗,压痛明显;若有脓肿形成且位置较低时,可扪及后穹隆或侧穹隆有肿块且有波动感,三合诊常能协助进一步了解盆腔情况;炎症波及腹膜时呈腹膜刺激征,如已发生为盆腔腹膜炎,则患者整个下腹拒按,有压痛及反跳痛。

(七)诊断

根据病史、症状和体征可做出初步诊断。此外,还需做必要的化验,如血常规、尿常规、宫颈管分泌物及后穹隆穿刺物检查。2010年美国疾病控制中心(CDC)推荐的盆腔炎性疾病的诊断标准,包括最低标准、附加标准和特异标准。

最低诊断标准提示在性活跃的年轻女性或者具有性传播疾病的高危人群,如出现下腹痛,排除其他引起下腹痛的原因,妇科检查有宫颈举痛或子宫压痛或附件区压痛,即可给予试验性抗生素治疗。

附加标准可增加诊断的特异性:体温超过 38.3℃(口表);异常宫颈或阴道黏液脓性分泌物;阴道分泌物 0.9%氯化钠溶液涂片镜下见到大量白细胞;宫颈分泌物培养或革兰染色涂片淋病奈瑟菌阳性或沙眼衣原体阳性;红细胞沉降率升高;血 C-反应蛋白升高。

特异标准基本可诊断盆腔炎性疾病:子宫内膜活检证实子宫内膜炎;B 型超声或磁共振检查显示输卵管增粗、输卵管积脓,伴或不伴盆腔积液、输卵管卵巢脓肿,或腹腔镜检查发现盆腔炎性疾病的征象。除 B 超检查外,均为有创检查或费用较高,故特异标准仅适用于一些有选择的病例。腹腔镜诊断盆腔炎性疾病的标准有:①输卵管表面明显充血;②输卵管壁水肿;③输卵管伞端或浆膜面有脓性渗出物。

在作出盆腔炎的诊断后,要进一步明确感染的病原体。通过剖腹探查或腹腔镜直接采取感染部位的分泌物做细菌培养及药敏结果最准确,但临床应用有一定的局限性。宫颈分泌物及后穹隆穿刺液的涂片、培养及核酸扩增检测病原体,临床较实用。除病原体的检查外,还可根据病史、临床症状及体征特点作出病原体的初步判断。

(八)鉴别诊断

急性盆腔炎应与急性阑尾炎、输卵管妊娠流产或破裂、卵巢囊肿蒂扭转或破裂等急症相鉴别。

(九)治疗

主要治疗为抗生素药物治疗,必要时手术治疗。目的是缓解症状,降低远期后遗症的危险。盆腔炎经积极治疗,绝大多数能彻底治愈,即使输卵管卵巢脓肿形成,若及时治疗,用药得当,75%的脓肿能得到控制,尤其是脓肿直径小于 8cm 者治疗效果较好。

1.全身治疗 重者应卧床休息,体位以头高脚低位为宜,以利于宫腔内及宫颈分泌物排出于体外,半卧位有利于脓液积聚于直肠子宫陷窝而使炎症局限。给予高蛋白流食或半流食,补充液体,纠正电解质紊乱及酸碱失衡。高热时采用物理降温。避免无保护的性交及不必要的妇科检查,以免引起炎症扩散。

2.抗生素治疗 抗生素的治疗原则:经验性、广谱、及时和个体化。根据药敏试验选用抗生素较为合理,但在化验结果获得之前,需根据病史、临床特点推测为何种病原体,根据经验选择用药。由于急性盆腔炎的病原体多为淋病奈瑟菌、衣原体及需氧菌、厌氧菌的混合感染,需氧菌及厌氧菌又有革兰阴性及革兰阳性之分,故抗生素的选择应涵盖以上病原体,选择广谱抗生素及联合用药。盆腔炎性疾病诊断 48h 内及时药物治疗将明显降低后遗症的发生。具体用药方案根据医院的条件、患者的接受程度、药物有效性及性价比等综合考虑。

(1)门诊治疗:若患者一般情况好、症状轻,能耐受口服抗生素,随访性好,可在门诊给予口服或肌内注射抗生素。常用方案:①氧氟沙星 400mg,口服,每日 2 次,或左氧氟沙星 500mg,口服,每日 1 次,同时加服甲硝唑 400mg,每日 2~3 次,连用 14 日;②头孢西丁钠 2g,单次肌内注射,同时口服丙磺舒 1g,然后改用多西环素 100mg,每日 2 次,连用 14 日,可同时口服甲硝唑 400mg,每日 2 次,连用 14 日;或选用其他第三代头孢菌素如头孢曲松钠与多西环素、甲硝唑合用。

(2)住院治疗:如果患者一般情况差,病情严重,伴有发热、恶心、呕吐;或有盆腔腹膜炎;或输卵管卵巢脓肿;或门诊治疗无效;或不能耐受口服抗生素;或诊断不清,均应住院抗生素治疗。

常用抗生素的抗菌谱如下:①青霉素类,对革兰阳性球菌如链球菌、肺炎球菌、敏感的葡萄球菌的抗菌作用较强,对革兰阴性球菌及革兰阴性杆菌有抗菌作用,但容易产生耐药。②头孢菌素类,第一代头孢菌素对革兰阳性球菌的抗菌作用强,对革兰阴性杆菌有抗菌作用,但由于对革兰阴性菌的β内酰胺酶的抵抗力较弱,革兰阴性菌对本代抗生素较易耐药;第二代头孢菌素的抗酶性能强、抗菌谱广,对革兰阴性菌的作用增强,但对革兰阳性菌的抗菌效能与第一代相近或稍低;第三代头孢菌素的抗菌谱及抗酶性能优于第二代头孢菌素,对革兰阴性菌的作用较第二代更强,可用于对第二代耐药的革兰阴性菌株。此外,某些第三代药物对厌氧菌有效,但第三代头孢菌素对革兰阳性菌的作用与第一代头孢菌素近似或较弱。③氨基糖苷类抗菌谱为革兰阴性杆菌。④大环内酯类,敏感细菌主要为革兰阳性球菌及支原体、衣原体。⑤四环素类主要用于衣原体、支原体及立克次体的感染。⑥硝咪唑类主要用于厌氧菌感染。⑦其他抗生素有克林霉素及林可毒素等。联合用药的配伍须合理,药物种类要少,毒性要小。

盆腔炎常用的抗生素配伍方案如下,以静脉滴注收效快。

1)头孢霉素类或头孢菌素类药物:头孢霉素类,如头孢西丁钠 2g,静脉滴注,每 6h1 次;或头孢替坦二钠 2g,静脉滴注,每 12h1 次。其他的头孢菌素类,如头孢呋辛钠、头孢唑肟钠、头孢曲松钠、头孢噻肟钠等也可选用。如考虑有衣原体或支原体感染,应加用多西环素 100mg口服,每 12h1 次,连服 10~14 日。不能耐受多西环素者,可用阿奇霉素替代,每次 500mg,每日 1 次,连用 14 日。输卵管卵巢积脓者,可加用克林霉素或甲硝唑,更有效对抗厌氧菌。

2)克林霉素与氨基糖背类药物联合:克林霉素 900mg,每 8h1 次,静脉滴注;庆大霉素先给予负荷量 2mg/kg,然后给予维持量 1.5mg/kg,每 8h1 次,静脉滴注。临床症状、体征改善后继续静脉应用 24~48h,克林霉素改为口服,每次 450mg,每日 4 次,连用 14 日;或多西环素 100mg,口服,每 12h1 次,连服 14 日。

3)青霉素类与四环素类药物联合:氨苄西林/舒巴坦 3g,静脉滴注,每 6h1 次,加多西环素 100mg,每日 2 次,连服 14 日。

4)喹诺酮类药物与甲硝唑联合:氧氟沙星 400mg,每 12h1 次,静脉滴注;或左氧氟沙星 500mg,静脉滴注,每日 1 次,加甲硝唑 500mg,静脉滴注,每 8h1 次。

目前由于耐喹诺酮类药物淋病奈瑟菌株的出现,喹诺酮类药物不作为盆腔炎性疾病的首选药物。若存在以下因素:淋病奈瑟菌地区流行和个人危险因素低、头孢菌素不能应用(对头孢菌素类药物过敏)等,可考虑应用喹诺酮类药物,但在开始治疗前,必须进行淋病奈瑟菌的检测。

3.手术治疗 主要用于抗生素治疗控制不满意的输卵管卵巢脓肿或盆腔脓肿。下列情况为手术指征。

(1)药物治疗无效:输卵管卵巢脓肿或盆腔脓肿经药物治疗 48~72h,体温持续不降,患者中毒症状加重或包块增大者,应及时手术,以免发生脓肿破裂。

(2)脓肿持续存在:经药物治疗病情有好转,继续控制炎症数日(2~3 周),肿块仍未消失但已局限化,应手术切除,以免日后再次急性发作。据国外报道,25%~30%输卵管卵巢脓肿因脓肿持续存在而行手术治疗。

(3)脓肿破裂:突然腹痛加剧、寒战、高热、恶心、呕吐、腹胀,检查腹部拒按或有中毒性休克表现,均应怀疑为脓肿破裂,需立即剖腹探查。若脓肿破裂未及时救治,死亡率高,因此一旦怀疑破裂需立即在抗生素治疗的同时行剖腹探查。

手术可根据情况选择经腹手术或腹腔镜手术。手术范围应根据病变范围、患者年龄、一般状态等全面考虑，原则以切除病灶为主。为了保存生育能力及卵巢功能，多主张对年轻患者的单侧输卵管卵巢脓肿行单侧附件切除；年龄大、双侧附件受累或附件脓肿屡次发作者，行全子宫及双附件切除术；对极度衰弱危重患者的手术范围须按具体情况决定。若盆腔脓肿位置低、突向阴道后穹隆时，可经阴道切开排脓，同时注入抗生素。

（十）盆腔炎性疾病后遗症

盆腔炎性疾病后遗症过去多称之为盆腔慢性炎症。一般可分为近期和远期后遗症。近期后遗症包括肝周围炎、输卵管卵巢脓肿等。后者一旦破裂可造成弥漫性腹膜炎及败血症，甚至危及患者生命。远期后遗症的发生率在25%左右，以下分别叙述。

1.临床表现

（1）不孕：盆腔炎性疾病后不孕发生率为20%～30%，多为输卵管性不育。由于感染和炎症导致的输卵管积水、瘢痕、粘连和输卵管伞端闭锁引起。少部分由于卵巢周围炎症、排卵障碍引起。

（2）异位妊娠：盆腔炎性疾病后异位妊娠发生率是正常妇女的8～10倍。盆腔炎性疾病造成输卵管的损害可延迟或阻挡受精卵的正常运行，使其不能正常达到宫腔着床，而着床于输卵管发生异位妊娠。

（3）慢性盆腔痛：文献报道约20%的急性盆腔炎发作后遗留慢性盆腔痛，慢性盆腔痛常发生在盆腔炎性疾病发作后的4～8周。慢性盆腔痛与盆腔炎性疾病发作的次数及严重性显著正相关。慢性盆腔痛患者有2/3伴不育及性交痛。炎症形成的粘连、瘢痕及盆腔充血，常引起下腹部坠胀、疼痛及腰骶部酸痛，常在劳累、性交后及月经前后加剧。

（4）盆腔炎性疾病反复发作：有盆腔炎性疾病病史者，约25%将再次发作。年轻妇女再次发作的机会是年纪稍大妇女的2倍。有学者认为由于盆腔炎性疾病造成的输卵管组织结构的破坏，局部防御功能减退，若患者仍处于同样的高危因素，可造成再次感染导致盆腔炎性疾病反复发作。

2.妇科检查　子宫常呈后倾后屈，活动受限或粘连固定。若为输卵管炎，则在子宫一侧或两侧触到呈索条状的增粗输卵管，并有轻度压痛；若为输卵管积水或输卵管卵巢囊肿，则在盆腔一侧或两侧触及囊性肿物，活动多受限；若为盆腔结缔组织炎时，子宫一侧或两侧有片状增厚、压痛，宫骶韧带常增粗、变硬，有触痛。

3.治疗　对于盆腔炎性疾病后遗症目前尚无特殊有效的治疗方法，重点在于预防。需根据不同情况选择治疗方案。对不孕患者，可先在腹腔镜下明确诊断，多需要辅助生育技术协助受孕。对慢性盆腔痛者，治疗前需和子宫内膜异位症等其他引起盆腔痛的疾病相鉴别，可对症处理或给予中药、理疗等综合治疗。对存在感染灶，反复引起炎症急性发作或伴有严重盆腔疼痛经综合治疗无效者可选择手术治疗。输卵管积水者亦需行手术治疗。

（十一）预防

1.注意性生活卫生，减少性传播疾病。

2.注意个人卫生，锻炼身体，增强体质。

3.做好经期、孕期及产褥期的卫生宣传。

4.严格掌握产科、妇科的手术指征，做好术前准备；术时注意无菌操作；术后做好护理，预防感染。

5.及时彻底治疗急性盆腔炎,防止转为慢性盆腔炎。

6.及时治疗下生殖道感染。

二、生殖器结核

由人型结核杆菌侵入机体后在女性生殖器引起的炎症称生殖器结核(genital tuberculosis),又称结核性盆腔炎。多见于20~40岁妇女,也可见于绝经后的老年妇女。由于本病病程缓慢,症状不典型,往往被忽视。近年生殖器结核的发病率有升高趋势。

(一)传染途径

生殖器结核是全身结核的表现之一,常继发于肺结核、肠结核、腹膜结核、肠系膜淋巴结的结核病灶,也有少许患者可继发于淋巴结核、骨、关节结核或泌尿系统结核。生殖器结核潜伏期很长,可达1~10年,多数患者在日后发现生殖器结核时原发灶已痊愈。常见的传染途径如下所述。

1.血行传播 为最主要的传播途径。结核杆菌一般首先感染肺部,短时间内即进入血液循环,传播至体内其他器官,包括生殖器官。青春期时正值生殖器发育,血供丰富,结核菌易借血行传播。

2.直接传播 腹膜结核、肠结核可直接蔓延到内生殖器。腹膜结核与输卵管结核常并存,可相互传染。

3.淋巴传播 较少见。多为逆行性传播,如消化道结核可通过淋巴管传播感染内生殖器。

4.性交传播 极为罕见。一般多为男性患泌尿系结核,结核菌通过性交传染至女性。

(二)病理

女性生殖器结核绝大多数首先感染输卵管,其次为子宫内膜、卵巢、宫颈等处。

1.输卵管结核 占女性生殖器结核的90%~100%,多为双侧性。典型病变输卵管黏膜皱襞可有广泛的肉芽肿反应及干酪样坏死,镜下可见结核结节。外观可有不同表现:有的输卵管增粗肥大,其伞端外翻如烟斗嘴状,有时伞端封闭,管腔内充满干酪样物质;有的输卵管增粗,管壁内有结核结节;有的输卵管僵直变粗,峡部有多个结节隆起;少数在其浆膜面见多个粟粒结节,有时盆腔腹膜、肠管表面及卵巢表面也布满类似结节,或并发腹水型结核性腹膜炎。在输卵管管腔内见到干酪样物质,有助于同非结核性炎症相鉴别。输卵管常与其邻近器官如卵巢、子宫、肠曲广泛粘连。

2.子宫内膜结核 占生殖器结核的50%~80%,常由输卵管结核蔓延而来。输卵管结核患者约半数同时有子宫内膜结核。病变首先出现在宫腔两侧角,随着病情进展,子宫内膜受到不同程度结核病变的破坏,最后代以瘢痕组织,可使宫腔粘连变形、缩小。病变多局限于内膜,早期呈散在粟粒样结节,极少数严重者病变侵入肌层。

3.卵巢结核 亦由输卵管结核蔓延而来,占生殖器结核的20%~30%。多为双侧性。卵巢表面可见结核结节或干酪样坏死或肉芽肿。因有白膜包围,通常仅有卵巢周围炎,侵犯卵巢深层较少。若由血行传播引起的感染,可在卵巢深部形成结节及干酪样坏死性脓肿。

4.宫颈结核 占生殖器结核的10%~20%,常由子宫内膜结核下行蔓延形成,而经淋巴传播或血循环传播较少见。肉眼观病变呈乳头状增生或为溃疡,这时外观不易与宫颈癌区别。

5.盆腔腹膜结核 盆腔腹膜结核多合并输卵管结核。根据病变特征不同,分为渗出型和粘连型。渗出型以渗出为主,特点为腹膜上布满无数大小不等的散在灰黄色结节,渗出液为草黄色,澄清,积聚于盆腔。有时因粘连可形成多个包裹性囊肿;粘连型以粘连为主,特点为腹膜增厚,与邻近脏器之间发生紧密粘连,粘连间的组织常发生干酪样坏死,易形成瘘管。

(三)临床表现

生殖器结核的临床表现很不一致,不少患者可无症状,有的患者则症状较重。

1.月经失调 是女性生殖器结核较常见的症状。早期因子宫内膜充血或形成溃疡而表现为经量过多。多数患者就诊时病程已久,此时子宫内膜已受到不同程度破坏,表现为月经稀少甚至闭经。

2.不孕 输卵管结核患者的输卵管黏膜破坏与粘连,管腔可狭窄或阻塞;或虽然输卵管管腔尚有部分通畅但是黏膜纤毛被破坏,输卵管僵硬、蠕动受限已丧失运输功能而导致不孕。在原发性不孕患者中生殖器结核常为主要原因之一。子宫内膜结核妨碍受精卵的着床和发育,也可致不孕。

3.下腹坠痛 由于盆腔炎症和粘连,或结核性输卵管卵巢脓肿,可有不同程度的下腹坠痛,经期症状可加重。

4.白带增多 多见于合并子宫颈结核者。

5.全身症状 若为活动期,可有发热、盗汗、乏力、食欲不振、体重减轻等结核病的一般症状。也有较多患者全身症状不明显,有时仅有经期发热,是生殖器结核的典型临床表现之一。

6.全身及妇科检查 由于病变部位、程度与范围不同而有较大差异,较多患者无明显体征和其他自觉症状,常常因为不孕行相关检查才发现生殖器结核。生殖器和腹膜结核并存时,检查时腹部有柔韧感或腹水征,形成包裹性积液时,可触及囊性肿块,边界不清,不活动,表面因有肠管粘连,叩诊空响。生殖器结核患者常常有子宫发育较差,因和周围组织粘连而使活动受限。如果附件受累,在子宫两侧可触及条索状的输卵管,或可扪及输卵管与卵巢粘连形成的大小不等的肿块,质硬、不规则、表面不平、活动度差、无压痛,呈结节或乳头状突起,或可触及钙化结节。

(四)诊断

病史对本病的诊断极为重要。需详细询问有无结核家族史、本人结核接触史、本人生殖器以外脏器结核史。多数患者无明显症状,阳性体征不多,故诊断时易被忽略。当患者有原发不孕、月经量少、稀发或闭经;慢性盆腔炎久治不愈时;年轻女性有低热、盗汗、盆腔炎或腹水时,均应考虑有生殖器结核的可能。

辅助诊断方法如下所述。

1.子宫内膜病理检查 是诊断子宫内膜结核最可靠的依据。因为经前子宫内膜较厚,如有结核菌,此时阳性率高,故诊刮应选择在经前1周或月经来潮6h内。刮宫时应注意刮取子宫角部内膜,因为子宫内膜结核多由输卵管蔓延而来。最好将标本做系统连续切片,以免漏诊。在病理切片上找到典型结核结节即可确诊。因刮宫可能会引起结核病灶扩散,所以术前术后使用抗结核药物预防性治疗。其他部位的生殖道结核也需病理学检查才能明确诊断。

2.X线检查

(1)胸部X线片:必要时行消化道或泌尿系统X线检查,以便发现原发病灶。但许多患者在发现生殖道结核时,原发病灶已愈合,故X线阴性并不能排除结核。

（2）盆腔 X 线片：发现孤立钙化灶，提示曾有盆腔淋巴结结核病灶。

（3）子宫输卵管碘油造影：可能见到下列征象：①子宫腔形态各不相同，且有不同程度的狭窄或变形，无刮宫或流产病史者边缘呈锯齿状；②输卵管管腔有多发性狭窄，呈典型串珠状或细小而僵直在相当于盆腔淋巴结、输卵管、卵巢部位有散在粟粒状透亮钙化灶；④若碘油进入子宫一侧或两侧静脉丛、宫旁淋巴管时应考虑有子宫内膜结核的可能。子宫输卵管造影对生殖器结核的诊断有一定的价值，但也有可能将输卵管中的干酪样物质及结核菌带到腹腔，故造影前后应服用抗结核药物。

3.腹腔镜检查 能比较直观地观察子宫、输卵管浆膜面、卵巢有无粟粒结节及肿块，并可取后穹隆液体行结核菌培养，或取病变处做病理检查。患者往往有盆腔粘连或肠管粘连，做此项检查时应注意避免肠管副损伤。

4.结核菌检查 对月经血或宫腔刮出物或腹腔液进行结核菌检查。常用方法：①涂片抗酸染色查结核菌；②结核菌培养，这种方法比较准确，但结核菌生长缓慢，通常 1～2 个月才能得到结果；③分子生物学方法，如聚合酶链反应技术，对疾病能迅速诊断，但可能出现假阳性；④动物接种，方法复杂，需时较长，难以推广。

5.结核菌素试验 阳性说明体内曾有结核分枝杆菌感染，若为强阳性说明目前仍有活动性病灶，但不能说明病灶部位，若阴性一般情况下表示未有过结核分枝杆菌感染。

6.其他 如血常规、血沉等。结核性盆腔炎白细胞计数不高，分类淋巴细胞增多，不同于化脓性盆腔炎性疾病。结核活动期血沉增快，但正常不能排除结核病变。这些化验结果均为非特异性，只能作为诊断参考。

（五）鉴别诊断

1.非特异性慢性盆腔炎 多有分娩、流产、宫腔手术史、急性盆腔炎病史，经量一般较多，闭经极少见；而生殖器结核多为不孕、经量减少甚至闭经。生殖器结核盆腔检查时有时可扪及结节。

2.子宫内膜异位症 与生殖器结核的临床表现多有相似之处，如不孕、低热、痛经，妇科检查盆腔有粘连、增厚及结节等。但子宫内膜异位症的痛经较为严重，且表现为进行性加重，一般经量较多，通过子宫输卵管碘油造影、诊断性刮宫及腹腔镜检查等基本都能明确诊断。

3.卵巢囊肿 结核性腹膜炎有包裹性积液时容易误诊为卵巢囊肿。卵巢囊肿多表面光滑、边界清、活动度好，而结核性炎性附件包块表面不规则、界限不清，应与卵巢癌相鉴别。结合患病过程、有无结核病史、B 型超声检查等可协助鉴别。临床上有时将卵巢癌误认为盆腔腹膜和生殖器结核，长期采用抗结核治疗，以致延误病情，故诊断困难时，可做腹腔镜检查或剖腹探查以确诊。

4.宫颈癌 宫颈结核可有乳头状增生或表浅溃疡，与早期宫颈癌不易鉴别，应做宫颈刮片行细胞学检查及宫颈活组织检查。

（六）治疗

1.一般治疗 活动期患者需卧床休息，至少应休息 3 个月。慢性患者可以从事部分较轻工作，注意劳逸结合，加强营养，适当参加体育锻炼，增强体质，增强机体抵抗力及免疫力。

2.抗结核药物治疗 是治疗结核的重要措施，抗结核药物治疗对女性生殖器结核 90% 有效。药物治疗应遵循的原则是早期、联合、规律、适量、全程。既往多采用 1.5～2 年的长疗程治疗，近年采用利福平、异烟肼、乙胺丁醇、链霉素及吡嗪酰胺等抗结核药物联合治疗，将疗程缩短为 6~9 个月,取得良好疗效。治疗方案目前推行短疗程药物治疗,前 2~3 个月可用强化治疗,后 4~6 个月可用巩固疗法。具体包括:①每日异烟肼、利福平、吡嗪酰胺及乙胺丁醇四种药物联合应用 2 个月,后 4 个月每日连续应用异烟肼、利福平（2HRZE/4HR）;或后 4 个月每周 3 次间歇应用异烟肼、利福平（2HRZE/4H$_3$R$_3$）;②强化期异烟肼、利福平、吡嗪酰胺及乙胺丁醇四种药联合应用 2 个月,巩固期每日应用异烟肼、利福平、乙胺丁醇连续 4 个月（2HRZE/4HRE）,或巩固期每周 3 次应用异烟肼、利福平、乙胺丁醇连续 4 个月（2HRZE/4H$_3$R$_3$E$_3$）。第一个方案可用于初次治疗的患者,第二个方案多用于治疗失败或复发的患者。

3.手术治疗　出现以下情况应考虑手术治疗:①盆腔包块经药物治疗后有好转,但仍未完全消失,特别是不能除外恶性肿瘤者;②治疗无效或反复发作者;子宫内膜结核严重,内膜破坏广泛,药物治疗无效者;③药物治疗无效,形成较大包块;或形成较大的包裹性积液。术前、术中及术后应采用抗结核药物治疗,以避免手术时感染扩散及减轻盆腔粘连,并达彻底治愈。手术范围根据年龄及病变范围、程度决定。手术以全子宫及双侧附件切除术为宜,但对年轻妇女应尽量保留卵巢功能。由于生殖器结核所致的粘连常较广泛而致密,术前应口服肠道消炎药物并做清洁灌肠,术时应注意解剖关系,避免副损伤。生殖器结核治疗后的妊娠率极低,对部分希望妊娠者,可行辅助生育技术助孕。

（七）预防

加强宣传教育,增强体质,做好儿童保健。生殖器结核多为继发感染,原发灶以肺多见,预防措施和肺结核一致,积极防治肺结核、淋巴结核和肠结核等。

（周荣华）

第二章　女性生殖系统肿瘤

第一节　外阴肿瘤

一、外阴良性肿瘤

较少见，一般生长缓慢，无症状，偶有恶变。

（一）乳头状瘤

乳头状瘤（papilloma）为单发肿块，多发生于大阴唇，表面见乳头状突起，乳头小而多，直径由数毫米至数厘米，质略硬。大乳头瘤表面可破溃、出血、感染。镜下见指状疏松纤维基质，其上有增生的鳞状上皮覆盖。表皮增厚以棘细胞层和基底细胞层为主，上皮脚变粗，并向真皮纤维结缔组织内伸展。上皮细胞排列整齐，细胞无明显的异形性。2%～3%有恶变倾向。多发生于中老年妇女，发病年龄大多在 40～70 岁。病变生长缓慢，可无症状，但也可有外阴瘙痒及局部炎症病史。诊断时需与外阴尖锐湿疣相鉴别。病理检查有助于鉴别。治疗以肿瘤局部切除为主，但范围宜稍广。如切除不尽，术后可复发。

（二）纤维瘤

纤维瘤（fibroma）一般为小或中等大的带蒂肿瘤，常为单发，呈球形或卵圆形，表面分叶不规则，光滑，质硬。切面为致密灰白色，纤维组织呈束状纵横交错或漩涡状排列。镜下见包膜为纤维结缔组织，实质由成熟的成纤维细胞和胶原纤维组成，呈束状编织状。外阴纤维瘤多见于生育年龄妇女，生长缓慢，一般无症状，如肿瘤过大可影响行动和性生活。治疗行局部肿瘤切除。

（三）脂肪瘤

脂肪瘤（lipoma）少见，是由成熟脂肪细胞构成的良性肿瘤。一般发生于大阴唇，单发，大小不一，大多无蒂，质地柔软，圆形有时呈分叶状。肿瘤与周围组织分界清楚，有包膜。切面呈黄色。镜下见肿瘤由成熟的脂肪细胞构成，间质有多少不等的纤维组织和血管。肿瘤较小时一般无不适症状，如肿瘤体积较大，则会引起行走不便或性交困难。肿瘤较小无症状者不需治疗，大者可手术切除。

（四）平滑肌瘤

平滑肌瘤（leiomyoma）是由平滑肌细胞组成的皮肤良性肿瘤，少见，多为单个、界限清楚、活动、呈分叶状或哑铃状的实性肿瘤。切面灰白色有光泽，有包膜。镜下可见平滑肌细胞排列成束状，与胶原纤维束纵横交错或形成旋涡状结构。青年女性多见。一般无症状，肿瘤过大可产生外阴下坠感，甚至影响活动和性生活。治疗以手术切除为主。

二、外阴上皮内瘤变

外阴上皮内瘤变（vulvar intraepithelial neoplasia，VIN）是一组外阴疾病的统称，指肿瘤局限于表皮内，未发生周围间质浸润和转移，是外阴癌的癌前病变。近年来，VIN 发病率快速增长，发病年龄也呈年轻化趋势。

（一）VIN 的分类与病因

国际外阴疾病研究会（International Society for the Study of Vulvar Disease ISSVD）2004年新的分类将 VIN 分为两型，即普通型 VIN（usual VIN，uVIN）和分化型 VIN（differentiated VIN，dVIN）。进一步又将 uVIN 分为 3 种亚型，即疣样型、基底细胞样型和混合型。另外将外阴 Paget 病等其他不能归入上述两类的 VIN 病变归入未分类型 VIN。uVIN 是 VIN 最常见的类型，好发于 30～40 岁的年轻女性，持续性高危型人乳头瘤病毒如 HPV16 及 18 型感染在 uVIN 的发生中起重要作用。dVIN 少见，占所有 VIN 的 2%～5%。dVIN 多见于绝经后妇女，病因迄今尚不清楚。dVIN 常发生于有外阴苔藓样硬化病病史的女性，HPV 感染少见。

（二）病理改变

uVTN 的典型表现为表皮层增厚伴角化过度和（或）角化不全。镜下特征包括细胞排列紊乱、极性消失、细胞核与细胞质比例增高、核深染、核膜不规则、核分裂象增多等。其中，uVIN 疣样型大体表现为受累皮肤高低不平或呈粗短刺状及湿疣样外观，镜下表现为核多形性显著，多核细胞和挖空细胞常见。uVIN 基底细胞样型大体外观则较平坦，镜下表现为正常表皮细胞被弥漫性未分化角化细胞所取代。uVIN 混合型则表现为上述特征交错或混合存在。

dVIN 的特征为表皮层增厚伴角化不全。镜下表现为细胞高度分化，异型性严格限于表皮基底层及副基底层。基底层常可见散在核分裂象，异型细胞核大小较一致，染色质粗大且核仁明显，嗜伊红胞质显著增加，上皮表层细胞的成熟度正常且无挖空细胞，在其下方或相邻上皮乳头中可见慢性炎症细胞浸润。

（三）临床表现

VIN 的临床表现多样且无特异性，主要症状为外阴瘙痒、疼痛、烧灼感及性交障碍等，也有部分患者无明显自觉症状。

uVIN 体征常表现为突出于皮肤表而、界限清楚的不对称性白色或红色斑片或色素沉着，融合或分散。由于抓伤，皮肤表面常有破损、溃疡，以及渗出物或结痂等。病变既可侵犯外阴的皮肤，也可侵犯黏膜。病变可发生于外阴任何部位，最常见受累部位是大阴唇、小阴唇及阴唇系带，也可累及阴蒂、阴阜、会阴体及肛周。病灶可为孤立病灶，也可为多灶性。多灶性常见于年轻女性。dVIN 病灶常为孤立病灶，可表现为粗糙、色素剥脱灰白区域溃疡及隆起的红色或白色过度角化斑片。

（四）诊断及鉴别诊断

病理组织学检查是 VIN 诊断的主要依据。对于外阴瘙痒、白斑等治疗效果不好者，尤其是发生小结节、溃疡等，应警惕发展为 VIN 的可能。必须进行局部活体组织检查以明确诊断。为提高阳性率，可局部涂抹 3% 醋酸，在阴道镜引导下取活检，取活检时要有一定深度，以免遗漏浸润癌，注意外阴的多中心性病灶。此外，甲苯胺蓝染色有助于诊断。

VIN 主要依靠病理检查与非肿瘤性外阴皮肤及黏膜的疾病进行鉴别。因 VIN 可同时合并有阴道和子宫颈病变，应行子宫颈刮片检查，并仔细检查阴道、子宫颈。

（五）治疗

VIN 的治疗，应根据患者的年龄、病变程度和病变范围进行个体化的治疗，治疗方法包括手术切除、物理疗法及药物治疗等，以手术治疗为主。

1. 手术治疗　手术治疗是 VIN 的主要治疗手段，除可切除 VIN 病变外，还可提供标本进行组织病理学诊断。近年对 VIN 的手术治疗趋于保守。术式包括：

（1）局部广泛切除（wide local exision）：适用于病灶局限患者，切除范围应在病灶外 5～10mm，并对手术切缘行冰冻组织病理学检查以确定有无残留病灶。

（2）外阴皮肤剥除术（skinning vulvectomy）：用于病变较广泛或为多灶性。切除部分或者全部外阴和会阴皮肤的表皮和真皮层，保留皮下组织，维持外阴形态，尽量保留阴蒂。缺损区可以行皮肤移植或表层皮片植皮术。

（3）单纯外阴切除（simple vulvectomy）：适于年龄较大、广泛性 VIN 患者。切除范围包括外阴皮肤及部分皮下组织。

2.物理治疗　包括 CO_2 激光汽化和激光切除、冷冻、光动力学治疗等。治疗前需对患者进行组织学评估排除浸润癌，治疗后能保留外阴的外观，多用于年轻、病变广泛者的治疗。

3.药物治疗　可用 5％的 5－氟尿嘧啶（5－FU）软膏局部涂布，每日一次，至少 6～8 周。患者常因局部疼痛、烧灼感、局部溃疡而中止用药，且复发率较高，现已少用。近年一种局部免疫反应调节剂咪喹莫特（imiquimod）被用于治疗 VIN，并取得了较好的疗效。也可使用抗病毒药物如干扰素进行治疗。

三、外阴恶性肿瘤

外阴恶性肿瘤（vulvar malignant tumor）包括许多不同组织结构的恶性肿瘤，最常见的是外阴鳞状细胞癌（squamous cell carcinoma of vulva），其他包括恶性黑色素瘤（malignant melanoma）、基底细胞癌（basal cell carcinoma）、前庭大腺癌（bartholin gland carcinoma）、疣状鳞形细胞癌（verrucous carcinoma）以及外阴肉瘤（sarcoma of vulva）等。占妇科恶性肿瘤的 3％～5％。

（一）外阴鳞状细胞癌

外阴鳞状细胞癌（squamous cell carcinoma of vulva）是外阴癌中最常见的一种，占外阴恶性肿瘤的 85％～90％。多见于绝经期及高龄妇女，平均发病年龄 60 岁。

1.病因　确切病因尚不清楚。可能与下列因素有关：

（1）人乳头瘤病毒（HPV）16 型、18 型，单纯疱疹病毒，巨细胞病毒等感染。

（2）慢性外阴营养不良，鳞状上皮有不典型增生。

（3）外阴部慢性炎症，如外阴慢性皮炎、慢性溃疡、外阴瘙痒等长期刺激。

（4）肥胖、高血压、糖尿病、梅毒等常与外阴癌合并存在。

2.病理　分化好的外阴鳞状细胞癌，细胞层次和排列整齐，表层有角化过度，中层为棘层肥厚钉脚多而乱，大小形态不一，向真皮深部伸展浸润，钉脚的边缘处细胞有异型，在浸润组织内到处可见角化不良或角化珠存在于棘细胞间。分化差的外阴鳞状细胞癌，细胞呈梭形，体积较小，胞质少，核深染。

3.转移途径　外阴癌的转移方式有直接浸润、淋巴转移、血行转移，以前两种较常见。

（1）直接浸润：癌灶逐渐增大，沿皮肤、黏膜向内侵及阴道和尿道，晚期可累及肛门、直肠和膀胱等。

（2）淋巴转移：外阴部位淋巴管分布丰富，两侧淋巴管互相交通组成淋巴网。肿瘤一般向同侧淋巴结转移。最初转移至腹股沟浅淋巴结，再至股深淋巴结，并经此进入盆腔淋巴结，以后转移至腹主动脉旁淋巴结。但阴蒂部癌灶常向双侧淋巴结转移并可绕过腹股沟浅淋巴结直接至股深淋巴结。尿道、阴道、直肠、膀胱部分癌灶还可直接转移至盆腔淋巴结。

4.临床分期　现采用国际妇产科联盟(FIGO)2009年修订的分期法,见表3-2-1。

表3-2-1　FIGO(2009年)外阴癌分期

分期	肿瘤范围
Ⅰ期	肿瘤局限于外阴。淋巴结未转移
Ⅰ A	肿瘤局限于外阴或会阴。最大径线≤2cm,间质浸润≤1.0mm
Ⅰ B	肿瘤最大径线>2cm或局限于外阴或会阴,间质浸润>1.0mm
Ⅱ期	肿瘤侵犯下列任何部位:下1/3尿道、下1/3阴道、肛门。淋巴结未转移
Ⅲ期	肿瘤有或无侵犯下列任何部位:下1/3尿道、下1/3阴道、肛门,有腹股沟－股淋巴结转移
Ⅲ A	1个淋巴结转移(≥5mm),或1~2个淋巴结转移(<5mm)
Ⅲ B	≥2个淋巴结转移(≥5mm),或≥3个淋巴结转移(<5mm)
Ⅲ C	阳性淋巴结伴囊外扩散
Ⅳ期	肿瘤侵犯其他区域(上2/3尿道、上2/3阴道)或远处转移
Ⅳ A	肿瘤侵犯以下任何部位:上尿道和(或)阴道黏膜、膀胱黏膜、直肠黏膜或固定在骨盆壁,或腹股沟－股淋巴结出现固定或溃疡形成
Ⅳ B	任何部位(包括盆腔淋巴结)的远处转移

注:浸润深度指肿瘤从接近最表层乳头上皮－间质连接处至最深浸润点的距离

5.临床表现

(1)症状

1)多见于绝经后妇女,患者常有外阴前驱病变的病史,如外阴硬化萎缩性苔藓、外阴增生性营养障碍等。

2)外阴瘙痒为外阴癌的常见症状,病程一般较长。少部分患者无症状。

3)表面可因破溃和继发感染而有血性或脓性分泌物,常伴有外阴疼痛。

4)肿瘤邻近尿道或晚期肿瘤侵犯尿道可出现尿频、尿痛、排尿烧灼感及排尿困难。

(2)体征

1)早期病灶为局部出现丘疹、结节或小溃疡,多位于大阴唇,其次是小阴唇、阴蒂及后联合。

2)晚期病灶常表现为溃疡型、菜花样或乳头样肿块。

3)有时一侧或双侧腹股沟可触及增大、质硬、固定、无压痛的淋巴结。但需注意,增大的淋巴结并非均为癌转移,未触及增大淋巴结也不能除外淋巴结转移。

妇科检查时应注意外阴肿物的部位、大小、质地、活动度、与周围组织的关系,注意双侧腹股沟区是否有肿大的淋巴结。

6.诊断及鉴别诊断　外阴鳞状细胞癌位于体表,根据病史、症状和体征,诊断并不困难。但早期病灶常与一些慢性良性疾病和上皮内瘤变同时存在,而且浸润癌灶可能不明显。因此,对外阴可疑病灶均需结合辅助检查以确诊。确诊需依靠在可疑组织的非坏死区域取活检进行病理检查。在苯胺蓝染色、醋酸脱色后的不脱色区取活检,有助于获得准确的诊断结果。活检应包括病灶周围的皮肤及其下间质。

外阴癌需与外阴尖锐湿疣、外阴溃疡、外阴结核、外阴乳头状瘤、外阴慢性营养不良等鉴别。活检病理检查为唯一可靠的鉴别方法。

7.治疗　外阴鳞状细胞浸润癌的治疗以手术为主。对癌灶组织分化较差和中晚期病例可辅以放射治疗或化学治疗。

(1)手术治疗

Ⅰa期：单个外阴病灶，行局部广泛切除术(wide local excision)，手术切缘距离肿瘤边缘1cm，深度至少1cm，通常不需切除腹股沟淋巴结。

Ⅰb期：行广泛性外阴切除及腹股沟淋巴结切除。手术切除范围包括癌灶周围至少1～2cm宽外观正常的组织，深度应达尿生殖膈下筋膜。如果病变局限，行外阴根治性局部切除术(radical local excision)，如果癌灶在阴蒂部位或其附近，则应切除阴蒂。对于侧位型肿瘤，行同侧腹股沟、股淋巴结切除术。对位于中线和累及小阴唇前部的肿瘤，以及病灶较大的侧位型肿瘤，行双侧腹股沟、股淋巴结切除术。术中发现可疑肿大淋巴结并经冰冻病理检查证实为阳性者，切除增大的淋巴结，术后给予腹股沟和盆腔放疗。

Ⅱ期：行广泛性外阴切除术，并切除受累的尿道、阴道和肛门皮肤及双侧腹股沟淋巴结。

对于Ⅲ期和Ⅳ期晚期癌，如果估计可完整切除原发肿瘤并使切缘阴性，且不损伤括约肌造成大小便失禁，可以考虑肿瘤根治性切除。若手术切缘临近癌灶(<5mm)，又无法再行扩大切除术，术后应补充局部放疗。一并切除双侧腹股沟淋巴结。术后补充放疗和化疗。

(2)放射治疗：外阴鳞癌对放疗较敏感，但因外阴对射线耐受性差，易发生明显的放疗反应，一般仅作为外阴癌的辅助治疗。对晚期癌灶较大、浸润较广泛者，术前先行放射治疗以缩小病灶。术后放疗用于淋巴结阳性、切缘有癌及癌复发等情况。有手术禁忌证、晚期不宜手术者也可进行姑息性放射治疗。

(3)化学治疗：主要用于手术或放疗前的新辅助治疗，缩小肿瘤以利于后续的治疗，与放疗联合应用治疗无法手术的患者以及作为术后的补充治疗。可单独使用或与放疗联用。也用于复发患者的治疗。常用的化疗药物有长春新碱、环磷酰胺、氟尿嘧啶(5-FU)、博莱霉素、顺铂、依托泊苷、氮芥、丝裂霉素等。这些药物可单用，也可联合应用。

8.预后　预后与临床分期、病变部位、病灶大小、淋巴结是否转移、治疗方法等有关。外阴癌总的5年生存率约为70％，Ⅰ期和Ⅱ期可达90％，Ⅲ～Ⅳ期仅30％～40％。

(二)外阴基底细胞癌

外阴基底细胞癌(basal cell carcinoma)少见，属低度恶性。病变呈局部浸润，易复发，但不发生转移。多见于55岁以上的老年妇女。约20％可伴发其他癌，如外阴鳞状细胞癌、恶性黑色素瘤、宫颈癌等。

1.病理　癌组织自表皮基底层长出，呈团块状成堆伸入真皮层，周围常有收缩间隙。有时细胞排列呈腺腔样，中央为间质，有黏液变性。细胞浓染，核大，有分裂象。

2.临床表现

(1)症状：初起无自觉症状。此后以外阴瘙痒、烧灼感为主要症状。有溃疡形成时可出现疼痛或有出血、渗出。

(2)体征：常表现为小的病灶，一般直径小于2cm。病变多位于大阴唇。有三种基本类型：

1)结节溃疡型：表现为实质性结节，中间形成溃疡。

2)扁平型：病灶较表浅，扁平，表面呈蜡状、丘疹、红斑样。

3)息肉型：呈息肉状赘生物，表面完整。

上述三种类型可单独存在,也可混合存在。

3.诊断及鉴别诊断　根据病史及检查所见可考虑本病,确诊需依靠病理检查。诊断时需与鳞状细胞浸润癌、乳头状瘤等鉴别。鉴别诊断依赖病理。

4.治疗　为手术治疗,宜采用较广泛的局部切除,包括部分周围正常皮肤及皮下的深部组织。一般不需做外阴根治术及腹股沟淋巴结清扫术。术后复发者需再次手术。有外阴基底细胞癌者还应检查全身其他部位皮肤,注意有无基底细胞癌或其他原发癌。

5.预后　5 年生存率为 80%～95%。20%患者局部病灶切除后可出现局部复发。对于复发病灶,应再次切除,预后依然良好。

(三)外阴恶性黑色素瘤

外阴恶性黑色素瘤(malignant melanoma of vulva)是一种少见的恶性肿瘤,占外阴恶性肿瘤的 1%～3%,多数由色素痣恶变所致,恶性程度高,预后不佳。可发生于任何年龄妇女,多为 50 岁以上,平均年龄 54 岁。

1.病理　发生恶变的色素痣大多为痣细胞位于表皮与真皮交界处的混合痣。肿瘤细胞呈极度多形性改变,可为多角形,次空泡、梭形及多形态的混合型,常有核分裂。瘤细胞间质无界限。细胞排列多样,呈片状、条索状或假腺泡状,有时弥漫一片。细胞内黑色素颗粒分布不均。

2.分期　除采用 FIGO 分期外,多采用 Clark、Breslow 的镜下分期(表 3-2-2)。

表 3-2-2　Breslow、Clark 镜下分期

分期	Breslow	Clark
I	肿瘤厚度<0.76mm	原位黑色素瘤 肿瘤完全局限于表皮基底膜上
II	肿瘤厚度 0.76～1.50mm	病灶穿破基底膜侵入乳头状的真皮层
III	肿瘤厚度 1.51～2.25mm	肿瘤聚集在乳头状真皮层并扩展到何未侵犯网状真皮层
IV	肿瘤厚度 2.26～3.0mm	肿瘤侵犯网状真皮层
V	肿瘤厚度≥3.0mm	肿瘤侵犯皮下脂肪层

3.临床表现

(1)症状:患者既往多有外阴色素痣史,一般无症状,有些患者可有外阴瘙痒或疼痛、出血。

(2)体征:病灶大多位于小阴唇或阴蒂,也可发生于尿道口周围、大阴唇。可单发或多发。病灶常有色素沉着,颜色可为青黑、深蓝、棕色。也可无色素沉着。表面稍隆起,呈结节状或表面有溃疡。

4.诊断及鉴别诊断　根据外阴黑痣病史、症状及外阴检查所见,特别是外阴部原有的痣迅速长大变厚,颜色加深,或有破溃、出血者,应警惕恶变可能,确诊必须靠病理检查。近年研究结果发现,活检并不增加患者的复发率及死亡率,也不影响患者的预后。有些患者易出现转移是肿瘤本身的生物学特征所致,并非活检影响。

外阴恶性黑色素瘤主要需与色素痣鉴别。还需与鳞状细胞癌鉴别,尤其是缺乏色素的黑色素瘤,需做病理检查甚至超微结构检查以助鉴别。

5.治疗　与其他外阴恶性肿瘤相同,手术倾向于更为保守。原发病变应行广泛局部切除术,手术切缘应离开病变至少 1cm。预防性淋巴结清扫术不作为常规术式,选择性淋巴结切

除术对改善生存可能有意义。

本病对放射治疗不敏感。化疗有一定疗效。可用的化疗药物有卡氮芥、氮烯咪胺、长春新碱、博莱霉素、顺铂等，多采用联合化疗。

6.预后　与肿瘤侵入外阴皮肤真皮的深度以及有无淋巴结转移有关。其5年生存率为14%～50%,但有腹股沟淋巴结转移者生存率低于14%。无黑色素的皮下黑色素瘤是恶性程度极高的肿瘤。

（赵玉娟）

第二节　宫颈肿瘤

宫颈肿瘤(cervical tumor)分为良性及恶性两类。宫颈良性肿瘤(cervical benign tumor)包括常见的宫颈平滑肌瘤、宫颈乳头状瘤及其他少见的如宫颈血管瘤等;宫颈恶性肿瘤(cervical malignant tumor)包括宫颈鳞癌、宫颈腺癌、宫颈鳞腺癌及肉瘤等。

一、宫颈良性肿瘤

（一）宫颈平滑肌瘤

宫颈平滑肌瘤(cervical leiomyoma)是宫颈良性肿瘤中较常见的一种。来自宫颈间质肌组织或血管平滑肌组织。此种肿瘤为激素依赖性肿瘤。大多发生于生育年龄的妇女。宫颈平滑肌瘤与子宫肌瘤同源,占子宫肌瘤的2%～8%,平均5%,为圆形或椭圆形实性肿块,大小不等,多为单发。表面光滑或分叶状,切面为白色螺旋状结构,质地硬韧。突向宫颈管内者,称宫颈管内黏膜下肌瘤;其次为宫颈壁间肌瘤(前、后唇)及宫颈旁膨胀性生长性肌瘤。小的宫颈肌瘤无明显症状,常在妇科检查时偶然被发现。肌瘤长大后可表现压迫症状,如压迫膀胱则会出现尿频、排尿困难、尿潴留等;压迫输尿管则导致肾盂积水、肾盂炎症等。宫颈后唇的大肌瘤可压迫直肠,引起便秘,甚至排便困难。大的宫颈肌瘤除引起压迫症状外,还可在腹部摸到增大的实性包块。颈管内黏膜下肌瘤常有不规则阴道流血或阴道分泌物增多。小的宫颈肌瘤使宫颈外形变化不大,但质地变硬,大的宫颈肌瘤可使宫颈明显变形,宫颈口呈鱼口状,并可触到增大的肌瘤。宫颈肌瘤根据症状及体征即可初步诊断,但应与宫颈息肉、宫颈乳头状瘤、子宫黏膜下肌瘤、感染性流产及慢性子宫翻出鉴别。其确诊需靠手术及病理检查。该病以手术治疗为主。由于生长过大后增加手术难度,同时容易造成输尿管损伤,故一旦发现宫颈肌瘤则应积极手术。此病预后良好,当其恶变时应按子宫肉瘤处理。

（二）宫颈乳头状瘤

宫颈乳头状瘤(cervical papilloma)常见的有两种。与妊娠有关的乳头状瘤,其发生与妊娠黄体及胎盘分泌的雌激素、孕激素特别是雌激素的刺激有关。另一种为赘生性乳头状瘤,与妊娠无关,有5%可恶变。前者较后者多见。宫颈乳头状瘤可见从宫颈外口脱出的乳头状赘生物。镜下可见棘细胞层增生,整个上皮层增厚呈乳头状,其中心为纤维结缔组织。棘细胞排列整齐有层次,核分裂少见,胞质内含糖原。患者常无症状,多在妇科检查时发现。也可有阴道分泌物增多、不规则少量阴道出血或接触性出血等症状。妊娠期发生的乳头状瘤不需治疗,妊娠终止后肿瘤逐渐消退。非妊娠期,经活体组织检查排除宫颈恶性肿瘤后,以去除病灶为治疗原则,可用电切术将其去除,也可行电烙、冷冻或激光治疗。其确诊及鉴别诊断应靠病理检查。

二、子宫颈上皮内瘤变

宫颈上皮内瘤变(cervical intraepithelial neoplasia,CIN)是一组与宫颈浸润癌密切相关的癌前期病变。CIN 这一名词是 Richart 提出的新概念,它反映了宫颈癌发生发展的连续性过程。根据细胞的异型程度及累及范围,CIN 可分为三个级别,即:①CIN Ⅰ 相当于宫颈轻度不典型增生;指低级别的宫颈癌前病变。②CIN Ⅱ 相当于中度不典型增生;③CIN Ⅲ 相当于重度不典型增生和原位癌。高级别的宫颈癌前病变包括 CIN Ⅱ 和 CIN Ⅲ。CIN 患者发病时年龄较轻,通常为 30~40 岁。

(一)病理特点

宫颈上皮内瘤变,是对宫颈鳞状上皮增生性病变及病变程度的判断。肉眼观察常与宫颈炎性疾病或其他良性病变无法区别。但显微镜下表现不同,主要表现为细胞增生及非典型性。通常表现为鳞状上皮层次增多,基底细胞增生活跃、成熟不全,出现在基底旁层,甚至累及上皮全层。这些增生的细胞多伴有非典型性,表现为细胞核增大、深染、大小不等、极向紊乱,细胞胞质之间不清,并可见核分裂象等。根据病变范围通常分为 3 级:

1.CIN Ⅰ 级(轻度不典型增生)病变局限于子宫颈鳞状上皮层的下 1/3。增生的细胞形态与基底细胞相似,分布于基底和基底旁。核轻度异型,深染,可有分裂象,但少见,无病理性核分裂象。中、表层细胞分化正常。

2.CIN Ⅱ 级(中度不典型增生)病变常累及宫颈上皮层的下 1/3~2/3,细胞核增大,深染,异型性明显,分裂象多见,可见病理性核分裂象。不典型增生层和正常细胞层的分界仍清晰,未累及浅表层。

3.CIN Ⅲ 级(重度不典型增生及原位癌)重度不典型增生病变几乎累及宫颈鳞状上皮全层。细胞核增大,染色质增多,核深染,细胞排列不整齐,极性紊乱,异型性明显,核分裂象多见,病理性核分裂象常见。

4.CIN 累及腺体　任何级别的 CIN 均可累及附近的腺体。异型增生的细胞可部分或全部代替宫颈腺体上皮,而腺体腔面最表层细胞常保存腺上皮的特点,从而提示病变为 CIN 累及腺体,但仍属宫颈上皮内瘤变的范畴。不应将此种改变误认为鳞状细胞癌间质浸润。

(二)临床表现

1.症状　一般无明显临床症状,偶有白带增多、白带带血或接触性出血等症状。通常在宫颈癌筛查时发现。

2.体征　一般无明显异常,即使宫颈光滑也可能发生任何级别的 CIN。也可有宫颈充血、柱状上皮外移等表现,与一般宫颈炎无明显区别。

(三)诊断及鉴别诊断

1.诊断　同宫颈癌一样,组织病理学检查为 CIN 诊断的金标准。目前推荐宫颈病变三阶梯诊断程序,即宫颈细胞学检查(step1:cervical cytology)、阴道镜检查(step2:colposcopy);和宫颈组织病理学检查(step3:cervical pathology)。

(1)宫颈细胞学检查是三阶梯技术中的初级筛查技术。细胞学诊断结果异常者,进行阴道镜检查确定病变是否存在,并在其指引下在病变最严重区域取组织学标本确诊。

(2)阴道镜检查的目的是在阴道镜下,对可疑宫颈上皮内瘤变的部位提供评估意见并指导组织学活检标本取材,验证细胞学结果异常的来源。

(3)子宫颈组织病理学检查,是宫颈上皮内瘤变诊断的金标准。

三阶梯技术各有其长短,联合应用则可以扬长避短,减少漏诊及误诊,提高宫颈上皮内瘤变的检出率及准确性。

2.鉴别诊断　应与宫颈相关的任何疾病进行鉴别诊断。如宫颈炎症、结核、乳头状瘤等,最后鉴别仍然是靠子宫颈组织病理学检查确诊。

(四)CIN 管理方案

首先,应依据 CIN 诊断级别,参照细胞学、HPV 及阴道镜检查结果,明确治疗方案,使治疗规范化。其次,要对患者年龄、婚育情况、病变范围,以及症状、随诊条件和当地的技术条件、患者意愿等综合考虑,做到治疗个体化。治疗不足及治疗过度常由检查诊断不规范及不标准,或观念、认识和理解的误差引起的。有些处理具有争议性,需要实践积累和循证进行修改与完善。

1.CIN Ⅰ级　依据细胞学诊断的不同,可在 12 个月后进行细胞学和 HPV 检测随访,如在随访中 HPV DNA 检测阳性或重复细胞学为≥ASC-US,建议行阴道镜检查;也可选择治疗:阴道镜检查满意,可选择诊断性切除或消融术;如阴道镜检查不满意、宫颈管内存在 CIN 或患者曾经治疗过,推荐选择诊断性切除。

2.CIN Ⅱ级/Ⅲ级　基本的原则为:积极治疗,不再观察。如阴道镜检查结果满意,手术切除或破坏性治疗均可;阴道镜检查结果不满意或宫颈管检查为 CIN Ⅱ/Ⅲ级的患者选择诊断性手术切除;复发的 CIN Ⅱ、Ⅲ级患者应行手术切除治疗;全子宫切除术不可作为 CIN Ⅱ/Ⅲ级的首选治疗。应避免宫颈活检漏诊宫颈浸润癌而导致治疗不足;同时也要避免 CIN Ⅱ/Ⅲ级,甚至活检后仅仅是宫颈炎而导致的治疗过度。

(五)特殊人群的 CIN 管理方案

1.年轻女性(21～24 岁)患者

(1)CIN Ⅰ级:如 ASCUS 或 LSIL 后的 CIN1,建议 12 个月后复查细胞学,随访时不进行 HPV 检测;如 ASC-H、HSIL 或 AGC 后的 CIN1:阴道镜检查满意且颈管取样阴性,可 2 年内每隔 6 个月进行细胞学和阴道镜观察;随访过程中,如在阴道镜下高级别病灶被识别或 HSIL 持续 1 年,推荐再次活检;HSIL 持续 24 个月无 CIN2 及以上病变检出,推荐诊断性切除术。如阴道镜检查不充分,或颈管取样为 CIN2 及以上级别病变时建议诊断性切除。

(2)CIN Ⅱ/Ⅲ级:满意的阴道镜诊断下的 CIN Ⅱ级,应每 6 个月一次细胞学和阴道镜检查,可以随访两年。观察过程中,若病变持续或加重,行阴道镜活检。持续 2 年后可以选择诊断性手术切除。不满意的阴道镜诊断下的 CIN Ⅱ级和所有的 CIN Ⅲ级患者,都应选择诊断性手术切除。

2.妊娠期患者

(1)CIN Ⅰ级:可以继续妊娠,不采取任何诊疗方法。产后 6～8 周对宫颈重新评估。

(2)CIN Ⅱ/Ⅲ级:妊娠期间每 3 个月重复阴道镜检查。只有呈现更严重的病变或细胞学提示浸润癌时,才建议重复活检。只有怀疑浸润癌时,可以选择诊断性切除。产后 6～8 周应对宫颈重新评估。

(六)治疗方法

破坏宫颈组织表面的消融治疗和去除表面组织的切除方法都是用于治疗 CIN 病变的方

法。消融方法包括冷冻、激光、电灼和冷凝,大部分使用在阴道镜检查满意(整个转化区完全暴露)的情况下,但缺陷是不能保留组织标本进行病评估。切除方法可以提供组织样本用于病理检查,包括冷刀锥切、LEEP(广义的包括 LEEP 或 LLETZ)、激光锥切和电针锥切。在阴道镜检查不满意(整个转化区部分或者完全没有暴露)或满意的情况下均可使用。

(七)CIN 的转归

具有可逆性和进展性。一部分病变可自然消失而回归为正常上皮,另一部分可发展为癌,与病变的程度、范围、HPV 感染的型别和宿主的抵抗力等有关。CIN Ⅰ 级和 Ⅱ 级,可因刺激因素的停止或其他原因而转为正常上皮;也可因刺激因素的持续存在而保持其原有状态,甚至向 CIN Ⅲ 级发展。CIN Ⅲ 级逆转的可能性较小,经一定时间后可发展为早期浸润癌和浸润癌。据统计,如不治疗,有 10%～15% 的轻、中度不典型增生和约 75% 的重度不典型增生将发展为浸润癌。但发展和转变过程一般较缓慢。

(八)CIN 的随访

可每 6～12 个月进行 HPV DNA 检测;或 6 个月时行细胞学检查;或细胞学联合阴道镜随访,随访过程中如果出现≥ASC(+)和 HR－HPV(+),推荐阴道镜检查同时行宫颈管搔刮术;如采 HRHPV(－),细胞学连续 2 次正常,则转入常规筛查,每年一次,持续 20 年。随访过程中:HR－HPV(+)不能作为重复治疗或切除子宫的指征。

三、宫颈恶性肿瘤

宫颈癌(cervical carcinoma or cervical cancer or carcinoma of cervix)是常见的女性生阴道恶性肿瘤,全球每年有 50 万妇女罹患宫颈癌,其中 30 万死亡。发病率有明显的地域差异。在世界范围内,宫颈癌发病率最高的地区是哥伦比亚,最低的是以色列。我国属于高发区,但不地区发病率也相差悬殊,其地区分布特点是高发区连接成片,从山西、内蒙古、陕西,经湖北、湖南到江西,形成一个宫颈癌的高发地带。农村高于城市,山区高于平原。随着 50 年来国内宫颈细胞防癌涂片检查、长期大面积普查普治及妇女保健工作的开展,宫颈癌的发病率和死亡率均已明显下降,且晚期癌的发生率下降,早期及癌前病变的发现比例在上升。但患者年龄分布呈双峰趋势,在 35～39 岁和 60～64 岁,平均年龄为 52.2 岁。20 岁以前发病少见。宫颈癌以鳞状细胞癌为最多见,其次还有腺癌及鳞腺癌。

(一)病因

宫颈癌病因至今比较明确的是与人乳头瘤病者(human papillomavirus,HPV)感染相关。HPV 在自然界广泛存在,主要侵犯人的皮肤和黏膜,导致不同程度的增生性病变。目前鉴定出的 HPV 种类有 115 余种亚型,大约有 40 种与肛门生殖道感染有关。依据 HPV 对皮肤和黏膜的提示是良性或恶性,可将 HPV 分为低危型(良性损害)和高危型(恶性损害)。高危型 HPV 包括 16、18、31、33、35、39、45、51、52、56、58、59、68、73、82 型,此种类型通常与高等级宫颈病变和宫颈癌的发生相关,如 HPV16、18 型常常在宫颈癌中检测到。而我国还包括 33、31、58 及 52 型。低危型 HPV 包括 6、11、40、42、43、44、54、61、70、72、81、CP6108 型等,常常在良性或低等级宫颈病变中检测到,而很少存在于癌灶中,如 HPV6、11 型与外生殖器和肛周区域的外生型湿疣关系密切。

只有持续性 HPV 感染才会发展成为不同级别的 CIN 或子宫颈癌。一般来讲,HPV 感染若不被清除,在一两年内可以发展成为不同级别的 CIN,再过近十年,可能会发展成为浸润癌。HPV 的检测客观、敏感性高,近年来,许多国家已将 HR－HPV 检查列为宫颈癌及癌前病变常规筛查计划,2001 年欧洲妇产科传染科协会已将 HR－HPV 检测列为宫颈癌的普查项目,与宫颈液基细胞学联合用于年龄 30 岁以上妇女的宫颈癌筛查;2002 年美国癌症协会也将 HR－HPV 检测与 TCT 检查相结合用于 30 岁以上的妇女普查。若两种检查均阴性,可每3 年复查 1 次;若 HR－HPV 阳性,每年复查 1 次。目前包括荷兰、意大利、加拿大和芬兰等许多国家正在进行大规模前瞻性研究,以评估 HPV 检测作为宫颈初筛方法的有效性、合理性和成本效益。但以往资料也显示,宫颈癌的发生可能也与下列因素有关:

1.早婚、早育、多产。

2.性生活紊乱、性卫生不良。

3.宫颈裂伤、外翻、糜烂及慢性炎症的长期刺激。

4.其他病毒感染　疱疹病毒Ⅱ型(HSV－Ⅱ)及人巨细胞病毒(HCMV)等感染。

5.有高危的性伴侣　性伴侣有多种性病、性伴侣又有多个性伴侣、性伴侣患有阴茎癌、性伴侣的前任妻子患有宫颈癌等均属高危性伴侣。

6.吸烟者。

7.社会经济地位低下、从事重体力劳动者。

(二)组织发生和发展

1.正常宫颈上皮的生理　宫颈上皮由宫颈阴道部鳞状上皮与宫颈管柱状上皮共同组成,两者交接部位在宫颈外口,称原始鳞－柱交接部或鳞柱交界(squamo－columnar junction,SCJ)。但此交接部并非恒定,当新生女婴在母体内受到胎儿－胎盘单位分泌的高雌激素影响时,柱状上皮向外扩展,占据一部分宫颈阴道部;当幼女期由母体来的雌激素作用消失后,柱状上皮退至宫颈管内;青春期和生育期,尤其是妊娠期,雌激素增多使柱状上皮又外移至宫颈阴道部;绝经后雌激素水平低落,柱状上皮再度内移至宫颈管。这种随体内雌激素水平变化而移位的鳞－柱交接部称为生理性鳞柱交接部。在原始鳞柱交界和生理性鳞柱交界间所形成的区域称为移行带区(transformation zone),在移行带区形成过程中,其表面被覆的柱状上皮逐渐被鳞状上皮所替代。替代的机制有:①鳞状上皮化生(squamous metaplasia):当鳞柱交界位于宫颈阴道部时,暴露于阴道的柱状上皮受阴道酸性环境影响,移行带区的柱状上皮下未分化储备细胞(reserve cell)开始增生,并逐渐转化为鳞状上皮,继之柱状上皮脱落,被复层鳞状细胞替代,此过程称鳞状上皮化生。化生的鳞状上皮偶可分化为成熟的角化细胞,但一般均为大小形态一致、圆形、核大的未成熟鳞状细胞,无明显表、中、底三层之分,也无核深染、异型或异常分裂象。化生的鳞状上皮既不同于宫颈阴道部的正常鳞状上皮,镜检时见到两者间的分界线;又不同于非典型增生,因而不应混淆。宫颈管腺上皮也可发生鳞状上皮化生而形成鳞化腺体。②鳞状上皮化(squamous epithelization):宫颈阴道部鳞状上皮直接长入柱状上皮与其基底膜之间,直至柱状上皮完全脱落而被鳞状上皮替代,称为鳞状上皮化。鳞状上皮化多见于宫颈糜烂愈合过程中,愈合后的上皮与宫颈阴道部的鳞状上皮无区别。

2.宫颈浸润癌的形成　当宫颈上皮化生过度活跃,伴某些外来致癌物质刺激,或 CIN 继续发展,异型细胞突破上皮下基底膜,累及间质时,则形成宫颈浸润癌。

(三)病理

宫颈浸润癌(invasive cervical carcinoma)是宫颈的癌细胞突破基底层向间质浸润的状态,分为镜下浸润癌(microinvasive)和浸润癌(invasive of carcinoma)。

1. 宫颈鳞状细胞癌(squamous cell carcinoma of cervix)占 70％～85％。鳞癌与腺癌在外观上无特殊差异,两者均可发生在宫颈阴道部或宫颈管。

(1)大体检查:镜下早期浸润癌及极早期宫颈浸润癌,肉眼观察无明显异常,或类似于宫颈柱状上皮外移,随着病变逐步发展,有以下 4 种类型(图 3－2－1):

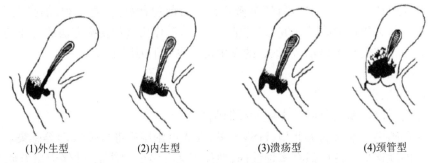

(1)外生型　　　(2)内生型　　　(3)溃疡型　　　(4)颈管型

图 3－2－1　宫颈癌类型

①外生型:最常见。病灶向外生长,状如菜花,又称菜花型。组织脆,初起为息肉样或乳头状隆起,继而发展为向阴道内突出的菜花状赘生物,触之易出血。

②内生型:癌灶向宫颈深部组织浸润,使宫颈扩张并侵犯子宫峡部。宫颈肥大而硬,表面光滑或仅见轻度糜烂,整个宫颈段膨大如桶状。

③溃疡型:上述两型癌灶继续发展,癌组织坏死脱落形成凹陷性溃疡或空洞样形如火山口。

④颈管型:癌灶发生在宫颈外口内,隐蔽在宫颈管,侵入宫颈及子宫峡部供血层以及转移到盆壁的淋巴结,不同于内生型,后者是由特殊的浸润性生长扩散到宫颈管。

(2)显微镜检查

①镜下早期浸润癌(microinvasive carcinoma of cervix):为肉眼判断的早期浸润癌。原位癌基础上,镜下可发现癌细胞小团似泪滴状、锯齿状穿破基底膜,或进而出现膨胀性间质浸润。镜下早期浸润癌的标准参见临床分期(表 3－2－3)。

表 3－2－3　镜下早期浸润癌的分期标准

Ⅰ级	即角化性大细胞型,分化较好,癌巢中有多数角化现象;可见癌珠,核分裂象<2 个/高倍视野
Ⅱ级	即非角化性大细胞型。中度分化,达宫颈上皮中层细胞的分化程度,细胞大小不一,癌巢中无明显角化现象,核分裂象 2～4 个/高倍视野
Ⅲ级	即小细胞型。多为未分化的小细胞(相当于宫颈上皮底层的未分化细胞),核分裂象>4 个/高倍视野

②浸润癌:指癌灶浸润间质的范围已超出可测量的镜下早期浸润癌,呈网状或团块状融合浸润间质。根据细胞分化程度分 3 级:

2. 宫颈腺癌(cervical adenocarcinoma)占 5％～15％。

(1)大体检查:来自宫颈管,并浸润宫颈管壁。当癌灶长至一定程度即突向宫颈外口,常侵犯宫旁组织。癌灶呈乳头状、芽状、溃疡或浸润型。病灶向宫颈管内生长,早期宫颈外观完全正常,中后期宫颈管膨大如桶状。

(2)显微镜检:常见的有以下三型。

①黏液腺癌(mucin secreting adenocarcinoma):最常见,来源于宫颈黏膜柱状黏液细胞,镜下见腺体结构,腺腔内有乳头状突起,腺上皮增生为多层,细胞低矮,异型性明显,见核分裂

象,细胞内含黏液。

②恶性腺瘤(adenoma malignum):又称微偏腺癌(minimal deviation adenocarcinoma)。肿瘤细胞貌似良性,腺体由柱状上皮覆盖,细胞异型性,表皮为正常宫颈管黏膜腺体,腺体多,大小不一,形态多变,常含点状突起,浸润宫颈壁深层,并有间质反应包绕。此种组织类型由于与炎症不易区别而易误诊。

③鳞腺癌(squamo-adenocarcinoma):来源于宫颈黏膜柱状细胞,较少见,癌细胞幼稚,同时向腺癌和鳞癌方向发展故名。是储备细胞同时向腺癌和非典型鳞状上皮化生发展而成。两种上皮性癌在同一部位紧密结合,有时可见从一种上皮癌过渡到另一种癌。预后较差。

(四)转移途径

主要为直接蔓延及淋巴转移,血行转移较少见。

1.直接蔓延　最常见。癌组织局部浸润,并向邻近器官及组织扩散。外生型常向阴道壁蔓延,宫颈管内的病灶扩张宫颈管并向上累及宫腔。癌灶向两侧蔓延至主韧带、骶骨韧带、阴道旁组织,其至延伸到骨盆壁,晚期可引起输尿管阻塞。癌灶向前后蔓延侵犯膀胱或直肠,其至造成生殖道瘘。

2.淋巴转移　当宫颈癌局部浸润后,即侵入淋巴管,形成瘤栓,随淋巴液引流到达局部淋巴结,在淋巴管内扩散。宫颈癌淋巴结转移分为一级组(包括宫旁、宫颈旁或输尿管旁、闭孔、髂内、髂外淋巴结)和二级组(包括髂总,腹股沟深、浅及腹主动脉旁淋巴结)。

3.血行转移　较少见,晚期、低分化时出现。可转移至肺、肾或脊柱等。

(五)临床分期

采用国际妇产科联盟(FIGO,2009)修订的临床分期(表3-2-4)。

表3-2-4　宫颈癌的临床分期(FIGO,2009)

期别	肿瘤范围
Ⅰ期	肿瘤严格局限于子宫颈(扩展的宫体可以被忽略)
Ⅰa期	镜下浸润宫颈,所有肉眼可见的病灶,即使是浅表的浸润,均为Ⅰb期
Ⅰa$_1$期	间质浸润深度≤3mm,宽度≤7mm
Ⅰa$_2$期	间质浸润深度>3~5mm,宽度≤7mm
Ⅰb期	临床肉眼可见癌灶局限于宫颈,或镜下病灶范围>Ⅰa$_2$期
Ⅰb$_1$期	肉眼可见病灶最大径≤4cm
Ⅰb$_2$期	肉眼可见病灶最大径>4cm
Ⅱ期	癌灶已超出宫颈,但未达盆壁。癌累及阴道,但未达阴道下1/3
Ⅱa期	无明显宫旁浸润
Ⅱa$_1$期	肉眼可见病灶最大径≤4cm
Ⅱa$_2$期	肉眼可见病灶最大径>4cm
Ⅱb期	有明显宫旁组织浸润
Ⅲ期	肿瘤侵及盆壁,和(或)侵及阴道下1/3,和(或)导致肾盂积水或肾无功能者
Ⅲa期	肿瘤侵及阴道下1/3,宫旁浸润未达盆壁
Ⅲb期	肿瘤浸润达盆壁,和(或)导致肾盂积水或肾无功能者
Ⅳ期	肿瘤侵及膀胱黏膜及直肠黏膜(活检证实),或超出真骨盆
Ⅳa期	肿瘤侵及邻近器官
Ⅳb期	肿瘤扩散到远处器官

(六)临床表现

1.症状　早期宫颈癌常无症状,也无明显体征,与慢性宫颈炎无明显区别,有时甚至见宫颈光滑,尤其是老年妇女宫颈已萎缩者。有些宫颈癌患者,病灶位于宫颈管内,宫颈阴道部外观正常,易被忽略而漏诊或误诊。患者一旦出现症状,主要表现为:

(1)阴道出血:年轻患者常表现为接触性出血,发生性生活、妇科检查及便后出血。出血量可多可少,根据病灶大小、侵及间质内血管的情况而定。早期出血量少,晚期病灶较大,表现为大量出血,一旦侵蚀较大血管可能引起致命性大出血。年轻患者也可表现为经期延长、周期缩短、经量增多等。老年患者常主诉绝经后不规则阴道流血。一般外生型癌出血较早,出血量也多;内生型癌出血较晚。

(2)阴道排液:患者常诉阴道排液增多,白色或血性,稀薄如水样或米泔状,有腥臭味。晚期因癌组织破溃、组织坏死、继发感染等有大量脓性或米汤样恶臭白带排出。

(3)晚期癌的症状:根据病灶侵犯范围出现继发性症状。病灶波及盆腔结缔组织、骨盆壁,压迫输尿管或直肠、坐骨神经时,常诉尿频、尿急、肛门坠胀、大便秘结、里急后重、下肢肿痛等;严重时导致输尿管梗阻、肾盂积水,最后引起尿毒症。到了疾病末期,患者可出现消瘦、贫血、发热及全身衰竭等恶病质表现。

2.体征 镜下浸润癌,局部无明显病灶,宫颈光滑或轻度不对称糜烂如一般宫颈炎表现。随着宫颈浸润癌的生长发展,根据不同类型,局部体征亦不同。外生型见宫颈赘生物向外生长,呈息肉状或乳头状突起,继而向阴道突起形成菜花状赘生物,表面不规则,合并感染时表面覆有灰白色渗出物,触之易出血。内生型则见宫颈肥大、质硬,宫颈管膨大如桶状,宫颈表面光滑或有浅表溃疡。晚期由于癌组织坏死脱落,形成凹陷性溃疡,整个宫颈有时被空洞替代,并覆有灰褐色坏死组织,恶臭。癌灶浸润阴道壁见阴道壁有赘生物,向两侧宫旁组织侵犯,妇科检查扪及两侧增厚、结节状,质地与癌组织相似,有时浸润达盆壁,形成冰冻骨盆。

(七)诊断

根据病史和临床表现,尤其有接触性出血者,应想到宫颈癌的可能,需做详细的全身检查及妇科三合诊检查,并采用阶梯顺序的辅助检查。

1.子宫颈细胞学检查 子宫颈细胞学检查是发现宫颈癌前病变和早期宫颈癌的主要方法和宫颈癌普查筛选的首选方法。取材部位为宫颈外口的鳞—柱交界处或移行带区。传统涂片巴氏染色,结果分为5级:Ⅰ级为正常的阴道上皮细胞涂片,不需特殊处理。Ⅱ级为炎症。现多将Ⅱ级再分为Ⅱa和Ⅱb级。Ⅱa级细胞为炎症变化,Ⅱb级细胞有核异质的不典型改变。对Ⅱ级特别是Ⅱb级应先给予抗炎治疗,4~6周后行涂片检查追访。如持续异常,应行阴道镜检查或阴道镜下定位活组织检查。Ⅲ、Ⅳ、Ⅴ级分别为可疑癌、高度可疑癌及癌。对Ⅲ级以上的涂片,应立即重复涂片,并做进一步检查,如阴道镜检查、碘试验、活组织检查等。子宫颈细胞学诊断报告采用国际妇科病理学会TBS2001分级,TBS2001的分类,采用描述性诊断,替代巴氏的数码分级式诊断,包括:

(1)未见上皮内病变细胞或恶性细胞(NILM)。

(2)其他:宫内膜细胞。

(3)上皮细胞不正常:包括鳞状上皮细胞不正常和腺上皮不正常。其中鳞状细胞异常又分为:

1)非典型鳞状细胞(ASC);

2)鳞状上皮内低度病变(LSIL);

3)鳞状上皮内高度病变(HSIL);

4)鳞状细胞癌(SCC)。

腺上皮异常包括:①非典型包括颈管细胞、宫内膜细胞、腺细胞(尤其他具体指定,或在注释中具体指定);②非典型包括颈管细胞倾向瘤变、腺细胞倾向瘤变;③颈管原位腺癌(AIS);④腺癌。

(4)其他恶性肿瘤。

2.碘试验 称席勒(Schiller)或卢戈(Lugol)试验。将2%的碘溶液涂在宫颈和阴道壁上,观察其染色。正常鳞状上皮含糖原,与碘结合后呈深赤褐色或深棕色。若不染色,为阳性,说明鳞状上皮不含糖原。瘢痕、囊肿、宫颈炎或宫颈癌等鳞状上皮均不含或缺乏糖原,而不染色,故本试验对癌无特异性。碘试验主要用于宫颈细胞学检查可疑癌又无阴道镜检查结果的条件下识别宫颈病变的危险区,确定活检的部位,了解阴道有无癌浸润,提高诊断的阳性率。

3.阴道镜检查(colposcopy) 是一种简便有效地了解宫颈及阴道穹窿有无病变的方法。当宫颈防癌涂片可疑或阳性,而肉眼不能见到宫颈上皮及毛细血管异常时,通过阴道镜的放大作用则可明确宫颈、阴道上皮细胞和血管形态变化,可根据形态异常部位活组织检查,以提高活检的准确率,常作为宫颈细胞学检查异常,组织病理学检查时确定活检部位的检查方法。并可定期追踪观察 CIN 治疗后的变化。但阴道镜无法观察宫颈管内的病变,也不能鉴别浸润癌。

4.人乳头瘤病毒(HPV)检测 鉴于人乳头瘤病毒感染与宫颈癌的直接关系,近年来常检测宫颈细胞内 HPV DNA,对细胞学 ASG-US 以上的人群进行分流,对宫颈癌进行辅助诊断。宫颈涂片检查呈阴性或可疑者,如 HPV-DNA 阳性,重新复查涂片或再次取材可降低宫颈涂片的假阴性率。因为细胞学对残留病变的敏感性为70%,HPV 为90%。但 HPV 阴性者意义更大。同时 HPV 的分型检测对于临床上追踪 HPV 的持续感染、CIN 及宫颈癌的治疗后追踪评价、疫苗注射前感染否的知晓均有意义。

5.宫颈和宫颈管活组织检查(uterine cervix and cervical canal biopsy)及宫颈管搔刮术(curettage of cervical canal of uterus) 是确诊 CIN 和宫颈癌最可靠和不可缺少的方法。一般无阴道镜时应在宫颈鳞一柱交界部的3、6、9、12点四处取活检;有阴道镜时可在碘试验不着色区、醋白试验明显异常区,上皮及血管异常区或肉眼观察的可疑癌变部位取多处组织,各块组织分瓶标清楚位置后送病理检查。应注意取材不可过浅,应包括鳞状上皮及足够的间质组织,最好能取到癌灶及其周围组织。除做宫颈活组织检查外,怀疑腺癌时还应用刮匙做颈管搔刮术,特别是宫颈刮片细胞学检查为Ⅲ级或Ⅲ级以上而宫颈活检为阴性时,以确定颈管内有无肿瘤或宫颈癌是否已侵犯颈管尤为重要。

6.宫颈锥形切除术(conization of cervix) 在广泛应用阴道镜以前,对于绝大部分阴道涂片检查异常的患者,都将宫颈锥切术作为辅助诊断的方法,以排除宫颈浸润癌。目前阴道镜下多点活检结合颈管诊刮术已代替了许多锥切术。但在下列情况下应用锥切术:①宫颈刮片细胞学检查多次为阳性,而宫颈活检及颈管刮术为阴性时;②细胞学检查与阴道镜检查或颈管刮术结果不符;③活检诊断为宫颈原位癌或微灶型浸润癌,但不能完全除外浸润癌;④级别高的 CIN 病变超出阴道镜检查的范围,延伸到颈管内;⑤临床怀疑早期腺癌,细胞学检查阴性,阴道镜检查未发现明显异常时。⑥细胞学为 HSIL 时可行诊断性宫颈锥切术。做宫颈锥切时应注意:手术前要避免做过多的阴道和宫颈准备,以免破坏宫颈上皮;锥切范围包括阴道镜下确定的异常部位、颈管的异常上皮。怀疑鳞癌时,重点为宫颈外口的鳞柱状细胞交界处及阴道镜检查的异常范围;怀疑为腺癌时,宫颈管应切达宫颈管内口处。将切下的宫颈组织按时钟分成12点,每点作1～2张切片检查以确诊。在阴道镜普及的情况下多点活检加上宫颈管诊刮术(curettage of cervical canal of uterus)大多可代替宫颈锥切,故目前已较以往少作诊断性宫颈锥切术。

7. 宫颈环状电挖术(Leep)及移形带大的环状切除术(LLETZ) 为一种新的较为成熟的CIN及早期浸润癌的诊断及治疗方法。常用于:①不满意的阴道镜检查;②颈管刮术阳性;③细胞学和颈管活检不一致;④宫颈的高等级病变(CINⅡ～Ⅲ)。此种方法具有一定的热损伤作用,应切除范围在病灶外0.5～1.0cm,方不影响早期浸润癌的诊断。

(八)鉴别诊断

宫颈炎或宫颈息肉等均可引起接触性出血,外观难与CIN及Ⅰa期宫颈癌相区别,应作宫颈刮片、阴道镜检查、宫颈活检病理检查以除外癌变。宫颈结核偶表现为不规则阴道流血和白带增多,局部见多个溃疡,其至菜花样赘生物,需与宫颈癌鉴别,宫颈活检是唯一可靠的鉴别方法。妊娠期的宫颈乳头状瘤,表现为接触性出血和白带增多,经活检即可确诊。有时子宫内膜异位症患者的宫颈有多个息肉样病变,甚至波及穹隆部,肉眼不易鉴别,需经病理检查才可确诊。此外,子宫内膜癌转移至宫颈时必须与原发性宫颈腺癌相鉴别。

(九)预防

主要应做好以下工作。

1. 普及防癌知识,提倡晚婚、少育,开展性卫生教育,减少HPV感染是降低宫颈癌发病的有效措施。凡已有性生活妇女,特别是围绝经期妇女有月经异常或性交后出血者,应警惕生殖道癌的可能,须及时就医。

2. 发挥妇女防癌保健网的作用,定期开展宫颈癌的普查普治,有性生活3年以上的女性每1～2年普查1次,做到早期发现、早期诊断和早期治疗。凡30岁以上妇女到妇科门诊就诊者,应常规作宫颈刮片检查,有异常者应进一步处理。

3. 积极治疗宫颈感染及时诊断和治疗CIN,以阻断宫颈癌的发生。

(十)处理

应根据临床症状、诊断结果、疾病分期、患者年龄、有无生育要求、全身情况、设备条件和医疗技术水平决定治疗措施,常用的方法有手术、放疗及化疗等。

1. 手术治疗

(1)适应证:Ⅰa～Ⅱa期患者,无严重内外科合并症,无手术禁忌证,年龄不限,需根据全身情况能否耐受手术而定;肥胖患者根据术者经验及麻醉条件而定。

Ⅰa₁期:采用筋膜外全子宫切除术(hysterectomy),宫颈鳞癌者,卵巢正常时应保留卵巢。

Ⅰa₂期:子宫次广泛切除术(subradical hysterectomy),宫颈鳞癌者,患者年轻卵巢正常时应保留卵巢。如淋巴管、血管中有瘤栓者,应清除盆腔淋巴结。

Ⅰb～Ⅱa期:采用子宫广泛切除术(radical hysterectomy)及盆腔淋巴结清扫术(pelvic lymphadenectomy),宫颈鳞癌者,患者年轻、卵巢正常时可保留卵巢。

(2)手术治疗的优点:手术期间可以进行全面的盆腹腔探查,有助于明确临床分期与手术病理分期的差异;可根据这些患者的疾病状态予以个体化治疗;手术也使保留卵巢成为可能,可以在术中将卵巢移出即将放疗的区域,避免放疗及其并发症。

(3)手术治疗的缺点:手术的风险包括出血、感染、脏器损伤、血管和神经损伤。根治性子宫切除造成阴道缩短;但随着长期的性活动,阴道会逐渐延长。与手术相关的瘘形成(泌尿道或肠道)和切口的合并症易在术后早期出现而且可手术修补。

2.放射治疗(radiotherapy) 放疗可用于所有期别和大多数患者,无论年龄、体型或合并的疾病。放疗不能用于憩室病、输卵管卵巢脓肿、盆腔肾的患者。目前同时应用化疗使放疗增敏,这样与单独放疗相比,改善了无疾病进展和总体生存率。Ⅱb期后的宫颈癌大多采用放射治疗,包括腔内及体外照射两方面:腔内照射多用后装治疗机,放射源为^{137}铯(^{137}Cs)、^{192}铱(^{192}Ir)等。体外照射多用直线加速器、^{60}钴(^{60}Co)等。早期病例以腔内放疗为主,体外照射为辅。晚期则以体外照射为主,腔内放疗为辅。腔内照射用于控制局部病灶,体外照射用于治疗盆腔淋巴结及宫旁组织等处的病灶。放疗并发症有放射性肠炎和膀胱炎。近期反应一般多能自愈;晚期反应均在1~3年出现,主要为缺血引起直肠溃疡、狭窄及血尿,甚至形成直肠阴道瘘及膀胱阴道瘘等。预防措施是避免放疗过量及正确放置放射源。目前的调强适形宫颈放射治疗技术的采用既使病灶区的剂量增强又使近晚期的放疗并发症大为减少。

3.手术加放射综合治疗 适用于较大病灶(Ⅰb₂期),术前先放疗,待癌灶缩小后再行手术。或术后证实淋巴结或宫旁组织有转移,或切除残端有癌细胞残留时,放疗作为手术后的补充治疗。

4.化疗(chemotherapy) 宫颈癌的化疗是全身治疗。主要用于晚期或复发转移的患者。近年也采用化疗作为手术后或放疗的辅助治疗,用以治疗局部巨大肿瘤。常用的有效药物有铂类、环磷酰胺、异环磷酰胺、氟尿嘧啶、博莱霉素、丝裂霉素、长春新碱、异长春花碱等,其中以顺铂疗效较好。一般采用联合化疗。①治疗鳞癌常用的有:PVB方案(顺铂、异长春花碱与博莱霉素)与BIP方案(博莱霉素、异环磷酰胺与顺铂)。②治疗腺癌有:PM方案(顺铂与丝裂霉素)与FIP方案(氟尿嘧啶、异环磷酰胺与顺铂)。化疗途径可采用静脉或介入化疗(超选择性动脉灌注化疗)。

(十一)预后

与临床期别、病理类型及治疗方法有关。早期手术与放疗效果相近,腺癌放疗效果不如鳞癌。淋巴结无转移者预后好。晚期病例的主要死因有:①尿毒症:肿瘤压迫双侧输尿管引起;②出血:癌灶侵犯大血管而引起;③感染:局部或全身感染;④恶病质:全身重要器官转移或全身衰竭而死亡。

(十二)随访

宫颈癌患者治疗后出院时,应向其说明随访的重要性,并核对通信地址。随访时间:出院后1个月行第1次随访,以后每隔2~3个月复查1次。出院后第2年每3~6个月复查1次。出院后第3~5年,每半年复查1次。第6年开始每年复查1次。随访内容除临床检查、阴道残端细胞涂片外,应定期进行HR-HPV、X线胸片和血常规检查。

附:宫颈癌合并妊娠(cervical cancer in pregnancy)

由于我国大多数妇女仅生一胎,高龄妊娠较少,故发病率低。国内报道占宫颈癌的9.2‰~70.5‰。但近年HPV感染较多,宫颈癌有年轻化的趋势,故妊娠前均应行宫颈细胞学筛查以减少孕期宫颈癌的发生。早期妊娠或妊娠期出现阴道流血均需常规行阴道检查,若宫颈有可疑病变应作宫颈刮片细胞学检查及进一步的阴道镜检查、宫颈活检，以免漏诊和误诊。妊娠时宫颈锥切术可导致母亲与胎儿的不良后果，由于妊娠早期宫颈锥切术的流产率高达33%以上，因此提倡对阴道镜检查和宫颈细胞学检查高度怀疑宫颈浸润癌者采用多点活检的病理检查，且手术时间应选择在妊娠早中期。妊娠期宫颈鳞—柱交接部因受高雌激素影响而外移，移行带区的基底细胞出现非典型增生，可类似于原位癌病变，产后多能恢复正常，孕期不必做特殊处理。但应密切追踪。对于宫颈癌Ⅰa期合并妊娠的处理，目前国内尚无成熟意见。国外根据宫颈锥切术后的病理诊断所采用的治疗方法可供参考：①Ⅰa$_1$期：间质浸润深度＜3mm，无脉管浸润者，可维持妊娠至足月，经阴道分娩；若不需再生育者，于产后6周复查后病理如前则应根据情况行相应的手术。②Ⅰa$_2$期：间质浸润深度为3～5mm，伴脉管浸润者，妊娠也可维持至足月。分娩方式可采用剖宫产，同时行子宫根治术（radical hysterectomy）及盆腔淋巴结清扫术（pelvic lymphadenectomy）。宫颈癌Ⅰb～Ⅱa期合并妊娠一经确诊，尽快行子宫广泛切除术或动脉插管化疗后行子宫广泛切除及盆腔淋巴结剔除术。宫颈癌Ⅱb～Ⅳ期合并早期妊娠者，可先行人流术或体外照射，待胎儿自然流产后再行腔内放疗；中、晚期妊娠者，应先剖宫取胎，然后给予常规体外及腔内放疗。

（木尼拉·吾拉木）

第三节　子宫肿瘤

一、子宫肌瘤

子宫肌瘤（myoma of uterus）是女性生殖器中最常见的一种性肿瘤，是卵巢激素依赖性肿瘤。由子宫平滑肌组织或血管平滑肌组织增生而成。其发病率占妇女总人数4%～11%，伴随超声技术的进展，很多小肌瘤在超声下可以被发现，因此发生率有所升高，在生育年龄妇女中发病率为25%～40%，高峰年龄为41～50岁，20岁以下患者少见。肌瘤患者中20%～50%有症状，症状与肌瘤的大小和位置有关。很多患者由于肌瘤很小，或临床无症状，从未就诊，因此实际发生率比报道的要高。

（一）子宫肌瘤的病因

子宫肌瘤的病因和发病机制目前仍然不十分清楚。近年来，随着子宫肌瘤发病原因的流行病学、基因学、生殖内分泌学和分子生物学研究的进展，人们对子宫肌瘤的病因及发病机制有许多新的见解，认为子宫肌瘤的发病是多种因素相互作用的结果。

1.临床表现与雌、孕激素有关　临床发现子宫肌瘤好发于生育年龄妇女，并与月经初潮年龄早有关。子宫肌瘤在妊娠期增大；绝经后停止生长，并可萎缩、消失；但是，绝经后使用激素替代疗法的妇女，可明显增加子宫肌瘤的发病率。服用抗雌激素药物后子宫肌瘤缩小，停药后又增大，例如，应用促性腺激素释放激素激动剂（GnRH—a）治疗有效；子宫肌瘤常和子宫内膜增生、子宫内膜息肉或子宫内膜癌同时存在。应用孕激素拮抗剂、米非司酮也会使子宫肌瘤缩小，这些临床现象均反映雌孕激素与子宫肌瘤有关。

近年来研究发现雌孕激素受体与子宫肌瘤发生和发展有关。子宫肌瘤中的雌激素受体（estrogen receptor，ER）、孕激素受体（progesterone receptor，PR）水平以及受体与雌孕激素结合率均高于正常子宫肌细胞。

2.与遗传因素有关　目前从分子克隆和细胞遗传学中发现,子宫肌瘤的肌细胞中有一些与正常子宫肌细胞不同的基因组群。从种族易患性、双胎发病研究、家族聚集现象和遗传性相关疾病综合征方面证实了子宫肌瘤的遗传易感现象。研究发现,子宫肌瘤中存在多条克隆性的染色体结构和数量的异常,包括常染色体和性染色体异常,以 6、7、12、14 号染色体的异常最为常见。

3.子宫肌瘤的组织发生　每一个肌瘤都来源于单克隆的平滑肌细胞,可能由于在子宫肌层内多灶性潜伏的细胞所形成的多源性单克隆肿瘤成为多发性子宫肌瘤或由未成熟的平滑肌细胞增生形成。

(二)病理

1.大体所见

(1)子宫肌瘤为实质性球形结节,表面光滑,常为多发、散在,也可有单个肌瘤。小者仅在镜下可见,大者可达几十千克。

(2)子宫肌瘤周围的平滑肌受压,形成一层疏松区域即假包膜,使肌瘤与子宫肌层分开。剖开肌瘤时,由于周围肌层收缩,肌瘤常跃出剖面。

(3)肌瘤剖面可见漩涡状结构,质地较硬,颜色较浅,或呈白色。

(4)肌瘤软硬度取决于瘤体内所含肌组织与纤维组织的多少,纤维组织多者肌瘤色白、质硬;所含肌组织多则肌瘤偏软。

2.显微镜检查

(1)显微镜下可见梭形平滑肌细胞增生,肌瘤由交叉排列,形态、大小一致的成熟平滑肌细胞和纤维组织构成;肌束向不同方向排列,形成漩涡状或栅栏状结构;核位于中央,胞质丰富。肌束间有纤维组织。

(2)子宫内血流丰富,肌瘤内血管极少,其血供主要来自瘤体周围肌组织内的血管,血管穿过假包膜进入瘤体,越接近瘤体中央血管越少,使肌瘤中央易发生变性。

3.肌瘤变性　子宫肌瘤过大时,由于血管受压,循环障碍,失去原有典型结构,可使其发生变性。

(1)玻璃样变(hyaline degeneration):又称透明变性,最多见。主要由于纤维组织血供减少引起。变性常由纤维组织开始,然后累及平滑肌。肌瘤部分组织水肿变软,剖面漩涡状结构消失,代之以均匀透明样物质,色苍白。镜下可见变性区失去细胞结构,成粉红色均匀状,与周围无变性区界限清楚,并可见变性细胞。

(2)囊性变(cystic degeneration):继发玻璃样变之后组织坏死,液化形成囊腔,囊内含有透明液体。镜下可见囊腔壁为变性细胞。

(3)红色样变(red degeneration):多见于妊娠期和产褥期。由于肌瘤内小血管发生退行性变,引起溶血,血红蛋白渗入瘤组织,或引起血管栓塞、血管破裂,出血弥散于组织内,使肌瘤迅速增大,肌瘤剖面呈暗红色,如生牛肉状,漩涡状结构消失。肌瘤假包膜与肌瘤静脉管内可见血栓,并有溶血。镜下见组织高度水肿、充血,血管扩张,有广泛出血和溶血。临床出现发热、腹痛。

(4)脂肪变性(fatty degeneration):较少见,多发生在绝经后妇女的肌瘤中,是一种真正的退行性变,剖面呈黄色,漩涡状结构消失,在特殊染色镜下可见变性区为均匀的无细胞结构,脂肪组织沉积,有脂肪溶解形成的空泡。

(5)钙化(degeneration with calcification):多见于绝经后妇女。肌瘤脂肪变性后,脂肪分解为甘油三酯,并与血液中的磷酸盐、碳酸盐结合,形成钙化。

(6)肉瘤变(sarcomatous change):属恶性变,少见。肌瘤在短期内迅速增大或绝经后肌瘤增大。剖面漩涡状结构消失,呈灰黄色,似生鱼肉样,与子宫肌层无清楚界限。文献报道恶变率为0.2%~1%。多见于年龄较大的妇女,最终确诊需依赖手术病理诊断。子宫肉瘤是由平滑肌瘤恶变而来,还是原发恶性,目前尚有争议。

4. 子宫平滑肌肿瘤的WHO组织学分类(2003年)

(1)平滑肌肉瘤(Leiomyosarcoma)包括上皮样变异(Epithelioid variant)和黏液样变异(Myxoid variant)。

(2)恶性潜能未定的平滑肌瘤(Smooth muscle tumour of uncertain malignant potential)。

(3)平滑肌瘤(Leiomyoma,not otherwise specified),非特殊类型

1)组织学变异(Histological variant):包括核分裂活跃变异(Mitotically active variant)、富于细胞性变异(Cellular variant)、出血性富于细胞性变异(Haemorrhagic cellular variant)、上皮样变异(Epithelioid variant)、黏液样(Myxoid)、不典型变异(Atypical variant)、脂肪平滑肌瘤变异(Lipoleiomyoma variant)。

2)生长方式变异(Growth pattern variants):包括弥漫性平滑肌瘤病(Diffuse leiomyomatosis)、分割性平滑肌瘤(Dissecting leiomyoma)、静脉内平滑肌瘤病(Intr avenous leiomyomatosis)、转移性平滑肌瘤(Metastasizing leiomyoma)。

新的WHO分类(2003年)将子宫平滑肌瘤传统的"良、恶性"两种分类的方法,转换成另一种命名方法,即将其简单地称为子宫平滑肌瘤,再分为良性(平滑肌瘤)和恶性(平滑肌肉瘤),引入了恶性潜能未定的平滑肌肿瘤(smooth muscle tumour of uncertain malignant potential,STUMP)这一诊断。

(三)生长类型

1. 子宫颈肌瘤(cervical myoma) 占全部2%~5%。

2. 子宫体肌瘤 单发少见,常为多发,按肌瘤生长部位分为以下三种。

(1)肌壁间肌瘤(intramural myoma):占60%~70%,是最常见的一种肌瘤。肌瘤位于肌层内,周围均被肌层包绕。

(2)浆膜下肌瘤(subserous myoma):占20%~30%,肌瘤向浆膜面生长,突出于子宫,表面仅由浆膜面覆盖;也可形成带蒂的浆膜下肌瘤;当蒂部扭转断裂,肌瘤脱落至腹腔形成游离性肌瘤或粘连于大网膜或肠系膜成为寄生肌瘤(parasitic myoma);当肌瘤位于宫体向侧旁生长至阔韧带前后叶之间,形成阔韧带肌瘤(secondary intraligamentary myoma)。阔韧带肌瘤也可来自圆韧带、卵巢固有韧带、子宫或卵巢的血管平滑肌,称为真性阔韧带肌瘤。

(3)黏膜下肌瘤(submucous myoma):占10%~15%。肌瘤向子宫黏膜面生长,突出于宫腔,表面仅由黏膜面覆盖,多为单个性。易形成带蒂的黏膜下肌瘤,在宫腔内犹如异物,引起子宫收缩并可使肌瘤经宫颈管排入阴道,成为悬吊于阴道内的黏膜下肌瘤。

(四)临床表现

1. 症状 肌瘤小时可无明显症状,仅于妇科检查时被发现。临床症状与肌瘤部位、大小、生长速度、有无变性有关。肌瘤常见症状如下:

(1)月经异常:是最常见的症状,30%~50%的患者有此症状。引起出血的原因有:子宫

增大使宫腔内膜面积增大,月经期内膜脱落时间长,修复时间也长;子宫肌瘤患者常伴有内分泌紊乱,功能性子宫出血;由于子宫肌瘤的存在,影响子宫收缩;正常子宫内膜具有较丰富的静脉丛,子宫肌瘤使周围静脉受压,引起子宫内膜静脉丛充血、扩张,导致月经过多。

黏膜下肌瘤,主要表现为阴道不规则流血,月经失去周期性,持续时间长,量过多。当肌瘤表面坏死、感染时,可有阴道持续性出血和脓血性白带,患者常合并重度贫血。

(2)腹部肿块:通常在妇科检查或者 B 超检查时被发现;肌瘤长大至 3 个月妊娠大小时,于下腹部可扪及质硬肿块。

(3)白带增多:肌瘤使宫腔面积增大,内膜腺体分泌增多,盆腔充血,致白带增多。当黏膜下肌瘤排入阴道继发感染时,可有脓血性白带。

(4)腹痛:肌瘤压迫盆腔器官、血管、神经,可使盆腔淤血,出现腰酸、下腹胀痛,有时还可出现背部或下肢放射状痛;浆膜下肌瘤蒂扭转、肌瘤红色变性时可引起剧烈腹痛;黏膜下肌瘤刺激子宫收缩或继发感染,可引起下腹痛,有时呈分娩样坠胀痛;肌瘤增长过快时可出现下腹隐痛。此时应注意有无肉瘤变。

(5)压迫症状:与子宫增大和肿瘤部位有关。子宫前壁下段肌瘤或宫颈肌瘤压迫膀胱可引起尿频、排尿障碍;压迫输尿管可致肾盂积水;后壁肌瘤压迫直肠可引起便秘、里急后重、大便不畅;巨大肌瘤压迫盆腔静脉,可造成盆腔淤血和下肢水肿。

(6)不孕或流产:继发不孕占 25％～40％。与肌瘤压迫输卵管或宫腔变形,影响精子运动和间歇性不排卵有关。肌瘤患者妊娠后流产发生率可达 25％～40％。

(7)继发贫血:由于月经过多可引起继发贫血。

2.体征　妇科检查:肌瘤较小时,子宫稍大或仅可触及子宫表面不平。肌壁间肌瘤子宫增大,表面不规则,单个或多个结节状突起,质坚硬。浆膜下肌瘤子宫表面可触及单个或多个硬球形结节。有蒂的浆膜下肌瘤则活动自如,可扪及与子宫相连的蒂。黏膜下肌瘤子宫多为均匀性增大,有时宫颈口扩张,肌瘤位于宫颈口内或脱出于阴道内,呈红色、实质、表面光滑。若伴感染,表面有渗出液或溃疡形成,排液有臭味。

(五)诊断与鉴别诊断

1.诊断

(1)根据病史特点、症状及体征可以诊断。但对症状不明显的肌瘤、阔韧带肌瘤、囊性变肌瘤诊断有一定困难。

(2)辅助检查

1)B 超检查:了解肌瘤的生长部位、肌瘤数目、肌瘤有无变性,并可与卵巢肿物鉴别。B 超图像可见:子宫内膜回声移位、变形;肌瘤呈环形、低回声,肌瘤周围呈环形低回声线;肌瘤玻璃样变时肌痛内呈均质回声;囊性变时中心呈透明暗区;肉瘤变时回声增强、不均匀。应用彩色多普勒检查,可以观察到血流变化,对于判断是否有恶变有一定诊断价值。

2)诊断性刮宫,探针探测宫腔深度和方向,同时了解有无子宫内膜病变。

3)宫腔镜检查主要用于观察黏膜下肌瘤的大小、位置。肌瘤小,壁间肌瘤向黏膜下突起,或为黏膜下肌瘤时,检查与手术可同时进行。

4)子宫输卵管造影可显示宫腔内有无占位性病变,有助于肌壁间和黏膜下肌瘤的诊断。

2.鉴别诊断

(1)妊娠子宫:患者有停经史,早孕反应,宫颈着色,子宫随停经月份增大、质软;通过血、尿 HCG 测定及 B 超检查可与子宫肌瘤鉴别。

(2)卵巢肿瘤：主要与带蒂浆膜下肌瘤、阔韧带肌瘤和肌瘤囊性变相鉴别。卵巢肿瘤患者一般无月经改变，妇科检查时肿瘤偏向一侧附件，与子宫无直接联系。通过 B 超、腹腔镜可鉴别。

(3)子宫腺肌症：与肌瘤鉴别有一定困难。子宫腺肌症常伴有继发进行性痛经、经量增多和不孕史，子宫呈均匀增大，B 超下无肌瘤的影像，当形成子宫腺肌瘤时，仅看到子宫局部有突起，突起内部有短线结构，周围无环形低回声线。

(4)盆腔炎性包块：有感染病史。包块界限不清，与子宫粘连或不粘连，有压痛。抗感染治疗后肿块可缩小。B 超检查可协助鉴别。

(5)子宫畸形(双子宫或残角子宫)：无月经改变，经 B 超、腹腔镜或子宫输卵管造影可鉴别。

(6)子宫恶性肿瘤：有不规则流血及恶臭排液者需与之鉴别，最后确诊需根据病理检查。

1)子宫内膜癌：多发于绝经后妇女，表现为绝经后阴道排液或不规则阴道出血，子宫稍大，诊断性刮宫和病理检查可确诊。

2)子宫颈癌：有不规则流血及恶臭排液，宫颈增大，质脆，易出血；晚期时阴道内可见宫颈肿物呈菜花状，表面溃疡、坏死。有蒂黏膜下肌瘤位于阴道内，虽表面变性、坏死，但可于肌瘤周边清楚可见或触及宫颈，并于宫颈管内触及蒂部。宫颈刮片、组织活检可鉴别。

3)子宫平滑肌肉瘤：临床症状及妇科检查与子宫肌瘤不易鉴别，子宫肉瘤有时增长迅速，术前确诊困难。手术切除子宫时应仔细检查肌瘤剖面，肉瘤时与周围肌层界限不清，剖面松软，呈生鱼肉样，黄白色或多彩性，特征性的出现插入性出血及坏死带，肿瘤边界清晰或不清晰。可在周围出现卫星性小结节，病理检查可确诊。

(7)子宫肥大症：多发生于经产妇，由于子宫肌层肥厚而引起子宫增大，易与肌壁间肌瘤或黏膜下肌瘤相混淆。子宫肥大症时子宫一般不超过 2 个月妊娠大小。

(六)治疗

治疗原则须根据患者年龄、婚育情况，子宫肌瘤大小、部位、数目，有无症状及症状轻重，有无合并症等，个性化全面可虑。对有生育要求者应尽力保留生育功能，采取肌瘤切除术；对已无生育要求者，子宫肌瘤大，有症状时，应行手术切除子宫；对近绝经期患者，肌瘤不大，无症状时，可采取观察，定期随访，待绝经后自然消退。

1.随诊观察　子宫<10 周妊娠大小，肌瘤小且无症状，患者近绝经期，可等待绝经后卵巢功能减退，肌瘤会逐渐萎缩或消失。可每 3~6 个随访一次，随访期间若发现肌瘤增大或症状明显时，再考虑进一步治疗。

2.药物治疗　适用于子宫小于 2 个月妊娠子宫大小，月经过多和贫血等症状不明显者，有严重内科合并症不宜手术者，以及术前为纠正贫血，避免术中出血和由此产生的并发症者。目前常用的药物多为抗雌激素作用，可减少出血，缩小肌瘤，缓解症状，保留生育功能，但不能治愈。

(1)促性腺激素释放激素激动剂(gonadotropin releasing hormone agonist,GnRH-a)：作用于垂体前叶的 GnRH 受体，长期大量应用可使垂体 GnRH 受体数量减少，垂体合成和释放卵泡刺激素(FSH)和黄体生成素(LH)下降，导致卵巢内分泌降至自然绝经水平，达到药物性垂体-卵巢去势，从而达到对激素依赖性疾病的治疗作用。术前使用可使肌瘤缩小，减少出血,便于手术;围绝经期患者使用可使肌瘤缩小,进入绝经状态,避免手术。其副作用主要是出现更年期症状及骨质疏松,一般用药 3～6 个月,对于应用 GnRH－a 时出现的更年期症状及骨质疏松等副作用,应用反向添加治疗(add back),给予雌激素或雌激素加孕激素治疗。其原则是改善雌激素低下引起的症状;不影响原有的药物治疗作用;不产生由反向添加疗法引起的副作用。但因 GnRH－a 价格昂贵,应用有限。

(2)雄激素:对抗雌激素,使子宫内膜萎缩,直接作用于子宫,使肌层及血管的平滑肌收缩,减轻盆腔充血,减少出血。并使近绝经期患者提早绝经。常用药物有丙酸睾酮(testoster-one propionate),一般为 25mg,每周 2 次肌内注射,6～8 周为 1 个疗程,每月总量不宜超过300mg,以免引起男性化。或者甲睾酮(methyl－testorone)5～10mg,每天一次,从月经第 5天开始,舌下食服,每月 20 日。单用丙酸睾酮的治疗效果较差,停药后复发率高,故目前不主张单独作为治疗子宫肌瘤的药物,一般作为辅助和联合用药应用。

(3)他莫昔芬(tamoxifen,TAM,三苯氧胺):为非甾体类抗雌激素药物,可使只经虽减少,体征一般无明显改善,目前应用不多。10mg 每日口服 2 次,连服 3～6 月。

(4)米非司酮(mifepristone,RU－486):是 19 去甲睾酮的衍生物,具有拮抗孕激素受体作用,抑制孕激素活性,继而卵巢黄体溶解,体内孕激素和雌激素水平也随之下降。另外,它还通过非竞争性拮抗雌激素作用,破坏了下丘脑－垂体－卵巢轴,诱发闭经,使子宫肌瘤退缩。每日口服 10mg,连续服用 3～6 个月,副反应有轻微的低雌激素血症症状,如潮热、小关节轻微不适等。个别患者有肝功能暂时升高,停药后降至正常。

3.髂内动脉介入治疗　曾用于治疗妇科急性出血和妇科恶性肿瘤,近年来开始应用于子宫肌瘤的非手术治疗,通过放射介入的方法,直接将动脉导管插至子宫动脉,注入永久性颗粒,起到阻断子肌瘤血供的作用,使肌瘤缺血萎缩。

4.手术治疗

(1)手术适应证:出现以下情况之一者应考虑手术治疗。

1)子宫或肌瘤体积大于 10 周妊娠子宫大小;

2)肌瘤引起继发贫血,保守治疗无效,尤其是黏膜下肌痛引起严重贫血;

3)肌瘤增长迅速,变软,疼痛,可疑肉瘤样变或者退行性变;

4)浆膜下肌瘤蒂扭转、肌瘤红色变性引起急性腹痛;

5)肌瘤压迫膀胱和直肠引起尿频、排尿困难、大便困难、盆腔疼痛等;

6)特殊部位的子宫肌瘤,如宫颈肌瘤或阔韧带肌瘤;

7)绝经后肌瘤不但不缩小,反而增大。

(2)术式:分为肌瘤切除术、子宫次全切术、子宫全切术,手术途径分为开腹、腹腔镜下与经阴道切除等。

1)肌瘤切除术(myomectomy):适用于年轻、有生育要求的患者。可开腹手术切除,也可选用腹腔镜手术切除。对拟行腹腔镜手术者,术前应用超声等影像学检查详细评估,肌瘤数多于 3～5 个,单个直径>8cm 时,不适宜行腹腔镜手术。当肌瘤位于子宫后壁下段时由于缝合困难,如单纯用电凝止血,再次妊娠时可出现子宫无痛性破裂,不建议腹腔镜下手术。突出在宫颈口或阴道内的黏膜下肌瘤可经阴道切除。对<3cm 的黏膜下肌瘤,可经宫腔镜行切除术。

2)子宫切除术(hysterecomy)或子宫次全切除术(subhysterectomy):适用于肌瘤较大、无生育要求患者。子宫切除可以经开腹或者腹腔镜手术,也可经阴道切除子宫。子宫次全切除术能保留宫颈,对术后性生活影响小,但在术前需详细检查,除外宫颈恶性疾病的可能性。

3)手术注意事项

①术前常规作宫颈刮片细胞学检查,除外宫颈癌或宫颈癌前病变(CIN)。

②因子宫肌瘤常与子宫内膜增生同时存在,对阴道不规则出血患者,术前应行分段诊刮或宫腔镜检查,以除外子宫内膜癌。

③术中应检查切除标本,若切面组织松脆,呈生鱼肉样,应送快速冰冻病理检查,除外肉瘤样变。但因冰冻切片有局限性,常需等待术后石蜡切片检查,才可得出确切诊断。

④阔韧带肌瘤和宫颈肌瘤,手术中应注意避免损伤输尿管,可先行肌瘤切除术,再切除子宫。

5.放射治疗　主要用于子宫肌瘤出血过多,严重贫血,但患者有严重内科合并症,不能耐受手术者,进行卵巢照射,达到卵巢去势,从而起到人工绝经的目的。卵巢对放射敏感,年轻患者放射量在 1300cGy,40 岁以上在 2000cGy 时,即可达到永久性闭经。

(七)预后

1.子宫肌瘤的复发　文献报道子宫肌瘤切除术后复发率为 25%～35%,多发性子宫肌瘤的复发率高于单发肌瘤。复发原因可能为患者自身存在肌瘤生长高危因素,另外,子宫内小肌瘤术中未被切除,术后在雌激素作用下逐渐长大所致。

2.术后妊娠率及流产率　文献报道术后妊娠率为 10%～89%。影响术后妊娠的因素是年龄和肌瘤的数目,年轻、肌瘤单发患者较易受孕。

(八)预防

1.定期做妇科健康检查。

2.发现子宫肌瘤小者应每 3～6 个月定期复查,大者应积极治疗。

3.子宫肌瘤切除者,因易复发,复发者的妊娠危险性增加,一般主张肌瘤剔除术后避孕 1年可妊娠。

二、子宫肌瘤合并妊娠

子宫肌瘤合并妊娠发生率不高,约 0.3%～7.2%。肌瘤小、无症状者,在妊娠、分娩中易被忽略。

(一)子宫肌瘤对妊娠的影响

妊娠早期可引起流产;妊娠中期较大肌瘤可引起胎位异常、胎儿发育迟缓、胎盘前置,应严密观察;分娩时可引起宫缩乏力;肌瘤位于子宫下段时可因产道梗阻造成难产;产后易出现出血、感染等。

(二)妊娠对肌瘤的影响

妊娠期激素水平增高并血流丰富,可使肌瘤迅速增大,有时会引起红色变性。带蒂的浆膜下肌瘤可因子宫增大,位置改变还会出现浆膜下肌瘤蒂扭转。

(三)诊断与鉴别诊断

1.妇科检查　确定妊娠后,发现子宫大于妊娠月份,子宫表面不规则,有结节状突起。

2.超声检查　可见子宫肌层或表面有圆形实性回声,边界清楚。

3.妊娠期子宫较软,应注意与卵巢肿物鉴别　卵巢肿物位于宫旁,与子宫有界限。

（四）治疗

1.妊娠期 注意防止流产、早产,注意休息,避免性生活。发生红色变性时,经卧床休息、镇痛、预防感染等治疗,多可自行缓解,但应严密观察,如保守治疗效果不佳,确需手术,孕早、中期,行子宫肌瘤切除,术后积极保胎或可保存胎儿;孕晚期可视情况及胎儿出生后能否存活在剖宫产同时做子宫肌瘤切除。

2.分娩期 一般妊娠合并子宫肌瘤患者剖宫产概率较高。预计可自然分娩者,临产后应详细观察产程,分娩早期发现宫缩乏力应给予积极处理;随产程进展,发现产道受阻,或因产科原因需行剖宫产时,可考虑术中同时行肌瘤切除;如肌瘤多发,难以单纯行肌瘤切除或难以止血,则行子宫次全切除。由于妊娠期子宫增大,下段变长、增宽,解剖不易分清,为避免损伤输尿管,多不行子宫全切。也有作者主张由于妊娠期血运丰富,易出血,剖宫产中不做肌瘤处理,留待产后追踪观察。

3.产褥期 注意预防产后出血、感染。一般产后随子宫复旧收缩,肌瘤会相应变小。确需手术治疗者,可在哺乳期后,一般产后6个月后进行。

由于孕期激素和血运丰富,能促进肌瘤生长,而且孕前肌瘤较大(尤其是>4cm)者,孕期可发生红色变性,可引起母儿的各种不良后果等,应积极倡议孕前检查,去除大的肌瘤,减少孕期的危险因素。

三、子宫内膜增生与子宫内膜癌

（一）子宫内膜增生与子宫内膜癌前病变

子宫内膜增生(endometrial hyperplasia,EH)是指子宫内膜层的细胞异常过度生长。子宫内膜增生与长期受雌激素刺激、缺乏孕激素有关。

1.病因 子宫内膜增生是雌激素依赖性病变(estrogen-dependent),雌激素作用可分为内源性和外源性。

（1）内源性雌激素作用:在无排卵和排卵不规则的女性中,由于长期受到雌激素作用,缺乏孕激素,使子宫内膜持续增生;非妊娠期妇女子宫内膜不间断受雌激素影响,也使子宫内膜增生;肥胖妇女由于外周脂肪组织内含有芳香化酶,可使雄烯二酮转变为雌酮、雌二醇,增加了雌激素的储存,使子宫内膜长期受雌激素影响,而导致子宫内膜增生。

（2）外源性雌激素作用:一些绝经后妇女应用激素替代治疗,较长期服用雌激素,而未同时服用孕激素,有引起子宫内膜增生的可能。

2.分类 目前最常用的是WHO(1994/2003)分类法:①子宫内膜增生(典型性):不伴非典型性的,单纯性增生(simple hyperplasia),不伴非典型性的复杂性增生(complex hyperplasia);②子宫内膜非典型增生(atypical hyperplasia):分为单纯性增生伴非典型性(simple atypical hyperplasia),复杂性增生伴非典型性(complex atypical hyperplasia)。该分类法重点评估细胞学有无非典型性,与子宫内膜增生是否容易发生癌变的危险程度相关。子宫内膜良性增生患者仅少数在10年左右发展为癌,而非典型增生患者平均经过4年发展为癌。

3.病理特点 按照WHO(1994/2003)分类法,有以下病理表现。

（1）子宫内膜增生(典型性)属良性病变。

1）单纯性增生:镜下见子宫内膜腺体和间质增生,腺体/间质比例大于1:1,腺体不规则,可呈囊性扩张并有群集,间质致密,无细胞异型性。

2)复杂性增生:镜下见腺体高度增生,成芽状或乳头状,腺体不规则,呈现结构复杂和背靠背的群集,腺体/间质比例常大于2∶1,细胞里复层或假复层,但无细胞异型性。

(2)非典型增生(atypical hyperplasia)属癌前病变。

1)单纯性增生伴非典型性增生:在单纯性增生中,出现细胞的非典型性。

2)复杂性增生伴非典型性增生:在复杂性增生中出现细胞非典型性,腺体呈不规则分支,可以伴有局灶鳞状化生病灶。腺体集群,间质变少,无间质浸润。

4.临床表现

(1)阴道不规则流血:是最常见的症状,可发生于任何年龄的妇女,也有少数患者呈月经稀发或闭经后出现阴道大量流血。

1)青春期:在月经初潮后,常出现无排卵功血,此种内膜多为单纯性增生,以后随卵巢发育成熟,内膜增生消失。

2)生育年龄:常伴有多囊卵巢、无排卵性月经、不孕症。患者长期卵巢功能异常,应用促排卵药物治疗无效时,应注意有无内膜病变,特别是有无癌前病变。

3)绝经前:卵巢功能减退,无排卵,长期受雌激素刺激,患者可有阴道流血或经量增多,临床表现为无排卵功血,并常伴有子宫肌瘤、更年期症状,对此类患者应注意有无子宫内膜病变。

4)绝经后期:阴道流血,应高度警惕。另需注意应用激素替代者,较长期服用雌激素,而未同时服用孕激素,也成为引起子宫内膜增生的高危因素。

(2)其他

1)肥胖:由于在脂肪内可将雄烯二酮转化为雌激素,同时脂肪可储存雌激素,使体内雌激素过高刺激子宫内膜增生。

2)具有分泌功能的卵巢肿瘤,如卵巢性索间质肿瘤,因雌激素水平增高,也常伴有子宫内膜增生。

5.诊断

(1)根据阴道有不规则流血史,结合年龄、妇科病史应高度警惕。

(2)由于妇科检查无特殊异常,主要依靠辅助检查诊断。

1)分段诊断性刮宫术:是取子宫内膜标本最常用的方法。手术时应先刮宫颈管,再探宫腔后刮宫,刮宫时应注意取够送病理检查的组织即可,不必强求刮至闻肌声。刮出组织应先肉眼进行观察,注意组织量及组织是否新鲜,有无糟脆似豆腐渣样,然后按宫颈、宫体刮出物分别送病理学检查。因子宫内膜非典型增生可与子宫内膜癌同时存在,诊断可应予以注意。

2)B超检查:常见子宫内膜明显增厚,彩色多普勒显示血流低阻。绝经后子宫内膜厚度≥5mm,有阴道流血病史,应高度警惕子宫内膜增生和癌。

3)宫腔镜检查:可直视下观察到病变情况,并取异常部位活体组织行病理学检查。

4)血清肿瘤标记物:CA125、CA19-9、CEA、CP2等检测有一定参考价值,近年来发现附睾蛋白(HE4)对子宫内膜癌有较好的敏感性和特异性,与CA125联合检测可提高诊断率。

5)子宫内膜组织病理学检查是确诊的依据。

6.鉴别诊断

(1)功能失调性子宫出血:患者有阴道不规则流血,诊断性刮宫组织病理学检查可见单纯性或复杂性增生,但无腺上皮细胞异型性。

（2）子宫内膜息肉：患者有阴道不规则流血，但刮宫组织病理学检查可确诊，当未刮下息肉时，病理检查也可无异常，B超、宫腔镜检查对鉴别有一定帮助。

（3）子宫内膜癌：主要依靠刮宫组织病理学检查，可与不典型增生同时存在。

7.治疗 根据患者年龄、生育情况、有无子宫内膜癌发生的高危因素而采取不同的治疗方案。

（1）子宫内膜单纯增生或复杂增生很少发展成癌，多采用药物治疗。

1）生育年龄者（≤40岁）：①单纯性增生：诊断刮宫后常治愈，随访观察。②复杂性增生：选用孕激素周期性治疗，疗程3～6个月，可再行分段诊刮或宫腔镜检查取内膜组织，评价疗效；既往口服雌激素者，应停用雌激素；如患者仍需用雌激素，则应加用孕激素采取周期疗法；对希望妊娠者在治疗后用促排卵药治疗。

2）围绝经或绝经者（＞40岁）：主要采用孕激素治疗，治疗后3～6个月取内膜观察其发展。如无效，或有家族史、肥胖、高血压等高危因素者也可行全子宫切除术。

3）对有多囊卵巢、内分泌紊乱者应同时治疗。

（2）非典型增生属癌前病变，应高度警惕。

1）生育年龄者：恶变率低，可保守治疗，约30%年轻患者可治愈并妊娠。用大剂量孕激素治疗3个月后，取内膜观察其发展：①醋酸甲羟孕酮（medroxyprogesterrone acetate），每日口服250～500mg。②醋酸甲地孕酮（megestrol acetate），每日口服160mg。③己酸孕酮（17α－hydroxyproesterone caproate）每日肌内注射250～500mg，由于需要臀部肌肉深处注射，目前很少应用。对希望妊娠者应在治疗后用促排卵药治疗。

2）围绝经或绝经者：因潜在恶变率高，特别是重度非典型增生不易与高分化腺癌鉴别，原则应手术治疗，行子宫切除；只能试用大剂量孕激素保守治疗；如孕激素治疗后复发，或不能耐受孕激素副作用者应行子宫切除；对高龄、严重内科合并症不能手术者可用孕激素治疗，但也应定期刮宫取内膜观察疗效。

（二）子宫内膜癌

子宫内膜癌（carcinoma of endometrium）是女性生殖道三种常见恶性肿瘤之一，占女性生殖道肿瘤的20%～30%。由于发病在宫体部，也称子宫体癌（corpus carcinoma）。子宫内膜癌发病由生殖年龄到绝经后，好发年龄50～69岁，较子宫颈癌晚，多见于老年妇女。40岁以前患者仅占5%左右。发病率有地区性差异。近年来有增高和年轻化趋势，在我国发病率也明显上升。

目前子宫内膜癌分为两型：Ⅰ型为雌激素依赖型，Ⅱ型为雌激素非依赖型。这两类子宫内膜癌的发病及作用机制尚不甚明确，其生物学行为及预后不同。Ⅰ型子宫内膜癌占子宫内膜癌患者的80%～90%，主要与高雌激素状态相关，大多发生于子宫内膜过度增生后，且患者多为绝经晚（＞50岁），肥胖，以及合并高血糖、高脂血症等内分泌代谢疾病。其组织类型为子宫内膜样腺癌，多为浅肌层浸润，细胞呈高、中分化，很少累及脉管；对孕激素治疗反应好，预后好。Ⅱ型子宫内膜癌，占10%左右，多发生于绝经后女性，其发病与高雌激素无关，无内分泌代谢紊乱，病灶多继发于萎缩性子宫内膜之上。其组织类型主要是浆液性乳头状腺癌，少部分透明细胞癌，多为深肌层浸润，细胞分化差，对孕激素无反应，恶性度高，易复发和转移，预后差。

1.病因 发病机制尚不完全明确，一般认为与高雌激素刺激和无孕激素拮抗有关。内源性雌激素引起的子宫内膜癌患者表现为：多有闭经、多囊卵巢及不排卵、不孕、少育和晚绝经，常合并肥胖、高血压、糖尿病。子宫内膜癌发生的相关因素有以下几种。

(1)未孕、未产、不育：与子宫内膜癌的关系与未能被孕激素拮抗的雌激素长期刺激有关。受孕少、未产妇比生育多于 5 个孩子的妇女患子宫内膜癌高 3 倍；年轻子宫内膜癌患者中 66.45％为未产妇；子宫内膜癌发病时间多在末次妊娠后 5～43 年(平均 23 年)，提示与原发或继发不孕有关；不孕、无排卵及更年期排卵紊乱者，子宫内膜癌发病率明显高于有正常排卵性月经者。

(2)肥胖：子宫内膜癌肥胖者居多，约 20％患者超过标准体重 10％；超标准 10％～20％者的宫体癌发病率较体重正常者高 3 倍，而超出标准体重 22.7％者则子宫内膜癌高发 9 倍。肥胖与雌激素合成和代谢有关：雌激素蓄积在多量脂肪内，排泄较慢。绝经后妇女雌激素主要来源为肾上腺分泌的雄烯二酮，在脂肪中芳香化转换为雌酮，体内雌酮增加可导致子宫内膜癌发生。脂肪越多转化能力越强，血浆中雌酮可能越高。

(3)糖尿病：临床发现约 10％子宫内膜癌患者合并糖尿病；糖尿病患者子宫内膜癌发病率较无糖尿病者高 2～3 倍。

(4)高血压：50％以上子宫内膜癌患者合并高血压；高血压妇女的子宫内膜癌发病率较正常者高 1.7 倍。

(5)遗传因素：子宫内膜癌和遗传因素有关。子宫内膜癌是遗传性非息肉病性结直肠癌(HNPCC)最常见的肠外表现，也称 Lynch II 综合征，与子宫内膜癌的关系密切，受到重视。

(6)癌基因与抑癌基因：分子生物学研究显示癌基因和抑癌基因等与子宫内膜癌的发生、发展、转移有关，其中抑癌基因主要有 PTEN 和 p53。PTEN 蛋白是一种具有激素调节作用的肿瘤抑制蛋白，在子宫内膜样腺癌中，雌激素受体(ER)及孕激素受体(PR)多为阳性，30％～50％的病例出现 PTEN 基因突变，极少病例出现 p53 突变。而在子宫浆液性腺癌中 ER、PR 多为阴性，p53 呈强阳性表达。

2.病理特点

(1)病理组织类型：采用 WHO(2003)子宫内膜癌分类，最常见的是子宫内膜样腺癌(endometrioid carcinoma)，占 75％～80％，包括子宫内膜腺癌伴有鳞状分化的亚型(adenocarcinoma with squamous differentiation)；其余为浆液性腺癌(serous carcinoma)、透明细胞腺癌(clear cell carcinoma)，黏液腺癌(mucinous carcinoma)，未分化癌(undifferentiated carcinoma)等。近年来对浆液性癌的研究发现，早期局限于子宫内膜的浆液性癌，50％可有子宫外转移，恶性度高，预后差。

(2)表现：可发生在子宫各部位，位于宫体部位较多，不同组织类型的癌，肉眼观察时无明显区别，浸润肌层时子宫体积增大，浸润肌层癌组织境界清楚，呈坚实灰白色结节状肿块。内膜癌可呈弥漫型或局限型生长。约有 20％的病例可以侵犯到宫颈。

(3)镜下表现：腺体增生、排列紊乱，腺体侵犯间质，出现腺体共壁。分化好的肿瘤可见腺体结构明显；分化差的肿瘤腺体结构减少，细胞呈巢状、管状或索状排列。腺上皮细胞大小不等，排列紊乱，极性消失，核呈异型性，核大、深染。

3.分期　见表 3-2-5。

表3-2-5　子宫内膜癌临床分期(FIGO,2009)

Ⅰ期	肿瘤局限于子宫体
Ⅰa	侵犯肌层≤1/2
Ⅰb	侵犯肌层>1/2
Ⅱ期	侵犯宫颈间质
Ⅲ期	肿瘤局部和(或)区域扩散
Ⅲa	癌侵犯浆膜和(或)附件
Ⅲb	阴道转移
Ⅲc	盆腔和(或)主动脉旁淋巴结转移
Ⅲc$_1$	盆腔淋巴结转移
Ⅲc$_2$	盆腔淋巴结和(或)主动脉旁淋巴结转移
Ⅳ期	肿瘤侵及膀胱和(或)直肠黏膜,和(或)远处转移
Ⅳa	癌侵犯膀胱和(或)直肠黏膜
Ⅳb	远处转移,包括腹腔内和(或)腹股沟淋巴结转移

G_1:非鳞状或非桑葚状实质性生长类型成分≤5%。

G_2:非鳞状或非桑葚状实质性生长类型成分6%～50%。

G_3:非鳞状或非桑葚状实质性生长类型成分>50%。

4.转移途径　约75%子宫内膜癌患者为Ⅰ期,其余25%为其他各期。特殊组织类型及分期晚、低分化癌(G_3)易出现转移,主要转移途径为直接蔓延、淋巴转移,晚期可有血行转移。

(1)直接蔓延:病灶沿子宫内膜蔓延,向上可经宫角部、输卵管、卵巢至盆腹腔。向下可经宫颈、阴道到盆腔。当癌侵犯肌层时,可经子宫浆膜层到输卵管、卵巢至盆腹腔。

(2)淋巴转移:是子宫内膜癌的最主要转移途径。Ⅰ期约11%有盆腔淋巴结转移,10%腹主动脉旁淋巴结转移。子宫内膜癌淋巴结转移与癌灶在宫腔内生长的部位有关,并与病变范围的大小,肌层浸润的深度,是否侵犯宫颈,附件有无转移,癌细胞组织病理学分级有关。

(3)血行转移:晚期癌可经血行转移到肺、肝、骨骼等。

5.临床表现

(1)常与高雌激素水平相关疾病伴存:无排卵性功血、多囊卵巢综合征、功能性卵巢肿瘤。

(2)易发生在不孕、肥胖、高血压、糖尿病、未婚、少产、绝经延迟的妇女中,这些内膜癌的高危因素称为子宫体癌综合征。

(3)有恶性肿瘤家族史,较宫颈癌高。

(4)症状与体征:75%为早期患者,极早期可无症状,病程进展后有以下表现:

1)阴道流血:最常见症状。未绝经者经量增多、经期延或经间期出血。绝经后者阴道持续性流血或间歇性流血,个别患者也有闭经后流血。

2)阴道排液:在阴道流血前有此症状。少数患者主诉白带增多,晚期合并感染时可有脓血性白带伴臭味。

3)疼痛:因宫腔积液、宫腔积脓可引起下腹痛。腹腔转移时可有腹部胀痛。晚期癌浸润周围组织时可引起相应部位疼痛。

4)全身症状:腹腔转移时可有腹部包块、腹胀、腹水,晚期可引起贫血、消瘦、恶液质及全身衰竭等。

5)妇科检查(双合诊及三合诊):子宫增大、变软;早期患者无明显症状;病情进展后可及子宫稍大、稍软;晚期子宫固定,并可在盆腔内触及不规则肿块。

6.诊断

(1)病史:高育龄妇女出现不规则阴道流血,尤其绝经后阴道流血,结合上述临床特点,应考虑有患子宫内膜癌的可能。

(2)辅助检查:由于妇科检查无特殊异常,主要依靠以下辅助检查方法诊断。

1)宫腔细胞学检查:仅从宫颈口吸取分泌物涂片细胞学检查阳性率不高,用宫腔刷取子宫内膜细胞涂片,可提高阳性率。

2)分段刮宫:是诊断子宫内膜癌最常用的方法。刮出物的量足够送病理学检查时,即应停止操作;应肉眼仔细检查刮出物是否新鲜,如见糟脆组织,应高度可疑癌。宫颈管及宫腔刮出物应分别送病理学检查。

3)影像学检查

①B超检查:通过B超检查,可了解子宫内膜厚度、病灶大小、血流情况、是否侵犯宫颈,以及有无浸润肌层,有无合并子宫肌瘤。

②CT检查可正确诊断肌层浸润的深度以及腹腔脏器及淋巴结转移。

③MRI检查能准确显示病变范围、肌层受侵深度和盆腔淋巴结情况。

4)宫腔镜检查:可在直视下观察病灶大小、生长部位、形态,并取活组织检查。适应证:有异常子宫出血而诊断刮宫阴性;了解有无宫颈管受累;早期癌的直视下活体检查。

5)肿瘤血清学标记物检查:检测CA125、CA19-9、CEA、HE4等有一定参考价值。

6)雌激素及孕激素受体的免疫组化检查:Ⅰ型子宫内膜癌中,多见高分化腺癌,雌激素受体(ER)和孕激素受体(PR)多为阳性,而Ⅱ型子宫内膜癌或分化差的病例中,ER、PR常呈阴性。

7)抑癌基因蛋白免疫组化检查:目前主要进行PTEN和p53蛋白免疫组化检测,进行初步的分子分项,指导临床个体化治疗,评估预后。PTEN基因突变主要见于Ⅰ型子宫内膜癌。p53突变常见于Ⅱ型子宫内膜癌,在子宫浆液性乳头状腺癌中p53表达可高达73%。

7.鉴别诊断

(1)良性疾病

1)功血:主要经诊断性刮宫病理学检查可以鉴别。

2)炎症:主要与老年性阴道炎、子宫内膜炎合并宫腔积脓鉴别。

3)黏膜下肌瘤或内膜息肉。

(2)恶性肿瘤

1)子宫颈癌:通过病史、宫颈细胞学检查、阴道镜下活检、分断诊刮及病理检查可以鉴别。子宫颈腺癌与子宫内膜癌转移至宫颈鉴别有一定困难。

2)子宫肉瘤:宫颈活检、细胞学检查、分段刮宫可有帮助。

3)输卵管癌：少见，妇检、诊断刮宫、B超等可协助鉴别。

4)卵巢癌：卵巢内膜样癌与晚期子宫内膜癌不易鉴别。

8. 治疗

(1)手术是首选的治疗方法。通过手术可以了解病变的范围，了解与预后相关的因素，术后采取相应的治疗。

1)手术范围：Ⅰ期 a、b 及分化好(G_1、G_2)可行筋膜子宫切除、双附件切除。盆腔淋巴结及腹主动脉旁淋巴结选择性切除。Ⅱ期、分化差(G_3)，组织类型为透明细胞癌、浆液性癌、未分化癌等应行广泛或次广泛子宫和双附件切除，盆腔及腹主动脉旁淋巴结切除术，患者肥胖或有内科合并症时可行淋巴结活检取样。Ⅲ期或Ⅳ期(晚期癌、浆液性乳头状腺癌或子宫外转移)术式应同卵巢癌行肿瘤细胞减灭术，即大网膜、子宫、双附件及盆腔和腹主动脉旁淋巴结切除等，尽可能切除癌瘤病灶，但需根据个体情况区别对待。

2)术中注意事项：留腹腔冲洗液行细胞学检查。探查盆腹腔各脏器有无转移，腹膜后淋巴结(盆腔及腹主动脉旁淋巴结)有无增大、质硬。切除子宫后应肉眼观察病灶位置和侵袭情况。

(2)放射治疗

1)术前放疗：对Ⅱ期宫颈转移或Ⅲ期阴道受累者行腔内放疗，放疗后再手术。对晚期癌患者行体外照射及腔内照射。

2)术后放疗：对高危型子宫内膜癌(腹水癌细胞阳性、细胞分化差、侵肌深、淋巴－脉管间隙癌栓、淋巴转移者)以及组织类型为透明细胞癌、腺鳞癌者行术后体外放疗；如有宫颈或阴道转移则加腔内照射。

(3)化疗：由于子宫内膜癌对化疗药物的敏感性相对差，目前主要对晚期、复发者进行化疗。化疗途径包括静脉、腹腔和动脉介入化疗。多采用联合方案，常用方案有以下几种：TP方案(紫杉醇、卡铂)，CAP 方案(多柔比星、环磷酰胺、顺铂)，CA 方案(多柔比星、环磷酰胺)，AP 方案(多柔比星、顺铂)等。

(4)抗雌激素治疗：大剂量孕激素治疗。目前主要用于晚期或复发者，通常使用孕激素3～6月，或1年以上。常用孕激素有：①醋酸甲羟孕酮，每日口服 250～500mg；②醋酸甲地孕酮：每日门服 160mg；③已酸孕酮，每日肌内注射 250～500mg。三苯氧胺为激素受体选择剂药物，具有微弱雌激素作用，可与 E_2 竞争雌激素受体，起到抗雌激素作用，可使孕激素受体水平升高。用法：每日口服 10～20mg，3～6 个月。对雌、孕受体阳性者有较好疗效。

9. 预防

(1)定期防癌检查。

(2)对月经紊乱和绝经后不规则阴道流血者应及时诊刮，除外恶性后再对症治疗。

(3)对高危患者应注意定期检查。

(4)正确指导使用激素替代疗法。服用雌激素同时，建议每月服用孕激素不少于 10 天，以保护子宫内膜，防止增生。同时应定期行妇科检查。

(5)对乳腺癌术后服用三苯氧胺患者，应定期行妇科检查，并应作 B 超检查，如内膜>

5mm,或有阴道不规则流血,则应及时行诊断性刮宫。

10.预后 子宫内膜癌因生长缓慢,转移晚,症状显著,多早期发现,约75%为早期患者,预后较好。5年生存率在70%左右,Ⅱ期为40%～50%,Ⅲ期为25%～35%,Ⅳ期仅为0～9%。预后与以下因素有关:组织类型、临床分期、细胞分化、肌层浸润深度、盆腔及腹主动脉旁淋巴结有无转移。

11.随访 完成子宫内膜癌治疗后应定期随访,及时发现有无复发。复发的多数病例在术后2～3年复发。随访时间术后2年内,每3～6个月1次,术后3～5年内,每6个月1次。

四、子宫肉瘤

子宫肉瘤(uterine sarcoma)发病率低,占女性生殖道恶性肿瘤的1%,占子宫恶性肿瘤的3%～7%。因缺乏特异性的症状和体征,术前诊断较为困难,常需术中及术后病理检查才能明确诊断。恶性度高,预后较差。

(一)分类

子宫肉瘤常见类型有以下三种,最常见的是子宫平滑肌肉瘤(leiomyosarcoma of uterus,LMS),其来源于子宫肌层或子宫血管的平滑肌细胞,可单独存在或与平滑肌瘤并存。其次是子宫内膜间质肉瘤(endometrial stromal sarcoma,ESS),来源于子宫内膜间质细胞,分化较好。未分化子宫内膜肉瘤较少见,其来源于子宫内膜间质细胞,分化差,恶性度高。

(二)诊断

1.临床表现

(1)症状:子宫肉瘤一般无特殊症状,可表现为类似于子宫肌瘤或子宫内膜息肉的症状。①阴道不规则流血:为最常见的症状;②下腹疼痛、下坠等不适感;③压迫症状:肿物较大时则压迫膀胱或直肠,出现尿急、尿频、尿潴留、便秘等症状。

(2)体征:①子宫平滑肌肉瘤可位于子宫黏膜下和肌层,可与子宫肌瘤同时存在;②子宫内膜间质肉瘤可表现为宫颈口或阴道内发现软脆、易出血的息肉样肿物;③未分化子宫内膜肉瘤多发生在子宫内膜,形如息肉,常充满宫腔,使子宫增大、变软,肿瘤可突出阴道内。

2.辅助检查 ①阴道彩色多普勒超声检查:可初步鉴别诊断子宫肉瘤和子宫肌瘤,应注意低阻血流;②诊断性刮宫:对子宫内膜间质肉瘤有较大诊断价值,对子宫平滑肌肉瘤的诊断价值有限;③血清肿瘤标志物:部分子宫肉瘤患者CA125可升高;④术中剖视标本:切面是否呈鱼肉状,质地是否均匀一致,有无出血、坏死,有无编织状结构,必要时作冷冻切片检查;⑤病理诊断:石蜡切片病理诊断是子宫肉瘤最重要的诊断方法。

(三)转移

子宫肉瘤的转移途径主要有以下3种。①血行播散:是平滑肌肉瘤的主要转移途径,子宫内膜间质肉瘤及未分化子宫内膜肉瘤的宫旁血管内瘤栓较为多见;②直接浸润:可直接蔓延到子宫肌层甚至浆膜层;③淋巴结转移:子宫内膜未分化肉瘤较易发生淋巴结转移。

(四)分期

2009年FIGO首次根据子宫肉瘤类型进行分期。在子宫平滑肌肉瘤分期中,不仅将肿瘤侵及深度、淋巴结受侵、血管淋巴管内瘤栓等列入分期中,还将肿瘤大小纳入分期,见表3－2－6。在子宫内膜间质肉瘤分期标准中,Ⅰ期标准与子宫平滑肌肉瘤不同,其他分期类似,见表3－2－7。

表3－2－6　子宫平滑肌肉瘤分期(FIGO 2009 年)

Ⅰ期	肿瘤局限于宫体
ⅠA	肿瘤<5cm
ⅠB	肿瘤>5cm
Ⅱ期	肿瘤侵犯盆腔
ⅡA	附件受累
ⅡB	盆腔其他组织受累
Ⅲ期	肿瘤侵犯腹腔内器官(不仅仅是肿瘤突出达腹腔)
ⅢA	一个部位被侵犯
ⅢB	一个以上部位被侵犯
ⅢC	盆腔和(或)腹主动脉旁淋巴结转移
Ⅳ期ⅣA	累及膀胱和(或)直肠黏膜
ⅣB	远处转移

表3－2－7　子宫内膜间质肉瘤和腺肉瘤分期(FIGO 2009 年)

Ⅰ期	肿瘤局限于宫体
ⅠA	肿瘤局限于子宫内膜/宫颈内膜,无肌层侵犯
ⅠB	肌层浸润≤1/2
ⅠC	肌层浸润>1/2
Ⅱ期	肿瘤侵犯盆腔
ⅡA	附件受累
ⅡB	盆腔其他组织受累
Ⅲ期	肿瘤侵犯腹腔内器官(不仅仅是肿瘤突出达腹腔)
ⅢA	一个部位被侵犯
ⅢB	一个以上部位被侵犯
ⅢC	盆腔和(或)腹主动脉旁淋巴结转移
Ⅳ期ⅣA	累及膀胱和(或)直肠黏膜
ⅣB	远处转移

(五)治疗

子宫肉瘤治疗原则是以手术治疗为主,辅以放疗、化疗和内分泌治疗。

1.手术治疗　手术是子宫肉瘤的主要治疗方法。手术范围包括筋膜外子宫切除术和双附件切除术,以及盆腔和腹主动脉旁淋巴结切除术。

2.放射治疗　敏感性不高,一般认为术后辅助放疗有助于预防盆腔复发,提高5年生存率。一般采用盆腔外照射和阴道内照射。

3.化疗　敏感性较低,下列方案可选用:①IAP 方案:异环磷酰胺(IFO)(美司钠解毒)＋盐酸表柔比星(EPI－ADM)＋DDP;②HDE 方案:羟基脲(Hu)＋氮烯米胺(DTIC)＋依托泊苷(Vp16)。

4.孕激素治疗　孕激素类药物主要用于治疗子宫内膜间质肉瘤。常用孕激素类药物:醋酸甲羟孕酮(medroxyprogesterone acetate,MPA),甲地孕酮(megestrol acetate,MA),一般主张剂量不小于200mg/d,应用时间不短于1年。

(六)预后

子宫肉瘤恶性度高,易发生血行转移,预后较差,5年存活率为30%～50%。

(杜珊珊)

第四节　卵巢肿瘤

卵巢肿瘤(ovarian tumor)是常见的女性生殖道肿瘤,其中卵巢恶性肿瘤(ovarian malignant tumor)的发病率在女性生殖道癌瘤中占第二位,仅次于子宫颈癌,但死亡率居首位。由于卵巢位于盆腔深部,不易扪及,待患者有自觉症状就诊时,70%以上的患者已属晚期,这些患者的5年生存率仅为30%左右。

卵巢肿瘤在各年龄段均可发病,组织类型复杂。发生最多的为上皮性肿瘤,以50～55岁居多;其次为生殖细胞肿瘤,以年轻者为多。此外,还有性索间质肿瘤和转移性肿瘤。除组织类型繁杂外,上皮性肿瘤又分为良性、交界性及恶性三种。

卵巢肿瘤病因尚不明确。目前认为有以下因素与卵巢肿瘤发生有关。

1.流行病学特点　表明种族间存在差异。

2.环境因素　如工业污染、饮食中高胆固醇等均可导致癌的发生。

3.遗传因素　20%～25%卵巢恶性肿瘤患者有家族史。上皮性卵巢癌的发生与三个遗传性癌综合征有关,即遗传性乳腺癌－卵巢癌综合征、遗传性位点特异性卵巢癌综合征和遗传性非息肉性结直肠癌综合征。真正的遗传性卵巢癌和乳腺癌一样,主要由于BRCA1和BRCA2基因突变所致,属于常染色体显性遗传。

4.内分泌因素　两种学说被认为与发生机制有关,即持续排卵学说及高促性腺激素学说。妊娠期停止排卵,卵巢上皮减少损伤;而卵巢癌患者平均妊娠次数低,反映持续排卵与卵巢肿瘤发生有一定关系。减少或抑制排卵可减少卵巢上皮由排卵引起的损伤,可能降低卵巢癌发病风险。应用促排卵药物可增加发生卵巢肿瘤的危险性。

一、卵巢上皮性肿瘤

卵巢上皮性肿瘤(epithelial ovarian tumor)是卵巢肿瘤中最常见的一种,约占所有原发卵巢肿瘤的2/3,发病年龄在30～60岁。既往认为由于卵巢表面上皮与腹腔间皮均来自原始体腔上皮,因此具有向各种苗勒管(Mullerian duct)上皮分化的潜能,导致了卵巢上皮性肿瘤的多样性。常见的几种卵巢上皮性肿瘤的细胞特征,分别与苗勒管上皮所分化的组织上皮相符合。当向输卵管上皮分化时,成为浆液性肿瘤;向宫颈黏膜分化,成为黏液性肿瘤;向子宫内膜分化,成为子宫内膜样肿瘤;向中肾管上皮分化,成为透明细胞肿瘤。上皮性肿瘤又分为良性、交界性及恶性三种。最近根据大量的临床病理以及分子生物学研究,提出了上皮癌的卵巢外组织起源学说。该学说认为卵巢浆液性癌来自输卵管上皮,子宫内膜样癌和透明细胞癌来自异位的子宫内膜,黏液癌和移行细胞癌来自卵巢旁Wathard细胞巢。对最常见的浆液性肿瘤的研究发现,低级别浆液性癌呈阶段性发展,可能由浆液性交界性肿瘤逐步恶变而来,而高级别浆液性癌则前驱病变不清,发展迅速,即浆液性肿瘤的"二元论模型"。据此将上皮癌分为Ⅰ型和Ⅱ型癌,黏液腺癌、子宫内膜样腺癌、透明细胞癌等均存在与低级别浆液性癌相似的发展过程,同属Ⅰ型癌。而将高级别浆液性腺癌、未分化癌及混合苗勒管恶性肿瘤分为Ⅱ型,初步建立了卵巢上皮性癌来源的"二元论"模型。

(一)卵巢良性上皮性肿瘤

1. 病理特点

(1)浆液性囊腺瘤(serous cystadenoma):占卵巢良性肿瘤的25%,常见于30~40岁患者。肿瘤大小不一,表面光滑,多为单侧,也可有双侧性,囊内充满淡黄色液体。单纯型者多为单房,囊壁光滑;乳头型者常为多房;囊壁内可见乳头,偶也可见向囊外生长,此种情况必须详查有无恶性存在;前者恶变率为35%,后者则可达50%。镜下囊壁为单层立方或柱状上皮,间质内可见砂粒体,是浆液性囊腺瘤的特点。

(2)黏液性囊腺瘤(mucinous cystadenoma):占卵巢良性肿瘤的20%,多发生于生育年龄,少数儿童也可发生。囊壁厚,多为单侧,可生长较大,以至引起压迫症状。肿瘤剖面可见大小、数目不等的多房。内容物呈胶冻样,为黏蛋白或糖蛋白。镜下见囊壁为单层高柱状上皮细胞,分泌黏液,胞核位于底部,富有胞质。高柱状上皮之间有杯状细胞,与宫颈内膜及肠的黏液细胞相似,特殊染色可见嗜银细胞。此瘤恶变率为5%~10%。

(3)卵巢勃勒纳瘤(Brenner tumor):占所有卵巢肿瘤的0.5%~1.7%,绝大多数为良性。多位于皮质或皮髓质交界处,极少位于卵巢门。单侧多,实性为主,质地坚硬,表面灰白色,大小不一。无包膜,但周围受挤压的卵巢组织形成分界清楚的肿瘤境界。镜检以上皮细胞为主,圆形或多边形,胞质丰富,核较小,常见明显核纵沟,呈咖啡豆样外观。

2. 临床表现

(1)症状:肿瘤较小时多无症状,生长至一定大小时方出现。

1)腹胀:下腹不适、下坠感。

2)盆腹腔肿块:下腹部自行发现肿物,或自觉腹部增大、腰围变粗。

3)内分泌紊乱:可影响内分泌功能,出现月经紊乱,阴道不规则出血等。

4)压迫症状:有腹水或肿瘤大可引起排尿困难、排便困难等。

5)合并腹水或肿瘤过大时可引起呼吸困难、心悸、下肢水肿。

(2)体征

1)腹部隆起,并可触及肿瘤。

2)合并腹水时,腹部叩诊有移动性浊音。

3)妇科检查,子宫旁一侧或双侧可触及肿块,多为囊性,边界清楚,表面光滑,蒂长时有活动度。

(3)并发症

1)蒂扭转:为常见并发症,10%卵巢肿瘤可出现蒂扭转。蒂部由卵巢固有韧带、骨盆漏斗韧带、部分阔韧带及输卵管构成。蒂扭转时,肿物缺血坏死,可引起继发感染或破裂。患者突然一侧下腹剧痛,常伴有恶心呕吐,呈阵发性或持续性疼痛等。检查腹部压痛,可有轻度肌紧张及反跳痛。妇科检查时,于患侧可及张力大的肿块,肿块表面无以蒂部压痛明显。

2)破裂:3%卵巢肿瘤可发生。自发性破裂常因肿瘤增长过快引起;外伤性破裂可因腹部外伤或挤压、分娩、性生活、过于用力的妇科检查或腹部穿刺引起。腹痛因破口大小、流入腹腔内囊液性质及多少而出现程度不等。当破口小，流入腹腔内囊液少时，患者仅感轻度腹痛。大的卵巢肿瘤破裂后，患者出现下腹剧痛，伴有恶心呕吐，甚至休克，有时出现内出血、继发腹膜炎。检查腹部压痛，有肌紧张及反跳痛。妇科检查时，原有卵巢肿瘤消失，或可扪及缩小、张力不大的肿块。

3)感染：多发生于肿瘤扭转或破裂后，或阑尾脓肿扩散引起。临床可见发热、腹痛、腹肌紧张。腹部肿物有压痛、反跳痛。白细胞升高。

4)恶变：卵巢良性肿瘤可发生恶变，恶变早期无症状，不易发现。若发现肿瘤生长迅速，尤其双侧性，应疑恶变。

3.诊断

(1)妇科检查：在子宫一侧或双侧触及肿物，肿物多为囊性，少数也可为囊实性，甚或实性。界限清楚，与子宫能分开。蒂长的肿瘤活动度大。肿物较大时，多可向上进入腹腔，只能在盆腔检查时触及肿物下端，但应注意辨别肿物位于子宫的侧、前或后方。应作妇科三合诊检查。

(2)辅助检查

1)B型超声检查，尤其经阴道B超或彩色多普勒超声观察肿瘤血流情况更有助于诊断。

2)有腹水时可行腹穿，并查腹水常规及细胞学检查，查找有无癌细胞。

3)必要时可行消化道影像学检查(X线、CT、MRI)或内镜检查(胃镜、纤维结肠镜)除外消化道肿瘤。

4)肿瘤标记物检查(CA125,HE4,CA19－9,CEA,AFP,hCG等)除外恶性肿瘤。

5)必要时行腹腔镜检查。

4.鉴别诊断

(1)非卵巢肿瘤的鉴别：卵巢瘤样病变(ovarian tumor like condition)：

1)滤泡囊肿：常见多囊卵巢及黄素囊肿，滤泡囊肿单侧为多，壁薄，直径很少大于5cm。黄素囊肿有时也可较大，多并发于滋养细胞疾病，血hCG阳性。多囊卵巢直径不大，常为双侧卵巢增大，多伴有闭经。

2)盆腔炎性肿物：多有盆腔炎病史，或经过急性或亚急性盆腔炎后，形成炎性肿物甚至脓肿，包括卵巢肿瘤合并感染，输卵管积水，卵巢、输卵管脓肿。结核性腹膜炎多有肺结核史，消瘦、盗汗、乏力、午后低热，B超检查可协助鉴别，必要时行腹腔镜或剖腹探查确诊。

3)子宫内膜异位症：卵巢子宫内膜异位囊肿，可于子宫直肠凹陷处触及不规则肿物和结节，血清CA125也可轻度升高，与卵巢恶性肿瘤不易鉴别。患者多有痛经史，B超检查可协助鉴别，必要时行腹腔镜检查。

(2)子宫肌瘤：有蒂的浆膜下子宫肌瘤，子宫肌瘤囊性变或红色变性时，不易与卵巢肿瘤鉴别。此可子宫多增大，常有月经增多症状，肿瘤与子宫关系密切，B超可协助诊断。

(3)妊娠子宫：妊娠早、中期子宫增大变软，易被误诊为卵巢肿瘤。早孕子宫有停经史及早孕反应，妊反阳性，B超检查可见胎囊或胎心搏动。中期妊娠时子宫大小与停经月份相符，于腹部可闻及胎心，B超可见胎儿及胎心搏动。

(4)充盈膀胱：妇科检查前未排空膀胱，或其他原因引起慢性尿潴留，而患者又自述能排尿，会造成误诊。故任何妇科检查前一定注意先排空尿，必要时可导尿后再检查。

(5)卵巢良恶性肿瘤的鉴别：良、恶性肿瘤临床特点不同。良性约 5% 为双侧，病程较长，逐渐长大；妇科检查表面光滑，多为囊性，活动度好。恶性约 70% 为双侧性，病程较短，增长较快；表面不光滑或呈结节状，活动度较差或同定，常于子宫直肠凹陷处触及结节状物或乳头状物，晚期出现腹水及全身恶病质。

(6)腹水的鉴别诊断

1)巨大卵巢囊肿：平卧时腹部表现为中央隆起，妇科检查尤其是三合诊时能触及肿物。腹水则形如蛙腹。腹部叩诊有移动性浊音，盆腔检查未触及肿物。

2)内科疾病所致腹水；如肝病、心脏病或胃肠道病史等，通过辅助检查如 B 超、X 线胃肠造影、胃肠内镜检查等有助于诊断。

5.手术治疗

(1)指征：卵巢肿瘤一经确诊，即有手术指征。当发现卵巢实性肿瘤或 >5cm 囊肿时，应考虑手术治疗。生育年龄妇女不除外卵巢瘤样病变时应定期检查，在月经前后对比观察，或行腹腔镜检查确诊。绝经期前后应特别警惕有无卵巢恶性肿瘤的可能。有扭转，破裂等合并症时应急诊手术。

(2)范围：根据年龄、生育要求及对侧卵巢情况决定手术范围。

年轻患者，为单侧卵巢肿瘤，对侧卵巢正常，可行肿瘤剥除术；当肿瘤较大时，可做患侧附件切除；对侧有明显病变时，患侧行肿瘤剥除，对侧应剖视检查；双侧卵巢均有肿瘤时，视情况行肿痛剥除术，或一侧附件切除，一侧肿瘤剥除，以保留部分正常卵巢组织。绝经前后患者，多行全子宫及双附件切除或一侧附件切除。

巨大卵巢肿瘤应尽量完整切除，尤其是黏液性囊腺瘤。切口宜大，必要时术中可先穿刺放液，待体积缩小后再取出，穿刺时应用纱垫防护穿刺部位周围的组织，避免囊液外溢。放液速度不能过快，以免腹压骤降引起休克。

(3)手术前后注意事项：任何良性卵巢肿瘤在未经病理检查之前，均不能绝对肯定无恶变的可能。手术前可疑为恶性时应向患者及家属详细交代病情，并做好扩大手术的准备，术前应常规消毒阴道以备切除子宫之需要。

手术时腹部切口宜大，使肿瘤可完整取出；如可疑恶性，开腹后留腹腔冲洗液；术中应仔细探查子宫与双附件；切下肿物后，应立即切开肉眼检查，对可疑处送冰冻切片病理组织学检查。

6.预后 卵巢良性肿瘤预后均较好，但确诊后需及时治疗，并注意有无恶性的可能。

(二)卵巢上皮性癌

卵巢恶性肿瘤占全部卵巢肿瘤的 2%～3%，占妇科恶性肿瘤的 27%，而死亡率却极高。可发生于任何年龄，上皮性卵巢癌以 50 岁以后居多，生殖细胞肿瘤多发生于 20 岁以后。来自卵巢表面上皮及间质的恶性肿瘤占卵巢原发恶性肿瘤的 75%～90%。

1.病理特点

(1)浆液性囊腺癌(serous cystadenocarcinoma)：占卵巢恶性肿瘤的 40%～60%，大部分虽囊实性，少数为囊性、实性。乳头位于瘤内壁，或呈菜花状向外生长伴坏死及出血，囊液为浆液血性。镜下见瘤细胞异形性明显，有间质浸润，间质内可见砂粒体。细胞分化程度差者，腺样结构少。

(2)黏液性囊腺癌(mucinous cystadenocarcinoma)：占卵巢恶性肿瘤 10%～20%。良性，

交界性及恶性常同时存在。可为囊性或实性,囊腔中有浑浊的黏性或血性液体。囊腔多数境界不清,内有出血或坏死。上皮细胞异形性明显,腺体密集,间质有明显浸润。根据细胞分化及腺样结构多少决定分化程度。

(3)子宫内膜样癌(endometrioid carcinoma):占卵巢恶性肿瘤10%～20%。组织形态与子宫内膜腺癌相似。包膜光滑或有外生乳头,瘤内可有内生乳头,液体清亮。癌细胞为立方形或柱状,基底膜清楚。

(4)透明细胞癌(clear cell carcinoma):在原发卵巢恶性肿瘤中低于6%,囊实性或实性。其特点为可见透明细胞或鞋钉样细胞。较易伴发子宫内膜异位症。

2.卵巢癌的手术－病理分期和组织学分级

(1)卵巢癌的分期必须经规范的手术,并经组织病理学检查才能确定,称为手术－病理分期。现多采用FIGO制定的统一标准(表3－2－8)。

表3－2－8　卵巢恶性肿瘤分期(FIGO,1985)

Ⅰ期	肿瘤局限于卵巢
Ⅰa	肿瘤局限于一侧卵巢,表面无肿瘤,包膜完整,无腹水
Ⅰb	肿瘤局限于双侧卵巢,表面无肿瘤,包膜完整,无腹水
Ⅰc*	Ⅰa或Ⅰb期肿瘤已穿出卵巢表面;或包膜破裂;或腹水或腹腔冲洗液中找到恶性细胞
Ⅱ期	肿瘤累及一侧或双侧卵巢,伴盆腔转移
Ⅱa	肿瘤扩展或转移至子宫或输卵管
Ⅱb	肿瘤扩展至其他盆腔组织
Ⅱc	Ⅱa或Ⅱb病变,肿瘤已穿出卵巢表面;或包膜破裂;或在腹水或腹腔冲洗液中找到恶性细胞
Ⅲ期	肿瘤累及一侧或双侧卵巢,伴盆腔以外种植或腹膜后淋巴或腹膜沟淋巴结转移,肝浅表转移属于Ⅲ期
Ⅲa	肿瘤局限在盆腔,淋巴结阴性,腹腔腹膜面有镜下种植
Ⅲb	腹腔腹膜种植小于2cm,淋巴结阴性
Ⅲc	腹腔腹膜种植大于2cm,或伴有腹膜后或腹膜沟淋巴结转移
Ⅳ期	肿瘤侵及一侧或双侧卵巢并有远处转移,出现胸水细胞学检查阳性,肝转移需累及肝实质

* Ⅰc及Ⅱc细胞学阳性,应注明是腹水成腹腔冲洗液,如包膜破裂,应注明是自然破裂成手术操作时破裂。

(2)组织学分级:Ⅰ型卵巢癌除浆液性者外,目前仍采用的是WHO分级标准,根据组织结构和细胞分化程度分为1、2、3级(grade1、2、3,或缩写为G_1、G_2、G_3),分别代表高、中、低分化。级别越高,预后越差。对于浆液性癌则按照二元论中的二分法,分为低级别浆液性癌和高级别浆液性癌。

3.转移途径

(1)直接蔓延和种植:卵巢癌的转移途径主要是直接蔓延和腹腔种植。肿瘤穿破包膜,直接种植在邻近器官,并广泛种植在腹膜及大网膜,甚至横隔,引起全腹腔转移。

(2)淋巴转移:可由卵巢淋巴管向上至腹主动脉旁淋巴结,向外至髂内、外及髂总淋巴结;也可经圆韧带至腹膜沟淋巴结。横隔是淋巴转移的好发部位,特别是右隔下因淋巴丛密集,更易发生肿瘤种植和转移。

(3)血行转移:发生较少,晚期癌可经血行转移到肺、肝、骨骼、脑等。

4.临床表现

（1）症状

1）年龄：卵巢上皮性癌多发生在 40 岁以上。

2）腹胀和腹部不适：可有消化不良，腹部发胀，腰围增粗，进食后肠胃胀气伴腹痛，此时常已有腹部包块，或合并腹水。如出现破裂、出血等，常为急腹痛。

3）月经不调及内分泌功能障碍：部分肿瘤患者可出现月经量增多，月经紊乱，闭经或量少。绝经的患者也可出现绝经后阴道流血。

4）消瘦：晚期患者出现较多，严重时可表现为恶病质。

（2）体征

1）妇科检查（双合诊及三合诊）：于子宫旁触及肿物，可为单侧或双侧，实性或囊实性，不规则，活动度较差，直径＞5cm。三合诊于后穹窿处可触及结节。对绝经 3 年后仍可触及卵巢者应注意鉴别有无恶性。

2）全身检查：腹部常有包块，伴有腹水时可有移动性浊音；晚期全身淋巴结增大、肝脾因有转移可增大。

5.诊断

（1）根据病史及临床表现、妇科检查及全身检查的特点进行诊断。盆腔包块与卵巢癌三联征（年龄大于 40 岁，有胃肠道症状及卵巢功能障碍）同时存在时，应高度怀疑卵巢癌的可能。同时应进行必要的辅助检查。

（2）辅助检查

1）超声检查：应注意有无腹水，肿物囊实性，边界是否完整，单房或多房，腔内有无乳头状突起，或回声不均。最好行经阴道彩色多普勒超声检查，测定肿物的血流情况有助于诊断。通常卵巢癌的血流丰富，且为低阻血流（RI＜0.45）。

2）肿瘤标记物：有助于恶性肿瘤的诊断，也是恶性患者治疗中及治疗后随访观察的指标。多项肿瘤标记物联合应用多更为有效。

CA125：对浆液性乳头状癌更具有特异性，临床符合率达 80％～90％。而黏液性癌阳性率较低。

HE4：人附睾分泌蛋白 4，为新近发现的卵巢癌标记物。早期卵巢癌表达率和特异性略高于 CA125，敏感性与 CA125 相似。在诊断卵巢癌方面，二者具有互补作用。

AFP：对卵巢内胚窦瘤有特异性，对未成熟畸胎、无性细胞瘤有参考意义。

β－hCG：对卵巢原发绒癌有意义，对胚胎癌有参考意义。

性激素：颗粒细胞瘤、泡膜细胞瘤均可产生较高水平的雌激素；黄素化时，亦可有睾丸素分泌。浆液性、黏液性或纤维上皮瘤，也可分泌一定的雌激素。

3）CT 及 MRI：能发现一些小的肿瘤或淋巴结有无转移。

4）PET－CT：对卵巢癌及其转移的诊断，特别是复发性卵巢癌的诊断具有较高的价值。

5）细胞学检查：取腹水、经后穹隆穿刺或经皮局部细针穿刺，细胞学检查找癌细胞，均有助于诊断。

6）腹腔镜检查：可直视下观察肿块情况，对有粘连或有手术史者、肿瘤广泛转移者慎用。

6.鉴别诊断

(1)与卵巢良性肿瘤鉴别。

(2)子宫内膜异位症:盆腔或后穹隆也可触及结节,但多有痛经史而无恶病质,伴低热、消瘦等。卵巢内膜异位囊肿,血 CA125 也可阳性,但 HE4 常为阴性。B 超可协助诊断,必要时可作腹腔镜检查。

(3)生殖器结核:常有低热、消瘦、食欲缺乏等,CA125 可为阳性,但多有不孕或其他部位结核病史,月经过少或闭经。盆腔检查也可触及包块或后穹隆结节,有时需短时间抗结核治疗观察疗效,必要时开腹探查,根据病理检查确定。B 超、CT 或 MRI 等有助于诊断。

(4)非肿瘤性腹水:应先作三合诊,非肿瘤性腹水于盆腔或后穹窿处不应触及肿块。

(5)非卵巢的生殖器恶性肿瘤:有时需与子宫内膜癌、妊娠性绒癌、输卵管癌、原发腹膜癌等鉴别。根据临床表现、肿瘤部位、肿瘤标记物等鉴别,确诊常需组织病理学诊断。

7.治疗

治疗原则,早期应首选手术,有高龄等高危因素时辅以化疗;晚期则以手术为主,加用化疗、放疗、生物治疗等综合治疗。

(1)手术:是治疗卵巢恶性肿瘤的主要方法,根据临床分期及组织学类型等决定是否辅以其他治疗。有以下几种手术。

1)分期手术(staging surgery):通常对早期卵巢癌采用此种手术,通过手术明确分期,包括以下内容:行腹部纵切口(从耻骨联合至脐上 4 横指);留腹水或腹腔冲洗液检查癌细胞;经仔细探查并行横膈、肝表面、可疑腹膜等部位细胞学刮片后,进行全子宫切除术、双侧附件切除术、大网膜大部切除术、腹主动脉旁和盆腔淋巴结切除术、阑尾切除术。对可疑病灶及易转移部位也可多处取材送病理检查,以明确分期。

2)肿瘤细胞减灭术(cytoreductive surgery):对Ⅱ期以上的晚期患者,手术应尽可能切除原发及转移病灶,使残留病灶直径≤1cm(满意的肿瘤细胞减灭术)。手术范围应视能否满意切除肿瘤而定。如肿瘤切除满意,手术范围参见分期手术,必要时还可行肠切除+吻合术、膀胱部分切除术+成形术及必要的造瘘术,甚至其他上腹部手术。如肿瘤残余较大,可不必进行盆、腹腔淋巴结切除术。

3)保守性手术(conservative surgery):即保留生育功能的手术,手术除保留子宫及健侧附件外,其他同分期手术。须严格掌握手术指征。在上皮性癌患者中符合以下条件者,可考虑保留一侧卵巢,年轻渴望生育、Ⅰ aG₁ 期、对侧卵巢外观正常或活检阴性、腹腔冲洗液细胞学检查阴性、术中探查阴性、有随诊条件者。但完成生育后应再行手术切除子宫及对侧附件。

(2)化疗:为重要的辅助治疗,因卵巢恶性肿瘤对化疗属中度敏感,除Ⅰ aG₁ 者外,几乎其他所有患者均需化疗,特别是晚期癌患者。对切除病灶满意者可巩固疗效,预防复发;对未切净者可经化疗消灭残留病灶;对晚期无法手术者,可使肿瘤缩小,为手术创造条件。早期癌患者有以下情况均成化疗:无精确分期、组织类型为透明细胞癌、肿瘤分化 G_2 或 G_3、卵巢表面有肿瘤生长、肿瘤破裂或包膜不完整、肿瘤与盆腔粘连、腹水或腹腔冲洗液细胞学检查阳性。化疗途径有:静脉全身给药,超选择动脉介入插管化疗,腹腔化疗等途径。用药应根据个体化的原则。常用化疗方案如下。

1)TC 方案:为目前国际公认的首选方案。紫杉醇(taxol)135～175mg/m² 、卡铂(carboplatin)AUC4－6 联合应用。每 21 天重复。

2)PC 方案:顺铂(DDP)75mg/m²、环磷酰胺(CTX)500mg/m² 联合给药。每 21 天重复。该方案目前在国内还较常用。

(3)放射治疗:放疗多不甚敏感,仅用于局部复发的姑息治疗。

8.预后与监测

(1)预后相关因素:预后与年龄、手术病理分期、组织类型及分化程度、治疗方法、全身情况等有关。

(2)随访:卵巢癌治疗后易复发,高峰期在 2～3 年。患者初次治疗结束后,应终生定期随访。每次复查均应了解有无临床症状,常规行全身和妇科三合诊检查、肿瘤标记物的动态检测,并定期进行腹部及盆腔的影像学检查。

(三)卵巢交界性肿瘤

卵巢交界性肿瘤占全部卵巢肿瘤的 10％～20％,在组织学上位于良性及恶性之间,又称为低度潜在恶性。诊断主要依据病理,以浆液性、黏液性交界性瘤常见,其他组织类型的交界性肿瘤均极少见。发病原因可能同卵巢恶性肿瘤的相关因素。应用促排卵药如克罗米酚类,有潜在发生卵巢交界性肿瘤的风险,口服避孕药可能有保护作用。

1.病理特点

(1)浆液性交界瘤(borderline serous cystadenoma):占所有卵巢浆液性肿瘤的 15％。双侧发生情况较良性多,与浆液性囊腺瘤相似。根据形态特征,可分为典型型和微乳头型两种类型。90％浆液性交界性肿瘤为典型型,其特点:有典型的分支乳头结构,乳头被覆上皮复层化达 2～3 层,伴乳头或上皮簇形成;上皮有轻度或中度非典型性;核分裂象少见;一般无间质浸润,少数可以出现间质微浸润灶。囊液及间质中常可见到砂粒体。

卵巢浆液性交界性肿瘤经常伴有较高频率的卵巢外病变。有 20％～46％的浆液性交界性肿瘤出现盆腹腔浆膜及网膜表面种植。腹膜种植分为浸润性种植(invasive implant)和非浸润性种植(non－invasive implant)。前者容易复发,预后差,通常需按癌处理。淋巴结出现类似于卵巢交界性的上皮增生,称为淋巴结受累,一般不影响预后。

(2)黏液性交界性瘤(borderline mucinous cystadenoma):占所在黏液性卵巢肿瘤的 6％～13％,外观与良性黏液性囊腺瘤无明显区别。有肠型和宫颈内膜型之分。二者共同的特点为:上皮复层化不超过 3 层,伴有乳头和上皮簇形成;细胞较至中度不典型性,作黏液分泌异常,可见杯状细胞;核分裂象少;无间质浸润,或不超过微浸润的界限;可有腹膜表面种植但无深部浸润。卵巢黏液性囊腺瘤合并腹膜假黏液瘤时,多预后不好。

2.分期　与卵巢恶性肿瘤。详见表 3－2－8 卵巢恶性肿瘤分期(FIGO,1985)。

3.临床表现　与卵巢浸润性癌相似,但发病高峰较卵巢恶性肿瘤患者年较。一般早期症状很难被发现,有时可有腹部增大、包块、腹痛、不规则出血等。由于生长不快,转移率低,以局部扩展和盆腔腹膜种植为主,远处转移症状少见。

4.诊断及鉴别诊断

(1)诊断:同卵巢上皮性恶性肿瘤,主要依靠病史、临床表现和辅助检查。其中阴式彩色超声多可作出初步判断。浆液性交界性肿瘤 CA125 约 50％升高。

(2)鉴别诊断主要与浸润癌鉴别,需依据病理(表 3－2－9)。

表 3－2－9　交界性和浸润性卵巢癌鉴别诊断

	交界性	浸润性
腹膜种植	很少见	较常见
双侧性	少见	常见
发病年龄	45	65
乳头生长	多在囊内壁	腔内外均可见
坏死出血	罕见	常见
核异型性	轻至中度	重度
核分裂象	<4/10 高倍镜	多见,>1/高倍镜
细胞复层	<3 层	>3 层
间质浸润	无或仅为微浸润	有

5.治疗　卵巢交界性肿瘤的治疗主要为手术治疗,除特殊病例外,现多不主张加用辅助治疗。

(1)手术治疗:手术范围应视患者年龄,生育状况,临床分期及病理类型等决定。

有生育要求的Ⅰ期卵巢交界性肿瘤可行患侧附件切除术;囊肿剥除术仅限于双侧交界性卵巢肿瘤或已有一侧卵巢切除的患者,术后要求密切随访。术后病理检查如为癌,可根据情况进行卵巢癌再分期手术和(或)加用化疗。对有生育要求的晚期卵巢交界性肿瘤患者行保留生育功能的手术应慎重。原则是应尽可能切除所有肉眼可见病灶,其余范围同早期卵巢癌的保留生育功能手术。

已完成生育的Ⅰ期交界性肿瘤患者,标准术式应与早期卵巢癌的分期手术基本相同。Ⅱ、Ⅲ、Ⅳ期者可行肿瘤细胞减灭术。

(2)辅助治疗:卵巢交界性肿瘤一般不需要辅助治疗。化疗仅用于手术后有残留病灶和存在腹膜浸润性种植的患者。但应明确不能期待利用化疗改善预后,因交界性肿瘤对化疗不敏感;化疗应有别于卵巢上皮癌,宜选用较温和的方案,疗程不宜过多和过于集中。

6.预后与随访

(1)影响预后的因素:组织类型,临床分期,初次手术后残存肿瘤大小,DNA 为非整倍体、细胞异型性及有丝分裂指数,对黏液性囊腺瘤有无腹膜种植尤其重要。合并腹膜假黏液性瘤的交界性卵巢瘤患者,平均生存期为 2 年,而大多数患者在 6 年内死亡,无合并症者,20 年生存率可达 85%。

(2)预后:较恶性肿瘤预后好,5 年生存率达 95%,Ⅰ期可达 100%,Ⅲ期为 56%～73%,与以上各因素均有关。

(3)随访:虽然交界性肿瘤预后较恶性好,但对保守治疗的患者,定期随访尤其重要。随访原则与卵巢恶性肿瘤相同。

二、卵巢生殖细胞肿瘤

卵巢生殖细胞肿瘤(ovarian germ cell tumor)来源于原始生殖细胞,发生率较高,仅次于上皮性肿瘤。患者以青少年者为多,占 60%～90%,绝经后者仅占约 4%。

(一)病理特点

1.良性肿瘤

(1)畸胎瘤(teratoma):由多胚层构成,偶见单胚层成分,多数为囊性,少数为实性。成熟性畸胎瘤为良性肿瘤,未成熟性畸胎瘤为恶性肿瘤。

成熟畸胎瘤(mature teratoma):占所有卵巢肿瘤的10%~30%,占生殖细胞肿瘤的85%~97%,是卵巢良性肿瘤中最常见者。包括实性成熟畸胎瘤(mature solid teratoma),囊性成熟畸胎瘤(mature cystic teratoma),又称皮样囊肿(dermoid cyst)。畸胎瘤可发生于任何年龄,5%~24%为双侧,9%~17%可发生扭转,出现急腹痛。肿瘤中等大小,外观圆形或椭圆形,包膜薄、光滑,呈白、灰、棕黄等色。囊内可见来自外、中、内三层胚叶的分化成熟的各种组织,如鳞状上皮、毛发、牙齿以及皮脂样物。囊壁内常有一处突起,即所谓"头节",各种胚叶组织最易于此处找到,"头节"上皮易恶变,是病理检查切片时需注意之处。此瘤恶变率为2%~3%,多发生在老年患者中。

(2)卵巢甲状腺肿(struma ovarii):很少见,占卵巢畸胎瘤2%~2.7%,为单胚层肿瘤,具有高度特异性。诊断标准是甲状腺组织要占卵巢肿瘤成分的50%以上;或虽少于50%,但临床有甲状腺功能亢进症状,并证明不是由于颈部甲状腺肿引起的。有10%~30%的卵巢甲状腺肿合并甲亢,患者年龄多在30~50岁。肿瘤多单侧,外观呈多房、囊性,表面光滑或结节状。剖面呈红木色,含有胶质,镜下可找到成熟的甲状腺组织。恶变率为1%~5%。

2.恶性肿瘤

恶性生殖细胞肿瘤好发于青少年,15岁以前幼女发现的肿瘤80%为恶性。

(1)无性细胞瘤(dysgerminoma):来源于尚未分化的原始生殖细胞,为中等恶性肿瘤,占卵巢恶性肿瘤的2%~5%,占原始生殖细胞恶性肿瘤的50%,好发于青春期和生育期。肿瘤中等大小,质硬,多实性,包膜多完整,可有出血、坏死或囊性变,剖面色灰黄或黄色。镜下细胞圆形或多边形,胞质丰富。对放疗敏感,预后较好。

(2)内胚窦瘤(endodermal sinus tumor):也称卵黄囊瘤,占卵巢恶性肿瘤的1%,占原始卵巢生殖细胞肿瘤的20%,儿童和年青者多,生长迅速,易发生早期转移,恶性度高,预后差。一般圆形或椭圆形,体积较大,白色或灰白色,质硬而脆,如豆腐脑样或胶冻样,有出血坏死及囊性变。细胞扁平,立方或低柱状,核膜清晰。囊内乳头中间含血管,形成Schiller—Duva小体。瘤细胞产生甲胎蛋白(AFP),故血中AFP阳性,为诊断及检测该肿瘤的重要标志。

(3)恶性畸胎瘤

1)未成熟畸胎瘤(immature teratoma):占所有畸胎瘤的不到1%,占原始生殖细胞肿瘤的20%。瘤体大,呈分叶状,包膜不坚实,常自行破裂。瘤内三种胚层组织均可找到,并可见未成熟的幼稚成分,其中以外胚层的幼稚神经组织最多见。根据未成熟组织所占比例、分化程度、幼稚神经成分所占比例多少决定肿瘤恶性程度,易复发和转移,但存在恶性逆转,再次手术时可见到肿瘤未成熟组织向成熟组织转化。

2)成熟型畸胎瘤恶变:发生率为1%~3%,瘤中任何一种成分均可发生恶变,恶变多在实性部分,易发生在乳头或头节附近。鳞癌最常见,约占80%,其次为腺癌等。恶变者易直接扩散,直接浸润和腹膜种植,并常转移至淋巴结,预后差,5年存活率仅15%~30%,肉瘤变者主要为血行转移。

(二)临床表现

1.年龄　可发生于任何年龄,但好发于儿童及年轻妇女。

2.临床症状

(1)下腹部肿块:多为单侧。除成熟畸胎瘤为囊性或囊实性外,多为实性肿物。

(2)腹胀、腹痛、腹水:恶性时由于肿瘤增长迅速,易发生破裂、转移,出现腹水。

(3)内分泌紊乱:大多数胚胎癌患者具有内分泌紊乱表现。儿童半数以上性早熟,青春期后有闭经、阴道不规则出血,少数有男性化,如多毛。

(4)贫血、发热:内胚窦瘤时,由于肿瘤坏死出血,患者可出现贫血、发热。

3.体征

(1)下腹部实性肿块:妇科检查时子宫旁侧或双侧扪及边界清楚、表面光滑的实性肿物。

(2)合并胸水、腹水:恶性肿瘤增长迅速时,可有腹水,甚至胸水产生。

4.辅助检查 除影像学检查外,内胚窦瘤测定 AFP,胚胎癌测定 AFP、HCG,绒毛膜癌测定 HCG,均有诊断价值并可作为预后的观察指标。

(三)诊断与鉴别诊断

1.诊断 根据年龄、病史、体征诊断。

2.鉴别诊断 主要为恶性肿瘤与其他类型的卵巢恶性肿瘤鉴别。上皮性癌多为囊实性肿物伴腹水;转移性癌多为双侧、肾形、活动度大的实性肿物,有消化道癌病史或有消化道症状。

3.恶性生殖细胞肿瘤的临床分期 同卵巢恶性肿瘤,详见表 3-2-8 卵巢恶性肿瘤分期(FIGO,1985)。

4.转移途径 同卵巢上皮癌。转移特点为主要在盆腹腔腹膜及脏器表面种植。

(四)治疗

根据年龄、临床分期、肿瘤包膜是否完整及分化程度制定具体的治疗方案。治疗以手术为主,恶性患者需术后辅以化疗。

1.手术

(1)良性肿瘤:对年轻患者,如为单侧卵巢肿瘤,对侧卵巢正常,可行肿瘤剥除术;当肿瘤较大时,可做患侧附件切除;对侧有明显病变时,患侧行肿瘤剥除,对侧应剖视检查;双侧卵巢均有肿瘤时,视情况行肿瘤剥除术,或一侧附件切除,另一侧肿瘤剥除,以保留部分正常卵巢组织,保存其功能。

(2)恶性肿瘤:因恶性生殖细胞肿瘤大多为单侧,患者年轻,术中对侧卵巢正常时,可行患侧附件切除,保留对侧卵巢和子宫,保留生有功能。术后应化疗和密切随访。40 岁以上或不需保留生育功能的患者,手术原则可与卵巢上皮癌相同。

2.辅助治疗

化疗多采用 PEB 方案、PVB 方案。由于对放疗不敏感,一般不采用放疗。对年轻、保留生育功能的患者,化疗前 2 周可注射 GnRH-a,以保护卵巢功能,以利后续完成生育。

(五)预后

内胚窦瘤、胚胎癌、原发性绒癌是恶性度极高的肿瘤,预后差。

三、卵巢性索间质肿瘤

(一)卵巢性索间质肿瘤(ovarian sex cord stromal tumor)

来源于原始性腺的性索及间质组织,性索衍化为颗粒细胞或支持细胞,间质衍化为卵泡膜或睾丸型间质细胞,发生肿瘤后各保持原分化特性并具有其相应的内分泌特性。该类肿瘤分为三类:颗粒细胞－间质细胞瘤(granulosa stromal tumor)为来源于性索的颗粒细胞及来源于间质的成纤维细胞和泡膜细胞,其中,颗粒细胞瘤为恶性,纤维瘤和泡膜细胞瘤为良性;支持细胞－间质细胞肿瘤(睾丸母细胞瘤)(sertoli stromal cell tumor)和两性母细胞瘤(gynandroblastoma)多为恶性肿瘤。

(二)泡膜细胞瘤(theca cell tumor)

占全部卵巢肿瘤的 0.5%～1%,肿瘤可分泌雌激素,是卵巢具有内分泌功能肿瘤中最常见者。多发现于绝经期前后,可有绝经后出血、月经过多,常合并子宫内膜增生,甚至腺癌,可与颗粒细胞瘤同时存在。

(三)纤维瘤(fibroma)

较常见,占所有卵巢肿瘤的 2%～5%。多发生于中老年妇女。单侧居多,仅约 10% 为双侧。实性,大小不等,由于质地硬,肿瘤中等大小时易扭转。内分泌功能症状较泡膜细胞瘤少。有时患者可合并胸水、腹水,称梅格斯综合征(Meigs syndrome),手术切除后,胸腹水自行消失。

(四)颗粒细胞瘤(granulose cell tumor)

为低度恶性肿瘤,占卵巢肿瘤的 3%～6%,占性索间质肿瘤的 80%。肿瘤可分泌雌激素,青春期患者出现假性早熟,生育期可有月经紊乱,绝经后有阴道不规则出血伴内膜增生甚至腺癌。颗粒细胞瘤分为两种类型:幼年型颗粒细胞瘤约占 5%,大多发生在 30 岁以前,10 岁以下者占 45%。单侧多,平均直径 12cm,体积较大,成囊实性或实性。瘤细胞胞质丰富,黄素化明显。细胞核圆深染,多在 2 年内复发;成人型颗粒细胞瘤占所有卵巢肿瘤的 1.5%～2%,占卵巢恶性肿瘤的 10%。1/3 发生在生殖年龄,其余在绝经后。单侧多,大小不一,囊性或囊实性,表面光滑。细胞呈小多边形,极少成圆形或卵圆形,细胞核具有典型的核沟,像咖啡豆样,可见颗粒细胞环绕成小囊腔,菊花样排列,称为 Call Exner 小体。多在 10 年左右复发,主要在腹腔内扩散。

(五)支持细胞－间质细胞瘤(sertoli－leydig cell tumor)

又称睾丸时细胞瘤。占所有卵巢肿瘤的 0.2%,是卵巢肿瘤中最常见的男性化瘤,但只有 3/4 表现男性化。75% 发生在 30 岁以下。多单侧,平均直径 10cm,表面光滑,实性。支持细胞块状或小柱状,间质细胞可成簇或成片,有时可找到 Reinke 结晶或有异源性成分。中及低分化预后不好,属恶性肿瘤,易有远处转移。

(六)两性母细胞瘤(gynandroblastoma)

占性索间质肿瘤的 10%,恶性程度不高,各年龄段均可发生。肿瘤实性为主,部分有囊性变。可同时找到有 Call Exner 小体的颗粒细胞及有 Reink 结晶的 Leydig 细胞。由于细胞成分比例不同,雌或雄激素分泌的比例也不同,因而出现不同的男、女性化症状。

卵巢性索间质肿瘤的诊断主要根据年龄、病史和体征等。女性激素水平检测可能有助于诊断。恶性性索间质肿瘤需与其他类型的卵巢恶性肿瘤,特别是与也同样以实性为主的转移性癌鉴别。卵巢恶性性索间质肿瘤的临床分期与卵巢上皮性癌相同。

治疗原则:以手术为主,原则分别与卵巢上皮性良、恶性肿瘤相同;恶性肿瘤需术后辅以化、放疗。根据年龄、临床分期、肿瘤包膜是否完整及分化程度具体制订治疗方案。卵巢恶性性索间质肿瘤术后多采用 PEB 方案或 PVB 方案化疗。

卵巢恶性性索间质肿瘤多属低度恶性肿瘤,预后较好。但可晚期复发,故需终身定期随访。

四、继发性(转移性)肿瘤

任何部位的恶性肿瘤均可转移到卵巢成为转移性肿瘤,占卵巢肿瘤的 5%～10%。来自胃肠道的肿瘤主要为转移性腺癌,即库肯勃瘤(Krukenberg tumor)。库肯勃瘤多为双侧实性,呈肾形或卵圆形,表面光滑,包膜较薄,灰黄或淡棕色。镜下见细胞核常被挤至细胞边沿呈星月形,形成典型的印戒细胞,间质少,细胞多为梭形。来自乳腺的转移癌多保留原乳腺癌的肿瘤形态。生殖道转移癌中的 5%～13%来自子宫,1%来自宫颈,来自输卵管、外阴、阴道的很少。来自泌尿道的以膀胱移行细胞癌较多,但应与原发性卵巢移行细胞癌鉴别。

五、卵巢肿瘤合并妊娠

卵巢肿瘤合并妊娠比较常见,较非妊娠期危害大。良性 90%以上为成熟性囊性畸胎瘤及浆液性或黏液性囊腺瘤。恶性肿瘤合并妊娠较少见,占妊娠合并卵巢肿瘤的 5%,但危害更严重,年轻孕妇常为无性细胞瘤,其次为胚胎癌、未成熟畸胎瘤及内胚窦瘤。40 岁左心孕妇以上皮性卵巢癌较多见。由于妊娠盆腔充血,肿瘤增长迅速,恶性肿瘤易扩散。早期妊娠可因肿瘤嵌入盆腔引起流产;中期妊娠时随子宫增大,肿瘤易发生蒂扭转,成为急腹症;妊娠晚期可导致胎位异常,分娩时可引起肿瘤破裂或出现梗阻性难产。其临床症状不明显,常在早孕行三合诊检查或出现并发症时被发现,需根据病史、临床表现、B 型超声检查诊断,根据妊娠时间、肿瘤大小、性质决定治疗。

一般情况下,如卵巢肿瘤高度怀疑为恶性,为保全孕妇性命,均应尽早手术治疗,而不以妊娠作为主要考虑。当考虑良性肿瘤时,可参考下列情况进行处理:

1. 早期妊娠 如卵巢肿瘤小于 5cm,不能完全排除妊娠期黄体囊肿,因此时期手术易诱发流产,可密切观察其消长情况。

2. 中期妊娠 妊娠 14～16 周期间,最宜施行手术,可根据情况在腹腔镜或开腹条件下行单侧附件切除或单纯肿瘤剔除术,术后应注意保胎防止流产。

3. 妊娠 28 周以后 手术较难进行,且易引起流产,最好能等待至胎儿成熟或产后进行。

4. 妊娠晚期 如肿瘤已被推至盆腔外,无阻塞产道可能,可在产后手术。如肿瘤阻塞产道,可根据情况行剖宫产同时切除肿瘤。

妊娠期发生卵巢肿瘤并发症:如卵巢肿瘤扭转、破裂或可疑恶性,均应立即手术。

(牛兆园)

第五节 输卵管癌

输卵管癌是女性生殖道较少见的恶性肿瘤,约为妇科恶性肿瘤的 0.3%,主要发生于绝经后妇女。术前诊断率低,病因不清,近年来的研究将炎症与输卵管癌的相关性逐步排除,双侧输卵管癌患者中 70%为不孕症。输卵管癌的组织病理学特点、分期和治疗方法与卵巢癌类似。近年来,由于卵巢及腹膜浆液性癌起源于卵巢外学说的兴起,输卵管癌逐渐引起人们的重视。

一、症状和体征

早期输卵管癌多无症状,随着病变的发展可出现以下症状与体征:常见的症状有阴道出血、稀水样排液、下腹部疼痛、腹胀和压迫感。有的患者可以没有症状或没有特异性。阴道出血见于50%的患者,特别是绝经后妇女,如果分段诊刮结果阴性而症状持续存在,应考虑输卵管癌的可能。在输卵管癌形成过程中,输卵管伞端被肿瘤组织堵塞,当管内液体淤积,内压升高,输卵管蠕动增强时,患者出现腹痛症状,阴道排出淡黄色或血性稀薄液体后,腹痛减轻,腹部肿物可以明显缩小甚至消失。随着肿瘤的增大和发展,出现一些对周围器官的压迫症状及肿瘤转移所致的症状,如腹胀、尿频、尿急、胃肠不适及恶病质等。

体征:常在子宫一侧或后、下方扪及囊性或囊实性肿物,大小不等,活动受限或固定。腹水有一定的发生率。

二、诊断

(一)临床诊断

阴道排液、盆腔肿块、腹痛被认为是输卵管癌的"三联征"。输卵管癌术前诊断率低,常被误诊为卵巢癌或子宫内膜癌,或是在输卵管积水、输卵管积脓等手术时被发现。80%的患者术前发现盆腔或附件区肿物。B超对输卵管形态改变的诊断准确率高。结合CT、PET/CT或MRI检查,可确定肿物位置、大小、性质及腹水情况,并了解盆腔其他器官及腹膜后淋巴结有无转移。血清CA125水平的测定:CA125广泛存在于间皮组织和副中肾管上皮及其衍生物所发生的肿瘤中,故CA125可以用来对输卵管癌进行诊断、监测及预后评估。

(二)鉴别诊断

1.附件炎性包块　仅凭盆腔肿块,很难区别性质如何。如有间歇性排液,则应考虑输卵管癌。

2.卵巢肿瘤　由于二者病变解剖位置临近,易造成诊断上的困难;卵巢良性瘤一般表面光滑而活动良好,而输卵管癌肿块较固定且表面呈结节或腊肠样改变。此外,腹水、晚期盆腹腔广泛种植与粘连多为卵巢恶性肿瘤。

3.子宫内膜癌　有时也有阴道排液现象而与本病相混淆,区别要点是子宫内膜癌无子宫外肿块,提供诊刮可以明确诊断。

4.继发性输卵管癌　输卵管的继发性或转移性肿瘤远比原发性输卵管癌多见,常为其周围器官肿瘤直接蔓延侵犯,尤其是卵巢与宫体癌发病率较高,而输卵管又位于二者之间,因此,任何一方恶性肿瘤均可累及输卵管而难以鉴别是继发还是原发病灶。

(三)病理

输卵管癌约70%发生于壶腹部,30%位于峡部。输卵管癌可以分为浆液性腺癌、子宫内膜样癌及黏液件上皮癌。输卵管浆液性腺癌镜下为腺泡状、乳头状或髓样癌结构,多种结构成分的混合十分常见。上皮细胞拥挤堆积伴核明显的多形性,核染色质增加和核分裂象几乎见于所有病例。有时可见正常输卵管上皮向肿瘤性上皮的移行过渡。肿瘤细胞的黏液分泌通常不明显,但偶尔瘤细胞可有黏液分泌。肿瘤的临床分期与预后关系密切。标本见病变多为单侧,双侧约占1/3。输卵管膨大增粗,形似腊肠,肿块多在3～6cm。

(四)转移

输卵管癌的转移方式与卵巢癌类似,包括局部蔓延、淋巴转移和血行转移,主要是盆、腹腔种植转移。淋巴转移:可直接转移至腹主动脉旁淋巴结,其转移率可高达 33％。

三、分期

目前应用为 FIGO(2012)输卵管癌手术与病理分期。

Ⅰ期:病变局限于输卵管。Ⅰa 病变局限于一侧输卵管,侵及黏膜下和(或)肌层,但未穿至浆膜表面;无腹水;Ⅰb 病变局限于双侧输卵管,侵及黏膜下和(或)肌层,但未穿至浆膜表面;无腹水;Ⅰc 期:病变局限于一侧或双侧输卵管,伴随:Ic_1 期术中包膜破裂;Ic_2 期术前包膜破裂,或输卵管表面有肿瘤;Ic_3 期腹水中或腹腔洗液中找到恶性细胞。

Ⅱ期:病变累及一侧或双侧输卵管,伴盆腔转移。Ⅱa 期:病变扩散或转移至子宫或卵巢;Ⅱb 期:病变扩散至其他盆腔组织;$Ⅱb_1$ 期盆腔腹膜镜下转移。$Ⅱb_2$ 期盆腔腹膜肉眼可见转移。

Ⅲ期:病变累及一侧或双侧输卵管或原发腹膜癌,细胞学或组织学证实盆腔以外腹膜波及或腹膜后淋巴结转移。

Ⅲa 期:腹膜后淋巴结转移,伴或不伴盆腔外镜下腹膜受侵;$Ⅲa_1$ 期仅腹膜后淋巴结转移(细胞学或组织学证实);$Ⅲa_2$ 期镜下盆腔外(超出盆腔边缘)腹膜受侵,伴或不伴腹膜后淋巴结转移。

Ⅲb 期:肉眼可见盆腔外腹膜转移瘤,最大直径≤2cm,伴或不伴腹膜后淋巴结转移。

Ⅲc 期:肉眼可见盆腔外腹膜转移瘤,最大直径＞2cm,伴或不伴腹膜后淋巴结转移。

Ⅳ期:远处转移(不包括腹膜转移)。

Ⅳa 胸水找到瘤细胞。

Ⅳb 转移至腹腔外脏器。

四、治疗

输卵管癌以手术治疗为主,辅以化疗和放疗。手术治疗:早期行分期手术;晚期则行肿瘤细胞减灭术。化学治疗:多采用以顺铂、紫杉醇为主的联合化疗。放射治疗:目前较少应用。

五、预后

影响输卵管癌患者预后的主要因素是期别、手术范围及肿瘤组织的分化程度等。由于输卵管癌腹腔播散的特性,5 年生存率与原发灶穿透管壁的程度有关:黏膜内病变者为 91％,黏膜壁受侵者为 53％,输卵管黏膜穿透者为 25％或略低。随着人们对本病认识的提高和新的诊治手段的应用,5 年生存率有了很大提高,即使Ⅲ、Ⅳ期患者 5 年生存率仍可达 50％左右。早期及输卵管伞端闭锁患者预后较好。

(杜珊珊)

第三章 妊娠滋养细胞疾病

第一节 妊娠滋养细胞与滋养细胞疾病

一、妊娠滋养细胞发育、分化与分类

滋养细胞在组织来源、发育过程、形态特征以及生物学特性等诸多方面与人体内其他细胞不同,是一种特殊类型的细胞。

卵子与精子受精后,即开始了细胞分裂(卵裂)的过程,随着卵裂球数目的增加,到第三日,形成了一个实性细胞团体,称桑椹胚,此时已由输卵管运行到子宫腔。桑椹胚细胞继续分裂及分化,外围的细胞和内部的细胞之间出现了一些小腔隙,随后融合成一个大腔,并充满液体,这时称胚泡。空腔内一侧有一群细胞,称内细胞群,以后发育成胚胎;空腔的周围为一层扁平细胞,可直接从母体吸收养分,供胚胎生长,称为滋养层,这些细胞即为原始的滋养细胞。因此滋养细胞来源于胚胎外层的细胞,它很早就从胚胎细胞分化出来,与来源于胚胎的外胚层上皮细胞不同。

胚泡在受精后5～6日在合适子宫内膜处着床,着床后的胚囊称为胚胎。此时滋养细胞由原来一层的扁平细胞逐渐分为两层细胞。外层细胞多核、胞核深染、胞浆丰富致密,细胞界限不清,称为合体滋养细胞(syncytiotrophoblastic,ST)。ST属于功能性细胞,能合成多种蛋白质和糖类,产生多种激素,其中最为重要的激素是绒毛促性腺激素(HCG);ST无核分裂活动与增殖活性,但有侵蚀能力。由单核细胞组成内细胞群侧的滋养细胞,细胞小、核圆、透明、核浆比例高,轮廓清晰,称为细胞滋养细胞(cytotrophoblastic cell,CT)。CT是绒毛干细胞,具有潜在恶性。还有一类称为中间滋养细胞(intermediated trophoblast,IT),由CT演变而来,向母体蜕膜和肌层浸润,其细胞大多为单核,核大而圆,胞浆丰富,透亮,边界清,有时与蜕膜细胞难以分辨。IT包括三种细胞,分别是:线毛中间性滋养细胞(villous intermediate trophoblast)、种植部位中间性滋养细胞(implantation site intermediate trophoblast)和绒毛膜型中间型滋养细胞(chorionic laeve intermediate trophoblast)。一般CT先分化为绒毛中间型滋养细胞,而绒毛中间型滋养细胞可进一步分化为胎盘种植部位中间型滋养细胞以及绒毛膜型中间型滋养细胞。不同滋养细胞的免疫组化特征见表3-3-1。

表3-3-1 不同滋养细胞免疫组化特征

	细胞滋养细胞	合体滋养细胞	绒毛中间性滋养细胞	种植部位中间性滋养细胞	绒毛膜型中间性滋养细胞
β-Catenin	+++	−	+++	+	+
hCG	−	++++	−	±	±
hPL	−	++++	+	+++	+
P63	++++	−	−	−	++++
CK18	+++	+++	?	+++	+++
CD146	−	−	++	++++	+
Cyclin E	++	−	+++	++++	+
MUC−4	−	+	++++	++++	−
Ki−67	++	−	++	−	+

　　滋养细胞生长很快,在胚胎表面形成许多毛状突起,并出现分支,形状如绒毛,故名"绒毛"。绒毛外层的许多合体滋养细胞胞浆互相交织,融合,最终连成一片,称为绒毛间隙。绒毛继续发育,产生许多分支和小枝,同时游离在胚囊中的胚外中胚层细胞也迅速发展,并沿滋养细胞层内壁展开,形成一层新的组织,进入绒毛,构成绒毛的间质,并再分化成绒毛内微小血管,血管互相沟通连结,最后与胎儿血管相通,并构成了胎盘血液循环的基础。母婴之间血液被滋养细胞隔开,其物质交换通过滋养细胞进行。

　　在胎盘形成之前,绒毛覆盖在整个胚胎之上,此时的绒毛称为绒毛膜,以后只有向蜕膜底层的绒毛继续发育,与相应的蜕膜结合,形成胎盘。面向蜕膜表层的绒毛则逐渐退化,绒毛膜表面因无绒毛而见光泽,称为滑泽绒毛膜,并与胎儿羊膜融合而成胎膜。胎盘发育到一定阶段,细胞滋养细胞开始逐步退化或消失,合体滋养细胞变薄,绒毛间质变少,血管更加明显,母婴间物质交换更为简便。直到分娩后,胎盘娩出,大部分滋养细胞被排出体外,而深入蜕膜底层的滋养细胞在产褥期随蜕膜脱落而消失。

　　因此,滋养细胞按照解剖部位分为绒毛滋养细胞和绒毛外滋养细胞。前者指生长于绒毛的滋养细胞,主要由 ST 和 CT 组成;而后者主要指胎盘部位浸润蜕膜,子宫肌层和血管的滋养细胞,以 IT 为主。滋养细胞生物学特性复杂,它的发育形成了胎盘,胎盘的各种功能基本都由滋养细胞所完成。而最为特殊的是滋养细胞侵入母体的侵蚀作用和抑制母体抗异体移植的能力。妊娠滋养细胞疾病发生于胚胎的滋养细胞,其中部分可经恶变形成妊娠滋养细胞肿瘤。妊娠滋养细胞肿瘤的滋养细胞和正常妊娠的滋养细胞之间仍存在许多的相似之处,如在形态上都能看到由滋养细胞分化的 ST、CT 及 IT;在功能上,滋养细胞都具有生长活跃和侵蚀母体组织的特点,并都有取代血管内皮细胞而形成血管内皮层的生物学特性,从而使滋养细胞极易侵入母体血液中而发生血行远处转移。

二、葡萄胎

(一)概述

　　葡萄胎(hydatidiform mole)是由妊娠后胎盘绒毛滋养细胞增生、间质水肿而形成,也称水泡状胎块,在我国比较常见,其本质属于妊娠相关的良性疾病,但小部分可进展成恶性。根据病理,葡萄胎可分为完全性葡萄胎(complete hydatidiform mole,CHM)和部分性葡萄胎(partial hydatidiform mole,PHM)两类,两者的发病率基本接近,但两者在临床特征及预后转归方面有所不同。

　　葡萄胎发生的确切原因,虽尚未完全清楚。但通过对完全性葡萄胎的流行病调查有两点重要发现。第一,发病存在地域差异,亚洲和南美国家的发生率显著高于北美和欧洲国家。第二,即使同一种族居住在不同地域,发生率也不相同,提示造成葡萄胎发生地域差异的原因除种族外,尚有其他的因素。细胞遗传学研究发现,完全性葡萄胎的染色体核型为二倍体,根据基因起源可分为两组染色体均来源于父系的完全性葡萄胎(androgenctic CHM,AnCHM)和两组染色体分别来自父亲和母亲的双亲来源的完全性葡萄胎(biparental CHM,BiCHM)。BiCHM 代表 CHM 的一种独特类型,约占完全性葡萄胎的 20%,常与家族性复发性葡萄胎相关。而部分性葡萄胎其核型多为三倍体,一套多余的染色体也来自父系。目前认为,多余的父源基因物质是造成滋养细胞增生的主要原因。

　　完全性葡萄胎大体病理的特征是病变组织呈葡萄样水泡,可作为葡萄胎临床诊断的依据。在镜下病理变化中,滋养细胞增生是组织学诊断的必要依据。近期有将完全性葡萄胎分为发育良好完全性葡萄胎(well－developed complete hydatidiform mole)和极早期完全性葡萄胎(very early complete hydatidiform mole,VECM)。发育良好完全性葡萄胎典型的病理特征是广泛的绒毛水肿与明显的滋养细胞增生。VECM 是指在妊娠 12 周前被终止的完全性葡萄胎,常因为临床表现及病理特征的不典型而造成完全性葡萄胎的漏诊。其病理特征为:①正常大小的绒毛,外观呈息肉状或菜花样;②富于细胞、黏液样绒毛间质,伴有明显的细胞核碎片;③轻～中度滋养细胞增生,可呈环周型或无序增生;④绒毛间质细胞及细胞滋养细胞 p57 阴性。部分性葡萄胎病理与完全性葡萄胎的重要区别是它的病变程度较轻,12%～59%病例有胎儿存在证据,镜下证据十分重要,间质内可见胎源性血管及其中的有核红细胞,这是胎儿存在的重要证据。有时即使在镜下,完全性和部分性葡萄胎的鉴别也十分困难,需要核型检测来进行鉴别。近年来葡萄胎的遗传学研究表明,部分性葡萄胎拥有双亲染色体,所以表达父源印迹、母源印迹基因(如 P57^{KIP2}),而完全性葡萄胎无母源染色体,不表达该类基因,因此检测母源表达印迹基因可区别完全性和部分性葡萄胎。

在典型葡萄胎的临床表现中,最常见的症状是停经后阴道流血,最重要的体征是子宫异常增大。卵巢黄素化囊肿虽然常见,但由于受异常增大子宫的影响,在葡萄胎排空前一般较难通过妇科检查发现。由于诊断技术的进展,越来越多的葡萄胎患者在尚未出现症状或仅有少量阴道流血之时,已做出诊断并得以治疗,所以具有症状典型的葡萄胎已越来越少见。

凡出现停经后不规则阴道流血等症状,要考虑葡萄胎可能,在阴道排出物中见到葡萄样水泡组织有临床诊断意义。B 型超声检查是临床诊断葡萄胎的最重要辅助检查手段,最好采用经阴道彩色多普勒超声检查。由于正常妊娠、流产时滋养细胞也分泌 HCG,因此选择 HCG 测定作为葡萄胎临床诊断的辅助手段时必须根据其动态变化或结合超声检查作出诊断。HCG 超过 80000mIU/ml 而超声未见胎心搏动时可诊断为葡萄胎。通过结合病史、体格检查及辅助检查大多数病例都能做出诊断。当然组织学诊断是唯一的确诊依据,所以,葡萄胎每次刮宫的刮出物必须送组织学检查。

一旦确定诊断为葡萄胎,都应尽快终止妊娠。若存在休克、子痫前期、甲状腺功能亢进、水电解质紊乱及贫血等并发症时,应在控制稳定病情后施行。一般选用吸刮术,几乎适用于所有患者。清宫应在手术室内由有经验的医生操作,若子宫大于孕 12 周,应充分术前准备,以便一旦发生子宫穿孔和大出血时可及时处理。在宫颈扩张过程中,常常会出血较多,但一般开始吸刮后就会减少。应在输液、备血条件下清宫,充分扩张宫颈管,选用大号吸管吸引,待葡萄胎组织大部分吸出、子宫明显缩小后,改用刮匙轻柔刮宫,避免直接探宫腔深度或用刮匙搔刮。为减少出血和预防子宫穿孔,可在充分扩张宫颈管和开始吸宫后,应用缩宫素,若有需要可持续用至术后 24 小时。子宫小于妊娠 12 周可以尽量一次刮净,子宫大于妊娠 12 周或术中感到一次刮净有困难时,可于一周后行第二次刮宫。大部分内科并发症在清宫后可快速自行缓解而不需特殊处理。子宫大于孕 16 周的完全性葡萄胎患者在清宫后容易发生急性呼吸窘迫(pulmonary insufficiency),发生率约为 27%。常表现清宫后很快出现焦虑、意识不清、气急、心动过速。呼吸窘迫发生的原因是多方面的,可能是葡萄胎组织引起的肺栓塞,也可以是贫血、甲亢、子痫前期或医源性的补液过多导致的心血管并发症:充血性心衰。这些并发症大多发生在清宫后 4～6 小时内,一旦发生,应及时在中心静脉压指导下给予心血管及呼吸功能支持治疗,处理恰当大多数患者 72 小时内好转。因此为安全起见,建议子宫大于妊娠

16 周的葡萄胎患者应转送至有治疗妊娠滋养细胞疾病经验的医院进行清宫。

随访是葡萄胎的处理原则之一,其重要性几乎与清宫相同。定期、定量 HCG 测定是最主要的随访内容。葡萄胎随访期间应避孕。以前国内一直强调避孕方法首选避孕套,但近年发现,口服避孕药并不影响葡萄胎的转归,而且还可通过抑制下丘脑-垂体防止垂体性 HCG 释放,并可用于持续性低水平 HCG 升高时的鉴别。因此,近年来国内外学者均推荐口服避孕药也可作为葡萄胎后首选的避孕方法。

(二)葡萄胎诊疗难点

1. 如何鉴别 VECM 和部分性葡萄胎　当前普遍开展的超声使 CHM 能够比以往更早得到诊断,所以其临床表现、诊断和治疗也相应发生了很大改变,典型症状已较少见。VECM 的病理学特征和典型 CHM 的表现不同,从而使 VECM 容易误诊为 PHM 或非葡萄胎的自然流产,因此病理医师需要借助更多的辅助手段来进行鉴别。在组织学检查同时进行染色体倍数或 DNA 多态性检查能提高诊断葡萄胎的准确性。人类中有一小部分基因仅从父系或母系的遗传等位基因中转录而来,而另一方的等位基因则被沉默,这种现象被称为基因组印迹(ge-nomic imprinting)。这一小部分基因就是印迹基因,其转录取决于其遗传来源,即来自于父方或母方。印迹基因分为父源性印迹基因和母源性印迹基因,父源性印迹基因表达促进胎盘生长,母源性印迹基因表达有利于胚胎生长,可防御滋养细胞疾病的发生。母源性基因的缺失和父源性基因的过度表达是滋养细胞增殖的原因,被认为与葡萄胎的发生有关。BiCHM 与 AnCHM 基因起源不同却具有相同的组织病理特征的原因是虽然 BiCHM 携带有双亲染色体基因组,但受精卵的母源性印迹基因表达异常。因此,PHM 存在功能性的母源性基因拷贝而 CHM 缺如或表达异常,这样可通过免疫组化测定已知印迹基因的表达来鉴别 CHM 和PHM。CDKN1C 是母源性的印迹基因,在正常胎盘、绒毛滋养细胞、绒毛间叶细胞、绒毛间滋养细胞岛和蜕膜中均有表达,免疫组化发现 P57^{KIP2} 在 CHM 的绒毛滋养细胞,绒毛间叶细胞中不表达,在绒毛间滋养细胞岛和蜕膜中表达,而 PHM 则是正常表达。PHLDA2 是另一个母源性印迹基因,在 PHM 中存在,而在 CHM 中缺如,因此有助于鉴别诊断。

2. 如何早期预测葡萄胎恶变　过去曾企图从滋养细胞增生和分化程度推测葡萄胎将来是否会发生恶变,但效果并不明显。一般来说,随着年龄的增长,恶变的机会亦显著增长,40岁以上的葡萄胎恶变机会达 37% 左右,而 50 岁以上葡萄胎恶变几率达 56% 左右。子宫增大速度越快,恶变的机会越大,子宫大于停经月份的比子宫与停经月份相近的恶变机会大 5.5倍。血清 β-HCG 水平越高,恶变的机会也越大。葡萄胎二次清宫刮出物中有少量葡萄胎组织或蜕膜中有小片滋养细胞者恶变率也比一般为高。葡萄胎排空后血清 β-HCG 持续阳性者比迅速转阴的恶变发生率也为高。但迄今为止,尚未有一个明确而可靠的检查指标能预测葡萄胎是否最终会发展成为妊娠滋养细胞肿瘤。目前认为连续测定血清 β-HCG 水平值和观察动态变化是预测发生妊娠滋养细胞肿瘤最可靠和最敏感的方法。Van Trommel 等提出了测定血 HCG 浓度比率的定量诊断方法来预测葡萄胎恶变,通过连续检测清宫后 11 周内血清 HCG 水平,计算出每周的 HCG 浓度比率,然后进行 ROC 分析,得出曲线下面积。该方法可比 FIGO2000 年的 GTN 诊断标准大约提前 2 周鉴定出葡萄胎恶变,并能在清宫后的第 5 周鉴定出至少 75% 的葡萄胎恶变患者。

3. 如何处理葡萄胎排空后 HCG 呈持续低水平升高　近年发现有小部分葡萄胎排空后患者呈持续低水平 HCG 升高,但临床或影像学检查并无阳性发现。原因可能有以下四种:

(1)静止型 GTD:HCG 为静止期滋养细胞产生,患者以往有 GTD 病史,但治疗后 HCG 未降至正常、或转阴后又升高,持续低值 3 月或更长,且不受化疗或手术影响,也无临床或影像学表现。

(2)幻影(phantom)HCG:即 HCG 假阳性,可能是人与其他动物血清接触产生相应的人异源性抗体所致,这些抗体不能经尿排出。可采用下列方法鉴别 HCG 假阳性:①尿液 HCG 试验:若血清 HCG>50mIU/ml,而尿液阴性,可考虑假阳性;②血清稀释试验:若血清稀释试验无线性关系,则可能为异嗜性抗体干扰;③应用异源性抗体阻断剂:在 HCG 试验进行前,使用阻断剂预处理待测定血清,若结果为阴性,判断为异源性抗体导致的假阳性;④不同实验室、不同实验方法重复测定;⑤HCG 相关分子测定,包括高糖基化 HCG、游离 α、β 亚单位、缺刻(nick)HCG、游离缺刻 β 亚单位和 β 核心片段等。

(3)垂体性 HCG:多发生在围绝经期或绝经后或卵巢切除的患者,由于体内性激素水平下降和反馈性抑制不足,导致下丘脑、垂体细胞分泌促性腺激素增加,同时伴有部分细胞分泌 HCG 增加。若怀疑有垂体性 HCG,可予激素替代治疗或口服避孕药 2～3 周,如果 HCG 下降提示为垂体性。

(4)个体差异:个别个体的 HCG 水平始终高于正常人群的分布,但其个体是正常的因此目前认为对持续低水平 HCG 升高的处理,在排除妊娠后,首先要鉴别是 HCG 假阳性还是真正 HCG 升高。在真正 HCG 增高者中,重要的是明确哪些是活性的 GTN,因为只有这些真正的肿瘤才是需要治疗的。而目前尚无法测定这类活性 GTN,有认为高糖基化 HCG 水平能反映 GTN 的活性。

4. 双胎之一为葡萄胎　极少见,CHM 和 PHM 均可发生,该病的发生可能和促排卵相关。和单纯的葡萄胎相比,它的诊断可能会被延迟,子宫更大,HCG 更高,并发症更多,发生恶变机会也更高。超声能诊断出 2/3 的病例,染色体检查对 PHM 和二倍体胎儿共存的情况有帮助。由于例数极少,对于指导这种情况下产前如何处理的资料有限,但这种情况下存活胎儿未见报道有出生缺陷,胎儿的存活率为 25%,并且目前为止报道的这类患者均存活。三倍体 PHM 常常和胎儿畸形或胎儿生存力低下的风险增加有关。部分性葡萄胎发生 pGTD 的机会要比完全性葡萄胎低得多,两者合并正常妊娠时发生 pGTD 的机会分别为 4%～14% 和 20%。由于完全性葡萄胎合并妊娠发生母体并发症的机会要大很多,很有必要区分 CMCF 和部分性葡萄胎合并活胎。关于双胎之一为葡萄胎的处理仍有争议,对于有强烈生育要求的患者,可以考虑在严密监护下继续妊娠,但必须向孕妇强调可能发生阴道流血、早产、子痫前期、甲亢、肺水肿,要严格观察母亲并发症,通过胸部 X 线摄片明确有无转移,同时超声检查有无胎儿异常,羊水诊断和绒毛活检明确是否有基因异常,还需告知患者可能出现持续性妊娠滋养细胞肿瘤等问题及恶变可能,若合并有严重的内科并发症则需立即终止妊娠。分娩后一定要仔细检查胎盘,包括病理学检查,血清 HCG 动态监测。

5. 复发性葡萄胎患者的生育问题　葡萄胎在中国的发生率为 2.50%,单次 CHM 或 PHM 后下次再发葡萄胎的危险性小于 2%,而两次葡萄胎后再发葡萄胎的概率高达 20%～28%。在复发性葡萄胎患者中有一种罕见的特殊类型,为家族性复发性葡萄胎(familial recurrent mole,FRM),家族性复发性葡萄胎是两组染色体分别来父亲和母亲的双亲来源的完全性葡萄胎。FRM 是指在一个家系中两个或以上的家族成员反复发生葡萄胎。通过对家系谱的分析可见受累家族成员易患葡萄胎的遗传形式提示属于常染色体隐性遗传,同一患者与不同的性伴侣婚后再患葡萄胎的事实,提示这些妇女可能具有遗传缺陷影响卵子的功能,FRM 妇女下次成功妊娠结局的可能性十分低。在文献已报道病例报道中,共 18 个家系、46 例患者、186 次妊娠,其中 140(75%)次妊娠为 CHM,7(4%)次妊娠为 PHM,31(16%)次妊娠为流产,仅 8(5%)次妊娠为足月活婴。

迄今通过辅助生育技术预防复发性葡萄胎从而正常分娩的文献报道非常少见。Selcuk Tuncer 等人报道了 1 例复发性 HM 的患者应用赠卵和试管内受精成功地获得了正常足月妊娠。Mackie Ogilvie 等人报道了 1 例复发性 HM 的患者,通过植入前的胚胎基因分型,确定染色体双亲来源的二倍体,然后行胚胎移植,正常分娩双胞胎女婴。所以有学者建议对于复发性 HM 的女性可以这样决策:先用多态性标记的基因型分析以前的 HM 组织以决定双亲的起源,如果是双倍体双亲结构的 HM 建议选择卵子捐献和试管内受精(IVF),而孤雄的双倍体或三倍体结构的 HM 则选择 ICSI+/−PGD+/−FISH。对于那些道德、宗教和法律上不允许一些女性选择以上的处理方式时,她们应该广泛咨询了解复发性 HM 的复发风险以及发展成 GTT 的风险。建议这些女性做好避孕工作,并可以考虑收养孩子。但是复发性葡萄胎的基因起源并不衡定,一次父系来源的完全性葡萄胎后,再次妊娠有可能发生双倍体双亲结构的完全性葡萄胎,因此目前关键是要如何甄别哪些母体卵子有缺陷。因此能不能把重复性葡萄胎作为辅助生育技术的适应证尚需要进一步的研究。

(三)葡萄胎面临的问题

1. PHM 的真实发病率　综合文献报道,PHM 无疑会发生恶变,但它的恶变率明显低于 CHM。认识到 PHM 可以恶变后,人们又面临的问题是 PHM 真实的发病率如何? 由于以下原因常常导致统计 PHM 的发病率有困难:①在妊娠早期时区分两者有困难;②有许多医疗单位未将两者严格区分开来;③在早期流产标本中未行病理检查,孕中期胎盘异常也未送病理检查,从而漏诊了一些部分性葡萄胎;④临床医生送病理检查的标本取材因素;⑤部分病例清宫后组织未送病理检查,以及可疑病例未行遗传学检查等。故至今尚未得出 PHM 的真实发病率。

2. 缩短葡萄胎随访时限的安全性　在定期随访中最重要的是进行 HCG 监测,葡萄胎排空后血 HCG 通常在 14 周内降至正常。尽管极少数葡萄胎后 GTN 的潜伏期很长,但大多都发生在葡萄胎排空后 6 个月内。目前对葡萄胎后 HCG 随访具体期限和方式尚无一致意见:国内一般推荐每周一次,至连续 3 次正常,然后每月一次持续至少半年。此后可每半年一次,共随访 2 年。但 FIGO(2000 年)建议:每周一次,至连续 3 次正常,每月 1 次持续 6 月,然后 2 月 1 次持续 6 月。但由于各种原因使完成 HCG 的随访非常困难,许多患者尤其是 35 岁以上者往往急于尝试再次妊娠,因此随访的依从性不高。一项关于 1029 例完全性葡萄胎患者的报道,认为如果 HCG 自发降至 5IU/L 以下者不会发生持续性病变。英国 Charing Cross Hospital 回顾性分析了 6701 例葡萄胎患者的血清 HCG 的走势,发现 6% 患者进展为持续性滋养细胞疾病(PGTD),其中 98% 在葡萄胎排空后 6 个月之内进展为 PGTD。在完成随访前发生妊娠者,通常结局良好。因此认为延长对葡萄胎的随访时限不仅导致患者焦虑,而且费效比低,建议修订随访草案,对葡萄胎患者的随访缩短到 HCG 自发降到正常后 6 个月。这些研究表明无论是 CHM 还是 PHM 进行短期随访都是很有必要的,但缩短 HCG 随访时间可能是合理和安全的,同时还能缩短葡萄胎患者等待再次妊娠的时间。

3. 预防性化疗(prophylactic chemotherapy)在葡萄胎中的应用　对于预防性化疗目前仍

有争议,不作常规应用。最近有两个前瞻性随机对照研究发现,采用预防性化疗(ACTD 和 MTX 单药化疗)能减少高危完全性葡萄胎恶变的几率,分别从 47％和 50％下降至 14％和 13.8％,但对低危完全性葡萄胎则没有改变,因此建议对有高危因素之一者或无随访条件的 CHM 患者可行预防性化疗。实施预防性化疗时机一般在葡萄胎清宫前 2～3 天或清宫时,最迟刮宫次日。化疗方案选择建议采用单一药物(MTX 或 ACTD),疗程数尚不确定,多数建议化疗直至 HCG 转阴,但也有报道仅行单疗程化疗。由于 PHM 很少发生转移,因此一般不予预防性化疗。

但在有理想的治疗效果和随访条件时,预防性化疗被认为有以下弊端:半数以上的患者接受化疗是不必要的,化疗并不能彻底预防恶变,而会造成一种安全的假相,从而随访不够充分。经预防性化疗的患者发生 GTN 可能需要更多疗程的化疗,并且化疗有一些不可避免的副作用,而且预防性化疗后仍需要随访。因此目前在许多医疗机构并不采用预防性化疗。

4.超声诊断葡萄胎的准确性 完全性和部分性葡萄胎的超声图像有所不同。典型的完全性葡萄胎表现为子宫增大且大于停经月份,宫腔内未见胚囊或胎儿,取而代之的是"蜂窝状"或"雪片状"杂乱回声,由众多大小不等的囊泡组成,直径 1～30mm,CDFI 示宫腔组织内无明显血流或细小血流。约 50％孕中期葡萄胎患者合并卵巢黄素囊肿,表现为双侧卵巢均增大,长径 5～10cm,内有多房囊性块,呈"车轮状",囊壁薄,囊液清。部分性葡萄胎常表现为子宫略大或等于正常妊娠月份,宫腔内可见形态失常的胚囊,其内部分可见胚胎回声,胚胎多小于正常孕龄,胎儿多死亡。胚囊外绒毛组织部分呈蜂窝状改变,CDFI 示无明显血流。部分性葡萄胎因血 HCG 增高不明显,一般不伴有黄素化囊肿。

近年来,由于临床检测技术的敏感性增加,尤其是经阴道超声的在妇科疾病中的广泛使用,以及超声声像分辨率的提高,葡萄胎的检出时间得以提前到孕 8.5～12 周,但妊娠早孕期葡萄胎缺乏典型的临床症状及超声表现,易与难免流产或稽留流产后胎盘绒毛组织部分或全部发生水肿变性相混淆,两者有较高的误诊率。此外一些非妊娠性疾病,如子宫内膜囊腺型增生过长等,与早孕期葡萄胎在超声图像上有一定的相似度,HCG 检查有助于鉴别。

(朱君)

第二节　妊娠滋养细胞肿瘤

一、妊娠滋养细胞肿瘤的诊治

(一)概述

妊娠滋养细胞肿瘤(gestational trophoblastic neoplasia,GTN)是指胚胎的滋养细胞发生恶性变而形成的肿瘤。滋养细胞肿瘤包括:侵蚀性葡萄胎、绒毛膜癌及中间型滋养细胞肿瘤。

滋养细胞肿瘤区别于其他实体肿瘤的特点如下:

1.组织来源 滋养细胞系来源于受精卵发育至囊胚期细胞分化所形成的滋养层,属胚外层细胞,而其他肿瘤多来自胚胎的外胚层、中胚层和内胚层所发育而成的各器官。

2.细胞成分 具有父源性成分,属于半异体细胞,因此,滋养细胞肿瘤在体内的生长具有同种异体移植的特性。

3.免疫源性 通常异体细胞入侵应具有较强的抗原性,但是迄今为止在滋养细胞肿瘤中尚未找到特异性抗原,滋养细胞也不受母体排斥,可能由于滋养细胞肿瘤有一半母源性成分。

4.临床表现　这类肿瘤生长极快,具有较强的亲血管性生物学特征,很早即可通过血液转移,病情进展快。

5.病程较清楚　几乎均继发于各种类型的妊娠之后,发病时间易于追溯,可以观察到病情变化的全过程。

6.病理特点　由于滋养细胞肿瘤的细胞增殖周期短,因此病理检查镜下可以见到大量的细胞分裂相。

7.产生激素　肿瘤细胞会分泌特异而敏感的肿瘤标记物－人绒毛膜促性腺激素(HCG),对于病情的监测很有意义。

8.对化疗极敏感　滋养细胞肿瘤生长活跃,处于细胞增殖周期中的细胞数量较多,因此对化疗非常敏感。

(二)妊娠滋养细胞肿瘤的诊断问题

1.重视滋养细胞肿瘤的诊断与鉴别诊断　由于滋养细胞肿瘤的生物学行为和治疗的特殊性,它是目前唯一一种在没有组织病理学证据的情况下就可以进行临床诊断和治疗的妇科恶性肿瘤。正因为如此,一旦误诊则会导致患者接受不必要的治疗,因此,临床上应强调诊断的规范化。首先,详细的病史采集十分重要,如根据前次妊娠性质以及葡萄胎排出时间可以有助于诊断侵蚀性葡萄胎或绒毛膜癌;对于既往有 GTN 病史的患者,既要考虑此次可能为GTN,但也不能仅仅依据既往的 GTN 病史而盲目地认为此次仍为 GTN。还应注意患者既往有无结核病史,结合 GTN 肺转移与肺结核的肺部表现,除外肺结核,GTN 肺转移灶分布以两下肺较多,右侧较左侧多见,外侧带比中、内侧带为多,而肺结核则以上肺多见。

其次,人绒毛膜促性腺激素(human chorionic gonadotrophin, HCG)是 GTN 特异及敏感的肿瘤标记物,可作为诊断与治疗监测的主要参照指标,凡流产后、产后及葡萄胎后 HCG 持续升高或下降不满意应考虑到 GTN 的可能,故动态观察 HCG 的变化很重要。但是 HCG 的结果会受到诸多因素的影响,如不同厂家制备药盒采用的抗体各异、应用的测定方法不同、各实验室条件不同、实验者水平各异等均会影响 HCG 的检测结果。因此,临床医师应对此有足够了解,综合分析结果,要识别是否为假阴性或假阳性,假阴性常见于:①有活的滋养细胞存在,可分泌 HCG,但因化疗后病灶周围组织发生纤维化,围绕滋养细胞而使其分泌的 HCG 难以释放入血;②肿瘤细胞为细胞滋养细胞或中间型滋养细胞;③药盒质量差及实验室误差过大。假阳性,即:人体内异嗜性抗体的存在造成错觉 HCG 或错觉绒癌综合征,血中可持续存在低水平的 HCG,但尿中检测不到。另外,游离 HCGβ 亚单位(F－βHCG)及高糖化 HCG 在 GTN 中明显高于正常妊娠,可以作为判断正常妊娠或 GTN 的一项指标,并有助于判断 GTN 的恶性程度。

影像学检查如超声、彩色多普勒血流显像(CDFI)与脉冲多普勒(PD)以及 CT、MRI 等可配合 HCG 提高 GTN 的早期诊断率。如病灶侵蚀子宫肌层,有时可显示异常超声图像及低阻血流频谱,但这种征象缺乏特异性,在不全流产胎盘残留时也可出现类似图像,此时容易误诊为 GTN。盆腔动脉造影技术可以反映盆腔内血管显影情况,了解 GTN 病灶部位及侵蚀程度,有助于诊断,尤其是 B 超及 CT 不能发现的早期宫旁转移病变,但其仅作为一种协助诊断的手段,不能用来确诊。

诊断性刮宫也很重要,对于停经后或者流产后阴道流血的患者,不管 B 超是否提示宫腔内异常回声,都有必要进行诊刮,这样可清除宫腔内妊娠残留物,又可协助诊断是否为GTN,并明确其类型,但诊刮不能获取深肌层组织,因此不能肯定有无肌层或血管侵蚀,即使偶见肌组织,也只能反映浅肌层情况,不能反映深肌层的改变。

一般来讲GTN通过以上手段都能临床诊断,而对难以诊断的病例,必要时可通过腹腔镜,宫腔镜,甚至开腹手术来明确诊断。目前随着体外授精、胚胎移植技术的广泛应用及宫腔手术操作机会的增多,异位妊娠发生在较罕见的部位也逐渐增多,如宫颈、宫角、残角子宫、子宫肌壁间及剖宫产瘢痕处等,这些情况下有时难以与GTN鉴别。临床表现为停经后阴道出血,可有子宫增大、宫角、宫旁或附件包块,HCG值因妊娠的存在持续上升且颇高,超声提示病灶内丰富血流,刮宫难刮到妊娠物,与GTN的子宫体病变容易混淆,而容易误诊为GTN。监测HCG值,彩超及CT、MRI有助于鉴别诊断,必要时可行腹腔镜或开腹手术以获取病理组织明确诊断,避免给予不必要的化疗。

2.诊断要点

(1)葡萄胎后恶性滋养细胞肿瘤的诊断标准:典型的侵蚀性葡萄胎,诊断一般不太困难。如葡萄胎排出后,阴道不规则出血持续不断,血HCG持续12周仍不能恢复至正常值,或降至正常后又升高,在除外残余葡萄胎后,即可诊为侵蚀性葡萄胎。如X线胸片已出现肺内转移结节或阴道出现转移结节,则诊断更加明确。侵蚀性葡萄胎的病理诊断标准为肉眼或镜下可见到葡萄胎组织侵入子宫肌层或血管,或任何转移病灶中见到葡萄胎组织。

国际妇产科联盟(FIGO)2000年新的标准认为对符合以下条件之一的患者可诊断为侵蚀性葡萄胎而进行化疗:①葡萄胎排空后四次测定血清HCG呈平台、至少维持三周;②葡萄胎排空后连续三周血清HCG上升10%以上,并维持二周或二周以上;③葡萄胎排空后HCG水平持续低水平异常达6个月或更久;④组织学诊断确诊。

(2)非葡萄胎妊娠后恶性滋养细胞肿瘤的诊断标准:国际上目前尚无统一的标准。流产、足月产、异位妊娠后4周以上,血β-HCG水平持续在高水平,或曾经一度下降后又上升,已排除妊娠物残留或排除再次妊娠,就应考虑绒毛膜癌的可能。

(3)绒毛膜癌的病理诊断标准:在子宫肌层或其他器官内可见有大片坏死和出血,在其周围可见大片生长活跃的滋养细胞,并且肉眼及镜下均找不到绒毛结构,即可诊断为绒毛膜癌,并以是否有绒毛结构作为鉴别绒癌与侵蚀性葡萄胎的标准。

(4)在得不到子宫或其他转移器官的标本供病理检查时,临床上可根据以下两点初步鉴别绒癌和侵蚀性葡萄胎:

1)根据末次妊娠性质:凡是继发于流产或足月产后发生恶变的,临床诊断为绒癌。

2)根据葡萄胎排出的时间:凡葡萄胎排出后在1年之内者诊断为侵蚀性葡萄胎,超过1年者,均诊断为绒癌。

3.临床分期及预后评分标准 我国宋鸿钊教授根据该肿瘤的发展过程,于1962年即提出了解剖临床分期法,并于1985年由WHO推荐给国际妇产科联盟(FIGO),经修改后于1992年正式采用为国际统一的临床分期标准。目前国内大多采用宋鸿钊教授提出的临床分期标准,该标准基本能反映疾病的发展规律和预后。1976年先提出了主要与肿瘤负荷有关的预后评价指标,随后WHO对Bagshawe的评分标准进行修改后,于1983年提出了一个改良预后评分系统,并根据累加总分将患者分为低危、中危和高危3组,依次指导化疗方案的选择及进行预后判断。但由于FIGO分期(1992年)与WHO预后评分系统(1983年)在临床实际应用过程中存在一定程度的脱节,临床大夫常常不能将两者有机地结合起来,故国际滋养细胞肿瘤学会(ISSTD)于1998年即提出了新的GTN分期与预后评分修改意见,并提交FIGO讨论,FIGO于2000年审定并通过了新的分期及预后评分标准(表3-3-2,表3-3-3)。新的分期标准其基本框架仍按宋鸿钊教授提出的解剖分期标准,分为Ⅰ、Ⅱ、Ⅲ、Ⅳ期,删除了原有的a、b、c亚期,但以修改后的FIGO评分替代。修改后的评分标准与原WHO评分系统的区别为:ABO血型作为危险因素被去掉,肝转移的记分由原来的2分上升至4分。总记分≤6分者为低危患者,≥7分者为高危患者,删除了原来WHO评分系统中的中危记分,这是因为中危患者亦需接受联合化疗,故中危因素不再单独列出。临床诊断时应结合解剖分期与预后评分,如一患者为绒癌脑转移,预后评分为16分,则诊断时应标注为绒癌Ⅳ:16。该分期与评分系统更加客观地反映了GTN患者的实际情况,在疾病诊断的同时更加简明地指出了患者除分期之外的病情轻重及预后危险因素。一些期别较早的患者可能存在较高的高危因素,而一些期别较晚的患者可能仍属于低危组。诊断时新的分期与评分系统的结合,更有利于患者治疗方案的选择及对预后的评估。

表3-3-2 滋养细胞肿瘤FIGO解剖分期标准(2000)

期别	定义
Ⅰ	病变局限于子宫
Ⅱ	病变超出子宫但局限于生殖器官(宫旁、附件及阴道)
Ⅲ	病变转移至肺伴或不伴有生殖道转移
Ⅳ	病变转移至脑肝肠肾等其他器官

表3-3-3 滋养细胞肿瘤FIGO预后评分标准(2000)

预后因素	计分			
	0	1	2	4
年龄(岁)	<39	>39		
末次妊娠	葡萄胎	流产	足月产	
妊娠终止到化疗开始的间隔(月)	<4	$4\sim6$	$7\sim12$	>12
HCG(IU/L)	$<10^3$	$10^3\sim10^4$	$10^4\sim10^5$	$>10^5$
肿瘤最大直径(cm)		$3\sim4$	>5	
转移部位		脾、肾	胃肠道	脑、肝
转移瘤数目*		$1\sim4$	$4\sim8$	>8
曾否化疗			单药化疗	多药化疗
总计分	$0\sim6$ 低危;	≥7 高危		

*肺内转移瘤以胸片计数为准或者肺CT中的病灶直径超过3cm者予以计数

(三)妊娠滋养细胞肿瘤面临的治疗难点

1.多脏器转移及危重病例的处理 恶性滋养细胞肿瘤由于其高度亲血管性的特点,使其很早就可以发生血运转移,全身各脏器和组织几乎无一可以幸免。其中以肺转移最为常见,60%以上的患者一旦诊断为GTN均伴发有肺转移。

(1)广泛肺转移致呼吸衰竭患者的处理:发生肺转移的患者其临床表现差异较大,轻者可无任何症状,转移灶较大时可出现咳嗽甚至咯血,邻近胸膜的转移灶破裂出血可胸膜腔积血而发生呼吸困难,广泛肺转移患者因换气和通气功能障碍可发生呼吸衰竭。

1)GTN 广泛肺转移并发低氧血症或呼吸衰竭时化疗的选择:由于广泛肺转移患者肺功能受损严重,化疗又使肿瘤细胞溶解、坏死、出血,使肺功能进一步恶化,在治疗初期化疗方案的选择上存在一些争议。多数学者认为,为防止大剂量化疗导致的呼吸衰竭加重,在化疗初期可选用剂量强度适中的化疗方案,在肿瘤负荷明显下降并且呼吸状况明显改善后再改用剂量强度较大的多药联合化疗方案,以尽量避免呼吸衰竭的加重,同时也使肿瘤得到有效的治疗。

2)呼吸支持治疗的应用:对出现低氧血症或呼吸衰竭的患者,呼吸支持疗法及时正确的应用是治疗成败的关键。呼吸支持治疗包括鼻导管间断给氧、面罩持续高流量给氧、甚至是呼吸机正压给氧。如在化疗过程中呼吸功能损害加重,应积极进行呼吸支持治疗,使患者安全度过危险期,并避免延误下一疗程化疗。

3)肺部感染的预防与处理:广泛肺转移伴呼吸功能障碍的患者,加上化疗导致的肺部肿瘤出血坏死加重以及骨髓抑制所致的全身抵抗力低下,极易合并肺部感染的发生。而且感染不仅常见,还常常致命,因此应予高度重视。一旦在化疗中发生感染,要早期诊断,合理使用抗生素。

(2)肝转移患者的诊断与处理:晚期肝转移的诊断并不困难,而一旦进入晚期,患者多处于衰竭状况,治疗效果极差。故肝转移的早期诊断是改善预后的重要因素。在 20 世纪 70 年代为明确肝转移诊断,多行同位素肝扫描,常用同位素为[113]铟,但一般需在转移瘤长大至直径 3~4cm 时,才能出现阳性结果。80 年代之后,随着超声及 CT 技术的发展与应用,使肝转移的早期诊断逐渐成为可能。故对有肺转移特别是多发肺转移病例,应常规进行腹腔脏器的超声及 CT 检查,以便尽早发现其他脏器转移灶,而及时采取相应的治疗措施。北京协和医院 1949—1998 年共收治 60 例绒癌肝转移的患者,其中 1949—1964 年收治的 14 例患者主要采用单药 6-MP 或氮芥治疗,结果全部死亡;而 1965—1985 年收治的 30 例则采用全身和局部多药联合化疗,结果 1 例存活,治愈率由 0% 上升至 23.3%。1986—1998 年 16 例患者的存活率已提高到 37.5%。肝转移常继发于肺转移,而且还常常合并脑、脾、肾或胃肠道等其他器官转移,故化疗应强调多药联合及多途径方案,一旦同时合并脑转移预后极差。Jones(1997)的研究结果表明,肝转移合并脑转移者预后最差,他们观察的 10 例肝、脑转移者无 1 例存活;而 7 例无脑转移者中 3 例治愈(占 43%)。Crawford(1997)研究表明,肝、脑转移同时存在者 5 年存活率只有 10%,无脑转移者 5 年存活率可达 34%。随着介入性放射技术的发展和应用,超选择性肝动脉插管局部灌注或肝动脉栓塞术对肝转移瘤的治疗也有一定的效果。肝动脉插管化疗可提高肝转移瘤局部的血药浓度,从而增强其抗癌作用。Lurain(1998)亦认为肝动脉插管介入化疗及肝动脉栓塞术对绒癌肝转移瘤的治疗及缓解肝转移瘤破裂出血均有明显的治疗效果。总之,滋养细胞肿瘤肝转移患者的预后较差。如能做到早期诊断与及时的多药多途径联合化疗,是改善其治疗效果的重要环节。

(3)脑转移危象的处理:滋养细胞肿瘤合并脑转移者并不罕见,文献报道其发生率为 3%~28%。脑转移患者常表现为各种神经系统症状或无症状性颅内肿瘤。由于滋养细胞具有取代血管内皮细胞形成血管内壁的亲血管特点,因此,脑转移患者经常发生颅内出血、硬膜下出血、甚至发生脑疝,并常以此为首发症状出现,病情多较凶险,是患者死亡的主要原因之一。有文献报道,由于颅内出血造成的死亡率为 27.8%。在此情况下,急诊行开颅手术作为治疗的一种手段,不仅可以挽救患者的生命,而且通过术后及时、规范的化疗,可改善患者的预后。北京协和医院报道对 13 例绒癌脑转移患者,在濒临脑疝形成伴呼吸障碍的情况下,积极化疗的同时,急诊行开颅去骨瓣减压及转移瘤切除术,术后即开始全身及鞘内局部用抗癌药物化疗,经积极治疗 10 例患者获得痊愈,治愈率达 77%。为脑转移终末期患者的治疗开创了新的途径。

2.耐药与复发性滋养细胞肿瘤的处理

(1)耐药和复发性滋养细胞肿瘤的概念

1)耐药性滋养细胞肿瘤:关于耐药的定义尚无统一标准,一般认为患者经 2～3 个疗程化疗后血清人绒毛膜促性腺激素(HCG)水平未呈对数下降,或呈平台状,甚至上升;或影像学检查提示肿瘤病灶不缩小或增大,甚至出现新的病灶。当出现上述表现时即可诊断为发生耐药。也有学者认为,如经过一个疗程化疗后血 HCG 下降<20%,则提示有发生耐药的可能。

2)复发性滋养细胞肿瘤:是指滋养细胞肿瘤患者经治疗达到临床治愈标准后出现 HCG升高(除外再次妊娠)或影像学检查发现新病灶,则提示复发。

(2)耐药和复发性滋养细胞肿瘤的治疗

1)化学治疗:对于耐药的患者并没有肯定的治疗方案。北京协和医院报道对耐药患者采用氟尿嘧啶核苷(FUDR)为主的联合化疗方案,获得了满意的治疗效果。自从应用足叶乙苷、氨甲蝶呤、更生霉素/环磷酰胺及长春新碱方案(EMA/CO)治疗高危滋养细胞肿瘤患者后,该方案也被广泛地应用于耐药或复发患者。应用足量的 EMA/CO 方案化疗,结合局部病灶切除,高危患者的缓解率可以达到 80%～90%。Escobar PF 报道了 45 例高危或耐药患者接受 EMA/CO 化疗,共有 41 例(91%)存活,45 例患者中有 32 例(71%)治疗有效,9 例患者(20%)发生耐药。北京协和医院对 51 例耐药患者进行 EMA/CO 方案化疗及/或手术与放射介入综合治疗后,64.7%(33/51)获完全缓解,完全缓解后复发率仅为 6.7%。因此,EMA/CO 仍是高危和耐药的 GTN 患者能够耐受和高效的化疗方案。但是对于晚期多发转移、对EMA/CO 发生耐药或治疗后复发的患者,采用 EMA/EP(足叶乙苷、氨甲蝶呤、更生霉素/足叶乙苷、顺铂方案)及/或联合手术治疗后也可获得 60%～70% 的完全缓解。向阳等对 15 例耐药性恶性滋养细胞肿瘤患者采用 EMA/EP 方案化疗及/或辅以手术与超选择性动脉插管化疗后例获完全缓解(73.3%),3 例获部分缓解(20.0%),1 例无效(6.7%)。Ghaemmaghami 报道了 17 例高危 GTT 患者,予以 EMA/EP 方案化疗,15 例获得缓解,1 例复发,平均 3.4个疗程患者获得缓解。有文献报道了 34 例高危患者接受 EMA/CO 化疗后耐药而采用EMA/EP 方案,其中有 30 例(88%)患者存活。如对 EMA/CO 及 EMA/EP 均出现耐药者,可以考虑采用以铂类为主的其他治疗方案,但只能有 20% 的患者获得持续缓解。近年来临床医师也在不断寻找一些新的化疗药物及方案治疗耐药性滋养细胞肿瘤患者,Van Besien 等报道采用超大剂量联合化疗方案(异环磷酰氨,卡铂,足叶乙苷)及自体造血干细胞移植治疗耐药患者取得满意效果。紫杉醇作为新一代植物碱类抗肿瘤药,对耐药性 GTN 患者的治疗也有成功的报道,但多为个案或少数病例,其确切疗效尚有待进一步临床验证。

多脏器转移的 GTN 患者多容易发生耐药。对于此类患者,局部化疗不但可以预防耐药的发生,同时也是提高耐药患者疗效的方法。对于脑转移的患者鞘内注射化疗药物可以增加脑内的药物浓度;膀胱内灌注化疗药物可以提高膀胱转移患者的治愈率;宫旁、宫颈及阴道转移瘤内局部注射化疗药物也能增加治疗效果。

2)介入治疗:超选择性动脉插管局部灌注化疗及/或栓塞治疗对耐药及复发病灶均有显著疗效。其可将化疗药物直接送至耐药病灶的供血动脉,提高病灶局部血药浓度,以增强其抗癌作用。北京协和医院对143例绒癌耐药患者进行了上述化疗,近期缓解率达90%,为耐药患者的治疗提供了新的手段。

3)手术治疗:虽然手术治疗已经不是滋养细胞肿瘤的主要治疗手段,但对于某些选择性病例,特别是耐药及复发患者,在化疗的同时进行局部病灶切除术,可以明显提高治疗的成功率。北京协和医院有16例耐药患者在化疗期间接受了手术,其中有7例患者进行了次广泛子宫切除术,8例进行了肺叶切除术,1例因肠转移肠梗阻进行了部分小肠切除术,该16例患者经治疗后完全缓解率为87.5%。因此,对耐药性滋养细胞肿瘤患者采用化疗结合手术是一条可取的治疗途径。

4)预防耐药与复发是关键:由于目前尚无法从根本上解决耐药的问题,因此应尽量避免其发生。预防GTN耐药的发生应熟悉各种抗癌药物的特点,包括药物本身的生化物理特性,在体内的吸收、分布、代谢、排泄及其抗癌的作用机制;严格掌握用药的剂量和用药方法;合理联合用药,多途径用药;全面了解患者情况,制定合理的治疗方案。

总之,滋养细胞肿瘤虽然已成为最早可以治愈的实体瘤之一,但耐药病例已成为该肿瘤治疗失败的主要原因。至今为止,还没有十分有效的治疗方法,因此,能做到预防耐药的发生是至关重要的。一旦发生耐药,则需根据患者的具体情况进行化疗方案的个体化选择,同时可以结合放射介入治疗与手术治疗。

二、特殊类型滋养细胞肿瘤

(一)胎盘部位滋养细胞肿瘤

胎盘部位滋养细胞肿瘤(placental site trophoblastic tumor,PSTT)是一种罕见的滋养细胞肿瘤。1981年Scully等首先对这一肿瘤进行了报道并予以命名。

1.发病基础　这种罕见的滋养细胞肿瘤发病机制不是很清楚。在胚胎早期,随着绒毛形成,原先均匀分布的绒毛前滋养层分化成覆盖于绒毛表面的绒毛滋养层和位于绒毛以外的绒毛外滋养层两部分。在绒毛外滋养层中,细胞滋养细胞先经中间型滋养细胞再分化为合体滋养细胞,但大多数中间型滋养细胞常中止于此阶段而不再继续分化。在正常妊娠时,这类中间型滋养细胞可侵入底蜕膜或浅肌层。但发生恶性转化时,则向深肌层侵犯,甚至发生子宫外转移,则形成PSTT。

2.病理特点

(1)大体标本:PSTT的大体表现多种多样,一般可分为息肉型、肿块型和弥漫型。息肉型多突向子宫内膜腔,呈黄褐色、质软的息肉样团块;肿块型常位于子宫肌层,界限清楚,通常有局灶性出血和坏死;弥漫型较为少见,与子宫壁无明显界限,有的可穿透子宫肌层达浆膜层。

(2)镜下检查:过度的中间型滋养细胞活性是PSTT最重要的镜下特点,不存在绒毛结构,见不到典型的细胞滋养细胞和合体滋养细胞。肿瘤多融合成索状或片状,且有单个单核细胞浸润子宫肌层或血管。肿瘤细胞通常为单核,形态上从多面体到纺锤形。有位于中心的、中等大小的圆形或卵圆形核,有不规则的核膜。胞浆呈嗜碱性或异嗜性,有细小颗粒。肿瘤细胞弥散于子宫平滑肌细胞之间,虽可发生血管侵蚀,但程度远小于典型绒癌的血管侵蚀,且血管壁结构大多完整。病理性核分裂像不常见,如果 PSTT 的有丝分裂数每 10 个高倍视野中多于 5 个,则提示预后不良。

(3)免疫组化染色:免疫细胞化学检测时,HCG 阳性的细胞不足 10%,而 50%～100% 的细胞 HPL 染色呈阳性。虽然 HPL 并非 PSTT 的理想标志物,但大部分 PSTT 肿瘤细胞的 HPL 免疫组化染色呈强阳性,这可能是由于肿瘤细胞分泌的 HPL 仅在原位表达,而在血液中游离的 HPL 水平并不升高,说明组织病理学检查配合 HPL 免疫组化染色是有效的确诊手段。细胞形态与强阳性 HPL 和弱 HCG 免疫组化染色有力地支持 PSTT 是中间滋养细胞肿瘤。

3.临床特点

(1)发病年龄及孕产次:一般均发生于生育年龄,多数为经产妇。但有报道最小年龄为 18 岁,最大年龄为 56 岁。

(2)前次妊娠性质:PSTT 可继发于流产、足月产或葡萄胎之后,文献报道,60% 继发于足月产,25% 继发于流产,约 13.6% 继发于葡萄胎妊娠。

(3)症状和体征:主要表现为停经和不规则阴道出血,多数发生于前次妊娠终止、且月经恢复正常之后,停经时间从 1 个月至 1 年不等。阴道出血多为少量连续出血,少数患者出血较多。盆腔检查部分患者可有子宫增大,如发生远处转移,则可出现转移灶相应的症状与体征。

(4)血 β－HCG:该类肿瘤血 β－HCG 测定可为阳性,但大多滴度不高(<1000mIU/ml 者占 84%),少数患者甚至阴性。

4.诊断与鉴别诊断　由于 PSTT 起源于中间型滋养细胞,大多数病例血 HCG 水平不高或仅表现出轻度升高,故依赖于 HCG 诊断 PSTT 常易导致误诊。临床上继发于流产、足月产或葡萄胎之后出现不规则阴道出血,同时血清 HCG 水平轻度升高,且 B 超声提示子宫有局灶性病变,应考虑到 PSTT 的可能。

PSTT 的确诊常需依据病理诊断,其病理特征如下:①无绒毛结构,主要为中间型滋养细胞组成;②常见不到典型的细胞滋养细胞和合体细胞;③病理切片免疫组化染色大多数瘤细胞 HPL 呈阳性,仅少数细胞 HCG 阳性。某些情况下,PSTT 可通过刮宫标本作出诊断,但要全面、准确判断 PSTT 侵蚀子宫肌层的深度和范围则需依靠子宫切除的标本。

PSTT 通常容易与绒毛膜癌相区别。前者主要由中间型滋养细胞组成,只有极少散在的合体滋养细胞。后者病理特点有典型的细胞滋养细胞和合体滋养细胞及大量的出血坏死,血 HCG 水平较高,且极易经血运发生远处转移。在一些较为困难的病例,采用免疫细胞生化技术分析 HPL 和 HCG 的分布可以有助于鉴别。

PSTT 还需与合体细胞子宫内膜炎相区别。后者可发生于足月产、流产及葡萄胎妊娠之后,亦可表现为产后阴道淋漓出血。病理特征为胎盘部位浅肌层有合体滋养细胞浸润,并混有不等量的炎性细胞,过去曾被认为是绒癌的一种早期表现,实际上仅是一种局部组织反应,不属于滋养细胞肿瘤的范畴。

5.治疗

(1)手术治疗:以前认为子宫切除术是 PSTT 首选的治疗方法,对于较年轻的妇女,如术中未见卵巢转移,手术范围可选择全子宫及双卵管切除。曾经有观点认为,刮宫作为治疗 PSTT 的方法并不可取,认为即使病灶呈息肉状突向宫腔者,虽可通过刮宫去除部分病灶组织,但大多数 PSTT 均有中间型细胞在肌纤维索间侵蚀生长,甚至达子宫浆膜层,而这些均非通过刮宫而可治愈的。最近的观点认为,对于高度选择的病例,如病灶局限、无病理的高危因素、年轻、有生育要求,亦可以采用保留生育功能的治疗方法,如病灶为息肉型,可以通过宫腔镜下病灶切除术甚或诊刮术去除病灶;如果是肿块型,可以通过开腹或腹腔镜下子宫病灶挖除术切除病灶,术前/术后辅以化疗。根据北京协和医院的资料,6例保留生育功能的PSTT患者均获得了完全缓解,随诊10～104个月,均恢复正常月经,未见明显复发征象,其中一例足月分娩正常婴儿。

(2)化疗:组织学结果证明,化疗对HCG阳性的肿瘤细胞(即合体滋养细胞)有效,而对HPL阳性的肿瘤细胞(即中间型滋养细胞)影响小,所以PSTT对化疗远不如绒癌和侵葡敏感。但随着EMA/CO和EMA/EP方案的应用,对PSTT的化疗出现了一些转机。现在化疗作为术后辅助治疗,在术后有残余瘤、术后复发、或已有远处转移者起着十分重要的作用,尤其对肺转移,化疗可获得完全缓解。Thomas C报道EMA/CO化疗后复发的PSTT患者用EMA/EP治疗可获长期完全缓解。因此应强调顺铂对PSTT的重要作用,多数学者认为EMA/EP对EMA/CO耐药或化疗后复发及转移性PSTT有明确作用,应作为PSTT首选的化疗方案。EMA/EP肾脏毒性及累积性骨髓抑制作用明显,常使化疗难以坚持进行,粒细胞集落刺激因子(G－CSF)及自体骨髓干细胞移植在支持化疗中能起一定作用。Newlands ES等分析用EMA/EP方案化疗的8例转移性PSTT,结果在PSTT发病潜伏期＞2年者,化疗完全缓解率仅为20%;而潜伏期＜2年者,缓解率为100%;总完全缓解率为50%。由于EMA/EP对潜伏期＞2年者效果差,且副作用明显,因此还有待于开发更为有效的化疗方案。二线方案可选择其他以顺铂为主的化疗化疗,如:BEP(顺铂、VP－16、博来霉素)或VIP(VP－16、异环磷酰胺、顺铂)等,但其效果尚缺乏长期大量的随诊资料。

6.预后 PSTT通常呈良性临床经过,绝大多数预后良好,仅少数死于子宫外转移。与其他类型滋养细胞肿瘤一样,治疗前后应密切检测病情、定期随访。曾有作者报道,转移可以迟至初始治疗后10年才发生,由于肿瘤仅能分泌少量HCG,因而当发现血清β－HCG首次升高时,就可能已经存在较大的肿瘤负荷。转移病灶多对化疗耐药,放疗也只能用于局部控制和缓解症状,在积极化疗后手术切除局部转移病灶可取得满意疗效。

PSTT诊断的确立和对其预后的估计均较困难,以前认为只要发生了转移,无论其治疗和干预情况如何,预后均较差。有文献报道FIGO Ⅲ－Ⅳ期PSTT患者的完全缓解率约为30%,而北京协和医院的资料显示,8例Ⅲ～Ⅳ期患者(其中Ⅲ期7例,Ⅳ期1例)经过10～31个月的随访,完全缓解率高达87.5%。

Papadopoulos等对34例PSTT患者的临床研究表明,肺转移和距离前次妊娠超过4年是PSTT的危险因素,病灶局限于子宫且PSTT距离前次妊娠小于4年的患者100%存活,病灶局限于子宫的患者中有2/3仅通过手术就得以治愈,FIGO提出的GTN预后评分系统与PSTT的预后无关。据报道PSTT最重要的不良预后因素是子宫外扩散,其他不良预后因素包括:发病距前次妊娠时间大于4年(也有文献认为是大于2年);显微镜下有丝分裂计数大于5个有丝分裂像/10个高倍视野;年龄大于40岁;肿瘤大小;深肌层浸润;血管间隙受累;肿瘤坏死严重,等等。

(二)上皮样滋养细胞肿瘤

上皮样滋养细胞肿瘤(epithelioid trophoblastic tumor,ETT)是一种罕见而特殊的中间型滋养细胞肿瘤,1998年由Shih和Kurman首先报道并予以命名。到目前为止全世界不足

100 例报道。

1. 发病机制 ETT 属于中间型滋养细胞肿瘤,发病机制尚不清楚。来源于绒毛膜型的中间型滋养细胞,绒毛膜型中间型滋养细胞位于绒毛膜板中,细胞间相互黏着,排列成层状。细胞呈多边形,形态一致,体积小于种植型中间型滋养细胞,但大于细胞滋养细胞。

Oldt 等对 ETT 的分子遗传起源进行了研究,结果发现,在 ETT 的肿瘤组织中含有 Y-染色质基因位点和新的等位基因(可能是父源性的),而在肿瘤周围的正常子宫组织中则没有这些成分。尽管父源性等位基因的身份尚不清楚,但可以推测 ETT 来源于妊娠,而不是来源于患者本身。ETT 可能与完全性葡萄胎的关系不大,最常发生在正常妊娠或非葡萄胎流产后,仅有 5%～8% 的患者具有完全性葡萄胎的病史。尽管 k-ras 原癌基因的突变最常与许多人类肿瘤的发生有关,但是与绒毛膜癌和葡萄胎一样,ETT 仅在 13 密码子含有野生型 k-ras,这提示 K-ras 信号途径的畸变在滋养细胞肿瘤的发生中并不起重要作用。

2. 临床表现 ETT 主要见于生育年龄妇女,从 15～48 岁不等,平均 36 岁,但亦有发生于 66 岁绝经后患者的报道,绝大多数患者伴有流产、足月妊娠、葡萄胎及绒毛膜癌病史。不规则阴道出血是最常见的临床症状,部分患者伴有下腹部疼痛,少数病例以转移症状为首发症状,罕见无症状者,多数由诊断性刮宫而明确诊断。体检除子宫内肿瘤外,有的患者伴有阴道转移,有的合并肺转移,还有些发生转移的患者子宫原发病灶常常消失。在诊断时,ETT 患者的血清 β-HCG 水平一般都有升高,但与绒毛膜癌患者相比,ETT 患者的血清 β-HCG 水平一般较低(<2500mIU/ml)。

3. 病理特点

(1)大体标本:ETT 的病灶呈分散或孤立的膨胀性结节,位于子宫浅肌层、子宫下段或子宫颈管,甚至可转移至阴道。大者直径可达 5cm,并可突向子宫腔。肿瘤切面为实性、囊性或囊实性相间,典型的病灶呈浅棕色或深棕色,颜色的深浅与出血量和坏死量的多少有关。

(2)镜下检查:ETT 肿瘤境界清楚,但周围组织中可有灶性瘤细胞浸润。肿瘤细胞由高度异型性的单核细胞组成,形态较一致,细胞境界清楚,细胞质嗜酸性或透明,核较圆. 染色质细,核仁不明显,核分裂象 0～9 个/10HPF(×40)不等,平均 2 个/10HPF。部分瘤细胞较大,可有双核甚至多核,瘤细胞排列成巢状、索条状或团块状伴有中央嗜伊红坏死,巢内有多核巨细胞,但较少。典型的病灶为滋养细胞岛被广泛坏死区及玻璃样基质围绕,呈"地图样"外观。典型者小血管位于细胞巢中央。瘤组织中可有灶性钙化,血管壁上可有纤维蛋白样物质沉积。位于子宫颈的 ETT 有时向表面生长,取代子宫颈的表面上皮。

(3)免疫组化:免疫组化测定细胞角蛋白、上皮膜抗原、上皮钙粘附蛋白及表皮生长因子呈阳性表达,证实其上皮来源。滋养细胞标记物 HPL、HCG 和黑色素瘤粘附分子(Mel-CAM)局部阳性,HLA-G 呈强阳性表达,且研究表明 HLA-G 仅在中间型滋养细胞中有表达,可作为中间型滋养细胞的标记物。Ki-67 的标记指数平均为 18%±5%,范围 10%～25%。子宫外 ETT 的形态和免疫组化改变与子宫 ETT 相似。

4. 诊断 由于 ETT 起源于绒毛膜型中间型滋养细胞,大多数病例血 HCG 水平不高或表现出轻度升高,故依赖于 HCG 诊断 ETT 常易导致误诊。况且,滋养细胞的标志物在非滋养细胞肿瘤中也常有所表达,单靠这些标志物的反应不足以除外其他肿瘤。因此,需根据临床病史、形态特征、病理学检查确诊。

5. 鉴别诊断 由于 ETT 是罕见滋养细胞肿瘤,较绒毛膜癌浸润性轻,与胎盘部位滋养细胞肿瘤(PSTT)的生物学行为较为相似,需与 PSTT 鉴别;又因 ETT 在细胞学和结构上有明显的上皮样表现,需与上皮性恶性肿瘤鉴别。ETT 的鉴别诊断包括:胎盘部位滋养细胞肿瘤,胎盘部位结节,绒毛膜癌,上皮性平滑肌肿瘤和子宫颈角化型鳞状细胞癌。

6. 治疗　手术切除子宫是主要的治疗手段,年轻患者酌情保留双侧附件,但如患者有强烈生育要求,病变局限于子宫,尤其是突向宫腔的息肉型患者,如各项预后指标提示无高危因素,经反复刮宫血清 HCG 水平降至正常范围以下且患者能密切随访时,可行刮宫或局部病灶剔除术而保留子宫。否则如 HCG 不能迅速下降,则宜切除子宫。术后宜辅以化疗(更生霉素、足叶乙苷和氨甲蝶呤等)。

7. 预后　由于 ETT 是最近新命名的一种滋养细胞肿瘤,ETT 的行为特征尚不十分清楚,它恶性程度较高,预后较差,目前还没有可以利用的长期随诊资料。根据北京协和医院的资料,2002 年至 2010 年期间共收治 ETT 患者 9 例,其中 8 例有转移,所有患者均接受了手术和化疗,初始治疗后 5 例患者获得了完全缓解、1 例部分缓解、3 例对治疗无反应并死于疾病进展。经过 6~107 个月的随诊,5 例完全缓解的患者中 4 例复发,其中 3 例经治疗又获得了第二次完全缓解,1 例在治疗中。增大的子宫、多发病灶、子宫全肌层的浸润及子宫浆膜层的受累可能与 ETT 患者的不良预后相关。较早期精确诊断 FTT 并根据其预后因素选择联合治疗有助于改善其预后。

总之,ETT 是一种具有独特病理学特征的滋养细胞肿瘤,正确的诊断对采取恰当的治疗策略至关重要。手术切除病灶占有重要地位,至于辅以化疗是否有效,有待进一步的研究证实。

(三)PSTT 与 ETT 的鉴别

PSTT 与 ETT 是 GTN 中的罕见类型,均属于中间型滋养细胞肿瘤,病灶通常局限于子宫,也可以有淋巴结的受累和任何其他部位的转移。两者的临床及生物学特征缺乏特异性,例如:临床上均表现为不规则阴道流血和停经,伴有血清 HCG 水平轻度升高。因此,PSTT 和 ETT 成为了临床和病理上最难诊断的两种 GTN。据报道,32% 的 PSTT 或 ETT 患者最初误诊为异位妊娠。一般疾病的确诊都是依靠病理诊断,可是,有时从病理上常常也难以区分两者。据报道,39% 的患者在最初的组织病理学诊断中亦出现误诊,这主要是由于病理医师对这两种少见疾病的认识不足或免疫学特征的近似所致。不正确的诊断会导致治疗方法选择上的偏差,例如:未适时进行手术治疗或化疗方案较弱或化疗的疗程不足,而最终会影响到疾病的预后。因此,临床医师和病理医师都应尽量避免诊断上的陷阱,可以通过互联网进行网络会诊以使患者得到最有效的诊治。表 3-3-4 列出了 PSTT 与 ETT 的免疫组化染色鉴别方法。

表 3-3-4　PSTT 与 ETT 的免疫组化染色鉴别方法

两种特殊类型 GTN	P63	HPL	Ki-67
PSTT	(-)	(+++)	>1%
ETT	(+++)	(-)或(+)	>10%

(朱君)

第四章 生殖内分泌疾病

女性生殖内分泌疾病是妇科常见病,通常由下丘脑－垂体－卵巢功能异常或靶细胞效应异常所致,部分还涉及遗传因素、女性生殖器官发育异常等。

第一节 功能失调性子宫出血

正常月经的周期为24～35日,经期持续2～7日,平均失血量为20～60ml。凡不符合上述标准的均属异常子宫出血。功能失调性子宫出血(dysfunctional uterine bleeding,DUB),以下简称"功血"是由于生殖内分泌功能紊乱造成的异常子宫出血,分为无排卵性和有排卵性两大类。

一、无排卵性功能失调性子宫出血

(一)病因和病理生理

正常月经的发生是基于排卵后黄体生命期结束,雌激素和孕激素撤退使子宫内膜功能层皱缩坏死而脱落出血。正常月经的周期、持续时间和血量,表现为明显的规律性和自律性。当机体受内部和外界各种因素,如精神紧张、营养不良、代谢紊乱、慢性疾病、环境和气候骤变、饮食紊乱、过度运动、酗酒及其他药物影响时,可通过大脑皮层和中枢神经系统,引起下丘脑－垂体－卵巢轴功能调节或靶细胞效应异常而导致月经失调。

无排卵性功血好发于青春期和绝经过渡期,但也可以发生于生育年龄。在青春期,下丘脑－垂体－卵巢轴激素间的反馈调节尚未成熟,大脑中枢对雌激素的正反馈作用存在缺陷,F－SH呈持续低水平,无促排卵性LH陡直高峰形成而不能排卵;在绝经过渡期,卵巢功能不断衰退,卵巢对垂体促性腺激素反应低下,卵泡发育受阻而不能排卵;生育年龄妇女有时因应激等因素干扰,也可发生无排卵。各种原因引起的无排卵均可导致子宫内膜受单一雌激素刺激而无孕酮对抗,引起雌激素突破性出血(breakthrough bleeding)或撤退性出血(withdrawal bleeding)。

雌激素突破性出血有两种类型:低水平雌激素维持在阈值水平,可发生间断性少量出血,内膜修复慢,出血时间延长;高水平雌激素维持在有效浓度,引起长时间闭经,因无孕激素参与,内膜增厚但不牢固,容易发生急性突破性出血,血量汹涌。雌激素撤退性出血是子宫内膜在单一雌激素的刺激下持续增生,此时因多数生长卵泡退化闭锁,导致雌激素水平突然急剧下降,内膜失去激素支持而剥脱出血。

无排卵性功血时,异常子宫出血还与子宫内膜出血自限机制缺陷有关。主要表现为:①组织脆性增加。子宫内膜受单一雌激素刺激腺体持续增生,间质缺乏孕激素作用反应不足,致使子宫内膜组织脆弱,容易自发破溃出血。②子宫内膜脱落不完全致修复困难。无排卵性功血由于雌激素波动,子宫内膜脱落不规则和不完整。子宫内膜某一区域在雌激素作用下修复,而另一区域发生脱落和出血,这种持续性增生子宫内膜的局灶性脱落缺乏足够的组织丢失量,使内膜的再生和修复困难。③血管结构与功能异常。无排卵性功血时,破裂的毛细血管密度增加,小血管多处断裂,加之缺乏螺旋化,收缩不力造成流血时间延长、流血量增多。④凝血与纤溶异常。多次组织破损活化纤维蛋白溶酶,引起更多的纤维蛋白裂解,子宫内膜纤溶亢进,凝血功能缺陷。⑤血管舒张因异常。增生期子宫内膜含血管舒张因子前列腺素 E_2(PGE$_2$),在无排卵性功血时 PGE$_2$ 含量和敏感性更高,血管易于扩张,出血增加。

(二)子宫内膜病理改变

无排卵性功血患者的子宫内膜受雌激素持续作用而无孕激素拮抗,可发生不同程度的增生性改变,少数可呈萎缩性改变。

1.子宫内膜增生症(endometrial hyperplasia)　根据国际妇科病理协会(ISGP,1998 年)的分型为以下内容。

(1)单纯型增生(simple hyperplasia):为最常见的子宫内膜增生类型。增生涉及腺体和间质,呈弥漫性,细胞与正常增生期内膜相似。腺体数量增多,腺腔囊性扩大,大小不一。腺上皮为单层或假复层,细胞呈高柱状,无异型性。间质细胞丰富。发展为子宫内膜腺癌的概率仅约 1%。

(2)复杂型增生(complex hyperplasia):只涉及腺体,通常为局灶性。腺体增生明显,拥挤,结构复杂,由于腺体增生明显,使间质减少,出现腺体与腺体相邻,呈背靠背现象。由于腺上皮增生,可向腺腔内呈乳头状或向间质出芽样生长。腺上皮细胞呈柱状,可见复层排列,但无细胞异型性。约 3% 可发展为子宫内膜腺癌。

(3)不典型增生(atypical hyperplasia):只涉及腺体。虽然可能呈多灶性或弥漫性,但通常为局灶性。腺体增生、拥挤,结构复杂,间质细胞显著减少。腺上皮细胞增生,并出现异型性,细胞极性紊乱,体积增大,核质比例增加,核深染,见核分裂象。发展为子宫内膜腺癌的概率为 23%。只要腺上皮细胞出现异型性,应归类于不典型增生。不典型增生不属于功血范畴。

2.增生期子宫内膜(proliferative phase endometrium)　子宫内膜所见与正常月经周期中的增生期内膜无区别,只是在月经周期后半期甚至月经期,仍表现为增生期形态。

3.萎缩型子宫内膜(atrophic endometrium)　子宫内膜菲薄萎缩,腺体少而小,腺管狭而直,腺上皮为单层立方形或低柱状细胞,间质少而致密,胶原纤维相对增多。

(三)临床表现

无排卵性功血患者可有各种不同的临床表现。临床上最常见的症状是子宫不规则出血,表现为月经周期紊乱,经期长短不一,经量不定或增多,甚至大量出血。出血期间一般无腹痛或其他不适,出血量多或时间长时常继发贫血,大量出血可导致休克。根据出血的特点,异常子宫出血包括:①月经过多(menorrhagia):周期规则,经期延长(＞7 日)或经量过多(＞80ml)。②子宫不规则出血过多(menornetroirhagia):周期不规则,经期延长,经量过多。③子宫不规则出血(metrorrhagia):周期不规则,经期延长而经量正常。④月经过频(polymenorrhea):月经频发,周期缩短,＜21 日。

(四)诊断

鉴于功血的定义,功血的诊断应采用排除法。需要排除的情况或疾病有:妊娠相关出血、生殖器官肿瘤、感染、血液系统及肝肾重要脏器疾病、甲状腺疾病、生殖系统发育畸形、外源性激素及异物引起的不规则出血等。主要依据病史、体格检查及辅助检查做出诊断。

1.病史　详细了解异常子宫出血的类型、发病时间、病程经过、出血前有无停经史及以往治疗经过。注意患者的年龄、月经史、婚育史和避孕措施,近期有无服用干扰排卵的药物或抗凝药物等,是否存在引起月经失调的全身或生殖系统相关疾病如肝病、血液病、糖尿病、甲状腺功能亢进症或甲状腺功能减退症等。

2. 体格检查 检查有无贫血、甲状腺功能减退症、甲状腺功能亢进症、多囊卵巢综合征及出血性疾病的阳性体征。妇科检查应排除阴道、宫颈及子宫器质性病变;注意出血来自宫颈表面还是来自宫颈管内。

3. 辅助检查 根据病史及临床表现常可作出功血的初步诊断。辅助检查的目的是鉴别诊断和确定病情严重程度及是否有合并症。

(1)全血细胞计数:确定有无贫血及血小板减少。

(2)凝血功能检查:凝血酶原时间、部分促凝血酶原激酶时间、血小板计数、出凝血时间等,排除凝血和出血功能障碍性疾病。

(3)尿妊娠试验或血 hCG 检测:有性生活史者,应除外妊娠及妊娠相关疾病。

(4)盆腔 B 型超声检查:了解子宫内膜厚度及回声,以明确有无宫腔占位病变及其他生殖道器质性病变等。

(5)基础体温测定(BBT):不仅有助于判断有无排卵,还可提示黄体功能不足(体温升高日数≤11 日)、子宫内膜不规则脱落(高相期体温下降缓慢伴经前出血)。当基础体温双相,经间期出现不规则出血时,可了解出血是在卵泡期、排卵期或黄体期。基础体温呈单相型,提示无排卵。

(6)血清性激素测定:适时测定孕酮水平可确定有无排卵及黄体功能,但常因出血频繁,难以选择测定孕激素的时间。测定血睾酮、催乳素水平及甲状腺功能以排除代他内分泌疾病。

(7)子宫内膜取样(sampling)

1)诊断性刮宫(dilation & curettage,D&C):简称诊刮。其目的是止血和明确子宫内膜病理诊断。年龄>35 岁、药物治疗无效或存在子宫内膜癌高危因素的异常子宫出血患者,应行诊刮明确子宫内膜病变。为确定卵巢排卵和黄体功能,应在经前期或月经来潮 6h 内刮宫。不规则阴道流血或大量出血时,可随时刮宫。诊刮时必须搔刮整个宫腔,尤其是两宫角,并注意宫腔大小、形态,宫壁是否平滑,刮出物性质和数量。疑有子宫内膜癌时,应行分段诊刮:无性生活史患者,若激素治疗失败或疑有器质性病变,应经患者或其家属知情同意后行诊刮术。

2)子宫内膜活组织检查:目前国外推荐使用 Karman 套管或小刮匙等的内膜活检,其优点是创伤小,能够获得足够组织标本用于诊断。

(8)宫腔镜检查:在宫腔镜直视下,选择病变区进行活检,可诊断各种宫腔内病变,如子宫内膜息肉、子宫黏膜下肌瘤、子宫内膜癌等。

(五)鉴别诊断

在诊断功血前,必须排除生殖器官病变或全身性疾病所导致的生殖器官出血,需注意的鉴别如下所述。

1. 异常妊娠或妊娠并发症 如流产、异位妊娠、葡萄胎、子宫复旧不良、胎盘残留、胎盘息肉等。

2. 生殖器官肿瘤 如子宫内膜癌、子宫颈癌、滋养细胞肿瘤、子宫肌瘤、卵巢肿瘤等。

3. 生殖器官感染 如急性或慢性子宫内膜炎、子宫颈炎等生殖道炎症。

4.激素类药物使用不当及宫内节育器或异物引起的子宫不规则出血。

5.全身性疾病　如血液病、肝肾衰竭、甲状腺功能亢进症或减退症等。

（六）治疗

功血的一线治疗是药物治疗。青春期及生育年龄无排卵性功血以止血、调整周期、促排卵为主；绝经过渡期功血以止血、调整周期、减少经量、防止子宫内膜病变为治疗原则。常采用性激素止血和调整月经周期。

1.止血　根据出血量选择合适的制剂和使用方法。对少量出血患者，使用最低有效量激素，减少药物不良反应。对大量出血患者，要求性激素治疗 8h 内见效，24～48h 内出血基本停止。96h 以上仍不止血，应考虑更改功血诊断。

（1）性激素

1）雌孕激素联合用药：性激素联合用药的止血效果优于单一药物。口服避孕药在治疗青春期和生育年龄无排卵性功血时常常有效。急性大出血，病情稳定，可用复方单相口服避孕药（combination monophasic oral contraceptive）。目前使用的是第 3 代短效口服避孕药，如去氧孕烯炔雌醇片、复方孕二烯酮片或炔雌醇环丙孕酮片，用法为每次 1～2 片，每 8～12h 1 次，血止 3 日后逐渐减量至每日 1 片，维持至 21 日周期结束。

2）单纯雌激素：应用大剂量雌激素可迅速促使子宫内膜生长，短期内修复创面而止血，适用于急性大量出血时。包括：①苯甲酸雌二醇，初剂量 3～4mg/日，分 2～3 次肌内注射。若出血明显减少，则维持；若出血量未见减少，则加量。也可从 6～8mg/日开始。出血停止 3 日后开始减量，通常每 3 日以 1/3 递减。每日最大量一般不超过 12mg。②结合雌激素（针剂），25mg 静脉注射，可 4～6h 重复 1 次，一般用药 2～3 次，次日应给予口服结合雌激素 3.75～7.5mg/日，并按每 3 日减量 1/3 逐渐减量。亦可在 24h 内开始服用口服避孕药。③结合雌激素（片剂）1.25mg/次，或戊酸雌二醇 2mg/次，口服，4～6h 1 次，血止 3 日后按每 3 日减量 1/3。所有雌激素疗法在血红蛋白计数增加至 90g/L 以上后均必须加用孕激素撤退。有血液高凝或血栓性疾病史的患者，应禁忌应用大剂量雌激素止血。对间断性少量长期出血者，其雌激素水平常较低，应用雌激素治疗也是好方法。多采用生理替代剂量，如妊马雌酮（结合型雌激素）1.25mg，每日 1 次，共 21 日，最后 7～10 口应加用孕激素，如醋酸甲羟孕酮（medroxyprogesterone acetate，MPA）10mg，每日 1 次，但需注意停药后出血量会较多，一般 7 日内血止。

3）单纯孕激素：也称"子宫内膜脱落法"或"药物刮宫"，停药后短期即有撤退性出血。止血作用机制是使雌激素作用下持续增生的子宫内膜转化为分泌期，达到止血效果。停药后子宫内膜脱落较完全，起到药物性刮宫作用。适用于体内已有一定雌激素水平、血红蛋白水平＞80g/L、生命体征稳定的患者。合成孕激素分两类，常用 17α－羟孕酮衍生物（甲羟孕酮、甲地孕酮）和 19－去甲基睾酮衍生物（炔诺酮等）。以炔诺酮为例，首剂量 5mg，每 8h 1 次，2～3 日血止后每隔 3 日递减 1/3 量，直至维持量每日 2.5～5.0mg，持续用至血止后 21 日停药，停药后 3～7 日发生撤药性出血。也可用左炔诺孕酮 1.5～2.25mg/日，血止后按同样原则减量。

（2）刮宫术：刮宫可迅速止血，并具有诊断价值，可了解内膜病理，除外恶性病变。对于绝经过渡期及病程长的生育年龄患者应首先考虑使用刮宫术。对无性生活史青少年，仅适于大量出血且药物治疗无效需立即止血或检查子宫内膜组织学者，不轻易做刮宫术，对于 B 型超声提示宫腔内异常者可在宫腔镜下刮宫,以提高诊断准确率。

(3)辅助治疗

1)一般止血药:氨甲环酸 1g,2～3 次/日,或酚磺乙胺、维生素 K 等。

2)丙酸睾酮:具有对抗雌激素作用,减少盆腔充血和增加子宫血管张力,以减少子宫出血量,起协助止血作用。

3)矫正凝血功能障碍:出血严重时可补充凝血因子,如纤维蛋白原、血小板、新鲜冻干血浆或新鲜血。

4)矫正贫血:对中重度贫血患者在上述治疗的同时给予铁剂和叶酸治疗,必要时输血。

5)抗感染治疗:出血时间长,贫血严重,抵抗力差,或有合并感染的临床征象时应及时应用抗生素。

2.调整月经周期　应用性激素止血后,必须调整月经周期。青春期及生育年龄无排卵性功血患者,需恢复正常的内分泌功能,以建立正常月经周期;绝经过渡期患者需控制出血及预防子宫内膜增生症的发生,防止功血再次发生。常用方法如下所述。

(1)雌、孕激素序贯法:即人工周期。模拟自然月经周期中卵巢的内分泌变化,序贯应用雌激素、孕激素,使子宫内膜发生相应变化,引起周期性脱落。适用于青春期及生育年龄功血内源性雌激素水平较低者。从撤药性出血第 5 日开始,生理替代全量为妊马雌酮 1.25mg 或戊酸雌二醇 2mg,每晚 1 次,连服 21 日,服雌激素 11 日起加用醋酸甲羟孕酮,每日 10mg,连用 10 日。连续 3 个周期为一疗程,若正常月经仍未建立,应重复上述序贯疗法。若患者体内有一定雌激素水平,雌激素可采用半量或 1/4 量。

(2)雌激素、孕激素联合法:此法开始即用孕激素,限制雌激素的促内膜生长作用,使撤药性出血逐步减少,其中雌激素可预防治疗过程中孕激素突破性出血。常用口服避孕药,可以很好地控制周期,尤其适用于有避孕要求的患者。一般自血止周期撤药性出血第 5 日起,每日 1 片,连服 21 日,1 周为撤药性出血间隔,连续 3 个周期为一个疗程。病情反复者酌情延至 6 个周期。应用口服避孕药的潜在风险应予注意,有血栓性疾病、心脑血管疾病高危因素及 40 岁以上吸烟的女性不宜应用。

(3)孕激素法:适用于青春期或活组织检查为增生期内膜功血。可于月经周期后半期(撤药性出血的第 16～25 日)服用醋酸甲羟孕酮 10mg,每日 1 次;或地屈孕酮 10～20mg,每日 1 次;或微粒化孕酮 200～300mg,每日 1 次;或肌内注射孕酮 20mg,每日 1 次,连用 10～14 日,酌情应用 3～6 个周期。

(4)促排卵:功血患者经上述调整周期药物治疗几个疗程后,通过雌激素、孕激素对中枢的反馈调节作用,部分患者可恢复自发排卵。青春期一般不提倡使用促排卵药物,有生育要求的无排卵不孕患者,可针对病因采取促排卵。

(5)宫内孕激素释放系统:可有效治疗功血。原理为在宫腔内局部释放孕激素,抑制内膜生长。常用于治疗严重月经过多。在宫腔内放置含孕酮或左炔诺孕酮宫内节育器(levonorgestrel－releasing IUD),能减少经量 80%～90%,有时甚至出现闭经。

3.手术治疗　对于药物治疗疗效不佳或不宜用药、无生育要求的患者,尤其是不易随访的年龄较大患者,应考虑手术治疗。

(1)子宫内膜切除术(endometrial ablation):利用宫腔镜下电切割或激光切除子宫内膜、或采用滚动球电凝或热疗等方法,直接破坏大部分或全部子宫内膜和浅肌层,使月经减少其至闭经。适用于药物治疗无效、不愿或不适合子宫切除术的患者。术前 1 个月口服达那唑 600mg，每日 1 次；或孕三烯酮 2.5mg，2 次/周，4～12 周；或用 GnRH－a 3.75mg，每 28 日 1 次，1～3 次，可使子宫内膜萎缩，子宫体积缩小，减少血管再生，使手术时间缩短，出血减少，易于施术，增加手术安全性，且可在月经周期任何时期进行。治疗优点是微创、有效，可减少月经量 80％～90％，部分患者可达到闭经。但术前必须有明确的病理学诊断，以避免误诊和误切子宫内膜癌。

（2）子宫切除术：因功血而行子宫切除术，约占子宫切除术的 20％。患者经各种治疗效果不佳，并了解所有治疗功血的可行方法后，由患者和家属知情选择后接受子宫切除。

二、排卵性月经失调

排卵性月经失调（ovulatory menstrual dysfunction）较无排卵性功血少见，多发生于生育年龄妇女。患者有周期性排卵，因此临床上仍有可辨认的月经周期。类型有以下几种。

（一）月经过多

指月经周期规则、经期正常，但经量增多。世界卫生组织（WHO）资料显示，在育龄期女性中 19％有月经过多。

1. 发病机制　发病机制复杂，可能因子宫内膜纤溶酶活性过高或前列腺素血管舒缩因子分泌比例失调所致，也可能与晚分泌期子宫内膜 ER、PR 高于正常有关。

2. 病理　子宫内膜形态一般表现为分泌期内膜，可能存在间质水肿不明显或腺体与间质发育不同步。

3. 临床表现　一般表现为月经周期规则、经期正常，但经量增多>80ml。

4. 诊断　根据月经周期规则、经期正常，但经量增多>80ml；妇科检查不引起异常子宫出血的生殖器官器质性病变；子宫内膜活检显示分泌反应，无特殊病变；血清基础性激素测定结果正常，可作出诊断。诊断过程特别应该注意除外子宫肌瘤、子宫腺肌症、子宫内膜癌等器质性疾病和多囊卵巢综合征等妇科内分泌疾病。

5. 治疗

（1）止血药：氨甲环酸 1g，2～3 次/日，可减少经量一半。经血量<200ml 者，应用后 92％经血量<80ml。也可应用酚磺乙胺、维生素 K 等。

（2）宫内孕激素释放系统：宫腔释放左炔诺孕酮 20μg/日，有效期 5 年。经量减少，20％～30％闭经。不良反应少，最初 6 个月可能突破性出血。

（3）孕激素内膜萎缩法。

（4）复方短效口服避孕药：抑制内膜增生，使内膜变薄，减少出血量。

（二）月经周期间出血

月经周期间出血又分为黄体功能异常和围排卵期出血。

1. 黄体功能异常　分黄体功能不全和子宫内膜不规则脱落两类。

（1）黄体功能不足（luteal phase defect，LPD）：月经周期中有卵泡发育及排卵，但黄体期孕激素分泌不足或黄体过早衰退，导致子宫内膜分泌反应不良和黄体期缩短。

1）发病机制：足够水平的 FSH 和 LH 及卵巢对 LH 良好的反应，是黄体健全发育的必要前提。黄体功能不足有多种因素：神经内分泌调节功能紊乱可导致卵泡期 FSH 缺乏，使卵泡发育缓慢，雌激素分泌减少，从而对垂体及下丘脑正反馈不足；LH 脉冲峰值不高及排卵峰后

LH 低脉冲缺陷,使排卵后黄体发育不全,孕激素分泌减少;卵巢本身发育不良,卵泡期颗粒细胞 LH 受体缺陷,也可使排卵后颗粒细胞黄素化不良,孕激素分泌减少,从而使子宫内膜分泌反应不足。有时黄体分泌功能正常,但维持时间短。部分黄体功能不足可由高催乳素血症引起。此外,生理性因素如初潮、分娩后、绝经过渡期,以及内分泌疾病、代谢异常等,也可导致黄体功能不足。

2)病理:子宫内膜形态一般表现为分泌期内膜,腺体分泌不良,间质水肿不明显或腺体与间质发育不同步。内膜活检显示分泌反应落后 2 日。

3)临床表现:一般表现为月经周期缩短。有时月经周期虽在正常范围内,但卵泡期延长、黄体期缩短,以致患者不易受孕或在妊娠早期流产。

4)诊断:根据月经周期缩短、不孕或早孕时流产,妇科检查无引起异常子宫出血的生殖器官器质性病变;基础体温双相型,但高温相小于 11 日;子宫内膜活检显示分泌反应至少落后 2 日,可作出诊断。

5)治疗

A. 促进卵泡发育:针对其发生原因,促使卵泡发育和排卵。包括:①卵泡期使用低剂量雌激素,低剂量雌激素能协同 FSH 促进卵泡发育,月经第 5 日起每日口服妊马雌酮 0.625mg 或戊酸雌二醇 1mg,连续 5～7 日。②氯米芬通过与内源性雌激素受体竞争性结合,促使垂体释放 FSH 和 LH,达到促进卵泡发育的目的。月经第 3～5 日每日开始口服氯米芬 50mg,连服 5 日。

B. 促进月经中期 LH 峰形成:当卵泡成熟后,给予绒促性素 5000～10000U 一次或分两次肌内注射,以加强月经中期 LH 排卵峰,达到不使黄体过早衰退和提高其分泌孕酮的目的。

C. 黄体功能刺激疗法:于基础体温上升后开始,隔日肌内注射绒促性素 1000～2000U,共 5 次,可使血浆孕酮明显上升,延长黄体期。

D. 黄体功能补充疗法:一般选用天然孕酮制剂,自排卵后开始每日肌内注射孕酮 10mg,共 10～14 日,以补充孕酮分泌不足。

E. 黄体功能不足合并高泌乳素血症的治疗:使用溴隐亭每日 2.5～5.0mg,可使催乳素水平下降,并促进垂体分泌促性腺激素及增加卵巢雌、孕激素分泌,从而改善黄体功能。

F. 口服避孕药:尤其适用于有避孕要求的患者。一般周期性使用口服避孕药 3 个周期,病情反复者酌情延长 6 个周期。

(2)子宫内膜不规则脱落(irregular shedding of endometrium):月经周期有排卵,黄体发育良好,但萎缩过程延长,导致子宫内膜不规则脱落。

1)发病机制:由于下丘脑—垂体—卵巢轴调节功能紊乱,或溶黄体机制失常,引起黄体萎缩不全,内膜持续受孕激素影响,以致不能如期完整脱落。

2)病理:正常月经第 3～4 日时,分泌期子宫内膜已全部脱落。黄体萎缩不全时,月经期第 5～6 日仍能见到呈分泌反应的子宫内膜。常表现为混合型子宫内膜,即残留的分泌期内膜与出血坏死组织及新增生的内膜混合共存。

3)临床表现:表现为月经周期正常,但经期延长,长达 9～10 日,且出血量多。

4)诊断:临床表现为经期延长,基础体温呈双相型,但下降缓慢。在月经第 5～6 日行诊断性刮宫,病理检查作为确诊依据。

5)治疗

A.孕激素:孕激素通过调节下丘脑—垂体—卵巢轴的反馈功能,使黄体及时萎缩,内膜按时完整脱落。方法:排卵后第 1~2 日或下次月经前 10~14 日开始,每日口服甲羟孕酮 10mg,连服 10 日。有生育要求者肌内注射孕酮注射液。无生育要求者也可口服单相口服避孕药,自月经周期第 5 日始,每日 1 片,连续 21 日为一周期。

B.绒促性素:用法同黄体功能不足,有促进黄体功能的作用。

C.复方短效口服避孕药:抑制排卵,控制周期。

2.围排卵期出血　在两次月经中间,即排卵期,由于雌激素水平短暂下降,使子宫内膜失去激素的支持而出现部分子宫内膜脱落引起有规律性的阴道流血,称围排卵期出血。

(1)发病机制:原因不明,可能与排卵前后激素水平波动有关。出血期≤7 日,多数持续 1~3 日,血停数日后又出血,量少,时有时无。

(2)治疗:可用复方短效口服避孕药,抑制排卵,控制周期。

(周荣华)

第二节　闭经

闭经(amenorrhea)为常见的妇科症状,表现为无月经或月经停止。据既往有无月经来潮分为原发性闭经和继发性闭经两类。原发性闭经(primary amenorrhea)指年龄超过 13 岁,第一性征未发育;或年龄超过 15 岁,第二性征已发育,月经还未来潮。继发性闭经(secondary amenorrhea)指正常月经建立后月经停止 6 个月,或按自身原有月经周期计算停止 3 个周期以上者。青春期前、妊娠期、哺乳期及绝经后的月经不来潮属生理现象,本节不展开讨论。

按生殖轴病变和功能失调的部位分类,闭经可为下丘脑性闭经、垂体性闭经、卵巢性闭经、子宫性闭经及下生殖道发育异常导致的闭经;世界卫生组织(WHO)也将闭经归纳为三型:Ⅰ型为无内源性雌激素产生,卵泡刺激素(FSH)水平正常或低下,催乳素(PRL)正常水平,无下丘脑—垂体器质性病变的证据;Ⅱ型为有内源性雌激素产生、FSH 及 PRL 水平正常;Ⅲ型为 FSH 升高,提示卵巢功能衰竭。

一、病因

正常月经的建立和维持,有赖于下丘脑—垂体—卵巢轴的神经内分泌调节、靶器官子宫内膜对性激素的周期性反应和下生殖道的通畅,其中任何一个环节发生障碍均可导致闭经。

1.原发性闭经　较少见,多为遗传原因或先天性发育缺陷引起。约 30%患者伴有生殖道异常。根据第二性征的发育情况,分为第二性征存在和第二性征缺乏两类。

(1)第二性征存在的原发性闭经

1)米勒管发育不全综合征(Mullerian agenesis syndrome):约占 20%青春期原发性闭经。由副中肾管发育障碍引起的先天畸形,可能基因突变所致,和半乳糖代谢异常相关,但染色体核型正常,为 46,XX。促性腺激素正常,有排卵,外生殖器、输卵管、卵巢及女性第二性征正常。主要异常表现为始基子宫或无子宫、无阴道。约 15%伴肾异常(肾缺如、盆腔肾或马蹄肾),40%有双套尿液集合系统,5%~12%伴骨骼畸形。

2)雄激素不敏感综合征(androgen insensitivity syndrome):又称睾丸女性化完全型。为男性假两性畸形,染色体核型为 46,XY,但 X 染色体上的雄激素受体基因缺陷。性腺为睾丸,位于腹腔内或腹股沟。睾酮水平在男性范围,靶细胞睾酮受体缺陷,不发挥生物学效应,睾酮能通过芳香化酶转化为雌激素,故表型为女型,致青春期乳房隆起丰满,但乳头发育不良,乳晕苍白,阴毛、腋毛稀少,阴道为盲端,较短浅,子宫及输卵管缺如。

3)对抗性卵巢综合征(savage syndrome):或称卵巢不敏感综合征。其特征有:①卵巢内多数为始基卵泡及初级卵泡;②内源性促性腺激素,特别是 FSH 升高;③卵巢对外源性促性腺激素不敏感;④临床表现为原发性闭经,女性第二性征存在。

4)生殖道闭锁:任何生殖道闭锁引起的横向阻断,均可导致闭经;如阴道横隔、无孔处女膜等。

5)真两性畸形:非常少见,同时存在男性和女性性腺,染色体核型可为 XX,XY 或嵌合体。女性第二性征存在。

(2)第二性征缺乏的原发性闭经

1)低促性腺激素性腺功能减退(hypogonadotropic hypogonadism):多因下丘脑分泌 GnRH 不足或垂体分泌促性腺激素不足而致原发性闭经。最常见为体质性青春发育延迟。其次为嗅觉缺失综合征(Kallnumn's syndrome),为下丘脑 GnRH 先天性分泌缺乏,同时伴嗅觉丧失或减退。临床表现为原发性闭经,女性第二性征缺如,嗅觉减退或丧失,但女性内生殖器分化正常。

2)高促性腺激素性腺功能减退(hypergonadotropic hypogonadism):原发于性腺衰竭所致的性激素分泌减少可引起反馈性 LH 和 FSH 升高,常与生殖道异常同时出现。

①特纳综合征(Turner's syndrome):属于性腺先天性发育不全。性染色体异常,核型为 45,X0 或 45,X0/46,XX 或 45,X0/47,XXX。表现为原发性闭经,卵巢不发育,身材矮小,第二性征发育不良,常有蹼颈、盾胸、后发际低、腭高耳低、鱼样嘴、肘外翻等临床特征,可伴主动脉缩窄及肾、骨骼畸形、自身免疫性甲状腺炎、听力下降及高血压等。

②46,XX 单纯性腺发育不全(pure gonadal dysgenesis):体格发育无异常,卵巢呈条索状无功能实体,子宫发育不良,女性第二性征发育差,但外生殖器为女型。

③46,XY 单纯性腺发育不全:又称 Swyer 综合征。主要表现为条索状性腺及原发性闭经。具有女性生殖系统,但无青春期性发育,女性第二性征发育不良。由于存在 Y 染色体,患者在 10～20 岁时易发生性腺母细胞瘤或无性细胞瘤,故诊断确定后应切除条索状性腺。

2.继发性闭经 发生率明显高于原发性闭经。病因复杂,根据控制正常月经周期的 5 个主要环节,以下丘脑性最常见,依次为垂体、卵巢、子宫性及下生殖道发育异常闭经。

(1)下丘脑性闭经:最常见,指中枢神经系统及下丘脑各种功能和器质性疾病引起的闭经,以功能性原因为主。此类闭经的特点是下丘脑合成和分泌 GnRH 缺陷或下降导致垂体促性腺激素(Gn),即卵泡刺激素(FSH),特别是黄体生成素(LH)的分泌功能低下,故属低促性腺激素性闭经,治疗及时尚可逆。

1)精神应激(psychogenic stress):突然或长期精神压抑、紧张、忧虑、环境改变、过度劳累、情感变化、寒冷等,均可能引起神经内分泌障碍而导致闭经,其机制可能与应激状态下下丘脑分泌的促肾上腺皮质激素释放激素和皮质素分泌增加,进而刺激内源性阿片肽和多巴胺分泌,抑制下丘脑分泌促性腺激素释放激素和垂体分泌促性腺激素有关。

2)体重下降(weight loss)和神经性厌食(anorexia nervosa):中枢神经对体重急剧下降极敏感,1 年内体重下降 10% 左右,即使仍在正常范围也可引发闭经。若体重减轻 10%～15%,

或体脂丢失 30％时将出现闭经。饮食习惯改变也是原因之一。严重的神经性厌食在内在情感剧烈矛盾或为保持体型强迫节食时发生,临床表现为厌食、极度消瘦、低 Gn 性闭经、皮肤干燥,低体温、低血压、各种血细胞计数及血浆蛋白低下,重症可危及生命,其死亡率达 9％。持续进行性消瘦还可使 GnRH 降至青春期前水平,使促性腺激素和雌激素水平低下。因过度节食,导致体重急剧下降,最终导致下丘脑多种神经激素分泌降低,引起垂体前叶多种促激素包括 LH、FSH、促肾上腺皮质激素（ACTH）等分泌下降。

3）运动性闭经:长期剧烈运动或芭蕾舞、现代舞等训练易致闭经,与患者的心理背景、应激反应程度及体脂下降有关。初潮发生和月经维持有赖于一定比例（17％～22％）的机体脂肪,肌肉/脂肪比率增加或总体脂肪减少,均可使月经异常。运动剧增后,GnRH 释放受抑制使 LH 释放受抑制,也可引起闭经。目前认为体内脂肪减少和营养不良引起瘦素水平下降,是生殖轴功能受抑制的机制之一。

4）药物性闭经:长期应用甾体类避孕药及某些药物,如吩噻嗪衍生物（奋乃静、氯丙嗪）、利血平等,可引起继发性闭经,其机制是药物抑制下丘脑分泌 GnRH 或通过抑制下丘脑多巴胺,使垂体分泌催乳素增多。药物性闭经通常是可逆的,停药后 3～6 个月月经多能自然恢复。

5）颅咽管瘤:瘤体增大可压迫下丘脑和垂体柄引起闭经、生殖器萎缩、肥胖、颅内压增高、视力障碍等症状,也称肥胖生殖无能营养不良症。

（2）垂体性闭经:主要病变在垂体。腺垂体器质性病变或功能失调,均可影响促性腺激素分泌,继而影响卵巢功能引起闭经。

1）垂体梗死:常见的为希恩综合征（Sheehan syndrome）。由于产后大出血休克,导致垂体尤其是腺垂体促性腺激素分泌细胞缺血坏死,引起腺垂体功能低下而出现一系列症状:闭经、无泌乳、性欲减退、毛发脱落等,第二性征衰退,生殖器官萎缩,以及肾上腺皮质、甲状腺功能减退,出现畏寒、嗜睡、低血压,可伴有严重而局限的眼眶后方疼痛、视野缺损及视力减退等症状,基础代谢率降低。

2）垂体肿瘤:位于蝶鞍内的腺垂体各种腺细胞均可发生肿瘤,最常见的是分泌 PRL 的腺瘤,闭经程度与 PRL 对下丘脑 GnRH 分泌的抑制程度有关,即引起闭经溢乳综合征。其他的还包括蝶鞍内的腺垂体各种腺细胞发生的生长激素腺瘤、促甲状腺激素腺瘤、促肾上腺皮质激素腺瘤及无功能的垂体腺瘤,可出现闭经及相应症状,系因肿瘤分泌激素抑制 GnRH 分泌和（或）压迫分泌细胞,使促性腺激素分泌减少所致。

3）空蝶鞍综合征（empty sella syndrome）:蝶鞍隔因先天性发育不全、肿瘤或手术破坏,使脑脊液液流入蝶鞍的垂体窝,使蝶鞍扩大,垂体受压缩小,称空蝶鞍。垂体柄受脑脊液压迫而使下丘脑与垂体间的门脉循环受阻时,出现闭经和高催乳素血症。X 线检查仅见蝶鞍稍增大,CT 或 MRI 检查精确显示在扩大垂体窝中见萎缩的垂体和低密度的脑脊液。

（3）卵巢性闭经:闭经的原因在卵巢。卵巢分泌的性激素水平低下,子宫内膜不发生周期性变化而导致闭经。这类闭经促性腺激素升高,属高促性腺素性闭经。

1）卵巢早衰（premature ovarian failure）:40 岁前,由于卵巢内卵泡耗竭或医源性损伤（iatrogenic causes）发生卵巢功能衰竭,称为卵巢早衰。病因可因遗传因素、自身免疫性疾病、医源性损伤（放疗、化疗对性腺的破坏或手术所致的卵巢血供受影响）或特发性原因引起。以低雌激素及高促性腺激素为特征,表现为继发性闭经,常伴围绝经期症状。激素特征为高促性腺激素水平,特别是 FSH 升高,FSH>40U/L,伴雌激素水平下降。

2)卵巢功能性肿瘤:分泌雄激素的卵巢支持—间质细胞瘤,产生过量雄激素抑制下丘脑—垂体—卵巢轴功能而闭经。分泌雌激素的卵巢颗粒—卵泡膜细胞瘤,持续分泌雌激素抑制排卵,使子宫内膜持续增生而闭经。

3)多囊卵巢综合征:以长期无排卵及高雄激素血症为特征。临床表现为闭经、不孕、多毛和肥胖。

(4)子宫性闭经:闭经原因在子宫。继发性子宫性闭经的病因包括感染、创伤导致宫腔粘连引起的闭经。月经调节功能正常,第二性征发育也正常。

1)Asherman 综合征:为子宫性闭经最常见原因。多因人工流产刮宫过度或产后、流产后出血刮宫损伤子宫内膜,导致宫腔粘连而闭经。流产后感染、产褥感染、子宫内膜结核感染及各种宫腔手术所致的感染,也可造成闭经。因宫颈上皮内瘤变而行各种宫颈锥切术所致宫颈管粘连、狭窄也可致闭经,当仅有宫颈管粘连时有月经产生而不能流出,宫腔完全粘连时则无月经。

2)手术切除子宫或放疗:破坏子宫内膜也可闭经。

(5)其他:内分泌功能异常甲状腺、肾上腺、胰腺等功能紊乱也可引起闭经。常见的疾病有甲状腺功能减退或亢进、肾上腺皮质功能亢进、肾上腺皮质肿瘤等。

二、诊断

闭经是症状,诊断时需先寻找闭经原因,确定病变部位,然后再明确是何种疾病所引起。

1. 病史　详细询问月经史,包括初潮年龄、月经周期、经期、经量和闭经期限及伴随症状等。发病前有无导致闭的诱因,如精神因素、环境改变、体重增减、饮食习惯、剧烈运动、各种疾病及用药情况、职业或学习成绩等。已婚妇女需询问生育史及产后并发症史。原发性闭经应询问第二性征发育情况,了解生长发育史,有无先天缺陷或其他疾病及家族史。

2. 体格检查　检查全身发育状况,有无畸形,包括智力、身高、体重,第二性征发育情况,有无体格发育畸形,甲状腺有无肿大,乳房有无溢乳,皮肤色泽及毛发分布。测量体重、身高,四肢与躯干比例,五官特征,原发性闭经伴性征幼稚者还应检查嗅觉有无缺失。观察精神状态、智力发育、营养和健康妇科检查应注意内外生殖器发育,有无先天缺陷、畸形,已有性生活妇女可通过检查阴道及宫颈黏液了解体内雌激素的水平。腹股沟区有无肿块,第二性征如毛发分布、乳房发育是否正常,乳房有无乳汁分泌等。其中第二性征检查有助于鉴别原发性闭经的病因,缺乏女性第二性征提示从未受过雌激素刺激。多数解剖异常可以通过体格检查发现,但无阳性体征仍不能排除有解剖异常。

3. 辅助检查　生育年龄妇女应首先需排除妊娠。通过病史及体格检查,对闭经病因及病变部位有初步了解,再通过有选择的辅助检查明确诊断。

(1)功能试验

1)药物撤退试验:用于评估体内雌激素水平,以确定闭经程度。

①孕激素试验(progestational challenge):孕酮注射液,每日肌内注射 20mg,连续 5 日;或口服甲羟孕酮,每日 10mg,连用 8～10 日;其他见表 3－4－1。停药后出现撤药性出血(阳性反应),提示子宫内膜已受一定水平雌激素影响。停药后无撤药性出血(阴性反应),应进一步行雌孕激素序贯试验。

表 3－4－1　孕激素试验用药方法

药物	剂量	用药时间
孕酮针	20mg/次，1 次/日，肌内注射	3～5 日
醋酸甲羟孕酮	10mg/次，1 次/H，口服	8～10 日
地屈孕酮	10～20mg/次，1 日/次，口服	10 日
微粒化孕酮	100mg/次，2 日/次，口服	10 日
孕酮凝胶	90mg/次，1 日/次，阴道	10 日

②雌孕激素序贯试验：适用于孕激素试验阴性的闭经患者。每晚睡前服妊马雌酮 1.25mg，最后 10 日加用醋酸甲羟孕酮，每日口服 10mg，停药后发生撤药性出血者为阳性，提示子宫内膜功能正常，可排除子宫性闭经，引起闭经的原因是患者体内雌激素水平低落，应进一步寻找原因。无撤药性出血者为阴性，应重复一次试验，若仍无出血，提示子宫内膜有缺陷或被破坏，可诊断为子宫性闭经。

2）垂体兴奋试验：又称 GnRH 刺激试验，了解垂体对 GnRH 的反应性。注射 LHRH 后 LH 值升高，说明垂体功能正常，病变在下丘脑；经多次重复试验，LH 值无升高或升高不显著，说明垂体功能减退，如希恩综合征。

（2）激素测定：建议停用雌孕激素药物至少两周后行 FSH、LH、PRL、促甲状腺激素（TSH）等激素测定，以协助诊断。

1）血甾体激素测定：包括雌二醇、孕酮及睾酮测定。血孕酮水平升高，提示排卵。雌激素水平低，提示卵巢功能不正常或衰竭；睾酮水平高，提示可能为多囊卵巢综合征或卵巢支持－间质细胞瘤等。

2）催乳素及垂体促性腺激素测定。

3）肥胖、多毛、痤疮患者还需行胰岛素、雄激素（血睾酮、硫酸脱氢表雄酮，尿－17 酮等）测定、口服葡萄糖耐量试验（OCTT）、胰岛素释放试验等，以确定是否存在胰岛素抵抗、高雄激素血症或先天性 21－羟化酶功能缺陷等。Cushing 综合征可测定 24h 尿皮质醇或 1mg 地塞米松抑制试验排除。

（3）影像学检查

1）盆腔超声检查：观察盆腔有无子宫，子宫形态、大小及内膜厚度，卵巢大小、形态、卵泡数目等。

2）子宫输卵管造影：了解有无宫腔病变和宫腔粘连。

3）CT 或磁共振显像（MRI）：用于盆腔及头部蝶鞍区检查，了解盆腔肿块和中枢神经系统病变性质，诊断卵巢肿瘤、下丘脑病变、垂体微腺瘤、空蝶鞍等。

4）静脉肾盂造影：怀疑米勒管发育不全综合征时，用以确定有无肾脏畸形。

（4）宫腔镜检查：能精确诊断宫腔粘连。

（5）腹腔镜检查：能直视下观察卵巢形态、子宫大小，对诊断多囊卵巢综合征等有价值。

（6）染色体检查：对鉴别性腺发育不全病因及指导临床处理有重要意义。

（7）其他检查：如靶器官反应检查，包括基础体温测定、子宫内膜取样等。怀疑结核或血吸虫病，应行内膜培养。

4.闭经的诊断步骤　首先区分是原发性闭经抑或继发性闭经。若为原发性闭经，首先检查乳房及第二性征、子宫的发育情况，然后按图 3－4－1 的诊断步骤进行；若为继发性闭经，按图 3－4－2 的诊断步骤进行。

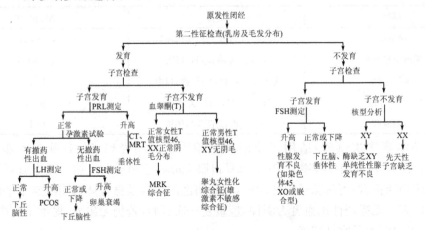

图 3－4－1　原发性闭经的诊断步骤

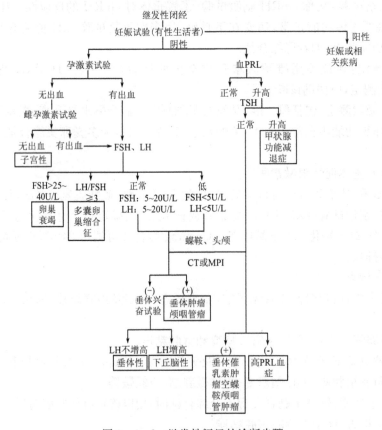

图 3－4－2　继发性闭经的诊断步骤

三、治疗

1. 全身治疗　占重要地位,包括积极治疗全身性疾病,提高机体体质,供给足够营养,保持标准体重。运动性闭经者应适当减少运动量。应激或精神因素所致闭经,应进行耐心的心理治疗,消除精神紧张和焦虑。肿瘤、多囊卵巢综合征等引起的闭经,应进行特异性治疗。

2.激素治疗 明确病变环节及病因后,给予相应激素治疗以补充体内激素不足或拮抗其过多,达到治疗目的。

(1)性激素补充治疗:①维持女性全身健康及生殖健康,包括心血管系统、骨骼及骨代谢、神经系统等;②促进和维持第二性征和月经。主要治疗方法如下所述。

1)雌激素补充治疗:适用于无子宫者。妊马雌酮 0.625mg/日或微粒化 17-β 雌二醇 1mg/日,连用 21 日,停药 1 周后重复给药。

2)雌、孕激素人工周期疗法:适用于有子宫者。上述雌激素连服 21 日,最后 10 日同时给予醋酸甲羟孕酮 6～10mg/日。

3)孕激素疗法:适用于体内有一定内源性雌激素水平的 1 度闭经患者,可于月经周期后半期(或撤药性出血第 16～25 日)口服醋酸甲羟孕酮,每日 6～10mg,共 10 日。

(2)促排卵:适用于有生育要求的患者。对于低 Gn 闭经患者,在采用雌激素治疗促进生殖器发育,子宫内膜已获得对雌孕激素的反应后,可采用尿促性素(HMG)联合绒促性素(hCG)促进卵泡发育及诱发排卵,由于可能导致卵巢过度刺激综合征(OHSS),严重者可危及生命,故使用促性腺素诱发排卵必须由有经验的医生在有 B 型超声和激素水平监测的条件下用药;对于 FSH 和 PRL 正常的闭经患者,由于患者体内有一定内源性雌激素,可首选氯米芬作为促排卵药物;对于 FSH 升高的闭经患者,由于其卵巢功能衰竭,不建议采用促排卵药物治疗。

1)氯米芬:是最常用的促排卵药物。适用于有一定内源性雌激素水平的无排卵者。机制是通过竞争性结合下丘脑细胞内的雌激素受体,以阻断内源性雌激素对下丘脑负反馈作用,促使下丘脑分泌更多的 GnRH 及垂体促性腺激素。给药方法为月经第 5 日始,每日 50～100mg,连用 5 日,治疗剂量选择主要根据体重/BMI、女性年龄和不孕原因,卵泡或孕酮监测不增加治疗妊娠率。不良反应主要包括黄体功能不足、对宫颈黏液的抗雌激素影响、黄素化未破裂卵泡综合征(LUFS)及卵质量欠佳。

2)促性腺激素:适用于低促性腺激素闭经及氯米芬促排卵失败者,促卵泡发育的制剂有:①尿促性素 HMG,内含 FSH 和 LH 各 75U;②卵泡刺激素,包括尿提取 FSH、纯化 FSH、基因重组 FSH。促成熟卵泡排卵的制剂为 hCG。常用 HMG 或 FSH 和 hCG 联合促排卵。HMG 或 FSH 一般每日剂量 75～150U,于撤药性出血第 3～5 日开始,卵巢无反应,每隔 7～14 日增加半支(37.5IU),直到 B 型超声下见优势卵泡,最大 225IU/日,待优势卵泡达成熟标准时,再使用 hCG 5000～10000U 促排卵。并发症为多胎妊娠和卵巢过度刺激综合征(ovarian hyperstimulation syndrome,OHSS)。

3)促性腺激素释放激素(GnRH):利用其天然制品促排卵,用脉冲皮下注射或静脉给药,适用于下丘脑性闭经。

(3)溴隐亭(bromocriptine):为多巴胺受体激动剂。通过与垂体多巴胺受体结合,直接抑制垂体 PRL 分泌,恢复排卵;溴隐亭还可直接抑制垂体分泌 PRL 肿瘤细胞生长。单纯高 PRL 血症患者,每日 2.5～5mg,一般在服药的第 5～6 周能使月经恢复。垂体催乳素瘤患者,每日 5～7.5mg,敏感者在服药 3 个月后肿瘤明显缩小,较少采用手术。

（4）其他激素治疗

1）肾上腺皮质激素：适用于先天性肾上腺皮质增生所致的闭经，一般用泼尼松或地塞米松。

2）甲状腺素：如甲状腺片，适用于甲状腺功能减退引起的闭经。

3.辅助生殖技术　对于有生育要求，诱发排卵后未成功妊娠，或合并输卵管问题的闭经患者或男方因素不孕者可采用辅助生殖技术治疗。

4.手术治疗　针对各种器质性病因，采用相应的手术治疗。

（1）生殖器畸形：如处女膜闭锁、阴道横隔或阴道闭锁，均可通过手术切开或成形，使经血流畅。宫颈发育不良若无法手术矫正，则应行子宫切除术。

（2）Asherman综合征：多采用宫腔镜直视下分离粘连，随后加用大剂量雌激素和放置宫腔内支撑的治疗方法。术后宫腔内支撑放置7～10日，每日口服妊马雌酮2.5mg，第3周始用醋酸甲羟孕酮每日10mg，共7日，根据撤药出血量，重复上述用药3～6个月，宫颈狭窄和粘连可通过宫颈扩张治疗。

（3）肿瘤：卵巢肿瘤一经确诊，应予手术治疗。垂体肿瘤患者，应根据肿瘤部位、大小及性质确定治疗方案。对于催乳素瘤，常采用药物治疗，手术多用于药物治疗无效或巨腺瘤产生压迫症状者。其他中枢神经系统肿瘤，多采用手术和（或）放疗。含Y染色体的高促性腺激素闭经者，性腺易发生肿瘤，应行手术治疗。

（赵玉娟）

第三节　多囊卵巢综合征

多囊卵巢综合征（polycystic ovarian syndrome，PCOS）是一种最常见的妇科内分泌疾病之一。在临床上以雄激素过高的临床或生化表现、持续无排卵、卵巢多囊改变为特征，常伴有胰岛素抵抗和肥胖。其病因至今尚未阐明，目前研究认为其可能是由于某些遗传基因与环境因素相互作用所致。因Stein和Leventhal于1935年首先报道故又称Stein－Leventhal综合征。

一、内分泌特征与病理生理

内分泌特征有：①雄激素过多；②雌酮过多；③黄体生成激素/卵泡刺激素（LH/FSH）比值增大；④胰岛素过多。产生这些变化的可能机制涉及以下3方面。

1.下丘脑—垂体—卵巢轴调节功能异常　由于垂体对促性腺激素释放激素（GnRH）敏感性增加，分泌过量LH，刺激卵巢间质、卵泡膜细胞产生过量雄激素。卵巢内高雄激素抑制卵泡成熟，不能形成优势卵泡，但卵巢中的小卵泡仍能分泌相当于早卵泡期水平的雌二醇（E_2），加之雄烯二酮在外周组织芳香化酶作用下转化为雌酮（E_1），形成高雌酮血症。持续分泌的雌酮和一定水平雌二醇作用于下丘脑及垂体，对LH分泌呈正反馈，使LH分泌幅度及频率增加，呈持续高水平，无周期性，不形成月经中期LH峰，故无排卵发生。雌激素又对

FSH 分泌呈负反馈,使 FSH 水平相对降低,LH/FSH 比例增大。高水平 LH 又促进卵巢分泌雄激素,低水平 FSH 持续刺激,使卵巢内小卵泡发育停止,无优势卵泡形成,从而形成雄激素过多、持续无排卵的恶性循环,导致卵巢多囊样改变。

2. 胰岛素抵抗和高胰岛素血症　外周组织对胰岛素的敏感性降低,胰岛素的生物学效能低于正常,称为胰岛素抵抗(insulin resistance)。约 50% 患者存在不同程度的胰岛素抵抗及代偿性高胰岛素血症。过量胰岛素作用于垂体的胰岛素受体(insulin receptor),可增强 LH 释放并促进卵巢和肾上腺分泌雄激素,又通过抑制肝脏性激素结合球蛋白(sex hormone－binding globulin,SHBG)合成,使游离睾增加。

3. 肾上腺内分泌功能异常　50% 患者存在脱氢表雄酮(DHEA)及脱氢表雄酮硫酸盐(DHEAS)升高,可能与肾上腺皮质网状带 P450c17α 酶活性增加、肾上腺细胞对促肾上腺皮质激素(ACTH)敏感性增加和功能亢进有关。脱氢表雄酮硫酸盐升高提示过多的雄激素来自肾上腺。

二、病理

1. 卵巢变化　大体检查:双侧卵巢均匀性增大,为正常妇女的 2～5 倍,呈灰白色,包膜增厚、坚韧。切面见卵巢白膜均匀性增厚,较正常厚 2～4 倍,白膜下可见大小不等、≥12 个囊性卵泡,直径在 2～9mm。镜下见白膜增厚、硬化,皮质表层纤维化,细胞少,血管显著存在。白膜下见多个不成熟阶段呈囊性扩张的卵泡及闭锁卵泡,无成熟卵泡生成及排卵迹象。

2. 子宫内膜变化　因无排卵,子宫内膜长期受雌激素刺激,呈现不同程度增殖性改变,如单纯性增生、复杂性增生,甚至呈不典型增生。长期持续无排卵增加子宫内膜癌的发生率。

三、临床表现

PCOS 多起病于青春期,主要临床表现包括月经失调、雄激素过量和肥胖。

1. 月经失调　为最主要症状。多表现为月经稀发(周期 35 日至 6 个月)或闭经,闭经前常有经量过少或月经稀发。也可表现为不规则子宫出血,月经周期、经期或经量无规律性。

2. 不孕　生育期妇女因排卵障碍导致不孕。

3. 多毛、痤疮　是高雄激素血症最常见表现。出现不同程度多毛,以性毛为主,阴毛浓密且呈男性型倾向,延及肛周、腹股沟或腹中线,也有上唇细须或乳晕周围有长毛出现等。油脂性皮肤及痤疮常见,与体内雄激素积聚刺激皮脂腺分泌旺盛有关。

4. 肥胖　50% 以上患者肥胖(体重指数多 25kg/m²),且常呈腹部肥胖型(腰围/臀围多≥0.80)。肥胖与胰岛素抵抗、雄激素过多、游离睾酮比例增加及与瘦素抵抗有关。

5. 黑棘皮症　阴唇、颈背部、腋下、乳房下和腹股沟等处皮肤皱褶部位出现灰褐色色素沉着,呈对称性,皮肤增厚,质地柔软。

四、辅助检查

1. 基础体温测定　表现为单相型基础体温曲线。

2.B型超声检查　见卵巢增大,包膜回声增强,轮廓较光滑,间质回声增强;一侧或两侧卵巢各有12个以上直径为2～9mm无回声区,围绕卵巢边缘,呈车轮状排列,称为"项链征"。连续监测未见主导卵泡发育及排卵迹象,见图3－4－3。

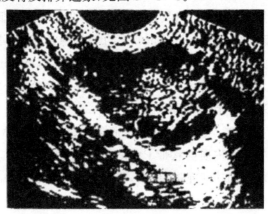

图3－4－3　PCOS的超声图像(项链征)

3.诊断性刮宫　应选在月经前数日或月经来潮6h内进行,刮出的子宫内膜呈不同程度增殖改变,无分泌期变化。

4.腹腔镜检查　见卵巢增大,包膜增厚,表面光滑,呈灰白色,有新生血管。包膜下显露多个卵泡,无排卵征象,无排卵孔、无血体、无黄体镜下取卵巢活组织检查可确诊。

5.内分泌测定

(1)血清雄激素:睾酮水平通常不超过正常范围上限2倍,雄烯二酮常升高,脱氢表雄酮、硫酸脱氢表雄酮正常或轻度升高。

(2)血清FSH、LH:血清FSH正常或偏低,LH升高,但无排卵前LH峰值出现。LH/FSH比值≥2～3。LH/FSH比值升高多出现于非肥胖型患者,肥胖患者因瘦素等因素对中枢LH的抑制作用,LH/FSH比值也可在正常范围。

(3)血清雌激素:雌酮(E_1)升高,雌二醇(E_2)正常或轻度升高,并恒定于早卵泡期水平,$E_1/E_2>1$,高于正常周期。

(4)尿17－酮类固醇:正常或轻度升高。正常时提示雄激素来源于卵巢,升高时提示肾上腺功能亢进。

(5)血清催乳素(PRL):20％～35％的PCOS患者可伴有血清PRL轻度增高。

(6)其他:腹部肥胖型患者,应检测空腹血糖及口服葡萄糖耐量试验(OGTT),还应检测空腹胰岛素(正常<20mU/L)及葡萄糖负荷后血清胰岛素(正常<150mU/L)。肥胖型患者可有三酰甘油增高。

五、诊断

PCOS的诊断为排除性诊断。目前较多采用的诊断标准是欧洲生殖和胚胎医学会与美国生殖医学会2003年提出的鹿特丹标准:①稀发排卵或无排卵;②高雄激素的临床表现和(或)高雄激素血症;③卵巢多囊改变,超声提示一侧或双侧卵巢直径2～9mm的卵泡≥12个,和(或)卵巢体积≥10ml;④3项中符合2项并排除其他高雄激素病因,如先天性肾上腺皮质增生、库欣综合征、分泌雄激素的肿瘤。

六、鉴别诊断

1. 卵泡膜细胞增殖症　临床表现及内分泌检查与 PCOS 相仿但更严重,血睾酮高值,血硫酸脱氢表雄酮正常,LH/FSH 比值可正常。卵巢活组织检查,镜下见卵巢皮质黄素化的卵泡膜细胞群,皮质下无类似 PCOS 的多个小卵泡。

2. 肾上腺皮质增生或肿瘤　血清硫酸脱氢表雄酮值超过正常范围上限 2 倍时,应与肾上腺皮质增生或肿瘤相鉴别。肾上腺皮质增生患者的血 17α－羟孕酮明显增高,ACTH 兴奋试验反应亢进,地塞米松抑制试验抑制率≤0.70。肾上腺皮质肿瘤患者对上述两项试验均无明显反应。

3. 分泌雄激素的卵巢肿瘤　卵巢睾丸母细胞瘤、卵巢门细胞瘤等均可产生大量雄激素。多为单侧、实性肿瘤。超声、CT 或 MRI 可协助定位。

4. 其他　催乳素水平升高明显,应排除垂体催乳素腺瘤。

七、治疗

1. 调整生活方式　对肥胖型多囊卵巢综合征患者,应控制饮食和增加运动以降低体重和缩小腰围,可增加胰岛素敏感性,降低胰岛素、睾酮水平,从而恢复排卵及生育功能。

2. 药物治疗

(1)调节月经周期:定期合理应用药物,对抗雄激素作用并控制月经周期非常重要。

1)口服避孕药:为雌孕激素联合周期疗法,孕激素通过负反馈抑制垂体 LH 异常高分泌,减少卵巢产生雄激素,并可直接作用于子宫内膜,抑制子宫内膜过度增生和调节月经周期;雌激素可促进肝脏产生性激素结合球蛋白(SHBG),导致游离睾酮减少。常用口服短效避孕药,周期性服用,疗程一般为 3～6 个月,可重复使用。能有效抑制毛发生长和治疗痤疮。

2)孕激素后半周期疗法:可调节月经并保护子宫内膜。对 LH 过高分泌同样有抑制作用。亦可达到恢复排卵效果。

(2)降低血雄激素水平

1)糖皮质类固醇:适用于多囊卵巢综合征的雄激素过多为肾上腺来源或肾上腺和卵巢混合来源者。常用药物为地塞米松,每晚 0.25mg 口服,能有效抑制脱氢表雄酮硫酸盐浓度。剂量不宜超过每日 0.5mg,以免过度抑制垂体－肾上腺轴功能。

2)环丙孕酮(cyproterone):为 17α－羟孕酮类衍生物,具有很强的抗雄激素作用,能抑制垂体促性腺激素的分泌,使体内睾酮水平降低。与炔雌醇组成口服避孕药,对降低高雄激素血症和治疗高雄激素体征有效。

3)螺内酯(spironolactone):是醛固酮受体的竞争性抑制剂,抗雄激素机制是抑制卵巢和肾上腺合成雄激素,增强雄激素分解,并有在毛囊竞争雄激素受体作用。抗雄激素剂量为每日 40～200mg,治疗多毛需用药 6～9 个月。出现月经不规则,可与口服避孕药联合应用。

(3)改善胰岛素抵抗:对肥胖或有胰岛素抵抗患者常用胰岛素增敏剂。二甲双胍(metformin)可抑制肝合成葡萄糖,增加外周组织对胰岛素的敏感性。通过降低血胰岛素水平达到纠正患者高雄激素状态,改善卵巢排卵功能,提高促排卵治疗的效果。常用剂量为每次口服 500mg,每日 2～3 次。

(4)诱发排卵:对有生育要求者在生活方式调整、抗雄激素和改善胰岛素抵抗等基础治疗后,进行促排卵治疗。氯米芬为一线促排卵药物,氯米芬抵抗患者可给予二线促排卵药物,如促性腺激素等。诱发排卵时易发生卵巢过度刺激综合征,需严密监测,加强预防措施。

3.手术治疗

(1)腹腔镜下卵巢打孔术(laparoscopic ovarian drilling,LOD):对 LH 和游离睾酮升高者效果较好。LOD 的促排卵机制为破坏产生雄激素的卵巢间质,间接调节垂体—卵巢轴,使血清 LH 及睾酮水平下降,增加妊娠机会,并可能降低流产的危险。在腹腔镜下对多囊卵巢应用电针或激光打孔,每侧卵巢打孔 4 个为宜,并且注意打孔深度和避开卵巢门,可获得 90% 排卵率和 70% 妊娠率。LOD 可能出现的问题有治疗无效、盆腔粘连及卵巢功能低下。

(2)卵巢楔形切除术:将双侧卵巢各楔形切除 1/3 可降低雄激素水平,减轻多毛症状,提高妊娠率。术后卵巢周围粘连发生率较高,临床已不常用。

(刘春玲)

第四节　痛经

痛经(dysmenorrhea)为最常见的妇科症状之一,指行经前后或月经期出现下腹部疼痛、坠胀,伴有腰酸或其他不适,症状严重影响生活质量者。痛经分为原发性和继发性两类,原发性痛经指生殖器官无器质性病变的痛经,占痛经 90% 以上;继发性痛经指由盆腔器质性疾病引起的痛经。本节仅叙述原发性痛经。

一、病因

痛经的发生主要与月经时子宫内膜前列腺素(prostaglandin,PG)含量增高有关。研究表明,痛经患者子宫内膜和月经血中和 $PGF_{2\alpha}$ 含量均较正常妇女明显升高。$PGF_{2\alpha}$ 含量升高是造成痛经的主要原因。$PGF_{2\alpha}$ 和 PGF_2 是花生四烯酸脂肪酸的衍生物,在月经周期中,分泌期子宫内膜前列腺素浓度较增生期子宫内膜高。月经期因溶酶体酶溶解子宫内膜细胞而大量释放,使 $PGF_{2\alpha}$ 及 PGE_2 含量增高。$PGF_{2\alpha}$ 含量高可引起子宫平滑肌过强收缩,血管挛缩,造成子宫缺血、乏氧状态而出现痛经。增多的前列腺素进入血液循环,还可引起心血管和消化道等症状。血管加压素、内源性缩宫素及 β—内啡肽等物质的增加也与原发性痛经有关。此外,原发性痛经还受精神、神经因素影响,疼痛的主观感受也与个体痛阈有关。无排卵的增生期子宫内膜因无孕酮刺激,所含前列腺素浓度很低,通常不发生痛经。

二、临床表现

主要特点为:①原发性痛经在青春期多见,常在初潮后 1~2 年内发病;②疼痛多自月经来潮后开始,最早出现在经前 12h,以行经第 1 日疼痛最剧烈,持续 2~3 日后缓解,疼痛常呈痉挛性,通常位于下腹部耻骨上,可放射至腰骶部和大腿内侧;③可伴有恶心、呕吐、腹泻、头晕、乏力等症状,严重时面色发白、出冷汗;④妇科检查无异常发现。

三、诊断与鉴别诊断

根据月经期下腹坠痛,妇科检查无阳性体征,临床即可诊断。诊断时需与子宫内膜异位症、子宫腺肌病、盆腔炎性疾病引起的继发性痛经相鉴别。继发性痛经常在初潮后数年方出现症状,多有妇科器质性疾病史或宫内节育器放置史,妇科检查有异常发现,必要时可行腹腔镜检查加以鉴别。

四、治疗

1.一般治疗　应重视心理治疗,说明月经时的轻度不适是生理反应,消除紧张和顾虑可缓解疼痛。足够的休息和睡眠、规律而适度的锻炼、戒烟均对缓解疼痛有一定的帮助。疼痛不能忍受时可辅以药物治疗。

2.药物治疗

(1)前列腺素合成酶抑制剂:通过抑制前列腺素合成酶的活性,减少前列腺素产生,防止过强子宫收缩和痉挛,从而减轻或消除痛经。该类药物治疗有效率可达80%。月经来潮即开始服用药物效果佳,连服2～3日。常用的药物有布洛芬、酮洛芬、双氯芬酸、甲芬那酸、萘普生。布洛芬200～400mg,每日3～4次,或酮洛芬50mg,每日3次。

(2)口服避孕药:通过抑制排卵减少月经血前列腺素含量。适用于要求避孕的痛经妇女,疗效达90%以上。

（木尼拉·吾拉木）

第五节　经前期综合征

经前期综合征(premenstrual syndrome)是指反复在黄体期出现周期性以情感、行为和躯体障碍为特征的综合征。月经来潮后,症状自然消失。

一、病因

病因尚无定论,可能与精神社会因素、卵巢激素失调和神经递质异常有关。

1.精神社会因素　经前期综合征患者对安慰剂治疗的反应率高达30%～50%,部分患者精神症状突出,且情绪紧张时常使原有症状加重,提示社会环境与患者精神心理因素间的相互作用,参与经前期综合征的发生。

2.卵巢激素失调　最初认为雌孕激素比例失调是经前期综合征的发病原因,患者孕激素不足或组织对孕激素敏感性失常,雌激素水平相对过高,引起水钠潴留,致使体重增加。近年研究发现,经前期综合征患者体内并不存在孕激素绝对或相对不足,补充孕激素不能有效缓解症状。目前认为可能与黄体后期雌孕激素撤退有关。临床补充雌孕激素合剂减少性激素周期性生理性变动,能有效缓解症状。

3.神经递质异常　经前期综合征患者在黄体后期循环中类阿片肽浓度异常降低,表现内源性类阿片肽撤退症状,影响精神、神经及行为方面的变化。其他还包括5-羟色胺等活性改变等。

二、临床表现

多见于25～45岁妇女,症状出现于月经前1～2周,月经来潮后迅速减轻直至消失。主要症状归纳为:①躯体症状:头痛、背痛、乳房胀痛、腹部胀满、便秘、肢体水肿、体重增加、运动协调功能减退;②精神症状:易怒、焦虑、抑郁、情绪不稳定、疲乏及饮食、睡眠、性欲改变,而易怒是其主要症状;③行为改变:注意力不集中、工作效率低、记忆力减退、神经质、易激动等。周期性反复出现为其临床表现特点。

三、诊断与鉴别诊断

根据经前期出现周期性典型症状,诊断多不困难。诊断时一般需考虑下述 3 个因素:一是经前期综合征的症状;二是黄体晚期持续反复发生;三是对日常工作、学习产生负面影响。诊断时需与轻度精神障碍及心、肝、肾等疾病引起的水肿相鉴别。必要时可同时记录基础体温,以了解症状出现与卵巢功能的关系。

四、治疗

1. 心理治疗　帮助患者调整心理状态,给予心理安慰与疏导,让精神放松,有助于减轻症状。患者症状重者可进行认知-行为心理治疗。

2. 调整生活状态　包括合理的饮食及营养,戒烟,限制钠盐和咖啡的摄入。适当的身体锻炼,可协助缓解神经紧张和焦虑。

3. 药物治疗

(1)抗焦虑药:适用于有明显焦虑症状者。阿普唑仑(alprazolam)经前用药,0.25mg,每日 2～3 次口服,逐渐增量,最大剂量为每日 4mg,用至月经来潮第 2～3 日。

(2)抗忧郁症药:适用于有明显忧郁症状者。氟西汀(fluoxetine)能选择性抑制中枢神经系统 5-羟色胺的再摄取。黄体期用药,20mg,每日 1 次口服,能明显缓解精神症状及行为改变,但对躯体症状疗效不佳。

(3)醛固酮受体的竞争性抑制剂:螺内酯 20～40mg,每日 2～3 次口服,可拮抗醛固酮而利尿,减轻水潴留,对改善精神症状也有效。

(4)维生素 B_6:可调节自主神经系统与下丘脑-垂体-卵巢轴的关系,还可抑制催乳素合成。10～20mg,每日 3 次口服,可改善症状。

(5)口服避孕药:通过抑制排卵缓解症状,并可减轻水钠潴留症状,抑制循环和内源性激素波动的方法。也可用促性腺激素释放激素激动剂(GnRH-a)抑制排卵。连用 4～6 个周期。

(朱君)

第六节　绝经综合征

绝经综合征(menopause syndrome)指妇女绝经前后出现性激素波动或减少所致的一系列躯体及精神心理症状。绝经(menopause)分为自然绝经和人工绝经。自然绝经指卵巢内卵泡生理性耗竭所致的绝经;人工绝经指两侧卵巢经手术切除或放射线照射等所致的绝经。人工绝经更易发生绝经综合征。

一、内分泌变化

绝经前后最明显变化是卵巢功能衰退,随后表现为下丘脑-垂体功能退化。

1. 雌激素　卵巢功能衰退的最早征象是卵泡对 FSH 敏感性降低,FSH 水平升高。绝经过渡早期雌激素水平波动很大,由于 FSH 升高对卵泡过度刺激引起雌二醇分泌过多,甚至可高于正常卵泡期水平,因此整个绝经过渡期雌激素水平并非逐渐下降,只有在卵泡完全停止生长发育后,雌激素水平才迅速下降。绝经后卵巢极少分泌雌激素,但妇女循环中仍有低水平雌激素,主要来自肾上腺皮质和来自卵巢的雄烯二酮经周围组织中芳香化酶转化的雌酮。绝经后妇女循环中雌酮(E_1)高于雌二醇(E_2)。

2.孕酮　绝经过渡期卵巢尚有排卵功能,仍有孕酮分泌。但因卵泡期延长,黄体功能不足,导致孕酮分泌减少。绝经后无孕酮分泌。

3.雄激素　绝经后雄激素来源于卵巢间质细胞及肾上腺,总体雄激素水平下降。其中雄激烯二酮主要来源于肾上腺,量约为绝经前的一半。卵巢主要产生睾酮,升高的 LH 对卵巢间质细胞的刺激增加,使睾酮水平较绝经前增高。

4.促性腺激素　绝经过渡期 FSH 水平升高,呈波动型,LH 仍在正常范围,FSH/LH<1。绝经后雌激素水平降低,诱导下丘脑释放促性腺激素释放激素增加,刺激垂体释放 FSH 和 LH 增加,其中 FSH 升高较 LH 更显著,FSH/LH>1。卵泡闭锁导致雌激素和抑制素水平降低及 FSH 水平升高,是绝经的主要信号。

5.促性腺激素释放激素　绝经后 GnRH 分泌增加,并与 LH 相平衡。

6.抑制素　绝经后妇女血抑制素水平下降,较雌二醇下降早且明显,可能成为反映卵巢功能衰退更敏感的指标。

二、临床表现

1.近期症状

(1)月经紊乱:月经紊乱是绝经过渡期的常见症状,由于稀发排卵或无排卵,表现为月经周期不规则、经期持续时间长及经量增多或减少。此期症状的出现取决于卵巢功能状态的波动性变化。

(2)血管舒缩症状:主要表现为潮热,为血管舒缩功能不稳定所致,是雌激素降低的特征性症状。其特点是反复出现短暂的面部和颈部及胸部皮肤阵阵发红,伴有轰热,继之出汗。一般持续数分钟。症状轻者每日发作数次,严重者十余次或更多,夜间或应激状态易促发。该症状可持续 1～2 年,有时长达 5 年或更长。潮热严重时可影响妇女的工作、生活和睡眠,是绝经后期妇女需要性激素治疗的主要原因。

(3)自主神经失调症状:常出现如心悸、眩晕、头痛、失眠、耳鸣等自主神经失调症状。

(4)精神神经症状:围绝经期(perimenopausal period)妇女常表现为注意力不易集中,并且情绪波动大,如激动易怒、焦虑不安或情绪低落、抑郁、不能自我控制等情绪症状。记忆力减退也较常见。

2.远期症状

(1)泌尿生殖道症状:主要表现为泌尿生殖道萎缩症状,出现阴道干燥、性交困难及反复阴道感染,排尿困难、尿痛、尿急等反复发生的尿路感染。

(2)骨质疏松:绝经后妇女雌激素缺乏使骨质吸收增加,导致骨量快速丢失而出现骨质疏松。50 岁以上妇女半数以上会发生绝经后骨质疏松(postmenopausal osteoprosis),一般发生在绝经后 5～10 年内,最常发生在椎体。

(3)阿尔茨海默病(Alzheimer's disease):绝经后期妇女比老年男性患病风险高,可能与绝经后内源性雌激素水平降低有关。

(4)心血管病变:绝经后妇女糖脂代谢异常增加,动脉硬化、冠心病的发病风险较绝经前明显增加,可能与雌激素低下有关。

三、诊断

根据病史及临床表现不难诊断。但需注意除外相关症状的器质性病变及精神疾病,卵巢功能评价等实验室检查有助于诊断。

1. 血清 FSH 值及 E_2 值测定　检查血清 FSH 值及 E_2 值了解卵巢功能。绝经过渡期血清 FSH>10U/L,提示卵巢储备功能下降。闭经、FSH>40U/L 且 E_2<10～20pg/ml,提示卵巢功能衰竭。

2. 氯米芬兴奋试验　月经第 5 日起口服氯米芬,每日 50mg,共 5 日,停药第 1 日测血 FSH>12U/L,提示卵巢储备功能降低。

四、治疗

治疗目标:应能缓解近期症状,并能早期发现、有效预防骨质疏松症、动脉硬化等老年性疾病。

1. 一般治疗　通过心理疏导,使绝经过渡期妇女了解绝经过渡期的生理过程,并以乐观的心态相适应。必要时选用适量镇静药以助睡眠,如睡前服用艾司唑仑 2.5mg。谷维素有助于调节自主神经功能,口服 20mg,每日 3 次。鼓励建立健康生活方式,包括坚持身体锻炼,健康饮食,增加日晒时间,摄入足量蛋白质及含钙丰富食物,预防骨质疏松。

2. 激素补充治疗(hormone replacement therapy,HRT)　有适应证且无禁忌证时选用。HRT 是针对绝经相关健康问题而采取的一种医疗措施,可有效缓解绝经相关症状,从而改善生活质量。

(1)适应证

1)绝经相关症状:潮热、盗汗、睡眠障碍、疲倦、情绪障碍如易激动、烦躁、焦虑、紧张或情绪低落等。

2)泌尿生殖道萎缩相关的问题:阴道干涩、疼痛、排尿困难、性交痛、反复发作的阴道炎、反复泌尿系统感染、夜尿多、尿频和尿急。

3)低骨量及骨质疏松症:有骨质疏松症的危险因素(如低骨量)及绝经后期骨质疏松症。

(2)禁忌证:已知或可疑妊娠、原因不明的阴道流血、已知或可疑患有乳腺癌、已知或可疑患有性激素依赖性恶性肿瘤、最近 6 个月内患有活动性静脉或动脉血栓栓塞性疾病、严重肝及肾功能障碍、血卟啉症、耳硬化症、脑膜瘤(禁用孕激素)等。

(3)慎用情况:慎用情况并非禁忌证,但在 HRT 应用前和应用过程中,应该咨询相关专业的医师,共同确定应用 HRT 的时机和方式,并采取比常规随诊更为严密的措施,监测病情的进展。慎用情况包括:子宫肌瘤、子宫内膜异位症、子宫内膜增生史、尚未控制的糖尿病及严重高血压、有血栓形成倾向、胆囊疾病、癫痫、偏头痛、哮喘、高催乳素血症、系统性红斑狼疮、乳腺良性疾病、乳腺癌家族史及已完全缓解的部分妇科恶性肿瘤,如宫颈鳞癌、子宫内膜癌、卵巢上皮性癌等。

(4)制剂及剂量选择:主要药物为雌激素,可辅以孕激素。单用雌激素治疗仅适用于子宫已切除者,单用孕激素适用于绝经过渡期功能失调性子宫出血。用药方案应个体化,以最小剂量且有效为佳。

1)雌激素制剂:应用雌激素原则上应选择天然制剂。常用雌激素有:①戊酸雌二醇(estradiol valerate):每日口服 0.5~2mg;②结合雌激素(conjugated estrogen):每日口服 0.3~0.625mg;③17β-雌二醇经皮贴膜:有每周更换两次和每周更换 1 次剂型;④尼尔雌醇(nilestriol):为合成长效雌三醇衍生物。每 2 周服 1~2mg。

2)组织选择性雌激素活性调节剂:替勃龙(tibolone),根据靶组织不同,其在体内的 3 种代谢物分别表现出雌激素、孕激素及弱雄激素活性。每日口服 1.25~2.5mg。

3)孕激素制剂:常用醋酸甲羟孕酮(medroxyprogesterone acetate,MPA),每日口服 2~6mg。近年来倾向于选用天然孕激素制剂,如微粒化孕酮(micronized progesterone),每日口服 100~300mg。

(5)用药途径及方案

1)口服:主要优点是血药浓度稳定,但对肝有一定损害,还可刺激产生肾素底物及凝血因子。用药方案有:①单用雌激素适用于已切除子宫的妇女;②雌、孕激素联合适用于有完整子宫的妇女,包括序贯用药和联合用药:前者模拟生理周期,在用雌激素的基础上,每后半月加用孕激素 10~14 日。两种用药又分周期性和连续性,前者每周期停用激素 5~7 日,有周期性出血,也称为预期计划性出血,适用于年龄较轻、绝经早期或愿意有月经样定期出血的妇女;后者连续性用药,避免周期性出血,适用于年龄较长或不愿意有月经样出血的绝经后期妇女。

2)胃肠道外途径:能缓解潮热,防止骨质疏松,能避免肝首过效应,对血脂影响较小。①经阴道给药:常用药物有 E_3 栓和 E_2 阴道环(estring)及结合雌激素霜。主要用于治疗下泌尿生殖道局部低雌激素症状。②经皮肤给药:包括皮肤贴膜及涂胶,主要药物为 17β-雌二醇,每周使用 1~2 次。可使雌激素水平恒定,方法简便。

(6)用药剂量与时间:选择最小剂量和与治疗目的相一致的最短时期,在卵巢功能开始衰退并出现相关症状时即可应用。需定期评估,明确受益大于风险方可继续应用。停止雌激素治疗时,一般主张应缓慢减量或间歇用药,逐步停药,防止症状复发。

(7)不良反应及危险性

1)子宫出血:性激素补充治疗时的子宫异常出血,多为突破性出血,必须高度重视,查明原因,必要时行诊断性刮宫,排除内膜病变。

2)性激素不良反应:①雌激素,剂量过大可引起乳房胀、白带多、头痛、水肿、色素沉着等,应酌情减量,或改用雌三醇。②孕激素,不良反应包括抑郁、易怒、乳房痛和水肿,患者常不易耐受。③雄激素有发生高血脂、动脉粥样硬化、血栓栓塞性疾病危险,大量应用出现体重增加、多毛及痤疮,口服时影响肝功能。

3)子宫内膜癌:长期单用雌激素,可使子宫内膜异常增殖和子宫内膜癌危险性增加,此种危险性依赖于用药持续时间长短及用药剂量大小。而联合应用雌孕激素,不增加子宫内膜癌发病风险。

4)卵巢癌:长期应用 HRT,卵巢癌的发病风险可能增加。

5)乳腺癌:应用天然或接近天然的雌孕激素可使增加乳腺癌的发病风险减小,但乳腺癌患者仍是 HRT 的禁忌证。

6)心血管疾病及血栓性疾病：绝经对心血管疾病的发生有负面影响，HRT对降低心血管疾病发生有益，但一般不主张HRT作为心血管疾病的二级预防。没有证据证明天然雌孕激素会增加血栓风险，但对于有血栓疾病者尽量选择经皮给药。

7)糖尿病：HRT能通过改善胰岛素抵抗而明显降低糖尿病风险。

3.非激素类药物

(1)选择性5—羟色胺再摄取抑制剂：盐酸帕罗西汀20mg，每日1次早晨口服，可有效改善血管舒缩症状及精神神经症状。

(2)钙剂：氨基酸螯合钙胶囊每日口服1粒(含1g)，可减缓骨质丢失。

(3)维生素D：适用于围绝经期妇女缺少户外活动者，每日口服400～500U，与钙剂合用有利于钙的完全吸收。

（王慧）

第七节　高催乳素血症

各种原因导致血清催乳素(PRL)异常升高，＞1.14nmol/L(25μg/L)，称为高催乳素血症(hyperprolactinemia)。

一、病因和发病机制

1.下丘脑疾病　颅咽管瘤、炎症等病变影响催乳素抑制因子(PIF)的分泌，导致催乳素升高。

2.垂体疾病　是引起高催乳素血症最常见的原因，以垂体催乳素瘤最常见。1/3以上患者为垂体微腺瘤(直径＜1cm)。空蝶鞍综合征也可使血清催乳素增高。

3.原发性甲状腺功能减退症　促甲状腺激素释放激素增多，刺激垂体催乳素分泌。

4.特发性高催乳素血症　血清催乳素增高，多为2.73～4.55nmol/L，但未发现垂体或中枢神经系统疾病。部分患者数年后发现垂体微腺瘤。

5.其他　多囊卵巢综合征、自身免疫性疾病、创伤(垂体柄断裂或外伤)、长期服抗精神病药、抗忧郁症药、抗癫痫药、抗高血压药、抗胃溃疡药和阿片类药物均可引起血清催乳素轻度或明显升高。

二、临床表现

1.月经紊乱及不育　85％以上患者有月经紊乱。生育年龄患者可不排卵或黄体期缩短，表现为月经少、稀发甚至闭经。青春期前或青春期早期妇女可出现原发性闭经，生育期后多为继发性闭经。无排卵可导致不育。

2.溢乳是本病的特征之一　闭经—溢乳综合征患者中约2/3存在高催乳素血症，其中有1/3患垂体微腺瘤。溢乳通常表现为双乳流出或可挤出非血性乳白色或透明液体。

3.头痛、眼花及视觉障碍　垂体腺瘤增大明显时，由于脑脊液回流障碍及周围脑组织和视神经受压，可出现头痛、眼花、呕吐、视野缺损及动眼神经麻痹等症状。

4.性功能改变　由于垂体LH与FSH分泌受抑制，出现低雌激素状态，表现为阴道壁变薄或萎缩，分泌物减少，性欲减退。

三、诊断

1. 临床症状 对出现月经紊乱及不育、溢乳、闭经、多毛、青春期延迟者,应考虑本病。

2. 血液学检查 血清催乳素>1.14nmol/L(25μg/L)可确诊为高催乳素血症。检测最好在上午 9～12 时。

3. 影像学检查 当血清催乳素>4.55nmol/L(100μg/L)时,应行垂体 MRI 检查,明确是否存在垂体微腺瘤或腺瘤。

4. 眼底检查 由于垂体腺瘤可侵犯和(或)压迫视交叉,引起视乳头水肿;也可因肿瘤压迫视交叉致使视野缺损,因而眼底、视野检查有助于确定垂体腺瘤的大小及部位,尤其适用于孕妇。

四、治疗

确诊后应明确病因,及时治疗,治疗手段有药物治疗、手术治疗及放射治疗。

1. 药物治疗

(1)甲磺酸溴隐亭(bromocryptine mesylate):系多肽类麦角生物减,选择性激动多巴胺受体,能有效降低催乳素。溴隐亭对功能性或肿瘤引起的催乳素水平升高均能产生抑制作用。溴隐亭治疗后能缩小肿瘤体积,使闭经－溢乳妇女月经和生育能力得以恢复。在治疗垂体微腺瘤时,常用方法为:第 1 周 1.25mg,每晚 1 次;第 2 周 1.25mg,每日 2 次;第 3 周 1.25mg,每日晨服,2.5mg,每晚服;第 4 周及以后 2.5mg,每日 2 次,3 个月为一疗程。主要不良反应有恶心、头痛、眩晕、疲劳、嗜睡、便秘、直立性低血压等,用药数日后可自行消失。新型溴隐亭长效注射剂(parlodel)可克服口服造成的胃肠功能紊乱。用法为 50～100mg,每 28 日注射 1 次,起始剂量为 50mg。

(2)喹高利特(quinagolide):为作用于多巴胺 D_2 受体的多巴胺激动剂。多用于甲磺酸溴隐亭不良反应无法耐受时。每日 25μg,连服 3 日,随后每 3 日增加 25μg,直至获得最佳效果。

(3)维生素 B_6:20～30mg,每日 3 次口服和甲磺酸溴隐亭同时使用起协同作用。

2. 手术治疗 当垂体肿瘤产生明显压迫及神经系统症状或药物治疗无效时,应考虑手术切除肿瘤。手术前短期服用溴隐亭能使垂体肿瘤缩小,术中出血减少,有助于提高疗效。

3. 放射治疗 用于不能坚持或耐受药物治疗者,不愿手术者,不能耐受手术者。放射治疗显效慢,可能引起垂体功能低下、视神经损伤、诱发肿瘤等并发症,不主张单纯放疗。

(赵玉娟)

第五章　子宫内膜异位症和子宫腺肌病

第一节　子宫内膜异位症概述

子宫内膜组织(腺体和间质)出现在子宫内膜及子宫肌层以外的部位时,称为子宫内膜异位症(内异症)。内异症是生育年龄妇女的多发病,主要引起疼痛及不育,发病率有明显上升趋势,症状与体征及疾病的严重性不成比例,病变广泛、形态多样,极具浸润性,可形成广泛、严重的粘连,是激素依赖性疾病,易于复发。

内异症的发病机制尚未完全明了,以 Sampson 经血逆流种植、体腔上皮化生以及诱导学说为主导理论。郎景和继承并发展了 Sampson 经血逆流种植学说,提出了"在位内膜决定论",认为子宫内膜在宫腔外需经黏附、侵袭、血管形成过程,得以种植、生长、发生病变,而在位内膜的特质可能起决定作用。异位内膜完成上述过程中,机体全身及局部免疫状态和功能,激素、细胞因子和酶等起重要作用。内异症有家族聚集性。

根据中华医学会妇产科分会子宫内膜异位症协作组制定的"子宫内膜异位症的诊断与治疗规范",内异症的临床病理类型可分为腹膜型内异症(peritoneal endometriosis,PEM)、卵巢型内异症(ovarian endometriosis,OEM)、深部浸润型内异症(deep infiltrating endometriosis,DIE)和其他部位的内异症(other endometriosis,OtEM)。腹膜型内异症指盆腹腔腹膜的各种内异症病灶,主要包括红色病变(早期病变);蓝色病变(典型病变)以及白色病变(陈旧病变)。卵巢型内异症形成囊肿者,称为子宫内膜异位囊肿(习惯称"巧克力囊肿")。根据囊肿大小和异位病灶浸润的程度分为以下几种卵巢型内异症:Ⅰ型:囊肿直径多小于 2cm,囊壁有粘连、层次不清,手术不易剥离。Ⅱ型:又分为 ABC 三种亚型,ⅡA:内膜种植灶表浅地累及卵巢皮质,未达囊肿壁,常合并功能性爱肿;ⅡB:内异症的种植灶已累及巧囊壁,但与卵巢皮质的界限清楚;ⅡC:异位种植灶穿透到囊肿壁并向周围扩展。囊壁与卵巢皮质致密粘连并伴有纤维化或多房,卵巢与盆侧壁粘连,体积较大。

一、诊断要点

育龄妇女有进行性痛经和(或)不孕史,妇科检查时扪及盆腔内有触痛性硬结或子宫旁有不活动的囊性包块,可初步诊断为内异症。特殊部位内异症的各种症状常有周期性变化,可合并盆腔内异症的临床表现。消化道内异症表现为大便次数增多或便秘、便血、排便痛等症状。泌尿道内异症有尿频、尿痛、血尿及腰痛,甚至造成泌尿系梗阻及肾功能障碍。呼吸道内异症可出现经期咯血及气胸。腹壁瘢痕内异症系剖宫产等手术后切口瘢痕处出现结节,经期增大,疼痛加重。病灶在会阴者切口或伤口瘢痕结节于经期增大,疼痛加重。

超声、CT 和 MRI 等主要适合于有子宫内膜异位囊肿的患者。MRI 对诊断深部浸润型内异症较超声和 CT 均准确,新近兴起的内镜超声诊断肠壁内异症的准确性甚至优于 MRI。血 CA125 测定可作为一种非创伤性检查,Ⅰ~Ⅱ期内异症血 CA125 多正常,Ⅲ~Ⅳ期有卵巢子宫内膜异位囊肿、病灶浸润较深、盆腔粘连广泛者血 CA125 多升高。而腹腔镜诊断是国内外公认的诊断内异症的最常用的方法,镜下看到典型内异症病灶或对可疑病变进行取活组织检查即可确诊。根据腹腔镜所见,按照美国生殖医学协会修正的内异症分期法(ASRM1996,表 3—5—1)作出疾病分期,指导临床治疗。

二、治疗要点

治疗的要点是减灭和消除病灶、缓解和解除疼痛、改善和促进生育、减少和避免复发。治疗原则是手术为主,药物为重要的辅助治疗。

表 3—5—1　ASRM 修正子宫内膜异位症分期法(1996 年)

患者姓名_____日期_____

Ⅰ期(微型):1~5 分　腹腔镜_____剖腹手术_____病理_____

Ⅱ期(轻型):6~15 分　推荐治疗_____

Ⅲ期(中型):16~40 分_____

Ⅳ期(重型):>40 分

总分_____预后_____

异位病灶		病灶大小				粘连范围		
		<1cm	1~3cm	>3cm		<1/3 包裹	1/3~2/3 包裹	>2/3 包裹
腹膜	浅	1	2	4				
	深	2	4	6				
卵巢	右浅	1	2	4	薄膜	1	2	4
	右深	4	16	20	致密	4	8	16
	左浅	1	2	4	薄膜	1	2	4
	左深	4	16	20	致密	4	8	16
输卵管	右				薄膜	1	2	4
					致密	4	8	16
	左				薄膜	1	2	4
					致密	4	8	16
直肠子宫陷凹		部分消失	4	完全消失	40			

注:若输卵管全部被包裹,应为 16 分

其他子宫内膜异位灶:_____相关病理:_____

现已普遍认为,腹腔镜手术是最好的手术治疗,抑制卵巢功能是最好的药物治疗;妊娠是最好的期待疗法。微创外科技术在内异症治疗中的地位显得越来越重要,国内外已经开始使用机器人做腹腔镜手术。国内外经验均证明,腹腔镜手术较开腹手术创伤小、恢复快、腹部瘢痕小、术后粘连轻,已成为公认的治疗内异症的最佳方法。手术种类有保守性手术、半根治手术和根治性手术。保守性手术指保留患者的生育功能,手术尽量去除肉眼可见的病灶,剔除卵巢内异症囊肿以及分离粘连,适合年轻或需要保留生育功能者。半根治性手术指切除子宫和病灶,但保留卵巢,主要适合无生育要求但希望保留卵巢内分泌功能者。根治性手术指切除全子宫及双附件以及所有肉眼可见的病灶,适合年龄较大、无生育要求、症状重或者多种治疗无效者。具体治疗时还要结合患者的年龄、婚育状态、妊娠希望、症状及病变程度和过去的治疗情况等,制订个体化治疗方案。中华医学会妇产科分会子宫内膜异位症协作组制订的内异症的诊治流程见图 3—5—1。

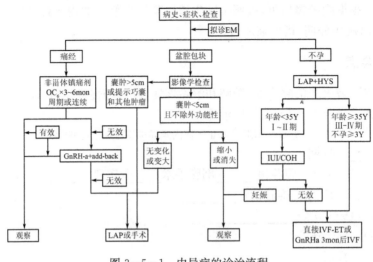

图 3-5-1 内异症的诊治流程

（王慧）

第二节 子宫内膜异位症的治疗

一、手术治疗的安全有效问题

（一）手术目的

即去除异位病灶和巧克力囊肿、分离粘连、恢复盆腔器官正常的解剖及生理状态,以促进生育,缓解疼痛。对有严重痛经,同时患子宫肌瘤或腺肌病又无生育要求者切除子宫可缓解痛经,减少复发。

（二）常用的内异症病灶去除手段

可直接使用剪刀切除内异症病灶,一般出血不多,遇活动出血时用电凝止血。也常使用单极、双极电凝或热凝直接破坏内异症病灶。单极电凝最好用针状或勾型电极,否则因单极电凝热损伤范围较大,不够安全。双极电凝治疗小的、表浅的异位病灶较理想,热凝则只能破坏表浅病灶。电凝法较简单,但破坏的深度不易掌握,破坏浅时治疗可能不彻底,破坏深时又可能损伤位于其下方的重要脏器。为安全起见,输尿管上和肠管表面的异位病灶禁用单极电凝处理。国外学者推荐使用高能二氧化碳激光,疗效肯定,安全性高。二氧化碳激光不能穿过水,若以水分离配合切除腹膜异位病灶为最佳选择。一般认为其他激光穿透能力强,不适合做内异症手术。有作者用微波去除内异症病灶,认为疗效满意,有待于进一步积累经验。我国学者多用超声刀治疗内异症,疗效满意。

（三）推荐的内异症病灶上除方法

1. 卵巢子宫内膜异位囊肿（异位囊肿） 异位囊肿做单纯抽吸囊内液体或做部分囊壁切除复发率高达 50% 以上。国内外有报道腹腔镜下或超声监测下囊肿穿刺抽液注入无水乙醇,认为创伤小、恢复快,囊肿复发率减少。然而,近年来,内异症病灶非典型增生及恶变已引起人们的重视。有作者建议在治疗异位囊肿前先行囊肿穿刺抽吸,液体送细胞学检查,囊内衬行镜下观察,对可疑处取活组织送冰冻病理检查,待病理证明为良性后,通过小型手术内镜使用激光或电凝破坏内壁深度 3～4mm。循证医学资料证明,囊肿剥除术(stripping technique)临床效果优于囊肿切开内壁电凝术,已经成为国内外公认的最佳手术方法。

近年来,无论是手术医生还是助孕专家均十分关注囊肿剥除术对卵巢的形态与功能及生育力的影响。目前有研究显示,手术剔除囊肿可造成正常卵巢组织特别是卵巢门周围的卵巢组织丢失,切除了部分卵巢皮质和腔镜下使用能源系统(如超声刀、双极电凝)止血的热损伤,可导致卵巢储备功能下降和卵巢反应性降低,因此术中要注意卵巢功能的保护。结合我们多年的临床经验,囊肿剥除术按顺序可以分为粘连分离、囊肿剥除、妥善止血和预防粘连等四个步骤。

(1)粘连分离:手术从分离粘连开始,充分暴露盆腔手术野,将卵巢从子宫直肠陷凹和(或)侧盆壁分离,异位囊肿还经常与子宫骶骨韧带有致密粘连,病灶纤维化甚至使卵巢固有韧带贴近子宫骶骨韧带,导致子宫后倾后屈,活动受限。因此,应充分分离这些粘连,使卵巢远离侧盆壁粘连下方的输尿管和内侧的肠管,可大大减少损伤它们的机会,这是保证安全、彻底剥除异位囊肿的关键。由于异位囊肿在分离粘连时几乎均破裂,容易造成污染,尤其是大的囊肿破裂后还会污染腹腔,因此,对较大的异位囊肿我们喜欢先行穿刺抽吸冲洗,然后继续分离囊壁与周围的粘连。使用抓钳抓起卵巢向上提起,找到卵巢与阔韧带及子宫骶骨韧带粘连的界面,一般比较容易辨认,沿此界限分离卵巢,边分离,边冲洗。辨认困难时,可用吸引器头向上方对卵巢用力,将卵巢从阔韧带上分离,必要时用剪刀或超声刀剪开致密粘连。粘连分离时注意不要将卵巢皮质残留到周围组织上,否则,即使做了子宫和两侧附件切除,仍有发生残余卵巢综合征导致以后再次甚至多次手术的可能。

(2)囊肿剥除:不同类型的异位囊肿可以采用略有不同的手术方式。Ⅰ型异位囊肿虽然较小,但因纤维化与粘连很难将其完整切除,可以用活检钳钳取,穿刺抽吸后使用激光、电凝等汽化烧灼或行局部切除。ⅡA型异位囊肿通常粘连较轻,囊壁呈黄色时一般容易切除。ⅡB型异位囊肿粘连可以较重,但除异位结节附着处外,囊壁容易从卵巢皮质及间质剥离。ⅡC型异位囊肿粘连致密而广泛,剥除较为困难。

准确找到囊壁与卵巢组织之间的界面是剥除术成功的关键。囊肿穿刺抽吸冲洗可通过囊壁反复扩张与缩小,促使囊壁与周围卵巢组织的分离。之后用吸引器和弯钳深入囊肿的破口内将破口撕开接近囊肿周长的 1/3～1/2,此时囊壁已经与周围卵巢组织分离,容易找到正确的剥离面。也有的医生喜欢先在破口周围切除一些薄层卵巢组织,直到见到正确的剥离面再做剥离,不过这样做或多或少会丢失一些正常卵巢组织。国外也有一些医生在卵巢间质与囊肿之间注射 5～20ml 林格液,然后用抓钳抓住囊壁基底做囊肿剥除。囊肿剥除时用一把有齿抓钳抓住囊肿壁,用另一把抓钳抓住其外侧的正常卵巢,两把抓钳向相反方向用力,撕剥下囊肿壁。有时,将囊肿壁向一个方向旋转,可加快剥离速度。

应注意,一个卵巢内可能有多个异位囊肿(我们曾在一个复发内异症患者的左右两个卵巢内分别剥除 5 个和 6 个共计 11 个大小不等的异位囊肿),这种情况并不少见。除非异位囊肿较小而且位于卵巢的一端,否则囊肿剥除后的卵巢会成为凹陷的圆盘状,对明显增厚或突起的组织内都应警惕有小型异位囊肿的可能。

由于大多数异位囊肿为继发性,因此,在彻底去除囊壁后,应寻找并破坏囊肿周围的异位结节即破坏其原发病灶。根据我们的经验,异位病灶多位于与囊肿粘连的子宫骶骨韧带上,靠近卵巢固有韧带的地方也常能发现紫蓝结节或微型异位囊肿,我们一般采用切除或电烧灼的方法处理。

如果仅一侧卵巢病变且粘连非常严重,症状也仅限于患侧,而对侧卵巢正常,也可考虑行患侧输卵管卵巢切除术。患侧卵巢切除后,异位症复发危险明显减少,同时由于只有健侧卵巢排卵,生育力可能还会得到提高。

(3)妥善止血:出血不多时囊肿剥除后再止血,有明显出血时可以一边剥离一边止血,以双极电凝为佳。冲洗创面后,只需电凝活动出血点,尽量不要对整个卵巢创面盲目电凝。靠近卵巢门的出血电凝要适度,电凝不易止血时可采用缝合止血,以免影响卵巢血供。有研究显示,囊肿剥除后缝扎手术比囊肿穿刺抽吸后囊壁电凝烧灼术后复发率低,卵巢对促排卵刺激反应性好,妊娠率高。缝合止血比超声刀、双极电凝止血能更大程度地保护卵巢的储备能力。

(4)预防粘连:根据动物实验及临床经验,卵巢的创面无需缝合。用低能激光或单、双极电凝持续烧灼创口内部 1～2 秒,卵巢皮质就会向内卷曲,使创口缩小,但要避免过度烧灼。对直径 5cm 以上囊肿剥除后较大的卵巢缺损,也可在卵巢间质内缝合 1 针,将切缘对合,线结打在卵巢内,不要穿透皮质或露出卵巢表面,以最大限度减少粘连形成。也有学者报道用 2/0 可吸收线做连续内翻缝合。不过,卵巢外露缝线的缝合法费时又易引起粘连。我们习惯于对较大的卵巢创面及粘连剥离面喷洒生物蛋白胶或透明质酸钠,术毕腹腔内留置地塞米松 10mg 以预防粘连。也有报道术毕将卵巢暂时悬吊在前腹壁上,术后 5～7 天待卵巢窝粘连面愈合后再放回卵巢,认为有助于预防卵巢与周围的粘连。

2.内异症病灶 表浅腹膜病灶较小时用电凝、汽化或切除,5mm 以上时需使用连续汽化或切除术,连续烧灼可以由浅至深破坏病灶,直到看见正常无色素组织。输尿管上表浅异位种植病灶可用水分离技术治疗。比如在侧盆壁腹膜下注射 20～30ml 乳酸林格液,将腹膜掀起,形成水垫。在隆起表面切开 0.5cm 长小口。将吸引器头插入切口内,沿输尿管走行向后腹膜内加压注入乳酸林格液。使液体渗入到输尿管周围,将输尿管向后推移,这样,就可以做该部位表浅腹膜的激光切除或汽化手术。水垫做好后,可用二氧化碳激光或其他任何切割器械做汽化或切除。如果病灶较大,可围绕病灶周围边缘做环型切开。用无创伤钳提起腹膜,使用切除器械及吸引器探头将其撕下。如果异位病灶已埋入腹膜并在腹膜下结缔组织形成瘢痕,水分离时水会进入病灶下方,常常能松解瘢痕组织,这样就可协助安全地切除病灶。膀胱内异症如果病灶表浅,也可用水分离与汽化法或切除法治疗。手术时经常用水冲洗,除去碳痂,看清汽化或切除深度,确保病灶未累及膀胱肌层和黏膜层。

3.缓解疼痛 痛经严重者还可行骶前神经切除术。近年来提倡做腹腔镜子宫神经去除术(laparoscopy uterine nerve ablation,LUNA),即从子宫骶骨韧带根部 0.5cm 开始切除长 2～3cm、深 1cm 的子宫骶骨韧带,手术简单易行,但注意勿损伤输尿管,近期疗效同骶前神经切除术,痛经缓解率可达 80%,但远期效果不如骶前神经切除术。虽然有循证医学资料认为 LUNA 对缓解内异症引起的痛经无效,但我们认为如果子宫骶骨韧带有明显的内异症病灶,仍应争取彻底切除该处的病灶,实际上同时还是做了 LUNA。

二、药物治疗及新药应用探讨

鉴于内异症手术难于治愈,术后又易于复发,因此,药物治疗仍占据重要地位。药物治疗可分为术前用药或术后用药。术前用药可缩小病灶、缩小子宫、减轻盆腔粘连及充血、抑制卵巢生理性囊肿的生成,对腹腔镜手术应该有利。但也有观点认为,术前用药增加复发的几率。加上腹腔镜技术已广泛用于临床,往往患者在诊断明确的同时进行了腹腔镜手术治疗,所以术前药物治疗应用不多。

目前内异症药物治疗多为术后用药,术后用药可减灭残余病灶、推迟内异症复发。主要适合于异位病灶广泛、未能彻底切除者或肉眼所见异位病灶已被清除,但无生育要求的有疼痛症状者。国外发表的循证医学资料表明,对有疼痛症状的患者在腹腔镜保守性手术后再用药治疗以6个月为宜。对肉眼所见异位病灶已被清除,希望近期生育者可鼓励患者尽早怀孕。对重度内异症有生育要求者,术后是否有必要行药物治疗仍有争议,虽然药物治疗推迟了患者的妊娠时机,但也有报道认为积极助孕治疗后妊娠机会还会增加。

治疗内异症常用而有效的药物有达那唑(danazol)、孕三烯酮(gestrinone)、促性腺激素释放激素类似物或激动剂(gonadotropin－releasing－hormone analogue,GnRH－a)、孕激素类药物及口服避孕药物等。芳香化酶抑制剂和免疫治疗主要用于难治性子宫内膜异位症的药物治疗。循证医学资料表明,上述药物治疗内异症的疗效相差不大,然而副作用各不相同,价格也有很大差异。因此,在选择用药时应与患者充分交流沟通,共同制订治疗方案。

1. 达那唑 为17－a－乙炔睾酮的衍生物,有一定的雄激素作用。自月经期第1～5天内开始服用,每次200mg,每天2～3次,以闭经为准,可适当调整药量,最大用量每日800mg,连服半年。副作用主要是男性化表现,如毛发增多、情绪改变、声音变粗;此外,还可能影响脂蛋白代谢、引发肝功能损害以及体重增加等。用药期间应每月复诊并检查肝功能。对肝功轻度升高者可加服联苯双脂继续用药。偶尔有肝功过高者,宜及时停药并给予保肝治疗。停药后2～4周肝功能一般恢复正常。用药期间宜采用工具避孕,发现妊娠应立即停药。有生育要求者应于停药后月经正式恢复后试行妊娠。

2. 孕三烯酮 为19－去甲睾酮的衍生物,其作用机制类似达那唑,也有一定的雄激素作用。自月经期第1～5天内开始服用,每次2.5mg,每周2次,连服半年。以闭经为准,可加大用药量,但最大用量为每周10mg。不良反应发生率与达那唑相似,程度较轻,注意事项也同达那唑。

3. GnRH－a 是目前公认的治疗内异症最有效的药物。常用药物为戈舍瑞林(goserelin)、醋酸亮丙瑞林(leuprolide acetede)和曲普瑞林(triptorelin)。根据不同剂型分为皮下注射和肌内注射,每月1次,共用3～6个月。GnRH－a可下调垂体功能,造成药物暂时性去势及体内低雌激素状态。副作用主要是低雌激素血症引起的更年期症状,如潮热、阴道干燥、性欲下降、失眠及抑郁等,长期应用可引起骨质丢失。用药期间宜采用工具避孕,发现妊娠应立即停药。有生育要求者应于停药后月经正式恢复后试行妊娠。

GnRH－a注射后患者血清 E_2 水平常<20pg/ml。根据内异症治疗所需要的"雌激素窗口"学说,用药后患者血清 E_2 水平以30～50pg/ml较为理想,因此,现在多主张补充小剂量雌激素和孕激素,即所谓的"反向添加疗法"(add－back therapy),如每天服结合雌激素0.3～0.625mg和醋酸甲羟孕酮2～5mg,或每天利维爱1.25～2.5mg,既可防止骨质丢失,又减少了低雌激素的副作用,同时并不降低对内异症的疗效。建议反向添加从应用GnRH－a第2～3个月开始,也有主张与GnKH－a同步应用,用GnKH－a超过6个月时,必须行"反加治疗"。配合"反加治疗"可以较安全地延长GnRH－a的使用时间至3～5年甚至更长时间。

4. 孕激素类药物 常用药物有炔诺酮(妇康片)、甲地孕酮(妇宁片)、醋酸甲羟孕酮和左炔诺酮宫内缓释系统(LNG—IUS,曼月乐)等。口服孕激素自月经期第 1～5 天内开始,每次剂量 5～10mg,一次顿服,以闭经为准,可适当调整药量。醋酸甲羟孕酮有长效针剂(Depo—普维拉),每 3 个月注射一针(150mg),疗程一般均为半年。对病情重者可延长到 9 个月。炔诺酮副作用类似丹那唑,有时还有恶心、呕吐等消化道症状。用药期间应定期检查肝功。孕激素治疗期间突破性出血较多见,量较多或持续时间较长时可加用小剂量雌激素。

LNG—IUS 是一种新型激素宫内避孕系统,为 T 型宫内节育器,含有 52mg 的 LNG,日释放量为 20μg,激素效能可持续 5 年。LNG—IUS 可抑制子宫内膜增殖和促进内膜变薄、萎缩,从而减少经量,甚至闭经,减少逆流腹腔的经血量,达到预防异位内膜种植发生内异症和治疗内异症的目的。LNG—IUS 可增加子宫动脉阻力,减少子宫血流量,减少内源性前列腺素 I_2、血栓素 A_2 的产生,有效缓解痛经。其副作用主要为阴道不规则出血和经期延长,头痛、乳房胀痛、痤疮,还可以引起非赘生性卵巢囊肿,一般无需特殊处理。

5.复方雌孕激素类药物 为口服避孕药物。此类药物安全、价格便宜、依从性好,可以长期使用,是治疗内异症的一线药物。醋酸甲羟孕酮新型药物如去氧孕烯炔雌醇(妈富隆,Marvelon)等副作用较轻受到推崇,在逐步取代假孕疗法。自月经期第 1～5 天内开始服用,每次 1～2 片,连服半年。用药量以闭经为准调整。常见的副作用主要为恶心、呕吐、体重增加和肝功能损伤。对血脂代谢有不良影响。另外,因为避孕药内的雌孕激素会刺激子宫肌瘤长大,故有肌瘤者慎用。

6.芳香化酶抑制剂 以阿那曲唑(anastrozole)和来曲唑(letrozole)为代表的芳香化酶抑制剂作为一种治疗内异症的新方法受到人们的关注。芳香化酶抑制剂通过抑制卵巢和卵巢外组织芳香化酶的活性,降低血清和内异症病灶局部雌激素的浓度。芳香化酶抑制剂单独使用疗效不佳,但联合用药治疗常规方法治疗失败的盆腔疼痛、性交痛患者,症状均得到明显缓解。一项随机对照研究比较来曲唑(2.5mg/d)联合醋酸炔诺酮(2.5mg/d)和来曲唑(2.5mg/d)联合注射曲普瑞林(11.25mg/3m)共 6 个月治疗深部浸润型内异症,结果表明两者均能降低内异症相关的疼痛症状的强度,前者不良反应发生率和停药率均较低,芳香化酶抑制剂的副作用主要是低雌激素症状,如潮热、骨质疏松、不规则阴道流血等,绝经前妇女有可能刺激卵巢引发囊肿。

7.其他药物 他莫昔芬可用于痛经患者,自月经周期第 1～5 天内开始服用,每次 10mg,每天 2～3 次。副作用有潮红、恶心呕吐及体重增加等。用药后部分患者出现月经紊乱、月经稀发甚至闭经。长期大剂量(每天用药量超过 30mg)用药时,有类雌激素效应,可引起子宫肌瘤迅速长大,子宫内膜息肉,内膜增生过长甚至诱发恶变,值得注意。用药期间还可能出现功能性卵巢囊肿或卵巢巧克力囊肿增大。

米非司酮治疗内异症国内近年来报道明显增多,认为闭经率高,副作用轻,控制疼痛效果满意,但有报道认为其消除异位病灶作用较差,长期用药时子宫内膜处于单纯雌激素刺激而无孕激素拮抗状态可能引发子宫内膜病变。用法为每天 10～25mg,连服 3～6 个月。

和 GnRH—a 相比,GnRH 拮抗剂治疗后不会出现血雌激素水平一过性升高的"点火效应",作用理应更为迅速,但确切疗效需要与 GnRH—a 比较后才能下结论。

近来研究显示,肿瘤坏死因子—α(TNF—α)抑制剂、基质金属蛋白酶抑制剂、环氧合酶—2 抑制剂及他汀类抗炎药物可能成为未来有希望的治疗内异症药物。

三、深部浸润型病灶的治疗策略

深部浸润型子宫内膜异位症（deep－infiltrating endometriosis，DIE）指浸润深度多 5mm 的子宫内膜异位症，是不同于腹膜型和卵巢型的盆腔内异症类型，常累及肠道、输尿管、膀胱等重要脏器，与疼痛、不孕有关，严重影响患者的生存质量。

治疗应根据患者症状的轻重、病灶的大小制订个体化的治疗方案。无症状者可随访观察，症状明显或出现肠道梗阻者应及时采取药物或手术治疗。所有治疗子宫内膜异位症的药物对肠道子宫内膜异位症均有效，但药物的作用都是暂时的，停药半年后，患者的症状和体征常常恢复到用药前状态。因此，药物治疗主要应用于不愿手术、手术前预处理或者手术后的巩固治疗。目前 DIE 病灶的治疗主要以腹腔镜手术为主的外科手术处理。对于病灶仅仅侵犯骶子宫韧带和子宫直肠陷窝或者直肠阴道隔者，有经验者可在腹腔镜下完全切除病灶，即使有后穹隆侵犯.亦可在腹腔镜下或者在腹腔镜辅助下经阴道将受累的阴道部分切除。北京协和医院的数据表明，单纯型手术切净率可达到 95.1％，术后平均随访 3 年，疼痛缓解率高达 72.4％，仅有 5.6％复发。相比而言，累及重要脏器的深部浸润型内异症手术则具有较高手术并发症，手术切净率低，术后复发率高其中以直结肠内异症最为突出。

当 DIE 病灶浸润肠道时称为肠道子宫内膜异位症（bowel endometriosis，BE），包括内异症病灶侵入或生长于部分或全部肠壁的浆肌层。病灶可出现在肠道的许多部位，以直肠、乙状结肠和直肠交界处最常见。经阴道超声、经直肠超声、直肠内镜超声、直肠气钡双重造影、磁共振成像（MRI）、多层螺旋 CT 等检查有助于明确诊断。手术方式的选择应根据肠管病灶的分布、范围、数量和浸润程度来决定。手术方式包括：①肠道表面病灶切除术（laparoscopic rectosigmoid shaving resection）：BE 病灶较小，仅累及结直肠的浆肌层，可用剪刀或超声刀削除位于肠管表面病灶，缺损的肠壁用 2－0 可吸收缝线间断缝合修补；②病灶碟形切除术（laparoscopic rectosigmoid discoid resections）：病灶直径＜2cm，并浸润肠道肌层，但病灶少于所处肠道周径 1/3，可以行肠道病灶碟形切除术，切口两端用缝线缝合，使其成为横形切口，然后用 2－0 可吸收缝线分两层横形间断缝合切口。也可使用吻合器经直肠切除病灶；③节段性肠切除吻合术（laparoscopic reclosigmoid segmental resections）：病灶较大，直径≥2cm，且浸润肠壁深度达 50％或以上，或多个病灶同时存在，影响了肠道的通畅性，甚至出现周期性便血时，则需节段性切除受累肠管，然后行肠吻合术。

肠道子宫内膜异位症手术切除的并发症有肠管狭窄、肠吻合口瘘、直肠阴道瘘、输尿管损伤、盆腔脓肿等。部分患者会出现便秘、排便困难和肠道激惹症状如腹泻等，术后数月一般可恢复正常。当切除累及骶子宫韧带子宫内膜异位症病灶时，可能损伤支配膀胱的神经，出现暂时性膀胱功能障碍如排尿困难、尿潴留。因此，有学者主张保留神经的异位病灶彻底切除术（nerve－sparing complete excision），可能会减少神经损伤带来的膀胱潴留和大便干结等，但是需要手术医生有高超的手术技巧。膀胱及排尿功能一般在术后数周至数月恢复，罕有长期尿潴留发生。Meuleman 等回顾总结了 49 篇文献，总计 3894 例患者，其中 71.3％行肠切除后吻合术，9.8％行肠道全层碟形切除后缝合，17.4％行肠表面病灶切除，总体手术并发症 0～42.9％。手术并发症的发生率取决于病灶大小及组织切除的范围，病灶越小，切除范围越小，手术越安全。大的内异症病灶常累及多个组织和器官如肠壁肌层，骶子宫韧带，输尿管及阴道壁，根治性病灶切除会增加手术并发症风险。

手术操作技巧：子宫直肠陷凹及阴道处的病灶手术时，为了更好地认清解剖关系及组织分界，可令助手站在患者两腿之间，一手将硬性带弯度的举宫器向上举，同时做直肠和（或）阴道检查。如果卵巢影响视野可将其暂时缝合到前外侧腹壁上，看清正常解剖后，用穿刺针向直肠侧窝里注入含血管加压素的稀释液体（12u 溶于 50ml 生理盐水中），然后用超声刀、剪刀等分离腹膜粘连，打开盆底筋膜，将直肠游离，进入直肠阴道间隙。此时可继续在镜下，也可在直视下切开阴道后穹隆再转为经阴道手术切除病灶。术中若遇粗大血管出血，可用双极电凝、血管夹或缝合止血。直肠病变广泛时，可以同时行乙状结肠镜检查，指导医生操作，排除肠穿孔的可能。手术结束前向子宫直肠陷凹内注入冲洗液，再往直肠内灌气，镜下观察子宫直肠陷凹处，如见气泡表明有肠穿孔，需行修补或肠切除吻合术。

膀胱内异症根据病灶的大小施行病灶切除或部分膀胱壁切除。输尿管内异症根据病变情况以及输尿管梗阻程度施行粘连松解或部分输尿管切除及吻合术。

绝大部分研究中，DIE 手术可以显著改善患者生存质量，患者的疼痛症状有所缓解。但手术范围越大，手术并发症的发生风险也越高。因此，无论选择哪种手术方式，均要权衡手术的效果和并发症的影响，需取得胃肠外科和泌尿外科医生的协助与合作。

四、如何有效防治内异症治疗后的复发

内异症复发指经成功的手术和规范药物治疗后，症状缓解、体征消失，但经历一段时间（约 3 个月后），再次出现临床症状，其程度达到治疗前水平或加重，或者再次出现子宫内膜异位病灶。较公认的诊断标准是：

①术后症状缓解 3 个月后，病变复发并加重。

②术后盆腔阳性体征消失后又出现或加重至治疗前水平。

③治疗后超声检查发现新的内异症病灶。

④血清 CA125 水平下降后又升高，且除外其他疾病。

符合上述②③④项标准之一伴/不伴第①项标准者诊断为复发。

（一）了解内异症复发的相关因素，从源头上遏制或延缓内异症的复发。

内异症作为一种慢性、激素依赖性疾病，复发是其特点之一，无论经过怎样的治疗，患者总要面临复发的危险。我们应该从了解内异症复发的相关因素人手，希望从源头上遏制或延缓内异症的复发。

1.年龄　年龄与内异症复发相关。年龄≤24 岁是手术后复发的独立危险因素。因为青少年内异症患者的异位灶多为红色病灶，在腔镜下较之成年人的棕色或黑色病灶更难识别，在手术中又往往会考虑到患者年轻而尽量保留卵巢组织，故遗留内异症病灶的可能性增加。另外，青少年患者雌激素水平相对较高，内异症病灶有更强的侵袭力，因此内异症复发的危险性也相对增高。年龄＞45 岁的内异症复发率降低。因此，在制订治疗方案时应根据患者的年龄综合考虑，从而达到预防治疗后复发的目的。

2.围手术期处理及手术方式　有学者认为，术前应用促性腺激素释放激素激动剂（Gn-RH－a）等药物，因内异症病灶缩小，致使一些微小及不典型病灶不易辨认而难以清除，卵巢异位囊肿也因囊壁皱缩似瘢痕化而使囊壁难以剥除，导致术后复发。术前药物治疗也可能使病变部位细胞核变异，从而使病变易于复发。内异症手术有在黄体期复发率增高的特点，建

议手术最好在月经净后 3～7 天进行。手术的方式及彻底性决定着内异症的术后复发率,保守性手术复发率最高,半根治性手术其次,根治性手术复发率最低。

3. 病理类型及临床期别 内异症的复发与病理类型有一定的关系,DIE 及混合型内异症患者明显高于卵巢型及腹膜型。可能因 DIE 累及直肠阴道隔等多部位,手术复杂,病灶难以切净有关。多数学者认为,内异症的临床分期与复发呈正相关,重度内异症患者复发率显著高于轻度内异症患者。

4. 术后用药及妊娠 术后应用 GnRH-a 及孕激素等治疗可以减少复发,应用疗程以 6 个月为宜。术后妊娠是减少内异症复发的保护性因素,对于有生育要求的患者,术后应鼓励尽早妊娠或积极辅助生育,达到减少复发,有效控制疾病,尽早完成生育的目的。

(二)选择恰当的治疗方式有效治疗内异症复发

对复发的内异症的治疗基本遵循初治时的原则,但应个体化。治疗方法包括手术和药物治疗。卵巢子宫内膜异位囊肿的治疗可进行手术(囊肿剥除,无生育要求者卵巢切除)或超声引导下穿刺,术后药物治疗。药物治疗后痛经复发,应手术治疗;手术后痛经复发,可先用药物治疗,仍无效,应考虑手术。如年龄较大、无生育要求且症状重者,可考虑根治性手术。合并不育者如有子宫内膜异位囊肿则可进行手术治疗或超声引导穿刺,予 GnRH-a3 个月后进行 IVF-ET;未合并卵巢子宫内膜异位囊肿者,给予 GnRH-a3 个月后进行 IVF-ET。

保守性手术或保守性手术联合药物巩固治疗后复发患者,可宫腔放置 LNG-IUS。放置 LNG-IUS6～12 个月后,可有效缓解痛经、慢性盆腔痛或性交痛等临床症状,且可以降低血清 CA125 水平,控制或缩小卵巢内异症囊肿。

五、内异症合并不孕的治疗

不孕患者中,子宫内膜异位症发生率高达 35%～50%,30%～50% 的内异症患者伴有不孕。一项系统回顾分析显示子宫内膜异位症通过引起排卵功能障碍、卵泡发育障碍、植入缺陷、胚胎质量下降、盆腔腹膜的免疫环境异常和黄体期的问题等而影响受孕,认为即使轻度(Ⅰ、Ⅱ,ASRM)的子宫内膜异位症也对妊娠结果产生负面影响。通过哪些手段处理内异症合并不孕可以提高妊娠率,是长期以来大家一直关注的问题,许多学者致力于这方面的研究。

(一)评估引起不孕的因素

内异症合并不孕的治疗,首先应对患者的年龄、不孕年限等生育能力,盆腔疼痛、内异症分期等病变严重程度以及引起不孕的因素进行评估。

2010 年 Adamson 和 Pasta 在 ASRM,1996 分期系统的基础上,对患者年龄、不孕年限、妊娠史、输卵管及其伞端结构及卵巢功能状态进行量化评分,提出了新的评估体系-内异症生育指数(endometriosis fertility index,EFI)(表 3-5-2、表 3-5-3)。有临床研究显示,EFI 用于预测妊娠率与实际的妊娠率吻合度较高,EFI 总分为 9～10 分时,患者的 3 年累计妊娠率可达 70% 以上;EFI 为 0～3 分时,患者的 3 年累计妊娠率不到 10%。提示 EFI 可能成为一个评估和预测内异症患者生育力的简便、可靠的评估系统。EFI 已逐渐被人们用于预测内异症术后的生育结局,指导辅助生育的临床干预。但该评估系统仍存在一些不足,如评分未考量子宫情况,内异症合并子宫腺肌病的患者并不少见;输卵管与卵巢分值标准相同,但输卵管与卵巢病变对妊娠率的影响是否不同等。因此,EFI 被认可度的提高,仍有赖于更多的临床研究和实践。

表 3—5—2 EFI 总评分标准

病史因素	分值(分)	手术因素分值(分)	
年龄		LF 评分	
≤35 岁	2	7~8 分	3
35~39 岁	1	4~6 分	2
≥40 岁	0	1~3 分	0
不孕时间		r—AFS 病灶评分	
≤3 年	2	<16 分	1
>3 年	0	≥16 分	0
妊娠史		r—AFS 总分	
有	1	<71 分	1
无	0	≥71 分	0

注:EFI 评分=病史总分+手术总分;AFS 评分标准参考 r—AFS 分期标准(1996 年)

表 3—5—3 LF 评分标准

器官	描述	分值(分)
输卵管		
正常	外观正常	4
轻	浆膜轻度损伤	3
中	浆肌层中度损伤,活动性中度受限	2
重	输卵管纤维化。轻至中度结节性输卵管峡部炎症(SIN)。活动性严重受限	1
无功能	输卵管完全阻塞,广泛纤维化或 SIN	0
输卵管伞端		
正常	外观正常	4
轻	伞端轻度受损,瘢痕轻微	3
中	伞端中度受损,瘢痕中度,伞端结构中度丧失,伞端内纤维化轻	2
重	伞端重度受损。瘢痕重度,伞端结构重度丧失,伞端内中度纤维化	1
无功能	伞端严重受损,瘢痕广泛,伞端结构完全丧失,输卵管完全阻塞或输卵管积脓	0
卵巢		
正常	外观正常	4
轻	卵巢正常大小或接近正常,浆膜轻微或轻度损害	3
中	卵巢体积减少 1/3 或以上,表面中度损害	2
重	卵巢体积减少 2/3 或以上,表面严重损害	1
无功能	卵巢缺如,或卵巢完全包裹于粘连组织内	0

注:将左右两侧的输卵管及卵巢分别评分,左右两侧相加的分值等于 LF 评分。若一侧卵巢缺如,则将对侧卵巢评分的两倍作为 LF 的评分。

(二)选择合理的方法及恰当时机治疗内异症合并不孕

应用激素类药物治疗内异症虽然有效但只是暂时控制症状而不能治愈,停药后复发率非常高,且由于药物治疗有效抑制了排卵从而延误了自然妊娠的机会。因此,药物治疗对于内异症相关性不孕并无单独应用的价值。目前国内外治疗内异症合并不孕的方法主要有手术治疗和助孕治疗。

多数的研究资料表明,手术可以去除内异症病灶、清除盆腔炎性介质、恢复盆腔正常结构、缓解性交痛等症状、缓解疾病进展、提高生活质量,从而提高术后妊娠率。手术方法的应用上,腹腔镜术后妊娠率明显高于经腹手术,建议首选腹腔镜手术。合并不孕的轻度内异症患者,手术对提高生育能力的优势不明显,不提倡单纯为提高妊娠率而进行手术。腹腔镜手术更多的应用于卵巢子宫内膜异位囊肿的剔除,通过手术可以明确囊肿性质,减少囊肿破裂、感染等并发症发生的机会,并可改善盆腔局部环境,增加术后自然妊娠机会,但并不提高体外受精－胚胎移植(IVF－ET)后的妊娠率。因此在选择手术治疗卵巢内异症囊肿的适应证时,要充分考虑是否合并其他不孕因素,权衡手术利弊,谨慎选择。同时注意选择恰当的手术方式和技巧保护卵巢功能。对于Ⅰ、Ⅱ期内异症合并不孕、年龄<35岁的年轻女性,推荐保守治疗或者辅助生育;对于年龄≥35岁或卵巢储备功能下降的患者,应考虑积极的辅助生育治疗方案。期内异症合并不孕的患者,保守性手术有一定的优势。若术后未获妊娠,辅助生育是有效的选择。DIE合并不孕的手术复杂且困难,手术应考虑手术医生及医院的技术水平,充分评估DIE病灶部位、手术风险及难度,由有经验的医生主持手术。

术后应用GnRH－a、孕三烯酮等辅助治疗,与术后期待治疗相比,并不能提高内异症不孕患者的妊娠率,相反还会延迟患者术后受孕的时间,减少受孕机会,因此对于无明显其他因素的内异症不孕患者,鼓励术后尽早试行自然妊娠。如患者年龄偏大,卵巢储备功能下降,男方精液常规分析异常,建议尽早助孕。DIE导致不孕的妇女推荐先行两个周期的体外受精－胚胎移植术,无效后再考虑手术治疗。

辅助生育技术主要包括:①宫腔内人工授精(IUI);②体外授精－胚胎移植(IVF－ET)或胞浆内单精子注射技术(ICSI)等。

IUI主要针对输卵管通畅、盆腔无粘连的轻度内异症患者;重症患者、期待或IUI处理3~6个月未成功临床妊娠轻症患者建议IVF－ET/ICSI。主张在IVF－ET前使用GnRH－a预处理1~3个月,有助于提高助孕成功率。用药长短依据患者内异症严重程度、卵巢储备进行调整。

综上所述,药物治疗内异症合并不孕的作用是有限的,而手术和辅助生殖技术可以提高受孕率。但是患有子宫内膜异位症的妇女比其他原因引起不孕的患者的怀孕率要低。决定是否手术或采用辅助生殖将取决于多种因素,如患者的症状、超声提示存在复合性包块、卵巢储备能力、IVF的预计可获卵数、手术的风险和费用。一些患有子宫内膜异位症的不孕妇女可能会受益于辅助生殖技术和手术治疗相结合。

六、攻克上述难点的新思路

内异症的病因学以及发生机制仍是近年来有关内异症研究的热点,环境因素的探讨、利用各种分子生物学技术对异位内膜的基因调控、蛋白质的差异表达在内异症的发生、发展中作用的研究,将为临床诊治提供新的思路。利用蛋白质谱技术比较异位内膜与在位内膜的分子生物学异同可能进一步提高内异症的非创伤性诊断水平。对内异症疼痛机制的研究将有助于寻找缓解疼痛的有效方法,对深部内异症的诊断及治疗的研究有可能使该病的治疗水平上一个新的台阶,估计在相当长的时间内,新药的持续开发及应用仍将是内异症药物治疗的主题。

(王慧)

第三节　子宫腺肌病概述

子宫内膜侵入子宫肌层称为子宫腺肌病。好发于经产妇。子宫腺肌病发病率较高,已成为妇科常见病,因而受到人们的重视。子宫腺肌病病理特点为子宫内膜及腺体侵入子宫肌层。与正常子宫内膜相比,位于肌层内的内膜类似基底层子宫内膜,对孕激素缺乏反应,常处于增殖期。本病约 20％～50％合并内异症,约 30％合并子宫肌瘤,合并盆腔粘连也很常见。

一、诊断与治疗的要点

(一)诊断

痛经和月经过多是子宫腺肌病的主要症状,少数患者有不孕。查体子宫增大,多为均匀性,较硬,一般不超过 12 孕周大小,否则,可能合并子宫肌瘤。若为子宫腺肌瘤,也可表现为非对称性增大。根据症状和体征可做出初步诊断,依靠 B 超、MRI 等辅助检查可进一步明确诊断。子宫腺肌病诊断的金标准仍然是病理学诊断。

超声检查是协助诊断子宫腺肌病最常用的方法,阴道超声较腹部超声诊断准确性高,子宫肌层内的小囊样回声是最特异的诊断指标。经阴道彩色多普勒超声(TVCDS)观察,子宫肌壁间的异位病灶内呈星点状彩色血流信号.可探及低流速血流,病灶周围极少探及规则血流。经阴道二维能量图(3-DCPA)检查,可见子宫病灶内血管增粗、紊乱,管壁光滑、清晰,且为高速高阻动脉频谱;而子宫肌瘤的血流灌注呈球体网架结构,且为高速低阻动脉频谱。超声诊断虽然简便,无创伤,但不能确诊。超声引导下的穿刺活检对子宫腺肌病有确诊价值。

MRI 诊断子宫腺肌病的特异性优于阴道超声,是国内外公认诊断子宫腺肌病最可靠的非创伤性方法。但对体积＞400cm³(＞12 孕周大小)的大子宫诊断效能也较差。宫腔镜检查子宫腔增大,有时可见异常腺体开口,并可除外子宫内膜病变。腹腔镜检查见子宫均匀增大,前后径更明显,子宫较硬外观灰白或暗紫色,有时浆膜面突出紫兰色结节。有条件时可行多点粗针穿刺活检确诊。子宫腺肌病患者血 CA125 水平明显升高,阳性率达 80％,而子宫肌瘤 CA125 阳性率仅为 20％。

(二)治疗

1.手术治疗

(1)子宫切除术:是主要的治疗方法,也是唯一循证医学证实有效的方法,可以根治痛经和(或)月经过多,适用于年龄较大、无生育要求者。手术可经腹、经阴道或腹腔镜进行,主要依据患者子宫的大小、盆腔粘连的严重程度以及术者的手术经验来选择,近年应用最多的是腹腔镜手术,以全子宫切除为主。有研究表明腺肌病主要见于子宫体部,罕见于宫颈部位,只要保证切除全部子宫下段,年轻患者仍可考虑行子宫次全切除术。

(2)保守性手术:主要有子宫腺肌病病灶挖除术、子宫内膜去除术(endometrial ablation)和子宫动脉栓塞术。还有腹腔镜下子宫动脉阻断术和病灶消融术(使用电、射频和超声等能量)。

1)子宫腺肌瘤病灶切除术:适用于年轻、要求保留生育功能的患者。子宫腺肌瘤及局限型子宫腺肌病病灶可以完全或大部分切除,缓解症状。虽然弥漫型子宫肌腺病做病灶大部切除术后妊娠率较低,仍有一定的治疗价值。术前可使用 GnRH—a 治疗 3 个月,以缩小病灶利于手术。切除前在手术部位注射稀释的垂体后叶素盐水(12U 溶于 50ml 生理盐水中)可明显减少出血,降低手术难度。我们一般使用单极电钩,在病灶最突出处做横梭形切口,注意保留外围肌肉组织,之后分两层缝合创面,近年来已经有数十例手术的经验。吕嬿等的研究资料也提示腹腔镜子宫腺肌瘤病灶切除术后 2 年,患者痛经程度减轻,子宫体积缩小,血清 CA125值下降;术后症状复发率 34.7%,复发中位时间 30 个月;术后妊娠率 68.8%,分娩率 46.9%,妊娠距离手术的中位时间为 13 个月,认为对于有生育要求的局限性腺肌瘤患者,腹腔镜子宫腺肌瘤病灶切除术能有效缓解症状,促进妊娠。但年轻、子宫体积大患者容易复发。

由于保守性手术的局限性,通常不能保证子宫腺肌病病灶完全切除,往往需要增加减痛治疗手术:如子宫骶神经切断术(laparoscopic uterosacral nerve ablation,LUNA)或骶前神经切断术(presacral neurectomy,PSN)。

2)子宫内膜去除术:宫腔镜下行子宫内膜去除术治疗子宫腺肌病,术后患者月经量明显减少,甚至闭经,痛经好转或消失,对伴有月经过多的轻度子宫腺肌病可选用。夏恩兰等用经宫颈子宫内膜切除术(TCRE)治疗子宫腺肌病 28 例,术后随访 3~34 个月,26 例疗效满意,成功率 92.86%,患者月经均有改善,贫血治愈,18 例术前痛经者 77.8% 术后痛经消失,22.2%减轻。国外也有较多类似报道。但对浸润肌层较深的严重子宫腺肌病有术后子宫大出血急诊行子宫切除的报道。有作者报道 TCRE 术毕宫腔即刻放置 LNG—IUS 可明显增加术后一年的闭经率,减少了再干预率。也有报道子宫腺肌病患者经宫颈行子宫内膜去除术后月经减少,痛经也消失。由于该方法简单,安全,值得进一步研究。

3)子宫动脉栓塞术(uterine arterial embolization,UAE):作为治疗子宫腺肌病的一种新的保守性治疗方法已经被证实具有良好的近期疗效。以 Seldinger 技术完成双子宫动脉超选择插管,造影证实后注入混合抗生素或博来霉素及对比剂碘海醇的海藻酸钠微球(直径 500~700μm)颗粒在 X 线透视的监测下栓塞子宫动脉,治疗后 3~6 个月,月经量减少约 50%,痛经缓解率达 90% 以上,子宫及病灶体积缩小显著,彩色超声显示子宫肌层及病灶内血流信号明显减少。UAE 治疗子宫腺肌病的远期效果也较理想。但 UAE 治疗还有一些并发症尚未解决,对日后生育功能的影响还不甚清楚,对操作技术及仪器设备要求较高,适合有条件的医疗单位开展。

4)腹腔镜下子宫动脉阻断术:子宫动脉阻断术可以有效地减少子宫血液供应,减缓子宫腺肌病的发展。也可于局部病灶切除前实施,有效减少手术中创面出血,是一种安全、有效治疗子宫腺肌病的新方法,近期疗效显著,患者接受程度高。

5)病灶消融术:高强度超声聚焦(high intensity focused ultrasound,HIFU)是一种已获临床应用的新型肿瘤热消融治疗技术。其利用超声波可穿透皮肤和软组织、易聚焦的物理特性,将超声波聚焦于体内靶组织,利用其高温热效应、空化效应、机械效应,实现对不同形状、大小的实体瘤消融的目的。HIFU 治疗子宫腺肌瘤已取得了较好的临床效果,治疗后患者痛经、月经量增多等症状明显改善,治疗后 6 个月病灶缩小率可达 57.16%。HIFU 治疗子宫腺肌病的优势还在于其治疗方便快捷(多数患者仅需一次治疗),术后恢复快,保留了子宫,适用于有生育要求的患者。

微波凝固治疗、自凝刀微创技术、酒精硬化剂局部治疗等治疗子宫腺肌病也有较多成功的经验,但与 HIFU 治疗技术一样,远期效果仍待进一步深入观察。

2.药物治疗　药物治疗子宫腺肌病疗效只是暂时性的,对年轻有生育要求,近绝经期者或不接受手术治疗者可试用达那唑、内美通、孕三烯酮、米非司酮或促性腺激素释放激素类似物或激动剂(GnRH－a)等,用药剂量及注意事项同内异症的治疗。

近年来国内外越来越多的研究结果显示,宫内放置 LMG－IUS 长期有效释放左炔诺孕酮,能降低子宫腺肌病患者血清 CA125、E_2 水平,缩小子宫体积,从而有效治疗子宫腺肌病引起的痛经及月经过多。LNG－IUS 对月经过多和轻中度痛经效果显著,对重度痛经效果也较好,病患满意度高,副作用少。在保守性手术后应用,治疗效果更加显著并可减少术后复发。因 LNG－IUS 临床使用时间较短,其治疗子宫腺肌病的有效性和安全性还需前瞻性、大样本、多中心的研究。

中医中药化瘀消癥方,散结镇痛胶囊等治疗子宫腺肌病也有一定疗效,特别在缓解痛经及性交痛方面。但中医中药的远期疗效尚待积累更多临床资料、延长随访时间加以证实。

综上所述,手术是子宫腺肌病的最佳治疗方法,子宫切除术和病灶切除术都能有效治疗子宫腺肌病带来的痛经及月经过多,前者已得到循证医学的证实。口服避孕药、宫内放置曼月乐以及中医中药等药物治疗子宫腺肌病也呈现了较好的应用前景。也有研究显示,子宫腺肌病病灶切除术等保守性手术后辅助 GnRH－a、避孕药等药物治疗,能更有效的控制临床症状、减少复发,对于不能耐受 GnRH－a 副作用或经济困难者,口服避孕药是不错的选择。

二、合并不孕的治疗

子宫腺肌病若合并不孕处理通常比较棘手,尚缺乏明确的有效的处理方案,应个体化治疗。若患者同时还有内异症,可先按内异症治疗观察。症状和子宫增大不明显、CA125 值正常的年轻患者,给予生育指导,观察期待,不必接受药物及手术治疗。对单纯性弥漫性子宫腺肌病有报道用 GnRH－a 治疗 3～6 个月,停药后有一定妊娠率。对局限性子宫腺肌病也可考虑手术挖除病灶或选择 HIFU 等保守性手术,术后也有一定的妊娠率。腹腔镜或介入治疗阻断子宫动脉术治疗子宫腺肌病合并不孕,其近期及中期疗效已被认可,但要注意以下问题:卵巢的血液供应来源于卵巢动脉和子宫动脉上行支的卵巢支,但也有仅来自子宫动脉的,因而阻断子宫动脉可能造成卵巢功能下降或卵巢早衰。由于腹腔镜下无法判断卵巢血液供应的来源,因此对年轻且有生育要求的患者,选择腹腔镜子宫动脉阻断术应慎重。在子宫血管的超选择方面,介入治疗优于腹腔镜手术。对药物和(或)手术治疗无效者或年龄较大者,应及时使用助孕技术如宫腔内人工受精及 IVF－ET 等促进妊娠。在 IVF－ET 前可使用 GnRH－a 做预处理。

(王慧)

第六章　女性生殖器官发育异常

第一节　女性生殖器官的发生

女性生殖器有的发育形成包括:原始生殖细胞的出现、两性生殖细胞的分化、生殖腺的发生、生殖管道的发生和外生殖器的发生。

一、原始生殖细胞的出现

在胚胎第 3 周卵黄囊(yolk sac)内胚层内,出现多个较体细胞大的生殖细胞,称为原始生殖细胞(primordial germ cell)(图 3-6-1)。

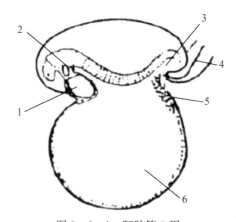

图 3-6-1　胚胎第 3 周
1.心脏;2.前肠;3.后肠;4.尿囊;5.原是生殖细胞;6.卵黄囊

二、两性生殖细胞的分化

原始生殖细胞被性索包围,形成原始生殖腺。原始生殖腺向卵巢或睾丸分化取决于有无睾丸决定因子(testis-determining factor,TDF)。目前研究认为,在 Y 染色体短臂上存在睾丸决定因子,如果缺乏睾丸决定因子,原始生殖腺则分化为卵巢。所以在女性胚胎中,原始生殖细胞进入原始生殖嵴后,失去其变形的特性,成为卵原细胞。卵原细胞迅速分裂增生,以猛增其数目。其中部分卵原细胞分化为体积较大的初级卵母细胞。在胎儿出生时,卵巢中初级卵母细胞数在 70 万～200 万个,至青春期,减至 4 万个。女性一生大约只有 400 个初级卵母细胞成熟为卵母细胞。

三、生殖腺的发生

在胚胎第 4～5 周时,胚胎体腔背部肠系膜网侧的体腔上皮增生、肥厚、隆起,称为泌尿生殖嵴(urogenital ridge),外侧为中肾(mesonephros),内侧为生殖嵴。生殖嵴就是性腺发生的始基(图 3-6-2)。在胚胎 4～6 周,原始生殖细胞自后肠沿肠系膜迁移至生殖嵴,并被性索包围,形成原始生殖腺。在胚胎第 8 周开始存明显的卵巢形成。

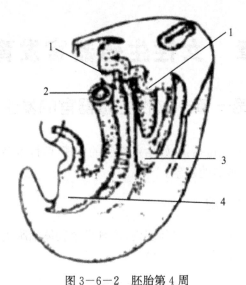

图 3-6-2　胚胎第 4 周

1.生殖嵴；2.后肠；3.中肾；4.泄殖腔

四、生殖管道的发生

生殖嵴外侧的中肾有两对纵行管道，一为中肾管，为男性生殖管道始基；另一为副中肾管，为女性生殖管道始基。当生殖腺发育为卵巢后，中肾管退化，两侧副中肾管的头段形成两侧输卵管，两侧中段和尾段开始合并，构成子宫和阴道上段（图 3-6-3）。初合并时保持有中隔，使之分为 2 个腔，约在胎儿 12 周末中隔消失，成为单一内腔。副中肾管的最尾端与尿生殖窦（urogenital sinus）相连，并同时分裂增生，形成一个由索状内皮细胞团构成的圆柱状体，称为阴道板。阴道板上下贯通后，形成阴道腔。阴道腔与尿生殖窦之间有一层薄膜为处女膜。直至胎儿晚期，在处女膜中央才出现破孔。

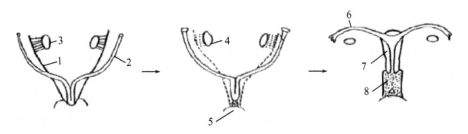

图 3-6-3　生殖管道的发生

1.中肾管；2.副中肾管；3.生殖腺；4.卵巢；5.尿生殖窦；6.输卵管；7.子宫；8.阴道

五、外生殖器的发生

在胚胎期 4 周，原始生殖腺附近的间叶细胞移至泄殖腔膜，并形成一对皱襞，称泄殖腔褶（cloaca fold）。两侧泄殖腔褶的上端合并形成生殖结节（genital tubercle）。生殖结节两侧膨大、隆起，称尿生殖褶（图 3-6-4）。在分化过程中，生殖结节衍化为阴蒂（clitoris），两侧的尿生殖褶形成小阴唇，褶外侧隆起形成大阴唇。尿生殖窦的浅部构成了阴道前庭。

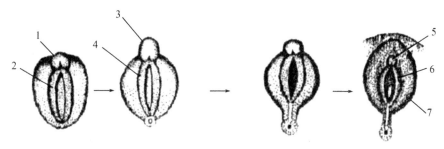

图 3－6－4　外生殖器的发生

1.生殖结节;2.泄殖腔褶;3.初阴;4.尿生殖器;5.阴蒂;6.小阴唇;7.大阴唇

外生殖器的分化虽受性染色体支配。但不管男性还是女性,若在其性腺分化以前切除胚胎生殖腺,其外生殖器必然向雌性分化。亦即外生殖器向雄性分化依赖于睾酮的存在。但睾酮还必须通过外阴局部靶器官组织中 5α－还原酶的作用,才能衍化为有活性的二氢睾酮。因此,假使睾丸分泌正常,但外阴缺乏 5α－还原酶,外生殖器仍向女性分化,表现为两性畸形。

(周荣华)

第二节　女性生殖器官发育异常

女性生殖器官在胚胎期发形成过程中,受到某些内外因素的干扰,出现发育停滞或发育异常,称为女性生殖器官发育异常。常合并有泌尿系畸形,个别在出生时发现,大多在青春期因痛经或婚后性生活困难及不孕确诊。

一、外阴发育异常

处女膜闭锁(imperforate hymen)又称无孔处女膜。在外明发育异常中最常见。处女膜闭锁在青春期前由于缺乏症状,不易被发现。偶有子宫颈分泌的黏液积聚导致处女膜向外膨出而确诊。至青春期月经来潮后,由于经血无法排出,积聚在阴道内,反复多次月经来潮后,逐渐发展至子宫腔积血,输卵管可因积血粘连而致伞端闭锁,经血反流至盆腔易发生子宫内膜异位症。

患者表现为青春期发生周期性下腹坠痛,呈进行性加剧。伴肛门或阴道部胀痛和尿频等症状。检查:外阴处女膜膨出,黏膜变薄,表面呈紫蓝色,无阴道口。根据积血程度的不同,直肠腹部诊可触及小同形状的包块。盆腔 B 超可发现子宫及阴道内有积血。

确诊后应行处女膜切开术(图 3－6－5)。先用粗针穿刺处女膜中部膨隆部,抽出陈旧积血后再进行"X"形切开,排出积血,常规检查宫颈是否正常,切除多余处女膜瓣,修剪处女膜。再用可吸收线缝合切口边缘,使开口呈圆形。术后每日擦洗外阴 2 次,保持外阴清洁,并预防性给予抗生素。

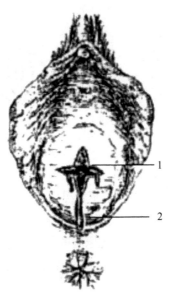

图 3－6－5　处女膜闭锁切开术

1.十字切口；2.淤血流出

二、阴道发育异常

（一）先天性无阴道（congenital absence of vagina）

两侧副中肾管发育不全或双侧副中肾管尾端发育不良，形成先天性无阴道。发生率为 1/4000～1/5000，常伴无子宫或仅有始基子宫，卵巢一般正常。一些患者可以有由尿生殖窦所演变的浅窝状的盲端阴道。患者常因青春期后无月经或婚后性交困难而就诊。检查：患者体格、第二性征以及外阴发育正常，但无阴道口。常伴子宫发育不良（无子宫或始基子宫）。有患者伴泌尿道发育异常，个别伴有脊椎异常。盆腔 B 超检查无子宫，双侧卵巢多正常。对希望结婚的患者，在婚前进行人工阴道成形术，常用的术式是乙状结肠代阴道和盆腔腹膜代阴道。术前注意行静脉肾盂造影，因为此类患者部分合并泌尿道畸形。

（二）阴道闭锁（atresia of vagina）

泌尿生殖窦未参与阴道下段形成，导致阴道闭锁。闭锁多位于阴道下段，长 2～3cm，闭锁上方的阴道大多正常，子宫发育也正常。进入青春期出现周期性下腹痛，严重者伴肛门坠胀、尿频、小便困难等症状而确诊。由于经血无法排出，积聚在阴道内，反复多次月经来潮后，逐渐发展至子宫积血。肛查触及阴道积血包块，但闭锁处黏膜正常，不向外膨出。盆腔 B 超可发现子宫及阴道内有积血。一旦确诊，尽快手术治疗。手术以解除阴道阻塞，使经血引流通畅为原则。切开闭锁阴道排出积血，利用周边正常黏膜修复创面。术后保持经血引流通畅，保持外阴清洁，并预防性给予抗生素。术后定期扩张阴道以防挛缩。

（三）阴道横隔（transverse vaginal septum）

两侧副中肾管会合后的尾端与尿生殖窦相接处未贯通或部分贯通，形成阴道横隔（图 3－6－6）。完全性阴道横隔少见，多数在横隔中央有一小孔，不影响经血排除。

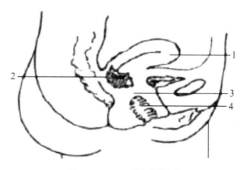

图 3-6-6　阴道横隔

1.子宫;2.阴道上段;3.阴道横隔;4.阴道下段

无症状患者,常因婚后性生活不满意或在分娩中被发现。一旦诊断明确后可行手术切开。术后短期放置模型,防止粘连挛缩。临产时发现横隔,较厚者且位置高,可行剖宫产。如横隔薄且位置低,可在产程中行切开术,但产后应检查切口处有无撕裂出血。

（四）阴道纵隔(longitudinal vaginal septus)

两侧副中肾管会合后,尾端纵隔未消失或未完全消失,形成阴道纵隔。纵隔位于阴道正中,形成完全纵隔,常合并双宫颈、双子宫、同侧肾发育不良。纵隔位于一侧形成大小不等的两个阴道,较小的阴道常被漏诊。阴道纵隔末端偏离中线向一侧倾斜与阴道侧壁融合,形成阴道斜隔。绝大多数阴道纵隔无症状,一般不需处理。无孔斜隔阴道盲腔内经血无法引流,在阴道一侧壁形成囊性包块,需手术切开。阴道纵隔患者临产后,若发现阴道纵隔影响先露下降,可在纵隔中央切断,分娩后缝扎止血。

三、子宫发育异常

子宫发育异常较常见,类型也较多(图 3-6-7)。

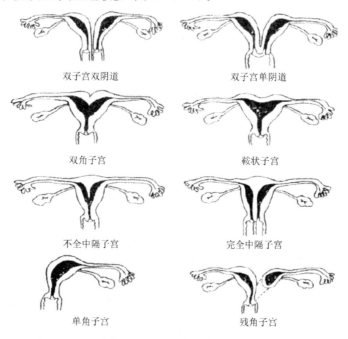

双子宫双阴道	双子宫单阴道
双角子宫	鞍状子宫
不全中隔子宫	完全中隔子宫
单角子宫	残角子宫

图 3-6-7　子宫发育异常

1.先天性宫颈闭锁(congenital atresia of cervix) 极少见。宫颈形成在胚胎发育 14 周左右,由于副中肾管尾端发育不全或发育停滞所致的宫颈发育异常。患者有正常的宫颈组织,但为实性而未管道化。患者有正常的阴道,通常也有正常的子宫体和子宫内膜。磁共振像和超声检查有助诊断。青春期出现周期性腹痛,宫腔积血,甚至逆流至盆腔发生子宫内膜异位症。治疗时手术贯通宫颈,建立人工子宫阴道通道,近期效果好。但再造的管道往往挛缩,须再次手术,最后不得已而切除子宫。

2.先天性无子宫(congenital absence of uterus) 两侧副中肾管中段及尾段未发育,未能会合成子宫。患者常合并无阴道,但卵巢发育正常,第二性征也发正常。青春期后因为无月经或性生活困难而就医。于婚前行阴道成形术。

3.始基子宫(primordial uterus) 两侧副中肾管会合后不久即停止发育,形成始基子宫。子宫极小,仅长 1~3cm。多数无宫腔或为一实体肌性子宫,偶见始基子宫有宫腔和内膜。常伴无阴道,卵巢发育可正常。

4.子宫发育不良(hypoplasia of uterus) 两侧副中肾管在会合后短时间内即停止发育。子宫结构及形态正常,但较正常小。宫颈呈圆锥状,较长。常引起不孕、痛经、月经过少。

5.双子宫(uterus didelphys) 两侧副中肾管尾部完全未接触合并,形成双子宫。表现为完全分开的两个子宫,各连一输卵管、卵巢,常伴双宫颈、双阴道。双子宫可伴有阴道纵隔或斜隔。患者无自觉症状,一般在人工流产时漏刮胚胎(刮非孕子宫)或放置节育器后又妊娠(无节育器侧子宫妊娠)的进一步检查中发现。妊娠晚期胎位异常率增加,产程中难产机会增多。以子宫收缩乏力、胎先露下降受阻为常见(图 3-6-8)。

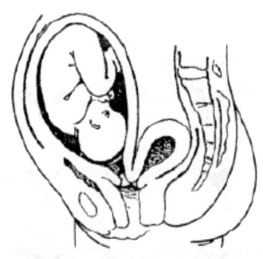

图 3-6-8 未孕子宫阻碍胎先露下降

6.双角子宫(uterus bicornis)和鞍状子宫(saddle form uterus) 两侧副中肾管会和中,在子宫底部融合不全,形成双角子宫。这种畸形常伴有宫颈闭锁不全,妊娠期应常规行宫颈内口环扎术。当子宫底部稍下陷呈鞍状,形成鞍状子宫。妊娠初期易发生流产,妊娠晚期易出现胎位异常。

7.中隔子宫(uterus septus) 两侧副中肾管已完全融合,只是融合后的纵隔未消失,或仅部分消失,形成中隔子宫。中隔贯穿整个宫腔为完全中隔,部分分隔为不全中隔。一般无症状。中隔子宫在临床上主要表现为影响育龄妇女的妊娠结局,包括反复流产、早产、胎膜早破等表现。中隔子宫可致不孕,检查可见完全中隔者宫颈外口有一隔膜。宫腔镜、腹腔镜联合是诊断中隔子宫的金标准方法。对中隔子宫影响生育时,目前主张在腹腔镜监视下通过宫腔镜切除中隔。术后 3 个即可妊娠,妊娠结局良好。

8. 单角子宫(uterus unicornis)　一侧副中肾管发育,另一侧未发育或未形成管道。未发育侧的卵巢、输卵管、肾常同时缺如。妊娠可发生在单角子宫,但反复流产、早产也多见。

9. 残角子宫(rudimentary horn of uterus)　一侧副中肾管发育正常,另一侧发育不全,形成残角子宫。正常子宫与残角子宫各有一条输卵管和一个卵巢。两个宫腔不相通。若残角子宫有正常的子宫内膜,由于周期性出血形成宫腔积血及周期性下腹痛,甚至血溢出积于盆腔形成盆腔粘连。受精卵的外游走可形成残角子宫妊娠。人工流产时无法刮到胚胎,盆腔 B 超诊断后即应手术。否则至妊娠16~20周会发生破裂,甚至因大量内出血而死亡。

四、输卵管发育异常

输卵管发育异常很少见,是副中肾管头端发育受阻所致,常与子宫发育异常同时存在。几乎均是在其他病因手术时偶然发现。若不影响妊娠,无需处理。具体分类有以下几种:

1. 双侧输卵管缺如,常合并先天性无子宫、无阴道。

2. 单侧输卵管缺如,为该侧副中肾管未发育。常合并同侧子宫缺如。

3. 输卵管发育不全、中段缺失、狭窄和阻塞。可导致输卵管妊娠。中段缺失或阻塞畸形,可行显微外科手术治疗。

4. 副输卵管,在正常输卵管以外,尚另有一条输卵管,其管腔与输卵管相通或不通。常在手术时偶然发现,应予以切除,以防发生输卵管妊娠。

五、卵巢发育异常

卵巢发育异常很少见,是因原始生殖细胞迁移受阻或性腺形成移位异常所致。若条索状卵巢患者染色体核型为 XY,卵巢发生恶变的频率较高,确诊后应予切除。具体的分类有以下几种:

1. 双侧卵巢缺如,见于 Turner(特纳)综合征(45,XO)。

2. 单侧卵巢缺如,见于单角子宫。

3. 多余卵巢,一般多余卵巢远离卵巢部位,可位于后腹膜。

4. 偶尔卵巢可分裂为几个部分。

(周荣华)

第三节　两性畸形

人类性别有 6 种:染色体性别、性腺性别、生殖器性别、性激素性别、社会性别、心理性别。配子的核型确立了染色体性别,然后性腺性别分化和发育,导致内外生殖器的分化和发育,最后在性激素影响下形成表型性别。在此过程中,任何一个环节受到不良因素的影响,就会发生性分化和发育异常即两性畸形(hermaphroditism)。两性畸形患者外生殖器的形态介于男女之间,难以按外生殖器形态确定其性别。根据发病原因的不同可分为:女性假两性畸形、男性假两性畸形和生殖腺发育异常。

一、女性假两性畸形

女性假两性畸形(female pseudohermaphroditism)患者染色体核型为 46,XX,生殖腺为卵巢。有子宫、宫颈、阴道,但外生殖器出现部分男性化。分为肾上腺增生型和非肾上腺增生型,后者多是受医源性激素影响所致。

先天性肾上腺皮质增生(congenital adrenal hyperplasia)为常染色体隐性遗传性疾病,几乎占女性假两性畸形的一半多。当肾上腺皮质有先天性缺陷不能分泌某些酶时(主要是21-羟化酶),皮质醇或醛固酮便不能合成,导致腺垂体促肾上腺皮质激素代偿性分泌增多,引起肾上腺皮质增生,企图取得皮质醇的分泌增多。但同时增生的皮质由于网状带的分泌活动过分,产生过量雄激素,从而导致女性胎儿外生殖器部分男性化。

患儿出生时阴蒂肥大,两侧大阴唇增厚有皱,并融合遮盖阴道口,状似阴囊。但子宫、输卵管、阴道均存在。若是21-羟化酶完全缺乏症,则女性外生殖器的男性化更加明显。"阴茎"特别大,尿道口位于阴茎头。随着婴儿长大,第二性征发育早,出现阴毛、腋毛、胡须、喉结、痤疮。受雄激素刺激肌肉发达,体力较同龄者强。至青春期乳房不发育,内生殖器发育受抑制,无月经。幼女期身高增长快,但由于骨骺早闭,到成年时反较正常女性身材矮小。

实验室检查:血雄激素增高,尿17酮增高,血雌激素下降,促卵泡激素下降,血促肾上腺皮质激素增高。结合染色体核型分析即可获得诊断。诊断后即开始并终身给予可的松药物替代治疗。这样可以抑制垂体促肾上腺皮质激素的过量分泌,防止外阴的进一步男性化,促进女性生殖器官的发育和月经来潮。根据外阴形态异常的具体情况,切除增大的阴蒂、扩大融合的外阴。单纯阴蒂整形可在儿童期进行,过早手术危险性大。

二、男性假两性畸形

男性假两性畸形(male pseudohermaphroditism)患者染色体核型为 46,XY,生殖腺为睾丸,睾酮分泌正常。外生殖器为女性化或两性化。是由于男性胚胎或胎儿在宫腔内接触的雄激素过少所致。因阴茎过小及生精功能异常,一般无生育能力。

(一)非遗传性男性假两性畸形

外生殖器两性化或近似男性,两侧有睾丸,位于腹股沟内或腹腔。没有副中肾管分化的子宫、输卵管。阴蒂增大,尿道下裂常见。青春期后乳房不发育,多毛,声音低沉。

(二)遗传性男性假两性畸形

系 X 连锁隐性遗传,一个家族可有数人发病,也称为雄激素不敏感综合征(androgen insensitivity syndrome)。它是由于靶器官缺乏雄激素受体及毛囊、附睾、输精管的细胞缺乏 5α-还原酶所致。患者表现为外生殖器完全女性化,有睾丸,位于腹股沟或腹腔内。没有子宫及输卵管。阴蒂不大,阴道为浅的盲端。青春期后,女性体态,乳房发育良好,但乳头发育欠佳。阴毛、腋毛无或稀少。身材高,四肢长,无多毛现象。实验室检查:血睾酮、促卵泡激素、尿17-酮为正常男性值,黄体生成素(LH)较正常男性值高,由于升高的 LH 增加对间质细胞的刺激,体内雌激素水平为正常男性的 2 倍,但低于正常女性。多数患者对常规剂量的雄激素反应不良,诊断明确后,以女性抚养为宜。并在青春期前后切除睾丸及外阴整形,以促使女性化更为完善,防止睾丸恶变。术后长期给予雌激素补充治疗,以维持女性第二性征。阴道短或狭窄导致性生活不满意者,可行阴道成形术。但不宜告诉患者生殖腺为睾丸,以免精神上受到难以医治的创伤。

三、生殖腺发育异常

包括真两性畸形和生殖腺发育不全。

（一）真两性畸形（true hermaphroditism）

一个人具有睾丸和卵巢两种生殖腺，称为真两性畸形。生殖腺有三种：睾丸、卵巢和卵睾（oyotestis），是两性畸形中最罕见的一种。染色体核型多数为 46，XX，占一半多。其次为 46，XX/46，XY 嵌合型和 46，XY。外生殖器的发育与同侧性腺有关，但大多为混合型，阴蒂增大，或有长短不一的阴茎，合并尿道下裂或阴茎系带（chorda）。唇囊皱襞合并不全。外生殖器或以男性为主，或以女性为主。青春期乳房多发育。有一半患者有月经来潮。生殖腺活检可确诊。确诊后，外生殖器应根据社会性别考虑矫形或切除，即对大体属女性患者切除睾丸或卵睾，切除肥大阴蒂，辅以雌激素使女性化更完善；大体属男性者，修补尿道下裂，切除卵巢和卵睾，辅以雄激素治疗。若在出生后早期诊断，以女性抚养为宜。

（二）生殖腺发育不全（gonadal dysgenesis）

包括两种：单纯型生殖腺发育不全（pure gonadal dysgenesis）和混合型生殖腺发育不全（mixed gonadal dysgenesis）。

1.单纯型生殖腺发育不全　染色体核型为 46，XY，但睾丸呈索状，不分泌雄激素。患者表型为女性，但身体较高大。有发育不良的子宫、输卵管。青春期第二性征不发育，阴毛、腋毛无或稀少，乳房发育差，无月经。发育不全的性腺易于发生肿瘤，故一经诊断，尽早切除未分化的生殖腺。青春期后，给予雌孕激素周期序贯替代治疗，促进第二性征发育，防止骨质疏松。

2.混合型生殖腺发育不全，染色体核型多为 45，X/46，XY。患者一侧性腺为异常睾丸，并有输精管。另一侧性腺未分化呈索状痕迹，有输卵管，子宫及阴道发育差或不全。外阴部分男性化，阴蒂增大并有尿道下裂。不少患者有特纳综合征的躯体特征。因生殖腺发生恶变的机会较多，且发生年龄可能很小，故在确诊后尽早切除未分化的生殖腺。

（周荣华）

第七章　盆底功能障碍性疾病

第一节　压力性尿失禁

一、概述

尿失禁(urinary incontinence, UI)是尿液不自主流出的一种尿控失常状况,属于较为常见的一类盆底功能障碍性疾病(pelvic floor dysfunction diseases, PFD)。尿失禁分为压力性尿失禁、急迫性尿失禁、混合性尿失禁(压力性和急迫性尿失禁合并存在)、充溢性尿失禁和泌尿生殖道瘘。女性尿失禁绝大多数为压力性尿失禁和混合性尿失禁。压力性尿失禁(stress urinary incontinence, SUI)是指胞压突然增高导致的非自主性排尿,而不是由逼尿肌收缩或膀胱内压力增高引起的排尿过程,多在咳嗽、大笑、运动等腹压增加状态下发生。其特征是正常状态下无遗尿,而腹压突然增高时尿液自动流出。也称真性压力性尿失禁、张力性尿失禁或应力性尿失禁。

自 20 世纪 90 年代中期开始,尿失禁被认为是影响人类的五大疾病之一。尿失禁的发病主要集中于老年女性群体,严重影响患者的身心健康和生活质量。重度尿失禁患者在日常生活中多需长期穿戴纸尿裤,身体及衣物的异味及心理上的自卑感使他们不愿参与社交活动,甚至引发自闭症,因此有学者将尿失禁称为"社交癌"。尿失禁造成了一系列的社会经济问题,2002 年美国用于此病的费用高达 163 亿美元,如涵盖日常消耗的成人尿片的间接花费则相当可观。而我国关于此方面的医疗花费尚无详尽统计数据。美欧等发达国家在二十年前就高度重视该类疾病并成立妇产科学下的新的亚学科—妇科泌尿学。

二、流行病学与病因的认知

流行病学研究表明,尿失禁(urinary inconti-nence, UI)在老年女性中发病率极高,与绝经后雌激素水平降低有关,绝经妇女中压力性尿失禁发生率约为 15%。巴西的一项 16261 名妇女问卷调查,有 15 年以上 UI 症状者,在 80 岁以上女性人群占 46.2%,70~79 岁女性人群占 34.9%,60~69 岁人群中占 26.6%,50~59 岁人群中占 21.5%,其中 SUI、混合性尿失禁和急迫性尿失禁分别占 31.3%、26.4% 和 38.6%。女性比男性更多受尿失禁的困扰。2006年由北京协和医院主持完成了全国六大区 2 万成年女性尿失禁的流行病调查,研究结果表明中国成年女性尿失禁发生率为 30.9%,压力性、急迫性及混合性尿失禁患病率分别为 18.9%、2.6% 和 9.4%。50 岁为 SUI 发病的第一个患病高峰期,年龄、肥胖、便秘、绝经、呼吸系统疾病、慢性盆腔痛等为相关因素。

分娩是 SUI 发病的另一个独立影响因素。阴道分娩引起的盆底创伤性改变,尤其是导致盆底神经完整性的破坏是发生女性 SUI 的主要原因。法国对 2783 名 49~61 岁的妇女通过队列研究产科历史与 SUI 发生关系,发现第 1 次分娩情况及分娩次数是 SUI 发生的独立风险因素。一项关于阴道分娩情况与尿失禁发生的分析结果提示:尿失禁的发生与胎儿出生体重是否≥4000S,是否发生Ⅲ度会阴撕裂、有无阴道侧切、分娩时产妇的体重指数(BMI)>

19kg/m² 或<19kg/m² 及胎儿头围>36cm 或<36cm 等因素有关。

三、临床表现的基本特点

(一)临床表现与分型

腹压增加下不自主溢尿是最典型的症状,而尿急、尿频,急迫性尿失禁和排尿后膀胱区胀满感也是常见的症状。80%的 SUI 患者伴有膀胱膨出。临床分为解剖型和尿道内括约肌障碍型两型。

90%以上为解剖型 SUI,为盆底组织松弛引起。盆底组织松弛的原因主要有妊娠与阴道分娩损伤、绝经后雌激素水平降低等。最为广泛接受的压力传导理论认为 SUI 的病因在于盆底支持结构缺损而使膀胱颈/近端尿道脱出于盆底外。因此,咳嗽时腹腔内压力不能被平均地传递到膀胱和近端的尿道,导致增加的膀胱内压力大于尿道内压力而出现漏尿。不足 10%的患者为尿道内括约肌障碍型,为先天发育异常所致。

(二)分度

有主观分度和客观分度 2 种方法。客观分度主要基于尿垫试验,临床常用简单的主观分度:

Ⅰ级:尿失禁只有发生在剧烈压力下,如咳嗽,打喷嚏或慢跑。

Ⅱ级:尿失禁发生在中度压力下,如快速运动或上下楼梯。

Ⅲ级:尿失禁发生在轻度压力下,如站立时,但患者在仰卧位时可控制尿液。

客观分度依据 1 小时、3 小时和 24 小时尿垫试验,临床多用 1 小时尿垫试验,分度如下:

轻度小时尿垫试验小于 2g。

中度小时尿垫试验 2~10g。

重度:1 小时尿垫试验大于 10g。

四、综合性的诊断思路

(一)诊断性试验

SUI 以患者的症状为主要依据,无单一的 SUI 的诊断性试验。SUI 除常规体格检查、妇科检查及相关的神经系统检查外,还需相关压力试验、指压试验、棉签试验和尿动力学检查等辅助检查,排除急迫性尿失禁、充盈性尿失禁及感染等情况。

1.压力试验(stress test) 患者膀胱充盈时,取截石位检查。嘱患者咳嗽的同时,医师观察尿道口。如果每次咳嗽时伴随若尿液的不自主溢出,则可提示 SUI。延迟溢尿、或有大镇的尿液溢出提示非抑制性的膀胱收缩。如果截石位状态下没有尿液溢出,应让患者站立位时重复压力试验。

2.指压试验(Bonney test) 检查者把中食指放入阴道前壁的尿道两侧,指尖位于膀胱与尿道交接处,向前上抬高膀胱颈,再行诱发压力试验,如 SUI 现象消失,则为阳性(图 3—7—1)。

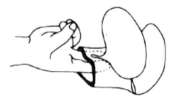

图 3—7—1 指压试验示意图

3.棉签试验(Q—tip test)　患者仰卧位,将涂有利多卡因凝胶的棉签置入尿道,使棉签头处于尿道膀胱交界处,分别测量患者在静息时及做 Valsalva 动作(紧闭声门的屏气)时棉签棒与地面之间形成的角度。在静息时及做 Valsalva 动作时该角度差小于 15°为良好结果,说明有良好的解剖学支持;如角度差大于 30°,说明解剖学支持薄弱;15°～30°时,结果不能确定(图 3—7—2)。

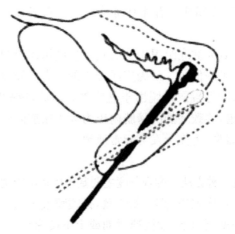

图 3—7—2　棉签试验示意图

4.尿动力学检查(urodynamics)　是把尿失禁的症状用图和数字表现出来并为患者的痛苦提供病理生理的解释,为临床制订正确治疗方案和客观评估治疗女性尿失禁的转归提供客观依据。包括膀胱内压测定和尿流率测定,膀胱内压测定主要观察逼尿肌的反射以及患者控制或抑制这种反射的能力,膀胱内压力的测定可以区别患者是因为非抑制性逼尿肌收缩还是 SUI 而引起的尿失禁。尿流率测定可以了解膀胱排尿速度和排空能力。与 SUI 最易混淆的尿失禁是运动急迫性尿失禁和混有急迫性和 SUI 的混合型尿失禁。通过尿动力学检查,压力试验时咳嗽引起的膀胱内压升高源于腹压增加,则为 SUI;若膀胱内压升高有逼尿肌收缩的因素则应考虑为运动急迫性尿失禁或混合型尿失禁。所以,SUI 常经过尿动力学检查才能确诊。

尿道膀胱镜检查(cystoscopy)和超声检查可辅助诊断。

(二)鉴别诊断

急迫性尿失禁在症状和体征上最易与 SUI 混淆,可通过尿动力学检查来鉴别明确诊断。

五、治疗方案的选择与评价

(一)SUI 的非手术治疗

用于轻、中度 SUI 治疗和手术治疗前后的辅助治疗。非手术治疗包括盆底肌肉锻炼(Kegel 运动)、盆底电刺激、膀胱训练、尿道周围填充物注射、α—肾上腺素能激动剂(α—adrenergic agonist)和阴道局部雌激素治疗。非手术治疗能使 30%～60%的患者改善症状,并治愈轻度的 SUI。

(二)SUI 手术术式变迁

SUI 的治疗术式繁多,据统计已超过 150 余种,归纳起来可分为三类:阴道前壁修补术、耻骨后膀胱尿道悬吊术和较道下方悬吊带术。在历经近半个世纪的临床实践和论证后,耻骨后膀胱尿道悬吊术在业内得到了广泛的认同和肯定,并成为评价后来各种新术式疗效的标准。随着新技术的不断发展,近些年来阴道无张力尿道中段悬吊带术(TVT、TVT－0 术式)已逐渐成为 SUI 治疗的金标准术式。

1.阴道前壁修补术(Kelly operation)　以 Kelly 手术为代表的阴道前壁修补术方法简单,通过对尿道近膀胱颈部筋膜折叠缝合达到增加膀胱尿道阻力作用,曾一直为治疗 SUI 的主要术式,但解剖学和临床效果均较差。该术式短期治愈率仅在 31%～72%之间,且远期复发率较高。目前已不再作为治疗 SUI 的有效术式。

2.耻骨后膀胱尿道悬吊术(retropubic urethropexy)　手术操作在腹膜外(Retzius 间隙)进行,缝合膀胱颈和近端尿道两侧的筋膜至耻骨联合(Marshall－Marchetti－Krantz,MMK 术式)或 Cooper 韧带(Burch 手术)而提高膀胱尿道连接处的角度,从而增加膀胱颈的阻力以提高患者控制排尿的能力。Burch 手术应用稍多,有开腹途径、腹腔镜途径和"缝针法"。手术适用于解剖型 SUI。手术后一年治愈率为 85%～90%,随着时间推移会稍有下降。并发症有膀胱和输尿管损伤、术后逼尿肌不稳定、出血、泌尿道感染等。

3.阴道无张力尿道中段悬吊带术　除解剖型 SUI 外,尿道内括约肌障碍型 SUI 和合并有急迫性尿失禁的混合性尿失禁也为该手术适应证。悬吊带术可用自身筋膜或合成材料。使用不同材料、不同途径而有不同的名称如阴道无张力尿道中段悬吊术(tension free vaginal tape,TVT/TVT－O)、经阴道悬吊带术(intravaginal sling,IVS)、经闭孔悬吊带术(trans－obturator tape,TOT)。目前合成材料的悬吊带术现已成为一线治疗 SUI 的方法,术后 1 年治愈率在 90%左右,最长术后 11 年随诊的治愈率在 70%以上。

(二)SUI 手术治愈标准的评判

SUI 是非致命性疾病,其治疗理念和模式已有较大改变。很多医生相信自己能在临床诊疗中准确评估患者生活质量,一般患者术后不再漏尿,即被手术医生认为是"治愈"。但循证 A 级证据显示:医生试图评价盆底疾病手术治疗患者生活质量是困难的和不准确的。治疗"成功"定义很难确定,一个患者因尿失禁行手术治疗,手术后不再漏尿,但出现尿急、尿频等症状,也不能称之为治疗成功。所以,我们需要一种更客观、更合理的方法用于评价患者的自觉症状。该方法应是一种相对客观的、而非主观判断的方式,必须以患者为主导完成数据收集,并遵循心理测量学理论原则来设计,同时具备可重复、可计量的特性。经过多年实践证明,症状问卷调查表是用于评价疾病对患者日常生活质请和身心健康的影响的扱有效方法,故在临床工作中应更多地使用以患者为主导的症状问卷评价术后整体状况。内容包含患者症状的评估、患者的生殖道和泌尿道和消化道的功能评估、患者生活质量和社会经济评估。使用中文验证后的国际推荐的循证 A 级和 B 级问卷。

(杨丽娟)

第二节　子宫脱垂

一、概述

女性生殖器官正常位置的维持需要依靠盆底多层肌肉、筋膜的解剖和功能正常。当盆底组织退化、创伤、先天发育不良或因某些疾病引起损伤,从而张力减低导致其支持能力减弱,使女性生殖器官及相邻脏器位置下移,称为盆腔器官脱垂(pelvic organ prolapse,POP),临床上表现为子宫脱垂、阴道前后壁膨出等疾病。子宫从正常位置沿阴道下降,宫颈外口达坐骨棘水平以下,甚至子宫全部脱出阴道口以外,称为子宫脱垂(uterine prolapse)。

根据妇女健康研究(WHI)定义标准,在美国50～79的妇女中 POP 的发病率为 41.1%,前壁膨出占 34.3%,后壁膨出占 18.6%,子宫脱垂占 14.2%。大约 19% 的 POP 患者需接受手术治疗,其中 30% 需要再次接受手术治疗。在美国,每年超过 22.6 万的 POP 女性接受手术治疗,其医疗费用超过 10 亿美元。2005 年,德国、法国、英国住院手术治疗的 POP 患者所花费的治疗费用分别为 1.4 亿欧元、0.8 亿欧元及 0.8 亿欧元。随着人口老龄化,防治 POP 的社会及个人经济费用将增加,在 1988 年超过 65 岁的人口数目是 3 千万,到 2019 年其数目将高达 5 千万,预计从 2010—2050 年,POP 的数目将增加 50%,用于治疗 POP 的花费将会越来越多。POP 在世界范围内被妇产科同道们重视,已形成一个新的亚学科－盆底重建外科(elvic reconstructive surgery)。

二、盆底解剖新概念

女性盆腔是由骨骼、肌肉、韧带、器官组成的一个整体。随着对盆底解剖研究认识的深入,1990—1993 年 Petros 和 Ulmsten 提出了著名的盆底整体理论(integry theory)。该理论从矢状面将盆底结构分为前盆腔(anterior compartment)、中盆腔(middle compartment)、后盆腔(posterior compartment)。前盆腔包括阴道前壁、膀胱及尿道;中盆腔包括阴道顶部及子宫;后盆腔包括阴道后壁及直肠,由此将脱垂量化到各个腔室。在水平方向上,按现代盆底解剖学将阴道支持轴分为 DeLancey 三个水平,即:①第一水平:顶端支持,由骶韧带－子宫主韧带复合体垂直支持子宫、阴道上 1/3;②第二水平:水平支持为阴道中段的侧方支持;③第三水平:远端支持。包括会阴体和会阴隔膜。不同腔室和平面之间的损伤可能是相互独立的,例如第 1 层面的顶端缺陷常导致子宫脱垂和阴道顶部脱垂,第 2、3 层面的缺陷多导致阴道前壁和后壁膨出。同时,不同腔室和水平的损伤又可能是相互影响和共同存在的,例如压力性尿失禁在行耻骨后膀胱颈悬吊术(Burch 术)后常有阴道后壁膨出发生;阴道顶部脱垂在行骶棘韧带固定术(sacrospinous ligament fixation)后常会发生阴道前壁膨出。总之,不同腔室,不同支持轴水平是一个解剖和功能的整体。盆底的肌肉、神经和结缔组织是作为一个整体的动力系统相互协调而发挥作用的。

三、病因的认识与启示

妊娠、分娩是目前公认的导致 POP 发生的危险因素,其原因为妊娠期间盆腔结缔组织为适应妊娠而过度延伸和持续的腹内压增加。妊娠期子宫重量随妊娠期的进展而逐渐增加,子宫在盆、腹腔的位置也逐渐变垂直,到孕晚期子宫几乎变成了一个垂直的器官,可直接导致压向盆底支持组织的压力增加,从而诱发 POP 的发生。分娩过程中软产道及其周围的盆底组织极度扩张,肌纤维拉长或撕裂,特别是助产手术分娩所导致的损伤。若产后过早参加体力劳动,特别是重体力劳动,将影响盆底组织张力的恢复,导致未复旧的子宫有不同程度下移,常伴发阴道前后壁膨出。

临床报道中指出随着孕产次和胎儿体重增加 POP 发病率也相应的增加。在接受手术治疗中的 POP 患者中有多次孕产史的较多,平均孕产史 2.3～5.5 次,而以剖宫产为分娩方式的人群 POP 的发生率同样比非孕妇女高 3 倍则更能说明问题。POP 发生的另一个重要危险因素是阴道分娩，阴道分娩女性的 POP 患病风险大大提高(OR＝10.85)。国外资料显示小于 1% 的未产妇患有 POP，而分娩一个孩子的妇女发生 POP 的风险是未产妇的 4 倍，分娩 2 个孩子的妇女发生 POP 的风险是未产妇的 8 倍。而分娩时胎儿的体重大于 4kg，POP 发生风险升高(OR＝2.9)。另有研究认为从事体力活动的女性 POP 风险显著高于从事脑力劳动的女性，有慢性便秘或慢性咳嗽病史的人群的 POP 发病率明显高于同龄对照组。

POP 的病因是多方面的，目前公认的危险因素有妊娠、阴道分娩损伤、绝经、长期腹压增加(肥胖、咳嗽)及盆底肌肉薄弱。这些因素加上遗传及先天因素造成的盆腔支持组织如韧带、筋膜、肌肉和神经组织的支持力下降，进而导致 POP 的发生。全子宫切除术可在一定程度上破坏盆底支持组织，尤其是可能损伤盆底第一水平的支持。阴道穹隆脱垂是子宫切除术后较常见的并发症，多数发生在术后 2～13 年，其发病率在 0.1% 左右。

四、临床表现的基本特点

（一）症状

轻症患者一般无不适。重症子宫脱垂可牵拉子宫韧带，盆腔充血，患者有不同程度的腰骶部酸痛或下坠感，站立过久或劳累后症状明显，卧床休息则症状减轻。重症子宫脱垂常伴有排便排尿困难，便秘、残余尿增加，部分患者可伴压力性尿失禁。但随着膨出的加重，其压力性尿失禁可消失，取而代之的是排尿困难，甚至需要手压迫阴道前壁帮助排尿，易并发尿路感染。外阴肿物脱出后经卧床休息，有的能自行回缩，有的患者经手也不能还纳。暴露在外的宫颈和阴道黏膜长期与衣裤摩擦，可致宫颈和阴道壁发生溃疡而出血，如感染则有脓性分泌物。子宫脱垂不管程度多重一般不影响月经，轻度子宫脱垂也不影响受孕、妊娠和分娩。

（二）体征

不能回纳的子宫脱垂常伴有阴道前后壁膨出，阴道黏膜增厚角化，宫颈肥大并延长。随着脱垂子宫的下移，膀胱、输尿管下移与尿道开口形成正三角区（图 3-7-3）。

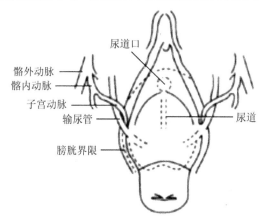

图 3-7-3 输尿管移位

（三）POP 分期

国际上采用 1995 年由 ICS 提出的 POP-Q(the pelvic organ prolapse quantitative examination)分类法。采用阴道上 6 个指示点(阴道前壁 Aa、Ba；后壁 Ap、Bp；中间 C、D)与处女膜之间的距离描述器官脱垂程度。指示点位于处女膜内，以负数记录；位于处女膜外，以正数记录;处女膜部位为 0。另外还有 3 个衡量指标:①生殖道缝隙(gh):尿道外口中点至阴唇后联合之间的距离;②会阴体(pb):阴唇后联合至肛门中点的距离;③阴道总长度(TVL):将阴道顶端复位后的阴道深度。除 TVL 外,其他指标以用力屏气时为标准。如图 3-7-4、表 3-7-1、表 3-7-2 所示:

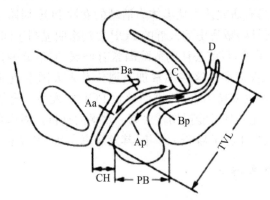

图 3-7-4　盆腔器官正常位置 POP-Q 分度法各测量点及径线示意图

表 3-7-1　盆腔器官脱垂评估指示点(POP-Q 分期)

指示点	内容描述	范围
Aa	阴道前壁中线距处女膜 3cm 处,相当于尿道膀胱沟处	-3~+3cm
Ba	阴道顶端或前穹隆到 Aa 点之间阴道前壁上段中的最远点	在无阴道脱垂时,此点位于-3cm,在子宫切除术后阴道完全外翻时,此点将为+TVL
C	宫颈或子宫切除后阴道顶端所处的最远端	-TVL~+TVL
D	有宫颈时的后穹隆的位置,它提示了子宫骶骨韧带附着到近端宫颈后壁的水平 Ap	-TVL~+TVL 或空缺(子宫切除后)
Ap	阴道后壁中线距处女膜 3cm 处,Ap 与 Aa 点相对应	-3~+3cm
Bp	阴道顶端或后穹隆到 Ap 点之间阴道后壁上段中的最远点,Bp 与 Ap 点相对应	在无阴道脱垂时,此点位于-3cm,在子宫切除术后阴道完全外翻时,此点将为+TVL

表 3-7-2　盆腔器官脱垂分期(POP-Q 分期法)

分度	内容
0	无脱垂,Aa、Ap、Ba、Bp,均在-3cm 处,C、D 两点在阴道总长度和阴道总长度-2cm 之间,即 C 或 D 点量化值<[TVL-2]cm
Ⅰ Ⅱ Ⅲ Ⅳ	脱垂最远端在处女膜平面上>-1cm,即量化值<-1cm 脱垂最远端在处女膜平面上<1cm,即量化值>-1cm,但<+1cm 脱垂最远端超过处女膜平面>1cm,但<阴道总长度-2cm,即量化值>+1cm,但<[TVL-2]cm 下生殖道呈全长外翻,脱垂最远端即宫颈或阴道残端脱垂超过阴道总长度-2cm,即量化值>[TVL-2]cm

注:POP-Q 分期应在向下用力屏气时,以脱垂完全呈现出来时的最远端部位计算。应针对每个个体先用 3×3 表格量化描述,再进行分期。为了补偿阴道的伸展性及内在测量上的误差,在 0 和Ⅳ度中的 TVL 值允许有 2cm 的误差

五、诊断面临的难点及应思考的问题

根据病史及妇科检查,子宫脱垂容易确诊,但其通常不会单独发生,诊断的难点就在于子

宫脱垂往往同时合并盆腔其他结构缺陷。由于盆腔器官与结构均以阴道为连接点,因此,其损伤可表现为阴道前壁、后壁、近端与远端各部位的缺陷或整体的缺陷。而我们在检查时能看到的仅仅是阴道壁与子宫颈的变化,阴道的前面、后面和顶端发生的异常不能直接看到,故常常造成临床诊断不全面导致治疗决策失误、并发症发生、脱垂复发及新发症状等问题。因此,手术前准确评估损伤类型与结构对于制订手术方案、保证手术效果十分重要。

我们的临床评估路径可采用以下流程:病史(症状筛查)—阴道检查—必要的临床试验与选择性检查—POP—Q 评分,最后得出评估结论。对 POP 的评估应包括 3 个方面内容:①脱垂的类型与程度:主要通过阴道检查与 POP—Q 评分评估。②伴随的症状:通过症状询问及选择性检查评估。症状包括脱垂本身引起的症状、泌尿症状及排便症状。评估时应注意盆底结构与功能的非线性关系,症状与脱垂不总是呈正相关。③损伤涉及的部位与结构:有些损伤不易察觉,需要仔细检查判断。

应用 POP—Q 分期系统正确进行妇科检查至关重要,应注意以下几个问题:一是需注意被检查者的体位及检查时是否为患者的最大脱垂程度。由于患者多为年迈,多无法充分完成用力向下屏气(Valsalva 动作),这时可让患者下地活动直至她认为脱垂已达其平时最重程度时再做检查,或采用坐位或站立位一条腿向外稍抬高的体位下进行检查。二是由于 POP—Q 系统未对阴道的旁侧缺陷和一些特定部位的缺陷,以及肠膨出、尿道高活动性、宫颈长度、会阴体下降程度等加以描述,因此需注意检查的内容、顺序和使用的检查器械。对保留阴道功能者,要特别注意术前、术后阴道和阴裂长度;对阴道穹隆脱垂的检查,应在患者 Valsalva 用力下,用双叶窥器轻轻将阴道前、后壁下压,并慢慢移动接近穹隆,由此可单独观察和评价穹隆的支持情况。还可在卵圆钳的轻轻牵拉下,细心观察宫颈或穹隆周围的缺陷,如主、宫骶韧带和宫颈周围环是否被拉长或断裂,是否存在肠膨出等;检查阴道壁膨出,则应使用阴道单叶拉钩。检查前壁时,用拉钩拉开后壁及穹隆,反之则拉开前壁。但要注意使用单叶拉钩不能太用力,否则可能造成假象。检查前壁时,应注意两侧的前阴道壁侧沟情况,前侧沟反映耻骨宫颈周围环与盆筋膜腱 G 的连接,即阴道旁缺陷。也可采用卵圆钳将阴道前壁两侧沟抬高的方法来鉴别此缺陷;阴道前壁检查时应同时观察膀胱膨出的部位,是侧方、中央性、还是横向的,是否同时有尿道膨出,以评价可能存在的压力性尿失禁(stress urinary incontinence, SUI);后壁膨出的检查除视诊外,要做肛查及阴道肛门双手检查,以评价直肠下端或上端的膨出、缺陷,是否有肠膨出和一些具体、孤立的筋膜缺陷。同时还强调对会阴体的观察,评价是否存在会阴体膨出。

六、治疗方案的选择与评价

(一)POP 非手术治疗

包括盆底肌康复训练、子宫托、药物治疗及针灸等,这些方法通常主要用于轻中度的脱垂。治疗目标在于增加盆底肌肉的强度、耐力和支持力;预防脱垂加重;减轻症状的严重程度;避免或者延缓手术干预。对于脱垂程度轻(POP—Q 分期Ⅰ度和Ⅱ度脱垂最低点位于处女膜之上)或无症状的患者仅推荐症状指导性治疗并定期观察脱垂的进展。

1. 盆底肌肉锻炼和物理疗法　可增加盆底肌肉群的张力。适用于国内分期轻度或 POP－Q 分期Ⅰ度和Ⅱ度的子宫脱垂者。

2. 放置子宫托　子宫托是唯一的特异的非手术治疗方法。子宫托能在阴道穹隆部对盆腔器官提供支持作用的工具。用于由于医学原因不能手术,希望避免手术或者脱垂的严重程度使得其他非手术方法不可行时,其扩展指征包括妊娠相关的膨出以及老年妇女的脱垂和尿失禁。临床常用的有两种类型的子宫托－支撑型和填充型。环形子宫托(有隔膜)是常用的支撑型子宫托,Gelhorn 子宫托是常用的填充型子宫托。环形和其他支撑型子宫托用于Ⅰ度和Ⅱ度脱垂的患者,填充型子宫托适用于Ⅲ度和Ⅳ度脱垂的患者。

3. 中药和针灸　补中益气汤(丸)等有促进盆底肌张力恢复、缓解局部症状的作用。

(二)POP 手术及术式选择

对脱垂最低点超出处女膜且有症状的患者可考虑手术治疗,手术的基本点是通过解剖的恢复达到功能恢复的目的。根据患者脱垂类型、严重程度、年龄、性生活及生育要求及全身健康状况,选择不同手术途径(经阴道、经腹及经腹腔镜)、手术方式及是否选择植入材料,治疗应个体化,合并压力性尿失禁患者应同时行尿道中段悬吊手术。

1 传统手术　传统手术特点为切除脱垂的器官与多余的组织,并重新缝合已经受损的组织,它是一种姑息性手术,复发率较高;子宫在脱垂中常为被动的角色,单纯子宫切除术和子宫切除术合并阴道前后壁修补术并不能治疗潜在的穹隆支持缺陷问题。当因子宫脱垂行子宫切除术时,一定要注意进行恢复穹隆的支持。具体的术式包括:

(1)曼氏手术(Manchester 手术):包括阴道前后壁修补、主韧带缩短及宫颈部分切除术。适用于年龄较轻、宫颈延长的子宫脱垂患者。

(2)经阴道子宫全切除及阴道前后壁修补术:适用于年龄较大、盆腔器官膨出程度较轻、无需考虑生育功能的患者。

(3)阴道封闭术:分为阴道半封闭术(又称 Le－Fort 手术)和阴道全封闭术。该手术将阴道前后壁分别剥离长方形黏膜面,然后将阴道前后壁剥离创面相对缝合以部分或完全封闭阴道。术后失去性交功能,故仅适用于年老体弱不能耐受较大手术者。

2. 顶端悬吊手术－治疗穹隆脱垂

(1)高位骶韧带悬吊术(laparoscopic high utero sacral ligament suspension,LHUS):子宫切除后,先行阴道前壁修补和抗尿失禁手术,在辨认输尿管走行后,距骶骨岬 4cm 处,连续折叠缝合缩短子宫骶韧带,并缝合到同侧阴道断端,同时在子宫直肠陷凹深处用可吸收缝线环形缝合双侧宫骶韧带及直肠浆膜层,封闭子宫直肠陷凹,可同时进行阴道后壁修补。

高位骶韧带悬吊术的病例分析显示,术后随访 4 年,脱垂复发率 4%～18%。骶韧带悬吊术输尿管损伤风险高达 11%,术中应行膀胱镜检查,排除膀胱及输尿管损伤。

(2)骶棘韧带固定缝合术(sacrospinous ligament fixation,SSLF):阴式子宫切除术后,通过阴道后壁切口分离黏膜与直肠间隙,即可到达坐骨棘和骶棘韧带。将阴道残端缝合固定于此韧带上,能较好地保留阴道功能及保持阴道位于肛提肌板上的水平轴上,且效果持久可靠。一般行单侧 SSLF 即可达到上述目的,如阴道顶端组织够宽,也可行双侧 SSLF。该术式的治愈率约 80%,对未婚、未育有生育要求者也可进行此手术。

(3)子宫骶骨固定术(sacrak colpopexy):经典的子宫骶骨固定术为使用网片,将其两头分别缝合在双侧宫骶韧带与 S1 椎体盆腔面的前纵韧带上。子宫骶骨固定术把子宫上提至正常解剖位置,使宫颈和阴道顶端上提,并使阴道轴恢复正常。

3.盆底重建术　2004 年法国的 Michel Cosson 提出应用网片的全盆底重建手术。预先修剪好的网片系统包括前部、后部及结合部,可从前、中、后三个区域对整个盆腔进行重建。全面纠正盆底缺陷,也可剪为两个部分,分别用于前、后壁修补。该手术方式具有安全、有效、省时和微创等特点,更重要的是符合盆底的力学平衡。

盆底是一个平衡的功能体,其解剖结构相互协调、相互依赖,形成一个整体,处于一个平衡的环境中,执行正常的功能。盆底结缔组织结构的支持既具有区域性,又具有协同性、统一性和整体性,每个细微的损伤都会造成盆底的失平衡。因此,手术要注意恢复盆底整体力的平衡,防止出现新脱垂或新症状,从而恢复功能。手术方式包括 Prolift 全盆底重建手术、Avaulta 手术。

(三)关于保留子宫的手术问题

对于希望保留子宫者,可经阴道行宫骶韧带悬吊术或骶棘韧带悬吊术,或经腹行骶骨子宫固定术及经腹腔镜行子宫骶骨固定术。手术对妊娠结局影响的及脱垂结局的资料更少。理想状态下,应先完成生育后考虑手术治疗脱垂,避免再次妊娠及分娩造成脱垂复发的可能。脱垂手术后妊娠及分娩方式的决定缺乏证据,应根据具体病例决定。

(四)合成网片在盆腔器官出手术修复争议

近十多年来,随着现代盆底学理论的发展、手术器械的改进以及修补材料的发明和应用,盆底修补和重建手术有了突破性的进展。基于传统手术复发率高的缺点,借鉴外科疝修补术和应用吊带治疗压力性尿失禁成功的经验,从 2004 年开始,阴道网片(transvaginalmesh,TVM)用于 POP 手术应运而生,盆底修复成品套盒治疗 POP 的病例迅速增多。据 FDA 的资料,2010 年美国至少有 10 万例 POP 患者接受了加用网片的修复术,其中大约 7.5 万例是经阴道操作完成。其在中国的应用也日趋普遍。

相对应用自体组织筋膜的盆底重建手术,其主要优点是能最大限度地简化手术操作,能够同时纠正中央缺陷和侧方缺陷,实现手术的标准化和规范化,给临床工作带来了很多便利,I 级证据说明经阴道前壁网片的植入手术能降低解剖学复发率。但是这类新手术本身尚属"年轻"阶段,缺乏高水平的循证医学证据全面评价其安全性和有效性。美国 FDA 在 2005—2007 年三年中收到超过 1000 例来自 9 个厂商关于在治疗 POP 及压力性尿失禁手术中放置网片后出现相关并发症的不良事件报道,美国食品药物管理局为此 2008 年 10 月专门发布安全信息通告,以期引起全球妇科泌尿医生的重视。此后不良事件数最持续攀升,FDA 器械不良反应注册数据库(Manufacturer and User Facility Device Experience Database)调查显示2008 年 1 月 1 日—2010 年 12 月 31 日间又发生了 2874 例使用网片修复相关的损伤、死亡和失效的病例,其中 1503 例与 POP 手术相关,较 2005—2007 年期间增加了 5 倍。为此,2011年 7 月 FDA 针对在 POP 手术中使用网片再次发出警告,科学全面地分析阴道植入网片手术的利弊。

对于从未做过经阴道网片植入手术的医生，只有在完成足够的理论和技术培训后，具有良好的经阴道手术经验的前提下，才能慎重开展此类手术。对于已经开展此类手术的医生，也应该重视和掌握非网片类的盆底重建手术，充分权衡加用经阴道网片的利弊，只有对利大于弊的患者才考虑审慎使用。经阴道网片植入手术的主要适应证为：

1. POP 手术治疗后复发患者。

2. 重度初治患者或有合并症不能耐受开腹或腔镜更大手术创伤者，且患者不适用阴道封闭手术。

对于阴道内大面积放置人工合成网片的盆底重建手术对性生活影响，目前尚无循证医学结论，故在年轻、性生活活跃的患者，选择时应慎之又慎。对术前即有慢性盆腔痛或者性交痛的患者也不宜选择经阴道植入网片手术。

（杨丽娟）

第八章　妇科内镜

第一节　腹腔镜附件手术

在女性生殖系统中,输卵管、卵巢以及周围结缔组织被统称为附件,在这个区域实施的手术谓之附件手术。卵巢是附件的重要组成部分,亦是女性重要的生殖内分泌器官,具有产生卵子和分泌甾体激素双重功能;卵巢功能的发挥有赖于卵巢皮质中卵泡的正常发育、排卵以及卵巢髓质中血管和神经的营养支持。输卵管亦是附件的重要组成部分,左右各一,既是连通女性盆腔与外界的管道,又承担着提供精子与卵子相遇的场所和准确运送受精卵进入子宫腔的任务。输卵管卵巢是自然状态下子宫腔妊娠不可或缺的器官。

腹腔镜手术借助长杆状望远镜与纤细的手术器械实施手术操作,以其不需开腹、定位准确、创伤小、出血少等优势已经成为实施附件手术的首选方式;其手术种类涵盖了各类输卵管的通畅度检查与整复性手术、各类卵巢占位性病变的剥除手术以及输卵管卵巢的切除等,临床上,几乎100%的单纯附件手术可以通过腹腔镜手术实施。

一、输卵管病变相关的腹腔镜手术

(一)输卵管妊娠

输卵管妊娠是临床常见的异位妊娠,占异位妊娠总数的95%～98%;其中,又以输卵管壶腹部妊娠最为多见,高达66.92%,其次为峡部妊娠16.34%,间质部妊娠4.21%。近年来,输卵管妊娠发生率逐年增加,并且大部分患者尚未生育,渴望恢复输卵管功能的治疗需求日渐增高。因此,对输卵管妊娠的处理要求既要治疗妊娠部位造成的破坏、尽可能保留/存输卵管的功能,又要减少手术创伤和盆腔再粘连形成。

1973年,Shapno首次报道了通过腹腔镜手术治疗输卵管妊娠,大量临床实践证明,腹腔镜手术视野清晰、盆腹腔脏器干扰小、术中出血少、术后恢复快以及疼痛轻微等,目前已经成为输卵管妊娠的首选治疗方式。手术方式由最初的患侧输卵管切除(根治性手术)到如今输卵管切开取胚(保守性手术)术,与此同时,还可以进行输卵管与周围组织的粘连分离、造口与整复性操作等。手术方式的选择要充分考虑患者的生育要求、输卵管妊娠的部位、大小、破裂与否、对侧输卵管情况以及盆腔同存病变与程度等。目前认为,输卵管切除主要适用于已有子女,不需保留生育功能、对侧输卵管正常;或妊娠侧输卵管广泛损伤,以及经非手术处理或保守性手术失败者。而输卵管的保守性治疗则适用于输卵管妊娠部位未破裂妊娠部位≤3cm,患者要求保留生育功能,或已切除一侧输卵管者。

输卵管的保守性手术即腹腔镜下输卵管线形切开取胚术,是1978年法国学者Bruhat首创并报道的。其操作要点是在输卵管系膜对侧未破裂的输卵管妊娠膨大处,使用针状电极纵行切开,深达管腔(已破裂的输卵管则沿破口处向两侧延长),水压分离或钳夹取出其内妊娠胚物组织;遇有切缘出血应仔细对点止血或显微镜下缝合止血。如术中怀疑有绒毛残留,可在患侧输卵管系膜注射中氨蝶呤。

近年来,随着科普宣传和患者就诊意识增强,妇科彩色多普勒超声技术以及高灵敏度血清 HCG 检测的广泛应用,使得输卵管妊娠的早期诊断成为现实,进而也使得输卵管妊娠的保守性手术广泛开展,无疑为未育妇女和要求保留输卵管功能的年轻患者带来了福音。但是,腹腔镜保守治疗后输卵管是否能够恢复正常的解剖和生理功能,是决定术后能否正常妊娠的重要因素。围绕这一问题,国内外学者开展了大量的临床研究,通过随访术后患者输卵管通畅率、术后宫内妊娠率及异位妊娠率来评价该术式的临床效果。研究发现,输卵管切开取胚术后 3～6 月,HSG(子宫输卵管造影)证实,患侧输卵管的通畅率可达 50％～80％,显著高于使用甲氨蝶呤药物保守治疗的患者,并且有更少的住院费用及更短的住院时间。因腹腔镜手术可清晰看见病变情况,更彻底清除管腔内妊娠物,减少组织机化,同时松解盆腔粘连,恢复输卵管正常解剖位置,从而提高患侧输卵管复通率;而药物治疗易导致机化组织吸收困难而阻塞输卵管管腔,影响输卵管的通畅。针对输卵管切开取胚手术而言,影响其手术疗效的因素包括:术前血清 hCG 水平、妊娠包块的大小以及盆腔病变的程度等。总体而言,随着血清 hCG 水平的升高与妊娠包块的增大,术后输卵管通畅率下降。血清 hCG 水平越高提示绒毛的活性越强,在输卵管肌层种植越深,使得术中取出绒毛组织时越易损伤输卵管肌层;输卵管妊娠包块越大,说明妊娠物或局部的出血越多,输卵管受损面积越大,以上均易造成术后输卵管局部粘连、闭锁甚至缺失,进而影响手术疗效。

与腹腔镜输卵管切除术相比,虽然实施输卵管切开取胚的保守性手术患者术后宫内妊娠率增高,但是,再次输卵管妊娠的发生率也随之增高。Arme 报道,实施腹腔镜输卵管切开取胚术后正常妊娠率为 61.4％;再次输卵管妊娠率高达 15.4％。而对于患侧输卵管切除的患者,其术后妊娠率 38.1％,再次输卵管妊娠发生率仅 9.8％。国内学者报道,保守性手术术后 2～5 年宫内妊娠率为 71.60％,再次异位妊娠发生率为 15.4％。可见,对于要求保留生育功能的患者,实施输卵管保守性手术具有较好的治疗效果。关于手术入路是否影响保留输卵管手术治疗效果,多数学者认为,在排除不良孕史及对侧输卵管病变的混杂因素后,因腹腔镜手术对盆腔脏器干扰少,减少了输卵管周围粘连发生,使患者术后有更好的生殖结局。

腹腔镜输卵管保守性手术后不可忽视的远期并发症是持续性异位妊娠(persistent ectopic preg－nancy,PEP)。经过研究显示,其发生率为 3％～20％。有学者分析其相关因素发现,停经时间小于 40 天,或超过 60 天,术前血 HCG 水平过高,输卵管间质部或峡部妊娠,以及术中未行甲氨蝶呤预防用药等,均是术后发生 PEP 的高危因素。鉴于有关腹腔镜输卵管切开术后治疗效果及持续性异位妊娠影响因素的分析,目前认为除了术中轻柔操作,彻底清除病灶,选择合适方式止血,预防性用药以外,严格选择手术适应证才是提高手术疗效,预防 PEP 发生的有效方法。对于①无生育要求;②术前血 HCG＞5000mIU/ml;③妊娠包块＞5cm;④间质部及峡部妊娠,不应选择输卵管的保守性手术。

(二)输卵管因素不孕

在女性不孕症中,输卵管因素约占 30％～40％,包括输卵管管腔的损伤、阻塞以及输卵管外部病变造成的粘连、扭曲和结构破坏,通常与盆腔炎性疾病、盆腔或输卵管手术、子宫内膜异位症等有关。输卵管周围粘连,致输卵管扭曲,不通,炎症致输卵管伞端粘连闭锁,积水,输卵管手术致输卵管部分离断,缺失等。既往判断输卵管功能最常用的方法是子宫输卵管碘油造影(HSG),此检查方法简单无创,在一定程度上能显示宫腔内病变及输卵管通畅度,但受输卵管痉挛、造影操作技术水平等因素影响,其准确率仅为 60%～80%,致使临床常见假阳性或阴性的报道。作为形态学异常所致的通畅度受阻,实施腹腔镜输卵管通液已成为检查输卵管通畅度的"金指标"。其可直视观察输卵管的形态、走向、阻塞部位,伞端有无闭锁,全面评价盆腔的病变、粘连与否及其程度,与此同时,进行相应手术操作,恢复输卵管解剖与功能。

腹腔镜输卵管手术方式主要包括以下几种:

1.输卵管粘连松解术　在腹腔镜直视下分离盆腔粘连(可使用双极电凝/剪切分离、超声刀分离,剪刀锐性分离等),恢复输卵管的正常解剖位置和游离度,同时,也对卵巢和子宫周围以及盆腔组织的粘连实施分离操作,恢复其正常解剖形态。

2.输卵管伞端成形术　通过子宫腔加压通液,使输卵管伞端膨胀,仔细辨别伞部形态结构并进行钝性分离和扩张,使输卵管伞端的黏膜面外翻,尽量恢复伞端原状。

3.输卵管伞端造口术　通过加压通液使输卵管末端膨胀,当伞端粘连变形无法作伞端成形术时,在膨胀末端针状电极或剪刀剪开粘连的内膜,并外翻造口形成"人工伞"状。

4.输卵管吻合术　治疗由各种疾病引起的输卵管阻塞,或是逆转以前的绝育手术。利用腹腔镜的放大作用可以准确找到病变/阻塞的部位,剪刀切除之,通过输卵管支架再将远端和近端的创面对接,以 6－0 可吸收缝线准确对位缝合输卵管。

输卵管整复性手术后总体妊娠率为 20%～40%,影响手术疗效的因素主要包括术前输卵管病变的范围与程度、盆腔内有无病变及其程度等。因此,选择使用腹腔镜盆腔粘连及输卵管功能评价及分度体系,对于选择个体化治疗方案及判断预后有重要的意义。临床上常用的评分系统是 1994 年加拿大粘连评分组提出的,包括盆腹腔粘连评分系统及输卵管最低功能评分系统。研究发现盆腔粘连Ⅰ度、Ⅱ度患者的术后宫内妊娠率明显高于Ⅲ度及Ⅳ度患者,输卵管功能Ⅰ级、Ⅱ级患者的术后宫内妊娠率明显高于Ⅲ级及Ⅳ级患者,提示重度粘连的患者虽然可以通过手术解除盆腔粘连,恢复卵巢和输卵管的解剖位置,但输卵管的内部结构和外部功能已经遭到破坏。因此对于术前盆腔粘连或输卵管功能损害严重患者,建议术后行体外受精及胚胎移植(in vitro fertilization and embryo transfer,IVF－ET)。

输卵管积水的处理一直是临床医生讨论的热点问题。常用的手术方式包括:输卵管造口术、输卵管切除术、输卵管近端结扎术等。输卵管造口术有术后伞端再次粘连闭锁形成输卵管积水可能,积水逆流进入宫腔,可降低 IVF－ET 的胚胎种植率及临床妊娠率。输卵管切除术由于损伤了子宫动脉自宫角分出的卵巢支和卵巢动脉在输卵管－卵巢系膜内吻合组成的动脉弓,导致同侧卵巢的血供减少,可能会损伤卵巢的储备功能。因此目前多数学者建议采用输卵管近端结扎术,既避免了积水逆流入宫腔,也降低了损伤卵巢血运的风险。

腹腔镜诊治输卵管性不孕,尽管有视野开阔,盆腔内干扰少,手术快等诸多优势,但不能代替宫腔镜检查宫角部输卵管开口处情况,对输卵管近端难以评价。宫腔镜检查可弥补此缺陷,直观输卵管开口的全貌,检查有否息肉、粘连并处理,将输卵管导管插至输卵管开口,加压通液,利于近端输卵管阻塞的诊断和疏通,同时宫腔镜可了解宫腔内的情况,对宫腔内病变进行处理。宫、腹腔镜联合手术诊断、治疗输卵管性不孕,可充分发挥腹腔镜和宫腔镜各自的优势,弥补了单独手术的不足,术后妊娠率显著高于单独手术方式,已成为输卵管性不孕者的首选治疗方法。

二、卵巢相关手术

(一)卵巢囊肿剥除术

腹腔镜手术是治疗卵巢良性肿瘤的首选手术方式,基本取代了开腹手术。腹腔镜卵巢囊肿剥除术适用于包括卵巢单纯囊肿、上皮性良性肿瘤、成熟畸胎瘤、卵巢冠囊肿及子宫内膜异位囊肿等在内的各类卵巢良性肿瘤。

无论是何种类型的卵巢囊肿,实施腹腔镜卵巢囊肿剥除手术的总体原则是,手术操作过程中尽量保持囊肿剥除的完整性,避免因囊肿破裂后内容物外溢所致的盆腹腔污染或恶性种植,以及由此引起化学性腹膜炎等;对于卵巢子宫内膜异位囊肿或巨大囊肿,术中一旦破裂,术毕应充分冲洗盆腹腔尽量除去内容物残留。剔除囊肿的关键是寻找囊肿与正常卵巢之间的界限,层次清晰,钝性分离,减少出血,尽量保留正常的卵巢组织。对卵巢剥离面如何止血,是临床医生讨论的热点问题。腹腔镜下电凝止血是利用高频电流对局部组织产生热效应,使血液凝固,达到止血作用。只是在电凝止血的同时,也增加了对血管周围正常卵巢组织的电热效应,即组织损伤。理论上讲卵巢手术对电流的功率越大,作用时间越长,作用面积越大,对卵巢组织的损伤越大。究竟腹腔镜手术中使用电凝止血是否增加卵巢储备功能降低甚至卵巢早衰的风险?如何在施术中实现对卵巢功能的保护?

有研究认为,腹腔镜卵巢囊肿剥除术电凝止血后卵巢储备功能明显下降,甚至发生卵巢早衰。近年随着生育年龄的推后及不孕症发病率的增高,IVF-ET 已广泛应用于临床,对这部分人群实施卵巢囊肿手术时,卵巢储备功能保存有重要的临床意义。

有研究比较腹腔镜卵巢囊肿剥除手术中,使用单极电凝、双极电凝及镜下缝合止血,术后对卵巢储备功能的影响。结果发现:术后个 6 月,单、双极电凝组 FSH、LH 显著高于术前水平,E_2 显著低于术前,且单极电凝组较双极电凝组术后 E_2 出现更明显下降,而镜下缝合组手术前后 FSH、LH、E_2 无显著性差异。提示对卵巢囊肿剥离面直接电凝止血时能会造成卵巢功能损伤,单极电凝可造成约 5~10mm,会远处扩散热损伤;双极电凝电流只在钳夹于作用电极中间的组织产生破坏作用,对邻近组织相对损伤小,但盲目多次电凝止血,亦会增加组织损伤的机会。因此,为了手术安全,临床医生多采用双极电凝,少用单极电凝,尽量减少电凝时间和面积,特别注意对卵巢门处的血管使用电凝止血,避免卵巢血运受到影响;采用缝合方法止血能够显著避免上述损伤,较好地保护卵巢功能,可作为首选止血措施。

妊娠合并卵巢肿瘤较非孕期危害大,有生长发展快、扭转、破裂、感染、出血、梗阻性分娩等风险,因此需谨慎处理。近年来,腹腔镜手术逐渐应用于妊娠期卵巢囊肿治疗。研究表明腹腔镜手术较开腹手术不增加妊娠期并发症风险,其安全性得到越来越多的证实。并有以下优点：①减少开腹手术时对子宫的搬动和不必要的刺激。有文献报道腹腔镜术后的子宫收缩及早产率较开腹手术低；②术后恢复快、下床活动早，可减少妊娠期血栓发生的几率；③术后伤口疼痛感轻，减少了应用麻醉或镇痛药物后对胎儿所造成的不良影响。妊娠期腹腔镜手术风险主要存在以下几方面：

1. 全身麻醉　孕期全身的生理改变以及增大的子宫使全身麻醉的风险增加。

2. CO_2 气腹　腹压过大可以导致胎盘血流减少和胎儿吸收 CO_2。

3. 各种电外科器械应用对胎儿的影响　单极电极与人体间形成的电流回路会对胎儿产生影响；电凝时产生的有害气体也危害胎儿。

4. 气腹建立的风险较非妊娠期明显增加，妊娠期子宫增大，行气腹针或 Trocar 穿刺时极易造成损伤。因此妊娠期腹腔镜手术时需注意：①手术宜在妊娠 14～20 周进行；②卵巢囊肿直径≤8cm，囊肿活动无粘连；③术前检查排除恶变；④气腹压力不宜超过 13mmHg；⑤术中尽可能避免使用电外科器械，单极电器械应绝对禁止使用；⑥第一切口根据宫底高度选择脐与剑突之间，其他 Trocar 位置较非孕期相应增高；⑦围手术期常规给予保胎治疗。

（二）腹腔镜卵巢打孔术

腹腔镜卵巢打孔术是多囊卵巢综合征合并不孕的备选手术治疗方法，多用于药物促排卵治疗无效者。其治疗机制：通过打孔使卵巢组织受到一定程度的破坏，卵巢分泌的激素水平迅速下降，解除了对卵巢颗粒细胞的抑制作用，卵泡得以正常发育；重建了下丘脑和垂体的反馈机制，使 LH、FSH 比值恢复正常，促进优势卵泡的发育并排卵。文献报道腹腔镜打孔术后排卵率为 80%～94%，5 年累计妊娠率 64%～77%，与传统卵巢楔形切除术效果相近，但其微创性优于传统开腹卵巢楔形切除术。

腹腔镜卵巢打孔术以其创伤小，恢复快，简单易掌握，卵巢过度刺激综合征发生低，近期效果肯定优点，成为是目前治疗多囊卵巢综合征合并不孕症的方法之一。但仍存在卵巢过度损伤和术后粘连的问题，在临床上曾有腹腔镜打孔后卵巢萎缩的个案报道；也有文献报道腹腔镜下打孔术致术后粘连发生率为 3%～5%；且远期疗效的随访尚缺乏前瞻性研究。为了提高其疗效，减少术后并发症，国内外学者在打孔器械、功率、时间和打孔数量上，进行了许多研究。2006 年中华医学会妇产科学分会内分泌学组建议：腹腔镜卵巢打孔术每侧卵巢打 4 孔，可根据卵巢大小个体化处理，原则上打孔数不宜过多；孔径 8mm（深）×2mm（直径）；电极功率 30W/孔；时间 5s/孔。打孔后即用冷生理盐水冲洗卵巢表面，手术结束前以生理盐水充分冲洗盆腔。

三、附件切除术

实施附件切除的手术指征主要包括：

1. 年长、无生育要求的输卵管卵巢病变，特别是当患侧卵巢囊肿过大，超声检查囊肿回声有异常、周边血流丰富、血清肿瘤标记物异常升高者。

2. 年轻、需要保留生育功能的一部分卵巢交界性肿瘤，认真分析评估患者的全身情况、囊肿的组织病理学结果等，在充分评估肿瘤对人体影响的前提下实施。

3.需要切除卵巢的病变在实施手术时,应考虑同侧输卵管的切除,目前对肿瘤的病因机制研究认为,卵巢恶性肿瘤的"罪魁祸首"可能离不开输卵管的参与。因此,对于不需保留生育功能的单侧附件切除术,加行对侧输卵管切除是合理的。

(张迎旭)

第二节　腹腔镜子宫肌瘤剥除术

子宫肌瘤是女性生殖系统常见病、多发病,可引起月经量过多、异常子宫出血等不适及不孕,患者自行触及下腹部包块时更可引起恐慌。随着女性婚育年龄的推迟,未育女性罹患子宫肌瘤的患者逐渐增多;女性对生殖内分泌健康状态的日益重视,更多的妇女希望保留子宫的完整性,要求行子宫肌瘤剥除术。由于腹腔镜下子宫肌瘤剥除术出血多、瘤腔缝合困难,故将其归为腹腔镜Ⅳ类手术。随着腹腔镜手术的普及和操作技巧的普遍提高,受腹腔镜手术微创优势的吸引,越来越多的妇科内镜学家尝试于腹腔镜下行子宫肌瘤剥除术,使该术式逐步发展成熟。

一、子宫肌瘤的临床特征

1.子宫肌瘤的位置特征　单发性子宫肌瘤;多发性子宫肌瘤;子宫浆膜下肌瘤:有蒂,广基;子宫肌壁间肌瘤;子宫黏膜下肌瘤:Ⅰ、Ⅱ、Ⅲ型;子宫阔韧带内肌瘤;子宫颈肌瘤。

2.子宫肌壁间肌瘤的位置特征

Ⅰ型:突向子宫浆膜面;Ⅱ型:位于子宫肌壁间;Ⅲ型:突向子宫内膜面。

3.子宫肌瘤包膜特性

Ⅰ型:松散型,肌瘤完整、表面光滑,肌瘤与包膜间疏松粘连,周边血管稀疏;Ⅱ型:黏着型,肌瘤表面呈桑葚状,结节不平,肌瘤与包膜错综粘连,周边血管较为丰富。

二、腹腔镜子宫肌瘤剥除术的适应证

在熟练掌握腹腔镜手术技巧和镜下缝合技术的前提下,腹腔镜下子宫肌瘤剥除术是可行的,但是应该强调适应证的选择。下列情况可考虑行腹腔镜子宫肌瘤剥除术:

1.术者应该掌握娴熟的腹腔镜下缝合技巧。

2.单发或多发子宫浆膜下肌瘤,肌瘤最大直径≤10cm,带蒂肌瘤最为适宜。

3.单发或多发子宫肌壁间肌瘤,肌瘤最小直径≥4cm,最大直径≤8cm。

4.多发肌瘤者肌瘤数目≤6个。

5.术前已经除外肌瘤恶变之可能。

三、腹腔镜子宫肌瘤剥除术的禁忌证

1.子宫有恶性肿瘤之征兆。

2.妊娠子宫　妊娠期子宫、盆腔充血,术中出血多;妊娠期血液处于高凝状态,术后易形成血栓及栓塞。

3.直径<3cm 的子宫肌壁间肌瘤,尤其是子宫肌壁间多发性"碎石样"小肌瘤,术中探查时难以发现肌瘤位置,容易遗漏。

4.多发性子宫肌瘤,肌瘤数目超过 10 个。

5.瘤体过大,影响手术视野的暴露,一般认为瘤体超过 12cm 不宜施行腹腔镜下子宫肌瘤剥除术。

6.肿瘤生长部位特殊,手术困难,如子宫颈部、阔韧带内、近输尿管、膀胱或子宫血管处。

其中 5～6 为相对禁忌证。子宫体积过大者,术前可使用促性腺激素释放激素类似物(gonadotropin－releasing hormone analogue,GnRH－a)治疗 2～3 个月,可以纠正贫血、使肿瘤体积缩小,利于手术实施。

四、腹腔镜子宫肌瘤剥除术的手术方式

腹腔镜子宫肌瘤剥除术的手术方式有腹腔镜子宫肌瘤剥除和腹部小切口辅助腹腔镜子宫肌瘤剥除术。

腹腔镜子宫肌瘤剥除术手术步骤可分为:

1.切开肌瘤假包膜。

2.剥除瘤核。

3.缝合瘤腔。

4.取出瘤体。

四个步骤,可在腹腔镜下完成,部分步骤也可于下腹部作切口按传统开腹手术方法完成。1～4 全部在腹腔镜下完成者称为腹腔镜肌瘤剥除(laparoscopic myomectomy,简称 LM),如果腹腔镜仅完成一或两步,而其余步骤经腹完成,则为腹腔镜辅助经腹肌瘤剥除术(laparosoopic assistant myomec－tomy,LAM),两者各有优缺点。LM 腹部仅可见 TROCAR 穿刺孔,损伤小,美观;但是无法触摸宫体,可能遗漏隐藏的小肌瘤;取出瘤体需使用特殊设备;缝合瘤腔困难。LAM 需在下腹部做一长 4～6cm 的切口,部分手术步骤可将子宫提出腹壁进行,如同常规子宫肌瘤剔除术,可用手触摸宫体,寻找隐藏的小肌瘤;取出瘤体不需使用特殊设备,方便、快捷;常规方法止血及缝合瘤腔。在腹腔镜辅助下,可更好探察盆腹腔,分离粘连,在剥离大的子宫肌瘤时不必做很大的切口,缩短腹腔暴露时间,降低手术难度,减少创伤。此术式适用于肌瘤体积过大、数量过多等对术者来说手术难度较大的患者。术前、术中应根据患者及术者的实际情况,选择合适的术式。

五、腹腔镜子宫肌瘤剥除术不同手术方式选择的依据－手术难度评分系统

术前、手术探查后、术中实时使用手术难度评分系统,进行手术难度指数(difficulty degree index,DDI)评定(表 3－8－1),对腹腔镜下子宫肌瘤剥除术的难度进行评价,可帮助术者理智选择手术方式,避免过于延长手术时间、过于增加术中失血、保证手术质量,避免将微创转为巨创。

表 3－8－1　子宫肌瘤腹腔镜下剥除术手术难度评分系统(DDI)

项目	特征	分值
1.肌瘤位置	浆膜下	
	广基	0
	无基	1
	肌壁间	
	Ⅰ:突向浆膜	1
	Ⅱ:肌壁间	3
	Ⅲ:突向黏膜	5
	黏膜下	5
	阔韧带内	5
2.肌瘤大小	5～7cm	1
	8～10cm	2
	＞10cm	4
	肌壁间碎石样	18
3.包膜类型	Ⅰ型	1
	Ⅱ型	2
4.肌瘤数量	单发	0
	≤3个	2
	≥3个,≤10个	4
	≥10个	6
5.肌瘤囊性变	无	0
	有	2
6.内膜异位症	无	0
	有	1
7.子宫肌腺症	否	0
	是	8
8.术者手术技巧	娴熟	2
	一般	10
合计DDI 结论:	生疏	14

腹腔镜子宫肌瘤剥除术手术难度评分系统(DDI)的应用:

· DDI＜15,手术难度较低,LM一般可以成功;

· DDI≥15,＜18,手术难度中等,LM多数情况下可成功;

· DDI≥18,手术难度较大,LM极为困难,建议选择LAM。

六、减少术中出血的方法

手术中减少出血和止血尤为重要,因为出血不仅会加重患者创伤,更会使手术野暴露不清,影响电凝效果,增加手术难度、延长手术时间。术中出血主要源于肌瘤包膜和基底部,手术时应该注意这些部位出血的预防性处理,防患于未然。

1.切开子宫肌壁时应分清解剖层次,镜下仔细辨认血管位置,遇到血管时应先凝后切。

2.肌瘤包膜全层切开后,可于出血部位应用双极电凝做局部全层凝固止血。

3.肌瘤即将娩出瘤腔之际,正是引起难以控制的瘤腔内出血之时,不可急于求成,此时应仔细辨认肌瘤基底,基底部常常是肌瘤主要血液供应的必经之路,宜先使用双极电凝凝固止血,之后将其切断,血管应紧贴瘤体凝固、分离包膜,循序渐进,则事半功倍。若行大面积的钝性分离,难以控制的出血将会使手术陷入窘境。

4.包膜内注射催产素盐水混合液,既可水压分离,又可促进子宫平滑肌的收缩,减少术中出血。亦有使用血管加压素者的报道,但是由于血管加压素可以导致血压急剧上升、随后出现严重心肺损伤,在欧洲一些国家是禁止使用的。国内学者也有使用垂体后叶素的报道,垂体后叶素的成分更为复杂,引起患者心肺损伤的可能性更大。目前,对于该两种药物相关的不良反应无详细记录,因不良反应造成的费用的相关数据亦不充足,然而对做出任何一个恰当决定前,必须权衡预期的利弊和费用。我国药典对上述现象虽然没有描述,但是出于对手术安全性的考虑,笔者不建议在子宫肌瘤剔除时使用上述两种药物。催产素较少影响循环系统,相对安全,其组织分离及减少出血的功效已经足以满足手术需要。

5.缝合是有效的止血措施,应按黏膜肌层、肌层、浆膜肌层逐层缝合创面。

6.术中电凝面积不可过大,以免影响创面愈合。

七、腹腔镜子宫肌瘤剥除术对生育能力的影响

育龄妇女罹患子宫肌瘤者多有不孕或流产史,传统子宫肌瘤剔除后可明显改善生育功能,腹腔镜子宫肌瘤剔除术后是否也可改善生育功能呢?结论是肯定的,且无不良产科结局。笔者前期临床研究表明腹腔镜子宫肌瘤剔除术后有生育要求的患者的妊娠率为54.9%,肌瘤切除术后妊娠的影响因素为手术方式和肌瘤类型,腹腔镜与经腹术后妊娠率差异有显著性(p <0.05),浆膜下肌瘤妊娠率为70.4%,肌壁间肌瘤为37.5%,差异显著(P<0.05)。Landi 等报道354例腹腔镜肌瘤剥除术患者,术后妊娠76例,其中4例妊娠2次,1例双胎妊娠。12例早孕期流产,1例异位妊娠,1例胚胎停止发育,1例葡萄状胎块。31例妇女足月阴道分娩,26例剖腹产终止妊娠,未发现子宫破裂者。Malzo-ni 等研究巨大子宫肌瘤腹腔镜剥除术后患者妊娠情况,瘤体直径5~18cm,平均7.8cm,144例患者,有不孕史者占70.8%,术后妊娠26例,阴道分娩9例,剖腹产12例,流产4例,异位妊娠1例,未发现子宫破裂。Dessolle 等报道,腹腔镜子宫肌瘤剥除术后妊娠率高达40.7%,妊娠率的差别与患者年龄有关,年龄<35岁、不孕时间<3月者,妊娠率高。由此可见,腹腔镜子宫肌瘤剥除术可改善生育功能,患者可阴道分娩。但是患者子宫毕竟有瘢痕,腹腔镜术后子宫破裂偶见报道,患者孕期应严密监控,防止子宫破裂的发生,一旦发生保证得到及时救治,方可确保母婴平安。

八、腹腔镜子宫肌瘤剥除术的复发率

如同传统子宫肌瘤剥除术一样,腹腔镜子宫肌瘤剥除术后,仍然有肌瘤复发的危险,笔者前期临床研究显示,腹腔镜子宫肌瘤剔除术后5年复发率为20%,开腹子宫肌瘤剔除术后5年复发率为19%。Rossetti 等研究253例经腹及腹腔镜子宫肌瘤剥除术患者,两者术后2年后复发率分别为23%和23.5%。Doridot 等连续观察1%例腹腔镜子宫肌瘤剥除术者,观察

4～95月,平均42月,总复发率22.9%,2年累计复发率为12.7%,5年累计复发率为16.7%。其中8名患者需要再次接受手术治疗。作者认为腹腔镜肌瘤剥除术后5年累计复发率略高于经腹子宫肌瘤剥除术,但是与腹腔镜给患者所带来的益处相比,腹腔镜子宫肌瘤剥除术值得推荐。因此,对于经验丰富的妇科内镜医师来说,腹腔镜手术并没有增加术后肌瘤复发的风险。

九、腹腔镜子宫肌瘤剥除术的并发症

腹腔镜子宫肌瘤剥除术术中如果止血及缝合不当,术中、术后可出现大量出血,甚至需要输血,手术麻醉时间过长。笔者略有耳闻,曰:剔除单发肌瘤耗时6～8小时之久、出血2000～3000ml之巨者。过长的手术时间、过多的麻醉、不必要的输血及很可能不完善的缝合等,给患者带来的不必要伤害不言而喻。子宫肌瘤剥除术后还可发生子宫内膜炎和粘连,妊娠期子宫破裂偶见报道。

十、腹腔镜子宫肌瘤剥除后避孕时间

无论是开腹还是腹腔镜下子宫肌瘤剥除,对子宫壁均有不同程度的创伤,依据创伤的程度,确定患者术后的避孕时间。关于手术后的避孕时间,传统观念认为子宫体部肌瘤剥除后的避孕时间是2年。目前由于患者准备怀孕的年龄较前增大,求子心切,因此对于术后避孕时间可以个体化对待:对于子宫全层损伤者应严格避孕2年,子宫带蒂浆膜下肌瘤术后避孕3月,Ⅱ型肌壁间肌瘤术后避孕1～2年。当患者年龄超过35岁时,手术后避孕时间过长影响患者怀孕几率。患者怀孕后要充分告知妊娠期间子宫破裂的风险,要在产科医生的密切注意下维持妊娠。子宫肌瘤剥除并不是剖宫产的绝对指证。

综上所述,腹腔镜下子宫肌瘤剥除是可行的和高度选择性的,应该强调个体化治疗,不论对于患者还是医生,不论对于肌瘤本身还是手术方式。不同的患者应该选择不同的术式,不同的医生应选择不同的患者,以免将微创转为巨创。结合子宫肌瘤本身特点和术者手术熟练程度而制订的腹腔镜子宫肌瘤剥除术手术难度评分系统可实时评估手术难度,指导术者理智地选择手术方式,确保手术质量。

(张迎旭)

第三节　腹腔镜子宫切除术

一、腹腔镜子宫切除术的发展过程

子宫切除术已有一百多年的历史,早在19世纪40年代,法国及美国的医生已开始尝试经阴道或腹部将病变的子宫切除,这两种术式直到现在仍是许多医院治疗子宫疾病的常用术式。腹腔镜技术起始于20世纪60年代,起初只为诊断腹腔内疾病。随着仪器设备改进及手术技术提高,腹腔镜手术逐渐发展为可进行各种类型腹腔内手术的一种新型手术方式。1989年,Reich医生报道了第一例腹腔镜子宫切除术,作者在腹腔镜下将子宫血管切断,然后经阴道手术切除子宫。这一手术标志着腹腔镜在妇科的应用开辟了新纪元,使更多的患者能够用微创手术进行治疗。腹腔镜子宫切除术因具有微创特点,如住院时间短、术后疼痛轻、恢复正

常生活和工作快、腹部伤口微小美观、术后粘连少等,使得这一术式受到广大患者和妇产科医生的青睐,并在业界迅速普及开来。

二、与子宫切除相关的女性生殖道解剖

子宫:子宫是一个有腔的肌性器官,由子宫体和子宫颈两部分组成。上部分较宽称宫体,上端隆突部称宫底,宫底两侧为宫角。下端较窄呈圆柱状称宫颈。在宫体与宫颈之间形成最狭窄的部分称子宫峡部。子宫位于盆腔中央,膀胱与直肠之间,是一个半腹膜外器官,其下端通过宫颈连接阴道,形成阴道穹隆,两侧宫角部与附件相连。

子宫的韧带:子宫依靠其两侧的四对韧带固定于盆腔。分别是圆韧带、阔韧带、子宫骶骨韧带、主韧带。圆韧带起于宫角前面、输卵管近端的下方,终于大阴唇前端。阔韧带是子宫两侧双层腹膜皱襞,呈翼状。子宫骶骨韧带从宫颈后侧方开始向两侧绕过直肠达第 2、3 骶椎前面的筋膜。主韧带横行于子宫颈两侧和骨盆壁之间,固定宫颈位置。

子宫的血管供应:子宫主要由子宫动脉和卵巢动脉两组血管供血,并有同名静脉伴行。子宫动脉由髂内动脉前干分出,向内在距子宫颈两厘米处跨过输尿管,在子宫峡部分为上行支和下行支,分别供应子宫体和子宫颈部。卵巢动脉由腹主动脉分出,沿骨盆漏斗韧带进入卵巢系膜,主要供应卵巢血液,并与子宫动脉在宫角部有吻合支相连。

子宫切除指用不同方法切断子宫两侧支配子宫的血管神经和固定子宫的韧带,并切断子宫峡部或连接子宫颈的阴道穹隆部,将子宫体或整个子宫切除,分别称为子宫次全切除或全切除。由于女性生殖道的特点,使得子宫切除手术可以经剖腹或经阴道单独完成。前者自宫角开始由上向下切断子宫两侧韧带和血管,最后切断阴道穹隆切除子宫。而后者则是由切开阴道穹隆开始,自下向上切断子宫两侧韧带和血管,最后切断圆韧带及输卵管及卵巢固有韧带,切除子宫。腹腔镜子宫切除术采用膀胱截石位,采用阴道手术和腹部手术相结合的方法,最大限度地发挥阴式手术及开腹手术的优势,完成任何复杂类型的子宫切除术,达到微创手术的目的。

三、腹腔镜子宫切除术的术式

1. 腹腔镜全子宫切除术(total laparoscopic hysterectomy,TLH)　指经过腹腔镜下操作将子宫周围的韧带、宫旁组织、血管、阴道壁切断,将子宫体及子宫颈全部切除后自阴道取出,然后经腹腔镜下缝合阴道断端。

2. 腹腔镜辅助阴式子宫切除术(laparcscopic－assisted vaginal hysterectomy,LAVH)使用腹腔镜处理附件将附着于子宫体部的韧带(圆韧带、卵巢固有韧带、阔韧带、输卵管)切断,然后经阴式手术切除子宫旁剩余部分(主韧带、子宫骶骨韧带、子宫血管),自阴道取出子宫,并经阴道缝合阴道壁关闭腹腔。

3. 腹腔镜次全子宫切除术(laparoscopic supracervical hysterectomy,LSH)　指经腹腔镜将子宫峡部以上的子宫体部切除,并用特殊器械将切除的子宫体逐块取出,将子宫颈完整保留。

四、腹腔镜子宫切除术的适应证

全子宫切除术及腹腔镜辅助阴式子宫切除术可全部切除子宫颈及子宫体,因此既可用于

子宫良性病变,如子宫肌瘤、子宫腺肌症、功能失调性子宫出血等需要切除子宫者,也可用于早期子宫恶性肿瘤及癌前病变,如子宫颈原位癌、子宫颈上皮内瘤样病变、子宫内膜不典型增生等适合全子宫切除的患者。次全子宫切除术只可用于治疗子宫良性病变如子宫肌瘤、子宫腺肌症、功能性子宫出血的患者。

五、腹腔镜下子宫切除的基本手术步骤

(一)全子宫切除术

1. 切断圆韧带。

2. 切断输卵管峡部。

3. 切断骨盆漏斗韧带或卵巢固有韧带。

4. 分离膀胱腹膜返折,并下推膀胱。

5. 切断子宫血管。

6. 切断主韧带及子宫骶骨韧带。

7. 切开阴道穹隆,完整切除子宫颈。

8. 自阴道取出子宫。

9. 缝合阴道残端及主、骶韧带,加固盆底。

10. 缝合盆腔腹膜,包埋创面。

(二)腹腔镜辅助阴式宫切除术(LAVH)

腹腔镜下完成的手术步骤:

1. 切断圆韧带。

2. 切断输卵管峡部。

3. 切断卵巢固有韧带或骨盆漏斗韧带。

4. 打开膀胱腹膜返折,下推膀胱至阴道壁。

5. 切开阴道前后穹隆,转为阴道手术。

从阴道完成的手术步骤:

1. 阴道壁环形切开。

2. 切断子宫骶骨韧带和主韧带。

3. 切断子宫血管。

4. 自阴道取出子宫。

5. 缝合主韧带及子宫骶骨韧带残端及阴道壁。

6. 腹腔镜下再次检查创面及止血。

(三)腹腔镜下次全子宫切除术的手术步骤

1. 切断圆韧带。

2. 切断输卵管峡部。

3. 切断骨盆漏斗韧带或卵巢固有韧带。

4. 分离膀胱腹膜返折,并下推膀胱。

5. 切断子宫血管。

6. 切断子宫峡部,切除子宫体。

7. 缝合子宫颈断端、盆腔腹膜及膀胱腹膜返折,包埋创面。

六、腹腔镜子宫切除术的基本操作要点

(一)各种术式均需经腹腔镜下完成的手术操作

腹腔镜子宫切除,无论是何种术式,子宫体两侧必须分离并切断,这就是腹腔镜下必须完成的手术步骤:①切断圆韧带;②切断输卵管和卵巢固有韧带(需保留附件者),或者切断骨盆漏斗韧带(需附件切除者);③打开阔韧带前后叶腹膜,分离宫旁组织,暴露血管;④分离膀胱腹膜返折,下推膀胱。

1.圆韧带及附件处理　保留附件时,需将位于宫角部的卵巢固有韧带、输卵管峡部切断。此时要注意位于其中的子宫动脉到卵巢及输卵管的分支及其伴行静脉。在切断这些组织结构时,可先将圆韧带、输卵管和卵巢固有韧带分别凝固剪断,然后凝固宫角部血管束,这样比较容易将血管凝固、闭合并止血;如果子宫肌瘤位于子宫角部,使子宫变形,此时宫角部结构不易辨认,特别要注意辨认子宫血管与卵巢血管的吻合支,分别凝固切断。切除附件时,可用双极电凝在靠近卵巢处凝固闭合卵巢血管、然后剪断骨盆漏斗韧带,也可先将卵巢系膜处腹膜打开,将骨盆漏斗韧带内血管结扎或电凝闭合后剪断。这两种方法均可避免在输尿管进入骨盆入口处被损伤。

2.阔韧带处理　分离阔韧带时可将阔韧带无血管区腹膜一起凝固切断而不必分开,直到膀胱腹膜返折水平,阔韧带切口要离开宫壁,以避免伤及沿子宫侧壁上行的子宫血管。输尿管不必分离出来,一般不会损伤。如果肌瘤位于阔韧带内,则需要将阔韧带前后叶腹膜打开,贴着肌瘤表面将腹膜推开,游离出肌瘤。如果肌瘤位于子宫侧壁近峡部,要特别注意分离出子宫血管并凝固切断。如果肌瘤来源于子宫颈,向下生长于阴道直肠膈内,可先将子宫血管凝固切断,然后解剖出位于阴道直肠隔的肌瘤,再切除子宫。

3.分离膀胱腹膜返折及推开膀胱　正常情况下,膀胱腹膜返折与膀胱上缘相距约2厘米,用单极电凝、超声刀或剪刀均可将其剪开并分离。使用杯状举宫器可将阴道前穹隆撑起,使推下膀胱非常容易。

(二)不同腹腔镜子宫切除术式的操作要点

1.腹腔镜下全子宫切除术　对于腹腔镜下全子宫切除术,腹腔镜下尚需完成以下步骤:①切断子宫血管;②切断子宫骶骨韧带和主韧带;③切开阴道穹隆,切除宫颈并取出子宫;④经腹腔镜下缝合阴道残端。

(1)子宫血管的处理:在分离阔韧带并推开膀胱腹膜返折后,将子宫推向一侧,即可在子宫峡部暴露子宫血管束,可用双极电凝钳贴近子宫将其凝固并切断。由于血管束较厚,完全钳夹不易将血管凝固透彻,可采用分层凝固的方法,即将电凝钳插入组织内达子宫肌层或子宫颈组织处,分层凝固血管及其周围组织,这样可将组织凝固透彻,在剪断时不会出血。术时先缝扎子宫血管,然后电凝切断,操作稍繁琐,但也是一种方法。还有一种方法,是在手术开始时先分离出子宫动脉并切断,然后完成子宫切除。操作要点是将圆韧带和输卵管之间的腹膜切开,分离阔韧带内的疏松结缔组织,找到输尿管,在输尿管隧道入口处即可辨认出子宫动脉。将子宫动脉逆行分离至其从髂内动脉分出处,即可电凝切断子宫动脉。也可从阔韧带后叶、输尿管上方切开,向盆壁方向分离找到子宫动脉并电凝切断。还可以先分离出侧脐韧带,然后沿脐韧带分离出子宫动脉并切断。

(2)子宫骶骨韧带及主韧带切断:在行全子宫切除时只要紧贴宫颈切断韧带即可。在此

处使用超声刀将韧带切断将达到既切割组织又良好止血的效果。使用双极电凝将其凝固并剪断也是比较好的方法。在阴道内放置杯状举宫器,将阴道穹隆顶起,可以清楚显示主韧带和子宫骶骨韧带与宫颈的关系,准确切断韧带与宫颈的连接处,避免损伤输尿管。

(3)阴道壁切断:使用杯状举宫器经阴道举宫及摆动子宫是暴露宫颈旁解剖结构的关键,也是避免损伤膀胱及输尿管的关键。杯状举宫器置于阴道内,将整个穹隆顶起,便于分离膀胱阴道间隙及切开阴道穹隆,分离宫颈与阴道壁的连接,完整切除子宫颈。切断阴道壁时要留少许与宫颈相连,这样在经阴道取出子宫时容易找到子宫颈。

(4)阴道断端缝合:阴道断端缝合可有多种方法。可在腹腔镜下间断缝合,也可连续扣锁缝合。经阴道连续缝合阴道壁断端及韧带断端因在直视下操作,更加容易。

2.腹腔镜辅助阴式子宫切除术 腹腔镜手术部分至切开阴道前后穹隆后转为阴式手术,常分为以下手术步骤:①环形切开阴道黏膜;②切断子宫骶骨韧带及主韧带;③切断子宫血管;④缝合韧带加固盆底并缝合阴道壁。

逐步说明:暴露宫颈,找到阴道前后穹隆的切口并以此为标志环形切开阴道黏膜,向两侧扩大切口,即可从子宫前后进入腹腔并暴露子宫骶骨韧带及主韧带,用弯钳钳夹、切断双侧主韧带及子宫骶骨韧带并缝合止血。切断韧带后,将子宫颈拉向一侧,暴露子宫血管。钳夹、切断子宫血管并缝扎。子宫血管切断后即可自阴道取出子宫。将主韧带及子宫骶骨韧带残端对缝在一起,加强盆底支撑作用。然后将阴道黏膜连续缝合。最后再次腹腔镜检查,确认无活动性出血后结束手术。

(三)腹腔镜下子宫次全切除术

如果施行子宫次全切除术,则是在完成了前述4个手术步骤后,继续完成以下手术步骤。①电凝切断子宫血管(具体操作方法见前述);②切断子宫峡部,切除子宫体,用子宫粉碎器逐块取出子宫组织;③镜下缝合宫颈峡部,关闭宫颈管,缝合盆腔腹膜及膀胱腹膜返折,包埋创面。

七、腹腔镜子宫切除的并发症

腹腔镜子宫切除的并发症,是指在腹腔镜子宫切除术后近、远期出现的相关问题。常见以下几个方面:

1.术后腹腔内出血 由于出血点未完全止血,或者术后凝固血管焦痂脱落所致。患者可出现腹胀、血红蛋白下降、血压下降或休克等表现。要根据患者具体情况,选择腹腔镜手术止血或开腹止血。术后经穿刺孔放置胶管引流有助于及早发现腹腔内出血并处理。预防术后出血的关键是在手术结束时仔细检查手术创面及各个血管断端,确认无活动出血后结束手术。

2.盆腔血肿形成 多由创面渗血所致。血液在盆腔积聚可形成大小不等的血肿。这种情况不需再手术,只需加强抗感染,待血肿慢慢吸收。

3.阴道残端出血 阴道残端出血可由感染或组织水肿消退后缝线松脱引起。少量出血可采用纱布压迫止血,同时使用消炎止血类药物;有时发生明显活动性出血,可经阴道缝合止血。

4.肠道损伤 全子宫切除时损伤肠管主要是乙状结肠及直肠,这种损伤常见于盆腔粘连严重的子宫内膜异位症或子宫腺肌病患者,如果试图将粘连分开及切除子宫内膜异位症病灶,则有可能引起相应肠管受损。肠穿孔可用直肠注气试验确诊。在盆腔内灌满生理盐水,然后经直肠注入气体,如有气泡从水中溢出,则证实有穿孔。如果术前肠道准备充分,这些穿孔可在镜下一期缝合。否则,应行近端结肠造瘘,形成人工肛。3 个月后待穿孔自行愈合,再行造瘘口还纳术。对于子宫后壁粘连严重者,不必先分离粘连,可将附件处理及圆韧带切断后,下推膀胱腹膜返折,先将子宫血管分离并切断,这样就会明显减少分离子宫后壁粘连时出血,使分离粘连容易且层次清楚。如果粘连致密仍不能分离,可在镜下将阴道前穹隆切开,将子宫体自阴道前穹隆翻出,此时粘连于子宫后壁的肠管会自然分开。少数患者可发生直肠阴道瘘,需要横结肠造口及二期修补。有些患者在横结肠造口后瘘口可愈合,只将造口肠管封闭还纳即可。

5. 膀胱损伤 腹腔镜全子宫切除时损伤膀胱主要因为分离膀胱腹膜返折时,尤其多见于有剖宫产史患者,在分离膀胱腹膜返折时,如因瘢痕粘连(剖宫产后)、界线不清而分离困难,可从宫颈两侧疏松组织处向内侧分离,找到膀胱与宫颈之间的间隙,先将膀胱自宫颈及阴道前壁分开,最后紧贴子宫瘢痕处切开腹膜返折,推开膀胱。使用杯状举宫器将阴道前壁撑起,有利于将膀胱自宫颈及阴道前壁分离。术中发现血尿或尿袋充气应怀疑膀胱损伤,经尿管注亚甲蓝液可明确诊断。膀胱穿孔可在腹腔镜下修补,术后保留尿管 10～14 天。

6. 输尿管损伤 腹腔镜全子宫切除时输尿管损伤多为电凝引起的热损伤。多发生于在处理子宫血管时,子宫血管凝固不彻底而剪断,即向外侧回缩。此时回缩的血管断端即在输尿管附近,此时不恰当地使用电凝止血往往导致输尿管损伤。重度子宫内膜异位症患者因盆腔解剖关系异常更易误伤输尿管。输尿管损伤在术中一般不易发现,术后表现为高热,腰痛。如果高度怀疑输尿管损伤,可经膀胱镜置入双"J"管,术后 2 个月左右经膀胱镜取出。如果术时发现输尿管被切断,可行腹腔镜下输尿管吻合术,必要时转开腹手术。预防输尿管损伤的关键操作是紧贴子宫壁彻底凝固子宫血管并切断。使用杯状举宫器可使解剖结构清晰,有利于辨认相关的解剖以避免损伤。

7. 泌尿生殖道瘘形成 瘘管形成是全子宫切除术后较常见的一种并发症,多为膀胱阴道瘘和输尿管阴道瘘,是由膀胱或输尿管电热损伤或被缝合所致。这种情况术中不易发现,术后则形成泌尿生殖道瘘。瘘管形成多在术后 1 周左右,表现为阴道排出清亮尿液。经导尿管向膀胱注射亚甲蓝液可诊断膀胱阴道瘘,膀胱镜检查可明确瘘口的位置和大小。小的膀胱阴道瘘可行保守治疗,使用导尿管持续引流,瘘孔可自愈。漏孔较大,经保守治疗无效,可在 3 个月后手术修补。输尿管阴道瘘的诊断可经静脉注射亚甲蓝液(亚甲蓝 4 毫升加生理盐水 20 毫升慢推注射),在尿液变蓝的同时阴道内有蓝色液体排出即可明确诊断。静脉肾盂造影和超声检查可判断输尿管阴道瘘的部位。对于输尿管阴道瘘,首先应尝试经膀胱镜或输尿管镜置入输尿管导管(双"J"管),放置 2～3 个月后取出,瘘孔可能自愈。如果不能置入双"J"管,则需在 3 个月后行输尿管膀胱种植术,这种术式也可在腹腔镜下完成。

8. 术后感染 盆腔感染主要表现为发热、腹胀、腹部有压痛和反跳痛。术中充分止血,术毕放置腹腔引流管可减少盆腔感染。单纯盆腔感染多在加强抗感染治疗后症状迅速缓解。如果怀疑由肠道穿孔引起盆、腹腔感染,必须及时剖腹探查。

八、各类腹腔镜下子宫切除的评价

(一)各种术式的主要特点

腹腔镜下全子宫切除术完全等同于传统的开腹子宫切除,它经镜下完全将子宫附着的韧带及血管切断,将子宫自阴道取出。

腹腔镜辅助阴式子宫切除术则是经腹腔镜完成子宫切除的部分步骤,经阴道完成子宫切除的部分步骤,然后从阴道将子宫取出。它避免了单纯阴式子宫切除术对盆腔不能清楚检查的缺陷,也可同时处理盆腔粘连、附件肿瘤等并存病变,扩大了阴式子宫切除的适应证。

腹腔镜下子宫次全切除术是将病变的子宫体取出,保留子宫颈,使盆底结构及阴道长度完全不受影响。对年轻患者应是首选术式。

(二)手术难度

全子宫切除术是腹腔镜下子宫切除中难度最大的手术,次全子宫切除则是相对简单的手术。腹腔镜辅助阴式子宫切除则需要术者具有阴式手术的基础。

(三)并发症

腹腔镜辅助阴式子宫切除手术由于没有经腹腔镜切断子宫动脉,不易损伤输尿管,腹腔镜全子宫及次全子宫切除术由于需要切断子宫动脉,损伤输尿管机会大大增加。对于膀胱损伤,两种术式均有机会引起,但以全子宫切除术的可能性较大。膀胱损伤在曾经作过剖腹产的患者比较容易发生。

腹腔镜子宫切除已成为妇科腔镜的一种标志性手术在各级医院开展。其手术效果与开腹手术基本相同。它是妇科腔镜手术的一个重要发展方向,也是子宫切除的一个新术式。但是,胞腔镜子宫切除并不能完全代替传统的开腹手术,其局限性在于不能安全处理合并盆腔严重粘连的患者,也不宜用于巨大的子宫肌瘤患者。术式的选择应结合术者经验、患者需求、病变情况、仪器设备等因素综合考虑。选择适当患者,作恰当手术,医生、患者都将受益无穷。

(牛兆园)

第四节　腹腔镜在妇科恶性肿瘤诊治中的应用

妇科肿瘤的腔镜手术是20世纪科学技术的发展与外科手术技术结合的重要进展,它融合了信息科学、生命科学、材料科学和医学工程学等诸多当代技术创新。将光学技术(光导纤维)、成像技术、计算机技术、机械技术、多能源凝血技术、超声和等离子刀等大量现代科学技术和人类智慧整合,使妇科肿瘤外科手术发生革命性变化,彻底改变了传统的手术概念和操作方法。妇科肿瘤腔镜技术的发展突出体现了"生物、社会、心理"医学模式的内涵,充分展现了人文医学、循证医学、价值医学和个性化医疗等先进理念。现代妇科肿瘤外科提倡在治疗疾病的同时尽可能考虑到患者的精神和心理健康和康复,而追求手术微创伤和努力达到切除的彻底性和治疗效果始终是外科的一对矛盾的对立统一。从手术创伤程度分析妇科肿瘤腔镜手术并未明显减少组织创伤,但由于其能通过微小切口完成大范围复杂手术操作,出血少、对机体干扰小,可明显减少常规手术的并发症和具有突出的美容效果等特点,在妇科肿瘤患者术后的精神和心理康复方面具有常规手术难以达到的突出效果。符合黄志强院士提出的:"能得到比现行标准的外科手术更小的创痛、更佳的内环境稳定状态、更精准的操作步骤、更准确的手术结果、更短的住院时日、更好的心理效应"的微创外科的概念。这一妇科肿瘤手术技术的进步,可能使妇科医生长期追求的创伤更小、治疗效果更好、在治愈疾病的同时兼顾患者的美观和心理效应的手术目标得以实现,使患者最终实现身心一体化康复。妇科肿瘤腔镜手术属于技术创新,虽然并未改变妇科肿瘤外科学的本质,但已从多方面改变现行妇科肿瘤手术技术的面貌,提高了妇科肿瘤外科医生的手术治疗效能,改善了手术效果,使患者的收益度提高。经过二十余年的探索和发展,妇科恶性肿瘤腔镜手术以其特有的临床效果和微创优势,正在改变着妇科肿瘤医生的传统理念,作为妇科肿瘤外科新的、重要的诊治手段,显示出其广阔的应用前景。

一、腹腔镜在妇科恶性肿瘤诊治中应用的发展历程

自 1989 年,Querleu 开创了腹腔镜下盆腔淋巴结切除术的先例,此后有学者报道腹腔镜下切除盆腔和腹主动脉旁淋巴结。1992 年,法国人 Dargent 报道了腹腔镜盆腔淋巴结切除术和腹腔镜辅助的经阴道广泛子宫切除术,同年美国人 Nezhat 报道了首列腹腔镜下广泛子宫切除术和盆腔淋巴结切除术治疗子宫颈癌患者。之后该技术逐渐用于临床,并取得了满意的临床效果。同时在 1992 年 Dargent 还报道了采用腹腔镜行盆腔淋巴结切除术和经阴道的根治性子宫颈切除术,以治疗年轻、希望保留生育功能的子宫颈癌患者,并获得成功。随着技术和设备的进步和更新,腹腔镜下手术经验的积累,使一些常规开腹手术也非常困难的手术得以在腹腔镜下完成。包括:子宫颈或阴道残端癌的广泛阴道及子宫颈旁切除术、阴道癌的全阴道切除术、卵巢癌的全面分期手术、外阴癌的腹股沟区淋巴结切除术以及中心复发子宫颈或子宫内膜癌的盆腔廓清术。迄今,绝大多数妇科恶性肿瘤均可以在腹腔镜下完成分期和手术治疗。

国内妇科恶性肿瘤的腔镜手术开展较晚,2000 年蒋庆春等率先报道了子宫颈癌的盆腔淋巴结切除术,同年梁志清等报道了子宫内膜癌的盆腔淋巴结切除术和广泛子宫切除术,之后相继一些单位也有个案报道。2004 年梁志清等报道了腹腔镜辅助的根治性子宫颈切除术治疗有生育要求的早期子宫颈癌,2009 年徐惠成报道经腹壁路径的腹腔镜腹股沟区域淋巴结切除术,至此,奠定了国内妇科恶性肿瘤腹腔镜下分期和手术治疗的基础,并在近年得以推广和发展。

二、妇科肿瘤腹腔镜手术的适应证

(一)子宫内膜癌

子宫内膜癌的手术目的在于临床病理分期和治疗疾病,文献报道,Ⅱb 期以下的子宫内膜癌,包括Ⅱb 期患者,均可以在腹腔镜下完成分期和治疗手术,而对于临床分期Ⅲ期以上的患者也可以进行腹腔镜下淋巴结的采样进行临床病理分期,以利于进一步的治疗选择。

(二)颈癌

目前,绝大多数的文献报道,对于Ⅱa 期的子宫颈癌适合在腹腔镜下行广泛子宫切除术(Ⅲ型)和盆腹腔淋巴结切除术,以达到治疗的目的。也有文献报道认为Ⅱb 期的子宫颈癌也可以在腹腔镜下完成Ⅳ型广泛子宫切除手术,甚至也有采用腹腔镜行Ⅲa 期子宫颈癌行腹腔镜下Ⅳ型根治术的报道,但手术难度大,目前只有个案。因此,对于子宫颈癌的治疗,何种期别适合手术治疗,目前尚无统一意见,最近的文献认为Ⅱb 期患者适合腹腔镜下手术,因为手术的目的是分期和完全切除病灶(包括转移病灶),只要能达到上述要求,就可以获得理想的治疗效果。对于患者而言,即获得生存时间的最大化原则,所以,通过腹腔镜探查,可以评估手术的可能行及彻底性,以及对患者通过手术可能获得的利弊进行判断,如果手术治疗的利于大于弊,则可以选择进行手术治疗。

子宫颈癌淋巴结受累的程度影响预后。CT、MRI和超声的敏感性和特异性很低,在探查淋巴结方面,病理学检查是唯一可行的方法,因此1998年Shingelton提出宫颈癌手术分期的概念,且经过一段时间的临床实践,逐步得到广泛认可。2003年FIGO会议后发布的妇科恶性肿瘤分期和临床实践指南已将腹腔镜下盆腔和腹主动脉旁淋巴切除术推荐为妇科恶性肿瘤疾病评估和手术病理分期的重要手段,也是手术治疗的重要组成部分。无论临床期别早晚的宫颈癌,均可在腹腔镜检查和镜下淋巴结切除时了解盆腹腔脏器及腹膜后淋巴结有无肿瘤转移。先行盆腔和(或)腹主动脉旁淋巴结活检或系统切除,如冰冻病理检查提示肿瘤已有淋巴结转移,可在腹腔镜下切除增大的淋巴结或系统切除盆腔和腹主动脉旁淋巴结后辅以放射治疗,也可直接转为放疗。如果术中病理检查提示淋巴结无肿瘤转移,则直接通过腹腔镜完成根治性子宫切除术。

(三)阴道癌

阴道癌的手术目的和方式和子宫颈癌相似,一般适用于Ⅰ期和Ⅱa期的局部浸润的患者。对于位于阴道中上1/3的患者,可以采用广泛全子宫和全阴道切除术加盆腔淋巴结切除术。同时对于Ⅰ期的阴道癌患者可以采用保留生育功能的局部阴道切除术加盆腔淋巴结切除术,同样可以取得了良好的效果。目前,有关腹腔镜下行全阴道切除术治疗阴道癌的报道不多,多为个案报道。

(四)卵巢癌

腹腔镜下卵巢癌的全面分期手术是难度较大的一类手术,也是最受争议的手术。迄今,绝大多数妇科肿瘤学家不主张采用腹腔镜下的手术方式,认为可以加速肿瘤的复发与转移,最新的研究表明,对于早期、低危或低度恶性的卵巢肿瘤患者其腹腔镜下手术的5年生存率与开腹手术相似。因此,为未来腹腔镜卵巢癌的手术奠定了理论基础,同时为多年来腹腔镜不适合行卵巢癌手术的争论提出了挑战。但是,无论如何在发现附件肿瘤为恶性时,实施卵巢癌的腹腔镜分期手术必须符合以下情况:

1)肿瘤直径小于10cm。

2)腹腔内其他部位或脏器无明显的的转移灶。

3)术者有足够的技术完成整个分期手术。

除了对原发性卵巢癌行腹腔镜全面分期以外,还有报道采用腹腔镜或机器人辅助腹腔镜行卵巢癌肿瘤细胞减灭术成功的报道,但难度大,不适合推广应用。

卵巢癌的二次探查和细胞减灭术,适合于手术化疗后出现CA125升高,且伴有腹腔内病灶的患者,可以根据手术探查的结果采用不同的策略,对于单个或孤立的病灶可以在腹腔镜下完成病灶清除术,而对于弥漫性病灶可以完成活检术。同时可以对腹腔内广泛复发的病例进行评估,评定是否需要进一步的开腹肿瘤细胞减灭术。

(五)外阴癌

对于Ⅱ期及部分Ⅲ期外阴癌,广泛外阴切除加腹股沟区域和盆腔淋巴结切除是治疗浸润性外阴癌的标准式式,常规手术切除腹股沟区淋巴结时由于皮肤切口大,皮下组织彻底切除后,手术区域皮肤血供受影响,常导致切口愈合不良是外阴癌手术后最常见的并发症,在临床上处理也较棘手,往往需要换药数月,给患者带来极大的痛苦。腹腔镜下切除腹股沟浅淋巴结,尽管皮下组织切除彻底,影响了皮肤的血供,但由于皮肤无伤口,发生皮肤缺血坏死的可能性很小,因此术后一般不会出现皮肤愈合不良,可明显促进术后患者的恢复,减轻医护人员的负担。但腹腔镜下切除腹股沟浅淋巴结难度较大,主要是手术视野的暴露。

我们首创经腹壁路径的腹腔镜下腹股沟淋巴结切除术的技术,同时兼顾盆腔淋巴结切除术,取得满意的临床结果。手术前应严格选择病例,对于腹股沟区淋巴结明显增大、质硬、不活动的患者除非腹腔镜技术非常熟练,否则应选择常规手术。

三、腹腔镜手术治疗妇科恶性肿瘤的原则及关键技术

(一)妇科肿瘤(子宫颈癌)腹腔镜手术的准则

近年来,以腹腔镜手术为代表的微创外科技术得到了长足进步,但是我们应该明确:腹腔镜手术只是手术技术的改进和创新,并未改变妇科肿瘤外科治疗的本质,妇科恶性肿瘤的腹腔镜下手术首先必须遵循传统开腹手术的肿瘤根治术的原则。自1992年Dargent开创了腹腔镜辅助的广泛性子宫切除和盆腔淋巴结切除术以来,大量的临床研究表明,腹腔镜手术无论从技术操作还是从肿瘤治疗的原则上都适用于妇科恶性肿瘤的治疗,其对早期宫颈癌和子宫内膜癌的治疗效果,与传统的开放手术相比无显著差异。其所具有的创伤小、疼痛轻、肠道功能恢复快、能较早进食和恢复活动、住院时间短、不增加围手术期并发症、减少肠粘连等优越性,已经得到了证实,同时其还具有传统开放手术无法比拟的微创、美容效果。

妇科肿瘤腹腔镜手术的理想目标是治疗有效性、手术安全性、临近器官和重要组织功能的保护和干预微创化的统一。手术的有效性在于彻底清除目标病灶,安全性在于操作部位或器官、组织周围临近器官及功能充分保护,微创化要求以最小的创伤代价完成安全而有效的手术,三者之间是密切联系又彼此制约的复杂关系。切除足够大范围病灶周围组织以彻底去除目标病灶的病理学要求与最大化保留病灶周围的神经等组织的生理学原则之间存在矛盾冲突。在获取最佳康复效果的目标下如何实现彻底去除病灶、最大子宫颈周围器官功能保护和最小创伤侵袭三者的统一是现代精准妇科肿瘤外科手术的核心准则。

1.彻底清除目标病灶的准则和策略　彻底清除目标病灶是实现腹腔镜精准解剖性广泛子宫切除术的最佳治疗和康复效果的前提。目标病灶是指在其切除后能治愈疾病的全部病变,以及可能被肿瘤浸润的子宫颈周围组织。

(1)精确目标病灶范围评估及分期:子宫颈癌的术前评估是依据病史、临床表现、影像学检查、实验室检查、病理学检查结果,以及临床物理检查,系统了解病变的性质及其在子宫颈内外的分布及子宫颈周围脉管和淋巴系统受累状况,以及临床分期等。

(2)肿瘤组织的整块切除和彻底的淋巴结清扫:手术的目的除了去除病灶以外,还需要对疾病进行准确的分期,就要求对子宫颈周围组织完整切除,同时进行系统的淋巴结切除术,包括盆腔和腹主动脉旁淋巴结切除,以完成疾病的手术病理分期,为肿瘤的辅助治疗提供依据。

(3)遵循无瘤手术原则:精准解剖性广泛子宫切除术同样应遵循无瘤原则以避免肿瘤残留和医源性播散。应依据肿瘤浸润转移特性在瘤体外无瘤浸润的正常子宫及子宫颈周围组织中将肿瘤整块切除。对切除的淋巴结等肿瘤可能侵犯的组织采用样本袋放置的技术,使其与腹腔脏器隔离。对于侵犯子宫颈周围重要脉管结构的恶性肿瘤病例联合血管切除重建可显著提高肿瘤的治愈性切除率。

2.最大限度保护子宫颈周围器官功能的准则和策略　子宫颈周围器官即膀胱、输尿管和直肠,其功能及其结构完整性是决定手术安全的关键因素。

(1)膀胱、输尿管和直肠结构完整性的保护:对于中晚期的巨块型子宫颈癌,可以采用术

前化疗或放疗,使肿瘤减期,瘤体缩小,增加子宫颈周围间隙的空间,从而增加手术的安全性,减少对泌尿系和直肠的损伤风险。

（2）膀胱、直肠生理功能的保护:保留支配膀胱和直肠的植物神经能有效保护膀胱、直肠功能,术中精细的解剖可以辨认清楚神经的走行,用锐性分离和间隙解剖技术和策略,可以有效保护植物神经纤维细胞,而采用冷刀分离和切割同样可以避免植物神经纤维细胞的热损伤。

3. 最大限度减低手术创伤反应的准则和策略实施涵盖手术治疗全过程的微创化策略和措施,包括减轻手术入路创伤、控制术中出血和输血、避免子宫颈周围脏器和组织损伤、围手术期加速康复外科处理等系列手段。

（1）控制术中出血:尽量减少术中出血是精准解剖性广泛子宫切除的基本要求,在策略和方法上尤其要优先考虑控制大出血。应尽量将子宫颈周围脉管进行精细解剖,分离和暴露各静脉,以防止子宫深静脉和阴道静脉丛及其分支的撕裂,同时合理选择应用有效闭合静脉的方法和策略。

（2）减轻组织损伤:术中精心呵护人体组织,尽可能减轻手术创伤。术中轻柔操作,精细解剖,在离断子宫颈周围韧带时逐一显露并精确处理断面上的脉管结构。避免大块切割组织,避免粗暴牵拉和挤压脏器等"野蛮"操作。

（3）加速机体康复:基于加速康复外科理念,采用早期下床活动和肠内营养等一系列旨在加速创伤愈合和减轻创伤反应的围手术期处理方法,加快患者的康复。特别注意预防术中大出血、腹腔感染、脓毒症等,更需要高度重视围手术期管理并制订完善的处理方案。

（二）妇科肿瘤腹腔镜下手术的关键技术

1. 腹腔镜下广泛子宫切除术　目前的腹腔镜广泛子宫和盆腔淋巴结切除术仍然采用的是开腹手术的分类标准和评估措施,即采用的是经典的 Piver 五种分型。对于Ⅰa2～Ⅰb1期的患者,绝大多数文献报道采用Ⅲ型根治术,而Ⅰb2～Ⅱb期患者,多采用Ⅳ型根治术。切除的范围是严格按照手术的标准进行,包括切除骶骨韧带 3cm,主韧带的 2/3,或完整切除,阴道切除的长度在 3cm 以上等。

关键技术之一:子宫动静脉的处理,在子宫动脉从髂内动脉分叉后的 1cm 处用双极电凝使其脱水,然后用超声刀切断。必要时用 4 号缝线双重结扎后,再用超声刀切断。提起子宫动脉断端,游离子宫旁组织,剪开近子宫颈的盆段输尿管前的结缔组织,用弯分离钳沿着输尿管内上侧方向游离子宫动脉,注意勿损伤膀胱及输尿管。

关键技术之二:子宫颈周围间隙的分离与拓展,打开膀胱腹膜返折后,用超声刀之锐面分离膀胱与阴道间的疏松组织,直达子宫颈外口水平下 3～4cm,向侧方钝性分离阴道旁间隙,是一个三角形的无血管结构;再从膀胱动脉外侧分离膀胱子宫颈韧带外侧方的膀胱旁间隙,直达盆壁,可见盆壁的提肛肌表面;然后提起子宫骶骨韧带,于其外侧与髂内动脉之间钝性分离疏松的筋膜组织,拓展建立直肠侧间隙,至此子宫颈周围间隙完全分离和建立。

关键技术之三:输尿管的游离,提起并向子宫颈方向提起子宫动静脉断段,切断输尿管与子宫动静脉之间的系膜,往盆壁方向推开输尿管。再用弯分离钳轻轻分离膀胱子宫颈韧带前叶,并向前钳夹和牵拉膀胱子宫颈韧带前叶,用超声刀切断之,即可游离输尿管,直至其进入膀胱壁,至此,子宫颈段的输尿管已完全游离。

关键技术之四:子宫颈周围韧带的处理,按照下列顺序依次切断膀胱子宫颈韧带、主韧带和骶韧带。分离前提起输尿管,游离并辨认子宫深静脉,用双极电凝处理后用超声刀分离于其进入髂内静脉处约 1cm 切断,再切断膀胱中和下静脉分支。再用超声刀切断膀胱子宫颈韧带,使阴道侧间隙与膀胱侧间隙融合,再从直肠侧间隙开始,往膀胱侧间隙方向切断主韧带,使直肠侧间隙和膀胱侧间隙融合,以完成主韧带的切断。再将直肠阴道间隙打开,推离直肠后,再切断双侧子宫骶骨韧带。至此,子宫颈周围韧带完全切断,再横断阴道,完成广泛子宫切除。

2.盆腔及腹主动脉周围淋巴结切除术　淋巴结切除的范围也按照开腹手术的要求,对不同的疾病切除不同范围的淋巴结。特别是对腹主动脉周围和髂血管周围的淋巴结均在血管鞘内切除,闭孔和腹股沟深淋巴结切除务必完整彻底,包括闭孔神经后方的淋巴结切除。

腹腔镜盆腔淋巴结切除术的技术关键与传统开腹淋巴结切除术相同,可用"直视、锐性、间隙、完整"八字形容。所谓"直视"是指手术要有良好的暴露,整个手术都在腹腔镜直视下完成;"锐性"是指整个手术用超声刀进行分离;"间隙"是指淋巴结的完整切除需打开血管鞘和血管壁之间的间隙,同时沿腰大肌和闭孔内肌筋膜与腹膜后脂肪淋巴组织之间的间隙分离,再切断各部位淋巴组织;"完整"是指将整个盆腔淋巴结和腹主动脉周围淋巴结完整切除,不论血管表面还是侧方的淋巴结,均须分离其与血管之间的间隙,并彻底切除不能遗漏其系膜的脂肪组织。而采用腹腔镜手术更容易抵达位置相对较深的闭孔及盆底深部并放大局部视野,且对血管鞘和血管壁之间间隙的判断和入路的选择更为准确。

四、腹腔镜手术的难点及策略

(一)妇科肿瘤腹腔镜手术的难点

腹腔镜手术是术者借助于腹腔镜手术器械,在电视屏幕的二维图象中进行操作,不能进行三维空间观察;同时通过手术器械牵拉、触碰组织,而无直接的触觉功能,故手术有相当的难度。特别是采用腹腔镜对妇科恶性肿瘤进行分期或治疗时,由于涉及更多的大血管和神经解剖,以及输尿管的游离和盆底结缔组织的解剖,因而手术难度更大。所以要施行复杂的妇科肿瘤腹腔镜手术必须具有良好设备,手术者必须具备非常丰奋的妇科手术经验和良好的外科手术技巧,方能在治疗疾病的同时减少并发症的发生。

(二)解决问题的策略

1.学习曲线的优化　腹腔镜手术虽然有一定的难度,但是这些困难可以通过训练而克服。作为一个妇科肿瘤学医生,无论是行开放手术或腹腔镜手术都经历过对某一类手术从不熟练到熟练的过程。在达到腹腔镜手术的稳定状态前的最初手术阶段,即为腹腔镜医师的学习阶段,学习曲线是以手术例数来衡量的。

腹腔镜子宫颈癌根治术和盆腔淋巴结切除术要求术者不仅有娴熟的腹腔镜操作技术,且需进行开放性广泛子宫切除术和盆腔淋巴结切除术的专业训练和丰富的开放手术的经验。作为一个准备开展腹腔镜子宫颈癌根治术和盆腔淋巴结切除术的医师,之前应该独立开展至少 50 例开腹手术,以熟悉子宫周围及盆腔的解剖结构和手术中相关问题的认识和处理。这样有利于缩短学习曲线时间,提高手术效果。但是,目前尚有部分手术者缺乏其中之一技能,因此可以先进行良性疾病的腹腔镜下全子宫切除术,我们的经验显示,100 例腹腔镜下全子宫切除术是必需的。同时,还必须对恶性肿瘤的学习曲线进行化,我们的经验表明,开展 30 例手术后,手术时间可以较前明显缩短,出血量也明显减少。随着例数的增加,各组淋巴结清扫数及其总数逐渐增多。我们的经验表明,开展了腹腔镜子宫颈癌根治术和盆腔淋巴结切除术50例后,其技术熟练程度将有一个飞跃。

2.创新技术和理念的应用与演绎　21世纪以来妇科肿瘤手术学的发展进入了精准外科的时代。以疾病为中心和技术至上的生物医疗模式正在被以患者为中心的生理、心理、社会综合医疗模式所替代,只有符合人文精神的循证决策和微创化、精细化、个性化手术才能代表21世纪的现代肿瘤外科,对患者整体健康和生命内在质量的关怀成为妇科肿瘤外科治疗的新理念和新标准。单纯追求手术治疗的物理效果不再是外科手术的终极目标,对手术质量的评价已由过去片面强调彻底清除病灶转向"最小创伤侵袭、最大脏器保护和最佳康复效果"的多维度综合考量,从而导致传统经验外科模式向着现代精准外科模式的转变。

我们通过多年的腹腔镜广泛子宫切除术的经验及临床解剖学的研究提出:基于间隙解剖法的腹腔镜精准解剖广泛子宫切除的理念,经临床应用取得了良好的手术结果。

(1)腹腔镜精准解剖性广泛子宫切除理念的形成:精准外科理念在妇科肿瘤手术学的演绎突出体现为精准解剖性广泛子宫切除。近年来,精细解剖这一名词用于对广泛子宫切除手术技术方法的描述偶见于国外文献报道,但是关于精准解剖性广泛子宫切除的概念及其内涵迄今尚未提及和论述。精准解剖性广泛子宫切除是在21世纪人文医学、循证医学和价值医学兴起的背景下,依托当前高度发达的生物医学、信息及计算科学技术、影像学和腹腔镜微创技术支撑而形成的一种全新的妇科肿瘤手术学理念和技术体系,旨在追求彻底切除目标病灶的同时,确保子宫临近重要器官、组织结构和功能完整,并最大限度控制和减少手术出血,以及降低盆腔组织、脏器和全身性创伤侵袭,最终使手术患者获得最佳治疗和康复效果。精准解剖性广泛子宫切除是针对不同分期的个体病例,在高精度和高效度标准的要求下,一系列现代科学理论和技术与传统外科方法在妇科肿瘤手术学中的综合优化应用。

(2)腹腔镜精准解剖性广泛子宫切除的理论基础:妇科肿瘤手术学的发展高度取决于医学理论的创新和治疗观念的演变,精准解剖性广泛子宫切除以对子宫周围器官组织的解剖结构、生理功能和子宫颈癌的病理特征的现代认识为理论基础。

子宫颈周围解剖的复杂性在于子宫颈周围存在子宫动静脉、阴道静脉丛和子宫深静脉及其分支等四组彼此交织的脉管系统和支配子宫、膀胱、直肠和外阴的植物神经,并与膀胱、输尿管和直肠紧密相邻。近20年来,为了减少宫颈癌广泛性子宫切除术中出血、器官损伤及术后排尿和排便功能障碍的发生,很多研究者提出了多种新的保留植物神经的手术方式和策略,包括全系膜子宫切除术、膀胱子宫颈韧带内第四间隙的应用、宫颈周围精细解剖手术等。所有这些技术和策略均基于对尸体的解剖或手术中的肉眼观察所见,而对子宫颈周围的精细解剖结构和变异并未深刻认识和准确定位,特别是对子宫深静脉的分支及其走向理解尚不清楚,结果导致术中出血、植物神经和输尿管及膀胱损伤的发生率增加。

腹腔镜技术的引入,为精准解剖和分离子宫颈周围的血管和神经,以及有效实施保留神经的广泛性子宫切除术提供新的策略和途径。利用腹腔镜具有10倍左右的放大作用,通过手术实体解剖学的实践,我们在既往已有的子宫颈周围四组间隙的基础上,提出了阴道旁间隙的概念,并提出了以筋膜间隙为手术入路的间隙解剖法手术策略。率先明确了阴道旁间隙及其毗邻器官、组织的结构关系,以及其在广泛子宫切除术中的作用,通过优化的间隙解剖手术路径和步骤,采用精细解剖技术,斩获了宫颈周围组织结构的最新重要解剖学信息,明确了子宫颈周围重要血管和神经的分布规律及走向特征,为精准解剖性广泛子宫切除术的策略提供了解剖学和理论基础。

同时,近年来由于子宫颈癌生物学行为、病理特征和分期的研究进展,为合理选择子宫颈癌的手术切除范围和术式提供了理论依据。子宫颈癌早期是一种局灶性疾病、中晚期呈沿子宫颈周围脉管系统及宫旁主骶韧带内淋巴结等结缔组织播散,而子宫颈周围的筋膜间隙一般不受侵犯的特征,远处沿淋巴管及淋巴结转移,这就决定了精准解剖性广泛子宫切除术是治疗子宫颈癌的理想术式。

五、腹腔镜技术在妇科恶性肿瘤诊治应用中的优势

(一)腹腔镜技术本身的优势

腹腔镜手术的优势体现在以下几个方面:

1. 腹腔镜下手术采用超声刀切割组织,因此不会留下结扎组织所需要的组织间距,所以可以彻底切除需要切除的组织,不会因为顾及要结扎组织而留下一定的组织间距,包括主韧带的完整切除术等。

2. 由于腹腔镜具有"内窥"作用,即通过术野切换能使"内在"解剖得到很好展现,另外,光学视管的可移动性和可变带来的灵活视角,能够显示一些以往很难看到的隐蔽区域,同时其本身就是照明充足的光源,可为操作提供适宜的术野亮度。因此,特别是在处理膀胱宫颈韧带和阴道旁间隙和组织时,操作准确性可以明显提高,这是开腹手术不具备的优势。

(二)手术效益及疗效优势

Steed 等比较了腹腔镜辅助的阴式广泛性子宫切除和经腹广泛性子宫切除两种术式治疗早期宫颈癌的基本情况和术后无复发生存率情况。结果显示腹腔镜辅助的阴式广泛性子宫切除与经腹广泛性子宫切除两组患者手术中位时间分别为 3.5 和 2.5 小时,术中出血量分别为 300ml 和 500ml。术后住院中位时间分别为 1 天和 5 天。两组随访中位时间分别为 17 个月和 21 个月,2 年无复发生存率均为 94%,提示腹腔镜手术损伤小,出血量少,而两种手术途径治疗早期宫颈癌的疗效相当。

关于淋巴结清扫的平均手术时间,根据文献报道,单纯腹腔镜下淋巴结清扫的手术时间为 25～180 分钟,多数可在 60～120 分钟内完成。最短的时间可以控制在 20～40 分钟之间。如加上随后进行开腹广泛切除手术的时间,则达 4 小时 13 分钟。手术时间与术者的熟练程度有关,操作熟练者完全可在与开腹手术相似,甚至比开腹手术缩短时间。

有关术中失血量,根据文献报道,单纯腹腔镜淋巴结清扫的手术失血量大多为 50～300ml,而开腹手术则为 500～1000ml。

(三)内脏神经保留的中的优势

盆腔交感神经(下腹下神经)位于骶韧带外侧,在此处应作锐性分离以找到并游离出下腹下神经主干,并沿其走行方向分离子宫颈旁组织,直达主韧带表面的盆神经丛,以保护该神经。进入盆腔后,在盆神经丛内侧将该神经丛与骶韧带分离,而使继续下行的膀胱丛的纤维得以保留。同时在处理主韧带时,将主韧带分层解剖、切断,可以辨认和完整保留支配膀胱或阴部的神经纤维。由此可见,在手术中对韧带的锐性分离、对上腹下丛、腹下交感神经以及盆腔神经丛的辨认与解剖,由于腹腔镜本身的放大作用,使神经组织更易辨认,这是腹腔镜子宫颈癌手术神经保护的优势所在。

六、妇科肿瘤腹腔镜诊治存在的若干问题及争论

（一）腹腔镜手术的彻底性和淋巴结切除效率问题的争论

妇科肿瘤腹腔镜手术能不能彻底切除盆腔淋巴结是颇受争议的问题，近年来多位学者比较了腹腔镜腹膜后淋巴结切除的有效性和彻底性，有学者在腹腔镜下进行盆腔和（或）腹主动脉旁淋巴结切除后，开腹重新进行腹膜后淋巴结清扫，结果近100%的腹膜后淋巴结能够通过腹腔镜手术切除。开腹手术虽然仍可得到部分的淋巴结，但均为无肿瘤转移的良性淋巴结。2007年Frumovitz M等比较了2004年至2006年54例和35例分别接受开腹广泛子宫切除术和全腹腔镜广泛子宫切除术的早期宫颈癌患者。两组患者年龄、肥胖程度、一般状况、肿瘤体积、组织学类型、浸润深度、手术边缘、血管间隙受累、盆腔淋巴结转移方面均匹配。结果显示：术后两组患者病理学检查宫旁、阴道残端无瘤率等方面均无显著差异。关于腹腔镜下切除淋巴结数目，早期的宫颈癌的平均切除的淋巴结为16～23个。一般认为，开腹手术切除盆腔淋巴结数为20个左右。由此可以认为，腹腔镜手术可以达到开腹手术切除淋巴结数目的要求。因此认为，腹腔镜下首次淋巴结切除率为85%～93%，在子宫颈旁切除范围与淋巴结切除彻底性两方面可以达到甚至超过开腹手术。

（二）腹腔镜手术后切口较移与CO_2气腹关系的争论

目前使用的腹腔镜技术多采用二氧化碳气腹，二氧化碳气腹能否促进肿瘤细胞增殖和扩散是目前妇科恶性肿瘤施行腹腔镜手术最受争议的问题，而临床上也可遇到穿刺器孔种植的病例，目前备受重视。有试验研究报道，二氧化碳气腹改变了腹膜的局部环境、血液循环及免疫功能等，可致全身及腹膜局部免疫和代谢变化，对术后肿瘤细胞种植转移可能有促进作用。另外二氧化碳气腹对腹膜间皮细胞及肿瘤细胞粘附分子的表达均产生一定的影响，腹腔镜手术过程中，由于肿瘤解剖、电刀应用、维持气腹气体吹入等操作，可在腹腔内形成一定量的悬浮肿瘤细胞，这些均可能促进肿瘤细胞增殖和扩散。但也有一些研究发现，二氧化碳能抑制肿瘤细胞的生长。迄今，绝大多数的研究均发现二氧化碳气腹对肿瘤的复发转移无影响，同时由于腹腔镜技术对腹腔内环境的扰动小，使腹腔的免疫细胞或因子不受抑制，而有利于肿瘤细胞的杀灭。且，我们大宗的临床观察显示，腹腔镜手术后发生穿刺孔转移的几率约1/1000。因此，对二氧化碳气腹对妇科恶性肿瘤手术切口转移的影响目前已经不再是研究的热点。

（三）妇科肿瘤腹腔镜手术的远期疗效及复发的争论

盆腔和（或）腹主动脉旁淋巴结切除加上根治性子宫切除或简单全子宫切除是腹腔镜手术治疗早期子宫颈癌和子宫内膜癌的主要方式。新近文献对于腹腔镜手术治疗子宫内膜癌和子宫颈癌的远期疗效进行了报道，并与开腹手术进行了比较研究。

关于腹腔镜下广泛子宫切除术和盆腔淋巴结切除术治疗子宫颈癌的5年生存率，已经有文献报道，对于Ⅰ期患者，其5年生存率达94%以上。而对于Ⅱa期子宫颈癌的5年生存率也达到87.6%。说明其5年生存率与开腹手术相当。国内的相关报道结果也获得了类似的结果，5年生存率为84.2%。说明腹腔镜下行子宫颈癌根治术是可行的，不影响肿瘤患者的5年生存率。

关于子宫内膜癌的长期存活率，有5篇文献进行了报道，总共480名患者，平均随访18～34个月，复发率为2.5%～7%。与传统开腹手术相比较，长期存活率无明显差异（表3－8－

2)。

表3-8-2 腹腔镜手术与传统开腹手术长期存活率比较

	腹腔镜手术			开腹手术		
	例数	随访时间(月)	复发率(%)	例数	随访时间(月)	复发率(%)
Gemignani(1999)	59	18	6	235	30	7
Tabbakh(2002)	100	27	7	86	48	10
Malur(2001)	37	16	3	33	16	3
Holub(2002)	177	33	6	44	45	7
Hatch(2003)	111	33	7	55	33	14

(四)妇科肿瘤腹腔镜手术中并发症发生率问题的争论

腹腔镜下施行广泛全子宫切除术及盆腹腔淋巴清除术,是镜下操作难度最大的手术,由于手术范围大,并发症相对较多,特别是镜下操作不熟练时更易出现意外。因此,进行腹腔镜下妇科恶性肿瘤的手术,必须具备以下条件:

1.坚实的妇科恶性肿瘤诊治基础。

2.熟悉盆腔脏器解剖。

3.良好的妇科恶性肿瘤开腹手术经验。

4.良好的腹腔镜操作技术。

5.处理术中各种并发症的经验。

因为如处理不当会导致严重并发症,直接危及患者的生命。但是如果术者已经具备以上条件,腹腔镜手术术中并发症的发生率并不高于传统开腹手术。

腹腔镜手术术中并发症主要有:①术中血管损伤。②膀胱的损伤。③输尿管的损伤。④肠道损伤。

韩国Nam等以1997年10月至2005年12月期间接受腹腔镜下广泛性子宫切除术+盆腔淋巴结清扫+腹主动脉旁淋巴结清扫的245例ⅠA-ⅡA期宫颈癌患者为观察组,以同时期接受开腹广泛性子宫切除术、年龄匹配的142例ⅠB1期宫颈癌患者为对照组,对围手术期并发症发生率和生存期等进行了比较。发现无论接受腹腔镜手术还是开腹手术,其切除淋巴结的数目和围手术期并发症发生率均无显著性差异。腹腔镜组和开腹组的五年无复发生存率分别为95.7%和96.8%。腹腔镜组245例患者按手术时间分为两个阶段,第一阶段(1997—2000年,65例患者)和第二阶段(2001—2005年,180例患者)。第一阶段围手术期并发症发生率显著高于第二阶段(12.3%对3.3%)。6例复发的患者中5例为第一阶段患者(7.7%),1例为第二阶段患者(0.6%)。提示:腹腔镜下广泛性子宫切除术是治疗早期宫颈癌安全、有效的方式,其复发率和并发症发生率与开腹手术相似,且并发症发生率将随着手术技术的熟练而下降。梁志清等报道了317例侵袭性宫颈癌患者行腹腔镜下广泛性子宫切除术+盆腔淋巴结清扫治疗术中术后并发症发生情况。其中313例行腹腔镜下盆腔淋巴清扫,143例患者行腹腔镜下主动脉旁淋巴结切除术,术中并发症发生率为4.4%(14/317),其中膀胱损伤7例(5例在腹腔镜下成功修补),术后并发症发生率为5.1%(16/317),包括5例输尿管阴道瘘,4例膀胱阴道瘘,1例输尿管狭窄,6例膀胱功能障碍。研究者认为,腹腔镜下广泛性子宫切除术+盆腔淋巴结清扫术已经成为妇科肿瘤治疗中的常规方法,虽然的确存在腹腔镜特有的并发症,但是随着技术的熟练和经验的积累,这种并发症就已经逐渐减少。

（五）解决问题的科研思路

腹腔镜作为妇科肿瘤外科新的诊治手段，近年来发展十分迅速，但是目前大多数妇科肿瘤医生对腹腔镜外科领域相关疾病的研究，主要集中在对既往病例的回顾性分析上，缺少大样本多中心的前瞻性临床研究，因此尽管许多中心已经有较大宗的病例报道，但在循证医学中证据级别较低，腹腔镜外科技术在妇科肿瘤治疗中的真正优势还未能得到其他同行的普遍认同。另外还应该加强基础研究，观察腹腔镜技术中的特有因素（如 CO_2）对恶性肿瘤组织基因组、蛋白质组及相关因子的影响，探索其对妇科恶性肿瘤细胞侵袭、转移能力的作用，并且还可以研究其对患者免疫功能的影响及患者局部组织是否存在缺氧或缺氧性损伤，以明确腹腔镜手术与传统手术方式相比究竟有何利弊。

七、未来妇科肿瘤腔镜外科的发展方向

妇科肿瘤腹腔镜手术技术是从经典的腹腔镜外科发展而来，开始时间不长，需要经历引进、继承、创新和发展的过程，目前妇科肿瘤腹腔镜手术尚不能完全替代大多数常规妇科肿瘤手术。尚有许多技术问题有待解决和完善，在理论上亦存在诸多需要研究和探索的问题。诸如有关手术的成熟度、手术技巧和手术适应证需要进一步探索和规范；腹腔镜子宫颈癌广泛子宫切除术和盆腔及腹主动脉周围淋巴结清扫术的安全性和疗效需论证和评价，远期效果有待循证医学的验证；并发症的处理要及时总结经验；腹腔镜妇科肿瘤手术对患者的生活质量、心理状态和社会效益的影响以及相关经济学指标评价等是现代医学给外科医生提出的新的课题。因此，目前尚应审慎开展妇科肿瘤腹腔镜手术。开展妇科肿瘤腹腔镜手术需要一定的条件。除了必要的物资装备以外，开展妇科肿瘤腹腔镜手术者应有熟练的妇科肿瘤外科手术基础，具备常规手术和腹腔镜手术两种手术技巧；同时具备处理各种疑难、复杂和意外情况的经验和能力；开展妇科肿瘤腹腔镜手术的单位，应具有一定的科研能力和保障条件，对将准备开展手术的风险进行充分论证，并经过预实验。避免腹腔镜胆囊切除手术初期部分单位盲目上马，导致一些不应有的并发症增加的教训。建议有条件的单位能够在取得一定经验后，及时举办学习班对相关技术加以规范和推广，避免重复不必要的弯路。

可以想象经过妇外科医生的不懈努力，随着相关技术的成熟和发展，妇科肿瘤外科手术可能摆脱传统的巨大切口。因此，妇科肿瘤腹腔镜手术技术的成熟可能标志着妇科肿瘤外科手术治疗一个新的时代的开始。

（牛兆园）

第五节　宫腔镜在妊娠相关疾病诊治中的应用

一、宫颈妊娠（cervical pregnancy）

宫颈妊娠（cervical pregnancy）是指受精卵着床在宫颈管组织学内口下方，并继续发育的异位妊娠，多见于经产妇。宫颈主要由血管丰富的结缔组织构成，有收缩功能的平滑肌纤维仅占 15%，当宫颈妊娠流产或刮宫时宫颈收缩弱，妊娠产物不能迅速排出，血窦开发不能及时闭合，引起大出血不止，甚至危及患者生命。其发生率文献报道不一，1:2500～1:18000，不足异位妊娠的 1%，近年来有上升趋势。

（一）宫颈妊娠的病因

尚不清楚,大多数学者认为可能与下列因素有关:

1.受精卵发育正常而运行过快,在其具有种植能力以前已进入宫颈管并种植生长发育。或受精卵游走速度正常而滋养层发育迟缓,通过宫腔时尚无种植能力,从而种植并分裂在宫颈管。受精卵游走或发育异常可能与染色体异常有一定关系。

2.子宫内膜缺陷　慢性子宫内膜炎、人工流产、刮宫、中期引产、Asherman's综合征、剖宫产及宫内节育器等,使子宫内膜受损,引起的子宫内膜瘢痕形成、粘连或损伤,子宫蜕膜生长不全,影响孕卵的正常着床,可能是导致宫颈妊娠的重要原因之一。

3.子宫发育异常、子宫畸形、子宫肌瘤、内分泌失调以及其他原因引起的子宫内膜理化性质改变,均不利于受精卵正常着床。

4.近年来,随着助孕技术的广泛应用,宫颈妊娠的发病率也有所增加。可能与移植过多或母体的排异反应有关。

5.其他因素　特异性感染,胚胎异常,吸烟,口服避孕药等。宫颈妊娠的诊断包括临床诊断和病理诊断两种。

（二）诊断

近年来,随着妇产科医师对宫颈妊娠的认识及各种辅助检查特别是高分辨率超声技术的应用,使早期诊断率明显提高,病死率由过去的$40\%\sim50\%$降至$0\sim6\%$。目前,宫颈妊娠的临床诊断主要依据以下几方面:

1.临床表现　妊娠早期发生无痛性阴道出血,流产或刮宫时,因宫颈收缩力弱,不能迅速排除妊娠组织,血窦开放不能闭合,临床上常出现无法控制的大出血。

2.妇科检查　宫颈膨大,变薄变软,外观极度充血呈紫蓝色,无触痛,宫颈外口扩张,内口紧闭。子宫体稍大或正常,与膨大的宫颈形成葫芦状。附件无异常,刮宫宫腔内未见任何妊娠产物。

3.B超检查　子宫体正常大小或略大,蜕膜较厚,宫腔内未见孕囊回声。宫颈管膨大,明显大于宫体;宫颈管内可见变形的孕囊,并侵入宫颈的前壁或后壁,宫颈内口关闭,双附件外观无异常。膀胱位置明显上移。彩色多普勒超声可见胚胎着床后特征性的滋养层血流。

4.HCG　血$\beta-$HCG水平升高,但较宫内妊娠低。

5.需与宫内妊娠流产、滋养细胞肿瘤、宫颈肿瘤性或炎症性疾病等相鉴别。

（三）治疗

目前宫颈妊娠的治疗方法较以往有更多的选择,除根治性全子宫切除外,各种保守性治疗方法可联合使用,具体的方法选择根据患者的妊娠周数、出血程度及生育状况等因素综合决定。早期确诊的病例,若保守治疗成功,可以改善患者的预后。各种药物治疗的方法与效果,需要密切随访。当药物治疗无效或出现难以控制的大出血时,切除子宫是挽救患者生命的最后选择。

1.药物治疗　目前使用最多的药物是MTX,可全身给药,或阴道超声介导下氯化钾及MTX妊娠囊内注入,子宫动脉栓塞结合局部MTX灌注。

2.搔刮去除宫颈管病灶　可在应用药物治疗或子宫动脉栓塞后应用,以去除病灶。有时出血多,可联合应用下列止血方法:

（1）局部缝扎止血;

（2）明胶海绵局部压迫止血或宫颈管填纱压迫止血或气囊导尿管压迫止血。

（3）宫颈环扎术：1995 年 Serrati 等报道宫颈环扎及搔刮术治愈宫颈妊娠成功病例。

（4）子宫动脉宫颈支或双侧髂内动脉结扎术。

（5）联合治疗：不同的治疗方法都有一定的优点和局限性，临床上应根据具体病情，将不同方法联合应用，以达到最佳的治疗效果。

3. 宫腔镜病灶切除术　宫腔镜手术具有直视、微创、恢复快的优点，已广泛应用于妇产科疾病的诊断与治疗。1996 年 Ash 等首次应用宫腔镜治愈 1 例宫颈妊娠后，国内外陆续有宫腔镜治疗宫颈妊娠的报道。宫腔镜可直视切除妊娠组织，并能电凝止血达到治疗的目的。但是也有文献报道，宫腔镜操作可引起宫颈难以控制的大出血。近年来有报道，先在腹腔镜下结扎子宫动脉，再行宫腔镜切除妊娠组织治疗宫颈妊娠取得满意的疗效。

（1）手术指征：病灶$<5cm$，血 $\beta-HCG<500IU/L$，生命体征稳定。

（2）术前准备

1）术前常规检查血常规、出凝血时间、肝肾功能、心电图、丙肝病毒抗体、梅毒抗体、艾滋病抗体。

2）可疑感染者，手术前使用抗生素。

3）超声检查：确定妊娠物附着部位、大小、类型、肌层厚度、血流信号。

4）测定血 HCG 水平。应用米非司酮口服、MTX 肌注、或子宫动脉栓塞灌注 MTX 化疗。使血 $\beta-HCG<500IU/L$。

5）手术备血。

（3）操作步骤

1）置入宫腔镜，检查子宫颈管、子宫颈内口，直视下观察胚物的部位、大小。

2）用双极或单极电切系统，自浅向深切除宫颈管的病灶。出血点电凝止血。

3）术终宫颈管内填塞纱布，如出血多，可放置球囊压迫和经阴道宫颈峡部环扎。

（4）术后处理

1）切取组织全部送病理检查。

2）术后酌情给予抗生素预防感染。24～48 小时取出填塞纱布。

3）应用卡前列酯栓或米索前列醇减少出血。

4）放置球囊压迫和经阴道宫颈峡部环扎者术后 2 日取出。

5）随访血 HCG：术后每周复查血 HCG，直至降为正常，至正常月经来潮为止。

（5）难点及解决方案

1）术前应用药物杀胚，或子宫动脉栓塞灌注化疗。使血 $\beta-HCG$ 降低，可以减少妊娠组织的侵袭力，减少术中和术后出血。

2）手术全程 B 超声监护。

3）宫颈妊娠时妊娠物附着部位肌层薄，手术时要轻柔操作，电切幅度要小，避免子宫穿孔及损伤血管。术中如出血过多，可行预防性腹腔镜子宫动脉阻断术以减少宫颈出血量。

4）术后要监测 HCG 水平，警惕滋养细胞残留，若有妊娠持续状态发生的可能，应及时药物治疗。

二、剖宫产切口妊娠(cesarean sear pregnancy,CSP)

剖宫产切口妊娠是妊娠着床于前次剖宫产瘢痕处的一种罕见特殊类型的异位妊娠,可导致胎盘植入、子宫破裂、大出血甚至患者死亡,为剖宫产的远期严重并发症之一。其发生率为1∶2216妊娠,占异位妊娠的6.1％。近年来,随着剖宫产率的增加,其发生率亦呈上升趋势。剖宫产切口妊娠有两种不同的妊娠结局:一种是孕卵向子宫峡部或宫腔内发展,为内生型,结局是继续妊娠,个别形成低置或前置胎盘,有可能生长至活产,但胎盘植入的机会大大增加;另一种是妊娠囊从瘢痕处向肌层内深入种植,为外生型,形成早期妊娠绒毛植入,在妊娠早期就可有出血发生。

(一)剖宫产切口妊娠的病因

尚不完全清楚。可能与剖宫产切口愈合不良有关。剖宫产术后切口的瘢痕可能存在一些微小裂隙,受精卵可以进入微小裂隙,侵入子宫肌层,进而在裂隙或其附近着床,发育,长大。愈合不良的剖宫产切口常有内陷,局部内膜发育不良或缺如,受精卵在此着床后,绒毛直接侵入肌层,甚至穿透肌层,形成植入胎盘。

(二)诊断

1.有剖宫产史。

2.临床表现　妊娠早期有停经史、血 hCG 水平上升,与正常妊娠无异,随着妊娠时间延长,日益增大的妊娠囊和包括可引起阴道出血或腹痛。

3.B超检查　随着超声学的发展,CSP 的早期诊断成为可能超声诊断 CSP 的标准为:

(1)宫腔及宫颈内未探及妊娠囊;

(2)妊娠囊或包块位于子宫前壁峡部或既往剖宫产瘢痕处;

(3)妊娠囊或包块与膀胱之间的子宫前壁下段肌层菲薄或连续性中断;

(4)彩色多普勒血流成像在妊娠囊或包块周边探及明显的环状血流信号;

(5)附件区未探及包块,子宫直肠陷凹无游离液体(CSP 破裂除外)。

上述各项指标同时存在方可诊断。需与宫内妊娠流产、宫颈妊娠相鉴别。

(三)治疗

主要采用药物治疗、清宫术、子宫动脉栓塞、开腹妊娠病灶切除术＋子宫瘢痕修补术、子宫切除术,宫腔镜病灶切除术等方法。

1.药物治疗　治疗 CSP 的药物有甲氧蝶呤(methotrexate,MTX)、米非司酮、5－氟尿嘧啶(5－FU)等。目前使用最多的药物是 MTX。可经肌注给药,阴道超声介导下氯化钾及MTX 妊娠楼内注入,子宫动脉栓塞结合局部 MTX 灌注。

2.刮宫术　只适用于药物治疗或子宫动脉栓塞治疗后出血减少、血 β－HCG 下降至C100IU/L,妊娠物≤3cm,距浆膜≥2mm 的病例。因为有可能导致大出血,Timor－Tritsch和 Monteagudo 指出:作为单一疗法,应该尽量避免。

3.病灶切除术或子宫楔形切除加子宫修补术适用于病灶生长突向膀胱和腹腔患者,血 P－HCG 水平高、绒毛活性强、妊娠包块大,仍有生育要求的患者。

4.子宫切除术　仅适用于无法控制的阴道大出血、保守治疗失败或无生育要求者。

5.宫腔镜 CSP 病灶电切术　宫腔镜能够清楚地辨认妊娠物及其种植部位,将妊娠物自子宫壁分离,可以尽量完整地切除剖宫产瘢痕处的妊娠病灶,创面小,局部包块吸收快。可通过超声监测有效地防止子宫穿孔。或采用腹腔镜监护下宫腔镜 CSP 病灶切除术。这不仅能更直观地了解病灶侵及子宫肌层的情况,而且一旦发生子宫穿孔,可以在腹腔镜下进行病灶切除及修补,提高了手术的安全性。在严格把握适应证的情况下,宫腔镜下病灶电切术是治疗 CSP 的有效治疗方法。具有病灶切除确切,可保留子宫,手术时间短,出血少,恢复快、住院时间短、费用低等优点。Wang 等报道 IVF－ET 宫内妊娠合并 CSP1 例,孕龄 7 周,宫腔镜直接取出 CSP 的胚胎,患者日后足月分娩。术前应用甲氨蝶呤,宫腔镜手术易于成功,术后 β－hCG 水平下降快,消失早,缩短了随访时间。

(1)手术指征:内生型 CSP,包块小于 5cm,子宫肌层厚度＞3mm,生命体征稳定。

(2)术前准备

1)术前常规做血常规、出凝血时间、肝肾功能、心电图检查、丙肝病毒抗体、梅毒抗体、艾滋病抗体。

2)阴道超声检查:确定妊娠位置、大小、类型、肌层厚度、血流信号。

3)测定血 hCG 水平。可先应用米非司酮口服或 MTX 肌注 2～7 天,或子宫动脉栓塞 7 天后复查血 hCG 水平。

4)手术备血。

(3)操作步骤

1)应用超声监测或腹腔镜监护。

2)扩张子宫颈到 Hegarll 号。置入宫腔镜,依次检查子宫颈管、子宫颈内口、子宫底和子宫腔四壁、子宫角及输卵管开口,直视下观察胚物的部位、大小、形状等。

3)用双极或单极电切系统,自浅向深,自边缘向中心切除胚物,出血点电凝止血。

4)超声监测子宫浆膜层厚度及其与膀胱间的距离。或腹腔镜监护子宫浆膜层是否变白及有无穿孔。

(4)术后处理

1)切取组织全部送病理检查。

2)术后酌情给予抗生素预防感染。

3)应用缩宫素或米索前列醇减少出血,或使用球囊导尿管置入宫腔,压迫止血。

4)放置球囊压迫和经阴道宫颈峡部环扎者术后 2 日取出。

5)随访血 hCG:术后每周复查血 HCG,直至降为正常,至正常月经来潮为止。

(5)难点及解决方案

1)术中注意,先在宫腔镜下明确定位,避免损伤其他部位的子宫内膜,保证患者术后月经的恢复。

2)手术全程 B 超声监护。

3)如果胚胎组织体积大,附着较致密,可先行超声引导下负压吸引或刮宫术,去除大部分病灶后再用宫腔镜电切,自浅向深,自边缘向中心切除胚物物。由于妊娠物附着部位肌层较薄,手术时要十分谨慎、轻柔操作,手术视野要清晰,电切幅度要小,电切功率不宜过大,避免子宫穿孔。

4)腹腔镜下若见妊娠部位粗大血管,血运丰富,宫腔镜下难以切除病灶时,可行宫腹腔镜联合手术,切除病灶,修补子宫。

5)术后要监测 hCG 水平,警惕滋养细胞残留,若有妊娠持续状态发生的可能,应及时药物治疗。

三、宫角妊娠(cornual ectopic pregnancy)/间质部妊娠(interstitialpregnan－cy)

宫角妊娠(间质部妊娠)是最危险的异位妊娠类型之一,占异位妊娠的 2%～4%。输卵管的间质部近端部分位于子宫肌层内,宽 0.7cm,长约 1～2cm,从子宫腔斜向上和向外延伸,走行稍微弯曲。妊娠于此称为间质部(宫角)妊娠[interstitial(cor－nual)pregnancy]。孕卵种植在子宫腔的侧角,位于子宫输卵管交界和圆韧带的内侧,称为角妊娠(angular pregnancy)。角妊娠必须与宫角妊娠区别,宫角妊娠的胚胎种植在圆韧带的外侧。腹腔镜可以辅助区别两个诊断,并进行治疗。宫角妊娠的受精卵种植部位特殊,妊娠早期易发生流产,妊娠中期易发生宫角破裂。宫角处血运丰富,一旦破裂,出血较汹涌,甚至发生致命性大出血,病死率 2.0%～2.5%。因此,早期发现,早期诊断,及时终止妊娠十分重要。

(一)宫角妊娠的病因

一般认为其病因可能与子宫内膜发育不良或损伤、性激素影响、放置宫内节育器、体外受精和胚胎移植等有关。

(二)诊断

1983 年 Auslender 等提出以下标准:

1.子宫腔空虚。

2.妊娠囊与子宫腔分离,与子宫腔边缘<1cm。

3.菲薄肌层包绕胚囊。

随着妊娠的进展,子宫角渐成不对称增大,患者感到腹痛,继以流产或阴道分娩;腹腔镜或开腹可见子宫角一侧扩大,伴有圆韧带外侧移位,胎儿娩出后胎盘常滞留在子宫角部。

超声影像学诊断宫角妊娠的标准为:

(1)胚囊型:胚胎位于宫角部位,胎囊外包绕完整子宫肌层,胎囊与宫腔子宫内膜线相连。

(2)不均质包块型。

(3)残留型。

(三)治疗

1.药物治疗　适用于妊娠早期。目前使用最多的药物是 MTX。可经肌注给药,阴道超声介导下宫角妊娠囊内注入氯化钾及 MTX,腹腔镜介导下氯化钾及 MTX 妊娠囊内注入,子宫动脉栓塞后局部 MTX 灌注等。

2.腹腔镜或开腹子宫切除　为根治性手术,适用于出血危及生命者。

3.腹腔镜　子宫角切除术、子宫角切开术、输卵管切开术、输卵管切除术、子宫动脉阻断术、子宫角破裂修补术等保守性手术,适合于有生育要求的患者,但要注意日后妊娠有子宫破裂的可能。

4.宫腔镜病灶切除术　适用于不愿行药物治疗或药物治疗失败患者。

(1)手术指征:孕周小于 10 周,未破裂型的宫角妊娠。

(2)术前准备

1)术前常规做血常规、出凝血时间、肝肾功能、心电图检查、丙肝病毒抗体、梅毒抗体、艾滋病抗体。

2)阴道超声检查:确定宫角妊娠位置、大小、类型、包绕肌层厚度、血流信号。

3)测定血 HCG 水平。应用米非司酮口服或 MTX 肌注 2～7 天。

4)手术备血。

（3）操作步骤

1)应用超声监测或腹腔镜监护：必要时腹腔镜阻断子宫动脉，以减少术中出血。

2)扩张子宫颈到 11 号：置入宫腔镜，依次检查子宫颈管、子宫颈内口、子宫底和子宫腔四壁、子宫角及输卵管开口，宫腔镜下见一侧宫角深、形态消失，有孕囊或组织物嵌顿。直视下观察残留组织物的部位、大小、形状、类型。

3)观察胚胎附着部位：可于监测下经负压吸引或刮匙搔刮宫角组织。或自浅向深双极电切除突入宫角的病灶。靠近输卵管口处病灶，使用电切环未通电状态下探查病灶与子宫壁界限，自边缘处向中心处电切病灶，出血点电凝止血。

4)超声监测子宫浆膜层是否完整：或腹腔镜监视子宫浆膜层是否变白及有无穿孔。

（4）术后处理

1)切出组织送病理检查。

2)术后酌情给予抗生素预防感染。

3)应用缩宫素或米索前列醇减少术后出血。

4)随访血 HCG。术后每周复查血 HCG，直至降为正常至正常月经来潮为止。

（5）难点及解决方案

1)手术前超声可以报告子宫角处肌层厚度、包块的大小、周围血流信号、胎儿和胎芽大小、胎心有无等情况，为宫腔镜手术提供重要的参考依据。超声虽是常规检查手段，Tulandi 等报道超声诊断子宫角妊娠的敏感度为 80%，特异性为 99%。宫腔镜下宫角妊娠的特点：宫腔镜下均见患侧宫角深而大，输卵管开口位置抬高，紧靠输卵管开口见宫角部位有白色绒毛样组织或灰色、褐色、紫黑色的机化组织物，甚至可见完整的胎囊。清除胚物后输卵管开口清晰可见，输卵管开口扩大，宫角着色偏深。

2)因为子宫角有子宫及卵巢双重血供，宫角一旦穿孔即易引起大出血，而中转开腹手术。因此，所有患者均需做可以立即中转开腹或腹腔镜手术和输血、自家输血准备的准备。

3)术中注意，先宫腔镜下明确定位，避免对其他部位子宫内膜的损伤，可保证患者术后月经的恢复。胚囊型宫角妊娠可先行超声引导下负压吸引，再行宫腔镜检查是否残留或活动出血。或用宫腔镜环形电极机械性搔刮病灶，可减少对子宫内膜的损伤。胚胎组织体积大、附着较致密时，用等离子双极宫腔镜电切系统，自浅向深切除胚物，以清除宫角的妊娠物。由于宫角部位的肌层较薄，妊娠时和膨宫时宫角扩大，宫角肌层延伸，会更加薄化，手术时要十分谨慎、轻柔操作，手术视野要清晰，电切幅度要小，电切功率不宜大，避免子宫角穿孔。

4)膨宫压力不宜过大，应<100mmHg。

5)术后要监测 HCG 水平，警惕滋养细胞残留的问题，若有持续性宫角妊娠的可能，应及时行化学治疗。

（牛兆园）

第六节　腹腔镜在不孕症诊治中的应用

妇科腹腔镜的问世及其在女性不孕和不育症诊治中的应用和发展实属重大进步，它不仅使诊断精确,而且与传统治疗方法相比,手术方式也大有改观,并推动了对不孕机制的研究。

一、腹腔镜手术设备及器械

一套完整而精美的手术器械,是外科医师完成手术的必要条件,而电视腹腔镜手术,更是与传统的剖腹手术有着明显的区别,其不仅需要一套精细的腹腔内操作器械,更需要一套配备完善的高科技设备,涉及电子、光学、超声等知识。

(一)腹腔镜手术主要设备

腹腔镜设备主要包括以下几个部分,即视频图像监视系统,冷光源系统,二氧化碳气腹系统,能源系统(高频电刀、超声刀、激光等),冲洗吸引系统。

1. 视频图像监视系统　本系统由窥镜(腹腔镜,laparoscope)、摄像头、光导纤维、信号转换器及监视器组成,在保存手术图像资料时可附加图像纪录系统(如录像机)。

(1)腹腔镜目镜:主要作用在于将体内物像经复杂的光学系统成像于体外。常用目镜外径为 10mm,微创型为 5mm,最近发展了一种针性腹腔镜,直径 2mm,用于诊断,其长度通常为 300～330mm。视角有 0°、15°、25°、30°、45°等。并带有多功能接头。

(2)摄像头:摄像头的作用在于将目镜产生的体内物像(光学信号)转换成电信号,并将其传送至信号转换器。

(3)信号转换器:将摄像头传入之电讯号转换为彩色视频信号,输给监视器和录像机。

(4)监视器和图像纪录系统:监视器在荧光屏上显示图像,一般放大 8～14 倍。屏幕过大会造成图像失真,过小易造成视力疲劳。录像机用于手术录像。

2. 冷光源　冷光源为视频图像系统提供良好的腔内照明。一般要求输出亮度高、持续稳定、输出光谱均匀、红外成分少、灯泡的寿命长等性能。目前临床应用的有两种光源,一种是卤素灯泡,另一种是氙灯泡,后一种使用寿命长,其光照更逼真,但价格较昂贵。现代光源都装有两盏灯泡,以便第一盏灯不亮时可立即拨到另一备用灯泡,保证手术顺利进行。光导电缆手术前应消毒,禁忌折成锐角,以免光导束断裂,影响照明效果。

3. 二氧化碳气腹机　腹腔镜手术除了要求有高质量的图像系统及良好的腔内照明功能外,还必须具备足够稳定的腔内手术空间。普遍采用的方法是 CO_2 气腹机人工气腹法。要求气腹机快速充气、快速补气、安全监视等功能,并有自动加温装置,使 CO_2 进入腹腔前加温至 37℃,以防冷 CO_2 进入患者腹腔,造成不适;或温差大引起镜头起雾。现有的气腹肌有半自动和全自动两种,半自动气腹机 CO_2 气流速度慢,术中不能及时排出有烟雾的气体,不能使腹腔内压保持在恒定水平,应用不方便。由于上述原因,目前半自动气腹机已基本被淘汰。目前均应用全自动 CO_2 气腹机。全自动 CO_2 气腹机可以显示 CO_2 注入腹腔的流速、流量;带有压力报警系统,在钢瓶内 CO_2 储量不足时引起报警。在气腹压力低于设定腹腔压力时,气腹机可以自动充气,达到设定压力为止。在 CO_2 气腹压力达到或超过手术设定压力时,气腹肌自动停止充气。CCV 流速可在 1～30L/min 调整,以适应术中气腹的需要。

4. 能源系统　腹腔镜外科中应用的能源包括:高频电刀(单极、双极)、超声刀、激光刀、氩气刀、微波刀、内凝器等,目前常用的为高频电刀、内凝器和超声刀。

(1)高频电刀:高频电刀由电刀主机、负极板、脚踏开关、高频电缆线、单(双)极电刀头组成。电刀输出功率一般为 150～200W,手术常用的功率为 60～80W,最大输出功率不应超过 200W,以保证患者安全。负极板应贴在患者肌肉丰富、距手术部位较近处,以便缩短安全回路距离。电凝、电切功能由脚踏开关控制完成,电极导线带有绝缘层,使用前应消毒。电极导线连接电刀主机与单(双)极电刀头。

(2)内凝固器械:内凝固器械为 K.Semm 设计,是一种以低电压产生热效应的蛋白凝固器,它的基本原理与电烙铁相似。尽管这种新器械新设备也是利用破坏性热能来止血,但人体与电流无直接接触,从而消除了电的危害,此装置可预选 90℃~120℃温度,内凝时间以声响为信号。Semm 所设计的内凝器械的特点是微型化,由于金属加热片减至最小必需体积,一旦切断加热即迅速冷却。利用内凝器止血后,组织蛋白首先转变成一种胶状物质,它无电凝后的纤维蛋白渗出,及结痂脱落等变化,损伤范围小。

(3)超声刀:由高频振荡器产生 1.5MHZ、200W 功率以上的正弦波输出到换能器上,然后换能器通过变幅杆将超声震动传至刀片上,在强大的振动加速度作用下,使刀片作用的组织迅速与周围组织分开。其特点是以冷刀刃切割组织,无热损伤,不产生烟雾,对手术视野影响小。其止血原理是使胶原细胞变性凝固,以封闭小血管,直径 3mm 内血管可直接切割。但其价格昂贵,目前还只是在少数医院应用。

5.冲洗、吸引装置 各种品牌的腹腔镜成套设备均带有冲洗、吸引装置。冲洗时的作用原理并不完全相同,但都是将无菌生理盐水经过无菌管道注入腹腔,经冲洗机器或手术室中央吸引吸储冲洗液。可在短时间内进行快速大量冲洗,冲洗过程由脚踏开关控制,应避免腹腔内进入大量空气。比较实用的是带有自动加温的冲洗装置,生理盐水被自动加温到 37℃,操作方便,有益于患者。由于上述冲洗过程中管道与机器间的连接较复杂,在手术部位不需大量冲洗时,可用简易的冲洗法,即将无菌生理盐水经输液器或大号空针滴入或注入需冲洗部位,在经手术室负压吸引装置吸出冲洗液,也可达到冲洗目的。

(二)腹腔镜手术器械

1.常用腹腔镜手术器械

(1)气腹针:闭合性造气腹时应用。针前端装有一弹性压入的钝头,一旦针穿破腹膜,它即先于针尖进入腹腔,以免伤及腹腔脏器。此针 1938 年由 Veress 发明,沿用至今。现代超级气腹针还设计有色标和声响。

(2)套管针:由穿刺套管及针芯(穿刺锥)组成,是引入和保护腹腔镜器械的工具。规格较多,内径 3~33mm 不等,手术常用内径 3mm、5mm、10mm 几种。其长度可有 96mm、100mm、120mm 等,长度主要根据患者体型及肥胖程度选择。穿刺锥的穿刺端有圆锥型及多刃型。圆锥型穿刺时不易损伤腹壁血管,但穿刺费力。多刃型穿刺省力,但可引起腹壁肌肉及血管、神经的切割作用,损伤大。套管内带有单向阀门或小磁性钢球,以防在手术器械进入前漏气。套管尾端带有橡皮帽,以防进入手术器械后漏气。

(3)电凝钩、电凝铲、电凝棒:电凝钩有 L 和 J 型两种,主要用于解剖、分离各种组织和电凝止血。电凝铲也叫铲状电凝分离器,主要用于分离疏松组织。电凝棒主要用于电凝止血。

(4)微型剪:有分离用的直剪、弯剪,也有剪线用的线剪、直沟状剪和弯钩状剪。

(5)分离钳:分离钳有弯头和直头两种。钳杆及柄均为绝缘部分,有的分离钳在尾端带有电极接头,可连接电刀线,在进行组织分离的同时,还可进行电凝止血。分离钳长度 330mm,外径 5mm,可行 360°旋转。

(6)双极电凝抓钳:用于双极电切割或钳夹血管电凝止血。

(7)冲洗吸引管:吸引、冲洗管为一体型,吸引端有侧孔,尾端带有手控开关,不用时关闭开关,以防漏气。操纵开关可完成吸引、冲洗过程,并可在术中协助暴露手术视野。

(8)金属夹和施夹器:金属夹分可吸收和不可吸收两类。施夹器长度320mm,外径5mm、10mm,可360°旋转,一次只能夹持一个金属夹。夹持端有直型及直角型,夹持部位有沟槽,便于放置金属夹。施夹时力量应足够大,且在原位施夹,避免过度牵拉,引起组织撕裂。

(9)转换套管:在大口径套管针应用小口径器械时,为了适应不同直径的器械操作,避免漏气,需应用转换套管。常用转换套管长190mm,外径10mm,允许5mm器械通过。套管尾端带有橡皮帽,以防漏气。

(10)缝合结扎用具:持计器、无损伤直计或小弯针带吸收缝线;打结器;推结器,分腹内、腹外结扎推结器;Roeder线套,它首先由Roeder用于扁桃体手术,后被Semrn用于盆腔手术。持针器有直头和弯头两种,长450mm,外径5mm,在夹持面带有小螺纹,保证夹持牢固,持针器可360°旋转。推结器长330mm,外径5mm,头端带有细孔,允许7号丝线通过,并将体外线结推到需结扎部位。

(11)腔内吻合器与钉仓:腔内吻合器有直线形切割吻合器和腔内圆形吻合器两种类型,用钉仓对空腔脏器进行吻合。

2.妇科特有器械

(1)举宫器:举宫器是一种变动子宫体位置的器械,能满意地变动子宫体方位,是成功施行妇科腹腔镜手术的重要条件。目前常用的有下列种类。①Semm负压子宫套管:其特点是以一杯状物与宫颈嵌合,抽出其中空气,造成负压,将宫颈紧紧吸住,此装置包括内套管(顶端有多个孔,供通液用)、宫颈负压吸杯、定向板、灌注孔、抽气孔。②Cohen举宫器:与子宫输卵管通液管相同,前面为圆锥形可堵住宫颈,与宫颈前壁夹一组织钳,固定于举宫器上的弹簧沟上,使圆锥头与宫口紧密相连。③Quinones子宫抓钳:此钳两叶为卵圆钳,其中一叶上连以Cohen管作为通液用。④粉碎器:用于大块组织粉碎后取出,如子宫肌瘤。粉碎器远端为电动控制的切割刀,被切割下的圆柱状组织碎片被送入器械的空心轴内,然后经套管取出。

(2)肌瘤剜出器:为子宫肌瘤剜出术专用器械,顶端成螺旋锥状,直径5mm。

二、腹腔镜手术麻醉与监护

对于计划行腹腔镜手术的患者,麻醉前医师应常规访视,了解病史、家族史,患者是否有内科合并症及合并症治疗控制程度,住院期间全身物理检查、三大常规、凝血功能、肝肾功能及血生化、心肺功能检查等,认真地综合评估。按麻醉角度分析判断,以ASA评Ⅰ~Ⅲ级的患者较为恰当。凡有严重慢性阻塞性肺部疾患、肺动脉高压、过度肥胖、严重贫血及凝血功能障碍、动脉硬化合并高血压、心衰病史、糖尿病未控、酸碱失衡、低血容量性休克等,于术前给予有效处理和治疗后,采用剖腹手术并选择全身麻醉较为安全。麻醉前准备与一般手术相同。应严格执行禁食6小时。

(一)麻醉方案的选择

1.区域麻醉　有全麻禁忌又不能在局麻下完成手术,可选择区域阻滞麻醉如硬膜外或腰麻等。区域麻醉可引起血管扩张和低血压,必须同时保持静脉输液。此外,妇科腹腔镜多采用头低臀高15~30度的Trendelenburg体位,常使麻醉面过高,故需待麻醉平面稳定后再改变体位,以免麻醉平面过高影响呼吸循环功能。

2.全麻　当前西方国家较普遍采用,多行气管插管吸入麻醉,其优点是可根据气腹压力的需要控制气体交换量,并可预防由于 CO_2 吸收过多排出不足所致的酸中毒,当发生高碳酸血症时,可有效地控制呼吸进行急救。

(二)手术中监护

术中监护非常重要,患者的生命体征,特别脉率增快是早期酸中毒的征象,如未及时发现进行处理,可导致心跳骤停。在进行气腹时尤其要进行监护,当气速过快或进气量过多时,即可导致心血管意外。

三、腹腔镜手术并发症及其处理

(一)术中并发症

1.麻醉意外

(1)心血管:主要表现在血压及心率改变。当血中 CO_2 分压升高及血中儿茶酚胺增加,使交感神经兴奋,可导致血压升高。腹内压升高,压迫下腔静脉,使回心血量减少,血压下降。如腹腔充气速度过快,腹膜牵张过速,引起迷走神经兴奋反射而致心动过缓、心律失常。一般进气速度慢者,心血管意外的发生率低。

(2)呼吸:妇科手术常采用头低臀高位,横膈上抬,因而肺顺应性下降、气道压力升高。气道压力过高对呼吸道会有损伤,对循环影响也大,因此,应避免过于头低臀高位,另外增加通气频率而保持每分通气量不变,以减低气道峰值压。腹腔充气过度时,可出现呼吸功能衰竭。少数情况下可在气腹时造成气胸、纵膈气肿、横膈破裂等。

(3)胃肠道并发症:在采用静脉麻醉方式时,麻醉性镇痛药,如芬太尼使用较多,易出现恶心、呕吐。术前用雷尼替丁可提高胃液 pH 值和减少胃液量,诱导前给予枢复宁 4mg,有止吐作用。

2.气腹并发症

(1)皮下气肿:气肿一般发生在穿刺针周围的腹壁皮下,也可蔓延上至胸前壁、腋部、颈部甚至眼睑,下达腹股沟、会阴部。多见于肥胖妇女,表现为腹壁不均匀膨胀,气流压力高。发生的主要原因有:①气腹针在皮下组织内;②套管针半进半出或有漏气;③气腹压力过高,一般认为腹内压应在 $1.3\sim1.6kPa$ 为好,不要超过 $2.0kPa$,过高的压力容易使 CO_2 溢出腹腔。发生气肿时,应立即检查气腹针的位置和气腹压力,解除产生的原因。轻度的皮下气肿不需特别处理,若气肿明显,则应降低气腹压到 $1.3kPa$ 以下或完全减压,同时加大通气降低 $PetCO_2$。

(2)气体栓塞:当气腹针刺入大静脉内,气栓可立即出现。一旦发生则情况严重,可出现肺动脉高压、右心衰竭、心排出量极度下降,大量 CO_2 栓塞可致患者死亡。早期诊断及时处理是关键。$PetCO_2$ 在栓塞早期即可迅速升高,是可靠的监测征象,患者血压急剧下降,心律失常,心前区可闻车轮滚动样杂音是典型表现。一旦发现,应立即解除气腹,停止手术,以纯氧作过度换气,把患者置于左侧卧位,头低臀高。

3.穿刺时的并发症

(1)腹壁出血:穿刺时损伤腹壁血管,血液可流入腹腔形成腹壁血肿。预防方法是选择腹中线血管较少的地方穿刺,作第二、三穿刺时,可将腔镜灯光照向腹壁,在透亮处避开血管穿刺。如遇穿刺部位出血,可在出血点作一深层腹壁缝合,结扎止血。

(2)腹腔内出血:女性盆腔血管丰富,损伤后易出血。手术时必须保持视野清晰,不可盲目切割,分离粘连时,切忌盲目撕拉。发生出血时,应先找到出血点,小血管出血可双极电凝止血。少量渗血可压迫止血,大血管破裂时立即开腹止血,髂血管等大血管破裂可迅速致死。

(3)腹腔脏器损伤:气腹针可刺入空腔脏器,多见穿入粘连的肠管、子宫底部和因全麻所致的胃扩张时。当气腹针进入胃肠道时,由于胃肠道可容纳大量气体,不易发现。如气腹针中放出臭味,加上腹壁不均匀膨隆,可明确诊断。刺入乙状结肠时,气体可由肛门排出。如穿刺孔小、无出血、无内容物溢出时,可保守治疗。如损伤较大且有内容物溢出时,需立即修补引流。如子宫体损伤,多在宫底部,如损伤不大可电凝止血,术后应用抗生素及缩宫剂。如损伤大应缝合止血,必要时开腹止血。如术前未排空膀胱或膀胱周围有粘连,穿刺时可能损伤膀胱,如创面小不必处理,术后留置尿管,如伴有出血可缝合止血。

4.电损伤 多见于应用单极电凝、电切手术时。单极电刀可引起腹腔镜视野以外"偏向电流"的潜在问题。空腔脏器明显的电热损伤必须立即处理,因为这类损伤波及范围远比变白区域大得多,可导致胃肠延迟性穿孔或膀胱、输尿管瘘。

电损伤可预防。术中切忌在带电状态下移动电刀,避免盲目使用电刀止血,在止血和分离过程中要用最短时间达到效果为度。电流应调至最低有效量,不可连续长时间通电使用电刀。尽量使用电刀的电凝,少用电切。

(二)术后并发症

术后并发症除一般腹部手术的并发症外,主要有穿刺部位出血、感染、愈合不良、切口疝、肩痛。下肢及盆腔深静脉血栓形成等。穿刺孔并发症可预防,术前注意皮肤消毒,尤其是脐孔的清洁和消毒,术后缝合应仔细,如穿刺孔大,应分两层缝合。术毕应尽量将腹腔内残留气体完全排出,减轻术后肩痛。术中避免压迫下肢,术后嘱患者尽早下床活动,预防静脉血栓形成。

四、腹腔镜手术围术期处理

(一)患者的术前检查

对行腹腔镜手术的患者,除了解疾病的局部病变外,还应了解患者的全身情况。有无影响手术的潜在危险因素,这些因素包括心血管系统功能、肺功能、肾功能、肝功能、内分泌功能。营养代谢状况及血液系统功能等。医生应全面地询问病史,系统地进行体格检查,对患者的全身状况和病变的局部情况作出正确估计。术前辅助检查包括以下内容。

1.血常规 包括红细胞、血红蛋白、红细胞压积、白细胞计数及分类、血小板计数、出凝血时间、血型等。

2.尿常规、大便常规。

3.肝功能、乙肝五项。

4.胸透、必要时作胸片检查和肺功能检查。

5.心电图检查。

(二)患者的一般准备

1.术者向患者及其家属交代病情,并在手术协议书上签字,强调腹腔镜手术的优点,与传统手术的区别。同时应使患者及其家属了解腹腔镜技术的局限性,有中转开腹的可能,但这并不意味着腹腔镜手术失败。

2.行输卵管矫形手术者,术前应用抗生素 2～3 天。

3.术前配血。

4.皮肤准备　术前患者要洗澡。备皮范围同开腹手术,应彻底清洗脐孔。

5.胃肠道准备　术前禁饮食6～8h,并清洁灌肠。

6.术前插尿管。

7.术前麻醉用药同开腹手术。

（三）其他疾病的治疗

体检发现患者伴有较严重的心肺疾病或内科疾病,如糖尿病、高血压、支气管哮喘,心电图异常,包括心肌缺血、频发室性早搏、传导阻滞等应予以积极治疗,待病情好转后再手术。

（四）术后处理

手术后处理是针对每个患者具体情况,采取必要的措施,减轻患者的不适和痛苦,预防各种并发症的发生。

1.发热　发热是术后早期最常见症状。由于手术创伤,患者体温略有升高,一般不超过37.5℃,为术后吸收热,3天后逐步恢复正常。若3天后体温不降,反而升高,应寻找发热原因。

2.疼痛　麻醉作用消失后,患者开始感觉切口疼痛,一般能耐受,术后24h内应用安定类药物可缓解。少数不能忍受者,在排除腹腔内出血后,可应用镇痛药物。随着肠蠕动恢复,腹痛减轻甚至消失。

3.肩顶部酸痛　由于腹腔内残留CO_2,刺激双侧膈神经。

五、腹腔镜手术的基本步骤

（一）器械的检查

包括气腹针、气腹肌、冷光源、摄像机、监视器等的预行试验。

（二）麻醉方式

多采用硬膜外麻醉,必要时可选择全麻。

（三）手术体位

麻醉成功后患者取膀胱截石位。

（四）手术步骤

1.常规会阴及腹部皮肤消毒,铺无菌巾、洞单,经阴放置举宫器。

2.人工气腹　掌握人工气腹技术,是保证成功实施腹腔镜诊断和手术最重要的步骤之一。步骤如下。

（1）气腹针穿刺:脐部作10mm长切口,提起腹壁将气腹针插入腹腔,穿刺过程圆头内芯被腹壁推压,回缩到气腹针的外套管内,当气腹针尖端突破筋膜时,有第一个明显的突破感,而且针内芯弹出有声响,然后稍稍向下用力,有第二个突破感和针内芯弹出声响,此时表明针尖已穿过腹膜进入腹腔。气腹针进腹腔后,以45°角方向,向盆腔中央推进2～3cm,此时即完成气腹针的腹腔内穿刺。

（2）穿刺后测试:第一步,抽吸实验:在气腹针接头连接10ml注射器,内含5ml生理盐水,先回抽不应有气泡或血液。第二步,负压试验:完成第一部试验后,将针心继续回抽直至将针栓拔出,由于腹腔负压,生理盐水被吸入,可证明气腹针尖在腹腔内脏器间隙中的正确位置。第三步,注气试验:气腹针接头端连上CO_2输送管接头,打开CO_2输出开关,以每分钟1L的低流速注气,此时,注意气腹肌压力表上显示的腹腔内压不应超过 0.67kPa(5mmHg);高于此压力,手术者应怀疑气腹针针尖在腹膜前腔隙或进入腹腔内脏器或大网膜。如果气腹压力高,手术者应两手捏起下腹部腹壁,并轻轻摇动腹部,这样常能使大网膜从针尖上轻松落下来。如果这种方法不能使腹腔内压力下降,则应将气腹针拔出,重新穿刺。第四步,气腹体征:若以 1L/min 低流量速度,充气后 5～60s 内肝浊音界消失,是气腹针在腹腔内正确位置的最有力证据。但若注入 1L 气体肝浊音界未消失,应将计拔出,重新穿刺。

当上述测试确定气腹针在腹腔内正常位置后,即可设定腹腔注气压力上限,并增大流速注气。注气量一般为 2～5L,根据麻醉深度和腹腔大小而定。每一患者最适注气量靠腹部膨胀感觉而定,而不是根据气腹机显示流量。

3. 套管针(trocar)穿刺

(1)主套管穿刺:操作方法:提起腹壁,于原脐部切口穿刺,术者右手以大鱼际肌顶住穿刺器后柄握住穿刺器,将穿刺器的尖端插入皮肤切口,使其嵌入皮肤切口中,伸直食指,以阻止穿刺器以过大冲力进入腹腔,穿刺器与筋膜成 45 度角,以扭动手腕旋转作用力向下推进穿刺器,当穿刺器穿透腹壁筋膜时,即感到穿刺阻力减小,再轻轻向下推进穿刺器,即能穿透腹膜达腹腔,当穿刺器尖端进入腹腔时,能听到气体从穿刺器后柄的孔中排出"呼呼"的声响,此时应停止往下穿刺,并将锐利的穿刺器从套管中退出 2～3cm,同时将套管向腹腔内推入 1～2cm,以保证套管完全进入腹腔再抽出穿刺器。

(2)插入内镜:主穿刺器将套管引入腹腔后,通过套管将接上光源的内镜插入腹腔,如观察证明腹腔镜已进入腹腔,在套筒边上的接气头上连接上 CO_2 输气管,气腹机设在自动挡注气。有时插入腹腔镜,可见到腹壁筋膜及腹膜呈裂隙状,说明套筒尚未插入腹膜,此时应拔出腹腔镜,再插入穿刺器缓缓向盆腔方向刺入,待穿刺器和套筒插入腹腔后,方可插入腹腔镜向腹腔注气。

(3)辅助套管穿刺:妇科腹腔镜手术一般有 2 个辅助穿刺点,通常选取下腹两侧相当于麦氏点处为第 2、3 穿刺点,套管直径为 5～10mm,根据手术情况,必要时于耻骨联合上 3～5cm,下腹中线左(或右)旁取第四穿刺孔。为避免损伤腹壁结构,辅助穿刺点的确定应在腹腔镜监视下进行,首先关闭手术室内照明,以腹腔镜光源透照腹壁,证实穿刺部位没有血管和膀胱,辅助穿刺点皮肤切口大小应能容纳所选用的穿刺器和套管。辅助套管针穿刺应在腹腔镜直视下,以免引起腹腔脏器损伤。

4. 腹腔镜观察 插入内镜后,腹腔镜检查的第一步,是要证明气腹针或主穿刺器及套管穿刺部位之下没有腹腔内脏器损伤,接下来是系统的有步骤的诊断性评估。此时,手术台仍是水平位,此体位适合检查上腹部。腹部检查完毕后,手术台应转为垂头仰卧位才能观察盆腔器官。先将腹腔镜镜头与盆腔脏器保持一定距离,对盆腔情况有初步印象,然后向前推进,对盆腔器官作系统检查,子宫操纵杆使子宫可向前、后、左、右方向摆动,同时借助拨棒协助能观察到盆腔的各个部位。明确诊断后,如需进行腹腔镜手术,则按具体步骤进行。

5. 取出器械和关闭伤口 完成腹腔镜检查或手术后,在腹腔镜直视下自套管取出辅助器械和套管,要避免取出器械时钳嘴钳夹脏器。套管拔出后,要观察辅助穿刺部位有无出血,无出血后方可将腹腔镜取出,然后恢复患者体位,打开主套管阀门,排出腹腔内气体。当器械及套管取出后,所有的切口应关闭,<5mm 的切口不用缝合,用黏合胶布黏合固定切口皮肤。较大的切口应分两层缝合,修复筋膜层缺口,防止腹壁切口疝发生。

六、腹腔镜的适应证及禁忌证

(一)诊断性腹腔镜的适应证

1.原发性和继发性不孕症。

2.原因不明性不孕症。

3.有输卵管炎,输卵管积水可疑者。

4.输卵管整形术后仍不孕,行第二次腹腔镜以了解治疗效果。

5.排卵障碍性不孕症,如 PCOS、卵巢早衰和 Turner 综合征等。

6.子宫内膜异位症的早期诊断、正确分期,同时行病灶清除术。

7.子宫畸形诊断。

8.协助宫腔镜手术。

9.助孕技术前盆腔情况的诊断。

(二)腹腔镜手术适应证

1.输卵管通畅度评价。

2.输卵管伞部梗阻成形。

3.输卵管－卵巢粘连分离术。

4.卵巢活检。

5.卵巢囊肿剥除术。

6.子宫内膜异位症病灶清除及巧克力囊肿摘除术。

7.卵子的抽吸、配子输卵管内移植。

8.PCOS 电凝打孔治疗。

(三)腹腔镜手术的禁忌证

1.绝对禁忌证

(1)不能耐受包括气管插管在内的麻醉者。

(2)病情严重不能作剖腹手术者。

(3)心血管疾病不能做人工气腹者。

(4)腹腔或横膈疝。

(5)胃肠明显胀气如肠梗阻、肠管扩张等以及其他不能作穿刺的情况,如晚期弥漫性腹膜炎、腹腔广泛粘连等。

2.相对禁忌证

(1)有腹部手术史。

(2)肥胖。

(3)急、慢性盆腔炎史。

(4)大于 10cm 的子宫壁间肌瘤。

(5)手术者的技术及经验不足。

七、腹腔镜在诊断不孕症中的作用

腹腔镜是一种直视检查盆腔内生殖器的方法,主要用于评估盆腔的不孕因素,并在诊断的同时确定所存在的病变是否需手术矫治。对输卵管病变来说,能发现 HSG 不能发现或漏诊的病变。腹腔镜对不孕症,特别是对输卵管性不孕症是全面诊断检查最有价值的一部分。但腹腔镜作为一种检查方法是侵袭性的,因此腹腔镜检查仍需严格掌握指征。只有在其他无损伤性检查手段不能提供充分信息的情况下,才考虑使用腹腔镜。

腹腔镜多用于证实碘油造影有异常的子宫—输卵管,直接用腹腔镜来取代子宫—输卵管碘油造影(HSG)是有争议的,大量研究提示两者之间有很好的相同性。一般来说,如果 HSG 提示正常,腹腔镜发现异常的可能性仅 3% 左右。HSG 的优点在于能发现子宫异常、宫颈管病变、宫腔内病灶,了解输卵管管腔内的结构。因此,HSG、腹腔镜、宫腔镜在不孕症盆腔因素检查中,这三项检查是互补的。

(一)不孕症腹腔镜诊断的原则和指征

对不孕症患者,经初步筛选后可分为三类:①女方排卵正常,男方精液也正常;②女方排卵正常,男方精液不正常;③女方无排卵。

对第一类患者,下一步措施是检查子宫、输卵管和盆腔内的情况,假如 HSG 提示一切正常,腹腔镜不必马上施行,可推迟至 4～6 个月后进行;如 HSG 提示输卵管异常,应尽早行腹腔镜检查和手术;如 HSG 提示宫腔内病灶,最好宫腔镜、腹腔镜同时进行。对第二类,可选用辅助生育技术,但在治疗前最好行 HSG,如发现异常,尽早行腹腔镜,如 HSG 提示正常,但经过 4～6 个周期的治疗仍未孕,也应施行腹腔镜检查,如发现盆腔病变则同时手术治疗。对第三类,应首先检查内分泌因素,腹腔镜检查卵巢的指征为:①需卵巢活检明确诊断,或有治疗目的者,如 PCOS;②怀疑卵巢肿瘤,预期需作卵巢肿瘤切除者。

(二)不孕症的腹腔镜检查方法和步骤

当腹腔镜插入腹腔时,应首先对整个腹腔包括上腹部作检查,以排除由腹腔脏器病变累及盆腔的可能性。然后患者取头低臀高位,以利肠曲上移暴露盆腔。在完成盆腔全貌的观察和对盆腔病变有了初步印象后,逐步向盆腔推进内镜,并按先中线然后从左到右的顺序检查全盆腔器官和腹膜。彻底全面的盆腔检查必须设第二穿刺点,进入拨棒和无损伤抓钳,以协助暴露检查部位,必要时助手用子宫操纵杆移动子宫,便于暴露检查部位。

检查步骤如下。

1.检查子宫前壁　使用举宫器将子宫移成后位,暴露子宫前壁和膀胱子宫反折腹膜,如有子宫内膜异位症,往往在此处发现子宫内膜异位灶。

2.检查子宫后壁　观察子宫前壁之后,将子宫缓缓移向前方,检查子宫体部及后壁,如有炎症和内膜异位症时,子宫后壁经常会与肠管和附件相粘连。

3.检查子宫直肠陷凹　将子宫完全移成前位,并上举子宫,移开肠管,暴露子宫直肠陷凹及双侧骶韧带,观察直肠陷凹内是否有液体、液体性状、液体量,必要时吸出液体送检。

4.检查双侧附件

(1)卵巢:重点观察其大小、形态,有无滤泡和排卵斑,表面有无内膜异位灶或异位囊肿。卵巢内膜异位症常发生与阔韧带后叶的粘连,往往需要翻起卵巢才能发现。如患者有排卵障碍,必要时可行卵巢活检。

(2)输卵管:对输卵管的观察是不孕症患者行腹腔镜检查极其重要的一个环节。对输卵管的系统性检查从伞端开始,用无损伤抓钳将伞端轻轻提起,检查伞部的结构,正常情况下,输卵管伞端是非常柔软和开放的。然后检查自伞端向输卵管近端进行,特别注意远端输卵管阻塞、伞端闭锁或输卵管近端有无梭形肿大,后者往往是输卵管炎和内膜异位症的迹象。在完成对输卵管形态学上的观察后,输卵管染色通液术是对输卵管通畅性评估的一项重要检查项目,借助注入美蓝通液,能清楚地显示输卵管浆膜面之间粘连造成的输卵管扭曲和腔内阻塞部位。一般来说,当输卵管通畅时,通液时输卵管的形态不会有明显的改变。如近端有堵塞,则宫角部会呈现出高张力状态。而远端阻塞时,可观察到伞端闭锁及远端膨胀。当整个输卵管通而不畅时,输卵管会呈结节状。

(三)不孕症腹腔镜检查时间选择

根据临床检查要求,决定手术时间。怀疑输卵管病变者,应在卵泡期检查,一般是月经干净后 3～7 天。需了解排卵功能者应在黄体早期检查,因为卵泡的排卵孔和黄体为排卵的直接证据。

八、腹腔镜治疗在不孕症中的作用

腹腔镜的治疗目的是提高患者生育能力,恢复盆腔生殖器的解剖结构和功能。腹腔镜手术具有干扰少、术后恢复快的优点,是目前治疗不孕症的主要手段之一。

(一)腹腔镜输卵管手术

腹腔镜下输卵管手术(fallopian tube,laparoscope)主要用于粘连分离及远端梗阻的治疗,包括粘连松解、伞端成形术、输卵管造口术。

适应证:子宫输卵管碘油造影诊断为输卵管远端梗阻者。

手术操作:步骤如下。

1.粘连松解术

(1)无血管的粘连带:可直接剪开。

(2)有血管的粘连带:可先用内凝钳凝固,然后剪断。断端如有出血,可再用内凝或内套圈套扎止血。内凝固的优点是不会引起术后粘连。

注意:开始进行输卵管—卵巢松解手术时,如存在附件与肠管的粘连,应先分离肠管与附件的粘连。对于大片输卵管卵巢粘连,先将附着于输卵管浆膜的部分剪开,然后再将卵巢表面的粘连带彻底切除。卵巢与阔韧带后叶有粘连时,可牵拉子宫卵巢韧带,用抓钳旋转卵巢以协助进行卵巢松解。

2.输卵管伞部成形术

(1)美蓝通液:经阴道举宫器注入美蓝液后见整条输卵管呈蓝色,两伞端无美蓝液溢出,即可行输卵管伞部成形术。

(2)伞部粘连分离:继续加压注入美蓝液,寻找输卵管伞部封闭的中央部分,即所谓的"脐窝"(腹腔镜下可见此脐窝中央部为一层透蓝的甚薄纤维膜),用无创伤钳子提起壶腹部远端的浆膜,固定输卵管,用一分离钳钳端顶入"脐窝",将纤维膜戳破,大量美蓝液随之溢出。

(3)伞部扩大:用无损伤钳正对戳破的开口,关闭状态下进入,在管腔内张开钳叶,轻轻后退,以伸展漏斗部分。此种操作可重复进行,以使伞端充分扩张。

3.输卵管造口术

(1)适应证:①输卵管积水或粘连较为严重者;②做输卵管伞部成形术时,发现只有少许残存伞部而改做输卵管造口术。

(2)手术操作:①局部注射血管收缩剂:为减少输卵管切开时的出血,先在输卵管系膜内多点注射垂体后叶素稀释液,使输卵管呈缺血状态;②切开输卵管:在输卵管盲端透兰最明显处充分内凝一条状口,然后再行剪开。切口要够大,使黏膜容易翻转而不发生撕裂出血。③输卵管黏膜翻转:自切口处伸入无损伤钳至距切口 2～3cm 处,轻轻抓住其黏膜并拉到切口外,再用另一把无损伤钳交替进行直到整圈黏膜被拉到切口外,如同袖套一样套在输卵管外面。④输卵管黏膜固定:用 3-0 可吸收线缝合 3～4 针,将翻转黏膜固定在浆肌层上。

(3)术后处理:术后 3 天开始通液治疗,隔天 1 次,可注入激素及抗生素并逐渐增加注入液体量,至卵泡后期,不再局部用药。通液治疗要严格无菌操作。术后 3 个月再作子宫输卵管碘油造影术。

4.输卵管切除术　对输卵管严重病变者如重度积水、重度炎性变、结核等使输卵管的功能丧失,并有可能波及子宫或子宫内膜时,目前许多学者建议切除病变的输卵管,以免影响今后进行的 IVF-ET 或其他的助孕技术。有文献报道,切除病变的输卵管后,可提高助孕技术的成功率。

手术操作:①充分游离输卵管,使之与卵巢完全分开;②凝固和切断输卵管系膜:可用单极、双极电凝、超声刀或内凝进行凝固止血,用钩形剪刀剪断。如果输卵管已充分游离,亦可用线圈套扎两道后剪断,残端内凝处理。将标本放入取物袋内自套管取出。

(二)腹腔镜卵巢手术

腹腔镜下卵巢手术包括卵巢活检、卵巢粘连分解、多囊卵巢打孔、卵巢囊肿剥除等手术。

1.腹腔镜卵巢活检术　卵巢活检术是最常用的腹腔镜卵巢手术,主要了解卵巢排卵功能状况、卵巢发育有无异常,同时卵巢多点活检还可促进多囊卵巢排卵。

(1)适应证:①明确卵巢新生物性质,凡卵巢形态、大小异常疑有卵巢癌时均应先活检,病理确诊后确定治疗方案;②卵巢表面有灰黄色粟粒状结节病变,疑卵巢结核者;③卵巢对称性增大,表面光滑无排卵痕迹,珍珠色,包膜厚或稍厚可见多个滤泡,疑多囊卵巢者;④卵巢早熟、卵巢早衰者;⑤两性畸形,明确性腺有无睾丸或卵睾者;⑥睾丸女性化,性腺活检明确是否为睾丸组织。

(2)手术步骤:①全面观察盆、腹腔脏器;②当确定有卵巢活检指征时,选无血管或相对血管少的区域做活检;③助手提起卵巢固有韧带,固定卵巢。用 5mm 活检钳,对准卵巢活检部位,将活检钳的前匙张开,其中心的穿刺针刺入卵巢组织,使之固定,咬合活检钳钳匙,将卵巢组织一块咬合在钳匙内,由操作孔取出,如组织不够,可再钳取,如为多囊卵巢,可多处钳取组织,相当于卵巢表面多点打孔,以达到同时治疗的目的;④观察卵巢活检部位创面有无出血,如有活动性出血,可用电凝止血,生理盐水冲洗盆腔;⑤检查确认无出血,取出器械,放出腹腔内气体,拔出套管针,缝合切口,结束手术。

2.腹腔镜卵巢粘连松解术

(1)适应证:①卵巢输卵管粘连所致的不孕症;②慢性盆腔炎炎性粘连所致的慢性腹痛。

(2)手术步骤:①观察确定卵巢与周围有粘连,多由卵巢与输卵管、子宫后壁、子宫直肠陷凹、子宫骶骨韧带等处的条索状或披沙状粘连,严重者可与大网膜、直肠、乙状结肠等处粘连,该类严重粘连,没有丰富腹腔镜手术经验的医师,最好改用剖腹手术,以避免腹腔镜下操作造成脏器损伤的严重并发症;②当确定能做卵巢粘连松解术时,用举宫器抬举子宫,充分暴露粘连带,透明膜状粘连,可直接用剪刀剪断粘连带。如遇可见的小血管应先电凝或内凝后剪断,逐渐完成离断松解所有粘连带。仔细查找并用凝血器械充分止血,生理盐水冲吸盆腔,直至干净清澈为止。为防术后再度粘连,盆腔内可注入右旋糖酐 250～500ml,或局部应用透明质酸钠。如盆腔内炎症明显,盆腔内可保留甲硝唑加庆大霉素。

3.腹腔镜卵巢囊肿剥除术

(1)适应证:仅适于卵巢良性肿瘤,且包块位于脐下。术前根据病史、B超检查及血清CA125测定,排除卵巢恶性肿瘤。如术前预测为良性,术中发现为恶性,应立即改为开腹手术。囊肿大小一般在8~10cm以内,囊肿越大,难度越大,手术风险也越大,手术者经验不足,应选小的囊肿为好。手术要求剔除全部囊肿,但保留正常卵巢组织及其功能。常用于①单纯卵巢良性囊肿;②卵巢冠囊肿;③卵巢子宫内膜异位囊肿;④卵巢浆液性、黏液性囊腺瘤;⑤卵巢囊性畸胎瘤。

(2)手术操作:①固定卵巢囊肿:用无创伤钳上提卵巢固有韧带,固定卵巢。亦可用拨棒将囊肿撬起并挟住;②剪开卵巢皮质:用点状内凝器在囊肿游离缘表面内凝一条状带,再剪开、分离直至暴露囊壁组织;③囊肿剥离:用一把抓钳抓住囊壁,另一把抓钳抓住卵巢皮质,向相反方向撕拉钝性分离,将囊肿完整剥出。一旦囊壁破裂,囊液溢出,应及时吸出,并用温生理盐水冲洗。如溢出物为黏液,应用低分子右旋糖酐或5%葡萄糖冲洗。冲洗量的多少,以充分冲洗干净盆腔为准;④残腔处理:反复冲洗残腔,检查有无出血,如有渗血,可用电凝止血,亦可用超声刀止血。一般残腔不用缝合,如残腔大,可将薄壁稍加修整后,再用可吸收线缝合关闭残腔;⑤囊肿取出:囊壁组织不多时可直接由套管鞘取出。如囊壁组织多或囊内容物为实性可将其放入标本带内,再用剪刀剪开囊壁分次钳取;⑥为防止术后粘连,腹腔内可注入右旋糖酐250~500ml,或局部应用透明质酸钠。放出腹腔内气体,取出腹腔镜器械,皮下缝合各切口,结束手术。

4.腹腔镜多囊卵巢综合征手术

(1)适应证:PCOS不孕患者,曾用药物促排卵治疗无效,并排除其他不孕因素。

(2)手术操作:①多囊卵巢打孔术:可用激光、单极电凝烧灼打孔,亦可穿刺卵泡囊肿后内凝囊壁。穿刺数目根据卵巢大小和包膜下卵泡囊肿的多少来决定。一般5~10个,每个点直径为3~5mm,深度为2~4mm,两个点之间距至少要为5mm左右。不宜太深,容易损伤卵巢,导致卵巢早衰电灼后冲洗盆腔,其目的,一是使局部降温,二是检查有无出血;②卵巢楔形切除:用无损伤钳提拉卵巢固有韧带,固定卵巢,在卵巢游离缘用激光或单极电刀行楔形切除,深度要达到卵巢髓质。创面用无损伤线缝合。文献报道卵巢楔形切除术并未显示优于卵巢单纯电灼术。目前,由于体外受精-胚胎移植等辅助生殖技术的应用,已经较少应用于卵巢楔形切除,或不建议应用于卵巢楔形切除,因为会破坏大量卵巢皮质,将来影响卵泡的发育甚至卵巢早衰。

(3)术后处理:术后患者要继续在专科门诊观察治疗。经腹腔镜手术后,大多数患者可有排卵,有正常月经周期,但其持续时间不尽相同。有的持续数月,有的持续数年之久。所以,要在术后继续进行BBT监测并指导受孕。术后观察3个月经周期,如又出现BBT单相,月经周期又有延长趋势,要考虑再作促排卵治疗。术前药物治疗效果不佳者,术后可反应良好而排卵妊娠。因此,在术后要及时发现异常,并抓住时机进行促排卵治疗。

5.子宫内膜异位症的腹腔镜治疗

(1)浅表异位内膜处理:目的是切除所有可见病灶而又不损伤邻近组织器官。浅表的纤维性粘连及内膜异位病灶,可用内凝、激光、高频电刀及普通剪刀切除。首先要估计病变浸润深度及部位再做电凝术,既要防止损伤邻近组织器官,也不能电凝太浅,达不到要求。浅表病灶用内凝处理比较安全,内凝深度一般可达 2mm。注意避免内凝肠壁,因为内膜组织常常穿入肌层。

(2)巧克力囊肿的处理:见卵巢囊肿剥除术。

(3)盆腔冲洗:子宫内膜异位灶处理后,应用生理盐水或林格液彻底冲洗盆腹腔,去除腹腔内抗生育因子,改善腹腔内环境,利于生育功能的恢复。

(三)腹腔镜在助孕技术中的应用

1.病情评估及治疗的选择 输卵管性不育症的妇女如果希望妊娠,有两个选择,即输卵管重建手术或求助于辅助生殖技术。选择的依据有技术性和非技术性因素。非技术性因素包括女方年龄及费用承受,40 岁以上女性体外受精成功率下降。技术性因素包括所提供的治疗方案的相对危险及成功率。许多情况下,腹腔镜对输卵管病变情况及盆腔结构的评估,对治疗方案的选择起关键作用。下列情况不应考虑输卵管重建术:①输卵管缺失;②输卵管壶腹部大部分破坏;③以往曾行输卵管远端重建手术;④输卵管结核。

2.应用技术 目前在 ART 中,腹腔镜技术用于将配子、前核阶段胚胎或合子,送到输卵管内,以解决女方输卵管通畅的长期不育问题。

配子或早期胚胎输卵管内移植的腹腔镜操作技术:无损伤抓钳提起输卵管壶腹部浆膜,移植器外套管经输卵管口插到壶腹部 1.5～2cm 深,内插管再向前推进 1～2cm,然后将内插管所含内容物(配子和合子)释放到壶腹部。

目前,IVF-ET 的成功已经取代了配子输卵管内移植的腹腔镜手术。

(赵静淳)

第九章 不孕症与辅助生育技术

第一节 不孕症

一、不孕症的定义及现状

世界卫生组织（WHO）将不孕症定义为结婚后至少1年同居、有正常的性生活、未采取任何避孕措施而不能生育。现阶段不孕的定义还被扩展到那些虽然能怀孕，但因反复流产或宫外孕而无法获得正常孩子的夫妇。目前，不孕大约影响到10%～15%的育龄夫妇。近年来，随着社会竞争、就业压力及环境恶化等因素影响，全球不孕症患者不断上升，尤其是男性不育症发病率明显上升。据WHO预测，21世纪不孕症将成为仅次于肿瘤及心血管疾病的第三大疾病。

根据美国全国家庭成长调查结果显示，2002年美国估计有730万生育期妇女（15～44岁）生育能力受损，有200万夫妇不孕。近来，美国一项新的研究表明，如果应用当前新的诊断标准来统计，即考虑到人类社会生态的变化，如未婚先育率上升，同居率上升而结婚率下降，第一次妊娠时间的推迟及生殖相关手术率的上升等，当前美国的不孕症发病率（15.5%）则两倍于传统统计结果（7.0%）。尽管有人认为不孕不影响身体健康仅是生活质量的评价指标，但是美国生殖医学会已将不孕定义为一种疾病。

由于社会经济、卫生环境等影响，发达国家与发展中国家不孕症患者比率有一定差异，WHO在20世纪80年代中末期在25个国家的33个研究中心组织了一次采用标准化诊断的不孕不育症夫妇调查。结果表明发达国家约有5%～8%的夫妇受到不孕不育的影响，发展中国家一些地区不孕症的患病率可高达30%。在我国，不孕症发病率也逐年迅速增加。早在1988年国家计生委曾对全国1976—1985年初婚的妇女进行调查，不孕症总发生率为6.89%，天津市不孕率最低为3.53%，青海省最高为19.08%。2001年国家计生委组织了全国计划生育与生殖健康抽样调查，共调查28511名已婚育龄妇女，结果显示原发性不孕症发生率高达17.13%。2009年8月22日，"中国国际不孕不育高峰论坛"发布中国不孕不育现状调查的数据统计：由中国人口协会发起的"中国不孕不育现状调查"日前发布了调查结果，该结果显示：婚后一年不孕不育发病率为10%，两年不孕不育发病率为15%，10年内无子女家庭占25%；在就诊的男性不育和女性不孕患者中，25～30岁人数最多，不孕不育患者呈年轻化趋势；男性占总就诊数的35%，女性占40%。由于我国人口基数大，所以不孕症患者绝对值就很大，这给我国医疗及社会带来了沉重的负担，因此如何预防不孕症的发生已成为刻不容缓的社会话题。

二、影响生育力的相关因素

1. 年龄　不孕的发生率随年龄增长而明显上升，这在女性表现尤为显著，同时，年龄与自然流产率的发生率也呈正相关。在年龄20岁时自然生殖率每周期为15%～20%，即一对夫妇未避孕1个月的成功妊娠率，这是自然状态下最高的生殖率，被视为金标准。因此不孕症被定义为 1 年(12 个月)未避孕未孕。研究数据显示妇女的生育高峰期在 20～24 岁,直到大约年龄 30～32 岁仍然相当稳定,此后开始逐渐降低,40 岁以后这种降低逐渐加速。生育率在 25～29 岁时降低 4%～8%,30～34 岁时降低 15%～19%,35～39 岁降低 26%～46%,40～45 岁降低 95%。女性生育力随着年龄的增加而下降的原因不仅是卵巢储备功能的下降,卵子的耗竭,更主要是卵子质量的下降。有研究证明,在 IVF 治疗中,尽管 40 岁以上 PCOS 患者获卵率显著高于同龄组输卵管因素患者,但两者的临床妊娠率和活产率相近,这充分说明卵子质量对生育力有重要影响。随着年龄的增加,卵母细胞的纺锤体及细胞器可能老化,在减数分裂中容易导致染色体不分离或异常分离,使胚胎存活率下降,不孕发生率增高。

年龄对男性生育力是否也有同样影响呢? 早在 2001 年一项荟萃分析中就显示,50 岁与 30 岁男性相比,前者的精液量将会下降 3%～22%,精子活力下降 3%～37%,正常精子百分比下降 4%～18%,生育力下降 23%～38%。研究表明一般男子在 25～35 岁精力充沛,精子质量最高,随着年龄的增加,源于男性的染色体疾病也有增加。有资料统计,21 三体(先天愚型)中多出一条的 21 号染色体,大约 1/4 来源于父亲。另有资料显示,新生儿死亡率随父亲年龄增加而增长。如果父亲年龄超过 40 岁,子女发生畸形者增加 1 倍。

2. 时间 不孕症人群中其实有一部分人可能并无器质性疾病,只是受孕力低下,试孕时间较长,但在某个时间随时可能自然妊娠。据统计,在夫妻双方性生活正常且不避孕的情况下,1 年内有 86% 左右的夫妇怀孕,2 年内有 95% 左右,但随着不孕年限的延长,受孕力就会逐月低下。在不避孕的第一年内,受孕力可达 15%～20%,而到不孕年限到达 6 年时,每个月的受孕力只有 2%。

3. 心理因素 神经系统和内分泌系统密切联系并相互作用。下丘脑是情绪反应的主要中枢,并与内脏神经活动相关,下丘脑－垂体－肾上腺(HPA)轴在自稳过程中发挥中心作用,应激使下丘脑释放促肾上腺皮质激素释放激素,导致垂体促肾上腺皮质激素分泌增加,从而促使肾上腺皮质分泌大量的皮质醇,导致相应靶器官功能活动的变化。不孕症患者是一类特殊群体,患者由于各种原因无法正常妊娠而承受着来自社会、家庭的各种因素引起的心理压力,长期心理压力不仅严重影响不育患者的生活质量和身体健康,也影响患者的生育能力及治疗效果。因此不孕症患者需要得到家人的支持和理解及良好的社会支持,才能增加不孕症患者治疗的成功率。社会支持是衡量一个人的社会价值和社会地位的重要参数。社会支持好者,在社会上得到人们的尊重和认同,他们的自我感觉良好,而差者往往因不孕更易受到他人的歧视和负性评价,心理压力增加,情绪低下。如果长期得不到缓解纠正,不能控制自身感受和情感,将会导致恶心循环。因此为不孕症患者提供心理咨询和适当的治疗,来促进不孕症的治疗是必要的。

4. 其他 体重对生育有重要影响,体重过低会造成下丘脑－垂体－卵巢轴功能紊乱,以致引发不排卵及不孕症,如神经性厌食、运动量过大等。如果体重过重也会造成体内雄性激素增加,导致多囊性卵巢症,造成不排卵及不孕症。因此,保持正常的体重,对于女性的生理周期、生殖能力都显得十分重要。

随着社会开放化、青春期的提前、对性知识的匮乏,造成没有保护的性生活日渐增多,其结局将会直接导致意外妊娠率骤升,人工流产手术的泛滥。宫腔操作史及不洁性生活导致的性传播性疾病的上升,造成盆腔炎性疾病后遗症,继而引起不孕。

三、不孕症病因分析

1. 不孕症分类　主要分为原发不孕及继发不孕。原发不孕:有性生活后从未受孕;继发不孕:曾经妊娠,以后发生的不孕。

2. 不孕症病因　引起不孕症原因女方因素占 40%～50%,男方因素占 30%～40%,还有 10%～15% 的不孕夫妇未能发现不孕的病因,被称之为不明原因的不孕症。女性不孕主要以排卵障碍、输卵管因素、子宫内膜容受性异常为主,男性不孕主要是生精异常及排精障碍。一项超过 20 个比较广泛的研究不孕的荟萃分析发现,首要的病因诊断依次是:排卵障碍(27%)、精液异常(25%)、输卵管异常(22%)、不明原因的不孕(17%)、子宫内膜异位症(5%)和其他如免疫学不孕(4%)。在我国目前将不孕症主要归纳为五方面原因包括:排卵原因(25%～30%),盆腔原因(30%～40%),男性原因(30%～40%),免疫原因(10%～20%),不明原因(10%～20%)。

(1)排卵障碍:排卵障碍包括卵巢早衰(POF)、多囊卵巢综合征(PCOS)、先天性性腺发育不全(GD)、卵巢抵抗综合征(ROS)、卵泡黄素化不破裂综合征(LUFS)等,以慢性无排卵情况较多见,约占妇女的 20%～25%。临床表现主要为月经不规则甚至闭经,周期短于 26 天或长于 32 天提示有排卵异常。1993 年 WHO 制定了无排卵的分类标准,共分为三大类。WHO Ⅰ型(低促性腺激素性无排卵),WHO Ⅱ型(正常促性腺激素性无排卵),WHO Ⅲ型(高促性腺激素性无排卵)。WHO Ⅰ型:包括下丘脑闭经(压力、减重、锻炼、神经性厌食及其他)、Kall-mann 综合征和促性腺激素缺陷等。典型的表现是低促性腺激素性腺功能减退:FSH 低、E_2 低而泌乳素和甲状腺素正常。WHO Ⅱ型:临床上所碰到的大部分患者,即具有正常促性腺激素的卵巢功能紊乱,伴有不同程度的无排卵或月经稀发。包括 PCOS、卵泡膜细胞增生症等。典型表现是:FSH、E_2 和泌乳素正常,但 LH/FSH 常异常升高。WHO Ⅲ型:患者主要是终末器官的缺陷或抵抗,表现为高促性腺激素性腺功能减退,包括卵巢早衰和性腺发育不全(卵巢抵抗)。典型表现为 FSH 及 LH 升高,低 E_2。这类患者的特点是对诱发排卵的反应差,卵巢功能已减退。临床上按照发病部位又可将排卵障碍原因分为下丘脑中枢性原因如神经性厌食、肥胖、低促性腺激素性闭经等;垂体性原因如垂体腺瘤、空蝶鞍综合征、特发性高泌乳素血症等;卵巢性原因如卵巢早衰、PCOS、黄体功能不足、LUFS 等;以及其他为内分泌原因如先天性肾上腺皮质增生症、Cushing 综合征等。

(2)盆腔因素:盆腔因素包括输卵管因素、子宫内膜异位、生殖道畸形以及生殖道肿瘤等机械因素所致的盆腔病变,约占女性不孕原因的 30%。有研究显示,第一次性生活年龄可能是女性继发性不孕的危险因素。随着性观念的转变,性生活年龄提前,男女双方由于缺乏相应的卫生知识与心理准备,人工流产概率增加的同时,潜在的生殖道感染概率也随之增加,不孕风险增大。盆腔炎性疾病反复发作或得不到及时正确的治疗,极可能引起盆腔炎性疾病后遗症(PID),主要表现为盆腔组织破坏、广泛粘连、增生及瘢痕形成,导致输卵管阻塞,输卵管积水、输卵管卵巢囊肿、盆腔粘连,引起精卵结合障碍、配子运送障碍等而导致不孕。此外炎症使盆腔炎性物质、免疫因子积聚,造成对受精和胚胎发育不利的免疫内环境引起不孕。据统计 1 次患 PID 史,其发生不孕的几率约 11%;若 2 次或 3 次患 PID 史,发生不孕的几率增加至 23% 和 54%。31.12% 的输卵管性不孕患者有 PID 病史,近 1/3 患者有反复盆腔感染史。

子宫内膜异位症(endometriosis,EM)是不孕的重要盆腔原因。本病患者不孕率高达

40%。引起不孕的因素复杂,可能有:①盆腔解剖结构改变,广泛粘连,影响卵子排出及输卵管拾卵,运输卵子障碍。②腹膜功能改变,导致腹膜液分泌增加,伴随着前列腺素、蛋白酶、细胞因子包括炎性因子如 IL-1,IL-6,TNFα,IL-8 和 VEGF 增加,这些改变对卵子、精子、胚胎都不利。③免疫因子失衡,如 IgG、IgA、淋巴细胞的增加,会影响胚胎的发育及着床。④内分泌及排卵功能异常,研究表明 EM 患者 LUFS、黄体功能不全及卵子发育异常等发生率增加。⑤子宫内膜容受性受损,影响胚胎着床。研究表明 EM 患者在胚胎着床时子宫内膜分泌的 αvβ3 整合素下降。⑥其他:EM 患者所产生的卵子质量差导致胚胎质量较差,以及输卵管功能的改变均可导致不孕。

生殖道肿瘤及子宫畸形如子宫黏膜下肌瘤、双角子宫、子宫纵隔等盆腔病变均可造成生殖道的梗阻或阻碍胚胎着床或影响胚胎发育而影响受孕。

此外子宫内膜的着床环境也是影响受孕的重要因素。炎症、免疫性疾病及机械性破坏均可使子宫内膜局部内分泌和免疫调节因子失衡,影响内膜与胚胎滋养细胞之间的关系,如结核性盆腔炎、反复清宫造成的子宫内膜基底层受损、慢性子宫内膜炎等。

(3)男方因素:男性不育主要是生精异常及排精障碍。①精液异常:各种先天后天原因所致的精液异常,可分为无精、弱精、少精、精子发育停滞、畸精或精液液化不全等。②性功能异常:外生殖器发育不良,或勃起异常、早泄、不射精、逆行射精等使精子不能正常射入阴道内引起男性不育。③免疫因素:男性生殖道免疫屏障破坏,精子、精浆在体内产生抗精子抗体(AsAb),使射出的精子产生凝集而不能穿过宫颈黏液。

(4)免疫因素:目前与不孕有关的身抗体分两类:非器官特异性自身抗体和器官特异性自身抗体。前者指针对存在于不同组织的共同抗原的抗体,如抗磷脂抗体(antiphospholipid antibody,APA)、抗核抗体(antinuclear antibody,ANA)、抗 DNA 抗体等;后者指只针对某个特异性器官组织自身抗原的抗体如抗精子抗体(anti-sperm antibodies,ASAb)、抗卵巢抗体(anti-ovarian antibody,AOVAb)、抗子宫内膜抗体(anti-endometrial antibody,AEMAb)和抗绒毛膜促性腺激素抗体(anti-HCG antibody,AHC-GAb)等。目前对非器官特异性自身抗体针对的抗原性质比较了解,检测 APA 和 ANA 的技术也较为成熟和标准,临床资料丰富;而器官特异性自身抗体针对的抗原成分复杂,检测的标准化程度低,它们与不孕的关系亦因检测数据分析、统计困难而不易明确,从而影响对自身抗体阳性的不孕患者的处理。

(5)不明原因:可能包括两部分患者,有一部分人实际上是正常的,只是受孕能力较弱,大部分人可能是与年龄有关,另一部分确实存在问题,但是现有的诊断方法不能确诊。一对不孕夫妇所检查的各项指标都正常,而不孕原因又无法解释的时候,即诊断为不明原因的不孕症。推测不明原因不孕症的病因可能有以下几方面:①不良的宫颈分泌物影响;②子宫内膜对早期胚胎的接受性较差;③输卵管的蠕动功能不良;④输卵管伞端拾卵功能缺陷;⑤卵泡黄素化不破裂综合征;⑥轻微的激素分泌欠佳,如黄体功能不足;⑦精子和卵子受精能力受损;⑧轻度子宫内膜异位症;⑨免疫因素,如抗精子抗体、抗透明带抗体或抗卵巢抗体;⑩腹膜巨噬细胞功能异常;腹腔液抗氧化功能受损。

四、不孕症的诊断

在我国受传统思想影响,大部分患者包括部分基层的医务工作者认为不孕的原因大部分在女方,而忽视了男方在妊娠方面的重要性。然而随着工作压力增加、生活环境改变、性传播疾病的增加,男性不育的比例也在增加。不孕症的诊断首先要从男方因素开始排除,检查手段应从简单、便宜和安全到复杂、昂贵和风险的逐步推理诊断,

1. 男方检查 包括询问病史,了解性生活情况,检查外生殖器有无畸形、感染和病变,精液常规检查。按照 WHO 第五版精液分析标准,正常精液量为 1.5ml;pH≥7.2;总精子数:39×10^6/一次射精;精子密度:15×10^6/ml;总活力(快速前向运动+非快速前向运动)40%;快速前向运动 32%;存活率(活精子):50%;正常形态:>4%。

2. 排卵功能检查 确定有无排卵目前可用的方法有:

(1)基础体温(BBT)测定表可帮助判断,基础体温呈双相改变,排卵后升高 0.5~1.0 度,借此判断有无排卵及黄体期的长短。这项测试虽然简易、费用低,但受外界影响大,准确率较低,约 20%单项体温的病例经其他方法测试有排卵。

(2)尿 LH 测定,一般在月经的第 10~16 天期间测试,检测 LH 峰比 BBT 测定的准确性高,但测定 LH 花费较大,出现 LH 表示有排卵可能,但也有的患者出现 LH 峰却不排卵,可能与未破裂卵泡黄素化综合征有关。

(3)超声监测排卵,多用阴道超声监测,不仅可以了解卵泡的发育情况,排卵时卵泡的大小,有无排卵,并且可以监测子宫内膜的生长情况,此外对于 LUFS 患者还可以用药物干预,如在卵泡直径 18mm 左右注射 HCG 5000~10000IU 诱发排卵。对于应用药物促排卵的患者更需超声监测排卵,了解优势卵泡的发育及数目,合临床治疗需要。虽然此方法费用较昂贵,但其准确性高,受影响因素少且无创,目前广泛被采用。临床常结合尿 LH 的检测,可较准确指导性生活,提高妊娠率。

3. 输卵管通畅性检查 目前常用的方法有输卵管通液术、子宫输卵管碘油造影(HSG)、子宫输卵管超声造影及宫腹腔镜检查。输卵管通液术有较大的盲目性,难以对输卵管形态功能做出较为正确的判断,但由于方法简单可作为筛选试验。子宫输卵管超声造影即 B 超监视下输卵管通液术(SSG),观察到液体(一般选用双氧水,也可选用特殊的超声诊断造影剂)注入后流经输卵管出现的声像变化,降低了传统输卵管通液术的盲目性,与腹腔镜检查符合率达 81.8%。近年来,随若超声机器功能的提升,形成了三维超声子宫输卵管造影(3D-Hy-CoSy),3D-HyCoSy CCI 可以通过多方位任意旋转,了解输卵管空间走行,更好地判断输卵管的通畅性。有报道,与腹腔镜对比,3D-HyCoSy CCI 准确率可以达到 90%,敏感性为93.5%,特异性为 86.3%。

HSG 可直观地了解子宫腔的大小、形态以及初筛是否有子宫占位或宫腔粘连,可以全程观察输卵管的内部形态、结构,而且还对子宫和输卵管的先天性病变、占位性病变、慢性炎症以及输卵管通畅件的判断和输卵管周围粘连情况作出分析,并有一定的治疗作用。该检查损伤小,方便,经济,易被患者接受,符合率可达 80%。但是该方法会受到操作者技术及患者紧张程度的影响呈现假阳性,术前应用阿托品解痉,提高操作技术会降低假阳性率。

宫腔镜下输卵管插管通液术:间质部常因痉挛、组织碎屑残留、轻度粘连和瘢痕而在通液试验时出现梗阻的假象,在宫腔镜直视下从输卵管向宫腔开口处插管通液或造影能对间质部直接起疏通和灌洗作用,是诊断和治疗输卵管间质部梗阻的可靠方法。

4. 腹腔镜检查(laparoscopy,LSC) 可直视盆腔内脏器,能全面、准确、及时判断各器官病变的性质和程度。通过镜下通液试验能动态观察输卵管通畅程度,同时起着疏通输卵管腔的作用,是女性不孕检查的最佳手段之一,因此,推荐腹腔镜检查应在不明原因不孕患者诊治

中作为常规诊治手段。在我国由于医疗政策及经济水平的限制,诊断腹腔镜技术尚未普及,但其在不孕症诊治中的作用是不容忽视的,相信随着医疗改革、经济水平进一步发展,此技术一定会发挥更大作用。

经阴道注水腹腔镜(transvaginal hydro laparos－copy,THL)利用内镜经自然腔道(阴道)进入盆腔,直接观察子宫、输卵管、卵巢和卵巢窝,可以在门诊进行,不需住院。作为一线手段,它可以探查不孕患者的盆腔结构,尤其是输卵管的通畅性,还可以评估慢性盆腔痛和痛经等,以及进行盆腔粘连松解手术和多囊卵巢综合征的卵巢多点打孔术。有报道 THL 检查术和腹腔镜检查术具有相似的敏感度和特异性,显然 THL 作为检查手段明显优于 HSG。THL 较标准腹腔镜经济、微创、留院时间短,而且不需住院,是诊断性腹腔镜的良好替代方法。由于 THL 观察视野较局限,且操作相对较困难,所以尚未普及,仍需手术器械改进弥补其不足,在临床充分发挥作用。

5.宫腔镜检查 宫腔镜可以在直视下清晰、准确地观察到子宫颈管,宫颈内口、子宫腔形态、内膜厚薄和输卵管开口等情况,从而发现其影响生殖生育的子宫内因素,并可明确宫内病变的部位、性质、大小及界限。宫腔镜在诊断宫内疾病上的敏感性、特异性分别为 94.2%、88.8%,优于 HSG。Go－lan 等报道对接受体外受精－胚胎移植(IVF－ET)种植失败行宫腔镜检查者,宫内异常的发生率为 28%～50%。宫腔镜应作为 IVF 前的常规检查,以提高成功率。

6.其他 抗精子抗体检测排除免疫因素引起的不孕,性交后实验可排除女方宫颈因素和男方精子成活率和穿透力等相关因素导致的不孕,但这些方法目前临床上已少用。

五、不孕症的治疗

1.排卵障碍性不孕症治疗 诱导排卵(induction of ovulation)又称促排卵,是治疗无排卵性不孕的主要手段,指对有排卵障碍的患者采用药物或手术方法诱发卵巢的排卵功能。每对夫妇促排卵治疗前均需要进行治疗前的评估,以明确主要的病因、评价合并的不孕因素,如男方精液检查是否正常,输卵管是否通畅,生殖道有无异常,避免盲目促排卵导致浪费时间、精力、费用以及治疗失败所致的挫折。在确定排卵障碍是引起不孕的唯一或主要原因时,才可以以诱导单卵泡或少数卵泡发育为目的促排卵治疗。目前常用诱发排卵的药物包括克罗米酚(CC)、来曲唑(LE)、人绝经后促性腺激素(hMG)、尿源 FSH(uFSH)、基因重组 FSH(rFSH)、基因重组 LH(rLH)、人绒毛膜促性腺激素(HCG)、GnRH 类似物(GnRH－a)、GnRH 拮抗剂(GnRH－ant)。

临床上排卵障碍最常见的疾病是多囊卵巢综合征。2007 年欧洲生殖年会及美国生殖年会对 PCOS 不孕症患者达成的一致治疗方案如下:在治疗前,首先要改变不良生活方式,控制饮食,多运动,减轻体重等。促排卵是 PCOS 患者的主要治疗方案,促排卵一线药物仍是克罗米芬,一般促排卵不超过六个周期,如果需要更长时间促排卵,则应根据具体情况需充分跟患者沟通。若经克罗米芬治疗未孕,则外源性促性腺激素(Gn)促排卵与外科手术治疗如腹腔镜下卵巢打孔、卵巢部分切除是第二线选择。Gn 促排卵并发症主要是卵巢过度刺激综合征和多胎妊娠,因此需要密切监测卵泡数目及发育情况。手术治疗 PCOS 成功率不足 50%,其余患者仍需促排卵治疗。总之促排卵治疗(CC 或 Gn)是有效治疗方案,可获得近 72%单胎妊娠率。IVF 是推荐的三线治疗方案。此外二甲双胍的应用可增强有胰岛素抵抗 PCOS 患者的促排卵效果,但其单独促排卵效果不确切,也不推荐常规用于每一位 PCOS 的治疗。临床治疗过程中也要考虑患者的年龄、不孕年限、每周期促排卵卵巢反应性、体重指数等影响因素,不可盲目促排卵。

低促性腺激素性闭经(HH)患者的促排卵治疗:临床少见,由于下丘脑垂体功能障碍,引起促性腺激素释放不足而导致排卵障碍,体内 FSH、LH 及 E_2 水平较低。因为 HH 患者绝对缺乏 LH,而 LH 可刺激内源性雄激素产生以提高小窦卵泡对 FSH 敏感性,所以促排卵一般选用含有 75IU FSH 和 75IU LH 的 hMG。有报道认为 hMG 的 LH 活性并不稳定,而 hCG不仅有 6 倍于 LH 的活性,且半衰期长达 33 小时,因此在 HH 患者促排卵中应用小剂量 hCG可以发挥更强的 LH 作用,以改善促排卵效果。此外对这类患者还可以给予 GnRH 脉冲治疗,GnRH 脉冲治疗符合生理过程的变化,诱导单个卵泡发育,但脉冲泵的使用时间长达数周,携带不方便,使患者依从性差,目前较少用。

2.盆腔因素不孕症治疗 盆腔因素以输卵管因素及子宫内膜异位症多见。

(1)输卵管因素不孕的治疗:根据患者年龄、不孕年限、卵巢储备功能、男方精液情况、病变部位、粘连程度、累及范围以及是否合并其他不孕原因,宫外孕及其他并发症的发病风险、患者意愿等选择合适的治疗输卵管性不孕的方法。

1)手术治疗:轻度输卵管积水可行输卵管造口术,可能较输卵管切除术对卵巢功能的影响小,一方面既引流了有害的输卵管积水,又寄望通过成形术恢复输卵管功能,从而保留自然妊娠的可能;但有术后粘连再次形成积水可能。针对积水严重、其功能已完全丧失不能保留的输卵管可行输卵管切除术。切除时应尽量保留其系膜,减少对卵巢血供的可能影响。有报道示轻度病变者实施该术后宫内妊娠率和宫外妊娠率分别为 58%~72% 和 2%~8%,重度病变者宫内妊娠率和宫外妊娠率分别为 0%~22% 和 0%~17%。单纯的输卵管结扎后峡部阻塞可以考虑行结扎部位切除后的输卵管峡部端端吻合术。宫腔镜下输卵管插管疏通术治疗输卵管间质部和峡部部分阻塞等。对于轻度输卵管粘连、阻塞程度较轻、病变时间短者等还可行输卵管通液术。

2)体外受精-胚胎移植技术(IVF-ET):经过输卵管和盆腔整形手术后 6 个月~1 年仍不能获得自然妊娠的患者,获得自然妊娠的机会大大降低,一般不主张再做成形手术,而建议直接采用 IVF-ET。输卵管因素不孕的患者倾向于采用 IVF-ET,尤其是年龄大、不孕年限长,合并其他不孕因素,或上述手术与非手术治疗效果不好时,应尽快采用 IVF-ET,以免错过女性最佳生育期,导致妊娠率下降。对于年龄超过 35 岁或有卵巢功能减退倾向的患者,不孕年限长、不孕因素复杂或反复异位妊娠之后,应建议直接 IVF-ET 治疗,不推荐再尝试进行输卵管的治疗,缩短等待受孕的不确切的时间消耗。对于有输卵管积水或输卵管损伤严重无法修复的患者来说,预先行近端输卵管结扎或离断术或输卵管切除术,改善盆腔及宫腔环境有助于提高后续 IVF-ET 治疗的临床妊娠率。有报道输卵管积水患者切除输卵管后 IVF-ET 的成功率增加,且盆腔严重粘连患者行输卵管近端夹闭术的效果与切除输卵管相同。双侧输卵管切除术、双侧输卵管结扎术、单侧输卵管切除术、双侧输卵管梗阻未加处理的 IVF周期的胚胎种植率分别为 51.0%、39.1%、30.4%、28.0%,临床妊娠率分别为 65.4%、52.2%、47.1%、49.0%。

(2)子宫内膜异位症不孕的治疗:要根据患者的年龄、不孕年限,盆腔疼痛程度,子宫内膜异位症分期及是否合并其他不孕因素综合考虑,制订个体化的治疗方案。

　　1)期待疗法:对于年轻、不孕年限短、病变轻微、无症状或症状轻微者,可期待治疗 6～12 个月。据报道妊娠率与保守性手术治疗及药物治疗效果相当,可达 55%～75%。但也有报道认为经处理后的妊娠率高于期待者。鉴于该病是进展性疾病,临床上对于生育要求迫切的患者,应采取积极的态度,不宜过分的期待治疗。

　　2)药物治疗:所有的药物治疗均是抑制排卵,产生闭经,使子宫内膜变薄,使异位的内膜萎缩,达到改善盆腔环境、减轻疼痛的作用,但并不能提高妊娠率。多项临床随机研究 (RCTs)证明经过孕酮及促性腺激素释放激素类似物(GnRHa)治疗后临床妊娠率并没有改善。目前临床上使用的药物有孕激素类药物、达那唑、他莫昔芬、米非司酮及近年来研究较多的 GnRHa 和芳香化酶抑制剂。所有的药物治疗均有较严重的副作用,如更年期症状、潮热、阴道干涩、骨质丢失等,很难长期应用。在副作用较重的患者可"反加"疗法,通过添加小剂量雌激素使雌二醇水平维持在一个既能控制异位内膜病变又能预防绝经相关问题。

　　3)手术治疗:目前普遍认为对于子宫内膜异位症引起的盆腔粘连性疾病或异位病灶≥2cm 应建议实行手术治疗。一方面可以根除病灶,另一方面可以重建盆腔解剖结构、改善盆腔环境,从而提高妊娠率。近年来随着微创手术的不断发展,腹腔镜手术治疗子宫内膜异位已被广泛接受。研究显示Ⅰ/Ⅱ期患者经腹腔镜手术治疗后活产率显著提高,而重度病变者手术后一年内及两年内累计妊娠率达 45% 和 63%。较大异位囊肿(直径>4cm)行腹腔镜剥离术效果显著好于囊肿穿刺术,不仅可以降低复发的风险,也可提高妊娠率。此外,手术治疗还可改善 IVF 成功率。对于不孕症患者,手术时要尽可能多的保留正常卵巢组织,清除异位病灶。当患者已有一次或以上手术治疗史,不建议重复手术治疗,辅助生殖技术则是更佳的选择。

　　4)辅助生殖治疗:有研究表明对于年龄较大(>35 岁)、病变较轻(Ⅰ/Ⅱ期)或者手术后仍未妊娠患者予以促排卵/IUI 治疗可提高临床妊娠率。对于重度子宫内膜异位症患者,其年龄和卵巢储备功能是较子宫内膜病变本身更为重要的因素,因此建议采用 IVF－ET 治疗。研究证明,IVF－ET 的妊娠率明显高于促排卵/IUI。目前采用较多的方案是超长方案即 IVF－ET 前进行 3～6 周期的 GnRH 治疗。关于子宫内膜异位症是否降低 IVF－ET 的成功率观点不一,有报道认为子宫内膜异位症患者 IVF－ET 成功率较其他原因不孕低,而 Emmanulle 等报道子宫内膜异位症与输卵管因素患者 IVF－ET 治疗成功率无显著差异。这应与内异症的病变程度,患者的年龄相关,但一致认为 IVF－ET 是治疗这类患者的有效方法。

　　3. 免疫因素不孕症治疗　　自身免疫型治疗主要是抗磷脂综合征的治疗,目前主要治疗方法有栓塞、抗凝(阿司匹林、肝素)和免疫抑制剂(肾上腺皮质激素),以及免疫球蛋白治疗。

　　对抗精子抗体阳性者采用隔绝疗法:采用为期 6 个月以上的安全套避孕,使体内原有的抗体效价降低或消失,又避免了精液抗原进入女性生殖道产生新的抗体,疗效不确定。此外还要针对免疫性不育的病因,如生殖系感染、前列腺炎、精囊炎、附睾炎等,采用合适的抗菌药物,以及免疫抑制疗法,主要应用皮质类固醇类药物,如泼尼松、甲基泼尼松龙、倍他米松、地塞米松等,一般疗程约半年。保守治疗无效可行宫腔内人工授精助孕治疗,以避开宫颈黏液屏障。对于不明原因不孕、且高度怀疑免疫问题,而前述治疗方法又无效者建议尽快采用合适的 ART 技术(IVF)。

　　同种免疫型治疗源自 20 世纪 80 年代,有学者首先提出采用丈夫或供者淋巴细胞免疫治疗反复性流产患者并取得了成功,经过 20 多年的临床实践,免疫治疗的安全性和有效性得到认可。主动免疫治疗不仅治疗复发性流产,对于反复 IVF/ICSI 治疗种植失败也是一种有效方法。国内有研究证明,反复 IVF/ICSI 治疗种植失败患者分为两组,一组行主动免疫治疗后再行 IVF/ICSI,另一组则未经免疫治疗直接进入周期,结果发现前者种植率明显上升。目前主动免疫治疗的免疫原有多种,可选丈夫或无关个体的淋巴细胞、白细胞、单核细胞以及分离的滋养叶细胞,但现采用较多的是丈夫的淋巴细胞。

4. 不明原因性不孕症治疗　不明原因不孕的治疗取决于女方的年龄、不孕持续时间和既往妊娠史。已经证实生育力随着年龄增加而下降,当妇女近 39～40 岁时加速下降。因此,对不明原因的不孕治疗,年轻的妇女比年龄大的妇女有较高的累计妊娠率,妊娠的可能性也随着不孕持续时间而下降。对年龄较轻而不孕年限较短的夫妇,应给予他们充分的试孕时间,一般至少 2 年。在此期间,应改变原有的不良生活习惯,注意与妊娠相关的健康问题如不能过于消瘦及肥胖,调整心态,减轻不孕的心理负担。

若经过充分试孕仍未妊娠或不孕年限长年龄较大的患者,一般治疗步骤归纳为"三步曲":诱导排卵、宫腔内人工授精、体外受精－胚胎移植。促排卵联合或不联合宫腔内人工授精(IUI)治疗不明原因不孕开始于 80 年代中期,目前普遍被接受,促排卵的药物以氯米芬(CC)和促性腺激素为主。有随机对照试验证明,如果单个卵子排卵时,不明原因的不孕每月的妊娠率是 3%,卵巢刺激和多个卵子排卵时这种比率可能增加几倍。通过人工授精增加运动精子的密度可能进一步增加每月的妊娠概率,此外 IUI 还可克服未发现的宫颈管黏液因素,某种程度上促排卵和(或)IUI 导致每月妊娠率的增加,经过一段时间治疗会有累积效应。然而最新研究表明,经过 3～6 个月的观察比较,与期待治疗相比,花费相对较大的促排卵和 IUI 治疗并没有增加活产率。如果持续 3 个周期以上的促排卵加 IUI 治疗仍未成功,意味着该治疗的效果已经不很乐观,IVF－ET 治疗是较好的选择。IVF 除治疗的意义外,还可对不明原因不孕病因进一步诊断,看是否存在卵子质量的异常如透明带增厚、纺锤体异常、受精功能障碍等。在不明原因不孕症夫妇采用 IVF 常规受精时,可有 11%～22%受精失败的风险。最新一项荟萃分析认为 ICSI 技术能够显著降低这类不孕症患者整体受精失败率,获得较高的妊娠率。由于国情不同,我国不明原因不孕患者心理负担更大,对期待治疗的耐心较差,对1～2 次促排卵和 IUI 治疗的失败就失去信心,较少患者坚持 3 周期以上,因此大部分采取较积极的治疗方案。

5. 男方因素不育症治疗　男性不育治疗要从病因入手,应采取个体化系统治疗,目的在于消除致病因素,提高精液质量,增加自然妊娠几率和(或)提高辅助生殖技术(ART)的成功率。治疗原则是:首先进行合理的常规治疗(包括一般治疗、药物和手术治疗等),无效时再采用辅助生殖技术。主要方法有:一般治疗、药物治疗、手术治疗等常规治疗方法和辅助生殖治疗。

(1)一般治疗:告知患者一些对生育不利的因素,纠正不良生活习惯,如:吸烟、酗酒、吸毒、洗桑拿浴;不要服用影响生育的药物;避免接触放射、化学有毒物品等。对一些高危作业要尽量避免。有时可采用心理疏导治疗、缓解压力。对缺乏性知识而致性功能障碍及不射精者,给予指导调整性生活频率和性交时间。

(2)药物治疗:目的是改善生精功能、提高精子活力。包括内分泌治疗,改善性功能,抗感染及抗氧化等治疗。内分泌治疗药物有:人绒毛膜促性腺激素(HCG)、人绝经期促性腺激素(hMG)、促性腺激素释放激素(GnRH)、枸橼酸氯米芬、雄激素及溴隐亭等。促性腺功能低下型性腺功能减退症使用外源性促性腺激素替代疗法最为理想。GnRH 可用于治疗低促性腺激素性性腺功能低下,如 Kall－nmnn 综合征和特发性低促性腺激素性性腺功能低下症,几乎所有这类患者都能使精子产生,甚至恢复生育能力。枸橼酸氯米芬通过竞争性抑制雌激素对下丘脑和垂体的负反馈性抑制作用,GnRH、卵泡刺激素(FSH)、促黄体生成素(LH)分泌,启动和维持精子发生,改善精子计数精子活力和精子形态。尤其是当血清 FSH、LH 或睾酮低下或在正常范围偏低时效果较好。睾酮反跳治疗原发和继发性性腺功能低下患者,以促进及维持第二性征发育,改善性功能,此外也用于伴有勃起功能障碍的患者,以改进其性交情况。一般性感染可用广谱抗生素如四环素族、磺胺类抗生素等,可显著改善精液质量,增加自然妊娠机会。抗氧化治疗研究证实,精液活性氧水平过高与精子质量差之间存在关联。采用维生素 E、谷胱甘肽等药物进行适当的抗氧化治疗,常可以改善精子活力、形态学等参数,此类药物甚多,有:维生素 E、维生素 C(抗氧化作用),锌制剂(与精子生成与活动有关),酶制剂(参与精子代谢,为精子活动提供能量);以及中医中药等非特异治疗。

(3)手术治疗:适应证包括:梗阻性无精子症、生殖器畸形或发育异常、精索静脉曲张、器质性性功能障碍等。输精管吻合术、输精管－附睾吻合术是治疗梗阻性无精子症的常用方法,并可获得较高的复通率和术后妊娠率。但随着输精管结扎后梗阻时间的延长,复通术后妊娠率也逐渐降低。有学者报道,结扎时间少于 3 年妊娠率为 76％,3～8 年降至 53％,9～14年只有 44％,超过 15 年仅 30％。精索静脉曲张是男性不育的常见原因,部分患者在接受精索内静脉高位结扎术后,可出现精液质量好转,恢复生育能力。

(4)辅助生殖技术(assisted reproductive tech－nology,ART):对于精液质量明显异常,或女方年龄大、不孕年限长;以及合并其他不孕因素等,建议及时采用 ART,包括人工授精(AID、AIH)、IVF－ET、ICSI(射出精子、附睾精子、睾丸精子)及 PGD 等。近年来 ART 技术飞速发展,特别是 1992 年 ICSI 技术在临床的成功应用开辟了男性不育的新纪元,1995 年,人圆形精子注射(round spermatid injection,ROSI)和长形精子注射(elongated spermatid,ELSI)相继取得成功,为非梗阻性无精子患者带来了希望。但新技术带来的不仅是希望,同时也存在安全性问题,如 ICSI 技术可以将少、弱精子状态的相关基因缺陷遗传到下一代,ICSI 过程可能导致卵母细胞的损伤,此外还会有可能将外源性 DNA 或污染颗粒带进卵母细胞内从而造成未知的影响,因此建立必要的遗传筛查手段和技术应用规范是迫切需要解决的问题。

六、不孕症相关问题的思索及展望

目前全球不孕症发病率增高的原因有许多,与妇女社会地位的改变,使婚姻延迟和生育延迟;不恰当避孕方法的广泛、采用人工流产的失控、生活方式的改变、工作压力的不断增加及生态环境及经济条件的恶化密切相关。要改变这种现状,根本在于预防,治疗只是一种补救方法。普及生殖健康相关知识,政府部门制订相关法规政策势在必行。而目前就不孕不育的诊治我们所面临的问题有许多发展中国家只有不到 20％的人口能到三级卫生机构就医;广大的基层医疗单位缺乏规范和有效的诊治不孕和不育的训练、技术和设施;以盈利为目的的非法医疗行为泛滥,主要表现为过度检查和过度治疗,行政部门缺乏有效的监控手段;人民群众对不孕不育和生殖健康问题的知识贫乏。虽然随若手术不断改进,辅助生殖技术不断发展,给广大不孕症患者带来福音,但同时也存在许多未知,如促排卵治疗尤其是超排卵是否增加卵巢肿瘤及乳腺肿瘤的风险,是否将不孕不育的遗传基因随 ART 技术传给下一代都有待进一步研究。因此建立不孕不育的规范化诊治标准,进行专职人员的技术培训,制订个体化的治疗方案,减少并发症的发生,是我们医务工作者努力的方向。

(赵静淳)

第二节　辅助生殖技术

一、概述

辅助生殖技术(assisted reproductive technology,ART)是指采用先进的医疗手段,辅助精卵结合,使不育夫妇成功妊娠的技术。1978 年第一例试管婴儿诞生,给全世界数以万计的不孕夫妇带来了福音,让全球从事、关心人类生殖健康的医学家、社会学家、人口学家为之欢欣鼓舞,同时 ART 迎来了自身迅猛发展的春天。目前,以 ART 为核心内容的生殖医学无疑成为医学界发展最为迅速的学科之一,新理念、新技术、新成果不断涌现。

ART 是一门多学科相互交叉的新领域,涉及妇产科学、男科学、遗传学、组织胚胎学、动物实验学、分子生物学以及医学伦理学,其应用与发展不仅依赖自然科学,同时也受伦理学的规范和约束。经过几十年的长足发展,ART 包含的内容越来越丰富,主要包括人工授精(artificial insemination,AI)和体外受精－胚胎移植(in vitro fertilization－embryo transfer,IVF－ET)以及在此基础上衍生的各种新技术,如卵母细胞质内单精子显微注射(intracytoplasmic sperm injection,ICSI)、胚胎植入前遗传学诊断(pre－implantation genetic diagnosis,PGD)、卵子体外成熟(in vitro maturation,IVM)、胚胎的辅助孵化(assisted hatching,AH)、生育力的保存技术(包括卵子冷冻、精子冷冻、卵巢组织冷冻、胚胎冷冻)、治疗性克隆、胚胎干细胞研究以及备受伦理学争议的核移植技术、配子捐赠、代孕。

在 ART 蓬勃发展的今天,多学科的交叉融合日益明显,人类在生殖自我调控、优生优育的征程上从一个高峰迈向另一个高峰。但是发展中也面临诸多挑战和问题,其中最主要的是如何提高临床妊娠率,降低流产率、多胎妊娠率、出生缺陷率,以及如何加快发展胚胎干细胞、组织工程等另外,ART 涉及敏感的伦理、道德、法律法规、宗教信仰等。唯有不断完善生殖医学的相关法律建设,才能保证 ART 健康、可持续发展。

二、辅助生殖技术的发展历程

在生育发展史上,人类经历了"物竞天择,优胜劣汰"的自然选择生育时期和提倡"少生优生"的节制生育时期,并正在经历着一场利用 ART 实现人工调控生殖的生育革命。任何新生事物的发展都遵循萌芽、迅猛发展、有序规范发展的一般规律,ART 也不例外。回顾 ART 的发展历程,可从以下几个方面概括。

(一)人工授精的发展

AI 早在 200 多年前就开始研究。1785 年英国 John unter 将一尿道下裂男性患者的精液注入其配偶的阴道内,成功获得妊娠。1953 年 Bunge 和 Sherman 首次成功使用冷冻精液解冻后 AI。1983 年中国首例 AI 婴儿在长沙诞生。20 世纪 60 年代,美国、英国、法国、印度等先后建立人类精子库,在保存男性生育力的同时进行优生研究。精子库建立后,为 AI 提供精源保障,自此 AI 开始广泛的应用于临床。

（二）体外受精－胚胎移植的发展

在 IVF－ET 的动物实验方面，美籍华人张民觉在 20 世纪 50 年代做出了重要贡献。他发现了能使精子在体外活化的方法，并成功完成了兔子体外受精实验，这为之后的人类 IVF－ET 打下了良好的基础。20 世纪 70 年代英国妇科医生 Steptoe 和生理学家 Edwards 开始专注于人类 IVF－ET 研究，终于在 1978 年 7 月 25 日在英国的奥尔德姆市医院诞生了第一例试管婴儿"Louis Brown"。1988 年在北医三院，中国大陆首个试管婴儿诞生。目前，全球已有大约 500 万人通过体外受精技术出生，为广大不孕症患者圆了家庭梦。Edwards 因此也被公认为"试管婴儿"之父，摘取了 2010 年诺贝尔生理学或医学奖。

（三）辅助生殖技术衍生技术的发展

IVF－ET 主要适应人群为女性不孕症，对于男方严重少、弱、畸精子症所致不孕束手无策。1992 年比利时 Palermo 开创性地将精子直接注入卵母细胞浆内，诞生了人类首例 ICSI 婴儿。1996 年，我国首例 ICSI 婴儿在中山大学第一附属医院生殖中心诞生。ICSI 目前成为治疗严重男性不育症的最佳手段。

PGD 为最早期的产前诊断，是遗传学融入生殖医学形成的优生学。通过对早期胚胎部分细胞的遗传学分析，将无目前可明确遗传病的胚胎植入宫腔，从而有效地降低出生缺陷。1989 年英国学者 Handyside 率先将 PGD 应用于临床，并获得成功，1990 年分娩健康婴儿。10 年后，我国第一例 PGD 在中山大学第一附属医院完成。

卵子成熟障碍是不孕症的重要原因之一，比较常见疾病有 PCOS。为此，国内外学者们很早就提出了卵子体外成熟（IVM）的设想，1991 年 Cha 成功获得世界第一例 IVM 妊娠并分娩的婴儿。随后，国内多家生殖中心也先后报道了通过 IVM 技术使 PCOS 妇女成功妊娠并分娩。

作为生育力保存的重要手段，配子和胚胎冷冻对 ART 的发展起到了重要促进作用。1984 年 Zeil－maker 首次报道了人类移植冻融胚胎后健康婴儿出生。1995 年我国第一例冻胚婴儿在北医三院诞生。最初的冷冻方法是程序化冷冻，但该方法较复杂、耗时、低效，而且冷冻损伤较大，特别是对低温敏感的卵子。20 世纪 90 年代玻璃化冷冻问世，它以高效、简单、冷冻损伤小特点受到青睐，这为卵子、囊胚的冷冻带来了希望。2004 年北京大学第一医院利用冻存卵子获得妊娠。2006 年我国首例、国际第二例"三冻"（即冻精、冻卵，冻胚）试管婴儿在北京大学第三医院诞生。2010 年 12 月世界第三例"三冻"试管婴儿在武汉大学人民医院受孕成功，并于 2011 年足月分娩，随访至今未见发育异常。

（四）控制性超促排卵的发展

获得成熟、发育良好的卵子是 ART 成功的前提。最初的取卵方式是自然周期利用腹腔镜取卵。这不仅要求严密的排卵监测和娴熟的取卵技术，而且对患者的创伤大，获卵率低，失败率高。20 世纪 80 年代开始使用促性腺激素促排卵，大大提高获卵率。但是在促排卵过程中发现体内早发的 LH 峰使卵母细胞黄素化，严重的影响了卵子质量。20 世纪 90 年代开始应用 GnRH－a 对垂体降调节，成功地抑制了早发 LH 峰。20 世纪 90 年代末 21 世纪初随着生物工作和制药工艺的极大提高，高纯度的基因重组 FSH 广泛应用于临床，人们认为 LH 在卵泡生长中的作用可以忽略。随着基础研究的深入，人们对卵子生长发育过程进一步了解，越来越多的研究揭示了在卵子发育后期起重要作用。目前促排卵过程中开始个体化添加 LH。30 年的促排卵经验总结告诉我们获取恰当数量同步化发育的卵子，是稳步提升妊娠率的基础和关键,同时也可以有效降低卵巢过度刺激的风险。

（五）人类生殖工程的发展

胚胎干细胞是一种高度未分化细胞,具有发育全能性,能分化出所有组织和器官。研究和利用胚胎干细胞既是 ART 的范畴,也是当前生物工程领域的核心问题之一。1998 年美国 John Gearhart 完成了胚胎干细胞建系。如果通过胚胎干细胞实现治疗性克隆,分化出组织相容性良好的器官,将带来医学界革命性进步。这将是未来 ART 发展的新方向。

三、辅助生殖技术及衍生技术

ART 是通过对卵子、精子、胚胎的操作,使不孕夫妇成功妊娠。经过数十年的发展,ART 包含的内容越来越丰富。可从以下几个方面予以介绍。

（一）人工授精（AI）

AI 是以非性交方式将精子置入女性生殖道内,使精子与卵子自然结合。进行 AI 的前提是女性生殖功能基本正常。由于精液来源不同,AI 分夫精 AI（AIH）和供精 AI（AID）。AIH 适应证:①性交障碍;②精子在女性生殖道内运行障碍;③轻度少、弱精症。AID 适应证:①无精症;②男方有遗传疾病;③夫妻间特殊性血型或免疫不相容。AI 前需进行精子优选、获能处理,常用方法有上游法和 Percoll 梯度离心法。前法较简单,但精子回收率低,少、弱精者宜用后法。AI 虽然妊娠率较低,但操作简单、接近自然受精、费用低廉、并发症少,仍为解决不孕症的有效治疗方法。

（二）体外受精－胚胎移植（IVF－ET）

该技术是将从母体取出的卵子置于培养皿内,加入经优选诱导获能处理的精子,使精卵在体外受精,并发育成前期胚胎后移植回母体子宫内。IVF 适应证有:

1. 输卵管堵塞。

2. 子宫内膜异位症。

3. 男性轻中度少精、弱精症。

4. 慢性盆腔炎所致盆腔粘连。

5. 免疫性不育、抗精子抗体阳性。

6. 原因不明的不育。

IVF－ET 过程较复杂,主要步骤有:

①控制性超促排卵和卵泡监测,目的在于获取数量恰当同步化良好、发育成熟的卵子。

②取卵:通过 B 超监测和性激素测定,待卵子发育成熟后在 B 超引导下经阴道穿刺取卵。这一方法创伤小,效率高,优于过去的腹腔镜取卵和 B 超引导经腹取卵。

③体外受精:将取到的卵子置入 CO_2 培养箱培养 4～8 小时,按每卵配 10～20 万个精子的比例,投入经过洗涤优选已诱导获能的精子,授精后 16～18 小时观察受精情况。

④胚胎移植:取卵后 72 小时受精卵发育至 8～16 个细胞时植入子宫,此时胚胎处于桑葚胚阶段。目前体外培养技术不断发展,胚胎可以培养至囊胚阶段,囊胚是种植能力最强的胚胎阶段,所以移植囊胚可以明显提高妊娠率。关于移植胚胎的数目,桑葚胚以 2～3 个为宜,囊胚应提倡行单胚胎移植。

⑤黄体支持:促排卵时 GnRH 激动剂/拮抗剂和促性腺激素药物的使用,以及取卵导致的颗粒细胞的丢失,妇女在取卵周期通常存在黄体功能不足,需要应用黄体酮和(或)绒毛膜

促性腺激素进行黄体支持。

⑥移植后随访:移植后 12～14 天查血 HCG 阳性,提示生化妊娠。移植后 28～30 天 B 超见宫内孕囊及胎心搏动,为临床妊娠。

（三）卵胞浆内单精子注射(ICSI)

ICSI 是解决严重男性不育症的首选方法,其适应证主要是重度少、弱、畸精子症。对于梗阻性无精子症及部分非梗阻性无精子患者,可通过睾丸或附睾穿刺取精再进行 ICSI。方法用注射针挤压精子尾部,稍微擦破细胞膜,诱导精子从擦破点释放精子细胞质体因子激活卵细胞,卵细胞的激活对 ICSI 的正常受精至关重要,接着按尾先头后的顺序吸精子放入注射针,再通过显微操作,将精子注入卵胞浆内,即完成受精。其他技术环节同于常规 IVF－ET。

（四）植入前遗传学诊断(PGD)

PGD 是胚胎移植前,取胚胎的遗传物质进行分析,筛选健康胚胎移植,防止遗传病传递到下一代的方法。目前进行活检的物质是 4～8 个细胞期胚胎的 1 个细胞或受精前后的卵第一、二极体。常用的检测方法有聚合酶链反应(PCR)和荧光原位杂交(FISH)。两者都可判定性别,前者主要诊断单基因病,后者诊断染色体病。应用 PGD 技术选择优质胚胎移植,可降低流产率,阻断遗传病患儿的妊娠和出生,为优生优育提供重要保障。然而,目前 PGD 技术应用还存在一定的限制。人类的肿瘤、高血压、糖尿病等是多基因遗传病,目前基因检测技术无能为力。而且人类胚胎中存在高比例的染色体嵌合型,单个卵裂球的活检并不能确定完全代表一个胚胎的质量。另外,PGD 技术对胚胎操作也受到伦理学的质疑,PGD 的操作某种意义会导致胚胎歧视,人为操作取代了自然选择,利与弊尚未可知。

（五）卵体外成熟(IVM)

从未刺激的卵巢中获取大量的未成熟卵细胞再进行 IVM 获得成熟卵子,不仅可以省去控制性促排卵繁琐的过程和昂贵的费用,而且可以预防卵巢过度刺激发生。但是,由于受培养技术和培养液的限制,IVM 的成功率还较低,且不稳定。目前 IVM 主要适应证:①多囊卵巢综合征;②对促性腺激素不敏感患者;③捐赠卵子;④有生育要求的卵巢肿瘤或激素依赖肿瘤患者。

（六）配子和胚胎冻融

随着促排卵的发展,每个周期获卵数增多,移植后多余的胚胎面临何去何从的选择。冷冻技术的发展为这一问题提供了很好的解决方案。冻胚不仅可以有效利用 IVF 周期获取的卵子,提高累计妊娠率,节省医疗卫生资源,而且还可以杜绝卵巢过度刺激。近年来,玻璃化冷冻的应用,特别是冷冻保护剂的改进,使卵子冷冻开始应用于临床,但卵子对低温敏感,冷冻后卵母细胞易发生损伤,解冻复苏成功率较低,有待于进一步完善。

四、需进一步优化及研究的问题

（一）如何选择 COS 方案,真正做到个体化用药?

常规的超排卵方案一般用于女方对超排卵的反应程度不明确的首个治疗周期或具有恰当的反应性的再次治疗周期,通常情况下可获得满意的治疗效果。值得注意的是促排卵方案并不是一成不变的,而应根据患者的具体情况个体化用药。

1.黄体期开始的长方案　一般于治疗前一周期黄体中期开始应用 GnRH 激动剂,14 天左右后开始使用促性腺激素(Gn)。月经周期不规律的妇女可在治疗前一周期使用口服避孕药。是目前较常用的方案之一。适用于年龄＜37岁、B超卵巢体积和窦卵泡数正常、基础性激素水平正常（E_2＜80Pg/ml，FSH＜8mIU/ml，LH＜8mIU/ml）的患者。

2.卵泡期开始的长方案　于治疗周期的月经第1～2天开始使用GnRH激动剂，14天左右可以达到垂体降调节，开始使用Gn。使用GnRH激动剂后可出现不规则阴道出血。

3.短方案　于治疗周期第2天开始使用短效GnRH激动剂。适用于既往有卵巢反应不良病史或检查提示卵巢储备功能减退者；月经不规则的PCOS患者。此方案卵泡早期E_2、P水平暂时性升高，影响子宫内膜的生长，降低子宫内膜的容受性。

4.超短方案　仅于月经第2、3、4天使用GnRH激动剂，Gn使用同上。主要适用于卵巢功能减退者或年龄＞40岁的患者。由于其骤发作用可使FSH、LH、E_2、P暂时升高，而卵泡早期E_2、P暂时升高可影响子宫内膜生长，降低子宫内膜容受性。

5.超长方案　于治疗前使用1～3次长效GnRH激动剂，最后一次给药后28～30天开始使用Gn。适用于子宫内膜异位症、子宫腺肌症（子宫明显增大，平均径线＞5cm）及PCOS患者。此方案的卵巢反应性可能受影响，必要时可增加Gn的剂量。

6.GnRH拮抗剂方案　分为单剂最或多剂量方案。GnRH拮抗剂对垂体的压抑作用更为迅速、彻底，而且不会引起骤发效应。

（1）多剂量方案：于治疗周期月经第3天开始使用Gn促排，月经第8天或主导卵泡直径达14mm开始每日使用GnRH拮抗剂0.25mg，直至注射HCG日。

（2）单剂量方案：月经周期第3天开始使用Gn，月经天使用GnRH拮抗剂3mg，若5天后（月经第12天）卵泡发育未达注射HCG的标准则在继续应用Gn的同时加用GnRH拮抗剂每日0.25mg，直至HCG日。

7.微刺激方案　于治疗周期月经第3天开始予以克罗米酚50～100mg/d，或来曲唑2.5mg～5mg/d，连用5天后视情况加以HMG 75～150IU/d至卵泡成熟。适用于年龄＞40岁，或双侧卵巢窦卵泡数≤3个，或多次IVF反应不良者。

（二）获卵数多少更有利于临床结局？

IVF成功的前提之一就是要获得足够质量佳的卵子，获卵数是影响IVF妊娠结局的重要因素，且独立于年龄，但如何定义最佳获卵数至今仍存在争议。

卵巢储备功能降低易导致IVF中卵巢反应性下降，获得的卵子减少，甚至无卵子生成，导致可供选择移植的胚胎数减少，从而影响IVF的结局。卵巢反应不良的患者同时伴有卵子质量的下降，故增加获卵数并不能改善其妊娠结局。然而对于年轻的卵巢反应不良的患者而言，其卵子受精率、优胚率及种植率与卵巢反应正常的患者相比无明显差异，增加获卵数可增加胚胎数而提高IVF妊娠率及累计妊娠率。但获卵数过度增加伴随的血清甾体激素水平升高将引起胚胎质量下降及子宫内膜容受性降低，进而降低IVF妊娠率，同时获卵数过多，卵巢过度刺激综合征（OHSS）发生风险显著升高。适量卵子数能获得较高的临床妊娠率同时又可避免发生OHSS，但对于最佳获卵数迄今尚无统一的标准。目前一般认为获卵数＜5个可作为卵巢不活动状态的标准，对促排卵药物反应差，获卵数为8～15个时能获得最佳的临床妊娠率，而获卵数为15～20个时能获得最佳的累计临床妊娠率，但获卵数超过15个时，中重度OHSS的发生率明显升高。

对预测可能发生卵巢低反应的患者应积极探索增加获卵数的措施，改善妊娠结局；而对预测可能发生卵巢高反应的患者可通过适当延后Gn启动时间、减少Gn的剂量等方法适当减少获卵数,以提高妊娠率及减少 OHSS 发生率。

(三)如何预测卵巢的反应性?

卵巢反应性指卵巢对促性腺激素(Gn)的反应性,主要是由卵母细胞数量和质量,即卵巢储备决定。评价卵巢储备功能有多种指标,目前年龄、基础内分泌激素的测定、卵巢体积及窦卵泡计数(AFC)已为临床工作的常规指标,部分生殖中心已开展抑制素 B(INHB)和抗苗勒管激素(AMH)的检测。

年龄是预测卵巢储备功能的一项重要指标,且是独立预测 IVF 结局的最佳指标。随着年龄增长,生殖潜力下降,获卵数逐渐减少,卵子和胚胎质量下降,这个过程在 25 岁以后开始,35 岁以后开始加速。

基础 FSH 水平,即月经周期第 2～4 天 FSH 水平,此时相当于早卵泡期,它代表卵巢储备功能。随年龄的增长,卵巢内窦卵泡数量减少,基础 FSH 水平增高。血 FSH 值>10IU/L 即可认为卵巢储备功能降低。在卵巢储备功能下降的早期,基础血清 FSH 和 LH 均上升,而 FSH 水平比 LH 升高更显著,因此卵巢储备能力低下首先表现为基础血清 FSH/LH 比值升高,比基础血清 FSH 升高出现更早,FSH/LH 比值可能比单纯 FSH 更能反映卵巢的储备功能,更能预测卵巢的反应性。

基础雌激素(bE_2),即月经周期第 2～4 天的 E_2 水平,是卵巢储备的另一项指标。FSH 正常而基础 E_2 水平升高是介于卵巢功能衰竭和正常者之间的中间阶段。基础 E_2 水平与年龄和基础 FSH 水平结合起来,能提高其对卵巢反应性预测的准确性。

卵巢的基础状态包括窦卵泡数量和卵巢体积。来源于生长阶段的窦卵泡数能反映剩余原始卵泡的数量即卵巢储备,直径 2～6mm 的小窦卵泡数随着患者年龄增大呈进行性下降。卵巢体积反映卵巢年龄,在基础 FSH 上升前即有改变,在 IVF 治疗中卵巢体积是卵母细胞获得数的独立预测因素。

INHB 由小的窦状卵泡内颗粒细胞产生。基础卵巢内小窦状卵泡数量与基础 INHB 值呈正相关,基础 FSH、体重指数与 INHB 呈负相关。有学者认为 INHB 可作为卵巢储备功能的直接指标,而垂体分泌 FSH 仅为间接指标,卵巢储备功能减退妇女月经第 3 天 INHB 下降先于 FSH 升高。

AMH 由窦前卵泡和小窦卵泡的颗粒细胞分泌,抑制卵泡的生长,防止卵泡过快过早的消耗,保存卵巢的储备。近年的临床研究发现月经周期第 3 天血清中 AMH 水平随着年龄的增加而进行性的下降。AMH 可以较以上指标更加准确、早期预测卵巢储备的变化。在 IVF 周期中月经第 3 天的 AMH 的水平高低和募集到的卵泡数量的多少呈正相关。

(四)哪些疾可以在胚胎着床前诊断?

IVF－ET、荧光原位杂交技术(FISH)技术的深入发展和广泛应用,使胚胎着床前遗传学诊断(preimplantation genetic diagnosis,PGD)呈普及趋势,日益成为产前诊断的替代手段。目前主要针对有高风险生育伴性遗传病(包括 X 连锁隐性遗传病和男性不育的遗传原因)、单基因病、染色体病后代的夫妇进行。

1. 伴性遗传病 用 Y 染色体特异探针或联加 X 染色体特异探针进行 FISH 分析,可对 X 连锁隐性遗传病进行 PGD。男性不育的遗传原因,如染色体异常、Y 染色体长臂的微缺失、先天性双侧输精管缺如和囊性纤维化等亦可通过 PGD 技术阻止男性胚胎移植而阻断疾病的遗传。

2.单基因病　目前已建立 PGD 的单基因病有:囊性纤维化病(cystic fibro－sis,CF)、家族黑蒙性白痴(Tay Sachs syndrome,TS)、进行性肌营养不良(DMD)、脆性 X 综合征、高尿酸血症舞蹈病智能障碍综合征(lesch Nyhan syndrome,LN)、甲型血友病、视网膜色素变性、Huntington 舞蹈病、肌营养不良(myotonic dystrophy,DM)、Ⅰ型脊髓小脑共济失调(spinoc-erebellar ataxia typeⅠ,SCAⅠ)、脊肌萎缩症、弗里德赖希运动失调、α－地中海贫血、β 地中海贫血、范可尼贫血、镰状细胞贫血、RH 血型不合、HLA 关联定型、家族性腺瘤多发息肉病、高雪氏病、Sandhoff 病、肾上腺脑白质营养不良、肌张力障碍、家族性低磷酸盐血症、中链酰基辅酶 A 脱氢酶缺陷、甲基丙二酸血症、鸟氨酸氨甲酰基转移酶缺陷、丙酮酸盐脱氢酶缺陷、常染色体显性多囊肾、进行性神经性腓骨肌萎缩、马方综合征、多发型神经纤维瘤Ⅰ型、多发型神经纤维瘤Ⅱ型、软骨发育不全、视网膜母细胞瘤、自毁容貌综合征等数十种单基因遗传病。随着分子生物学的进展和更多遗传病致病基因的确定,单基因病相关的特异性 PGD 方法可望不断增加。

3.染色体异常　包括非整倍体筛查、染色体倒位、染色体易位等。13、18、21、X、Y 等 5 种染色体数目异常占新生儿染色体数目异常的 95%,针对这些染色体作产前诊断和着床前遗传学诊断,能检出大部分染色体数目异常。FISH－PGD 可有效地防止倒位、罗伯逊易位、相互易位夫妇染色体不平衡后代的发生,解决该类夫妇的生育问题。

(赵静淳)

参考文献

[1]冯文,何浩明.妇产科疾病的检验诊断与临床[M].上海:上海交通大学出版社,2012.

[2]张颖.子宫动脉栓塞术治疗子宫腺肌病 51 例临床分析[J].国际妇产科学杂志,2014（02）:178－179.

[3]石一复.实用妇产科诊断和治疗技术 第 2 版[M].北京:人民卫生出版社,2013.

[4]李锦,吴瑞瑾.子宫内膜腺肌瘤样息肉 91 例临床分析[J].实用妇产科杂志,2014（05）:358－361.

[5]沈方,陈奇,肖建平.脱落滋养细胞在子痫前期发病机制中的作用[J].国际妇产科学杂志,2014（04）:443－447.

[6]余艳红,钟梅.临床妇产科急诊学[M].北京:科学技术文献出版社,2010.

[7]田秀兰,翟建军,冯碧波,王慧香.紫杉醇联合奥沙利铂治疗复发性或晚期宫颈癌临床疗效分析[J].国际妇产科学杂志,2014（03）:304－306.

[8]邹积艳.妇产科经典病例分析[M].北京:人民军医出版社,2012.

[9]伍思玲,邵勇,何芳.妊娠期肝内胆汁淤积症对母儿的影响及其机制[J].国际妇产科学杂志,2014（02）:154－157.

[10]郭艳巍,朱艳菊.14 例妊娠期急性胰腺炎回顾性分析[J].国际妇产科学杂志,2014（03）:272－273.

[11]马丁.妇产科疾病诊疗指南[M].北京:科学出版社,2013.

[12]马小萍,杨永秀,葛艳.热放化疗治疗晚期宫颈癌有效性和安全性的 Meta 分析[J].国际妇产科学杂志,2014（03）:298－303.

[13]顾美娇.临床妇产科学[M].北京:人民卫生出版社,2011.

[14]王丹丹,毕芳芳,杨清.腹腔镜在诊断和治疗盆腔炎症性疾病方面的应用[J].国际妇产科学杂志,2014（05）:555－557.

[15]孙建衡.妇科肿瘤学[M].北京:北京大学医学出版社,2011.

[16]李爱华,张争,张学红.盆腔炎性疾病与胰岛素抵抗[J].实用妇产科杂志,2013（10）:742－744.

[17]许兰芬.妇科炎症[M].北京:中国医药科技出版社,2014.

[18]甄鑫,孙海翔.子宫内膜异位症与不孕症[J].国际妇产科学杂志,2014（01）:18－21.

[19]凌玲,苏晓萍,钮彬,史佃云.新编妇产科常见病防治学[M].郑州:郑州大学出版社,2012.

[20]王玉东,程蔚蔚.妇产科应用解剖与手术技巧[M].上海:上海科学技术文献出版社,2014.

[21]贺国丽,王雪,杨舒盈.子宫颈癌术前和术后诊断结果的临床对比分析[J].国际妇产科学杂志,2014（01）:82－83.

[22]王宏丽,李丽琼,李玉兰.妇产科学[M].武汉:华中科技大学出版社,2011.

[23]闻强,方素华.宫颈腺癌治疗进展[J].国际妇产科学杂志,2014（03）:247－251.

[24]吴晓华.产前检查在妊娠晚期胎盘早剥诊断中的临床应用[J].中国妇幼保健,2014(12):1838—1839.

[25]万福英,邹忠香,崔爱香,陈云荣.临床实用妇产科学[M].上海:第二军医大学出版社,
2010.

[26]程蔚蔚,黄勇.妇科炎症[M].北京:中国医药科技出版社,2013.

[27]张慧英,薛凤霞.子宫肌瘤药物治疗进展[J].国际妇产科学杂志,2013(04):339—342.

[28]刘悦新,忻丹帼.妇产科护理指南[M].北京:人民军医出版社,2011.